U0199600

# 下消化道疾病内镜综合诊治

**主　编**　姚礼庆　周平红　钟芸诗

**副主编**　陆品相　冯　珍　张　杰

**支持单位**　上海市消化内镜工程技术研究中心

　　　　　　复旦大学消化内镜研究所

　　　　　　中国长三角地区劳模工匠创新工作室

人民卫生出版社

·北京·

**图书在版编目（CIP）数据**

下消化道疾病内镜综合诊治 / 姚礼庆，周平红，钟芸诗主编 . —北京：人民卫生出版社，2021.10
 ISBN 978-7-117-31944-7

 Ⅰ.①下… Ⅱ.①姚…②周…③钟… Ⅲ.①消化系统疾病 – 内窥镜检 Ⅳ.①R570.4

中国版本图书馆 CIP 数据核字（2021）第 162428 号

| 人卫智网 | www.ipmph.com | 医学教育、学术、考试、健康，购书智慧智能综合服务平台 |
| 人卫官网 | www.pmph.com | 人卫官方资讯发布平台 |

---

**下消化道疾病内镜综合诊治**
Xiaxiaohuadao Jibing Neijing Zonghe Zhenzhi

---

主　　编：姚礼庆　周平红　钟芸诗
出版发行：人民卫生出版社（中继线 010-59780011）
地　　址：北京市朝阳区潘家园南里 19 号
邮　　编：100021
E - mail：pmph @ pmph.com
购书热线：010-59787592　010-59787584　010-65264830
印　　刷：北京盛通印刷股份有限公司
经　　销：新华书店
开　　本：787 × 1092　1/16　印张：42
字　　数：1022 千字
版　　次：2021 年 10 月第 1 版
印　　次：2021 年 10 月第 1 次印刷
标准书号：ISBN 978-7-117-31944-7
定　　价：379.00 元

打击盗版举报电话：010-59787491　E-mail：WQ @ pmph.com
质量问题联系电话：010-59787234　E-mail：zhiliang @ pmph.com

# 编　者（按姓氏笔画排序）

于红刚　武汉大学人民医院

小野裕之　日本静冈县立静冈癌症中心

马　田　山东大学齐鲁医院

王　钰　复旦大学附属中山医院徐汇医院

王　萍　复旦大学附属中山医院

王　颖　复旦大学附属中山医院

王　蕴　复旦大学附属中山医院

王　燕　山东省荣成市中医院

王宏光　吉林省人民医院

王韶英　复旦大学附属中山医院徐汇医院

左秀丽　山东大学齐鲁医院

叶丽萍　浙江省台州医院

代　斯　复旦大学附属中山医院

冯　珍　复旦大学附属中山医院徐汇医院

宁守斌　中国人民解放军空军特色医学中心

成　婧　复旦大学附属中山医院

吕振涛　复旦大学附属中山医院

朱　月　浙江省台州市第一人民医院

朱　亮　复旦大学附属中山医院

朱博群　复旦大学附属中山医院

任　重　复旦大学附属中山医院

任　斌　中国人民解放军空军特色医学中心

刘　华　爱尔博(上海)医疗器械有限公司

刘　斌　爱尔博(上海)医疗器械有限公司

刘变英　山西省煤炭中心医院

刘祖强　复旦大学附属中山医院

刘铁梅　复旦大学附属中山医院青浦分院

刘锋华　复旦大学附属中山医院徐汇医院

刘靖正　复旦大学附属中山医院

刘歆阳　复旦大学附属中山医院

许佳祺　复旦大学附属中山医院

孙　迪　复旦大学附属中山医院

孙　涛　中国人民解放军空军特色医学中心

孙加源　爱尔博(上海)医疗器械有限公司

苏　伟　复旦大学附属中山医院

李　平　复旦大学附属中山医院厦门医院

李　冰　复旦大学附属中山医院

李　兴　江西省萍乡市人民医院

李　欢　爱尔博(上海)医疗器械有限公司

李白容　中国人民解放军空军特色医学中心

李旭刚　山西省煤炭中心医院

李秀梅　厦门大学附属第一医院

李苗苗　复旦大学附属中山医院

李海英　复旦大学附属中山医院徐汇医院

杨　佳　爱尔博(上海)医疗器械有限公司

时　强　复旦大学附属中山医院

吴庆红　上海市长宁区天山中医医院

吴建海　厦门大学附属第一医院

吴海福　复旦大学附属中山医院

何　杰　复旦大学附属中山医院厦门医院

余金玲　复旦大学附属中山医院徐汇医院

沈月红　复旦大学附属中山医院

宋　瑛　爱尔博(上海)医疗器械有限公司

宋　颖　爱尔博(上海)医疗器械有限公司

3

张　杰　复旦大学附属中山医院徐汇医院
张　萍　爱尔博(上海)医疗器械有限公司
张　瑜　复旦大学附属中山医院厦门医院
张小朋　中国人民解放军空军特色医学中心
张子旭　复旦大学附属中山医院徐汇医院
张丹枫　复旦大学附属中山医院
张玉侠　复旦大学附属中山医院
张宏斌　厦门大学附属第一医院
张轶群　复旦大学附属中山医院
陆品相　复旦大学附属中山医院徐汇医院
陆晓华　爱尔博(上海)医疗器械有限公司
陈　涛　上海市东方医院
陈天音　复旦大学附属中山医院
陈百胜　复旦大学附属中山医院厦门医院
陈进忠　厦门大学附属第一医院
陈金星　复旦大学附属中山医院徐汇医院
陈春燕　澳门镜湖医院
陈巍峰　复旦大学附属中山医院
范志宁　江苏省人民医院
范惠珍　江西省宜春市人民医院
林　东　复旦大学附属中山医院厦门医院
欧家莉　复旦大学附属中山医院
岸田圭弘　日本静冈县立静冈癌症中心
金　燕　江苏省无锡市第二人民医院
周　影　复旦大学附属中山医院厦门医院
周平红　复旦大学附属中山医院
周晓倩　贵州省贵阳市第一人民医院
练晶晶　上海市东方医院
赵　慧　复旦大学附属中山医院
荆佳晨　复旦大学附属中山医院徐汇医院
胡　皓　复旦大学附属中山医院
胡健卫　复旦大学附属中山医院
钟芸诗　复旦大学附属中山医院

邰娉婷　复旦大学附属中山医院
姜　琦　复旦大学附属中山医院厦门医院
洪　静　复旦大学附属中山医院徐汇医院
宫　健　大连医科大学附属第一医院
姚　璐　复旦大学附属中山医院徐汇医院
姚礼庆　复旦大学附属中山医院
贺东黎　复旦大学附属中山医院徐汇医院
秦文政　复旦大学附属中山医院
钱燕青　复旦大学附属闵行医院
倪温慨　复旦大学附属中山医院
徐佳昕　复旦大学附属中山医院
徐美东　上海市东方医院
徐晓玥　复旦大学附属中山医院
徐恩盼　复旦大学附属中山医院
高　华　复旦大学附属中山医院厦门医院
郭　琦　复旦大学附属中山医院徐汇医院
唐　研　复旦大学附属中山医院徐汇医院
唐　楠　复旦大学附属中山医院徐汇医院
堀田欣一　日本静冈县立静冈癌症中心
黄　河　江苏省盐城市中医院
黄　媛　复旦大学附属中山医院
野中康一　日本东京女子医科大学
银　新　中国人民解放军空军特色医学中心
嵇贝纳　复旦大学附属中山医院徐汇医院
程中华　复旦大学附属中山医院徐汇医院
雷宇峰　山西省煤炭中心医院
蔡世伦　复旦大学附属中山医院
蔡贤黎　复旦大学附属中山医院
蔡明琰　复旦大学附属中山医院
颜　喆　复旦大学附属中山医院徐汇医院
潘文胜　江苏省人民医院
潘丽云　厦门大学附属第一医院

**秘　书**　时　强　徐恩盼　陈进忠

# 主编简介

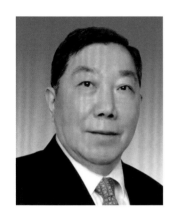

  **姚礼庆** 现任复旦大学附属中山医院普外科主任医师、教授、博士研究生导师，复旦大学内镜诊疗研究所所长，上海消化内镜诊疗工程技术研究中心主任。兼任中国医师协会内镜医师分会副会长，全国医师定期考核消化内镜专业编辑委员会主任、内镜外科学组前任组长，上海市医学会消化内镜专科分会前任主任委员，上海市医师协会消化内科医师分会副会长，厦门市领军人才。

  中国著名内镜外科专家，获国务院政府特殊津贴，获得2020年度第四届国之名医盛典"国之名医"称号，获国家科学技术进步奖二等奖，中华医学科技奖二等奖；上海医学科技奖一等奖，上海市科技进步奖一等奖；上海市先进工作者，全国医德标兵，上海市卫生系统"银蛇奖"。发表医学论文150余篇，其中SCI收录30余篇，参编（主编）专著15部。组织50届全国消化内镜学习班，在内镜微创外科诊疗、结直肠癌外科诊治和吻合器治疗重度痔疮方面经验丰富，处于国内领先水平。

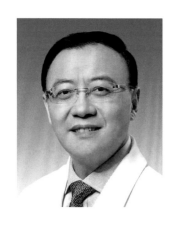

　　**周平红**　主任医师、教授、博士研究生导师,现任复旦大学附属中山医院内镜中心主任,美国消化内镜学会(ASGE)Fellow,"大国工匠","内镜世界杯"裁判。兼任中华医学会消化内镜学分会副主任委员,上海市医学会消化内镜专科分会候任主任委员,上海市抗癌协会消化内镜专业委员会主任委员;*Endoscopy* 等期刊编委;上海市领军人才,上海市先进工作者。

　　在国内率先开展内镜黏膜下剥离术(ESD)、经口内镜下肌切开术(POEM)治疗消化道早癌和贲门失弛缓症,并成为美国消化内镜学会(ASGE)和欧洲消化内镜学会(ESGE)制定指南的重要依据。主持 13 届中日 ESD 高峰论坛,于 30 多个国家、地区进行大会演讲和手术演示。吸引美国 Mayo Clinic 等国际知名医院的 120 余名专家至该中心进修学习。主编 *Atlas of Digestive Endoscopic Resection* 等专著 5 部。牵头制定国内首部 ESD、POEM 和黏膜下肿瘤内镜诊治专家共识。作为第一 / 通讯作者发表 SCI 论文 80 篇,荣获国家科学技术进步奖二等奖 1 项,省部级科技进步奖一等奖 5 项。

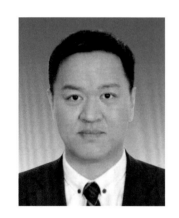

**钟芸诗** 主任医师、教授、博士研究生导师,现任复旦大学附属中山医院内镜中心副主任、党支部书记。兼任中国医师协会结直肠肿瘤专业委员会 TEM 学组副主任委员、早诊早治学组副主任委员,中国临床肿瘤学会(CSCO)理事,上海市抗癌协会消化内镜专业委员会秘书长。

主要从事消化道肿瘤的内镜治疗和基础研究。主持包括 3 项国家自然科学基金在内的科研项目 10 余项;入选上海市科学技术委员会启明星计划、上海市卫生系统优秀学科带头人、上海市教育委员会"曙光学者"等人才计划;获得国家科学技术进步奖二等奖 2 项,上海市卫生系统"银蛇奖"一等奖,上海市科技进步奖一等奖、教育部科学技术进步奖一等奖等省部级及以上奖项 7 项。以第一 / 通讯作者在美国胃肠病协会官方期刊 *American Journal of Gastroenterology* 和 *Clinical Gastroenterology and Hepatology*、美国消化内镜学会官方期刊 *Gastrointestinal Endoscopy*、欧洲消化内镜学会官方期刊 *Endoscopy* 等权威杂志发表 SCI 论文 40 余篇。

# 序 一

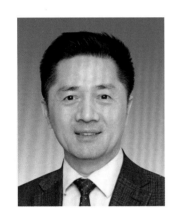

　　近50年来，消化内镜事业在全球内得到了迅猛发展，是医学上为数不多的革命性进展，它使消化道疾病的诊断变得更为方便、准确，这已经是不争的事实。除了带来诊断方面的进步外，治疗领域也随之发生巨大的变化。随着大肠癌的发病率逐年增加，下消化道内镜诊疗是一门新颖的学科，正确运用与掌握下消化道内镜技术，能显著提高大肠及小肠疾病的检出率，并通过放大、染色、荧光共聚焦肠镜的临床应用，大大提高了早期肠癌的发现率，并通过肠镜下息肉摘除、止血、肠镜下黏膜切除术、黏膜下剥离术、黏膜下肿瘤挖除术或全层切除术、肠梗阻支架或肠扭转复位术等。根据目前肠镜诊疗增长趋势，确实很有必要进一步发展和推广下消化道内镜诊疗新技术。由于推广受到医学的传统偏见和影响，国内发展缓慢，肠镜又介于内、外科之间，肠镜诊疗仍然得不到人们的足够重视，许多人依然把它看作是技术性的工具，少数医院将其作为辅助科室。事实上，肠镜诊疗的作用，尤其是在治疗方面早已突破了其应有的范围，如结肠癌肠梗阻，过去手术切除结直肠癌，由于近端肠极度扩张、水肿，患者需做结肠造口术（人造肛门），给患者的生活带来不便，现在采用结肠支架，待10天后梗阻解除，一次性腹腔镜下肠切除，大大降低了手术风险。过去90岁左右老年妇女肠扭转只能手术复位，死亡率达40%，现在可经肠镜下复位，大大降低了死亡率。经肠镜下阑尾切除术的临床应用，更是将结肠镜微创技术的发展带入了一个新的里程碑。

　　《下消化道疾病内镜综合诊治》可以说是对下消化道疾病诊治学说的一个巨大贡献，基于作者姚礼庆、周平红、钟芸诗等教授多年的临床工作经验，介绍了本中心采用小肠镜、胶囊内镜及结肠镜在临床实践中各种治疗方法。不仅描述了适应证,更详尽地阐明内镜诊治中的每一个步骤,难能可贵的是将他们遇到的各种肠镜下并发症的预防和处理在书中详尽阐述,减少了医疗纠纷,无论是初学者还是有经验的内镜医师都能从中获益。

　　本书的出版,必将提高我国对下消化道疾病的诊治水平,对推动我国内镜事业进一步发展具有重要意义,并非常愿意向广大内、外科和内镜工作者推荐本书,特此作序。

复旦大学附属中山医院院长

中国科学院院士

樊嘉

2021 年 3 月 1 日

# 序 二

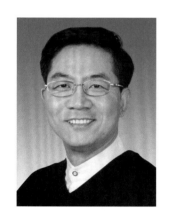

随着内镜技术的发展,消化内镜在世界范围内取得了日新月异的发展,特别是近年来多种新型内镜的应用,如放大内镜、窄带内镜、荧光和共聚焦内镜、超声内镜、胶囊内镜,使内镜在消化道肿瘤早诊早治方面起到了不可替代的作用,除了诊断方面外,现代内镜的新型配套器械的发明和应用,使内镜越来越多地扮演着治疗的角色。1972年,我院在老院长王承培的指导下,成为国内最早开展肠镜诊疗工作的医疗单位之一。经过48年的各位医护人员的不懈努力,尤其是近年来我国的下消化道内镜发展迅速,取得了举世瞩目的成绩。今天的内镜中心已经发展形成一门跨学科的专科——内镜学。

下消化道,包括小肠、盲肠、结肠、直肠和肛门,需要治疗的主要疾病有消化道出血、肠息肉、憩室、肠扭转、肠梗阻、大肠早癌和黏膜下肿瘤等。最近,经肠镜下切除阑尾等已成功应用于临床,更是将下消化道内镜(肠镜)的发展带入了一个新的里程碑,学习和掌握肠镜技术的医师越来越多,但系统开展下消化道内镜诊疗及研究的并不多。

为了更好地推广下消化道内镜诊疗技术,由姚礼庆、周平红、钟芸诗等教授带领团队编写了《下消化道疾病内镜综合诊治》一书,回顾并总结了复旦大学附属中山医院48年来积累的丰富临床资料和肠镜诊疗的经验,收集了大量下消化道内镜(大肠镜、小肠镜、超声内镜和胶囊内镜)诊疗的图片,归纳临床工作中的心得体会,使用自己的资料,参考国内外相关文献,力图达到理论由浅入深,能帮助读者开阔思路,提高创新能力范围的目的。

本人有幸对此书先睹为快,本书共8篇70章100余万字,书中介绍了下消化道疾病在大肠镜下的诊断和运用,重点介绍了大肠癌是如何早发现和早治疗的,如结肠肿瘤的放大染色观察一节细致地介绍了染色放大、活检等重要注意事项和要点,同时配合如何进一步提高病理诊断与治疗同步,把大肠癌早诊和黏膜下剥离术(ESD)的精细之处介绍得非常详细,方便读者对各种图像认知和理解,可较短时间内掌握该项技术。

此书的出版,我深信读者今后必能从中获益,也必将对我国内镜事业的发展起到推动作用,最终受益的仍是患者。各位作者在繁忙的医疗、教学、科研工作之余,努力撰写此书,令我敬佩,并非常愿意向广大消化内镜工作者推荐此书。

中国科学院院士

2021年3月1日

# 序 三

随着人们期望寿命延长,为满足居民健康需求、解决看病难的问题,2017年国务院启动医联体建设,让三级医院的优质医疗资源下沉到二级医院,是实现分级诊疗、优化医疗服务体系、提高医疗卫生资源利用效率的一项重要举措,从而实现人民满意、政府满意和职工满意。2016年复旦大学附属中山医院与复旦大学附属中山医院徐汇医院(上海市徐汇区中心医院)率先在全国成立医联体,通过几年来的发展,取得明显效果,特别是内镜中心联合后,从过去年内镜诊疗量2 000例,到目前22 000例,各种内镜微创治疗与复旦大学附属中山医院同步进行,大大提高了我院的声誉。

《下消化道疾病内镜综合诊治》一书是复旦大学附属中山医院与上海市徐汇区中心医院专家们用了1年时间合作完成,50%临床资料、内镜和外科图片资料均由我院提供。我很高兴看到姚礼庆教授和他的同事们精心编写的这部《下消化道疾病内镜综合诊治》即将出版,这是一部图文并茂的专著,全书共70章100余万字,有1 500余幅珍贵图片,对大肠癌早诊早治、肠镜下息肉摘除、止血、内镜下黏膜切除术(endoscopic mucosal resection,EMR)、内镜黏膜下剥离术(endoscopic submucosal dissection,ESD)、黏膜下肿瘤挖除术或全层切除术、肠镜下肠梗阻支架、肠扭转复位、肠镜下并发症的微创处理,提供了宝贵的医疗经验,方便读者从感性到理性进一步认识结肠镜的诊疗作用。对于广大内镜医师在从事临床教学、科研工作,具有重要的参考价值。我相信本书的问世,将对我国下消化道疾病的诊疗水平有较好的促进作用。

姚教授从医42年,参加内镜诊疗工作38年,在他70周岁之际负责主编此书,将他最宝贵的临床经验留下,努力撰写此书,令我敬佩,我有幸先睹为快,并欣然为本书撰序,推荐给国内从事内镜工作的同道,以期下消化道内镜诊疗水平进一步提高。

复旦大学附属中山医院徐汇医院
院　　长:周　俭 教授
执行院长:朱　福 教授
2021 年 3 月 1 日

# 前　言

随着内镜在消化道疾病中的诊断、新技术的应用及新产品与相应的配套设备不断发展，内镜诊疗技术已逐渐形成了一门跨学科的医学专科——内镜学。特别是近年来，各种新型号内镜的研究应用于临床，如放大内镜、窄带成像、荧光和共聚焦内镜、超声内镜、胶囊内镜、人工智能内镜等，使内镜在消化系统肿瘤的早诊早治方面起到了不可替代的作用。除了极大地提高了诊断水平，也在内镜治疗的创新技术方面有了长足的进步，配合用于内镜的器械同样有了巨大的发展，如海博刀设备，用它来治疗消化道黏膜层早癌，是内镜下黏膜切除术（EMR）、内镜黏膜下剥离术（ESD）、黏膜下肿瘤切除术和黏膜下隧道技术很好的工具。另外，还有内镜专用血管夹，不仅能关闭伤口，还能止血，已在临床广泛应用，使内镜越来越多地扮演着治疗的重要角色。

下消化道内镜包括小肠镜、电子肠镜、超声内镜和胶囊内镜等，特点是操作技术性强，如果使用不当，不仅会影响诊断和治疗，而且给患者带来痛苦，甚至发生严重并发症，从而限制了下消化道内镜诊疗技术的开展。本书有必要先介绍下消化道内镜（肠镜）的简要发展历史，内镜诊断、内镜下治疗和相关并发症的处理，让年轻医师更加了解下消化道内镜，有助于更好、更快地掌握肠镜的操作技巧，有利于进一步开展微创新技术，使医学的进步更好地造福人类。

自20世纪70年代（1972年）以来，我院首先采用纤维肠镜做下消化道诊疗，由于器械的手操作部仅有一个目镜供人窥视，需要一名护士扶镜的情况下，采用双人配合（双人操作法）完成诊疗工作，学员学习内镜操作技术有一定的困难，学习时间往往需要1年，检查一例患者往往需要1小时左右，后来在目镜前段加示教镜，有利于学员学习与掌握肠镜技术。最初每台肠镜一天仅完成6~8例，而且要在X线机透视下才能完成，直到20世纪80年代，有了电视肠镜，紧接着很快研发了新的电子肠镜，操作医师可以通过电子视频见到下消化道内部结构图像，而且可以放大6倍，并可供多人参观学习，许多医师开始掌握单人操作肠镜（单人操作法）。由于结肠在人体腹腔形成"门"字，而且扭曲，所以在做肠镜诊疗过程中患者会有腹痛、不舒服的感觉。自1996年，无痛麻醉在我院开展以来，深受广大患者的青睐和好评。目前，全国各地医院均已开展无痛肠镜诊疗，大大提高了患者诊疗的舒适度，每天每台内镜工作量达25例。一般学员6个月就能掌握肠镜的基本操作，1年后就能单独完成肠镜下活检和息肉切除术。

复旦大学附属中山医院在樊嘉和葛均波两位院士及复旦大学附属中山医院徐汇医院周俭和朱福两位院领导的支持下,我们用了1年多时间整理并撰写了《下消化道疾病内镜综合诊治》,目的是通过本书能帮助各级内镜医师显著提高大肠癌等下消化道疾病的早诊早治率,并通过肠镜下行息肉切除术、早期肠癌EMR和ESD、黏膜下肿瘤挖除术和全层切除术、肠梗阻支架、肠扭转复查、大肠黏膜下肿瘤隧道切除术及最近开展的肠镜下阑尾切除新技术等的展示,使本书成为介绍下消化道内镜诊疗技术较新颖和较全面的一部专著。

我院内镜中心有50年肠镜诊疗经验,作为我院学科的特色和主攻方向,许多治疗方法与国际同步,达到先进水平。为了进一步推动下消化道疾病的诊疗研究领域的不断发展,让国人尽快掌握该项技术,缩短与国际先进水平的差距,本书以复旦大学附属中山医院和复旦大学附属中山医院徐汇医院两家内镜中心的工作为基础,结合我们多年经验和体会,并邀请国内外该领域有关专家及学者编写《下消化道疾病内镜综合诊治》一书,全书共8篇70章,总计100余万字、1 500余幅图片,供消化科、胃肠外科及从事内镜专业的医师学习与参考。我们衷心希望本书的出版,将有助于下消化道内镜学领域的信息交流、人才培养、临床应用及微创治疗新技术的开展,更进一步促进我国内镜诊疗技术水平不断提高,更好地造福人类,为人民健康服务。同时,感谢日本小野裕之和野中康一两位教授为本书撰稿。本书也得到了厦门市学科领军人才专项资金的支持,在此致谢。

鉴于编纂时间仓促和水平有限,本书可能存在错误和不足,恳请广大读者批评和指正,以期在今后的再版工作中不断加以完善。

姚礼庆　周平红　钟芸诗

2021年4月1日

# 目 录

## 小肠镜篇

# 结肠镜篇

# 结肠镜诊断篇

## 结肠镜治疗篇

# 消化内镜人工智能与电子内镜篇

# 结肠镜护理篇

# 内镜中心管理篇

# 新技术篇

小肠镜篇

# 第1章  小肠的解剖及正常黏膜

## 一、概述

小肠是重要的人体器官,是消化和吸收的主要部位。小肠冗长而迂曲盘绕,过去曾是消化道的一片"黑暗大陆",胶囊内镜和小肠镜技术的发展,使得医师可以直视下观察整个小肠黏膜,解决了众多的临床疑难问题。了解和认识小肠的生理解剖和正常的黏膜形态是医师进行小肠镜操作和诊治小肠疾病的基础。

## 二、小肠的解剖

小肠位于胃肠道的中间位置,长 5~7m,起自幽门,终至盲肠,包括十二指肠、空肠和回肠(图 1-1)。自幽门至十二指肠悬韧带的部分称为十二指肠,包括球部、降部、水平部及升部,因总长约等于 12 个手指的宽度而得名。除起止端外,十二指肠均位于腹膜后,呈 C 形包绕胰头,其降部可见十二指肠乳头开口引流胆汁及胰液。十二指肠血供主要来自胰十二指肠前、后动脉及胰十二指肠下动脉。空肠占据了从十二指肠悬韧带到盲肠之间小肠的前 2/5,后 3/5 为回肠,空肠和回肠没有明显的解剖界限。空回肠均属于腹膜内位器官,除系膜缘外,被腹膜完全包裹。借由肠系膜根部固定于腹后壁。主要由来自肠系膜上动脉的分支空肠动脉和回肠动脉供血。

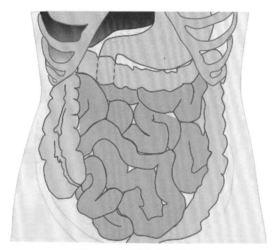

**图 1-1  小肠的解剖位置**

小肠由黏膜层、黏膜下层、肌层和外膜组成(图 1-2)。黏膜上皮层由单层柱状上皮组成,包括吸收细胞、杯状细胞、内分泌细胞等,其小肠腺内还含有帕内特细胞及干细胞。固有层为疏松结缔组织,含有大量小肠腺及丰富的浆细胞、淋巴细胞、巨噬细胞等。黏膜肌层为内环形、外纵行的两层薄平滑肌。黏膜下层为较致密的结缔组织,含有丰富的血管及淋巴管,十二指肠黏膜下层还含有大量十二指肠腺。肌层由内环形、外纵行的平滑肌组成。十二指肠外膜为纤维膜,空回肠则为浆膜。

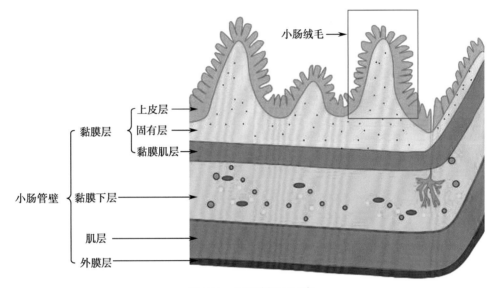

小肠绒毛

上皮层
固有层

黏膜层

黏膜肌层

小肠管壁

黏膜下层

肌层

外膜层

图 1-2　小肠的解剖层次

## 三、小肠正常黏膜形态

小肠黏膜呈橘黄色,空肠因血供丰富颜色更红一些。黏膜腔面形成许多环形皱襞,称为 Kerckring 皱襞,在十二指肠和空肠上段较为明显,向远端逐渐变浅、消失。黏膜表面有许多细小的小肠绒毛,是由黏膜层的上皮层和固有层向腔内凸起形成,将小肠的表面积扩大约 30 倍。

小肠绒毛从十二指肠至远端逐渐稀疏,在十二指肠呈宽大的叶状,在空肠为指状,于回肠则为短锥形。与回肠相比,空肠肠腔更宽大、肠壁更厚,但黏膜表面血管不及回肠明显(图 1-3,图 1-4)。回肠末端分布有较多的淋巴滤泡(图 1-5),在年轻人中较为明显。

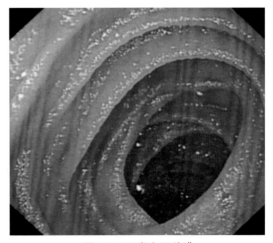

图 1-3　正常空肠黏膜

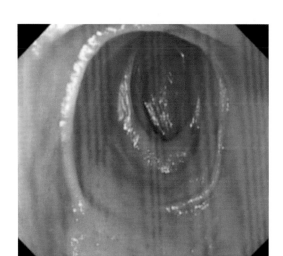

图 1-4　正常回肠黏膜

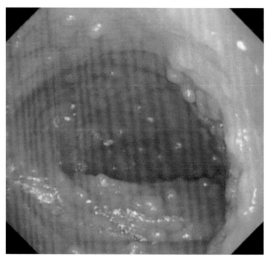

图 1-5　回肠末端的淋巴滤泡

（左秀丽　马　田　周　影）

# 第2章　小肠镜

## 第1节　推进式小肠镜

推进式小肠镜可通过专用内镜或结肠镜实现,它曾是小肠疾病,尤其是怀疑小肠出血者明确病因的最有效的方法之一。随着胶囊内镜及气囊辅助小肠镜的问世及临床推广应用,目前专门的推进式小肠镜已很少使用,临床常规应用内镜观察十二指肠深部及空肠近端。

由于解剖结构的限制,推进式小肠镜检查只能到达十二指肠悬韧带远端 50~150cm,非麻醉状态下操作时受检者痛苦较大。据报道,推进式小肠镜对小肠出血病变的诊断率为3%~70%,毛细血管扩张是最常检出的病变。指南推荐对于胃肠镜检查阴性者,可先行推进式小肠镜检查,一方面对食管、胃及十二指肠近端进行二次观察,另一方面补充观察可以到达的近端小肠。因此,在无气囊辅助小肠镜检查条件的单位,可将该检查方法作为小肠胶囊内镜检查的先行方法或补充方法,重点观察易被胶囊内镜漏诊病变的近端小肠;另外,也可对胶囊内镜下可疑的近端小肠病变进行确证、镜下活检甚至治疗。

除了前述专用小肠内镜及结肠镜外,一些中心也尝试使用外套管辅助内镜或可变硬度式小肠镜进行推进式小肠镜操作。带外套管的推进式小肠镜检查深度相对于无套管下进镜深度有所增加，通过外套管增加镜身的硬度可减少内镜在胃腔及十二指肠结袢。但外套管可明显增加该技术的并发症，包括会厌部损伤、贲门撕裂、十二指肠穿孔、小肠黏膜剥脱及胰腺炎等，因此，外套管并不常规使用。可变硬度式小肠镜的硬度可调，在内镜头端到达十二指肠降部时可将硬度调至最大。它相较于常规推进式小肠镜可增加插镜深度；而相对于外套管辅助进镜，其操作更方便且理论上可减少外套管相关并发症。但研究数据显示，可变硬度的推进式小肠镜并不能增加患者耐受性及病因诊断率。

基于目前国内鲜有单位拥有专门推进式小肠镜设备，本章仅对利用结肠镜行近端小肠检查的基本方法及技巧进行介绍。检查前可在结肠镜头端安装透明帽，内镜进入胃腔后尽量吸进腔内气体，缓慢通过十二指肠球部进入降部，回拉内镜取直镜身，助手在左上腹推压胃大弯侧避免内镜在胃内结袢，回拉内镜时利用透明帽吸引减少因肠管蠕动造成的镜身后退。进镜时应仔细观察食管、贲门、胃壁、幽门管、十二指肠球部、降部，避免退镜时因镜身摩擦损伤导致不能识别病变。总之，推进式小肠镜检查为小肠近端病变的有效且经济而方便的检查方法，针对特殊的病例可考虑使用，但应注意轻柔操作，避免检查相关并发症的发生。

# 第 2 节　气囊辅助小肠镜

气囊辅助小肠镜（balloon-assisted enteroscopy，BAE）的问世是小肠疾病诊治领域里程碑式的技术进步。虽然 BAE 几乎与胶囊内镜同时期应用于临床，但其应用推广远不及后者，目前国内能开展 BAE 检查的单位仍然较少，能开展小肠镜下治疗的单位更是凤毛麟角。BAE 操作技术难度较高且耗费时间，加之国内大部分地区收费不甚合理，这项技术一直被冷落，直到近几年随着小肠镜治疗技术的逐步开展，BAE 诊治技术才再次逐渐受到临床重视。本节着重对 BAE 的操作技巧及临床应用进行阐述。

## 一、插入原理

气囊辅助小肠镜使用一种头端带有气囊的可弯曲外套管来防止肠管拉伸。外套管头端的气囊充气后从内部锚定所在部位肠管，从外套管内通过的小肠镜镜身不会拉伸肠管，插镜力量可以有效传递至小肠镜的头端，小肠镜可以进入深部小肠。单气囊和双气囊小肠镜的原理及插镜技术类似，单气囊小肠镜可以利用头端安装透明帽并持续吸引来实现双气囊小肠镜镜身前端气囊的作用。

## 二、操作技巧

气囊辅助小肠镜技术门槛低，在熟悉了 BAE 的基本操作原理、掌握了单人结肠镜插入技术后可以学习 BAE。但若要熟练掌握 BAE 插入技术，让每一例 BAE 检查都达到应有的插入深度，或进一步开展 BAE 镜下治疗技术，需要的学习曲线很长。BAE 根据进镜途径不同分为经口进镜及经肛进镜，后者由于人体解剖特点通常难度更大、插入深度不如前者。

经口插入小肠镜时，由术者将内镜插入胃体中下部或胃窦后再由助手将外套管送入胃内,而后通过内镜及外套管交替前进直至外套管越过十二指肠悬韧带约20cm,此时外套管气囊充气(双气囊小肠镜头端气囊同时充气)并进行首次回拉,略有回弹感觉时停止回拉并继续进镜(双气囊小肠镜需先将前端气囊放气),如果外套管确已越过十二指肠悬韧带,进镜时一般会有长驱直入的感觉。此后通过外套管与内镜的交替前进及回拉,实现小肠镜的深部插进,满意的插入深度至少应该越过幽门300cm以上。

经肛小肠镜检查时内镜到达降结肠后由助手辅助送入外套管,我们中心习惯通过"三次钩拉法"完成结肠插入,即外套管越过乙状结肠到达降结肠时、越过脾曲到达横结肠时和越过肝曲到达升结肠时分别钩拉一次,钩拉时外套管气囊需充分充气。由于回肠末端肠管轴向与升结肠轴向之间形成较锐的角度,外套管通过回盲瓣是经肛进镜的第一大难关。我们的经验:左侧卧位,使外套管气囊固定于升结肠近回盲瓣处,通过充分牵拉外套管使得回肠末端轴向与结肠轴向之间的角度由锐角变为钝角;将回盲瓣调整到镜头正上方(11点到1点方向),根据回盲瓣开口方向轻打UP旋钮,轻柔地顺势将内镜滑入回肠末端;进入回肠末端后需仔细辨认肠腔走行,内镜沿肠腔走行方向"蛇行样穿插滑入",尽可能远地越过回盲瓣直到内镜不能继续插入时,将内镜头端气囊充气(单气囊只能利用内镜头端的角度及借助于透明帽辅助固定),外套管气囊充分放气后沿着内镜轻柔滑过回盲瓣,直至接近内镜头端。外套管越过回盲瓣至少20cm后可开始回拉外套管,此后通过内镜与外套管交替插入及回拉来实现插镜。

提高小肠镜插入深度的关键技巧包括尽量少注气、充分钩拉及外套管越襻技巧。强烈推荐注气使用$CO_2$,不可持续注气,注入的气体过多时应及时抽吸,注气量以能辨认肠腔走行为准。小肠镜的插入普遍存在因钩拉时内镜有少许的滑脱而不舍得钩拉,此时外套管越过的肠段没有得到充分的"折叠短缩"并形成理想的同心圆,导致内镜进一步插入受阻。外套管的"越襻"技巧适用于外套管已经回拉很充分,而插入内镜时却是无效进镜的情况。这种情况往往是因为系膜牵拉等在外套管的前方肠段形成了固定的襻,使内镜无法顺利通过。"越襻"的常规技巧是带襻越襻,类似于内镜逆行胰胆管造影(endoscopic retrograde cholangiopancreatography,ERCP)技术中的长镜身状态下插管技术,需通过重复进行"插入内镜 - 内镜前端球囊充气固定 - 将外套管沿着内镜滑入抵达内镜前端"这一步骤,使得外套管头端球囊越过肠襻。

### 三、适应证与禁忌证

所有怀疑小肠疾病者、小肠疾病治疗后随访或小肠疾病需要内镜下活检或治疗者均可考虑行BAE。目前BAE的适应证包括:潜在小肠出血(及不明原因缺铁性贫血)、疑似克罗恩病、不明原因腹泻或蛋白丢失、疑似吸收不良综合征(如乳糜泻等)、疑似小肠肿瘤或增殖性病变、不明原因小肠梗阻、外科肠道手术后异常情况(如出血、梗阻等)、临床相关检查提示小肠存在器质性病变可能;已确诊的小肠病变(如克罗恩病、息肉、血管畸形等)治疗后复查、小肠疾病的治疗:如小肠息肉切除术、小肠异物(如胶囊内镜等)取出术、小肠血管病变治疗术、小肠狭窄扩张术等;困难结肠镜无法完成的全结肠检查;手术后消化道解剖结构改变导致十二指肠镜无法完成的ERCP;经皮小肠造瘘术。

BAE的绝对禁忌证包括:①严重心、肺等器官功能障碍者;②无法耐受或配合内镜检查者。另外,考虑无法深入插镜及相关并发症风险,有多次腹部手术史、妊娠妇女、低龄儿童

(小于 12 岁)及其他高风险状态或病变者(如中度以上食管 - 胃底静脉曲张者、大量腹水等)选择 BAE 前需慎重权衡利弊风险。

## 四、临床应用

小肠镜诊治技术中的难点除了插入技术和治疗技术外,小肠镜进镜途径的选择、镜下对隐匿病变的识别、疑难病变的鉴别及小肠镜诊治时机的选择往往是更具体的挑战。

正确的进镜途径可大大提高小肠疾病的检出率,经口或经肛进镜取决于术前对小肠病变部位的预判。原则上来说,第 1~3 组小肠选择经口途径,第 5~6 组小肠选择经肛途径,而第 4 组小肠可以选择经口或经肛,但通常经口进镜比经肛进镜更容易到达第 4 组小肠。但如何预估病变部位,需要非常丰富的临床经验的积累并结合具体病情特点进行分析,切忌单纯根据病史或单一辅助检查结果作出决定。

虽然小肠镜可反复进退并注气观察,但由于小肠蠕动活跃、冗长扭曲、短缩堆叠等,一些微小病变(血管病变)及隐匿病变(黏膜下肿瘤、憩室)等常常出现漏诊,检查者除了需要有熟练的控镜及观察技巧外,还需熟悉病情并根据临床预判有针对性地寻找病变。由于小肠病变大多数属于疑难复杂疾病,小肠疾病镜下表现各式各样,发现病变后如何鉴别诊断有时非常困难。对于小肠血管畸形引起的出血,出血时非常凶险,而一旦出血停止,小肠镜下发现出血病灶又变得非常困难,所以选择合适的时机及时进行小肠镜检查变得非常重要。

目前关于气囊辅助小肠镜临床价值方面的研究主要集中于双气囊小肠镜,据报道其诊断率为 40%~80%,针对不同的检查适应证,小肠镜的诊断率有所差异。德国一项大样本研究纳入 1 765 例接受双气囊小肠镜检查的患者,结果显示,其对黑斑息肉综合征的诊断率为 82%,对疑似小肠出血的诊断率为 53%,对克罗恩病的诊断率为 47%,对腹痛的诊断率为 19%,对腹泻的诊断率为 16%。关于单气囊小肠镜与双气囊小肠镜的对比研究显示,两者在诊断率上无绝对差异,但单气囊小肠镜的全小肠检查率显著低于双气囊小肠镜。

小肠镜除了镜下直接观察及活检外,还能同期对病变进行治疗,有 15%~55% 的患者接受了小肠镜下治疗。目前国内开展的小肠镜下治疗技术包括小肠镜下止血治疗术、小肠异物取出术、小肠息肉切除术、小肠恶性梗阻金属支架放置术、脉管瘤硬化治疗术、小肠良性狭窄切开术及扩张术、小肠良性肿瘤黏膜下剥离术(ESD)、BAE 辅助 ERCP 及经皮小肠造瘘术等。小肠镜检查相关的严重并发症发生率低于 1%,包括急性胰腺炎、穿孔、出血和吸入性肺炎;接受治疗性小肠镜手术的患者相较于单纯诊断性小肠镜者并发症风险显著升高,荟萃分析显示治疗性小肠镜的并发症发生率为 4.3%。

总的来说,气囊辅助小肠镜的临床应用,尤其是小肠镜下治疗的开展改变了小肠疾病诊断及治疗的传统模式。为了让更多人的小肠疾病患者获益,迫切需要同仁们共同发展和推广小肠镜诊治技术。

(李白容　宁守斌　任　斌)

# 第3章　胶囊内镜

胶囊内镜（capsule endoscopy，CE）的原理是患者通过口服设置有摄像及无线传输装置的智能胶囊，通过消化道的自然蠕动，胶囊在消化道内移动并拍摄图像，将信息通过无线方式传输到体外便携的图像记录仪内，之后，医师将该图像记录仪内容导入并存储于影像工作站内，通过仔细观察录像来了解患者消化道的情况，及时分析病情，给出诊断。

胶囊内镜由以色列的电光学工程师 Gavril J.Iddan 及英国的 Paul Swain 于 1999 年研制成功，于 2001 年先后被欧洲及美国食品药品监督管理局（FDA）批准应用于临床。胶囊为 PillCam，有小肠、结肠或食管等多种类型的胶囊内镜广泛应用于临床。

2004 年我国的 OMOM 胶囊内镜投放于市场。之后，日本推出了 Endocapsule 胶囊内镜，韩国出品了 MiroCam 胶囊内镜。目前，这几种胶囊内镜均在临床应用。

2009 年磁控胶囊胃镜系统由我国研制成功，通过严格的多中心临床研究检验，2013 年正式进入市场，是全球首台应用于临床的可调节变换方位的胶囊胃镜。该系统由胶囊控制装置通过磁场来调整胶囊在胃内的运动方向，从不同位置、不同角度、不同方向来拍摄胃内情况，实现主动控制、精确拍摄的效果。磁控胶囊胃镜系统主要进行胃部疾病的检查诊断，之后胶囊继续运行可对小肠肠腔进行拍摄，因此，磁控胶囊胃镜系统的检查亦称为磁控胶囊内镜检查。

早在 20 多年前，小肠疾病的确切诊断还是个难题，但胶囊内镜的发明给小肠疾病的诊断带来了历史性的突破。随着科技的不断进步，胶囊内镜也有了多种类型，根据人体消化道不同部位的生理结构，适用的胶囊内镜也有所不同。胶囊内镜目前有胶囊小肠镜、胶囊结肠镜及胶囊食管镜，随着磁控胶囊胃镜的广泛应用，使胶囊内镜可以进行全胃肠道检查。目前，作为一种无创、便捷的诊断方式，在胃肠疾病中的应用已得到业界的普遍认可。

## 第1节　适应证、禁忌证与并发症处理

### 一、胶囊内镜检查的适应证

**（一）小肠胶囊内镜检查的适应证**

1. 不明原因的消化道出血或缺铁性贫血。

2. 疑似克罗恩病。

3. 疑似小肠肿瘤。

4. 监控小肠息肉病综合征的发展。

5. 疑似或难以控制的吸收不良综合征（如乳糜泻等）。

6. 用于检测非甾体抗炎药相关性的小肠黏膜损害,以及在临床上需要排除的小肠疾病者。

**(二)磁控胶囊内镜检查的适应证**

磁控胶囊内镜适用于怀疑胃部疾病的患者,包括健康管理(体检)和胃癌初步筛查者,尤适用于如下的病症:

1. 需要进行胃镜检查,但又不愿接受或不能耐受胃镜(包括无痛胃镜)检查者。

2. 对于健康管理(如体检)人群的胃部检查。

3. 可用于胃癌的初筛者。

4. 检测药物(如抗血小板药物、非甾体抗炎药等)相关性胃肠道黏膜的损伤。

5. 部分胃部病变的复查或监测随访,如胃底静脉曲张、萎缩性胃炎、胃溃疡规范治疗后、胃息肉等。

6. 胃部分切除及内镜下微创治疗术后的复查随访。

7. 完成胃部检查后,可继续进行小肠检查,可参考小肠胶囊内镜检查的适应证。

## 二、胶囊内镜的禁忌证

**(一)胶囊内镜(如小肠或结肠胶囊内镜)禁忌证**

1. **绝对禁忌证** 对于各种类型的胶囊内镜,均要注意:无手术条件或者拒绝接受任何腹部手术者应禁止进行胶囊内镜检查,此类患者若出现胶囊滞留,将无法采用手术取出。

2. **相对禁忌证**

(1)疑似患者有胃肠道狭窄、梗阻或有瘘管者。

(2)有吞咽困难者。

(3)体内植入有心脏起搏器或其他电子仪器者。

(4)妊娠妇女。

由于胶囊内镜在患者体内采集到的消化道影像数据必须通过无线电波方式传输到体外影像接收仪,因此,在检查过程中,有些产生无线电磁波的电子设备会干扰胶囊内镜的信号传输,应当注意。

**(二)磁控胶囊内镜检查的禁忌证**

磁控胶囊内镜检查的禁忌证包括普通胶囊内镜及 MRI 检查的禁忌证。

1. **绝对禁忌证**

(1)无手术条件或拒绝接受任何腹部手术者,此类患者若出现胶囊滞留将无法采用手术取出。

(2)体内安装有心脏起搏器,可除外新型 MRI 兼容性的起搏器。

(3)体内植入电子耳蜗、神经刺激器或磁性的金属药物灌注泵等电子装置或其他带磁性的金属异物。

(4)在妊娠期的女性。

2. **相对禁忌证**

(1)已知或疑有胃肠道梗阻、狭窄或瘘管者。

(2)有吞咽障碍者。

### 三、胶囊内镜并发症的处理

1. 胶囊滞留　若胶囊内镜检查后胶囊未排出,在胃肠道达半个月以上可称为胶囊滞留。克罗恩病、小肠肿瘤、肠结核或肠道手术吻合口狭窄等疾病易发生狭窄。对于检查后 1 周胶囊仍未排出或患者未注意是否排出者,可予腹部拍摄 X 线片以明确胶囊是否排出体外。

由于肠腔内、外多种因素导致的小肠不完全梗阻使胶囊滞留于肠道的狭窄处,不能自行排出者,可通过小肠镜或手术取出。对于肠腔内新生物及小肠克罗恩病引起的肠腔严重狭窄等因素,常常使胶囊内镜无法完成全部小肠的检查。所以要在胶囊内镜检查之前,认真评估患者是否具备充分的手术条件,应取得患者的知情同意并签署意见。国内外有多篇文献报道,胶囊滞留的发生率低。

2. 误吸入气管　胶囊误吸入气管的现象十分少见。若有误吸,可有剧烈呛咳、呼吸窘迫等症状,可左侧卧位或胸膝卧位,促患者以咳嗽方式咳出胶囊;若严重者,可与呼吸科联手,在支气管镜下行内镜治疗,取出胶囊。

# 第 2 节　检查前准备及检查后注意事项

## 一、小肠胶囊内镜检查前准备和注意事项

1. 患者在胶囊内镜检查前 24 小时内,可进低渣 / 低纤维饮食或清流质饮食;检查前需禁食 8~12 小时,进行肠道清洁准备,以提高图像的清晰度。

2. 肠道清洁准备有多种方法,较多用 2L 聚乙二醇(polyethylene glycol,PEG)方案:服用 2L PEG-4 000 溶液,即复方聚乙二醇电解质散以温水配制成 2 000ml 溶液,在检查前 4~6 小时,每 10~15 分钟服用 250ml,于 2 小时内饮完,受检者可适当走动。

3. 术前 30 分钟服用适量祛泡剂,以减少泡沫对视野的影响。

4. 检查过程中不宜饮用有色液体,若有低血糖现象(头晕、出冷汗、心悸等)时,可以饮用白糖水或葡萄糖液(图 3-1)。

## 二、磁控胶囊内镜检查前准备和注意事项

### (一) 检查前注意事项

1. 检查前 1 天晚餐进软食,晚 8 点后禁食。

2. 检查前 1 天晚 8 点后至检查前,不能饮用有色饮料和药品。

3. 检查前至少 3 天内不能接受需吞服钡剂进行的检查。

### (二) 检查前准备

1. 检查当天晨起饮清水,进行初步的胃腔冲洗。

2. 若增加小肠检查,参照小肠胶囊内镜的肠道准备方法。

3. 检查前对患者予以相关告知并签署知情同意书。

4. 检查前 40 分钟服用适量祛泡剂,如 5~10ml 西甲硅油或二甲硅油,以减少泡沫对视野的影响;必要时可使用链霉蛋白酶,用于溶解黏液。

5. 服祛泡剂后分次饮水至腹部有饱胀感(500~1 000ml),以使胃腔充盈。

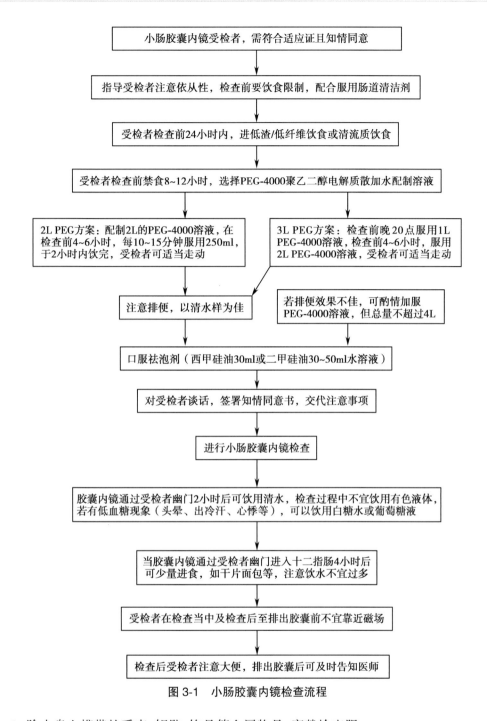

图 3-1　小肠胶囊内镜检查流程

6. 除去身上携带的手表、钥匙、饰品等金属物品,穿戴检查服。

(三) 检查后注意事项

1. 胶囊胃镜检查结束后可正常饮食。

2. 确认胶囊排出前忌做磁共振检查,勿接触磁场。

3. 注意排便情况,并确认胶囊是否排出。

4. 可使用胶囊定位器或腹部 X 线片确认胶囊排出。

5. 全程检查中不宜饮用有色液体,如出现低血糖症状(头晕、心慌、出冷汗、双眼发黑)时,可以饮用白糖水或者葡萄糖水。

### 三、结肠专用胶囊内镜检查

1. 检查前 1 天进清流质饮食。

2. 检查前夜行肠道清洁准备,同上述小肠胶囊检查或相关内镜检查肠道准备指南。

3. 检查过程中可加服小剂量磷酸钠溶液(45~55ml),通过增加肠蠕动使胶囊尽早进入结肠。

# 第 3 节 小肠胶囊内镜

目前临床上有数家公司的小肠胶囊内镜产品在应用,不同品牌的胶囊内镜系统,检查所附的配置及电脑工作站有所不同。这里介绍 PillCam 小肠胶囊内镜系统,该系统由胶囊内镜、数据记录仪、数据线、RAPID® 工作站及对应的软件系统组成(图 3-2~ 图 3-4)。此胶囊内镜长 26mm,直径为 11mm,由微小的光学透镜、感光芯片、光源、电池及无线发射器组成,外包以密封的生物兼容性塑壳。胶囊被吞服后,随着胃肠的蠕动,由上而下移动,持续摄像,将图像传输到体外的数据记录仪,该记录仪接收储存录像信息,一般检查 7 小时,大多数可完成小肠的检查。之后,可将数据记录仪内的照片传输到电脑工作站内,以便进一步观察及诊断(图 3-5)。

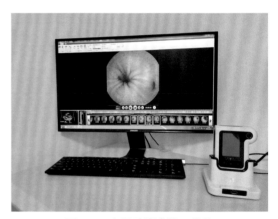

图 3-2 小肠胶囊内镜工作站

小肠在消化道中最长,成人全长为 5~7m。小肠的上端从幽门起始,其下端在右髂窝与大肠连接。小肠可分为十二指肠、空肠和回肠 3 个部分(图 3-6~ 图 3-8)。十二指肠在腹后壁,十二指肠分为球部、降部、水平部、升段 4 个部分。空肠及回肠形成了许多肠袢,在腹膜腔下部盘曲,被小肠系膜系于腹后壁,亦称为系膜小肠。

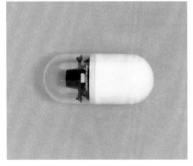

图 3-3 小肠胶囊内镜

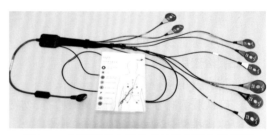

图 3-4 小肠胶囊内镜检查的数据线与接线图

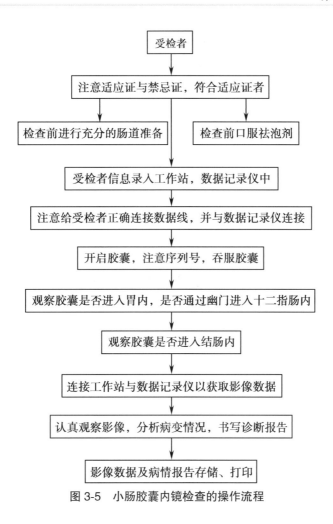

图 3-5　小肠胶囊内镜检查的操作流程

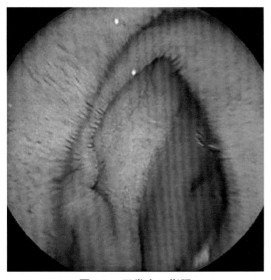

图 3-6　正常十二指肠

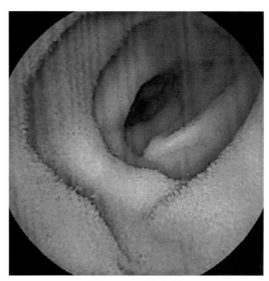

图 3-7　正常空肠

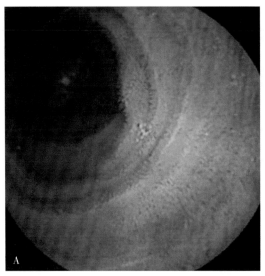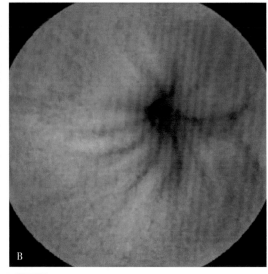

图 3-8 正常回肠

A. 正常回肠；B. 正常回盲部。

小肠的结构：小肠由黏膜、黏膜下层、肌层和浆膜 4 层构成。小肠黏膜由肠上皮、固有层及黏膜肌层组成。肠上皮为单层柱状上皮，在小肠的内表面；固有膜在上皮层以下，为绒毛的组成部分，其内有肠腺、孤立的淋巴小结及集合淋巴小结；黏膜肌层分为内环、外纵两层。

小肠的黏膜有许多环状皱襞和绒毛，使黏膜的表面积增大，食物在小肠的时间较长，有利于营养物质的消化和吸收。小肠的绒毛是小肠黏膜的特征性结构，可据绒毛的长度、色泽、分布及变化来了解小肠病变情况。

胶囊内镜是安全的检查手段，其并发症较少，主要的并发症为胶囊滞留或滞留引发的小肠梗阻或穿孔。有文献报道，胶囊内镜滞留的发生率低(1.18%)，对于有胶囊滞留高危因素的患者，应慎重选择此项检查。

小肠的主要病变有小肠炎症、溃疡、克罗恩病、肿瘤、寄生虫、憩室和血管畸形等。这里对小肠胶囊内镜检查的主要适应证进行介绍(图 3-9~ 图 3-24)。

## 一、不明原因的消化道出血

不明原因的消化道出血是指经过胃镜、结肠镜检查无特别发现，有部位不明确的反复出现的消化道出血，包括持续的缺铁性贫血、肉眼可见的便血或粪便潜血阳性者，可首选胶囊内镜检查。由于胶囊内镜检查无创、无侵入的特性，可适用于伴有心脑血管疾病的患者，难以接受肠系膜动脉血管造影的患者。出血诊

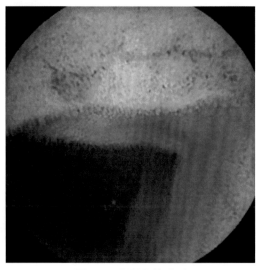

图 3-9 小肠血管畸形

断率的高低与出血的状况有关,胶囊内镜检查的最佳时机为出血停止的数天到半个月内,有文献指出胶囊内镜与气囊式小肠镜的诊断率相似,小肠出血以老年人为多见,胶囊内镜发现的常见出血病因为小肠血管病变、克罗恩病及小肠肿瘤等。

对本病的治疗要注意认真寻找病因,积极止血、抗休克、控制并发症。可在小肠镜下对病灶局部喷洒止血药物、高频电凝止血等内镜下治疗,对于镜下不能处理的肿瘤、血管畸形等病变,可行外科手术治疗。Gerson 认为,对小肠胶囊检查阴性、持续明显或隐匿性出血的患者可进行重复检查诊断,对于此类患者注意保守治疗。

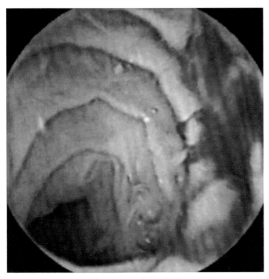

图 3-10　小肠出血

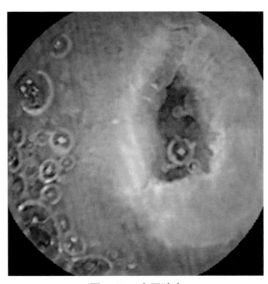

图 3-11　小肠狭窄

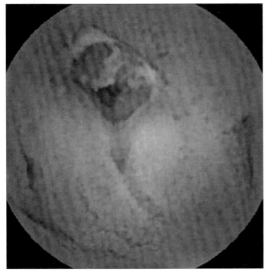

图 3-12　克罗恩病

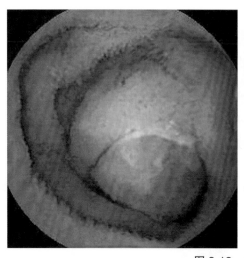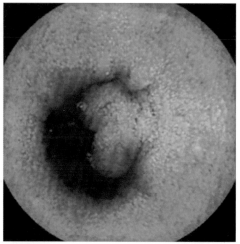

图 3-13　小肠肿瘤

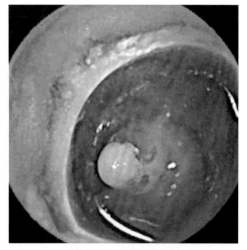

图 3-14　小肠间质瘤

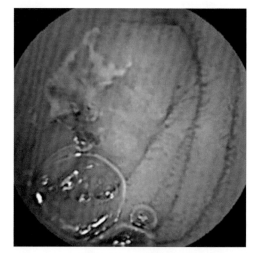

图 3-15　小肠腺癌

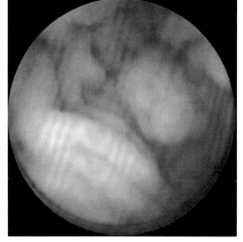

图 3-16　十二指肠淋巴瘤

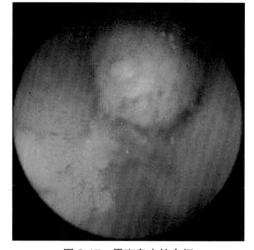

图 3-17　黑斑息肉综合征

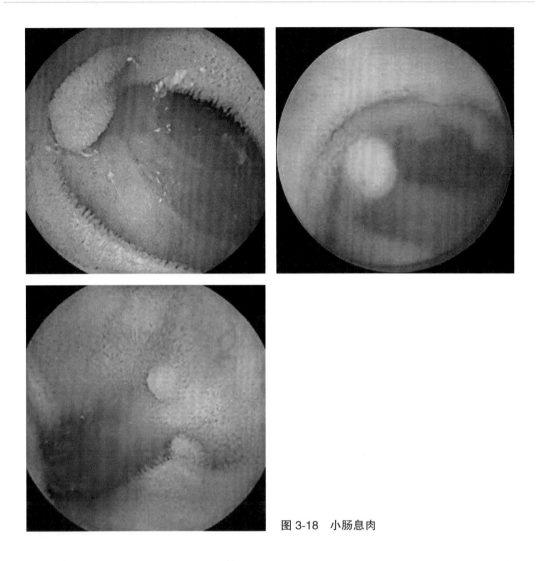

图 3-18 小肠息肉

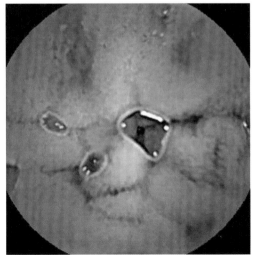

图 3-19 小肠糜烂

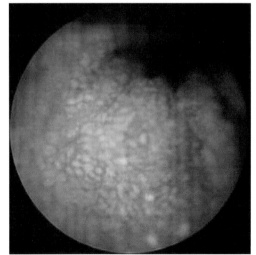

图 3-20 乳糜泻

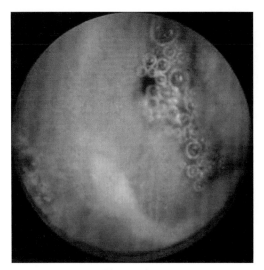

图 3-21　非甾体抗炎药相关性小肠病变

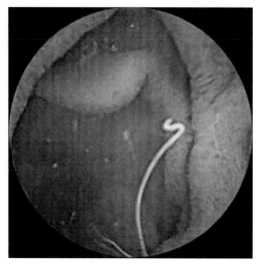

图 3-22　小肠寄生虫

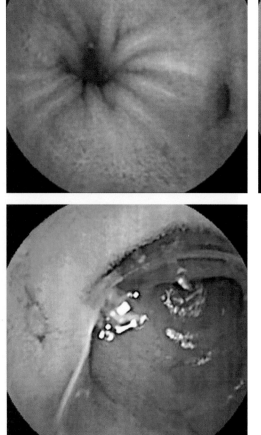

图 3-23　小肠憩室

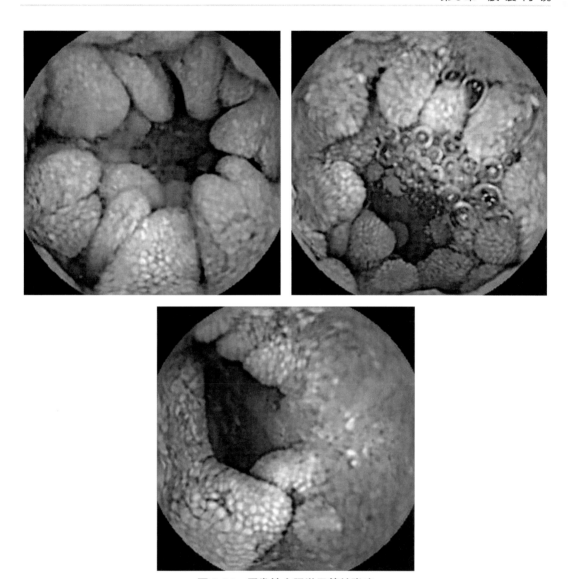

图 3-24 原发性小肠淋巴管扩张症

## 二、小肠血管性疾病

小肠血管性疾病主要为小肠血管畸形及小肠血管瘤,小肠血管畸形是小肠出血的常见病因。小肠血管畸形可分为血管扩张、血管发育不良和出血性毛细血管扩张症。小肠血管性疾病在胶囊内镜下常表现为单发或多发性的黏膜局部的血管扩张,小肠血管瘤在胶囊内镜下形态多样,可累及较大范围的肠壁。

小肠毛细血管扩张(telangiectasia)可无明显症状,若小肠毛细血管扩张出血,可随出血的速度、出血量而有一些临床表现:危重者有急性大量出血,可排出大量暗红色或鲜红色血便,短时间有周围循环衰竭;若反复、间断地出血,可出现反复发作性的便血,可排出暗红色或柏油样便;若出血量少,可有大便潜血阳性及缺铁性贫血。小肠毛细血管扩张症内镜下可表现为小的斑片或似蜘蛛状的红色病变,病灶与周围黏膜界限尚清(见图 3-9),对反复出现的小肠血管疾病导致的出血可行小肠镜下电凝、硬化剂注射、激光等治疗,对复杂的、反复发作的明确病灶可予以手术切除。

## 三、克罗恩病

克罗恩病(Crohn's disease,CD)多发生于小肠,好发于末端回肠和右半结肠,本病和慢性非特异性溃疡性结肠炎统称为炎症性肠病(inflammatory bowel disease,IBD),又称为局限性肠炎、节段性肠炎和肉芽肿性肠炎,多为节段性、非对称性分布。

### (一)临床表现

本病的临床表现多为腹痛、腹泻、肠梗阻,伴有发热、营养障碍等肠外表现,腹痛多位于右下腹或脐周,可呈痉挛性阵痛,进餐后加重,在排便、排气后可缓解。腹泻多呈糊状。本病的病程多迁延,反复发作。临床上可表现为急性期、亚急性期及慢性期。多数起病缓慢,可达数月甚至数年。少数起病急骤,类似急腹症,病情较重,有长短不等的缓解期,其后慢性发展。

### (二)诊断

小肠胶囊内镜可用在克罗恩病的诊断上,以了解病变的范围、严重程度、疾病的复发与治疗等情况。克罗恩病在胶囊内镜下常表现为小肠绒毛缺失,黏膜糜烂,黏膜充血、水肿,溃疡,卵石症,肠管狭窄,多发性假息肉等,病变可呈跳跃式分布(见图3-12)。小肠克罗恩病的诊断注意结合临床,影像学资料,本病的复发率与病变范围、病症侵袭的强弱、病程的延长、年龄的增长等因素有关。

### (三)治疗

克罗恩病在治疗上注意控制疾病发作,支持对症治疗。对于活动期的患者,可应用糖皮质激素,如泼尼松、氢化可的松等;水杨酸制剂可用美沙拉秦等;免疫抑制剂可用硫唑嘌呤、环孢素等;生物治疗,对参与炎症的各种细胞因子进行治疗。营养疗法在治疗中也有重要作用。

## 四、小肠肿瘤

小肠肿瘤(small-bowel tumor)是指从十二指肠起始到回盲瓣之间的小肠所发生的肿瘤。小肠肿瘤的发生率仅占胃肠道肿瘤的5%左右。小肠肿瘤的临床表现多为不明原因的消化道出血或贫血,一般与肿瘤的类型、大小、部位、性质,以及是否存在有梗阻、出血和转移等因素有关。小肠肿瘤易被漏诊,良性肿瘤如腺瘤、平滑肌瘤、脂肪瘤、血管瘤等;恶性肿瘤有腺癌、间质瘤、类癌、淋巴瘤、黑色素瘤及肉瘤等。小肠肿瘤由于病程不同,其症状也不相同,少数患者无明显症状。腹痛可有隐痛、胀痛,若有肠梗阻及穿孔时,可出现绞痛。

### (一)临床表现

1. 腹痛　系常见症状,由肿瘤导致的肠蠕动紊乱或者牵拉肠系膜可引起腹痛,其疼痛部位可与肿瘤位置相对应,可为脐周隐痛、胀痛、进食后加重,可伴有腹泻、食欲缺乏等。小肠恶性肿瘤若侵犯到肠壁,可引起肠管狭窄、梗阻;若并发肠梗阻或穿孔时,腹痛加剧。

2. 肠道出血　可表现为间断出现的柏油样便或血便。有些患者因反复、少量出血而并未被察觉,可有慢性贫血。

3. 肠梗阻　引发急性肠梗阻较常见的原因为肠套叠,多呈慢性、复发性,由肿瘤引起的肠腔狭窄或压迫邻近的肠管可引发肠梗阻,严重者可表现为肠扭转。

4. 包块　一般肿块活动度较大,位置不固定。

5. 肠穿孔　小肠恶性肿瘤多见,急性穿孔可引发腹膜炎,慢性穿孔可形成肠瘘。

**（二）诊断**

1. 小肠间质瘤　为小肠间叶来源的肿瘤,直径小于2cm被称为小间质瘤,间质瘤可分为良性及恶性,部分恶性间质瘤有转移、浸润等情况,可合并有出血。在胶囊内镜下常表现为实质性占位病变,可呈隆起或半球状,表面光滑,病灶中央有溃疡或溃烂,部分可见裸露的血管,有的可见新鲜或陈旧的血痂(见图3-14)。

2. 小肠腺癌　在十二指肠降段及空肠近段为多。临床上可分为息肉型、溃疡型、缩窄型及弥漫浸润型,息肉型与溃疡型多见,溃疡型患者可有消化道出血,息肉型及缩窄型患者可有小肠不同程度的梗阻,弥漫浸润型可引起弥漫性肠管狭窄。腺癌的病灶多呈隆起,病灶呈结节或菜花状,表面质脆、易出血(见图3-15)。

**（三）治疗**

小肠恶性肿瘤应以外科手术切除为主,非手术治疗包括化疗、介入和生物治疗等。

## 五、小肠息肉

小肠息肉指突出小肠黏膜异常生长的组织,可包括家族性腺瘤性息肉病、黑斑息肉综合征(见图3-17)、增生性息肉等(见图3-18)。

**（一）临床表现与诊断**

家族性腺瘤性息肉病(familial adenomatous polyposis,FAP)是一种常染色体显性遗传病,偶见于无家族史者,全结肠与直肠均可有多发性腺瘤性息肉,小肠以十二指肠为多见,本病部分患者症状不明显,大多数患者在儿童阶段即有小肠息肉,至青壮年后随着肠道息肉增大、增多,可出现腹泻、腹痛、贫血、便血、消化道梗阻及体重下降等临床表现。胶囊内镜可见大肠息肉分布较为密集,而小肠息肉分布的密集程度相对较轻。

黑斑息肉综合征(Peutz-Jeghers syndrome,PJS)是一种常染色体显性遗传病,临床表现:轻者无明显症状,重者可有腹痛、腹泻、便血等症状,有口唇、颊黏膜及手掌、足底黑褐色色素沉着。可有胃肠道多发性息肉,以小肠为多见,息肉多为错构瘤,严重者可有肠套叠。胶囊内镜可见小肠多发性息肉隆起,较大的息肉可有蒂或呈分叶状,此类患者恶性肿瘤发生率增加。

小肠增生性息肉胶囊内镜可见小肠内单发或多发的息肉,突出至肠腔内,表面多光整。患者多无明显症状,少部分患者有腹部不适、大便习惯改变,若患者有明显腹痛,可继发肠套叠或肠梗阻。

**（二）治疗**

小肠散在的或较深部位的息肉可在小肠镜下切除,对于十二指肠息肉,可在胃镜下切除,回肠末端息肉可在结肠镜下切除。小肠息肉若合并有小肠梗阻、小肠出血、难以解除的肠套叠时,可考虑外科手术。对于较大、数量多或密集分布的小肠息肉,在小肠镜下不易切除者,可行外科手术治疗。本病可引发癌变,若确诊,应长期追踪随访。

## 六、吸收不良综合征

吸收不良综合征(malabsorption syndrome)是多种疾病致小肠的消化、吸收功能异常,使营养物质的吸收不良而产生的症候群。消化系统自身和消化系统以外的脏器疾病使营养物质的消化、吸收环节出现损坏,引发吸收不良。

### (一)临床表现

1. 患者有腹泻、乏力、消瘦、部分维生素缺乏,腹泻呈脂肪泻,大便量多、恶臭,其表可见漂浮的油脂层。

2. 患者可有贫血、皮肤粗糙、肢体水肿、骨质疏松等。

### (二)诊断

有上述临床表现,部分患者有胃大部切除、全胃切除、小肠广泛切除史,结合内镜、血清学、消化吸收功能测定等可予诊断。

乳糜泻:胶囊内镜下表现为小肠黏膜的自身改变,可见绒毛萎缩,如裂隙状、环状皱襞消失及结节样改变等;应注意与并发症相关的表现,如小肠溃疡、肠病相关性 T 细胞淋巴瘤等(见图 3-20)。

### (三)治疗

积极治疗原发病,注意防治并发症,加强营养支持及对症等治疗。

## 七、非甾体抗炎药相关性小肠黏膜损害

以阿司匹林为代表的非甾体抗炎药(nonsteroidal anti-inflammatory drugs,NSAIDs)已广泛应用于临床中,其不良反应除引起胃、十二指肠黏膜损伤外,对小肠黏膜的损伤也越来越受到重视。

长期服用非甾体抗炎药者可有不明原因的黑便或贫血,对于非甾体抗炎药相关性小肠黏膜病变,胶囊内镜可见黏膜破损,有黏膜糜烂与溃疡、溃疡斑点状黏膜出血等,溃疡多较深,似环形(见图 3-21)。

在治疗上注意停用非甾体抗炎药,使用胃肠黏膜保护剂有利于疾病的康复。

## 八、小肠憩室

小肠憩室(small intestine diverticulum)是肠壁似囊状的突起(见图 3-23),可出现在整个小肠,多无症状,常见有先天性憩室或后天性憩室。先天性憩室有肌层,亦称为梅克尔憩室(Meckel's diverticulum),属于真性憩室;后天性憩室无肌层,属于假性憩室,十二指肠憩室及部分空回肠憩室为后天出现的假性憩室。憩室在胶囊内镜下可见,浅者表现为肠壁凹陷,较深者可见双腔症,多数憩室的表面黏膜光滑。

对于无症状的憩室或憩室较小的患者可不用特殊治疗,但伴有炎症等引起的腹泻时,可予抗生素及对症治疗;若有严重的憩室炎、肠梗阻或疑似肠穿孔等并发症者,可予外科手术治疗。

## 九、小肠寄生虫

小肠寄生虫(small intestine parasite)可通过污染的食物或水源而感染,常见的小肠寄生

虫有钩虫、线虫、蛔虫、绦虫等。患者有食欲下降、营养不良、腹部不适，可出现腹痛、恶心或呕吐。粪便检查是依据之一，若胶囊内镜或小肠镜发现寄生虫，可直接诊断（见图 3-22）。治疗常用阿苯达唑、甲苯咪唑或左旋咪唑等药物驱虫治疗，若患者合并有胆道蛔虫症，可予以解痉止痛、控制感染、对症支持治疗等。

### 十、其他

在一些少见的小肠疾病上，小肠胶囊内镜可发现病变，有助于诊断，如小肠淋巴管扩张症等。

小肠淋巴管扩张症（intestinal lymphangiectasia）为一种少见的蛋白丢失性疾病，本病以小肠淋巴回流受阻、乳糜管扩张与破裂为特点，由于小肠淋巴系统压力升高，可使淋巴液自肠道漏出，出现低蛋白血症、血淋巴细胞减少、腹泻、水肿、腹腔积液等临床表现。原发性小肠淋巴管扩张症多见于青少年及儿童，多在 30 岁之前发病。成年后发病的多为继发性小肠淋巴管扩张症。

小肠淋巴管扩张症主要影响空肠及回肠，胶囊内镜主要表现为肠黏膜肥厚、水肿，散在片状的白斑，大小不均的黄白色结节，绒毛苍白，也可见多发性的息肉样增生或绒毛样突起，部分肠腔狭窄（见图 3-24）。

小肠淋巴管扩张症诊断：患者有典型的临床表现；实验室检查有低蛋白血症，血白蛋白、IgM、IgG 降低，血淋巴细胞减少；胶囊内镜或小肠镜可明确病变。

小肠淋巴管扩张症目前尚无特效治疗法，以保守对症治疗为主，注意进食低脂、高蛋白、含有中链甘油三酯的饮食，注意补充必需的微量元素。严重者可予静脉营养、利尿等治疗，对于保守治疗不佳者，可考虑手术治疗。

## 第 4 节　磁控胶囊内镜

磁控胶囊内镜亦称为磁控胶囊胃镜，有些患者对传统胃镜检查感到恐惧，而磁控胶囊内镜可不插管，随水吞服一粒胶囊，可轻松完成一次舒适、安心的胃镜检查。胃部检查后，胶囊内镜进入小肠，可继续行全小肠检查。

磁控胶囊内镜的大小为 11.8mm×27mm，视角为 140°，以 2 帧/s 的速度来拍摄图片，胶囊外壳为高分子生物材料，其内由微型摄像头、微小透镜、发光二极管、无线收发装置、磁感应单元等许多电子元器件组成。磁控胶囊内镜可在内镜工作站的控制下，利用磁场原理来调整胶囊的不同方位，磁控胶囊内镜是通过机械臂式的精准磁控技术实现对胶囊在胃里的运动的控制，可前后、左右、上下、垂直旋转、水平旋转，对胃内进行完整、系统的检查，可对病灶定位，并反复观察（图 3-25）。

胶囊控制系统由平移旋转台和操作控制台构成，主机提供了控制胶囊运动的磁场，医师通过操作杆改变磁场的方向和大小，实现胶囊在胃内 5 个自由度可控的运动，使胶囊在胃内不同的方位、不同的角度拍摄照片，进行胃的全面检查（图 3-26）。此后，胶囊继续进行小肠内的拍摄。

全国 7 家三甲医院 350 例电子胃镜与磁控胶囊内镜对胃部疾病检查准确性的双盲对照研究证实，磁控胶囊内镜在胃部疾病检查中与电子胃镜检查结果高度一致。

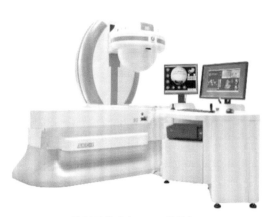
控制系统（含ESnavi软件）

磁控胶囊胃镜

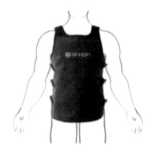
便携记录器和检查服

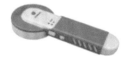
胶囊定位器

图 3-25　磁控胶囊内镜检查系统与胶囊

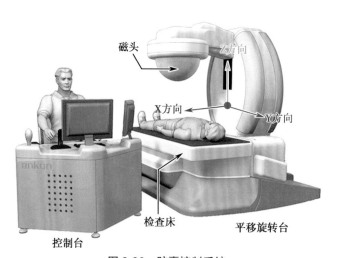

图 3-26　胶囊控制系统

　　若患者进行了充分的肠道准备,当胃内检查结束后,磁控胶囊通过幽门进入十二指肠,可继续对小肠进行检查。

　　这里将磁控胶囊内镜检查的操作过程以流程图方式进行介绍(图 3-27)。

　　图 3-28~ 图 3-40 展示了部分磁控胶囊内镜拍摄的常见疾病图片。

　　若对患者继续进行小肠检查,检查前应做好充分的肠道准备,具体可参照小肠胶囊内镜部分。当胶囊进入十二指肠后,点击小肠检查模式,磁控系统关闭,胶囊内镜在受检者小肠内继续进行拍摄工作。嘱咐患者 4 小时内禁食,7 小时后或次日返回医院。嘱患者检查后观察胶囊排出情况,及时告知医师,在胶囊排出前,患者不应靠近磁场环境。将取下的带有便携记录器的检查服及时连接到电脑工作站内,将视频数据导入。医师观察录像,对疾病及时作出分析及诊断,便于临床认真的治疗。

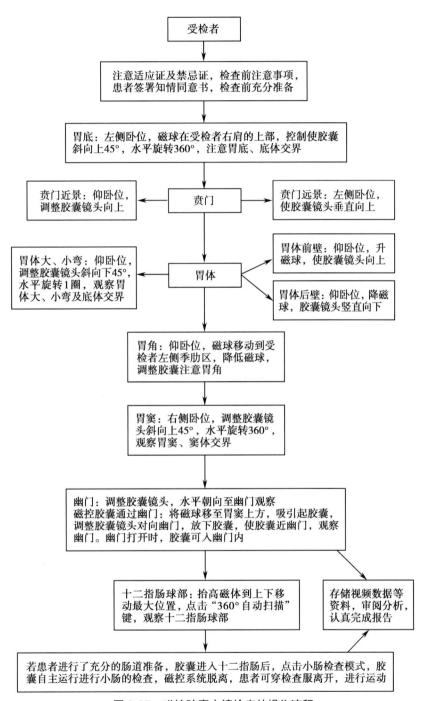

图 3-27 磁控胶囊内镜检查的操作流程

受检者

注意适应证及禁忌证，检查前注意事项，患者签署知情同意书，检查前充分准备

胃底：左侧卧位，磁球在受检者右肩的上部，控制使胶囊斜向上45°，水平旋转360°，注意胃底、底体交界

贲门近景：仰卧位，调整胶囊镜头向上

贲门

贲门远景：左侧卧位，使胶囊镜头垂直向上

胃体大、小弯：仰卧位，调整胶囊镜头斜向下45°，水平旋转1圈，观察胃体大、小弯及底体交界

胃体

胃体前壁：仰卧位，升磁球，使胶囊镜头向上

胃体后壁：仰卧位，降磁球，胶囊镜头竖直向下

胃角：仰卧位，磁球移动到受检者左侧季肋区，降低磁球，调整胶囊注意胃角

胃窦：右侧卧位，调整胶囊镜头斜向上45°，水平旋转360°，观察胃窦、窦体交界

幽门：调整胶囊镜头，水平朝向至幽门观察
磁控胶囊通过幽门：将磁球移至胃窦上方，吸引起胶囊，调整胶囊镜头对向幽门，放下胶囊，使胶囊近幽门，观察幽门。幽门打开时，胶囊可入幽门内

十二指肠球部：抬高磁体到上下移动最大位置，点击"360°自动扫描"键，观察十二指肠球部

存储视频数据等资料，审阅分析，认真完成报告

若患者进行了充分的肠道准备，胶囊进入十二指肠后，点击小肠检查模式，胶囊自主运行进行小肠的检查，磁控系统脱离，患者可穿检查服离开，进行运动

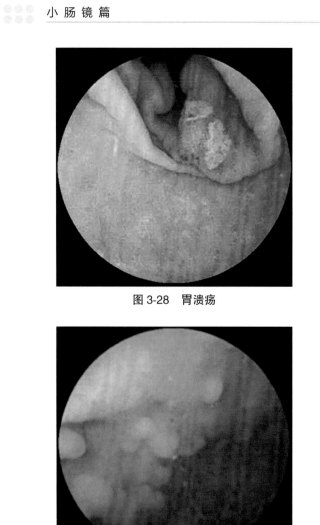

图 3-28 胃溃疡

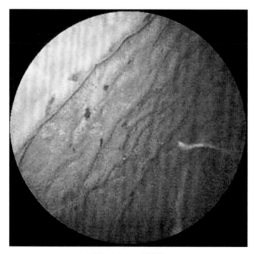

图 3-29 胃炎

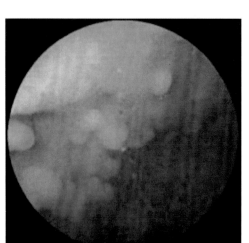

图 3-30 胃多发性息肉

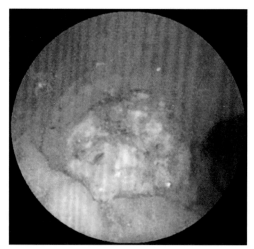

图 3-31 胃癌

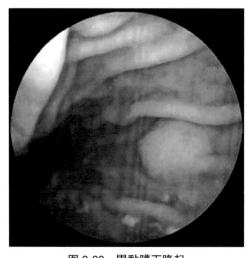

图 3-32 胃黏膜下隆起

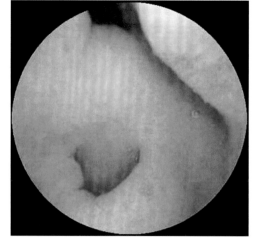

图 3-33 胃憩室

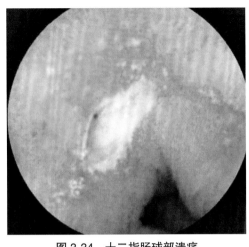

图 3-34　十二指肠球部溃疡

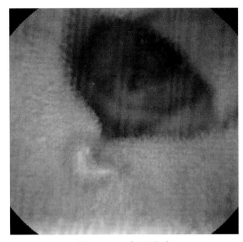

图 3-35　空肠溃疡

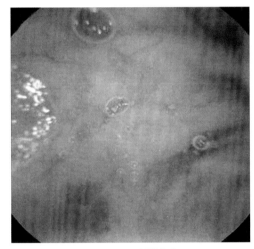

图 3-36　回肠溃疡

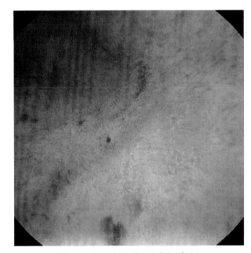

图 3-37　十二指肠球部糜烂

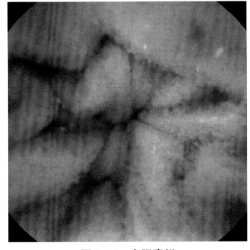

图 3-38　空肠糜烂

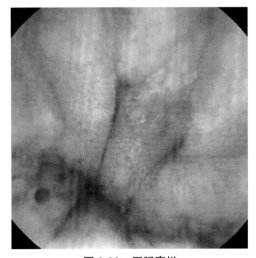

图 3-39　回肠糜烂

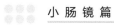
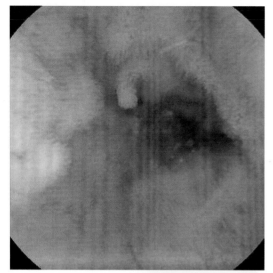

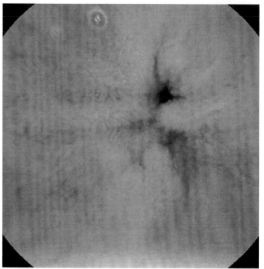

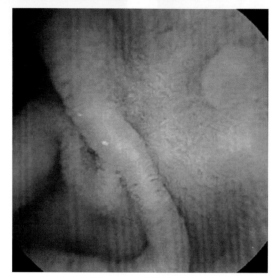

图 3-40  小肠息肉

（张 杰  郭 琦  代 斯）

# 第 4 章　非特异性炎症

## 第 1 节　非特异性小肠炎

### 一、概述

非特异性小肠炎(nonspecific small bowel inflammation)是一种病因尚不十分清楚的累及小肠的非特异性炎症性疾病的总称。该病在相当长的时期内缺乏足够的认识,近年来由于内镜技术的发展特别是胶囊内镜和小肠镜的应用,以及结肠镜回肠末端到达率的升高,使得非特异性小肠炎的检出率增高,然而目前国内外对非特异性小肠炎的诊断、治疗缺乏统一的规范和诊疗标准,对该病的诊治仍有较大盲区。

### 二、临床表现及诊断

该病临床表现隐匿,大多数确诊患者伴有或不伴有胃肠道症状,一般表现为程度不等的腹痛、腹泻、便秘等,症状变异度较大,部分患者可表现为便潜血阳性,唯有引起失血性贫血的报道。病程数天到数年不等。常以消化道症状就诊,多诊断为功能性胃肠病。

非特异性小肠炎目前尚无统一的诊断标准,诊断主要是结合患者病史、临床症状、实验室检查、内镜、组织病理学的排除诊断。实验室检查常无特异性,常见的内镜表现包括小肠黏膜的充血、水肿、糜烂,有单中心的研究显示十二指肠与回肠末端非特异性炎症发病率较高,且回肠末端发病率最高,可能与回肠末端具有丰富的淋巴滤泡有关。组织病理学以黏膜慢性炎或肉芽组织增生多见。

### 三、治疗

目前非特异性小肠炎的治疗尚无统一规范,多个单中心的研究证实一般治疗常可取得较好效果,5-氨基水杨酸类、益生菌类制剂及黏膜保护剂均可取得较好疗效,但药物的协同及最优治疗方案仍需进一步的研究。

### 四、预后

既往曾有文献报道,此类疾病间或伴有小肠梗阻、肠腔狭窄甚至穿孔等严重并发症,部分患者需要手术治疗。但近年的研究表明,该类疾病虽多伴有消化道出血、腹痛、腹泻、便秘等病史,但症状持续时间较短、程度轻,长期随访显示预后良好,穿孔等严重并发症未见报道。可能是由既往研究受技术与认知水平的局限,将其他类疾病归入此类疾病所致。

# 第 2 节　非特异性小肠溃疡

非特异性小肠溃疡(nonspecific small bowel ulcer)是指一类原因不明的位于十二指肠以远到回肠末端的溃疡性疾病,可发生于任何年龄,男性多于女性,可单发或多发,好发部位为空肠或回肠末端的肠系膜对侧缘,病理学检查呈慢性溃疡表现而无其他特征性改变,排除小肠先天发育不良、感染、炎性疾病、创伤、血管异常、化学刺激、新生物及神经系统疾病等,经过系统检查仍无法明确溃疡的病因。

一般认为非特异性小肠溃疡较少见,有研究认为单发的非特异性小肠溃疡尤其少见,发病率为 4/100 000,临床诊断较困难,常无特异性症状,临床多以腹痛、贫血、低蛋白血症、出血、肠梗阻、肠穿孔等被注意,常有症状持续数月至数年的患者被诊断,相当一部分需要手术才能明确诊断,甚至尸检时才被发现。以往小肠溃疡的检查较困难,小肠造影作为一种历史悠久的检查手段,检查结果缺乏特异性,对于微小溃疡的检出率较低,优点是可对小肠的整体形态进行评估,容易诊断较大的憩室和狭窄。近年来,胶囊内镜、气囊辅助小肠镜的飞速发展,普通结肠镜对末端回肠检查率的提高,使得小肠溃疡的发现率飞速升高。

## 一、病因及发病机制

尽管近年来对非特异性小肠溃疡的发病机制进行了广泛的研究,并取得了一些研究成果,但这些研究常多为个案报道或者发现式的研究。目前,非特异性小肠溃疡仍无明确病因,下列病因或发病机制被认为可能与非特异性小肠溃疡有关联。

1. 炎症　克罗恩病引起小肠溃疡在临床上常见,但非特异性小肠溃疡是与克罗恩病不同的一种疾病。与克罗恩病类似的是,非特异性小肠溃疡患者在狭窄肠段行切除吻合术后易再发狭窄,但未发现克罗恩病特有的巨细胞肉芽组织、穿透性溃疡等病理组织学特征,非特异性小肠溃疡主要分布在小肠系膜对侧,少部分小肠溃疡引起的纤维瘢痕可造成肠腔狭窄,病理组织学提示为非特异性的慢性炎症,在多发性小肠溃疡中,炎症范围局限于溃疡边缘内,且溃疡之间存在正常的肠黏膜和血管网。

2. 风湿免疫因素　部分患者除了存在肠道表现外,还有全身的表现,但可除外目前已知的任何一种风湿免疫性疾病,如自身抗体均为阴性,国内多个医学中心均发现部分非特异性小肠溃疡患者经过糖皮质激素的治疗可取得较好的效果,提示非特异性小肠溃疡患者可能存在免疫因素影响;但另一部分患者对糖皮质激素无应答,说明非特异性小肠溃疡病因或发病机制可能存在着复杂的内在因素,不单纯受免疫因素影响。

3. 血管类疾病　研究发现,小肠溃疡患者多伴发在患有心血管疾病的基础上,血管类因素可能参与溃疡形成。但迄今为止,尚无非特异性小肠溃疡伴发缺血性肠病的报道。

## 二、诊断与鉴别诊断

非特异性小肠溃疡难以直接诊断,需要排除可引起小肠溃疡的疾病后,方能作出诊断。目前已知的可引起小肠溃疡的病因见表 4-1。

表 4-1　小肠溃疡的病因

| 病因 | 类型 |
| --- | --- |
| 1. 感染 | 细菌、病毒、寄生虫及其他微生物 |
| 2. 炎症 | 克罗恩病、贝赫切特综合征、肉芽肿性小肠炎、溃疡性小肠炎等 |
| 3. 血管性 | 血管炎、缺血性肠病等 |
| 4. 免疫性疾病 | 系统性红斑狼疮、多发性肌炎、皮肌炎、结缔组织病等 |
| 5. 肿瘤 | T 细胞淋巴瘤、间质瘤、癌 |

## 三、治疗及预后

对非特异性小肠溃疡相关治疗药物的研究和报道较少。有研究提示，复方谷氨酰胺联合美沙拉秦治疗有一定疗效，但远期疗效仍缺乏研究。手术治疗常在发生严重的并发症后采用，复发率较低。

## 四、特殊类型

1. 隐源性多灶性溃疡性狭窄性小肠炎（cryptogenic mutifocal ulcerous stenosing enteritis，CMUSE）　1964 年法国 Debray 等首次报道了该疾病，并命名为 CMUSE。该病是一种罕见的小肠溃疡性疾病，目前在全世界报道仅数百例。主要临床表现为反复发作的肠梗阻、消化道出血、贫血及低蛋白血症。影像学或内镜检查可发现小肠多发浅溃疡、多灶性局限性狭窄，目前该病无肠穿孔的报道。病理提示溃疡累及黏膜层及黏膜下层，病理组织学提示中性粒细胞及嗜酸性粒细胞浸润，部分患者的肠道显微病理提示存在静脉血栓形成或静脉内膜炎。手术治疗复发率高，近半数患者再次出现狭窄；糖皮质激素治疗有效，但易发生依赖；免疫抑制剂和肠内营养有一定疗效。

2. 慢性非肉芽肿性小肠炎　中年人好发，平均发病年龄为 45 岁。临床常表现为突然发生的严重的慢性腹泻。该类患者的大便常规微生物培养为阴性，常规小肠病理及电镜检查无特殊表现。内镜表现提示多发的表浅溃疡，可发生于十二指肠、空肠、回肠，乃至结直肠。病理组织学提示小肠黏膜固有层大量炎症细胞浸润，间或伴有隐窝脓肿及绒毛萎缩。如累及结直肠时，病理组织学也有类似表现。因为一般以腹泻就诊，需与感染类腹泻、乳糜泻等相鉴别。严重的并发症多见，最常见的并发症是出血，以十二指肠部的出血多见。另有少量穿孔、肠腔狭窄及肠梗阻等并发症出现。糖皮质激素治疗有效，激素治疗后临床表现与内镜表现常可迅速缓解，但停药后易复发，需要激素维持治疗。该病病死率高，有报道高达 50%。

3. 孤立性小肠溃疡　该病平均发病年龄为 50 岁，最常见的部位为回肠末段，而穿孔常多发于空肠。常见并发症包括肠梗阻（约 50%）、穿孔、出血，临床诊断困难，往往因并发症就诊时才能明确诊断，无有效的治疗药物，外科手术治疗常可取得较好效果，术后复发率较低。

# 第 3 节　小肠克罗恩病

## 一、概述

克罗恩病是一种肠道慢性炎症性疾病,过去多认为西方国家常见,我国较少见。但近年来,国内克罗恩病发病率呈逐年上升态势。克罗恩病的发病率持续升高的态势首先出现在社会经济高度发达的北美及欧洲地区。韩国近年来所报道的克罗恩病患病率为 11.24/105,年发病率为 1.34/105。据报道,我国克罗恩病的发病率呈进行性增加的态势,成为严重危害我国国民健康生活及生活质量的病症之一。目前我国尚缺乏大规模的克罗恩病流行病学统计,还未进行全国范围内的流行病学调查,缺乏具体的发病率、患病率等数据。但回顾性研究显示,临床病例逐年增多,提示在我国克罗恩病发病也处于上升阶段。有报道根据国内多项临床统计推测出我国克罗恩病的患病率约为 1.4/105。

据报道,克罗恩病发病与患者精制糖过量摄取、克罗恩相关基因异常及免疫功能异常等因素有关,确切病因尚不明确。关于免疫机制的研究较多,其中 T 细胞亚群作用机制的研究已受到重视,调节性 T 细胞在 IBD 中的作用也逐渐引起关注,JAK-STAT 信号转导通路的重要性也日益显现。

克罗恩病可发生在各个年龄阶段,但以青年人最多见,发病高峰年龄为 18~35 岁,男性略多于女性。病理表现为肠道区域性全层非特异性疾病,以侵犯肠壁全层的炎症和非干酪样坏死肉芽肿为特征。另外,虽然克罗恩病主要病变在肠道,但各种形式的肠外表现也特别突出,且全身性并发症发生率变异程度较大。

## 二、诊断标准

欧美及日本均有诊断克罗恩病的诊断标准,但缺乏诊断的"金标准",诊断需要结合临床表现、实验室检查、内镜检查、影像学检查和病理组织学检查进行综合分析并密切随访。

### (一) 临床表现

克罗恩病临床表现多样,主要包括消化道表现、全身性表现、肠外表现和并发症。消化道表现主要有腹泻和腹痛,可有血便;全身性表现主要有体重减轻、发热、食欲缺乏、疲劳、贫血等,青少年患者可见生长发育迟缓;肠外表现包括关节损伤(如外周关节炎、脊柱关节炎等)、皮肤黏膜表现(如口腔溃疡、结节性红斑和坏疽性脓皮病)、眼部病变(如虹膜炎、巩膜炎、葡萄膜炎等)、肝胆疾病(如脂肪肝、原发性硬化性胆管炎、胆石症等)、血栓栓塞性疾病等;并发症常见的有瘘管、腹腔脓肿、肠腔狭窄和肠梗阻、肛周病变(肛周脓肿、皮赘、肛裂等),消化道大出血、肠穿孔等罕见,极少数长病程患者可发生癌变。

克罗恩病常伴有腹泻、腹痛、体重减轻,如有这些症状出现,特别是年轻患者,要密切留意本病,如伴肠外表现或者肛周病变,则高度疑为本病。部分克罗恩病患者以肛周病变为首诊表现,主要表现为肛周脓肿和肛周瘘管。

### (二) 实验室检查

实验室检查可用来评估患者的炎症程度和营养状况等。基本的实验室检查应包括血细胞分析、C 反应蛋白(CRP)、红细胞沉降率(ESR)、血清白蛋白等,有条件者可做粪便钙卫蛋白检测。但应注意,抗酿酒酵母菌抗体(anti-*Saccharomyces cerevisiae* antibody,ASCA)或抗中性粒细胞胞质抗体(anti-neutrophil cytoplasmic antibody,ANCA)不作为诊断克罗恩病的常规检查。

## 三、诊断

### (一)结肠镜检查

结肠镜检查和病变黏膜组织活检是结肠克罗恩病的常规首选检查,结肠镜检查应达回肠末端。克罗恩病早期内镜下表现为阿弗他溃疡,随着疾病进展,溃疡可逐渐增大、加深,彼此融合,形成纵行溃疡。此外,常见内镜下表现为鹅卵石征、肠壁增厚伴不同程度狭窄、息肉样增生等。

### (二)胶囊内镜检查(capsule endoscopy,CE)

对发现小肠黏膜异常较敏感,但对黏膜轻微病变的诊断率较低。要注意的是,若胶囊内镜提示阴性结果,则考虑排除克罗恩病;若胶囊内镜提示阳性结果,是否诊断克罗恩病尚需进一步检查证实。

### (三)小肠镜检查

现阶段小肠镜检查一般是指气囊辅助小肠镜(balloon assisted enteroscopy,BAE)。小肠镜检查优点是可在直视下观察病变、取活检和进行内镜下治疗,因克罗恩病侵犯肠壁全层,故有出血、穿孔等并发症出现的风险。适应证是其他检查发现小肠病变或临床高度怀疑小肠病变需进行确认及鉴别者,再或者确诊克罗恩病需要小肠镜检查以指导或进行治疗者。小肠镜下病变特征与结肠镜所见相同。内镜下病变的严重程度是疾病活动性评估的重要参考指标。内镜下病变的严重程度可以依据溃疡的深浅、大小、范围和伴随狭窄情况来评估。

### (四)影像学检查

小肠CT(CT enterography,CTE)或磁共振成像(magnetic resonance imaging,MRE)应作为克罗恩病诊断的常规检查,检查可反映肠壁的炎症改变、病变分布的部位和范围、狭窄的存在及其可能的性质、肠腔外并发症等。活动期克罗恩病典型的CTE表现为肠壁明显增厚,肠黏膜明显强化伴有肠壁分层改变,黏膜内环和浆膜外环明显强化,呈"靶环征",肠系膜血管增多、扩张、扭曲,呈"木梳征";相应系膜脂肪密度增高、模糊;此外,常伴有肠系膜淋巴结肿大等。CTE或MRE对于近端小肠的诊断要优于远端小肠,可能与近端小肠具有更好的扩张性有关。

### (五)小肠造影

小肠造影敏感性低,几乎已被CTE或MRE代替,但对无条件行CTE检查的单位可作为一种次要检查方法。X线片所见为多发性、跳跃性病变,病变处见裂隙状溃疡、卵石样改变、假息肉、肠腔狭窄、僵硬。

### (六)经腹肠道超声检查

可显示肠壁病变的部位和范围、肠腔狭窄、肠瘘及脓肿等。但受操作者技术水平的影响较大,超声造影对于判断狭窄部位的炎症活动度有一定价值。

另外,世界卫生组织与世界胃肠组织推荐的克罗恩病六点诊断标准:①非连续性或节段性改变;②卵石样外观或纵行溃疡;③全壁性炎性反应改变;④非干酪性肉芽肿;⑤裂沟、瘘管;⑥肛周病变。

注:具有①②③者为疑诊,再加上④⑤⑥三者之一可确诊;具备第④项者,只要加上①②③三者之二亦可确诊。

## 四、鉴别诊断

克罗恩病常需要与具有鹅卵石样改变、纵行溃疡及非干酪样肉芽肿的疾病相鉴别。

1. 伴有鹅卵石样改变的疾病　包括炎性或肿瘤性疾病,如缺血性结肠炎、溃疡性结肠炎、闭塞性结肠炎、耶尔森菌肠炎、淋巴滤泡炎、肠型贝赫切特综合征,此类疾病较易鉴别。

2. 病变表现为纵行溃疡的疾病　如缺血性结肠炎、溃疡性结肠炎、肠结核、肠套叠、弯曲杆菌肠炎、肠管脂膜炎等,肠结核的溃疡一般呈环形,且多存在瘢痕,可与克罗恩病相鉴别,其余疾病临床表现各异,较易鉴别。

3. 具有非干酪样类上皮性肉芽肿的疾病　如耶尔森菌肠炎、肉芽肿性胃炎、结核、异物性肉芽肿、继发于肿瘤的肉芽肿、类肉瘤病、继发于血管炎肉芽肿、梅毒、Whipple 病等。

## 五、肠外表现与并发症

### (一)肠外表现

1. 口腔病变　主要表现为阿弗他溃疡。
2. 皮肤病变　包括结节性红斑、坏疽性脓皮病(pyoderma gangrenosum,PG)和非特异性皮疹。
3. 眼部病变　包括虹膜睫状体炎、结膜炎等。
4. 关节病变　如强直性脊柱炎、骶髂关节炎。
5. 胆系病变　如脂肪肝、胆石症及自身免疫性胰腺炎等。

### (二)并发症

克罗恩病主要的并发症有肠梗阻、肠瘘、消化道大出血、肠穿孔、败血症、腹腔脓肿、肛周疾病等。

肠梗阻和肠穿孔在小肠克罗恩病中常见,我国有研究统计发生率分别为 60.9% 和 20.0%;肠瘘、肠出血、败血症、腹腔脓肿和肛周疾病等在大、小肠同时受累型克罗恩病中常见。具有一种以上并发症者,多为肠梗阻合并下消化道出血、肠穿孔、肠瘘等。

## 六、治疗

### (一)治疗原则

克罗恩病因不明,目前已知的所有治疗方法均不能完全预防疾病的复发和再发,且部分治疗方法存在一定风险,所有治疗过程中应根据对治疗的反应和对药物的耐受情况随时调整治疗方案。决定治疗方案前应向患者详细解释方案的效益和风险,在与患者充分交流并取得合作之后实施。

### (二)一般治疗

1. 严格戒烟　吸烟可能会明显降低药物疗效,增加手术率和术后复发率。
2. 营养支持　克罗恩病患者多伴有营养不良,应注意检测患者的体重和体重指数(body mass index,BMI),以及铁、钙和维生素等物质,重症患者可予营养支持治疗,首选肠内营养,肠外营养可作为辅助。

### (三)药物治疗

1. 轻度活动期 CD 的治疗　治疗原则是控制或减轻症状,尽量减少治疗药物对患者造成的损伤。氨基水杨酸制剂适用于回肠型和回结肠型,应用美沙拉秦并需及时评估疗效。病变局限在回肠末端者,布地奈德疗效优于美沙拉秦。

2. 中度活动期 CD 的治疗　首选激素治疗,激素是最常用的治疗药物。当激素无效或激素依赖时,可加用硫嘌呤类药物或甲氨蝶呤。免疫抑制剂对诱导活动期 CD 缓解与激素有协同作用,目前我国唯一经批准的免疫抑制剂是英夫利昔单抗(infliximab,IFX)。若激素和免疫抑制剂治疗无效或不能耐受上述药物治疗者可考虑用生物制剂。此外,环丙沙星和甲硝唑用于有合并感染的患者。

3. 重度活动期 CD 的治疗　该型患者病情严重,可同时伴有多种并发症,手术率和病死率高,建议全身作用激素口服或静脉给药,激素或传统治疗无效者可考虑手术治疗。

4. 广泛性小肠 CD 的治疗　广泛性小肠 CD 指病变累计长度 >100cm,常导致营养不良、小肠细菌过度生长、因小肠多处狭窄而多次手术造成短肠综合征等严重且复杂的情况,因此早期即应予积极治疗,应早期应用免疫抑制剂,或者早期考虑给予生物制剂治疗。

**（四）外科治疗**

小肠克罗恩病引起的小肠狭窄是外科手术的首要适应证,肠瘘也是常见的外科适应证。该病术后复发率极高,目前如何预防尚不明确。另外,多次手术切除过多肠管易引起短肠综合征,应予足够重视。

# 第 4 节　嗜酸细胞性小肠炎

## 一、概述

嗜酸细胞性小肠炎是嗜酸粒细胞性消化道炎的一种,嗜酸性粒细胞性消化道炎(eosinophilic gastrointestinal disease,EGID)是以消化道嗜酸性粒细胞异常浸润为特征的炎症性疾病,可以累及消化道全长或某一部分,包括嗜酸细胞性食管炎、嗜酸细胞性胃炎、嗜酸细胞性胃肠炎(eosinophilic gastroenteritis,EG)、嗜酸细胞性小肠炎(eosinophilic enteritis,EEn)、嗜酸细胞性结肠炎及嗜酸细胞性直肠炎。细胞浸润可以是弥散性或局限性的。病变可累及从食管到直肠整个消化道的各个层次,以胃和小肠受累最为多见。该病极少见,最早由 Kaijiser 于 1937 年报道,发病率在(1~20)/10 万,国内有报道称男女发病比例约 2:1,30~40 岁年龄段好发。1970 年,Klein 等根据嗜酸性粒细胞浸润胃肠壁深度的差异,把该病分为黏膜型、肌型和浆膜型。该病临床表现多样,常常被误诊,且病因不明,对其发病机制也了解甚少。

嗜酸细胞性小肠炎的发病机制仍不明确,嗜酸性粒细胞局部浸润及脱颗粒和 Th2 反应被认为是其发病基础。与两种变态反应关联,为 IgE 介导的 I 型变态反应和 Th2 介导的迟发性变态反应。

嗜酸性粒细胞是由骨髓造血干细胞分化而来的含有特异性嗜酸性颗粒的白细胞。一般情况下,人体嗜酸性粒细胞水平呈稳定状态,仅占外周血白细胞的 1%~3%,绝对计数一般不超过 $0.35 \times 10^9$/L。嗜酸性粒细胞在骨髓中分化成熟后进入血液循环,在血液循环中停留 8~12 小时后向消化、乳腺、子宫、胸腺、脂肪组织转移。消化道是嗜酸性粒细胞迁移的主要场所,主要存在于除食管外的胃肠道黏膜固有层,尤其是小肠黏膜固有层,其参与器官组织结构形成和损伤的修复重建、免疫和能量代谢调节等重要的生理过程,当机体处于过敏、寄

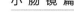

生虫感染等疾病状态时,嗜酸性粒细胞选择性地积聚于外周血和任何组织。

嗜酸性粒细胞是具有多种功能的免疫细胞,可以导致消化道组织损伤,也可参与维持消化道组织及其免疫平衡。当外来病原体和组织损伤等刺激迅速释放颗粒蛋白,清除病原体和修复损伤,并引发继发性免疫反应。嗜酸性粒细胞通过影响 T 细胞、B 细胞的成熟和分泌多种细胞因子,调节继发性免疫反应。

由此得知,在食物过敏、肠道感染、炎症性肠病(IBD)、消化道肿瘤等疾病的患者中,病变的局部组织中嗜酸性粒细胞也会显著增多,给嗜酸细胞性胃肠炎尤其小肠炎的诊断带来困扰。

## 二、病因及发病机制

本病发病机制目前尚不清楚。广泛认可的理论是食物过敏可引起该病,其他因素还包括寄生虫感染和药物诱发,仅有少量个案报道。食物过敏诱发机制为:食物过敏原与肠道敏感组织接触后,由于病灶中存在广泛的嗜酸性粒细胞浸润,在肠壁进行了抗原 - 抗体反应。通过嗜酸性粒细胞表面的 $C_3$ 受体,诱发嗜酸性粒细胞进入抗原 - 抗体复合物沉积的部位,另外,由淋巴细胞衍生的嗜酸性趋化因子(ECF)吸引嗜酸性粒细胞导致,而嗜酸性趋化因子由淋巴细胞转化而来;另有研究认为,本病属 I 型变态反应,食物抗原促使肥大细胞通过 Fc 受体与 IgE 抗体相结合后,促使肥大细胞脱颗粒,释放组胺、ECF 和缓激肽等物质。而 ECF 可吸引嗜酸性粒细胞,如此循环往复。

然而并非所有患者都有过敏史,此种现象在成人比儿童更常见,并且多数患者去除可疑的致敏食物后,临床症状并不缓解。

## 三、临床表现

嗜酸细胞性小肠炎临床表现症状多样,缺乏特异性。常见有腹泻、腹胀,可伴恶心、呕吐、体重下降、低热等,症状的出现取决于病变累及部位、范围和程度,与其分型有关。根据 Klein 的分型,黏膜型最常见,以消化吸收不良症状为主要表现,可伴有腹泻;肌型因可引起梗阻,在手术治疗患者中多见;浆膜型罕见,浆膜增厚改变后可累及肠系膜淋巴结,引起腹膜炎、腹水等。

## 四、诊断

嗜酸细胞性小肠炎误诊率高,误诊原因包括:非特异性的临床症状、忽视外周血嗜酸性粒细胞增高、内镜检查缺失或内镜检查时活检不足;病理对嗜酸性粒细胞诊断的缺失。

**(一)实验室检查**
末梢血嗜酸性粒细胞增多,末梢血中可有 IgE 升高,而亦可见 CRP 升高。

**(二)腹水检查**
浆膜型患者的腹水检查可检出大量嗜酸性粒细胞,但少量患者嗜酸性粒细胞计数较低。

**(三)病理检查**
病理活检证实有 1 个或 1 个以上部位的嗜酸性粒细胞浸润;除外寄生虫感染和胃肠道外嗜酸性粒细胞增多的疾病。

**(四)影像学检查**
X 线检查对诊断该病无明显意义;小肠造影可显示明显狭窄等,但无特异性,难以鉴别;

腹部 CT 可显示非特异性肠壁增厚,但仍无特异性。

**（五）内镜检查**

内镜表现并无特异性,可见水肿、糜烂,部分伴有浅溃疡,黏膜皱襞粗大。小肠多点深挖活检具有重要诊断价值,肌型和浆膜型都应多点活检。随着气囊辅助内镜的发展,气囊内镜检查数量显著提升,内镜检查应是目前诊断嗜酸细胞性小肠炎的最佳手段。

## 五、治疗

嗜酸细胞性小肠炎治疗尚无明确规范的治疗方案,一些患者表现为自限性疾病。首先要停止食用确定的或可疑的过敏食物或药物,如鱼、肉、蛋、奶、海鲜类及麦胶类等。

糖皮质激素可有效减少嗜酸性粒细胞增多,能够抑制很多炎性细胞因子基因的转录,进而阻碍炎症反应的进程,虽无广泛的临床试验验证,糖皮质激素仍是国内外接受度最高的治疗方法。

其他药物治疗包括色甘酸钠、酮替芬、孟鲁司特、甲苯磺酸舒普拉司特等。色甘酸钠可抑制肥大细胞在肠道脱颗粒和释放组胺,口服推荐剂量为每次 100~300mg、4 次 /d,与激素合用效果更佳。研究显示,经该方法治疗的患者病情缓解可达 1 年以上;其中血清 IgE 升高的患者,若 IgE 连续 2 次正常,可停用糖皮质激素;长期应用激素疗效欠佳的患者,加用酮替芬,剂量为 24mg/d,疗程为 12 个月。孟鲁司特最初用于治疗哮喘,是白三烯受体拮抗剂。治疗机制是抑制胃肠道平滑肌白三烯受体 Cys-LTl 并减少 EC 的激活、聚集、再生,达到治疗目的,且不良反应小。白三烯可以增加血管通透性,促使平滑肌收缩和产生化学毒性,还可增加骨髓 EC 再生。

外科手术治疗不作为常规治疗手段,只有发生梗阻等严重症状时,才考虑手术治疗。

（刘变英　李旭刚　雷宇峰）

# 第 5 章　特异性炎症

# 第 1 节　细菌性感染

## 一、沙门菌

沙门菌是肠杆菌科的革兰氏阴性兼性厌氧菌,广泛存在于自然界,目前已经发现的血清型有 2 500 余种。不同血清型致病力明显不同,其中伤寒和副伤寒沙门菌可引起严重症状,如伤寒和副伤寒等肠热症,甚至可引起败血症,导致死亡。非伤寒沙门菌是除伤寒和副伤寒沙门菌外的其他沙门菌,可引起感染性腹泻和食源性疾病,肠炎沙门菌是国内最常见的血清

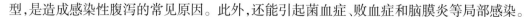

型,是造成感染性腹泻的常见原因。此外,还能引起菌血症、败血症和脑膜炎等局部感染。

非肠伤寒性沙门菌的感染路径一般为经过回盲部黏膜进入黏膜下层,经过肠系膜淋巴系统进入脾繁殖。病理组织学可提示回肠末端淋巴滤泡性炎症,小肠黏膜可有出血、水肿、糜烂及溃疡等表现。

肠炎沙门菌感染的临床表现包括腹痛、腹泻、呕吐、血便及发热,近半数患者可伴有血便。潜伏期为 8~24 小时,易感染 10 岁以下儿童尤其是 <1 岁的婴幼儿、老人和免疫受损者,一般患者 2 周内可自愈。婴儿、老人等免疫力低下者败血症发病率高,或可进展为重型沙门菌肠炎。沙门菌肠炎的检查手段包括小肠造影和内镜检查,小肠造影常无特异性表现,部分患者可观察到水肿的小肠皱襞。末端回肠镜可观察到肿大、发红的回盲瓣和回肠淋巴滤泡炎。小肠镜可观察到黏膜充血、水肿、糜烂及溃疡性病变。重型感染时,小肠黏膜可有颗粒状改变。

沙门菌肠炎的诊断关键在于粪便中检出沙门菌,血液和内镜检查中的活检块也可进行细菌培养。轻度沙门菌肠炎给予对症治疗即可自愈,重度以上病例需要抗生素治疗,广谱的头孢菌素和氟喹诺酮类抗生素推荐用于治疗沙门菌肠炎。需要注意的是,自 1990 年以来沙门菌的耐药问题日益严重。人群中喹诺酮类和头孢菌素耐药率居高不下,尤其是多重耐药的沙门菌比例持续上升,沙门菌的多重耐药与养殖业中非治疗性使用抗生素有关,容易导致临床治疗时间延长,复发感染,发病率和死亡率增高。

## 二、空肠弯曲菌

空肠弯曲菌(Campylobacter jejuni,C. jejuni)广泛分布于世界各地,常存在于动物和人的生殖器、肠道和口腔中,可引起人、动物腹泻及动物流产。1972 年 Butzler 首次成功从粪便中分离出来。C. jejuni 为革兰氏阴性菌,是严格的微嗜氧菌,有鞭毛、无芽孢、无荚膜,在 42℃环境中生长良好,菌落呈灰色、有光泽、不溶血,生化特性为不分解和不发酵各种糖类、不分解尿素,氧化酶或过氧化酶阳性;其血清型多达几十种;有侵袭力,既有内毒素,也分泌外毒素,易被干燥、直接阳光及弱消毒剂杀灭,对热敏感,60℃ 20 分钟即可杀死,但耐寒冷。

空肠弯曲菌肠炎是由空肠弯曲菌引起的以腹泻为主要症状与体征的急性肠炎,是人兽共患病。C.jejuni 在世界上的许多地方是引起感染性腹泻等食源性疾病的主要细菌性病原体,在美国每年可导致 400 万人发病,我国近年发病亦呈日益增多的趋势。由于该病接触率和发病率高,所引起的相关疾病种类多,尤其是可引起临床症状与体征严重和预后差的吉兰 - 巴雷综合征(Guillain-Barré syndrome,GBS)。

该病潜伏期一般为 3~5 天。起病急,多数患者有全身不适、乏力、寒战等前驱症状。主要表现为腹泻,2~10 次 /d,大便呈水样或黏液性,有恶臭,2~3 天后出现大便带血,重症者可有黏血便,里急后重少见。大部分患者同时伴有发热、腹痛、恶心、呕吐等症状,少数患者在腹泻症状停止后,腹痛反而加重,自然病程大多为 1~2 周。少数可并发败血症、反应性关节炎和脑膜炎等肠道外疾病。C.jejuni 感染与部分急性迟缓瘫痪等周围神经病有很大关系,这些神经性疾病中最多见和最严重的是急性炎性脱髓鞘多发性神经炎,即吉兰 - 巴雷综合征(GBS),目前认为约 30% 吉兰 - 巴雷综合征由空肠弯曲菌引起;另外,该病还会引起如神经或神经肌肉功能紊乱、风湿病、自身免疫性甲状腺病、肾病等。

临床诊断主要根据病史与流行特点相结合。常有不洁食物史、喝生水及旅游史,临床症状主要为发热、腹痛、腹泻,发热多为 38℃左右,或无热;腹痛为脐周及全腹疼挛性疼痛,多伴里急后重;腹泻次数一般不多,且可间歇性血便。确诊主要依据实验室的病原体分离培养或血清学检测结果。近年来,随着分子生物学检测方面的飞速发展,使得检测率不断提高。

本病一般症状较轻,多可自愈,轻型患者可不予治疗。常用抗生素有红霉素、卡那霉素、新霉素、四环素族、林可霉素。青霉素和头孢菌素类多有耐药。重症感染疗程至少 7 天,极重者可延长至 3~4 周。当出现吉兰 - 巴雷综合征等肠道外症状或相关疾病时,积极进行相关治疗。

## 三、志贺菌

志贺菌是革兰氏阴性菌,无荚膜,无动力,兼性厌氧,分为 4 个血清群、50 个血清型。很长一段时间,志贺菌被视为一个独立的菌属,但越来越多的研究表明志贺菌是从多个独立的大肠埃希菌起源,并经过趋同进化而形成的。有研究认为,所有志贺菌可能来自侵袭性大肠埃希菌序列。

志贺菌病(shigellosis)也称杆菌性痢疾,是一种主要由志贺菌引起的急性肠炎。每年全世界大约有 2 000 万人感染过志贺菌,导致约 10 万人死亡,其中 5 岁以下的儿童占比最高。亚洲地区每年有 1 200 万例细菌性痢疾,导致约 15 000 人死亡。

志贺菌肠炎的发病机制为侵袭人的肠上皮细胞,在细胞内繁殖并在细胞内和细胞间扩散,导致急性黏膜炎症。实验室检查确诊并不困难,但各种方法时间有差异,常用的检查方法有分离培养、生化鉴定毒素检测和分子生物学检测。

志贺菌流行病学研究提示,越来越多的耐药菌株被发现,给结合疫苗、减毒活疫苗、亚单位疫苗等多种疫苗研发造成很大难度,目前仍无有效的预防志贺菌病的疫苗问世。

## 四、大肠埃希菌

大肠埃希菌(*Escherichia coli*,*E.coli*)亦称大肠杆菌,为革兰氏阴性短杆菌,能发酵多种糖类产酸、产气,由 Escherich 于 1885 年发现。绝大多数大肠埃希菌终身伴随人类,是人肠道中的正常栖居菌,占粪便干重的 1/3,主要生活场所在大肠,小肠也有少量定植。大肠埃希菌引起的主要临床症状为腹泻,已知致腹泻的大肠埃希菌有肠产毒性大肠埃希菌(enterotoxigenic *Escherichia coli*,ETEC)、肠致病性大肠埃希菌(enteropathogenic *Escherichia coli*,EPEC)、肠出血性大肠埃希菌(enterohemorrhagic *Escherichia coli*,EHEC)、肠侵袭性大肠埃希菌(enteroinvasive *Escherichia coli*,EIEC)、肠集聚性大肠埃希菌(enteroaggregative *Escherichia coli*,EAEC)、弥散黏附性大肠埃希菌(diffusely adherent *Escherichia coli*,DAEC)等。

致病性大肠埃希菌的致病物质有黏附素、外毒素(志贺毒素)、肠毒素(耐热和不耐热)。大肠埃希菌 O157:H7 型,该种病菌常见于牛等温血动物的肠内,感染人体后会释放一种强烈的毒素,并可能导致血性腹泻等严重症状。

该病潜伏期通常为 3~4 天,临床表现有疼挛性腹痛和反复发作的出血性腹泻,同时伴有发热、呕吐等表现。其中,肠产毒性大肠埃希菌会引起婴幼儿和旅游者腹泻,出现轻度水泻,也可呈严重的霍乱样症状。腹泻常为自限性,一般 2~3 天即愈,营养不良者可达数周,也可反复发作。肠致病性大肠埃希菌是婴儿腹泻的主要致病菌,有高度传染性,严重者可致死。细菌侵入肠道后,主要在十二指肠、空肠和回肠上段大量繁殖。此外,肠出血性大肠埃希菌会引起散发性或暴发性出血性结肠炎,可产生志贺毒素样细胞毒素。某些严重感染者毒素随血行播散造成溶血性贫血,红细胞、血小板减少;肾脏受到波及时,还会发生急性肾衰竭甚至死亡。通常情况下,大肠埃希菌对多种抗生素敏感,但耐药的菌株并不少见。

对 EHEC O157∶H7 感染尚缺乏有效的防治手段,而使用抗生素可促使 O157 菌释放致死性志贺毒素,从而使患者并发溶血性尿毒综合征(hemolytic ure mic syndrome,HUS)的危险性增加。因此,有效的免疫预防是控制 EHEC O157∶H7 感染的最好方法,其中疫苗接种为免疫预防的重要手段之一。

## 五、耶尔森菌

耶尔森菌(Yersinia)属于肠杆菌科,目前已知由 17 种细菌组成物种,其中引起人类致病的为小肠结肠炎耶尔森菌。小肠结肠炎耶尔森菌(Yersinia enterocolitica,Y.enterocolitica)是一种食源性致病菌,属革兰氏阴性短杆菌,不形成芽孢,属于兼性厌氧,其广泛分布于自然界,Y.enterocolitica 致病后临床表现主要为两种,即胃肠型症状和肠道外感染。胃肠型症状包括发热、腹泻、恶心、呕吐和腹痛等,而肠道外感染即并发症,可有肝脾脓肿、肺部感染、脓毒性关节炎、脑膜炎和心内膜炎等。人类主要是通过进食污染的猪肉、牛肉、水、豆腐及输血而获得感染。

耶尔森菌肠炎主要由小肠结肠炎耶尔森菌引起。其传播途径可概括为人与人、人与动物、食物、水的传播,流行病学资料证明,大多数病例是通过消化道感染,或通过携带小肠结肠炎耶尔森菌的分泌物经呼吸道在人群和动物中相互传播。发病机制为小肠结肠炎耶尔森菌首先黏附于小肠并产生肠毒素,促进水和电解质分泌,引起水样泻,又能进一步分泌细胞毒素,引起小肠和大肠组织病变,细菌侵袭及损伤结肠后可产生菌痢样粪便。

目前普遍用于小肠结肠炎耶尔森菌检测的方法有细菌分离培养和生化鉴定、免疫测定法、分子生物学等。传统分离培养和生化鉴定方法主要用于耶尔森菌的定性分析,该方法可提高食品中的小肠结肠炎耶尔森菌的恢复率。在对样品进行预处理后,各种选择性培养基被用于分离食品中的小肠结肠炎耶尔森菌。

耶尔森菌肠炎主要表现为胃肠炎、假性阑尾炎和肠道外并发症。人感染小肠结肠炎耶尔森菌后,通常会出现腹泻、下腹部疼痛、恶心、呕吐及发热。症状一般出现在食用污染的食品 24~30 小时后,病程为 1~2 周,个别可长达 3 个月,甚至进展成慢性特发性肠炎或慢性结肠炎。粪便呈黄色水样或含黏液,带血便者少见,每日 3~10 次。腹痛可表现为绞痛,常在右下腹,易误诊为阑尾炎。偶可发生肠出血和肠穿孔。半数患者有发热,自短期高热至持续数周低热。该菌除引起胃肠道症状外,还能出现多种胃肠外表现,如原发性皮肤感染、心内膜炎、肺炎和其他院内感染,包括脑膜炎、骨髓炎、咽炎等,严重者可造成败血症,甚至死亡。但该菌引起的胃肠道表现和普通胃肠道感染症状相似,临床表现缺乏特异性,常导致误诊,引发多种合并症。

本病轻症患者不需使用抗菌药物,重症或有并发症者应予抗菌药物治疗。一般选择使用卡那霉素、庆大霉素、阿米卡星、利福平、复方新诺明等药物,应避免使用红霉素、氨苄西林等药物。

疗程一般为 3~5 天,有败血症者为 7~14 天。同时,应给予纠正酸中毒、补充电解质、退热、解痉等对症支持治疗。

## 六、结核分枝杆菌

结核分枝杆菌(*Mycobacterium tuberculosis*,*M.tuberculosis*)俗称结核杆菌。肠结核是结核分枝杆菌侵犯肠道引起的慢性特异性感染,是肺外结核中较常见的一种。20 世纪 80 年代以后本病少见,但近年有日趋增多的趋势。肠结核好发部位是回盲部,亦称为回盲部结核,其次少见于空肠、回肠、升结肠、横结肠、降结肠,更罕见的是多部位结核。

肠结核的感染途径主要有三种:①肠道感染:多数因开放性肺结核患者,吞咽含有结核分枝杆菌的痰液,使肠道感染结核分枝杆菌;也可能是通过与肺结核患者共进饮食,未采取消毒隔离措施,致使结核分枝杆菌直接进入肠道而引起感染;而饮用被结核分枝杆菌污染的牛奶所致的原发性肠结核较少见。②血行播散:肠外结核可经血行播散,引起肠结核,急性血行播散性肺结核中约有半数以上患者合并肠结核。③直接侵犯:盆腔结核、肾结核等可以直接侵犯,引起肠结核。

### (一)发病机制

肠结核病变 85% 发生在回盲部,主要是因为进入回盲部的肠内容物能停留较长的时间,而且这部分肠管蠕动和逆蠕动较强烈,容易引起局部组织机械性损伤,这样就使肠道内的结核分枝杆菌有充分的时间和机会接触肠黏膜而发生感染。回盲部结核分枝杆菌经吞食后沿肠管的淋巴系统进入绒毛内的中央淋巴管,隐藏在黏膜的深面,开始了炎症的过程。侵犯到固有层、黏膜下层、肌层的结核分枝杆菌进入 Peyer 集合淋巴结,形成含有上皮和淋巴组织的结核结节,再进一步由浆膜下沿着肠管的肠系膜附着部位连接到肠系膜淋巴结。

### (二)病理分型

1. 溃疡型 溃疡型较多见,常并有活动性肺结核,结核分枝杆菌进入淋巴结后形成含有上皮样组织和淋巴组织的结核结节,结核结节增大时常有干酪样坏死和伴发闭塞性动脉内膜炎,影响邻近肠管的血供,造成黏膜的水肿和局灶性坏死。坏死组织脱落,形成小的溃疡,融合增大后呈深浅不一的潜行溃疡。溃疡的边缘不规则,溃疡沿肠壁淋巴管道顺肠周径发展。溃疡常为多发,可聚集或散发在肠道不同部位,大小不一,边缘不齐,底部有干酪性物质,其下为结核性肉芽组织。病变可累及周围的腹膜及邻近肠系膜淋巴结,引起局限性腹膜炎及肠系膜淋巴结核,后者也可呈干酪样变或破溃入腹腔,引起腹膜炎表现。溃疡愈合后形成环状瘢痕而引起肠腔狭窄,如为散在多发溃疡,则可形成多处狭窄,其间有扩张的肠管,形成串状腊肠。结核病变发展过程缓慢,受累肠段往往已与周围组织紧密黏着。因此,溃疡穿孔较少见,慢性穿孔则多形成腹腔脓肿或肠瘘。继发性肠结核多属于此型。

2. 增生型 若回盲部结核以增生型为多见,可以累及升结肠近段或盲肠,肠壁显著增厚、变硬,黏膜可有多个小溃疡或大小不等的息肉样肿块,使肠腔变窄,引起肠梗阻。患者的免疫力强,入侵细菌的毒力低,病变多局限于盲肠,少数可涉及末段回肠和近段升结肠。镜检可见黏膜下层高度纤维增生和大量结核性肉芽组织。其中,可见上皮样细胞增生、巨细胞形成和中心干酪样坏死。肠系膜淋巴结有网状细胞增生、钙化和假滤泡形成,肠系膜水肿,淋巴管淤积。这类增生性病变约 70% 见于原发性肠结核,继发性肠结核较少见。溃疡型以坏死为主,增生型以结核肉芽肿及纤维组织增生为主,两者常在同一患者不同时期存在,在一定的条件下互相转化。溃疡型肠结核患者常有活动性肺结核,增生型肠结核多无明显的肺部病变,即使有肺结核,也多属静止状态。

**(三)诊断**

1. 临床特点 肠结核好发于回盲部,青壮年多见,女性略多于男性,常伴有肺结核。起病缓慢,早期缺乏特异性症状,随着疾病的进展出现下列症状:

(1)腹痛:最常见,多为隐痛,疼痛多位于右下腹或脐周,可伴有腹胀。并发肠梗阻或穿孔时,疼痛可突然加重。

(2)腹部包块:多位于下腹部,以回盲部居多。

(3)腹泻与便秘:多数为单纯腹泻,呈水样泻,也有腹泻与便秘交替发生,单纯便秘者略少,少数患者可有便血。

(4)月经紊乱:女性患者可出现月经紊乱。

(5)全身症状:低热、盗汗、乏力、食欲缺乏、体重下降等全身中毒症状。

2. 实验室检查

(1)结核菌素试验:了解机体是否受到结核分枝杆菌感染的快速、简捷诊断法。

(2)T-spot:作为一种新的结核检测手段,对结核分枝杆菌感染具有较高的敏感性和特异性(灵敏度为 67%,特异度为 90%)。

(3)CA125 测定:灵敏度为 78%,特异度为 74%。

(4)痰培养:伴有活动性肺结核的患者痰培养阳性。

(5)腹水检查:腹水呈草绿色,少数呈淡血性,偶见乳糜样。静置后可凝固,腹水性质为渗出液,腹水中腺苷脱氨酶(ADA)>40U/L 时可诊断为结核性腹水。

3. 影像学检查

(1)X 线检查:X 线检查多数可见活动性或陈旧性肠外结核病灶。气钡双重对比造影表现为多发大小不等的溃疡、黏膜集中、肠腔狭窄、结肠袋变浅与消失及肠道痉挛激惹征象,呈多段肠管破坏,呈"跳跃征",盲肠、升结肠变形、缩短,回盲瓣增厚,回肠末端狭窄、黏膜破坏,并与盲肠排列成一条直线,呈"一字征"。

(2)CT 检查:上段小肠不敏感,小病变难以检出。表现多为肠壁环形增厚,少数见盲肠内侧偏心性增厚,回盲瓣增厚,可呈肠道跳跃性改变,增强后呈均匀强化为主。

(3)内镜表现:炎症型表现为黏膜充血、水肿,血管纹理模糊,可见到点状或片状糜烂灶,表面附着黄白色黏稠渗出物或霜样白苔。溃疡型可见大小不等的溃疡,可单发或多发,大的环肠壁半周,多不规则,呈椭圆形或类圆形,横行走向多,与肠轴垂直,底部覆黄白色苔,部分可见肉芽组织生长,溃疡界限多不分明,周围黏膜呈炎症性改变。增生型特点为增生性结节,呈铺路石样改变,大的可形成不规则肿物样隆起,质地脆、色红、触之易出血。混合型有不同程度的肠腔节段性狭窄。病理结果是重要的诊断手段,在光学显微镜下表现为肠壁全层的慢性炎症、溃疡形成且较深、肠壁或肠淋巴结干酪样坏死、黏膜下层闭锁及黏膜肌层的破坏,部分可见结核结节。

**(四)治疗**

结核治疗的原则:早期、规律、全程、适量、联合用药。常用的抗结核药包括异烟肼、链霉素、利福平、乙胺丁醇、吡嗪酰胺。如出现穿孔及梗阻等严重并发症时,应行手术治疗。

# 第 2 节 寄生虫感染

## 一、阿米巴病

溶组织阿米巴引起的肠道传染病称为阿米巴痢疾(amebic dysentery, intestinal amebiasis),有大滋养体、小滋养体及包囊三种形态。当包囊被人食入后,于小肠下段被胰蛋白酶等消化液消化,虫体脱囊溢出,反复分裂呈多数小滋养体,寄居于回盲肠、结肠等部位,健康宿主中小滋养体随粪便下移,至乙状结肠以下则变为包囊排出体外,并不致病。引起阿米巴病的元凶是阿米巴滋养体,若机体胃肠功能降低,滋养体进入人体后,细菌提供游离基因样因子,增强了毒力,滋养体释放溶酶体酶、透明质酸酶,蛋白水解酶等并依靠其伪足的机械活动,侵入肠黏膜,破坏组织,形成小脓肿及潜行溃疡,造成广泛组织破坏,可深达肌层,大滋养体随坏死物质及血液由肠道排出,出现痢疾样症状。

病理组织学提示黏膜上皮增生,溃疡底部形成肉芽组织,溃疡周围见纤维组织增生、肥大,形成阿米巴病。滋养体亦可进入肠壁静脉,经门静脉或淋巴管进入肝脏,引起肝内小静脉栓塞及其周围炎,肝实质坏死、形成肝内脓肿,以右叶为多;并可以栓子形式流入肺、脑等,形成迁徙性脓肿。肠道滋养体亦可直接蔓延至周围组织,形成直肠阴道瘘或皮肤与黏膜溃疡等各种病变。个别病例可造成肠出血、肠穿孔或者并发腹膜炎、阑尾炎。病理可见组织坏死为主要病变,淋巴细胞及少量中性粒细胞浸润。若细菌感染严重,可呈急性弥漫性炎症改变,如炎症细胞浸润及水肿、坏死改变,溃疡病变处可见阿米巴滋养体。

慢性患者、恢复期患者及包囊携带者是本病的主要传染源。通过污染的食物进行消化道传播,也可通过污染的手及生活用品等间接经口传播。人群普遍易感,感染后不产生保护性抗体,容易再感染。全球皆可发病,热带与亚热带好发,我国北方比南方好发。发病率农村高于城市;男性高于女性;成人多于儿童,大多为散发,偶有因为水源污染导致暴发流行。

实验室检查依靠从新鲜粪便标本中或从肠壁活检组织中查到有吞噬红细胞的滋养体,但从粪便标本中仅查到 1~4 核包囊或肠腔型滋养体,最终确诊需要流行病学史、血清抗体检测、粪便抗原检测及 PCR 检测证实感染虫株属于溶组织内阿米巴。此外,血清学检测如检测到高滴度的阿米巴抗体,也可确诊。内镜检查是非常重要的检查手段,结肠镜或小肠镜可见肠黏膜有"口小底大"的烧瓶样溃疡或见散在针尖样大小的溃疡口,病变之间肠黏膜大多正常。本病需要与细菌性痢疾、血吸虫病、溃疡性结肠炎相鉴别,诊断常不困难。

### (一)临床表现

根据潜伏期长短及病情轻重,常分为 5 种类型:

1. 无症状型 仅为包囊携带者,此型临床常不出现症状,常于粪检时发现阿米巴包囊而诊断。

2. 普通型 起病多缓慢,全身中毒症状轻,常无发热,腹痛轻微,腹泻,每日便次多在 10 次左右,量中等,带血和黏液,血与坏死组织混合均匀,呈果酱样,具有腐败腥臭味。如侵犯直肠,可有里急后重感。腹部压痛以右侧为主。

3. 轻型 此型症状轻微,大便呈稀糊或稀水便,每日 3~5 次,或腹泻与便秘交替出现,或无腹泻,仅感下腹不适或隐痛,粪便偶见黏液或少量血液,可查见本病包囊和滋养体。本型无并发症发生,预后好。

4. 暴发型 本型少见,多见于免疫力低下或并发其他肠道细菌感染者,起病急骤,有明显中毒症状,恶寒、高热、谵妄、中毒性肠麻痹等。腹痛剧烈,里急后重明显,腹泻频繁,每日数十次,甚至失禁,便呈血水样,粪便检查可见大量活动阿米巴滋养体。腹部压痛明显,常因脱水致外周循环障碍,或伴意识障碍,甚至出现肠出血、肠穿孔、腹膜炎等并发症,预后差。

5. 慢性型 常因急性期治疗不当所致腹泻与便秘交替出现,使临床症状反复发作,迁延 2 个月以上或数年不愈。常因受凉、劳累、饮食不慎等发作。患者常感下腹胀痛、乏力、贫血及营养不良。右下腹触及增厚的结肠,轻度压痛;肝脏可肿大伴有压痛等。粪便内可混有脓血、滋养体,有时包囊。

**(二) 肠阿米巴病的治疗**

目的为治愈肠内外的侵入性病变及清除腔中的包囊。治疗措施主要有一般治疗和病原治疗。药物按其作用,分为组织内抗阿米巴药(依米丁)、肠腔内抗阿米巴药(双碘喹啉、二氯尼特)、硝基咪唑类(甲硝唑、替硝唑),建议采用 2 种或 2 种以上药物的联合疗法。并发中毒性巨结肠的患者可行外科手术治疗。本病一般预后好,并发出血、穿孔、腹膜炎者预后较差。临床症状缓解后,复查粪便原虫作为治愈依据。

## 二、蛔虫

蛔虫,学名是蚓蛔线虫。蛔虫病在 20 世纪 80 年代之前是我国常见病,改革开放以来随着生活水平的快速升高,该病已不多见。近年来随着自耕蔬菜人群的增加,该病的病例数在增加。感染途径主要由经口途径摄入蛔虫卵导致,虫卵在十二指肠孵化,产出的幼虫钻入小肠壁,然后经血液循环移行至心和肺,由肺沿支气管上行至口咽部,被吞下而回到小肠,在小肠发育为成虫。约在 2 个月内完成生活史,成虫的寿命为 6~12 个月。成虫全长为 20~30cm,宽为 4~5mm。

临床表现根据虫体的寄生部位和发育阶段不同而异。肠道蛔虫症常无典型的消化道症状。常见症状有脐周疼痛、食欲缺乏、善饥、腹泻、便秘、荨麻疹等,儿童有流涎、磨牙、烦躁不安等,重者出现营养不良。一旦寄生环境发生变化,如高热时,蛔虫可在肠腔内扭结成团,阻塞肠腔而形成蛔虫性肠梗阻,患者出现剧烈的阵发性腹部绞痛,以脐部为甚,伴有恶心、呕吐,并可吐出蛔虫,腹部可触及能移动的腊肠样肿物。有时蛔虫性肠梗阻可发展成绞窄性肠梗阻、肠扭转或套叠,必须及时手术治疗。蛔虫也可穿过肠壁,引起肠穿孔及腹膜炎,若不及时手术可致死亡。

实验室检查常无异常表现。感染初期幼虫至肺部可引起一过性肺炎,提示嗜酸性粒细胞增多。小肠 X 线造影可有蚯蚓状充盈缺损的表现,胶囊内镜或者小肠镜检查时发现可确诊。

常用的驱虫药物有阿苯达唑、甲苯咪唑、左旋咪唑和枸橼酸哌嗪等,驱虫效果较好,并且不良反应少。如出现梗阻并发症,必要时可行手术或内镜处理。

### 三、绦虫

肠绦虫病是各种绦虫寄生于人体小肠所引起的疾病总称。在我国,常见的肠绦虫有猪带绦虫、牛带绦虫,系因进食含有活囊尾蚴的猪肉或牛肉而感染。其次为短膜壳绦虫和长膜壳绦虫。绦虫为雌雄同体。短膜壳绦虫虫卵从粪便排出时即有传染性,可直接构成人与人之间的感染。长膜壳绦虫传染源为家鼠,人因误食含有囊尾蚴的昆虫而感染。人类为猪带绦虫、牛带绦虫和短膜壳绦虫的终宿主。

自吞食猪带绦虫或牛带绦虫的囊尾蚴至粪便中出现虫体节片需 2~3 个月,此即潜伏期。短膜壳绦虫病的潜伏期为 2~4 周。猪带绦虫病与牛带绦虫病的症状多甚轻微,患者常不自觉,粪便中发现白色带状节片常为最初和唯一症状。牛带绦虫脱落的节片蠕动能力较强,常可自动从肛门脱出。半数患者常有上腹隐痛,少数可有消瘦、乏力、食欲亢进等,偶有神经过敏、磨牙、失眠等神经系统症状。猪带绦虫患者因自体感染而同时患有囊尾蚴病者可占 2.5%~25%,感染期越长,危险性亦越大。短膜壳绦虫感染轻者常无症状;重度感染可有腹痛、腹泻、食欲减退、头昏、消瘦等症状。

部分大型绦虫如广节裂头绦虫可以用小肠 X 线造影检查,但绦虫虫体较薄,钡剂难以附着,常使用小肠造影压迫法可获得较好的效果。胶囊内镜或小肠镜等内镜检查理应是优势诊断方法,但小肠镜检查时,送气使得绦虫逃向远端小肠,常难以观察到肠体。

治疗主要选择驱虫治疗,可选择的药物有吡喹酮、阿苯达唑等,均可取得较好的疗效,部分绦虫在小肠中虫体破坏后会释放出大量虫卵,驱虫治疗的原则是不破坏虫体,将虫体完全排出体外。驱虫后 3~5 个月需要复查粪便虫卵,以便再次杀灭。

### 四、钩虫病

钩虫病是由钩虫寄生人体引起,以缺铁性贫血和营养不良为主要临床表现的疾病。主要病原体是十二指肠钩口线虫和美洲板口线虫,钩虫病在临床上可分为黏膜侵入期、钩蚴肺部移行期和成虫肠道寄生期。有钩蚴性皮炎、贫血、胃肠功能失调和营养不良等主要临床表现,轻者无明显临床症状,称为带虫者,重者可致急性便血性腹泻、重度贫血、心功能衰竭和儿童发育障碍等,部分患者以不明原因消化道出血就诊,婴儿钩虫引起的并发症是造成婴儿死亡的常见病因。

临床表现:①皮炎:致病原理在于钩虫幼虫经皮肤侵入时,一般多见于趾间,美洲钩虫更容易并发皮炎;②缺铁性贫血:钩虫成虫咬附十二指肠及空肠黏膜,每日每条钩虫吸血 0.15~0.2ml,贫血的程度与寄生的钩虫和成虫种类及数量成正比。一般情况下,十二指肠钩虫感染 30 条以上,美洲钩虫感染 100~150 条可引起贫血。

因钩虫体积较小,X 线检查常难以诊断。内镜检查可发现咬住十二指肠及空肠的虫体,虫体长约 10mm,粗约 0.5mm,呈白色或红色。

以下药物可用于驱除钩虫:①阿苯达唑:驱虫谱较广,对钩虫感染疗效显著,对移行期幼虫有杀灭作用,对虫卵也有显著的杀伤活性;②甲苯咪唑:广谱驱虫药,不良反应少,用药剂量少;③噻嘧啶:广谱驱虫药,口服吸收少,作用快,不良反应少;④左旋咪唑:疗效好,吸收迅速,单剂量效率高,适于集体服药。两种药物并服可有效提高驱虫效果。对于并发贫血和皮炎的患者除虫之外,进行对症支持治疗即可。

# 第3节 病毒感染

## 一、诺如病毒(诺瓦克病毒)

诺瓦克病毒(Norwalk virus,NV)是人类杯状病毒科(human calicivirus,HuCV)中诺如病毒(norovirus)属的原型代表株,是一组形态相似、抗原性略有不同的病毒颗粒,该病毒曾被称为小圆结构病毒,后改称诺瓦克样病毒,2002年改名为诺如病毒。

诺如病毒分5个基因组(G I ~ G V型),其中只有G I 型、G II 型和G IV型可以感染人,而G III 型、G V 型分别感染牛和鼠。最常见的诺如病毒为G II 型、G I 型。G II 型含有至少21个基因亚型,毒株变异较快,其中G II 4基因亚型近10年已引起3次全球性流行。

粪-口途径是诺如病毒感染的主要传播方式,也可以通过污染的水源、食物和物品及空气等传播。由于患者的呕吐物和粪便可形成气溶胶,与患者接触可传染。隐性感染者及健康携带者均可为传染源,患者的呕吐物和粪便在自然界中污染水或间接污染食品,很容易造成暴发。暴发期间空气和污染物也是不容忽视的传播媒介。暴发中涉及的食物广泛,以贝类、沙拉、三明治、蛋糕、冰霜、冰块、饮水和木莓等直接食用品为主,其中贝类很可能来自污染水域,该病毒可以在贝类生物体内累积,而且用消灭大肠埃希菌的方法不能净化。

诺如病毒感染后潜伏期多在24~48小时,少数在18~72小时。发病突然,引起的症状主要是急性胃肠炎的表现,如恶心、呕吐、腹部痉挛性腹泻。部分人主诉有头痛、发热、寒战、肌肉疼痛。症状通常持续1~2天。普遍感到病情严重,一日多次剧烈呕吐。症状一般摄入病毒后24~48小时出现,但是暴露后12小时也可能出现症状。没有证据表明感染者能成为长期病毒携带者,但是从发病到康复后2周,感染者的粪便和呕吐物中可以检出病毒。

本病为自限性疾病,通常患者病程在48~72小时,有的则更短。目前尚无特效的抗病毒药物,不需用抗生素,预后良好。由于脱水是诺如病毒腹泻致死的主要原因,故对严重病例,尤其是幼儿及体弱者,应及时采取补液、纠正水及电解质紊乱、调节酸碱平衡等措施。通常予以口服补液盐,对于呕吐明显不能口服者,应及时进行静脉补液治疗。

防止诺如病毒小肠炎主要靠预防,预防的重点在于切断粪-口传播途径。要特别加强对传染源的管理,对患者、疑似患者和带菌者要进行隔离治疗,对其吐泻物和污染过的物品及场所进行彻底消毒,患者出院后要对病房进行终末消毒。

## 二、轮状病毒

轮状病毒(rotavirus)是一种双链核糖核酸病毒,属于呼肠孤病毒科,其主要感染小肠上皮细胞,从而造成细胞损伤,引起腹泻。轮状病毒是秋、冬季婴儿腹泻最常见的病原体,好发年龄为6个月至2岁,轮状病毒位居小儿腹泻病原体第一位(约占40%)。

轮状病毒肠炎(rotavirus enteritis,RVE)世界各地都有流行。通过粪-口途径和人-人间直接感染,也可通过气溶胶形式经呼吸道感染,水源污染可引起暴发。RVE多发生在秋、冬季节,炎热地区全年均可发生。突然的环境改变可能是引发流行的重要因素,地区经济发展水平和RVE发病率呈正相关。

RVE 主要侵犯十二指肠及空肠近端上皮细胞,使具有吸收功能和富含双糖酶的小肠微绒毛顶端被破坏,呈斑点状病灶,引起吸收功能障碍和双糖酶不足及其活性下降,最终导致未吸收的肠液和食物中消化不全的糖类积滞肠腔内,继发肠液的渗透压增高和微绒毛上皮细胞钠转运的功能障碍,造成腹泻。

RVE 需与肠腺病毒、冠状病毒、柯萨奇病毒及埃可病毒肠炎,诺如病毒胃肠炎和小圆病毒的嵌杯状病毒、星状病毒肠炎及其双重病毒感染鉴别,诊断"金标准"需要依赖病原学检查。临床表现为排大量含脓血及黏液的水样便,有时呈白色米汤样或蛋花汤样便;易引起脱水、酸中毒和电解质紊乱;病程具有自限性,自然病程为 8~10 天,40%~50% 的患者伴有呼吸道感染症状、脱水,成为轮状病毒感染的最常见死因。

治疗上主要采取继续饮食和补液的原则。适宜饮食可以阻止肠黏膜双糖酶活性下降,促进肠黏膜再生修复,降低肠黏膜的渗透性,避免诱发肠黏膜萎缩,同时保证能量和营养供给。除呕吐频繁可短时禁食外,禁食对疾病恢复有害。病程中饮食应低双糖、低脂、高蛋白的低浓度饮食。母乳喂养较牛乳喂养者病程短。补液疗法由于脱水,选用口服补液盐(ORS)的补液疗法。静脉补液适用于中 - 重度脱水患者。

(李旭刚　雷宇峰　刘变英)

# 第6章　药源性肠炎

## 第1节　抗生素相关性小肠结肠炎

抗生素相关性小肠结肠炎(antibiotic-associated colitis,AAC)是一种主要发生于结肠,也可累及小肠的急性黏膜坏死、纤维素渗出性炎症,是抗生素的一种常见不良反应。其一般发生在使用抗生素后 5~10 天内,部分患者也可早至用药第 1 天或迟至停药后发病,按严重程度不同分为抗生素相关性腹泻(antibiotic-associated diarrhea,AAD)、抗生素相关性小肠结肠炎和假膜性肠炎,临床上常将三者混用或特指抗生素相关性腹泻伴有结肠黏膜炎症者。其临床主要表现为腹泻,以稀水样便为主,亦可有糊状便、黏液便、脓血便;病情严重时往往伴有血便、发热、腹胀、白细胞升高等全身中毒症状,甚至诱发多器官功能障碍综合征。

### 一、病因及发病机制

抗生素相关性小肠结肠炎大部分发生于住院患者,其发生率为 3.2%~29.0%,重症监护病房内 AAC 发生率较高,其中病死率约 12.6%。1952 年 Reiner、1953 年 Terpian 报道其与金黄色葡萄球菌有关,1977 年及 1978 年证实产生毒素的一种厌氧菌——艰难梭菌是本病的主要病因。念珠菌、产气荚膜梭菌、铜绿假单胞菌、产酸克雷伯菌、变形杆菌等也是其常见的病原体。临床上几乎所有的抗生素均能诱发产生此病,临床以克林霉素、头孢菌素类及广谱青霉素最为常见。住院时间越长,使用的抗生素抗菌谱越广、联合使用种类越多,其发病率越高。

长期使用抗生素可引起肠道、生态平衡失调,肠道菌群紊乱,诱发机会性感染。正常情况下,肠黏膜深层主要寄居着厌氧菌,中层为类杆菌、消化链球菌,表层是大肠埃希菌、肠球菌等,肠道内益生菌与致病菌之间相互依赖、相互制约,构成了肠黏膜生物屏障,专性厌氧菌紧贴在肠黏膜表面,能阻止表层具有潜在致病性的需氧菌或外来菌直接黏附于肠黏膜细胞。当机体因某种感染性疾病使用了抗菌药物,便有可能打破肠道微生态平衡,即可引起肠道菌群紊乱。肠道菌群失调可造成肠道菌群屏障崩溃,条件致病菌大量繁殖,释放内毒素,发生菌群及内毒素移位,形成内源性感染,并可导致多器官功能障碍综合征的发生。同时,抗生素对肠黏膜的直接化学性刺激作用也是常见原因。

## 二、临床表现

本病多见于 50 岁以上免疫功能低下的人群,其一般发生在使用抗生素后 5~10 天内,部分患者也可早至用药第 1 天或迟至停药后发病,多见于乙状结肠及直肠,也可累及全结肠及小肠部位,病情轻重不一,按严重程度不同分为抗生素相关性腹泻、抗生素相关性小肠结肠炎和假膜性肠炎(表 6-1)。

表 6-1 临床情况比较

| 名称 | 病理变化 | 临床表现 | 菌群失调 |
| --- | --- | --- | --- |
| 抗生素相关性腹泻 | 肠黏膜轻度充血,但无炎症 | 轻度腹泻 | 轻度可逆行的菌群失调,停用抗生素后可自行恢复 |
| 抗生素相关性肠炎 | 肠黏膜有不同程度、大小不等的炎症区 | 长期慢性腹泻或其他肠功能紊乱 | 长期慢性失调,原因去除后,仍不能恢复 |
| 假膜性肠炎 | 肠黏膜大片炎症、出血、坏死溃疡甚至穿孔,引起腹膜炎,表面有假膜覆盖 | 腹泻可每日数十次或便量达数千毫升,腹胀、腹痛、肠麻痹、严重脱水、全身症状明显,甚至休克 | 极严重的失调,即菌群交替症,肠菌群被某种细菌如葡萄球菌及白念珠菌和艰难梭菌所代替 |

1. 腹泻　腹泻是最主要症状,主要表现为糊状或水样便,无脓血,每日数次到数十次不等,轻者停用抗生素后症状即可消失。严重时可伴有血便或假膜便。

2. 腹痛　腹痛通常发生在中下腹或左下腹部,呈钝痛、胀痛或痉挛性疼痛,有时疼痛较剧烈,可伴有腹胀、恶心、呕吐。

3. 毒血症　毒血症表现包括便血、心动过速、寒战、高热,外周血白细胞可高达 $(20\sim60)\times10^9/L$,严重者严重脱水、电解质紊乱、代谢性酸中毒、急性肾功能不全及中毒性休克,诱发多器官功能障碍综合征。

4. 并发症　部分患者由于病情严重或诊断不及时,可发生严重并发症,如中毒性巨结肠、麻痹性肠梗阻、肠穿孔等。

## 三、诊断

在患有严重疾病机体免疫功能低下如化疗、肝移植术后,使用抗生素治疗期间或停用抗生素后短期内,突然出现腹泻者,均要考虑此病的可能。长期住院使用广谱抗生素或联合使用的患者,血白细胞增高,甲硝唑或万古霉素治疗有效时更提示本病的可能。

### (一) 血液学检查

外周血白细胞增高,在 $(10{\sim}20) \times 10^9/L$,以中性粒细胞为主,严重时可高达 $(20{\sim}60) \times 10^9/L$,部分患者可伴有血红蛋白降低、白蛋白降低、电解质紊乱、肝肾功能异常。

### (二) 粪便检查

所有疑诊患者均应多次行粪便常规、潜血、涂片查真菌、粪便菌群分析、粪便培养等检查,粪便常规检查可仅有白细胞,肉眼血便少见,涂片镜检可见红细胞、白细胞,涂片查真菌可为阳性,疑诊应行便培养分离鉴定,便培养需至少送检 2 次,确诊还需进行毒素鉴定,包括组织培养细胞毒试验,该方法敏感度及特异度均较高,但其技术复杂、时间长、费用昂贵,酶联免疫吸附试验(enzyme-linked immunosorbent assay,ELISA)是应用特异的抗毒素抗体与粪便中病原体毒素特异结合的原理,相对快速、灵敏、特异,是一种操作简便、经济实用的方法,已被广泛应用,但必须送检新鲜粪便标本,因为反复冻融或室温放置太长时间,毒素失活、分解,而造成假阴性。目前开展的聚合酶链反应(polymerase chain reaction,PCR)基因检测法具有快速、特异、准确等特点,逐渐应用于临床。

### (三) 内镜检查

该病变多见于乙状结肠及直肠,也可累及全结肠及小肠,内镜检查是诊断抗生素相关性小肠结肠炎快速、可靠的方法,及时行内镜检查不仅能早期明确诊断,还能了解病变的程度及范围,并可追踪并判断治疗效果。一般认为,即使假膜性肠炎急性期也应行肠镜检查,必要时行胶囊内镜、小肠镜检查,但重症患者肠黏膜充血、水肿,易造成出血、穿孔等并发症,应严格掌握检查指征。肠黏膜根据病情严重程度,镜下可表现差异很大,轻者黏膜正常;中者黏膜呈充血、水肿、血管纹理不清晰、黏膜散在糜烂,称为肠炎;重者呈急性坏死性炎症或渗出性炎症,典型表现为黏膜充血、水肿基础上多发大小不等的黄白或黄绿色斑,表面覆有假膜,严重者可见融合的斑片状或地图状假膜,部分假膜脱落可见溃疡形成,内镜下假膜不易剥离,剥离后易出血,称为假膜性肠炎。稻松等将抗生素相关性小肠结肠炎肠镜所见分为五类:①重度假膜性肠炎,可见斑片状、地图状假膜;②轻度假膜性肠炎,以黏膜充血、水肿为主,部分见假膜;③非特异性肠炎,可见黏膜充血、水肿而无假膜;④黏膜基本正常;⑤其他异常表现。

内镜下活检对于抗生素相关性小肠结肠炎的诊断有很大价值,黏膜病理可表现为黏膜水肿、变性,中性粒细胞浸润,血管扩张,部分有微血栓形成,严重时可见纤维素渗出,与炎症细胞、脱落上皮细胞、黏液等形成黄白或黄绿色斑块,并且内镜下活检肠黏膜做培养,阳性率较便培养明显升高,可高达 87.5%。

### (四) 影像学检查

轻症患者腹部 X 线片无异常,重症者伴有肠麻痹时,小肠广泛扩张,但无液平,结肠扩张不明显。腹部 CT 可见肠壁不规则增厚、瘤样变。气钡双重对比造影可间接显示肠黏膜皱襞水肿、增厚,对诊断有一定参考价值。本病应与炎症性肠病、真菌性肠炎、艾滋病性肠炎等相鉴别。

## 四、治疗

治疗措施包括尽早停用相关抗生素,加强营养支持,恢复肠道正常菌群,必要时加用抗生素或抗毒素治疗,有严重合并症者行手术治疗。

1. 尽早停用相关抗生素　停抗生素是其最有效的治疗方法,必须使用抗生素者可改用针对性较强的窄谱抗生素或不易诱发该疾病的抗生素(如氟喹诺酮、大环内酯类等),多数患者停药或换药后可自愈。

2. 支持治疗　支持治疗包括维持水、电解质、酸碱平衡,抗休克,病情需要时输入血浆、白蛋白以纠正低蛋白血症,严重营养不良者可行肠外营养。对于病情严重合并肠麻痹、中毒性巨结肠患者,需禁食、胃肠减压。对于腹泻明显者,可适当使用止泻药如蒙脱石散,每次1袋,每日3次,但禁用强力止泻药如复方地芬诺酯等,以免妨碍毒素的排出。

3. 恢复肠道正常菌群　补充微生态制剂,纠正肠道菌群失调,重建肠道微生态。微生态制剂在临床上应用也有20余年,国内外普遍认为微生态制剂治疗应有良好疗效,但还需要更多循证医学证据来充分肯定其疗效。目前国内常用的微生态制剂有:①嗜酸乳杆菌胶囊,其活性成分是嗜酸乳杆菌在乳酸血清培养基中培养后的代谢产物(80mg/胶囊)和灭活的嗜酸乳杆菌(50亿个/胶囊),用法为2粒、2次/d;②双歧杆菌、嗜酸乳杆菌、肠球菌三联活菌胶囊,商品名为培菲康,每粒胶囊活菌数 $>1.0 \times 10^7$/CFU,用法为2~4粒、2次/d;③双歧杆菌活菌胶囊,商品名为丽珠肠乐,用法为每次1粒、2次/d。但目前微生态制剂的疗程尚无统一意见,可在排便恢复正常后1周停用。粪便替代疗法也是重建患者肠道正常菌群的有效方法,取健康人新鲜大便约50g,加生理盐水150ml研磨后过滤,立即取滤液作保留灌肠,每天1~2次,直到腹泻停止。有效率高,不良反应少。

4. 抗生素治疗　选用针对艰难梭菌等致病菌的抗菌药物,甲硝唑和万古霉素是被临床和实验广泛证实的有效药物,一线用药是甲硝唑,其主要对缺氧情况下生长的细菌和厌氧菌起杀灭作用,对需氧菌和兼性厌氧菌无作用,其为硝基咪唑的衍生物,其中的硝基可还原成一种毒素,作用于细菌的DNA代谢过程,抑制细菌的脱氧核糖核酸合成,干扰细菌的生长繁殖,导致细菌死亡。一般用法为200~400mg,每日3~4次,连服7~10天,服药后2~3天症状开始缓解,有效率在92%以上,甲硝唑口服后吸收率高,经胆汁分泌和肠黏膜炎性渗出到达肠腔,对不能口服的患者(如已发生麻痹性肠梗阻)可静脉给药,0.5%×100ml静脉滴注,每天2次,疗程为7~10天,无论静脉或口服给药,粪中的药物浓度均显著高于杀菌浓度。二线用药为万古霉素,主要用于甲硝唑耐药或无反应者,但对一些重症患者也可列为一线用药,是目前认为治疗假膜性肠炎最有效的药物,万古霉素口服后不吸收,在肠道内药物浓度很高,一般不会引起全身不良反应,但老年人仍需注意监测肾功能。剂量为250~500mg,每日3~4次,口服,疗程为10~14天,一般治疗48小时起效。如在粪便中培养出产气荚膜梭菌、产酸克雷伯菌、沙门菌等病原体,可根据药敏结果选用敏感抗生素。粪便念珠菌阳性十分常见,一般停用抗生素后可消失,不需抗真菌治疗,必要时可用制霉菌素50万U,每日3次,口服,疗程为7~10天。

复发的治疗:甲硝唑、万古霉素对复发病例仍然有效,第1周可用前述标准治疗量,此后剂量减半,再用3周,其目的是彻底杀灭肠道内由芽孢转化成的繁殖体。

5. 免疫治疗　国外有报道称,静滴免疫球蛋白可用于治疗艰难梭菌相关疾病,主要机制为中和艰难梭菌毒素 A。

6. 手术治疗　在内科治疗无效或合并有肠梗阻、中毒性巨结肠、肠穿孔时,可考虑行外科手术治疗。

# 第 2 节　非甾体抗炎药相关性小肠结肠炎

非甾体抗炎药(non-steroidalanti-inflammatory drugs,NSAIDs)是一类通过抑制环氧化酶(COX)进而抑制前列腺素(PG)和血栓烷 $A_2$(TXA$_2$)合成,以达到解热、镇痛和抗血小板聚集作用的药物,临床广泛应用。NSAIDs 引起胃、十二指肠黏膜损害早已被广泛重视,随着小肠镜和胶囊内镜等检查技术开展,小肠黏膜损害逐渐被认识,且 NSAIDs 诱导的小肠黏膜损害并不少于胃,发生率为 55%~75%,好发于空肠系膜侧的肠壁,后随着 NSAIDs 控释剂等制剂在临床上的使用,结肠损伤也在日益增加,短期服用 NSAIDs 肠道不良反应较少,但当服药超过半年后,NSAIDs 相关性肠病发生率很高。

由 NSAIDs 引起的小肠出血、蛋白丢失、吸收功能障碍及结肠出血、穿孔等,称为 NSAIDs 相关性小肠结肠炎。但由于其临床表现及内镜特点均缺乏特异性,故临床上常易误诊、漏诊。

## 一、发病机制

NSAIDs 相关性小肠结肠炎发病机制尚不完全明确,是近年来研究的热点,多数证据表明其是由多因素导致的复杂的多步骤过程。

1. "三级打击"学说　是目前比较推崇的损伤机制。首先,NSAIDs 吸收进入肠细胞,引起线粒体氧化磷酸化解偶联。然后,氧化磷酸化解偶联引起的钙依赖酶、蛋白酶、核酸内切酶和磷脂酶的激活和细胞脂质的过氧化,破坏了细胞膜的正常结构。ATP 缺乏也可抑制 $Na^+$-$K^+$-ATP 酶的活性,使得细胞维持正常的防御功能缺失,最后由于肠黏膜通透性增加,肠道内的胆汁酸、蛋白水解酶、胰酶、食物、内毒素和细菌等侵袭受损肠黏膜,导致白细胞趋化聚集、炎症介质释放,最终引起肠道非特异性炎症。

2. 抑制环氧合酶(COX)的活性,减少内源性前列腺素(PG)的合成　肠黏膜含有 COX 和丰富的 PG,PG 可使黏膜的血流增加,后者对于提供基本的养分和清除通过黏膜屏障的氢离子非常重要。服用 NSAIDs 后可使内源性 PG 合成减少,削弱了 PG 对肠黏膜的保护作用及对胃酸的抑制作用,降低了黏膜对外来侵袭因素的防御能力,在一些损伤因素的作用下,使黏膜发生糜烂、溃疡和出血等。

3. NO 和 iNOS 损伤　诱导型一氧化氮合成酶(iNOS)主要存在于巨噬细胞、中性白细胞、内皮细胞、血管平滑肌细胞、心肌和肾髓质细胞中,且以二聚体形式发挥作用。NSAIDs 相关性肠黏膜损伤时,iNOS 表达升高,生理性 NO 对胃肠道黏膜具有保护作用,然而 NO 亦是一种有较强生物学活性的免疫分子和炎症介质,可阻断线粒体功能和 DNA 合成,降低氧自由基清除能力,损伤血管内皮,增加肠道通透性,进一步诱发肠道有害物质及细菌的侵袭和易位,造成肠黏膜损伤。

4. NSAIDs 的肝肠循环　是 NSAIDs 相关性小肠炎的主要因素,大多数 NSAIDs 吸收至肝脏后与胆汁结合,20%~60% 的药物随胆汁分泌进入小肠,即 NSAIDs 的肝肠循环,延长了药物及其活性代谢产物与肠黏膜接触的时间,从而进一步损伤小肠黏膜,尤其是空肠黏膜,最终引起非特异性炎症。

5. NSAIDs 控释剂　延缓了 NSAIDs 在上消化道的降解,而 NSAIDs 的肠肝循环特点延长了 NSAIDs 与肠道黏膜上皮组织接触时间,直接或间接加重肠黏膜损伤。

## 二、临床症状

本病多见于 60 岁的老年人,临床表现根据病变部位及程度不同,多数患者表现为消化不良、无节律性腹痛,少数患者无症状,或以出血、穿孔等并发症发生作为首次症状。

1. 消化不良症状　这是 NSAIDs 所致的最常见的消化道不良反应,10%~12% 服用 NSAIDs 的患者会出现,表现为腹部不适、恶心、呕吐、嗳气、腹胀、腹泻、食欲减退等。

2. 腹痛症状　不典型,无节律性,可为小肠结肠溃疡或糜烂所致,持续剧烈腹痛需警惕合并穿孔等并发症。

3. 黑便、血便　出血的原因可能是肠黏膜糜烂,主要为慢性失血,大多数 NSAIDs 相关性肠炎患者失血量少,1~10ml/d,在正常人尚不足以导致缺铁性贫血。此外,也可继发于溃疡的并发症,其出血量的多少视被侵蚀的血管大小而定,有的表现为柏油样黑便,有的则表现为呕血或一天内多次血便,质子泵抑制剂(proton pump inhibitor,PPI)治疗效果欠佳。临床需注意,NSAIDs 相关性小肠结肠炎出血可伴有上消化道出血、溃疡等。

4. 其他　如乏力、心悸、低蛋白血症、回肠吸收功能障碍,但一般不会引起营养不良。

5. 并发症　部分患者病情严重或诊治不及时,可导致肠出血、肠穿孔、肠腔狭窄和窦道形成等并发症。

## 三、影像学检查

### (一)内镜检查

尽管现在尚缺乏特异性诊断 NSAIDs 相关性小肠结肠炎的内镜诊断标准,但胶囊内镜、小肠镜和结肠镜均有助于诊断。内镜检查可见肠黏膜水肿、红斑、糜烂、阿弗他溃疡,黏膜粗糙,质脆,病变分布多为局灶性,可分布于各个肠段,也可为弥漫性,其中隔膜样狭窄为其特征性表现,这可能与溃疡损伤继发瘢痕形成有关,病灶可间断或连续,常呈同心圆样或环形狭窄。隔膜样狭窄多发生于中段小肠,但也可发生在回肠和结肠。在发病早期(48 小时内)行内镜检查,病变发现率高,有助于诊断。

### (二)组织学检查

显示固有层各种炎症细胞(淋巴细胞、浆细胞、中性粒细胞)浸润,部分以中性粒细胞或淋巴细胞浸润为主;50% 患者有隐窝结构排列紊乱,但无扭曲或萎缩,有时可见隐窝脓肿;无肉芽肿形成。

### (三)气钡双重对比造影

长期应用 NSAIDs 患者可见肠腔狭窄、多发边缘清晰的钡斑、肠黏膜皱襞走行紊乱、纠集等表现。

## 四、诊断

NSAIDs 相关性肠病的诊断主要依据用药史及临床表现,服用 NSAIDs 后出现腹痛、消化道慢性失血、血便,胃镜检查无阳性发现,除外炎症性肠病、感染性肠病等疾病者,应考虑 NSAIDs 相关性小肠结肠炎。

## 五、治疗

一旦确诊为 NSAIDs 诱发溃疡后,首先应尽可能停用 NSAIDs,并停用其他胃肠毒性药物。当病情需要不能停用时,应改用其他胃肠毒性小的 NSAIDs。NSAIDs 引起的结肠炎症一般较轻,停药后多能恢复正常;有报道前列腺素制剂、黏膜保护剂、甲硝唑等 NSAIDs 相关性小肠结肠炎有治疗作用,但尚缺乏循证医学证据支持。部分严重病例需局部或全身激素治疗,对于有出血、穿孔、肠腔狭窄等严重并发症的患者,必要时应采取外科治疗,对于隔膜样狭窄所致的肠梗阻也可以尝试内镜下扩张,有一定疗效。

# 第 3 节　药源性肠炎的鉴别诊断

药源性疾病是指药物的不良反应引起的机体组织器官功能性或器质性损害,以及生理、生化和组织结构的一系列变化,而引起的各种体征及临床症状的疾病。药源性肠炎是常见的药源性疾病之一,常见的药物包括非甾体抗炎药、抗生素、抗肿瘤药物、避孕药等,其临床表现、内镜检查及病理诊断缺乏特异性,诊断有时建议在排除诊断的基础上,临床需与克罗恩病、肠结核、非特异性肠炎、嗜酸细胞性肠炎等疾病相鉴别。

## 一、克罗恩病

克罗恩病(Crohn's disease,CD)是一种可以累及消化道任意部位的慢性复发性肉芽肿性炎症性疾病,以回盲部最多见,呈透壁性、节段性、非对称性分布,易发生瘘管及脓肿。克罗恩病临床表现呈多样化,主要为腹痛、腹泻、便血、腹部包块、瘘管形成和肠梗阻等,可伴有发热、贫血、营养不良及关节炎、口腔溃疡、结节性红斑、炎症性眼病等肠外病变。病变可呈节段分布,气钡双重对比造影可见"跳跃征""线样征",内镜下表现为节段性、非对称性分布黏膜炎症、纵行或阿弗他溃疡、鹅卵石样增生、肠腔狭窄僵硬等改变,而周围黏膜组织正常,铺路石样改变、裂隙状溃疡、非干酪样肉芽肿、瘘管及肛门部病变是其特征性改变之一,可帮助确诊。两种疾病临床表现均无特异性,但药源性肠炎有非甾体抗炎药、抗生素、抗肿瘤药物等药物服用史,一般无肠外病变,内镜下药源性肠炎可表现为黏膜糜烂、充血、水肿、溃疡等,无纵行溃疡、鹅卵石样增生、瘘管形成等特征性改变,内镜及黏膜病理可帮助两者诊断与鉴别。

## 二、肠结核

肠结核(intestinal tuberculosis)是由原发或继发结核分枝杆菌引起的肠道慢性特异性感染,中、青年居多,女性患者多见,药源性肠炎有药物服用史,常见于老年、免疫力低下患者。肠结核好发于回盲部,其次依次为空回肠、结肠及直肠,部分患者仅累及小肠,多数起病隐匿,早期常仅有慢性腹痛或排便习惯改变,小肠受累时可有吸收不良表现,临床主要表现为低热、盗汗、乏力、腹泻、体重下降、食欲缺乏等结核中毒症状,半数后期常可出现肠梗阻、肠间瘘、肠穿孔等并发症,药源性肠炎主要表现为腹痛、腹泻,无低热、盗汗等结核中毒表现。小肠造影可见小肠黏膜紊乱、僵硬、缩短及溃疡形成,内镜检查下可表现为炎症型、溃疡型、增生型、混合型,溃疡多呈环形,边缘不整,并且肠结核患者血清抗结核抗体、结核菌素试验常阳性,干酪样坏死为其特征性病理改变,抗结核治疗有效,与药源性肠炎相鉴别。

## 三、非特异性肠炎

随着内镜技术的普及,非特异性肠炎的发现率不断增加,其起病缓慢,愈后易复发。该病因和发病机制目前尚未明确,有人认为可能与自身免疫、感染、遗传、精神因素有关。主要临床表现是腹痛、腹胀、腹泻、黑便、便秘、里急后重等不典型症状,内镜检查可见肠黏膜糜烂、充血、水肿、溃疡,溃疡常为单发,亦可多发,发病部位多见于回肠,溃疡多为圆形或环形,界线清楚,预后较好。两者疾病临床症状、内镜表现均不典型,相互误诊率较高,当患者有长期或近期非甾体抗炎药、抗生素、抗肿瘤药物服用史时,需考虑药源性肠炎,其停药后多能恢复正常。

## 四、感染性肠炎

细菌、病毒、真菌、寄生虫等感染后,可引起肠黏膜充血、水肿或糜烂形成,可伴有回肠末端淋巴滤泡增生,也可表现为不规则溃疡,多见于儿童及青少年。临床主要表现为腹泻、血便、腹痛,常伴有发热、恶心、呕吐,腹泻多为水样便、黄稀便,每次数次至数十次,多呈季节性、地域性分布,内镜检查、特异性抗体检测、反复粪便检测及培养、活体组织培养阳性可帮助与药源性肠炎相鉴别。

## 五、嗜酸细胞性胃肠炎

嗜酸细胞性胃肠炎是一种较少见的疾病,可发生于任何年龄段的人群,男性发病率高,以胃肠道嗜酸性粒细胞浸润、胃肠道水肿与增厚为特点,可累及食管、胃、小肠、结肠(以盲肠、升结肠较为多见)。病因迄今未明,多数表明与变态反应紊乱、超敏反应相关。本病缺乏特异性表现,临床表现为腹痛或不适、恶心、呕吐、腹水等,也可因消化道梗阻急性起病,内镜检查可见受累肠黏膜充血、水肿、糜烂、出血、增厚或有肿块。两者临床均无特异性表现,但该病患者与服用药物无明显关系,血常规可见嗜酸性粒细胞计数升高,约 1/3 患者嗜酸性粒细胞计数正常,病理活检可见受累黏膜有局灶或弥漫性嗜酸性粒细胞浸润、组织水肿、纤维化,药物性肠炎一般无嗜酸性粒细胞升高,可帮助两者鉴别。

(刘变英　李旭刚　雷宇峰)

# 第 7 章 小肠良性肿瘤

## 第 1 节 息肉及息肉病

小肠息肉的临床症状隐匿而多样,常导致诊断延误。许多小肠息肉无明显症状,仅在发生肠梗阻行外科手术时发现。小肠息肉的主要临床表现包括腹痛、消化道出血、消化道梗阻和癌变等。直径大于 1cm 的小肠腺瘤恶变的概率增加。单纯的小肠息肉多为腺瘤性息肉,是良性的异型增生性病变,常见于十二指肠特别是壶腹区,可分为管状腺瘤、绒毛状腺瘤或布氏腺腺瘤;另外,家族性腺瘤性息肉病、黑斑息肉综合征及幼年性息肉病等遗传性息肉病也可表现为小肠息肉。

### 一、概述

#### (一)诊断方法

小肠息肉的诊断通常需要联合影像学检查和内镜检查。CT 诊断小肠息肉具有较高的敏感性,新的检查手段如 CTE 和 MRE 等可以提高诊断的敏感性。内镜检查兼具观察病变和取活检进行病理检查的作用。当怀疑息肉位于十二指肠或十二指肠悬韧带附近时,可考虑行上消化道内镜检查;推进式小肠镜可以评估近端空肠病变;结肠镜可以评估回肠末端病变。

胶囊内镜(capsule endoscopy,CE)是非侵入性的小肠检查手段。对于直径 ≥ 10mm 的小肠息肉,特别是多发小肠息肉,胶囊内镜的诊断效果较好,而对单发的小肠息肉,胶囊内镜检查有一定的漏诊风险。黑斑息肉综合征和家族性腺瘤性息肉病患者的检测可首选胶囊内镜。对于怀疑小肠梗阻的患者,应避免行胶囊内镜检查。

气囊辅助小肠镜的技术难度更高,但是兼具观察病变、取活检和治疗的作用。气囊辅助小肠镜对于接近 10mm 的小肠息肉的检出率接近 100%。单气囊小肠镜和双气囊小肠镜在诊断和治疗小肠息肉方面效果相似。考虑到气囊辅助小肠镜的侵入性,其常作为影像学检查和胶囊内镜检查后的后续检查、治疗手段。

#### (二)小肠息肉的治疗

内镜:直径小于 3cm 的小肠息肉,特别是位于十二指肠或回肠末端的息肉,可以在胃镜、肠镜下行黏膜切除术(EMR)。深部小肠的息肉可在气囊辅助小肠镜下行 EMR。对于深部小肠的较大息肉或伴有套叠的小肠息肉,如气囊辅助小肠镜下无法切除,也可行外科手术切除。

手术:手术切除可用于治疗内镜下无法切除的小肠息肉,一般良性息肉可行局部肠段切除术。由于少数小肠肿瘤存在多发病灶且术前诊断困难,故术中应仔细探查,以免漏诊。术

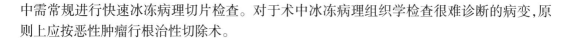

中需常规进行快速冰冻病理切片检查。对于术中冰冻病理组织学检查很难诊断的病变,原则上应按恶性肿瘤行根治性切除术。

## 二、小肠息肉病

### （一）家族性腺瘤性息肉病

家族性腺瘤性息肉病(familial adenomatous polyposis,FAP)是一种易感结肠癌的综合征,患者平均 16 岁(7~36 岁)开始发病,结肠形成数百上千的腺瘤性息肉。到 35 岁时,95%的 FAP 患者患有息肉,如不行全结肠切除术,结肠癌的结局不可避免。未经治疗的 FAP 患者,确诊结肠癌的平均年龄为 39 岁(34~43 岁)。FAP 结肠外表现多种多样,包括胃底和小肠息肉、骨瘤、牙齿异常、视网膜色素上皮先天性肥大(congenital hypertrophy of the retinal pigment epithelium,CHRPE)、软组织肿瘤、硬纤维瘤及相关癌症。FAP 是腺瘤性息肉病基因 *APC* 相关,*APC* 相关息肉病还包括衰减型 FAP、胃腺癌和胃近端息肉病综合征(gastric adenocarcinoma and proximal polyposis of the stomach,GAPPS)。

1. 病因　FAP 是一种常染色体显性遗传病,主要由腺瘤性息肉病(adenomatous polyposis coli,APC)基因(NM_000038)的突变引起。*APC* 基因位于染色体 5q21 上,编码 2 843 个氨基酸的 APC 蛋白。一部分未能检测到 *APC* 基因突变的 FAP 患者,研究发现为 *MutYH* 基因突变。

2. 症状　对于有以下症状的患者应当考虑 FAP 诊断:①结直肠多发腺瘤性息肉(至少累计有 10~20 枚结直肠腺瘤性息肉);②结直肠多发腺瘤性息肉家族史(一位亲属 >10 枚息肉,或 >1 位亲属有多发息肉,特别是在青年时期发病)和 / 或结肠外临床表现;③肝母细胞癌;④双层视网膜色素上皮先天性肥大(CHRPE);⑤硬纤维瘤;⑥甲状腺乳头状癌的筛状变异。对 FAP 诊断有其他提示作用的临床表现包括:很少或没有腺瘤性息肉的早发结直肠癌,牙齿异常(如多生牙),骨瘤,齿瘤,表皮样囊肿,小肠腺瘤和癌,胃底腺息肉,胃癌,胰腺癌,小肠癌和 / 或成髓细胞瘤。

3. 诊断　FAP 的确诊依靠分子基因学检测。对于具有典型临床表现和 / 或家族史的患者进行基因检测,发现 *APC* 基因胚系杂合致病性突变,并符合下列标准之一:①至少 100 枚结直肠腺瘤性息肉(低龄患者可能 <100 枚);②多发腺瘤性息肉 <100 枚,亲属确诊为 FAP。

4. 鉴别诊断　FAP 可以通过分子基因检测、组织病理学和表型特征与其他的胃肠道息肉病综合征或遗传性结肠癌相鉴别。主要需要与以下疾病相鉴别:

(1)遗传性疾病:

1)*MUTYH* 相关息肉病(*MUTYH*-associated polyposis,MAP):结肠型 MAP 表现可类似于 FAP,但是其遗传方式为常染色体隐性遗传。胚系 *MUTYH* 双侧等位基因突变,可以导致患者表现为多发腺瘤或结肠息肉病。

2)遗传性非息肉病性结肠癌(Lynch 综合征):由错配修复基因(*MLH1*、*MSH2*、*MSH6* 或 *PMS2* 之一)或 *EPCAM* 基因胚系杂合治病突变导致。Lynch 综合征的特征表现是结直肠癌和其他肿瘤(子宫内膜、卵巢、胃、小肠、胆系、上尿路、脑、皮肤等)风险增高。FAP 患者早发结肠癌且息肉较少时,不易与 Lynch 综合征相鉴别。在这种情况下,结肠外肿瘤的家族史情况、肿瘤组织的微卫星不稳定性检测和 / 或免疫组化检测有助于鉴别诊断。

3)*MSH3* 相关息肉病(*MSH3*-associated polyposis):由 DNA 错配修复基因 *MSH3* 双侧等位基因致病性突变导致,呈常染色体隐性遗传方式。其特征是结直肠和十二指肠腺瘤、结肠癌、胃癌和早发的星状细胞瘤。

4）黑斑息肉综合征（Peutz-Jeghers syndrome，PJS）：其特征表现为胃肠道 Peutz-Jeghers 型息肉及皮肤黏膜色素斑。PJS 的息肉好发于小肠（依次为空肠、回肠和十二指肠），但也可发生于消化道其他位置。PJS 以常染色体显性方式遗传，多数患者可检测出 *STK11* 基因致病性突变。

5）*PTEN* 错构瘤肿瘤综合征（*PTEN* hamartoma tumor syndrome，PHTS）：Cowden 综合征（Cowden syndrome，CS）是 PHTS 最常见的类型，其表现为结直肠多发息肉。与 FAP 不同，CS 的息肉主要为错构瘤型息肉、幼年性息肉、脂肪瘤和神经节瘤。CS 患者结肠癌发生率增加，但是乳腺、甲状腺和子宫内膜癌更加常见。约 80% 的 CS 患者可检测到 *PTEN* 基因致病性突变。

6）幼年性息肉病综合征（juvenile polyposis syndrome，JPS）：其特征是易发错构瘤性息肉，这通常是 FAP 和 JPS 的区别特征。错构瘤息肉发生在胃肠道，特别是胃、小肠、结肠和直肠。大多数 JPS 患者在 20 岁之前都会有息肉。有些人一生中可能只有 4~5 个息肉，而同一家族的其他人可能有 100 多个。大多数幼年息肉是良性的，然而，恶性转化也可能发生。JPS 以常染色体显性方式遗传。大约 20% 的 JPS 患者有 *SMAD4* 致病性变异，而 20% 的患者有 *BMPR1A* 致病性变异。

（2）获得性疾病：

1）Cronkhite-Canada 综合征（Cronkhite-Canada syndrome，CC）：特征是全身性胃肠错构瘤性息肉、皮肤色素沉着、脱发和指甲萎缩。

2）结节性淋巴细胞增生（nodular lymphoid hyperplasia）：一种导致小肠、胃和结肠淋巴细胞增生结节的淋巴增生性疾病。

3）淋巴瘤性息肉病（lymphomatous polyposis）：特征是发生在胃肠道的原发性结外淋巴瘤。共两种类型，包括多发性淋巴瘤性息肉病和地中海型淋巴瘤。

4）炎症性息肉病（inflammatory polyposis）：特点是获得性、非肿瘤性息肉伴炎症性肠病，最常见的是溃疡性结肠炎。

5. 治疗

（1）手术治疗：常见的手术方式包括全结直肠切除腹壁造口术、全结直肠切除 + 回肠肛管吻合术、结肠次全切除 + 结肠直肠或回肠结肠吻合术、结肠全切除 + 回直肠吻合术（colectomy and ileorectal anastomosis，IRA）、全结肠切除直肠黏膜剥脱 + 回肠储袋肛管吻合术（ileal pouch anal anastomosis，IPAA）、全结直肠次全切除 + 经直肠肌鞘内回肠肛管吻合术。

针对确诊 FAP 的患者，手术治疗的绝对适应证包括：确诊或疑似结直肠癌的患者，有明显症状（出血、梗阻）的患者。

全结肠切除术的相对适应证包括：多发的直径大于 6mm 的腺瘤，无法使用内镜切除；两次随访检查之间的腺瘤数量显著增加；腺瘤伴有高级别上皮内瘤变；或由于各种原因无法充分检查结肠。

（2）内镜治疗：内镜下定期进行息肉切除，可以有效延缓癌变的进程，其适应证主要为肠道内单独生长及无恶变迹象的息肉。

（3）药物治疗：目前尚无获得批准临床应用的治疗 FAP 的药物。多项研究表明，非甾体抗炎药（NSAIDs）可使 FAP 腺瘤消退，减少息肉负荷。

（4）肠外疾病治疗：骨瘤可手术切除，硬纤维瘤可以手术切除或用 NSAIDs、抗雌激素、化疗和 / 或放疗治疗。

6. 监测和随访　从 10~12 岁开始,对 FAP 患者进行结直肠筛查。在 20~30 岁或全结肠切除手术前,行胃镜检查。定期体格检查,包括甲状腺触诊、神经学检查及腹部检查(检查硬纤维瘤)。每年行甲状腺超声检查。定期性肝脏超声筛查肝母细胞瘤,并测量血清甲胎蛋白浓度(直到 5 岁)。

7. 经典病例及内镜下表现

【病例 1】48 岁男性 FAP 患者空肠腺瘤性息肉(图 7-1),双气囊小肠镜检查空肠,发现一个白色的小息肉。病变的组织学检查发现上皮细胞,细胞核增大,核仁明显,结果:符合低级别管状腺瘤(HE 染色,×200)。

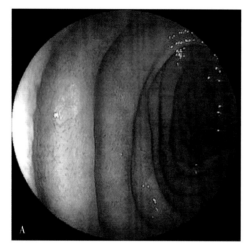 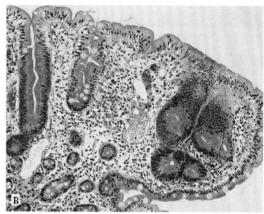

**图 7-1　空肠腺瘤性息肉**
A. 息肉;B. 病变的组织学检查。

【病例 2】48 岁女性 FAP 空肠腺瘤性息肉(图 7-2),双气囊小肠镜染色检查发现空肠较大的广基隆起性病变,表面呈分叶状。活检病理显示非侵袭性的低级别腺瘤(HE 染色,×200)。

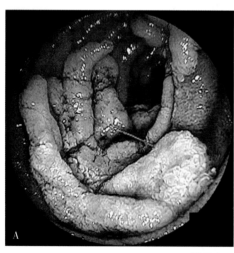 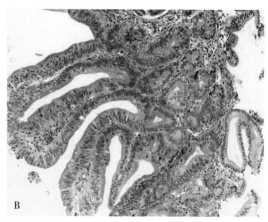

**图 7-2　空肠腺瘤性息肉**
A. 染色发现广基隆起性病变;B. 病理。

【**病例 3**】38 岁男性 FAP 患者空肠腺瘤(图 7-3),双气囊小肠镜染色检查发现空肠非息肉样腺瘤,病变范围较小,边界清楚,呈凹陷型。活检病理显示腺管拥挤的非侵袭性低级别腺瘤(HE 染色,×200)。

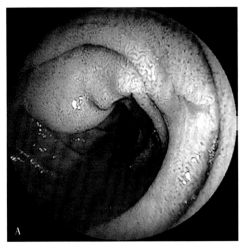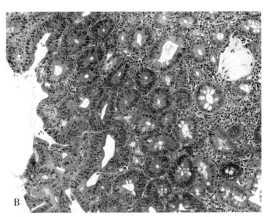

**图 7-3　空肠腺瘤**
A. 染色发现空肠非息肉样腺瘤;B. 病理。

### (二) 黑斑息肉综合征

黑斑息肉综合征(Peutz-Jeghers syndrome,PJS)是一种常染色体显性遗传病,其特征是胃肠道息肉、黏膜色素沉着和癌症易感性。

1. 病因　PJS 主要由 *STK11* 基因杂合突变导致,以常染色体显性方式遗传。

2. 症状　PJS 型错构瘤息肉最常见于小肠(按患病率依次为空肠、回肠和十二指肠),也可发生于胃、大肠和消化道外部位,包括肾盂、支气管、胆囊、鼻腔、膀胱和输尿管。胃肠道息肉可导致慢性出血和贫血,也可引起复发性梗阻和肠套叠。儿童时期黏膜皮肤的色素沉着表现为口、眼、鼻孔周围、肛周和颊黏膜上的深蓝至深棕色斑点,手指色素沉着也很常见。色素斑可能在青春期和成年期消退。PJS 患者罹患各种上皮性恶性肿瘤(结肠直肠癌、胃癌、胰腺癌、乳腺癌和卵巢癌)的风险更高。

3. 诊断　基于临床表现和 / 或分子遗传学检测鉴定 *STK11* 中的杂合致病性变异进行确诊。诊断标准:①超过 2 枚 PJS 错构瘤息肉;②有家族史,并且有任意数量 PJS 息肉;③有家族史,并且有典型皮肤黏膜色素沉积;④有典型皮肤黏膜色素沉积,并且有任意数量的 PJS 息肉。除上述标准以外,基因检测证实具有 *STK11* 基因杂合致病性突变也可明确诊断(图 7-4~ 图 7-7)。

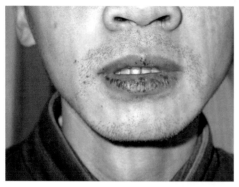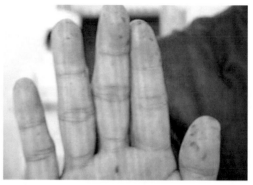

图 7-4　PJS 患者口唇、手指部位黑 / 褐色素斑沉着

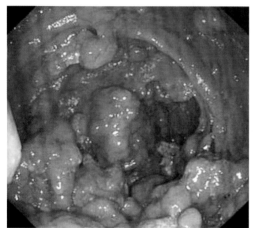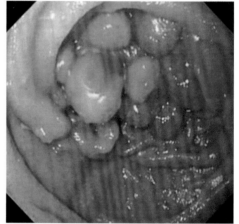

图 7-5　PJS 患者小肠内多发息肉，部分导致套叠发生

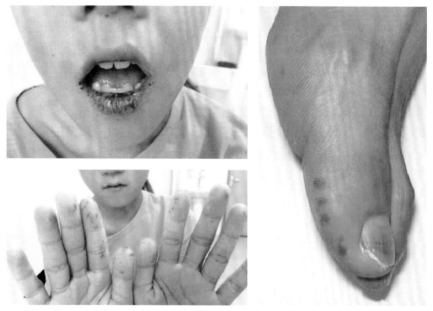

图 7-6　PJS 患者口唇、手指部位黑 / 褐色素斑沉着

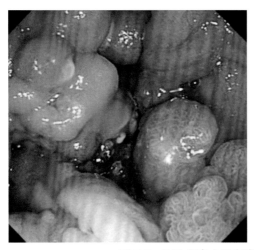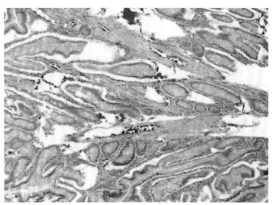

图 7-7　PJS 患者小肠多发息肉,病理提示为错构瘤性息肉

4. 鉴别诊断(表 7-1)

表 7-1　遗传性肿瘤综合征鉴别表

| 综合征 | 基因 | 色素沉着 | 消化系统肿瘤 | 癌症 | 其他表现 |
| --- | --- | --- | --- | --- | --- |
| 黑斑息肉综合征(PJS) | *STK11* | 口唇黏膜 | 腺瘤 + 错构瘤 +++ | 结肠癌、胃癌、宫颈癌、卵巢癌、胰腺癌 | 雌激素过高 |
| 幼年性息肉病综合征(JPS) | *SMAD4*、*BMRP1A* | | 腺瘤 + 错构瘤 +++ | 结肠癌 | |
| Cowden 综合征 | *PTEN* | 腋窝腹股沟、面部 | 腺瘤 + 错构瘤 +++ | 乳腺癌、甲状腺癌、子宫内膜癌 | 毛根鞘瘤、皮肤错构瘤、增生性息肉、巨头畸形、乳腺纤维化 |
| 卡尼复合体(Carney complex) | *PRKARA* | 面部黏膜 | | 甲状腺癌 | 皮肤和心脏黏液瘤 |
| 家族性腺瘤性息肉病(FAP) | *APC* | | 腺瘤 +++ | 结肠癌、脑癌 | 硬纤维瘤、骨瘤、先天性视网膜色素上皮肥大 |
| 遗传性非息肉病性结肠癌(Lynch 综合征) | *MLH1*、*MSH2*、*MSH3*、*MSH6*、*PMS1*、*PMS2* | | 腺瘤 + | 结直肠癌、子宫内膜癌、胃癌、肾盂输尿管癌、卵巢癌 | 皮脂腺腺瘤 |

(1)幼年性息肉病综合征(juvenile polyposis syndrome,JPS):以胃肠道内多发错构瘤息肉为特征,特别是在胃、小肠、结肠和直肠。“幼年性”一词是指息肉的类型,而不是息肉发

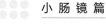

病的年龄。幼年息肉是错构瘤，表现为正常的上皮细胞，间质致密，炎性浸润，表面光滑，固有层有扩张的充满黏液的囊腺。大多数 JPS 患者在 20 岁之前都会有息肉，息肉的数量变化很大，多数为良性。患有 JPS 的家庭罹患消化道恶性肿瘤的风险从 9% 到 50% 不等。虽然 JPS 患者主要增加结肠癌风险，但也有上消化道癌和胰腺癌报道。JPS 与 PJS 的区别在于缺乏黑色素斑和息肉的组织学特征。大约 20% 的 JPS 患者由 SMAD4 致病性突变导致，大约 20% 的人有 BMPR1A 的致病性变异。JPS 以常染色体显性方式遗传。

（2）遗传性混合息肉病综合征（hereditary mixed polyposis syndrome, HMPS）：遗传性混合息肉综合征患者中 20%~50% 可有 JPS 的家族史。HMPS 是一种常染色体显性遗传疾病，其外显率可变，由多种类型的结直肠息肉组成，包括青少年结直肠息肉和腺瘤性结直肠息肉。受影响的个体患结直肠癌的风险增加。HMPS 可以由 BMPR1A 基因突变引起，也可以由导致 GREM1 表达增加的 15q15.3~q22.1 的重复引起。一些 HMPS 家族具有 SMAD4 致病性变异。

（3）PTEN 错构瘤肿瘤综合征（PTEN hamartoma tumor syndrome, PHTS）：由 PTEN 突变引起的常染色体显性癌症综合征，包括 Cowden 综合征、Bannayan-Riley-Ruvalcaba 综合征、PTEN 相关的 Proteus 综合征和 Proteus 样综合征。其消化道外表现比肠息肉更为明显。Cowden 综合征息肉主要为错构瘤型息肉、幼年性息肉、脂肪瘤和神经节瘤。Cowden 综合征患者结肠癌发生率增加，但是乳腺、甲状腺和子宫内膜癌更加常见。约 80% 的 Cowden 综合征患者可检测到 PTEN 基因致病性突变。

（4）卡尼复合体（Carney complex）：是一种常染色体显性遗传病，以皮肤色素沉着异常、黏液瘤，内分泌肿瘤或过度活跃，以及神经鞘瘤为特征。淡褐色到黑色的小痣是卡尼复合体最常见的表现特征，在青春期数量明显增加。心脏黏液瘤发生在年轻时，可发生在任何或所有的心腔，表现为心内血流阻塞、栓塞现象和 / 或心力衰竭。黏液瘤的其他部位包括皮肤、乳房、口咽和女性生殖道。原发性色素沉着结节性肾上腺皮质疾病，可引起库欣综合征，是最常见的内分泌肿瘤，发生在约 25% 的受影响的个体。高达 75% 的个体有多个甲状腺结节，其中大多数是甲状腺滤泡腺瘤。生长激素腺瘤导致的肢端肥大症临床表现明显，约 10% 的成年人有明显的肢端肥大症。尽管卡尼复合体和 PJS 在临床上有一些重叠，但尚未发现具有卡尼复合体的个体在 STK11 中具有致病性变异。大约 60% 的个体具有 PRKAR1A 的致病性变异。

5. 治疗

（1）息肉治疗：常规内镜下监测并切除息肉，可以减少急诊剖腹手术及肠套叠所致肠损伤的发生率。小肠息肉的诊断和治疗具有挑战性。小肠成像的新进展包括胶囊内镜、CT 肠成像和 MR 肠成像。气囊辅助小肠镜检查可以去除深层小肠息肉。有时需要术中小肠镜检查和肠切开术来切除大的小肠息肉。小肠镜对部分肠套叠患者可解除套叠，对于难以解除的肠套叠和恶性肿瘤患者可外科治疗。

（2）肿瘤预防：根据家族病史或其他临床因素，可以考虑行预防性乳房切除术以预防乳腺癌，35 岁或分娩结束后预防性子宫和双侧输卵管卵巢切除以预防妇科恶性肿瘤。

（3）监测：早在婴儿出生时，就建议通过各种程序监测胃、小肠和大肠、乳房、睾丸、卵巢、子宫和胰腺，并建议每年进行 1 次。

（4）风险亲属评估：如果已知家庭中的致病性变异，对风险亲属进行分子遗传学检测，通过适当监测和预防措施,及早诊断和预防疾病,从而降低发病率和死亡率。如果不知道该家族变异,则向所有有风险的家庭成员提供临床诊断评估,这些家庭成员将受益于早期治疗和适当的监测。

# 第 2 节　非上皮肿瘤

小肠的非上皮来源良性肿瘤主要包括脂肪瘤、神经纤维瘤和平滑肌瘤。

## 一、脂肪瘤

小肠脂肪瘤占全部小肠良性肿瘤的 2.6%~15%,通常在内镜检查时偶然发现。脂肪瘤在结肠较为多见,但也可见于小肠,回肠较多(约 50%),其次是十二指肠(约 25%)和空肠(约 25%)。脂肪瘤是来源于间叶组织的非上皮性良性肿瘤,直径 <2cm 的小肠脂肪瘤通常不引起临床症状。小肠脂肪瘤单发多见,生长较为缓慢。小肠脂肪瘤的内镜下典型表现为突入肠腔的圆形、光滑肿物,呈黄色,表面覆盖正常黏膜。脂肪瘤通常无蒂,但少数也可有蒂。组织学检查显示脂肪瘤为消化道壁内的脂肪组织沉积,EUS 检查病变通常位于黏膜下层。脂肪瘤通常在胶囊内镜检查小肠病变时意外发现。气囊辅助小肠镜检查也可发现脂肪瘤,并且兼具诊断和治疗作用。较大的小肠脂肪瘤可由 CT 检查发现。

无症状小肠脂肪瘤的治疗或随访并无共识。当小肠脂肪瘤表现出临床症状时,应进行治疗。直径 >2cm 的小肠脂肪瘤常引起临床症状,如出血、贫血、梗阻、肠扭转和肠套叠等。小肠脂肪瘤的治疗通常选择内镜下治疗或外科手术治疗。治疗方法的选择需要综合考虑病变的位置、大小和合并因素(如是否伴有梗阻、套叠等)。

## 二、神经纤维瘤

小肠神经纤维瘤是罕见的良性肿瘤,通常与 Recklinghausens 病或神经纤维瘤病 1 型(NF-1)相关。Recklinghausens 病可表现为肠神经纤维瘤、消化道间质瘤和神经内分泌肿瘤。与其他小肠肿物类似,神经纤维瘤可导致梗阻和套叠。

## 三、平滑肌瘤

小肠平滑肌瘤是常见的小肠良性肿瘤,最常见于空肠,其次为回肠和十二指肠。多数小肠平滑肌瘤的患者无临床症状,常于小肠检查时意外发现,而有症状者可表现为消化道出血或缺铁性贫血,因为此类患者可伴有血管病变和溃疡出血。其他临床症状包括小肠梗阻、套叠(约占临床症状的 1/4)和肠扭转。小肠平滑肌瘤的内镜下表现通常为单发病变,颜色为灰白色,质地坚硬,中央可呈脐状。组织学检查可发现平滑肌瘤包含良好分化的平滑肌细胞束,缺乏有丝分裂证据(以此与平滑肌肉瘤相鉴别)。CT 检查通常不用于诊断小肠平滑肌瘤,除非发生梗阻,口服造影剂可显示小肠的光滑充盈缺损。治疗方法主要为外科手术治疗。

# 第3节　小肠血管瘤

小肠血管瘤是一种少见的血管畸形,占小肠良性肿瘤的7%~10%,单发或多发,发生在空肠最常见,其次为回肠,十二指肠少见。

临床上表现为隐匿性胃肠道出血和缺铁性贫血较常见,部分患者表现为中腹部隐痛,顿痛。肿瘤导致梗阻,肠套叠和穿孔等少见。

血管瘤起源于黏膜下血管丛,并可能延伸或超过肌层,组织学上血管瘤是先天性良性血管病变,可分为毛细血管瘤、海绵状血管瘤、混合型血管瘤。

小肠血管瘤的诊断比较困难,主要根据临床表现、实验室及影像学检查。血常规提示贫血,大便潜血阳性,影像学腹部CT血管造影在活动性出血时可见造影剂外漏。选择性肠系膜上动脉造影在出血期间是定位和定性的诊断方法。胶囊内镜及小肠镜可发现肠腔内的息肉状肿物,呈红色或紫红色,局限或弥漫性分布,或仅见暗红色或紫红色斑,通过小肠镜下注射标记定位。

治疗:有文献报道,内镜治疗小肠血管瘤需要慎重,可能适用于小的病变,小肠镜下治疗包括黏膜下注射硬化剂、EMR、APC等,但有出血、穿孔等并发症,对于范围大的弥漫性病变,首选是腹腔镜手术切除有病变的肠段。

【病例】83岁女性患者,反复乏力1年余,多次查血常规提示贫血,大便潜血阳性,胃镜检查提示慢性浅表性胃炎,肠镜无特殊,因贫血予输血及补铁治疗。2019年11月胶囊内镜检查示小肠隆起性病变,血管瘤? 息肉? (图7-8)2020年1月小肠镜提示小肠单发紫红色息肉状肿物(图7-9),予镜下注射标记定位(图7-10),钛夹封闭血管瘤及底部注射组织胶(图7-11)。2020年2月外科安排腹腔镜检查,予切除病变的小肠(图7-12,图7-13)。病理提示血管瘤(图7-14)。

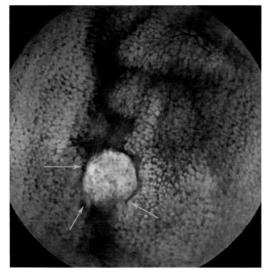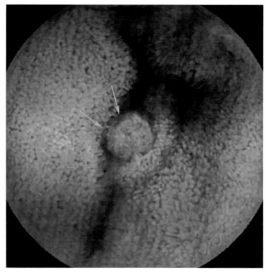

图7-8　胶囊内镜图像:小肠隆起性病变,血管瘤? 息肉?

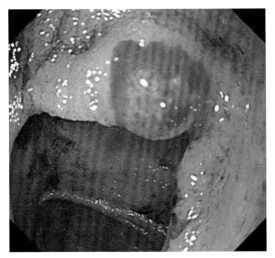

图 7-9　小肠镜：红色息肉状肿物，考虑血管瘤

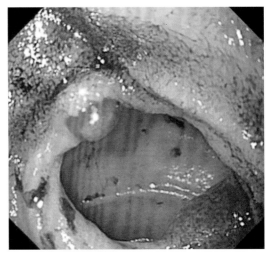

图 7-10　小肠镜下予注射纳米碳标记部位

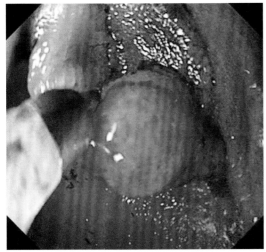

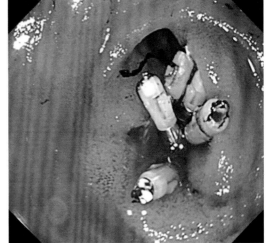

图 7-11　小肠镜下予钛夹封闭血管瘤及底部注射组织胶

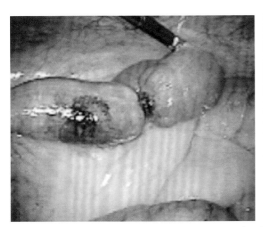

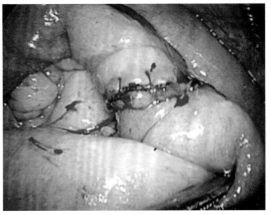

图 7-12　腹腔镜下血管瘤切除术

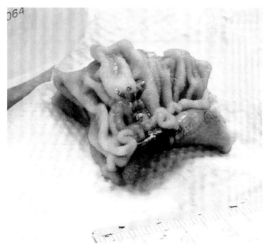

图 7-13　大体标本

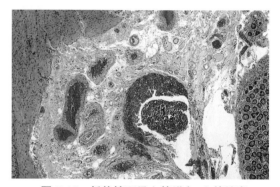

图 7-14　低倍镜下见血管增多,血管扩张

（宁守斌　张　杰　陈春燕）

# 第8章　小肠恶性肿瘤

小肠恶性肿瘤分为原发性、转移性和邻近肿瘤侵犯3类。原发性包括腺癌、小肠间质瘤、小肠类癌、淋巴瘤、肉瘤等,与其他消化道的恶性肿瘤相比,相对少见。

此类患者在临床上可表现为腹痛、消化道出血、肠梗阻、腹部包块、缺铁性贫血、呕吐、消瘦等。若肿瘤穿孔,可有腹膜炎表现。

小肠肿瘤的诊断方面注意:气钡双重对比造影、腹部超声等敏感性和特异性均不高;腹部CTE、MRE等可发现小肠肿瘤或小肠肠壁增厚,腹部淋巴结增大,腹部转移性病灶等;PET/CT可发现小肠增厚、代谢增高、有远处转移,协助肿瘤的分期及疗效的分析;胶囊内镜和小肠镜可提高早期诊断率,在内镜下多表现为向腔内生长的肿物,表面糜烂或溃疡,质脆、易出血,肿物可致肠腔狭窄,小肠镜可到达病变部位取病理以明确诊断。

基本治疗方法是手术切除,根据病情安排术前和术后化疗。

【病例】27岁男性患者,因"腹痛1个月,排黑便3天"入院。胃镜检查示慢性浅表性胃炎。肠镜检查无特殊,胶囊内镜检查提示空肠近段不规则肿物,表面溃疡伴少量出血(图8-1)。小肠镜检查见环壁生长的肿物致肠腔狭窄,肿物表面溃疡,质脆、接触性出血,多点活检,因胶囊内镜滞留,予取出(图8-2)。小肠镜病理提示小肠腺癌。PET/CT提示:①左上腹空肠局段肠壁明显增厚,代谢明显增高,考虑恶性病变,结合病理,符合小肠腺癌(图8-3);并肠系膜、大网膜、盆底、左侧结肠旁、脾门区、左侧髂外血管旁多发转移结节(淋巴结转移及腹膜种植转移)。②盆腔内少量积液。病理提示小肠腺癌（图 8-4）。经多科讨论后，建议先行辅助化疗，后手术切除。

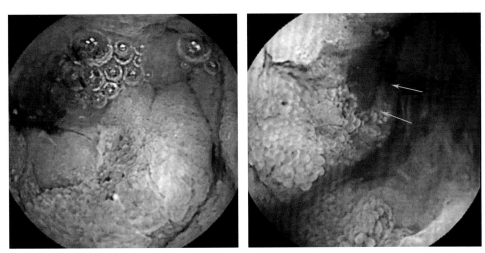

图 8-1　胶囊内镜：空肠近段不规则肿物，表面溃疡伴少量出血

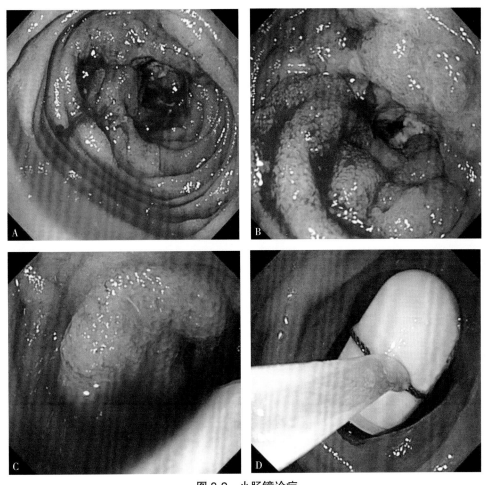

图 8-2　小肠镜诊疗

A、B. 小肠镜见环壁生长的肿物，伴溃疡出血，质脆，活检；C、D. 胶囊镜滞留，予取出。

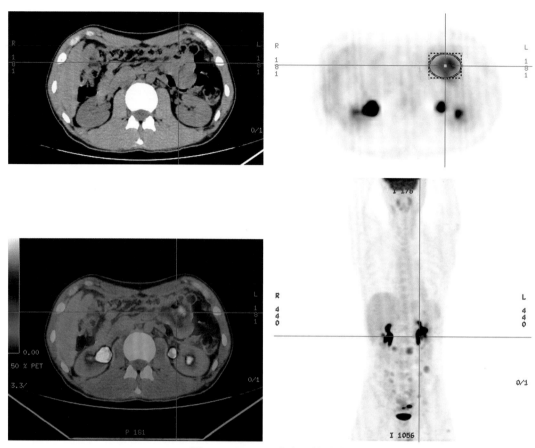

图 8-3　PET/CT 考虑恶性病变

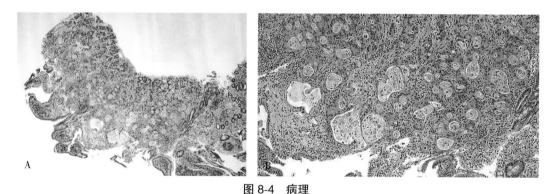

图 8-4　病理
A. 低倍镜示小肠腺癌,肿瘤浸润黏膜固有层;
B. 高倍镜示肿瘤细胞排列成腺样结构,肿瘤细胞可见异型性。

# 第 1 节　小 肠 腺 癌

小肠腺癌的起病尚不清楚,相关危险因素与结肠癌相似。原发性小肠腺癌发生率较低,占全消化道恶性肿瘤的 0.6%~3.2%,男女发病比例约 2:1,好发年龄为 50~60 岁。发生部位空肠较回肠略多,发生于空肠者多位于距十二指肠悬韧带约 50cm 以内的近端空肠,发生于回肠者多位于距回盲瓣约 50cm 的远端回肠。

## 一、病因

常见危险因素包括克罗恩病、乳糜泻、神经纤维瘤病等。小肠腺癌的发生与结肠癌的腺瘤 - 腺癌序列相似,腺瘤是常见的癌前疾病,其中家族性腺瘤性息肉病(FAP)癌变最为多见。也有人认为,十二指肠和空肠近端的腺癌或许与胆汁中的某些胆酸(如脱氧胆酸、原胆酸等)在细菌作用下的降解产物与致癌作用有关。克罗恩病可以发生腺癌,部位以回肠为主。小肠腺癌的发生常伴有基因改变,如癌基因的激活、抑癌基因缺失等。

## 二、临床表现

小肠腺癌的临床表现缺乏特异性,凡 60 岁以上具有慢性腹痛史、消化道出血史,近期出现食欲减退、消瘦、乏力,或有不完全性肠梗阻表现和贫血者,应想到本病的可能。

1. 腹痛　一般为慢性腹痛,与饮食关系不密切。多位于上腹正中或偏右,呈持续性钝痛、胀痛、隐痛,并逐渐加重,致食欲减退、消瘦、乏力。并发肠梗阻、肠穿孔时,腹痛剧烈。

2. 梗阻症状　环形狭窄病变常以慢性不全性肠梗阻为主要表现,肿块呈浸润性生长,使肠腔僵硬、狭窄,出现肠梗阻。患者常有呕吐、腹胀,呕吐物为胃内容物,带有胆汁或血性内容物;排气、排便不畅。

3. 消化道出血　消化道出血较常见,溃疡型腺癌表面因血管糜烂、破溃,可出现阵发性或持续性的消化道出血。多数为慢性失血,化验大便潜血阳性,长期慢性失血则有贫血。部分以黑便为主,病变累及较大血管时,可有大量出血,表现为便血,大便呈现黑便或暗红色血便,偶有呕血,甚至短时间内出现低血容量性休克。

4. 腹部包块　小肠腺癌的体积一般不大,很少出现肿物,有报道约 1/3 的患者就诊时可扪及腹部包块,可能为梗阻近端扩张增厚的肠管。向腔外生长者有时也可扪及包块,可有压痛,消瘦者肿块界限清楚。

5. 黄疸　十二指肠降部肿瘤 80% 是以黄疸为主要症状。肿块压迫胆总管或十二指肠乳头部而引起胆管阻塞,发生梗阻型黄疸。早期呈现波动性,后期呈持续性并逐渐加深。

6. 肿瘤标记物　国内协和医院数据显示,CA19-9 对腺癌敏感率为 57.1%,癌胚抗原、癌抗原 24-2、癌抗原 72-4 和 CA125 水平在小肠腺癌患者中有不同程度的升高。

## 三、辅助检查

### (一)实验室检查

小细胞低色素性贫血、大便隐血试验可为阳性,十二指肠壶腹部癌可出现血清结合胆红素增高。

### (二)影像学检查

气钡双重对比造影可见小肠腺癌各型的异常表现。CT 扫描表现为不规则软组织肿块,向腔内外生长,增强后肿块呈轻至中度强化,局部肠壁不规则或环形增厚,肠腔狭窄,少数小肠腺癌仅单纯表现为局限性肠壁增厚。有时坏死的肿块内有气体或造影剂进入,则提示有溃疡形成。并常有肠系膜或腹膜淋巴结转移,其转移的淋巴结通常不如淋巴瘤波及的淋巴结大。MRI 表现为肠壁明显增厚及突向肠腔内的软组织肿块影,肠腔环形狭窄,$T_1WI$ 上呈等低信号,$T_2WI$ 上呈略高信号;中心的坏死在 $T_1WI$ 上呈低信号,$T_2WI$ 上呈明显高信号,增强扫描后病灶呈均匀或不均匀强化,中心的坏死灶不强化。

### (三)内镜检查

胶囊内镜及小肠镜检查是小肠腺癌术前诊断的主要手段,小肠镜检查可确定肿瘤位置、大小,并钳夹病变组织进行病理学诊断。

## 四、诊断与鉴别诊断

结合临床表现、影像学检查、内镜表现及组织病理可诊断该病,影像学检查确定有无周围淋巴结及远处转移,明确疾病分期。小肠腺癌的诊断需与小肠慢性炎症性病变、小肠淋巴瘤、间叶组织来源恶性肿瘤及转移瘤相鉴别;另外,小肠肿瘤术前误诊为妇科肿瘤者在临床屡见不鲜。

## 五、治疗

小肠腺癌以手术治疗为主,尤其出现梗阻、出血等并发症者。小肠腺癌对放疗不敏感,对化疗亦不敏感,仅少数病例化疗可控制进展,缓解症状。该病缺乏标准化疗方案,目前所用方案多借鉴结肠癌或胃癌化疗方案,所用化疗药物包括氟尿嘧啶、卡培他滨、奥沙利铂、顺铂、吉西他滨和伊立替康。

## 六、经典病例及内镜下表现

【病例 1】47 岁女性患者,因"间断恶心、呕吐 1 个月"入院。经口小肠镜检查:十二指肠降段距乳头远端约 6cm 处一个环形病变,边界清楚,表面结节状、糜烂、溃疡、组织僵硬,肠腔狭窄,镜身可通过,外套管不能通过(图 8-5)。

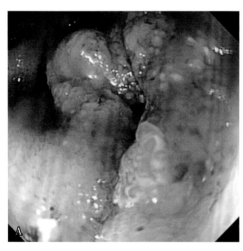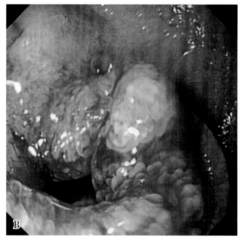

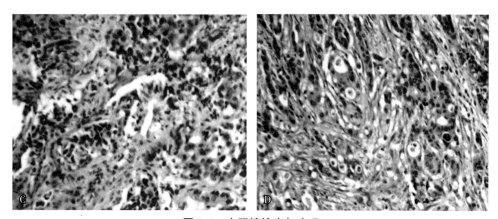

**图 8-5　小肠镜检查与病理**
A、B. 十二指肠降段肿瘤；C、D. 病理：低分化腺癌。

【**病例 2**】58 岁男性患者，因"间断黑便 2 年"入院。胃镜、肠镜检查分别诊断为"慢性胃炎、结肠息肉"。经口小肠镜：进镜至小肠距幽门 40cm 处，见空肠上段环腔生长菜花状肿物，肠腔狭窄，肿物表面充血、糜烂、溃疡、污秽苔。术后病理：溃疡隆起型中 - 低分化腺癌，肿物大小为 6.5cm×6cm×3cm，肿物侵及浆膜，未见淋巴结转移（图 8-6）。

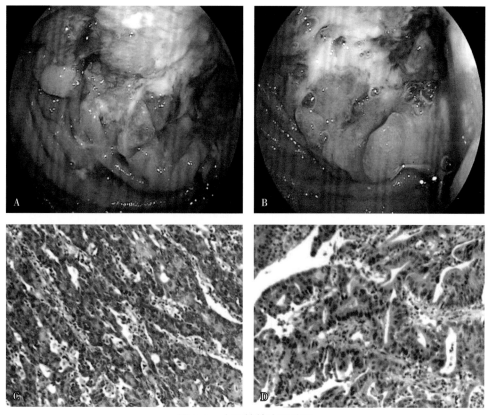

**图 8-6　小肠镜检查及病理**
A、B. 空肠上段肿瘤；C、D. 病理：中 - 低分化腺癌。

（陈春燕　李白容　宁守斌）

# 第 2 节　神经内分泌肿瘤

## 一、概述

神经内分泌肿瘤(neuroendocrine neoplasms,NENs)泛指所有起源于肽能神经元和神经内分泌细胞的一类异质性肿瘤。根据是否可分泌激素及产生相应的临床症状,被分为功能性 NENs 和无功能性 NENs。消化系统胃肠胰神经内分泌肿瘤为最多见的 NENs。近年来,小肠神经内分泌肿瘤(small intestinal neuroendocrine neoplasms,SI-NENs)的诊断率明显上升。SI-NENs 早期诊断较难,过去多在查见其他部位转移灶后寻找原发灶时或不经意间得以发现,近年来由于小肠镜等技术的应用,超过 60% 的 SI-NENs 在未发生远处转移之前就得以发现。

SI-NENs 好发于 50 岁以上人群,男性较女性多见,年发病率为(0.32~1.12)/10 万。SI-NENs 占所有 NENs 的 20% 左右,SI-NENs 占所有小肠肿瘤的 30%~50%。

## 二、诊断要点

### (一) 临床表现

SI-NENs 早期一般无明显症状。随着肿瘤生长,十二指肠 NENs 患者可能出现上腹痛、上消化道出血、贫血、黄疸等症状,十二指肠 NENs 有部分是胃泌素瘤或生长抑素瘤,可导致产生相应症状。空回肠 NENs 患者最常见的症状为非特异性腹痛,疼痛原因为小肠蠕动障碍、小肠梗阻及肠系膜纤维化引起的肠系膜缺血等,少部分患者因发生肠梗阻就诊,其他全身症状包括乏力、消瘦等。功能性空回肠 NENs 可释放 5- 羟色胺、激肽和激肽释放酶,大量上述物质进入血液循环却不能被门静脉或肺循环清除,导致产生腹泻、支气管痉挛、右心衰竭、皮肤潮红等一系列类癌综合征的症状。

### (二) 实验室检验

血浆 CgA 是诊断 SI-NENs 较灵敏的肿瘤标志物,是必选的生化指标,并且可预测患者预后,但是应用质子泵抑制剂,以及患慢性肾衰、慢性萎缩性胃炎、肝硬化、心力衰竭、肝细胞癌、甲状腺髓样癌,可能会影响 CgA 的水平。十二指肠 NENs 还应检测胃泌素、生长抑素、生长激素、皮质醇;空回肠 NENs,特别是有类癌综合征的患者,应当检测 24 小时尿 5- 羟吲哚乙酸。

### (三) 影像学检查

CT 及 MRI 能够明确 SI-NENs 病变部位及大小,以及肿瘤与周围组织器官的关系、有无周围淋巴结转移及是否存在其他器官的远处转移等。另外,其他影像学检测手段,如生长抑素受体显像、PET/CT 等亦可协助 SI-NENs 的诊断。

### (四) 内镜检查

SI-NENs 内镜下多表现为黏膜下隆起性病变,部分表面伴有溃疡。功能性 SI-NENs 病变通常为多发。十二指肠球部及水平段的 NENs 可经胃镜检查发现,结肠镜能发现部分末段回肠的 NENs。小肠镜可直视下观察整个小肠,并可进行组织活检,是诊断 SI-NENs 最有效的工具,胶囊内镜适用于无法耐受小肠镜检查的患者,但对可疑小肠狭窄的患者存

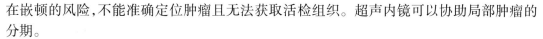

在嵌顿的风险,不能准确定位肿瘤且无法获取活检组织。超声内镜可以协助局部肿瘤的分期。

**（五）诊断**

诊断的"金标准"是病理组织学和免疫组化检测,超声内镜、CT 及 MRI、PET/CT 等影像学手段可以协助判断肿瘤的分期。

**（六）病理及组织学分型**

神经内分泌肿瘤具有典型的组织病理学形态特点,光镜下瘤细胞排列成实性巢状、缎带状、小梁状或腺管样,肿瘤细胞形态均匀一致,为小细胞或中等大细胞,多边形,胞质中等量或丰富,嗜伊红、双染或透亮,部分呈细颗粒状,核圆形或卵圆形,大小形态规则,染色质呈略粗的颗粒状,核仁一般不明显,在瘤细胞巢外周有丰富的小血管和多少不等的纤维间质环绕。

组织学上根据分化程度不同,SI-NENs 分为高分化神经内分泌瘤和低分化神经内分泌肿瘤,后者又称神经内分泌癌。按照增殖活性及组织学分类,NENs 可分为 $G_1$ 级（低级别：核分裂象 ≤ 1/10HPF,Ki-67 阳性指数 ≤ 2%）、$G_2$ 级（中级别：核分裂象 2~20/10HPF,Ki-67 阳性指数 3%~20%）和 $G_3$ 级（高级别：核分裂象 >20/10HPF,Ki-67 阳性指数 >20%）。

**（七）治疗**

内镜或手术切除是达到根治效果的唯一手段。目前对于局限于黏膜及黏膜下层、无淋巴结及远处转移且镜下可以完全切除的 SI-NENs,可通过内镜进行治疗,主要包括内镜下黏膜切除术和内镜黏膜下剥离术,均具有良好的安全性和有效性、较高的肿瘤完整切除率。对于术后病理学检查证实为切缘阳性或者具有高危因素的患者,应及时追加根治性外科手术。对于无法行内镜或手术切除的患者,可应用全身药物、局部介入治疗等。目前可用于 SI-NENs 的药物包括生长抑素类似物、干扰素、依维莫司和化疗等;对于不同分级的患者,首选的治疗方案不同。局部治疗主要是针对肝转移灶的射频消融治疗、肝动脉（化疗）栓塞等。生长抑素受体显像阳性的 SI-NENs（$G_1$/$G_2$）患者可考虑肽受体放射性核素治疗。

**（八）预后**

SI-NENs 预后与肿瘤大小、病理分期、分化程度、淋巴管浸润、淋巴结转移、肿瘤的浸润深度和手术效果等多种因素有关。SI-NENs 患者 5 年生存率为 40%~70%,不同地区的差异可能与社会和自然因素、医疗决策不同有关。

## 三、经典病例及内镜下表现

**【病例 1】** 52 岁男性患者,双气囊小肠镜见回肠末端一个大小为 1.5cm×1.5cm 的黏膜下病变,表面凹陷,见溃疡瘢痕。外科手术病理示（小肠）神经内分泌肿瘤（$G_1$）。免疫组化：CK(+),CgA(+),Syn(+),CD56(−),Ki-67 阳性率小于 2%（图 8-7）。

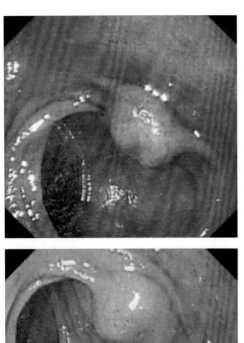
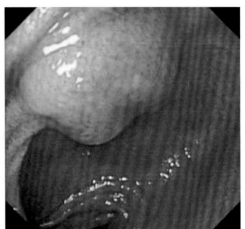
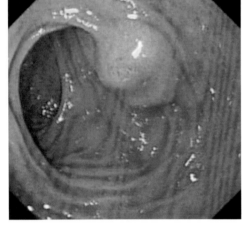

图 8-7　小肠神经内分泌肿瘤（$G_1$）

【病例 2】57 岁女性患者，SBE 见空肠中上段一个环 2/3 周巨大黏膜隆起性病变，病变表面不规则溃疡形成，覆白苔，病变致管腔明显狭窄，管壁僵硬，镜身无法通过，管腔口侧端可见宿食块残留（图 8-8A、B）。于病变口侧端行卡纳琳黏膜下注射标记（图 8-8C）。外科手术术后病理示（小肠）神经内分泌肿瘤（$G_3$，神经内分泌癌），两端切线未查见癌，肠周淋巴结 11 枚，其中 2 枚查见转移癌（2/11）。免疫组化：Syn（+），CgA（+），Ki-67 阳性率约为 50%（图 8-8）。

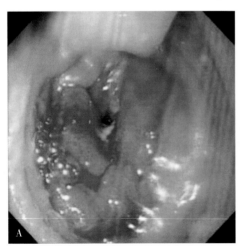
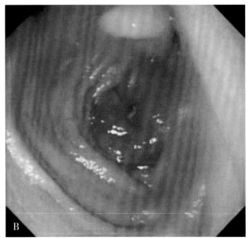

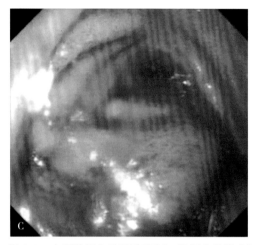

图 8-8  小肠神经内分泌肿瘤（$G_3$, 神经内分泌癌）

（陈春燕  李白容  宁守斌）

# 第 3 节  小肠间质瘤

间质瘤是小肠最常见间叶组织肿瘤,多见于近端小肠,主要见于中老年患者,40 岁以下者很少诊断为该病。小肠间质瘤的确诊依赖于典型的组织表现、*c-kit* 或 *PDGFRA* 基因突变的检出。小肠间质瘤相较于胃间质瘤的预后较差,其生物学行为与肿瘤大小、核分裂数密切相关,根据病变危险分级不同,临床治疗方式及随访间期有所差异。

## 一、病因

超过 80% 的间质瘤为 *c-kit* 基因突变导致 c-kit 蛋白异常激活所致;此外,*PDGFRA* 基因突变也可导致间质瘤的发生,儿童间质瘤多为 *SDHx* 基因缺陷所致。

## 二、症状与体征

小肠间质瘤可同时存在腔内、腔外生长,常见临床表现为消化道出血、贫血、腹痛、腹部包块、肠道梗阻、体重减轻等。肿瘤较小时常无症状,可因其他非特异性腹部不适、腹泻等行胶囊内镜检查时偶然发现;小肠间质瘤生长过程中因缺血导致肿瘤表面黏膜破损而形成溃疡,可并发小肠出血,这是小肠间质瘤在早期得以诊断最主要的原因。以腔外生长为主的小肠间质瘤直至出现明显腹部包块或肠梗阻时才被诊断,此时通常瘤体体积较大、局部晚期且已浸润侵犯周边结构,甚至已出现远处转移。1/7~1/6 的小肠间质瘤生长于十二指肠,其引起壶腹部梗阻可导致黄疸、胰腺炎等。肝脏和腹膜是间质瘤常见的转移部位,区域淋巴结转移罕见。

## 三、辅助检查

1. CT/MRI  疑诊患者首选小肠增强 CT 检查,典型者可见与肠壁相关的占位性病变,增强扫描强化明显；肿瘤较大时，瘤体内可发生出血、坏死等退行性改变，也可出现相关肠梗阻征象等；另外，CT 对小肠间质瘤的术前分期有重要指导价值；MRI 对间质瘤肝转移的诊断有更高的敏感性。但由于小肠冗长且盘曲于腹盆腔，中、小间质瘤的检出有赖于较好的肠道充盈及影像医师小肠疾病诊断经验，检查假阴性者不在少数。

2. 小肠镜　目前手术前诊断小肠间质瘤最重要的手段。镜下表现为光滑、干净的黏膜下肿物，肿物中央通常伴有糜烂、溃疡，溃疡可单发，也可多发，溃疡处多有近期出血表现，如血管断端、血栓头及血痂附着等，接触后易出血；典型内镜下表现见图 8-9。对于肠腔内生长型间质瘤，只要插入深度足够，诊断并不困难。但对于腔外生长为主的小肠间质瘤，小肠镜检查中易漏诊，需要注意控制注气量及肠蠕动。对于外科或内镜手术可切除的小肠间质瘤，不推荐进行术前活检，估计可腔镜下切除的病变，可在小肠镜下在病变附近进行标记。对于失去手术机会或预计肿瘤切除术前需进行伊马替尼辅助治疗的小肠间质瘤患者，建议进行组织活检及病理检查以确认间质瘤的诊断，并为基因检测提供标本。

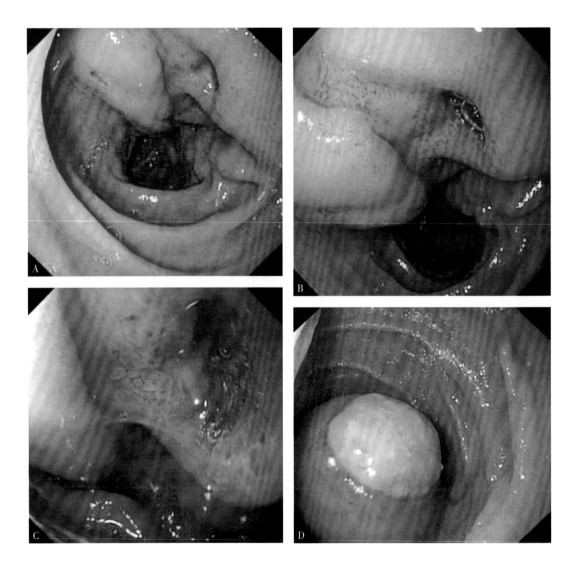

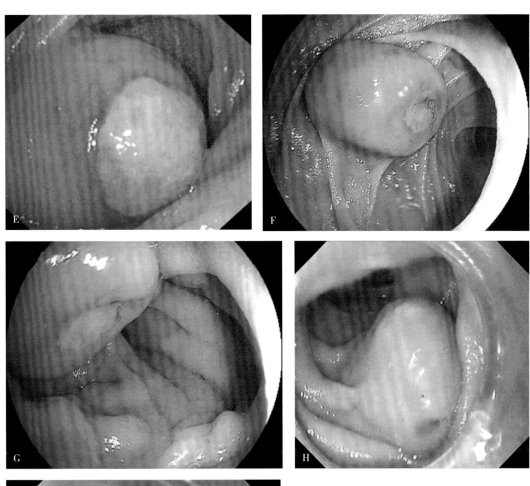

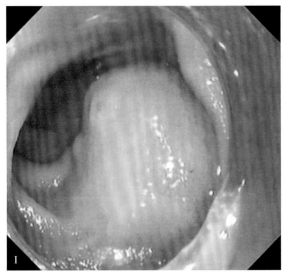

**图 8-9　典型内镜下表现**

A~C. 十二指肠降部间质瘤降段乳头旁见巨大、不规则的隆起性肿物,其上见 3 处深溃疡,底覆白苔及陈旧血痂;D、E. 空肠间质瘤距幽门约 50cm 处见一个凸向肠腔的卵圆形肿物,大小约 4cm×5cm,肿物顶部黏膜糜烂、发白,质地较硬;F、G. 空回肠交界区间质瘤距幽门约 300cm 处可见一个约 2cm×3cm 隆起型病变,可见桥样皱襞,表面可见脐凹样溃疡,病变充血,易接触性出血;H、I. 空肠间质瘤距幽门100cm(空肠起始段)可见黏膜下隆起,范围约2.5cm×2.5cm,表面黏膜基本光滑,隆起中央可见糜烂和白色血栓头样血管断端。

## 四、诊断及危险分级

1. 诊断　临床根据症状、体征、影像学表现及镜下特点可拟诊小肠间质瘤,组织病理学仍是间质瘤确诊的"金标准",主要根据典型组织形态、免疫组化检测(CD117 及 DOG1)、*c-kit* 及 *FDGFRA* 突变检测结果进行诊断(图 8-10)。组织形态符合间质瘤时,CD117 及 DOG1 弥漫阳性者可诊断间质瘤;CD117 及 DOG1 仅两者之一为阳性或两者均阴性时,基因检测 *c-kit* 及 *FDGFRA* 两者之一有突变者亦可诊断间质瘤;组织形态符合间质瘤且 CD117 及 DOG1 均阴性,基因检测 *c-kit* 及 *FDGFRA* 两者均有突变时,排除其他肿瘤后,可诊断野生型间质瘤。与其他间叶源性肿瘤鉴别标记物见表 8-1。

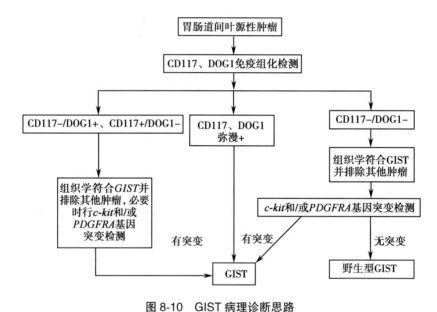

图 8-10　GIST 病理诊断思路

表 8-1　胃肠梭形细胞肿瘤的免疫组化鉴别

| 类型 | CD117 | CD34 | SMA | S100 | Desmin | PKC-θ | DOG1 |
|---|---|---|---|---|---|---|---|
| 间质瘤 | +(>95%) | +(60%~70%) | +/-(30%~40%) | −(5%+) | 罕见 | +(72%) | +(97%) |
| 平滑肌瘤 | − | +(10%~15%) | + | − | + | | |
| 平滑肌肉瘤 | − | − | + | − | + | +(10%) | − |
| 神经鞘瘤 | − | − | − | + | − | +(10%) | − |

2. 危险分级　目前小肠间质瘤的危险分级常用 Joensuu 等修订的 NIH GIST 危险分级标准。满足以下四者之一即为高危:①肿瘤直径 >5cm;②核分裂指数 >10/50HPF;③肿瘤直径 >2cm 且核分裂指数为 6~10/50HPF;④肿瘤破裂。极低危者为肿瘤直径 ≤ 2cm 且核分裂指数 ≤ 5/50HPF;低危者为肿瘤直径为 2~5cm 且核分裂指数 ≤ 5/50HPF;其余者均为中危。另外,小肠间质瘤的疾病进展风险参照表 8-2。

表 8-2　2017 年 AJCC 小肠间质瘤恶变风险

| 分期 | 大小 /cm | 核分裂 | 疾病进展率 |
| --- | --- | --- | --- |
| Ⅰ A 期 | ≤ 5 | 低 | 0~4% |
| Ⅱ期 | 5~10 | 低 | 24% |
| Ⅲ A 期 | >10 | 低 | 52% |
| Ⅲ B 期 | ≤ 2 | 高 | 50% |
| | 2~5 | 高 | 73% |
| | 5~10 | 高 | 85% |
| | >10 | 高 | 90% |

## 五、治疗

治疗主要有手术、内镜、药物治疗,强调综合治疗。内镜治疗包括内镜下套扎术、内镜黏膜下剥离术、内镜全层切除术、经黏膜下隧道肿瘤切除术。应用腹腔镜、内镜及双镜联合技术等。通过术前超声内镜检查判断肿瘤的深度与大小,选择切除的方式。

局限性小肠间质瘤可直接行外科手术切除,不可直接切除或切除风险较大者,可先行分子靶向药物酪氨酸激酶抑制剂(伊马替尼)治疗,待瘤体缩小后手术切除;推荐手术病理评估为中高危复发者,进行术后的靶向药物辅助治疗。伊马替尼靶向治疗也是不可切除及复发小肠间质瘤的一线治疗方法。针对小肠间质瘤的肝脏转移,也可进行局部的血管栓塞或射频消融治疗。

【病例】58 岁男性患者,因"血便 1 天"入院,伴头晕,血压低。入院诊断:①下消化道出血;②急性失血性贫血。入院后安排胃镜检查,提示慢性浅表性胃炎。肠镜检查:所见回肠末段、结肠、直肠未见活动性出血病灶,因结肠内较多血块,必要时复查肠镜。

次日患者再排血便伴晕厥。胶囊内镜提示,小肠中段见一个脐状溃疡,伴血痂附着(图 8-11)。腹、盆部 CT 平扫及增强扫描提示小肠浆膜下肿块,考虑间质瘤(图 8-12)。转外科行手术治疗,术中见小肠肿物,直径约 5cm,行小肠部分切除术(图 8-13,图 8-14)。病理结果见图 8-15 和图 8-16。免疫组化结果见图 8-17~ 图 8-19。

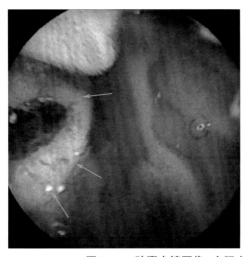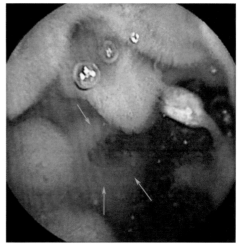

图 8-11　胶囊内镜图像:小肠中段见一个脐状溃疡,伴血痂附着

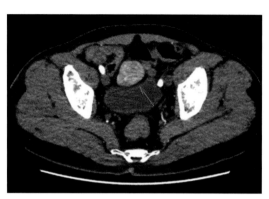

图 8-12　腹、盆部 CT 扫描：小肠浆膜下肿块

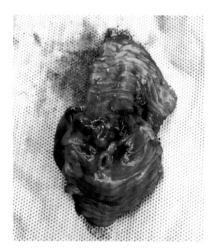

图 8-13　小肠间质瘤大体标本

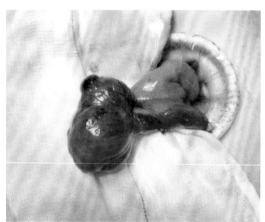
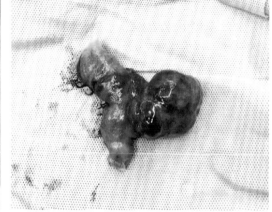

图 8-14　腹腔镜下小肠间质瘤切除术

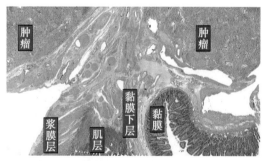

图 8-15　小肠间质瘤

低倍镜下，肿瘤主位于黏膜下及肌层，边界清。

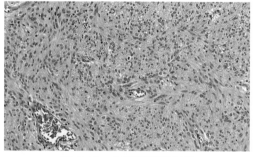

图 8-16　小肠间质瘤病理

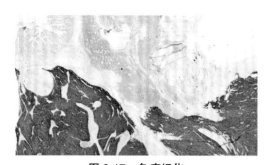

图 8-17　免疫组化

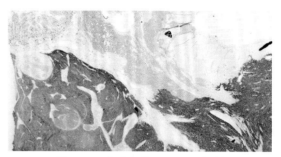

图 8-18　免疫组化示 DOG1 阳性

高倍镜下：肿瘤细胞梭形，束状排列，偶见核分裂。

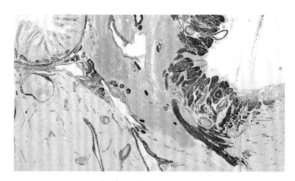

图 8-19　免疫组化示 CD34 局灶弱阳性

（陈春燕　李白容　宁守斌）

# 第 4 节　小肠淋巴瘤

小肠原发性恶性淋巴是起源于小肠淋巴组织的恶性肿瘤，在小肠恶性肿瘤发生率占 30%~40%。腹痛是该病最常见的临床表现，其他可见小肠壁增厚狭窄、消化道出血及腹部包块等。最常见的组织学类型包括弥漫性大 B 细胞淋巴瘤、肠病相关性 T 细胞淋巴瘤（enteropathy-associated T cell lymphoma，EATL）、免疫增殖性小肠疾病相关淋巴瘤（immunoproliferative small intestinal disease，IPSID）、套细胞淋巴瘤、Burkitt 淋巴瘤和滤泡性淋巴瘤。

## 一、病因

小肠原发淋巴瘤的发病原因尚不清楚，目前认为发病与机体免疫系统失调有关，亦有认为淋巴瘤与某些疾病（如 EBV）感染有关。该病大多数属于 B 淋巴细胞来源，仅部分并发于乳糜泻的小肠淋巴瘤来自 T 淋巴细胞。

## 二、常见组织类型及临床表现

1. 弥漫大 B 细胞淋巴瘤（diffuse large B cell lymphoma，DLBCL）　此类型临床通常无特

异性表现,包括腹痛、梗阻、出血、穿孔、梗阻性黄疸及腹部包块等。超过半数的 DLBCL 为溃疡型,可进一步分为狭窄型、非狭窄型及动脉瘤型 3 个亚型。狭窄型淋巴瘤与小肠腺癌的鉴别较困难,非狭窄型无明显的狭窄及扩张,动脉瘤型病变部位相对于非病变部位可见明显的扩张;相较于小肠腺癌,小肠淋巴瘤的病变边界较缓和,无悬垂样边界,如可见到耳廓样周堤,则正确诊断率较高。

2. EATL 患者常伴有急性出血、梗阻或穿孔。乳糜泻患者若出现不能解释的临床症状恶化,应怀疑可能存在淋巴瘤。该病内镜下的典型表现为巨大的环周溃疡、无明显的肿块。病变处黏膜活检显示为淋巴瘤组织,而相对正常小肠黏膜活检为乳糜泻的绒毛萎缩表现。

3. 滤泡性淋巴瘤 滤泡性淋巴瘤(follicular lymphoma,FL)较为罕见,多由其他原因出现肠道症状进行小肠内镜检查时发现并诊断,在十二指肠发现 FL 病变时,85% 的患者在空肠、回肠亦存在病变。最常见的表现是在十二指肠降段出现多个小(1~5mm)息肉样病变。小肠 FL 的染色体拼接以 t(14;18)(q32;q21)/IGH-BCL2 最为常见。

4. MALT 淋巴瘤 MALT 淋巴瘤是慢性炎症背景下,淋巴结外器官形成的黏膜相关淋巴组织边缘带 B 细胞来源的低度恶性淋巴瘤,占小肠淋巴瘤的 19%~28%。IPSID 是 MALT 淋巴瘤的特殊类型,是以十二指肠、空肠为中心发生在小肠范围内的弥漫性病变,病变表面呈细微颗粒状小隆起。典型的 IPSID 患者表现为腹痛、慢性腹泻、吸收不良、严重的体重下降、杵状指和踝关节水肿,偶可见乳糖不耐受、肠瘘、腹水、发热、低钙、脂肪泻及脏器肿大。

## 三、诊断

患者常因腹痛、腹胀、腹泻、消瘦或相关并发症如贫血、小肠穿孔、肠套叠、肠梗阻就诊。CT 增强检查可见节段性肠壁增厚、狭窄,其明确诊断依靠组织学病理,内镜下表现和影像学检查有辅助诊断的作用。PET/CT 对淋巴瘤的诊断及分期具有一定的价值,但不同组织类型的淋巴瘤的 FDG 摄取有所差异:弥漫大 B 细胞淋巴瘤、套细胞淋巴瘤、Burkitt 淋巴瘤和肠病相关 T 细胞淋巴瘤(EATL)表现为 FDG 高摄取,而边缘区淋巴瘤和滤泡性淋巴瘤的 FDG 摄取水平具有多变性;另外,淋巴瘤的 FDG 高摄取与炎症、感染及其他病理改变的 FDG 高摄取常常不易区分。

## 四、治疗

局限病变可手术治疗,进展期应用 R-CHOP 方案化疗,B 细胞来源的淋巴瘤可采用抗 CD20 利妥昔单抗治疗,IPSID 对四环素类抗生素有效。放疗亦有报道。

## 五、经典病例及内镜下表现

【病例1】回盲部弥漫性大 B 细胞淋巴瘤

36 岁男性患者,因"间断右下腹痛半年"于外院行肠镜检查,可见回盲瓣正常结构消失,黏膜见大小不等的结节,呈铺路石样改变,病理诊断为黏膜慢性炎。CT 可见回盲瓣肠壁增厚,考虑克罗恩病可能性大。给予"美沙拉秦"治疗 1 周,腹痛不缓解,且出现明显的腹胀、盗汗、乏力。

入我院后经肛小肠镜检查：可见盲肠呈肉芽肿结节样病变改变，包绕回盲瓣及阑尾开口，病变范围为 6cm×8cm，延至回肠末段 3~4cm，病变表面呈凹凸不平的结节状，溃疡、管腔狭窄，局部病变凹陷深，组织脆。继续进镜至 80cm，所见小肠未见异常。病理：回盲部局灶黏膜脱落伴炎性渗出、坏死，呈溃疡改变；黏膜内见弥漫浸润的淋巴样细胞，结合免疫组化，考虑非霍奇金淋巴瘤，弥漫性大 B 细胞淋巴瘤，非生发中心来源（图 8-20）。

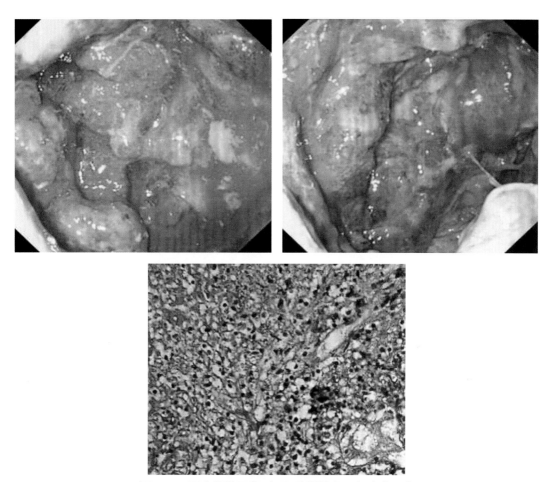

图 8-20　回盲部淋巴瘤，病理：弥漫性大 B 细胞淋巴瘤

**【病例 2】回肠远段肠病 T 细胞淋巴瘤**

55 岁男性患者，因"间断腹部不适，伴大便习惯改变半年"行胃镜及肠镜检查，未见异常；小肠 CT 及 PET/CT 检查可见回肠远段管壁增厚，代谢活跃，考虑原发性恶性病变。经肛小肠镜检查可见回肠末端炎性改变，病理提示黏膜慢性炎。经口小肠镜检查达第 4、5 组小肠交界处，见环腔溃疡型肿物，活检质地硬、易出血。病理：(回肠)活检组织示大片渗出坏死组织，另见少许肠黏膜内淋巴细胞弥漫浸润，肿瘤细胞体积中等偏大，部分细胞可见核仁，结合免疫组化，符合 T 细胞来源淋巴瘤，倾向肠病 T 细胞淋巴瘤。免疫组化：CD3（+），CD20（+），CD8（+），CD7（部分阳性），Ki-67（80%）（图 8-21）。

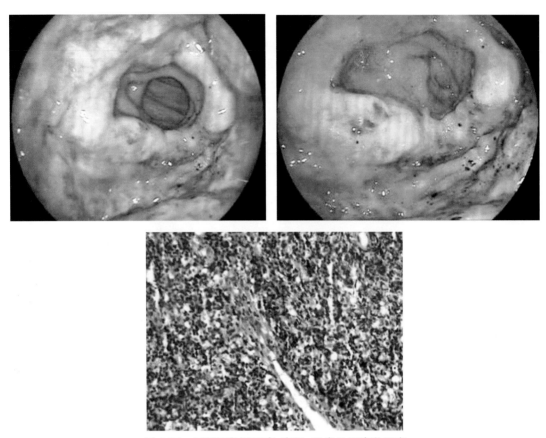

图 8-21　回肠远段淋巴瘤,病理:肠病 T 细胞淋巴瘤

【病例 3】空肠淋巴瘤(DLBCL 和 FL)

82 岁女性患者,因"进食后呕吐 1 个月"就诊,体重减轻 4kg。经口小肠镜检查显示空肠较大肿物伴溃疡,导致肠腔狭窄。切除空肠病变,肿物大小约 60mm×50mm (图 8-22A~C)。病理:病变肿瘤含有两种肿瘤细胞成分,即 DLBCL(黑色方框)和 FL(绿色方框)(图 8-22D)。免疫组化结果见图 8-23。

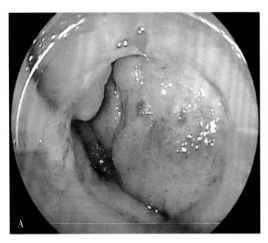

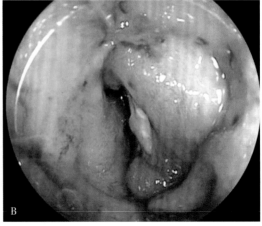

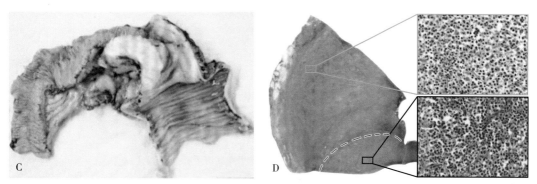

图 8-22　空肠淋巴瘤

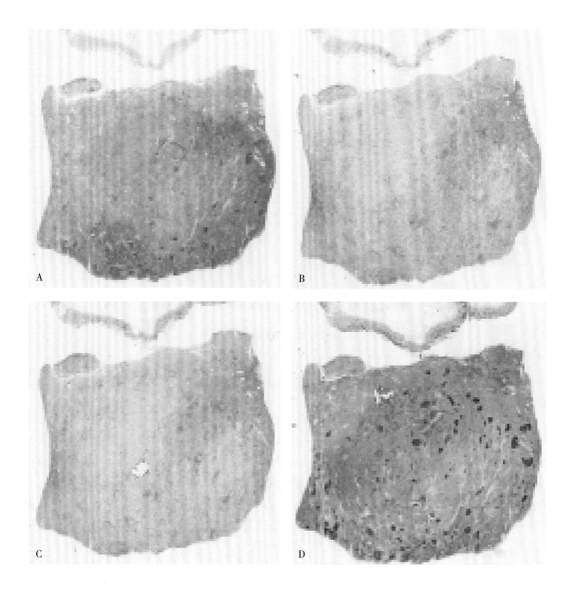

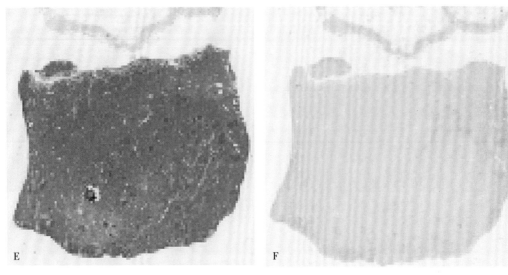

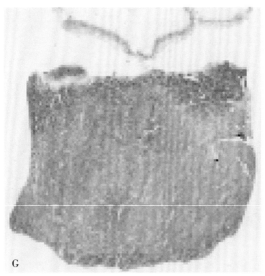

图 8-23 免疫组化

A. CD20(+);B. CD3(−);C. CD5(−);D. CD10(+);E. BCL2(+);F. cyclinD1 ;G. Ki-67。

治疗方式包括手术、化疗、放射治疗、生物治疗及综合治疗,根据临床分期选择治疗方案。

【病例4】62 岁女性患者,因"发现小肠壁病变 5 个月"于 2020 年 4 月入院。患者无诉腹痛、发热、消瘦,既往高血压病史 5 年,服用降压药治疗。2019 年 10 月行非侵袭性乳腺管癌手术,术后无放化疗。2019 年 11 月 PET/CT 检查示小肠壁病变:炎症与肿瘤鉴别(图 8-24)。

2020 年 4 月 7 日上路单气囊小肠镜检查:空肠黏膜充血、水肿,片状不规则状溃疡,长度约 10cm,边界不清,多点活检(图 8-25)。病理:肠黏膜见弥漫分布中等大小的淋巴样细胞浸润,细胞大小较一致,胞质丰富,嗜双色性,胞界清楚,核圆形、深染,少量细胞可见小核仁,核分裂少见。肠黏膜腺体明显减少或消失,表面仅覆盖单层上皮细胞,未见明显的淋巴上皮现象(图 8-26)。免疫组化:淋巴样细胞 CD79a、MUM1 阳性(图 8-27),BCL-2 弱阳性,CD3、CD108、CD20、CD21、CD43、CD138、BCL-6、Myc、CK 阴性,免疫球蛋白轻链呈单克隆限制

（λ+，κ-）（图 8-28），Ki-67 约 20% 阳性。病变符合 B 细胞淋巴瘤 - 黏膜相关淋巴组织淋巴瘤（B-cell lymphoma-MALT lymphoma），须结合临床其他检查排除骨外浆细胞瘤。

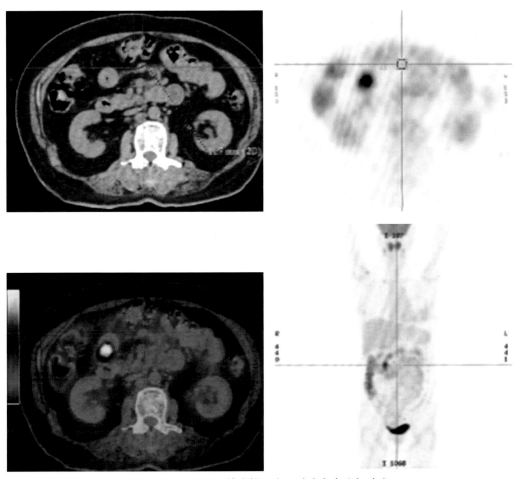

图 8-24　PET/CT 检查提示小肠壁病变炎症与肿瘤

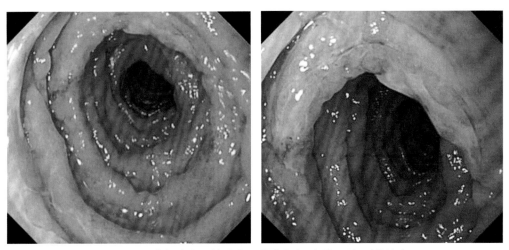

图 8-25　单气囊小肠镜见空肠黏膜充血、水肿，不规则状溃疡

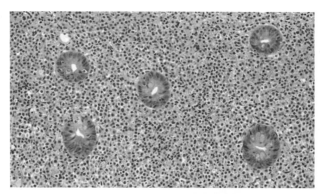

图 8-26　淋巴样肿瘤细胞弥漫浸润黏膜固有层

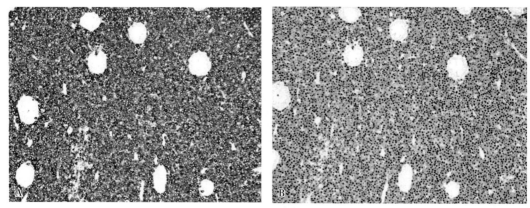

图 8-27　免疫组化示瘤细胞 CD79a 和 MUM-1 阳性
A. CD79a；B. MUM-1。

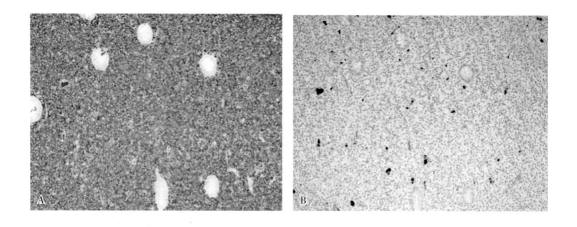

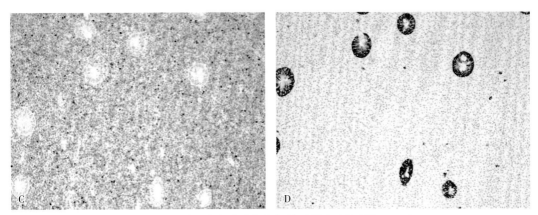

图8-28 瘤细胞免疫球蛋白轻链呈单克隆限制(λ+,κ-)
A. λ;B. κ;C. BCL-2弱阳性;D. CD138阴性。

（宁守斌　孙涛　银新）

# 第5节　转移癌

转移性小肠肿瘤临床罕见,常见于恶性肿瘤晚期或广泛转移者,尤其是来源于消化道的肿瘤。其他器官恶性肿瘤可通过血行、淋巴、腹腔内种植侵犯小肠。其他器官通过血行或淋巴途径向小肠的转移,以及腹部器官肿瘤向小肠直接侵入,其差别很大,形态学特点也有极大差异。

## 一、诊治要点

### (一)病因

转移性小肠肿瘤的原发灶可来源于大肠癌、恶性黑色素瘤、胃癌、皮肤癌、宫颈癌、卵巢癌、肾癌、肺癌等。转移灶多见于回肠,其次为空肠,十二指肠较少见。组织学分类以腺癌及鳞癌居多,其次为恶性黑色素瘤。

### (二)临床表现

原发灶多已被手术切除或治疗得以控制,但也隐匿存在而与转移灶同时被发现。

1. 腹痛　是最常见的症状,约80%的患者可有不同程度腹痛,疼痛部位因转移瘤位置而异。慢性腹痛伴腹胀多为慢性肠梗阻表现,腹痛急性加重至恶心、呕吐,停止排气、排便等症状提示完全梗阻或套叠,需外科手术干预。

2. 腹泻　约1/3的患者有腹泻症状,由于肠道受到炎性、坏死物质刺激而引起吸收不良症状。

3. 出血　较常见,由于转移部位不同,可出现黑便或暗红色血便。

4. 腹部包块　大小不一,形态不规则,随着病情发展,活动度逐渐减小,最后完全固定。

5. 肠穿孔、腹膜炎　多在肠梗阻的基础上发展为穿孔,部分肿瘤因破溃、感染而导致穿孔。

6. 其他　部分患者可有发热、乏力、贫血、消瘦等表现。

### （三）检查

小肠镜检查并活检病理为判断小肠病变性质的"金标准"。实验室化验血常规、大便潜血及影像学 CT、磁共振、PET/CT 检查协助诊断。

### （四）诊断

必须明确原发性恶性肿瘤的存在,并经组织学结果来确定。

### （五）鉴别诊断

小肠原发恶性肿瘤、淋巴瘤甚至部分间质瘤等,需全面评估加以鉴别。

### （六）治疗

如果转移灶单发或局限,可做病变肠段切除,维持消化道通畅,解除或缓解肠梗阻,术后根据病理类型配合化疗、放疗,可取得一定疗效;但其他部位肿瘤转移至小肠,已属于原发病灶晚期,预后不佳。

## 二、经典病例及内镜下表现

【病例 1】结肠癌 - 小肠转移

51 岁男性患者,2013 年 5 月因"回盲部肿瘤伴梗阻"行右半结肠切除术,术后病理:高分化腺癌,部分为黏液腺癌。2016 年出现"右下腹包块",行经肛小肠镜检查:进镜至回肠距吻合口约 70cm 处肠腔固定成角改变,局部肠黏膜充血、糜烂,肠腔几乎闭塞,内镜无法通过。术后病理:切除(回肠)一段,溃疡型中分化腺癌(两灶),大小为 2.5cm×2cm×1cm、1cm×1cm×0.9cm,侵及浆膜外脂肪组织,未见脉管内癌栓及神经侵犯,上、下残端未见癌,(网膜)可见转移癌(图 8-29)。

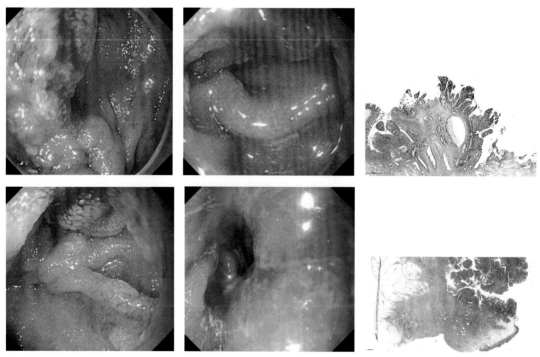

**图 8-29　回肠肿物并肠腔狭窄(回盲部原发腺癌,回肠转移中分化腺癌)**

【**病例 2**】皮肤黑色素瘤 - 小肠转移

57 岁男性患者,2016 年腰部出现黑色素瘤并行手术治疗,术后未行化疗。2019 年 5 月出现腹胀、呕吐并黑便,经胃镜检查诊断为慢性胃炎伴糜烂。经口小肠镜检查:进镜至距幽门 100cm 处见隆起型肿物,病变长约 10cm,累及肠管全周,管腔略狭窄,内镜可通过。病变呈溃疡改变,上覆污秽苔,质地脆,活检易出血。病理:小肠黏膜组织中成团异形细胞,结合免疫组化,符合恶性黑色素瘤转移。免疫组化:HMB45(+),Melan-A(+),S-100(+),MITF(+),SOX10(+),Ki-67(60%+)(图 8-30)。

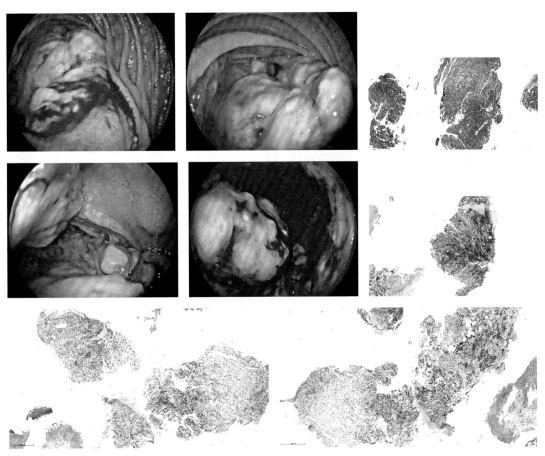

**图 8-30 小肠黑色素瘤,病理:转移性小肠黑色素瘤**

【**病例 3**】胆管癌 - 小肠转移

72 岁男性患者,2007 年因"胆管癌"行手术治疗,术后吉西他滨化疗 3 周期。2009 年发现腹壁包块,行剖腹探查,发现肝转移瘤,为原肝总管 - 空肠吻合口周围转移癌,肿瘤未切除,关腹。2009 年 12 月肠镜检查:横结肠见端侧吻合口,小肠侧黏膜溃烂、坏死伴渗出,触之质地僵硬。病理:(小肠侧肿瘤处)黏膜中 - 低分化腺癌(图 8-31)。

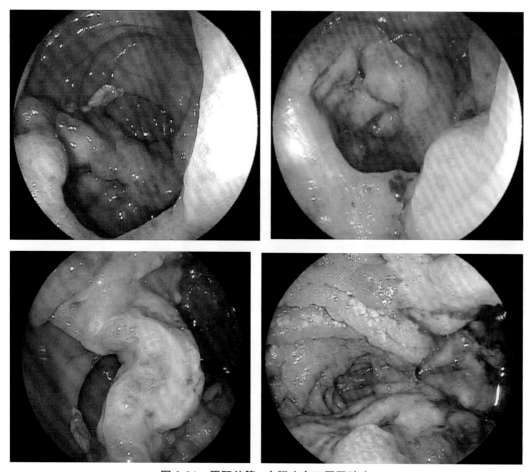

图 8-31　原肝总管 - 空肠吻合口周围肿瘤

（宁守斌　孙　涛　银　新）

# 第 6 节　小肠血管肉瘤

## 一、概述

血管肉瘤是一种源于血管内皮细胞或淋巴管内皮细胞的恶性肿瘤,呈高度侵袭性及转移性,可发生在任何组织器官,以头颈面部软组织多见,少见于胃肠道,小肠血管肉瘤尤其罕见。

## 二、诊治要点

### （一）病因

目前病因尚不明确,可能与某些化学制剂如氯乙烯、砷,长期腹膜透析,腹腔内异物及卡波氏肉瘤转移等有关,有文献报道,放疗也可导致小肠血管肉瘤。

**（二）临床表现**

小肠血管肉瘤可呈结节状肿块或肿块不明显,肠腔内生长的小肠血管肉瘤多表现为复发性消化道出血,而肠腔外生长则可出现不明原因贫血及血性腹水,腹腔内出血发病隐匿,在出现腹水征前难以发现。部分患者以梗阻症状起病,可伴有贫血、乏力等症状。

**（三）辅助检查**

1. CT 增强扫描　可见肠管不均匀强化。

2. MRI　在 $T_2$ 加权像可见不规则的软组织肿块。

3. 血管造影　可显示病变内大量不规则的新生血管及血管被肿瘤包埋的征象,有些部位因形成动静脉交通,可见静脉早期显影。

4. 内镜检查　内镜下表现类似血管瘤样改变,可表现为毛细血管扩张、隆起性病变等,部分有溃疡形成,可伴有活动性出血。

**（四）组织病理**

镜下表现为单细胞性血管腔,腔内只含一个红细胞,也可为多个瘤细胞(一般 3~4 个)围成雏形的小管腔,容纳红细胞。组织化学对确诊至关重要,其中 CD31、CD34、第八因子相关抗原联合抗原对诊断起着决定性作用。小肠血管肉瘤诊断最终确诊以组织病理学及免疫组织化学为主。

**（五）治疗与预后**

小肠血管肉瘤恶性程度较高,其治疗一般以手术切除为主,术后常辅助化疗。手术加化疗相对于单独手术切除的生存期有所延长。辅助治疗作为一个独立因素,能有效改善患者预后。对于肿瘤晚期以消化道出血为主的患者,可行小肠镜下 APC 及硬化剂止血治疗。

（宁守斌　孙　涛　银　新）

# 第 7 节　其他小肠恶性肿瘤

## 一、小肠粒细胞肉瘤

**（一）概述**

原发性粒细胞肉瘤是由幼稚粒细胞在骨髓外组织增殖,形成的局限性实质性恶性肿瘤,可发生在人体的任何器官,小肠尤为罕见。

**（二）诊治要点**

1. 临床表现　小肠粒细胞肉瘤多不伴有髓内侵犯,早期很难发现,常因肿瘤侵犯破坏局部组织,引起相应的临床症状时才引起重视,一般多表现为腹痛,可有恶心、呕吐、体重减轻等症状。

2. 诊断　小肠粒细胞肉瘤诊断主要依靠组织病理及免疫组化,过氧化物酶对髓系细胞具有高度敏感性和特异性,可作为粒细胞肉瘤特征性的标志物之一。最近研究证实,CD99、中性粒细胞弹性蛋白酶抗体 Ki-My2p 阳性在粒细胞肉瘤中有重要作用。

3. 治疗　粒细胞肉瘤治疗目前包括手术切除、局部放疗、化疗、造血干细胞移植等手段。在化疗方案中,目前认为按照 AML 方案是有效的,其患者生存期优于其他化疗方案患者。

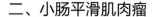

## 二、小肠平滑肌肉瘤

### (一) 概述

小肠平滑肌肉瘤起源于小肠固有肌层、黏膜肌层或与血管有关的平滑肌细胞,以空肠、回肠较多见。

### (二) 诊治要点

1. 临床表现　小肠平滑肌肉瘤临床表现为腹部包块、腹疼、消化道出血等,常可并发肠梗阻、肠套叠、肠穿孔及贫血、消瘦等。

2. 诊断　小肠造影、CT 及小肠镜均可判断肿瘤部位及大小,因小肠镜下可取活组织行病理检查,因而具有诊断优势。对于病理组织学的诊断依赖高倍镜下有丝分裂细胞计数,其与肿瘤大小是判断小肠良、恶性平滑肌瘤的重要参数。

3. 治疗　小肠平滑肌肉瘤的治疗主要为手术切除,原发单发应以小肠节段切除术为首选,切除肠段应至少距肿块 5cm 以上。小肠平滑肌肉瘤的术后复发率较高,复发时瘤体常较大,将受累脏器合并切除后常可获得较好的疗效。

## 三、小肠黑色素瘤

### (一) 概述

黑色素瘤是起源于神经嵴黑色素细胞的高度恶性肿瘤,90% 以上起源于皮肤,人体含有黑色素细胞的组织(如胃肠道、呼吸道、眼脉络膜等)均可发病,但 90% 以上发生于皮肤,小肠原发性黑色素瘤极为罕见。

### (二) 诊断要点

1. 临床表现　小肠恶性黑色素瘤患者临床表现多无特异性,可表现为腹痛、恶心、呕吐、肠梗阻、肠套叠、消化道出血等。

2. 诊断　腹部 CT、胶囊内镜、小肠造影、小肠镜、手术探查等均为常用检查手段,因小肠镜可取组织进行病理检查,故优于胶囊内镜,腹部 CT 可辅助小肠镜了解肠壁外浸润情况。

目前对于原发性小肠黑色素瘤的诊断一般参考 Sachs 等提出的标准:①病灶单发;②其他器官无原发灶,无引流区域以外淋巴结肿大;③诊断后可存活 1 年以上。

3. 治疗　对于局部病灶,多采用外科切除。有多脏器转移者,尚无有效的化疗方法,免疫治疗的疗效有限,放疗主要用于缓解转移所致的症状。

## 四、上皮样血管内皮瘤

### (一) 概述

上皮样血管内皮瘤(epithelioid hemangioendothelioma,EHE)是一种罕见的累及软组织和内脏器官的肿瘤,1975 年首次由 Dail 和 Leibow 报道并命名为“血管内支气管肺泡肿瘤”,1982 年 Weiss 等将上皮样血管内皮瘤命名为 EHE,软组织与骨肿瘤病理学和遗传学分类(2006 年版)将其归为恶性血管肿瘤。EHE 可以发生于任何器官,血管内最为多见,肝和肺中较为常见,可单发、多发,EHE 多见于女性,发病年龄常为 60 余岁,消化系统 EHE 临床表现无明显特征,可表现为腹部包块、消化道梗阻或消化道出血,EHE 通常恶性程度较低,其生物学行为介于血管瘤与血管肉瘤之间,具有复发和转移倾向。

**(二)诊断要点**

1. 临床表现及诊断　EHE 临床表现无明显特异性,不同部位表现形式各有不同,诊断困难,实验室检查无特征性指标。超声、CT、MR 对明确诊断意义不大,明确诊断依靠病理和免疫组化。EHE 的病理学特征为内皮细胞样瘤细胞,具有大量嗜酸性胞质,类似于组织细胞包含条索状或团块状上皮样内皮细胞,其形态可类似于血管瘤或癌,需要免疫组化进行鉴别。EHE 血管内皮标志 CD31、CD34 至少有一种呈强阳性表达,部分病例可表达上皮膜抗原(EMA)、Ki-67、BNH9 及 CAM5.2,而 S-100、CD117、Desmin、SMA 等阴性。

2. 治疗

(1)手术:对于单发局限性或病灶较少且适宜手术的病例,首选手术切除。

(2)放化疗:环磷酰胺、表柔比星、铂类、长春新碱等,疗效不肯定;该病对放疗中低敏感,效果不佳。

(3)生物治疗:IFN-$\alpha_2$、IL-2 等。

(4)其他:也可通过介入栓塞及皮肤局部药物治疗。

3. 预后　该病预后差异大,与肿瘤大小、部位、能否切除、局部浸润、远处转移、分化程度等相关,局部复发率为 10%~20%,转移率为 20%~30%,5 年生存率约为 43%。

**(三)典型病例及内镜下表现**

65 岁男性患者,因"间断便血 3 个月,加重 1 天"入院。外院胶囊内镜检查提示:胃多发黏膜病变(血管畸形? 血管瘤? );小肠空肠多发黏膜病变(血管畸形? 血管瘤? )并少许活动性出血。入院化验示血红蛋白 46g/L,糖类抗原 CA125 49.20U/ml↑。经口小肠检查见胃窦前壁见大小约 2.5cm×2.5cm 片状黏膜隆起糜烂,表面颗粒状,可见较多血管分布,距离幽门约 30cm 见一处大小约 2cm×3cm 肿物,其上覆盖巨大凝血块,镜下予以圈套切除+内镜下荷包缝合,见小肠散在分布大小为 4~30mm、形态不一的病变,部分病变呈片状毛细血管扩张样改变,部分病变可见黏膜隆起及溃疡形成,部分病变明显隆起伴表面血痂形成,类似血管瘤样改变,可见多灶病变伴少量渗血,镜下予 APC 及黏膜下注射硬化剂治疗,术后患者消化道出血症状好转(图 8-32)。

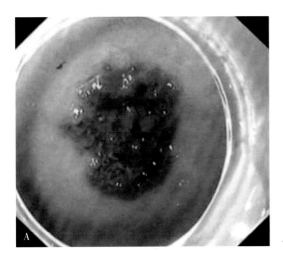
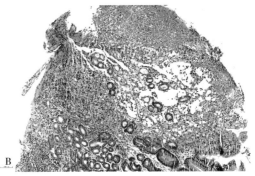

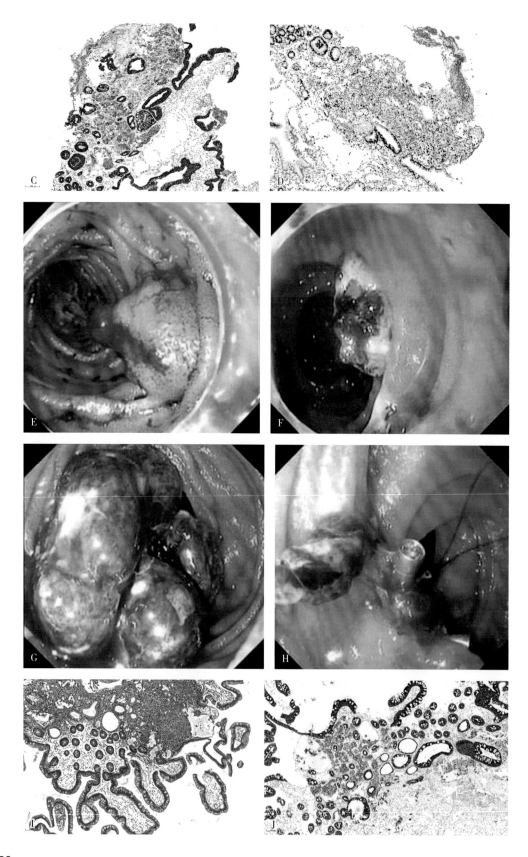

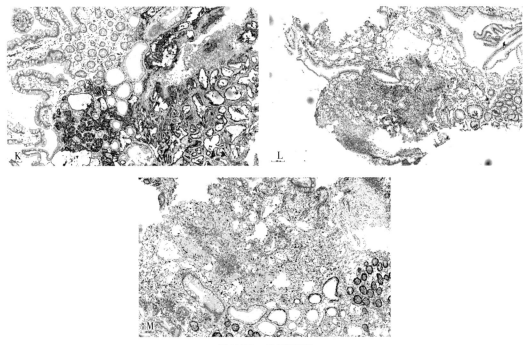

**图 8-32　典型病例**

A. 胃窦前壁黏膜隆起;B~D. 胃窦前壁黏膜隆起组织病理;E. 小肠黏膜隆起伴活动性出血;F. 小肠黏膜隆起 APC 治疗后;G. 小肠肿物,其上覆盖巨大凝血块;H. 圈套切除 + 内镜下荷包缝合后;I~M. 小肠黏膜隆起组织病理。

（任　斌　张小朋　宁守斌）

# 第 8 节　小肠恶性肿瘤的鉴别诊断

## 一、概述

　　小肠肿瘤约占胃肠道肿瘤的 1%,其中恶性肿瘤约占 75%。原发的小肠恶性肿瘤主要包括腺癌、淋巴瘤、恶性间质瘤和神经内分泌癌,其他少见的尚有间叶组织来源的恶性肿瘤,如平滑肌肉瘤、黑色素肉瘤等。小肠恶性肿瘤起病隐匿,出现相关腹痛、出血及小肠梗阻时多已为中晚期,影像学检查如 CTE 多可见肠壁相关的肿块、肠壁增厚及肠梗阻等征象;胶囊内镜检查时,可发现局部肠壁占位、糜烂溃疡、胶囊于病变处通过受阻等;小肠镜下所见通常能较好地区分小肠良性和恶性肿瘤,包括病灶大小、形态是否规则、表面颜色改变及是否光整、病变生长方式、局部肠壁蠕动情况及病灶活检质地等。因此,对于可疑的小肠恶性肿瘤病例,小肠镜几乎是必经环节之一。

## 二、小肠恶性肿瘤的鉴别

　　小肠恶性肿瘤的好发部位、临床症状、影像学及内镜下表现各有差异,其相互鉴别可参考表 8-3。

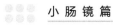 

表 8-3　小肠原发恶性肿瘤的鉴别

| 类型 | 危险因素 | 好发部位 | 首发临床表现 | 转移方式 | 影像检查 | 内镜诊断 | 组织病理 | 治疗及预后 |
|---|---|---|---|---|---|---|---|---|
| 腺癌 | 炎症性肠病、肿瘤易感综合征、其他结肠癌危险因素 | 十二指肠、空肠 | 梗阻、出血或黄疸 | 以淋巴途径为主，也可有直接浸润及血行转移 | CT见肠管和肠腔狭窄、变形，不规则增厚，增强扫描可见不均匀强化 | 可见病变肠管局限性隆起，肠壁增厚，可致肠腔狭窄 | 起源于小肠腺上皮，癌细胞大小不等、形状各异、排列不规则；组织学分为高、中、低分化腺癌，黏液腺癌及未分化癌 | 手术治疗为主，术后辅以化疗，可改善预后 |
| 原发性小肠淋巴瘤 | 小肠慢性炎症（放疗后）、免疫低下、免疫紊乱（如乳糜泻） | 全小肠 | 腹痛、腹泻、大便习惯改变、发热 | 多以淋巴转移为主，也可直接浸润 | CT见肠壁节段性增厚，密度均匀，浸润少见，增强扫描见轻中度强化 | 内镜下可分为弥漫浸润型、溃疡型、表浅病变型、隆起肿块型，早期病变未侵犯黏膜，镜下仅见黏膜隆起 | 多起源于小肠黏膜下层的淋巴滤泡，可分为息肉型、溃疡型、浸润型、动脉瘤样型和缩窄型 | 以外科手术治疗为主，大剂量化疗亦为重要治疗手段之一 |
| 恶性间质瘤 | | 十二指肠、空肠 | 多以出血为首发症状，年老者可因肠梗阻、腹部包块、体重下降就诊 | 血行转移及直接浸润为主，少见淋巴途径转移，亦有肿瘤破裂致播散 | CT可见肠壁占位性病变，增强扫描强化明显；较大病变合并坏死及周边浸润时可有相应表现 | 内镜下多表现为黏膜下肿物，中央有溃疡形成；晚期者表现与腺癌及淋巴瘤可能难以区分 | 包括梭形细胞型、上皮样细胞型和梭形细胞-上皮样细胞混合型三种类型，免疫组化检测CD117(+)和/或DOG1(+) | 分子靶向药物治疗突变者，无转移且局限者可手术治疗，肝脏转移者可考虑动脉栓塞及射频消融治疗 |
| 神经内分泌癌 | | 回肠 | 腹痛、出血，可伴有皮肤潮红、腹泻、喘息等类癌综合征表现等 | 直接浸润、淋巴结转移较常见，也可经血行转移 | CT等影像较其他肿瘤无明显特异，核素显像检查有诊断意义 | 内镜下可见类圆形黏膜下隆起，表面多呈黄粉红色，边界清 | 起源于肠黏膜腺管基底部的Kulchitsky细胞。大多数在黏膜下形成广基息肉状结节 | 手术治疗为主，术后随访尤为重要；预后一般较好，有类癌综合征者预后差 |
| 其他间叶组织恶性肿瘤 | | 全小肠 | 腹痛、梗阻及出血等 | 多以直接浸润为主，血行转移常见，淋巴途径转移少见 | CT见有假包膜的囊实性肿物，边界清；增强扫描肿瘤实质部分及囊壁呈不均匀强化 | 与间质瘤类似 | 镜下可见增殖的梭形细胞 | 手术治疗为主；对放疗、化疗均不敏感，预后差 |

（任　斌　张小朋　宁守斌）

# 第 9 章　小肠憩室

## 一、概述

小肠憩室是小肠壁的一部分呈囊状向浆膜突出的状态,肠管全层突出者称为真性憩室,突出部分无肌层者称为假性憩室。Meckel 憩室为真性憩室,其他小肠憩室均为假性憩室。小肠憩室是一种消化道畸形,可单发或者多发。根据部位分为十二指肠憩室、空回肠憩室和Meckel 憩室。其中 Meckel 憩室为先天性消化道畸形,余小肠憩室多为后天获得性。大部分小肠憩室无明显症状,少数患者因憩室出血、憩室炎或肠梗阻等并发症就诊发现,小肠镜检查可明确小肠憩室的位置、类型、大小、数目、形态、状态等情况。部分小肠憩室需外科手术治疗,预后良好。

## 二、病因及流行病学

十二指肠憩室及空回肠憩室多为后天获得,多是小肠壁在反复炎症刺激、创伤、手术等情况下形成。此外,高龄、营养不良等人群的机体结缔组织及平滑肌组织薄弱,肠壁推进肠内容物蠕动时产生的局部高压将小肠壁的黏膜和黏膜下层从肠系膜血管在空肠壁肌层固有层中创建的缝隙中推出,也会形成小肠憩室。Meckel 憩室一般出现在距离回盲部 60~100cm 的回肠,位于肠系膜对侧,为先天性消化道畸形,是因胚胎期卵黄管闭合不全所致,多见于儿童及青年,男性发病率高于女性。多数憩室不引起临床症状,在某些诱因下,如憩室内粪石摩擦或被异位胃黏膜分泌的胃酸等消化液刺激,可发生炎症、溃疡、出血。

## 三、临床表现

90% 存在小肠憩室的患者无临床症状。小肠憩室可以引起腹痛、腹泻、腹胀、恶心、呕吐、贫血等一系列表现,出血是 Meckel 憩室最常见的并发症,严重者出现呕血、黑便,甚至发生危及生命的消化道大出血,有时憩室内翻或并发肿瘤等情况下可造成肠梗阻、肠套叠,也可以发生肠穿孔、癌变等少见情况。

## 四、实验室检查

以出血为主要临床表现者,实验室检查可发现血红蛋白降低、大便潜血呈阳性。如十二指肠球部溃疡反复发作致憩室形成者,需进行幽门螺杆菌检查,多数患者可查见感染的证据。余实验室检查一般无特殊发现。

### 五、影像学表现

消化道造影检查中有时可观察到向腔外突出部分显影呈有盲端的囊状,但有一定漏检率,一般无法实现完整观察整个小肠,并且该检查可能诱发憩室出血或梗阻,加重病情,有活动性出血时是禁忌的。腹部 B 超、CT、MRI 对小肠憩室的诊断效能较低。翻转 Meckel 憩室有时有类似脂肪瘤的影像学表现。

### 六、内镜特点

十二指肠球部及降部的憩室可经胃镜探及。小肠其他部位的憩室则较为隐匿,一般需要进行胶囊内镜或小肠镜检查才能明确。内镜下表现为具有盲端的管腔,有时在憩室内部或开口处见糜烂、溃疡形成,并发肿瘤者罕见。憩室内多可见残留的食物残渣或肠液。翻转 Meckel 憩室在内镜下呈带蒂息肉样表现,表面有时伴有溃疡。胶囊内镜便捷、安全,但不适用于有肠梗阻表现的患者,并且有憩室内嵌顿的风险。小肠镜能直视下观察病变,进行组织活检,必要时还可以进行内镜下治疗。

### 七、组织病理学

十二指肠憩室及空回肠憩室一般为正常组织学表现或炎症表现,Meckel 憩室组织中多伴有异位的胃黏膜或胰腺组织。

### 八、诊断与鉴别诊断

多数小肠憩室根据内镜表现即可确诊。有些憩室较大,入口处与正常肠腔形成双腔样改变,需要与外科手术术后吻合的肠腔及小肠重复畸形相鉴别。翻转 Meckel 憩室有时难以与带蒂息肉或肿瘤鉴别,在术中或根据病理才能确诊。

### 九、治疗及预后

无症状或憩室较小的患者无需特殊治疗。有严重并发症或较大的憩室者可行外科手术治疗,有报道翻转 Meckel 憩室可内镜下切除。小肠憩室预后良好,手术或内镜下切除可治愈。

### 十、经典病例及内镜下表现

【病例1】41 岁男性患者,因“便血 5 天”入院。胃肠镜未见明显异常。小肠镜经肛侧进镜,沿回盲瓣进入回肠,进镜约 80cm,可见一个 Meckel 憩室(图 9-1A),长约 8cm,憩室内黏膜充血、水肿,可见溃疡,表面覆薄白苔(图 9-1B、C)。越过憩室,沿回肠继续进镜 30cm,未见黏膜异常。患者行外科手术,证实为 Meckel 憩室。

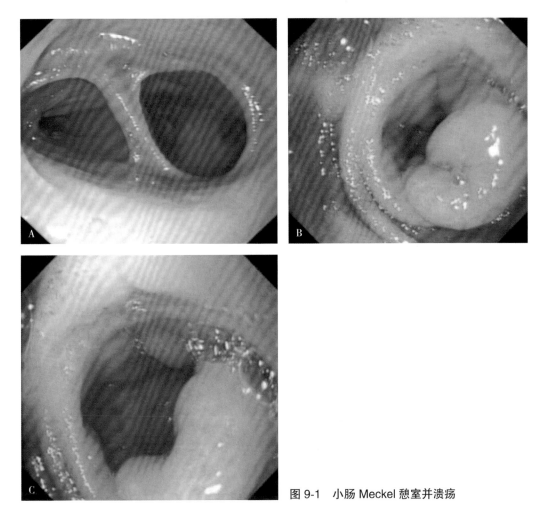

图 9-1　小肠 Meckel 憩室并溃疡

【**病例 2**】76 岁男性患者,因"腹痛 2 个月"入院。胃肠镜未见明显异常。小肠镜经口侧进镜,空肠见多个大小不等的广口憩室(图 9-2),憩室内黏膜充血、水肿,未见溃疡。随后行经肛实现对接,回肠黏膜未见明显异常。

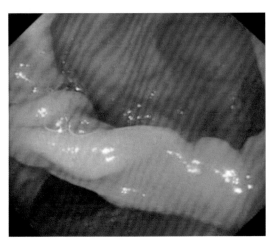
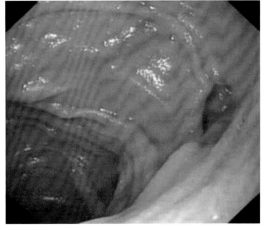

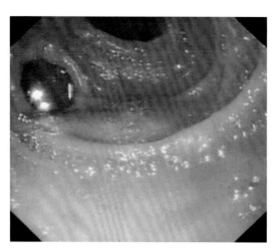

图 9-2　空肠多发憩室

【**病例 3**】52 岁男性患者,因"反复黑便 1 个月余"入院。胃肠镜未见明显异常。小肠镜经口侧进镜,循腔进镜达小肠远段,自十二指肠降段开始,可见多发憩室,憩室口可见溃疡,未见新鲜出血(图 9-3A~C)。经肛侧进镜,见回肠散在类圆形小溃疡(图 9-3D~F)。

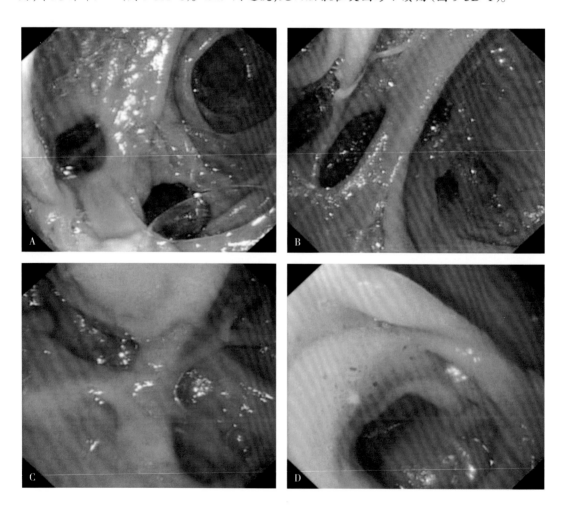

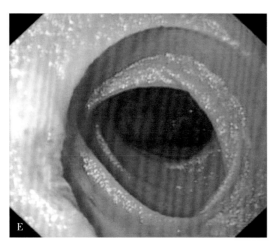
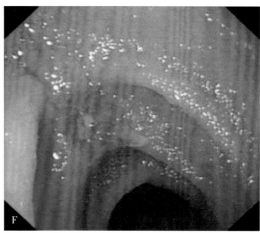

图 9-3 小肠多发憩室并溃疡

【**病例 4**】36 岁男性患者,因"便血 10 天"入院。胃肠镜未见明显异常。腹部强化 CT 示回肠内见脂肪密度肿物,明显强化。小肠镜经肛侧进镜,沿回盲瓣进入回肠约 100cm,肠腔内见一个带粗蒂的圆形肿物(图 9-4A、B),表面溃疡形成(图 9-4C),考虑翻转 Meckel 憩室。行外科手术见小肠套叠(图 9-4D),解除套叠肠管,将翻转憩室拉出,见憩室长约 10cm,浆膜外见肠脂垂(图 9-4E)。术后病理证实为小肠 Meckel 憩室,组织内查见异位的胰腺组织(图 9-4F)。

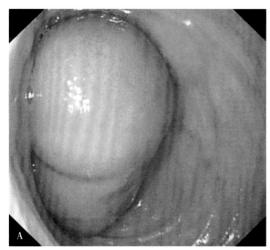
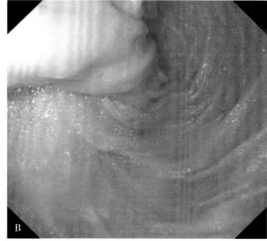

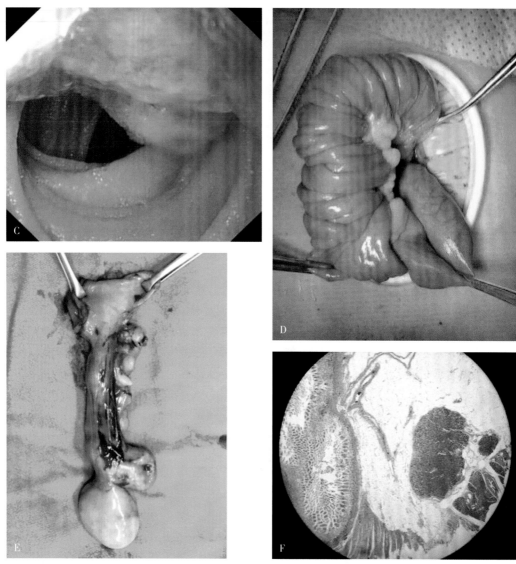

**图 9-4 小肠翻转 Meckel 憩室并溃疡**

A. 圆形肿物；B. 粗蒂肿物；C. 溃疡形成；术中见小肠套叠；E. 憩室长 10cm；F. 病理。

（马 田 左秀丽 周晓倩）

———— 参 考 文 献 ————

［1］ RAJU G S, GERSON L, DAS A, et al. American Gastroenterological Association (AGA) Institute medical position statement on obscure gastrointestinal bleeding [J]. Gastroenterology, 2007, 133 (5): 1694-1696.

［2］ ZAMAN A, KATON R M. Push enteroscopy for obscure gastrointestinal bleeding yields a high incidence of proximal lesions within reach of a standard endoscope [J]. Gastrointest Endosc, 1998, 47 (5): 372-376.

［3］ FOUTCH P G, SAWYER R, SANOWSKI R A. Push-enteroscopy for diagnosis of patients with gastrointestinal bleeding of obscure origin [J]. Gastrointest Endosc, 1990, 36 (4): 337-341.

［4］ LEWIS B S, WENGER J S, WAYE J D. Small bowel enteroscopy and intraoperative enteroscopy for obscure gastrointestinal bleeding [J]. Am J Gastroenterol, 1991, 86 (2): 171-174.

［5］ MAY A, FARBER M, ASCHMONEIT I, et al. Prospective multicenter trial comparing push-and-pull enteroscopy with the single-and double-balloon techniques in patients with small-bowel disorders [J]. Am J Gastroenterol, 2010, 105 (3): 575-581.

［6］ MÖSCHLER O, MAY A, MÜLLER M K, et al. Complications in and performance of double-balloon enteroscopy (DBE): results from a large prospective DBE database in Germany [J]. Endoscopy, 2011, 43 (6): 484-489.

［7］ MENSINK P B, HARINGSMA J, KUCHARZIK T, et al. Complications of double balloon enteroscopy: a multicenter survey [J]. Endoscopy, 2007, 39 (7): 613-615.

［8］ 中华医学会消化内镜学分会 . 中国胶囊内镜临床应用指南 [J]. 中华消化内镜杂志 , 2014, 31 (10): 549-555.

［9］ 徐富星 , 项平 . 下消化道内镜学 [M]. 2 版 . 上海 : 上海科学技术出版社 , 2011.

［10］ 薄陆敏 , 杨俊驰 , 廖专 , 等 . 胶囊内镜滞留肠道的危险因素分析及预后随访 [J]. 中华消化内镜杂志 , 2015, 32 (2): 89-91.

［11］ 中国医师协会内镜医师分会消化内镜专业委员会 , 中国抗癌协会肿瘤内镜学专业委员会 . 中国消化内镜诊疗相关肠道准备指南 (2019, 上海 )[J]. 中华医学杂志 , 2019, 99 (26): 2024-2035.

［12］ PENNAZIO M, SPADA C, ELIAKIM R, et al. Small-bowel capsule endoscopy and device-assisted enteroscopy for diagnosis and treatment of small-bowel disorders: European Society of Gastrointestinal Endoscopy (ESGE) Clinical Guideline [J]. Endoscopy, 2015, 47 (4): 352-376.

［13］ GERSON L B, FIDLER J L, CAVE D R, et al. ACG Clinical Guideline: Diagnosis and Management of Small Bowel Bleeding [J]. Am J Gastroenterol, 2015, 110 (9): 1265-1287.

［14］ 中国医师协会内镜医师分会消化内镜专业委员会 , 中国医师协会内镜医师分会消化内镜健康管理与体检专业委员会 , 中华医学会消化内镜分会胶囊内镜协作组 , 等 . 中国磁控胶囊胃镜临床应用专家共识精简版 (2017, 上海 )[J]. 中华消化杂志 , 2017, 37 (12): 793-795.

［15］ LIAO Z, HOU X, LIN-HU E Q, et al. Accuracy of Magnetically Controlled Capsule Endoscopy, Compared With Conventional Gastroscopy, in Detection of Gastric Diseases [J]. Clin Gastroenterol Hepatol, 2016, 14 (9): 1266-1273.

［16］ 娄红娇 , 宁守斌 , 唐杰 , 等 . 原发性小肠肿瘤临床特点及其诊治探讨 [J]. 空军医学杂志 , 2015 (2): 99-101, 108.

［17］ DE LATOUR R A, KILARU S M, GROSS S A. Management of small bowel polyps: A literature review [J]. Best Pract Res Clin Gastroenterol, 2017, 31 (4): 401-408.

［18］ POURMAND K, ITZKOWITZ S H. Small Bowel Neoplasms and Polyps [J]. Curr Gastroenterol Rep, 2016, 18 (5): 23.

［19］ 俎站飞 , 毛高平 , 张亚飞 , 等 . 气囊辅助小肠镜对 Peutz-Jeghers 综合征患者小肠息肉治疗的安全性评价 [J]. 世界华人消化杂志 , 2014, 22 (33): 5174-5178.

［20］ 王石林 , 顾国利 , 魏学明 , 等 . Peutz-Jeghers 综合征临床综合治疗模式初探 ( 附 71 例报道 )[J]. 中国普外基础与临床杂志 , 2012, 19 (5): 502-506.

［21］ APARICIO T, ZAANAN A, MARY F, et al. Small Bowel Adenocarcinoma [J]. Gastroenterol Clin North Am, 2016, 45 (3): 447-457.

［22］ LECH G, KORCZ W, KOWALCZYK E, et al. Primary small bowel adenocarcinoma: current view on clinical features, risk and prognostic factors, treatment and outcome [J]. Scand J Gastroenterol, 2017, 52 (11): 1194-1202.

［23］ RAGHAV K, OVERMAN M J. Small bowel adenocarcinomas—existing evidence and evolving paradigms [J]. Nat Rev Clin Oncol, 2013, 10 (9): 534-544.

［24］ 孟祥辰，王亚楠，阎鹏光，等．原发性小肠肿瘤 180 例的临床分析 [J]．中华消化杂志，2018，38（7）：451-454.

［25］ BEATON C, DAVIES M, BEYNON J. The management of primary small bowel and colon lymphoma—a review [J]. Int J Colorectal Dis, 2012, 27 (5): 555-563.

［26］ GHIMIRE P, WU G Y, ZHU L. Primary gastrointestinal lymphoma [J]. World J Gastroenterol, 2011, 17 (6): 697-707.

［27］ NISHIMURA T, KUWAI T, IMAGAWA H, et al. Transformation of jejunoileal follicular lymphoma into diffuse large B-cell lymphoma detected using double-balloon enteroscopy [J]. BMJ Case Rep, 2018, 2018: bcr2018224467.

［28］ MORI M, KOBAYASHI Y, MAESHIMA A M, et al. The indolent course and high incidence of t (14; 18) in primary duodenal follicular lymphoma [J]. Ann Oncol, 2010, 21 (7): 1500-1505.

［29］ MENDELSON R M, FERMOYLE S. Primary gastrointestinal lymphomas: a radiological-pathological review. Part 2: Small intestine [J]. Australas Radiol, 2006, 50 (2): 102-113.

［30］ JUWEID M E, STROOBANTS S, HOEKSTRA O S, et al. Use of positron emission tomography for response assessment of lymphoma: consensus of the Imaging Subcommittee of International Harmonization Project in Lymphoma [J]. J Clin Oncol, 2007, 25 (5): 571-578.

［31］ CRONIN C G, SCOTT J, KAMBADAKONE A, et al. Utility of positron emission tomography/CT in the evaluation of small bowel pathology [J]. Br J Radiol, 2012, 85 (1017): 1211-1221.

［32］ FLIEGER D, KELLER R, MAY A, et al. Capsule endoscopy in gastrointestinal lymphomas [J]. Endoscopy, 2005, 37 (12): 1174-1180.

［33］ LIU D S, SMITH H, LEE M M, et al. Small intestinal angiosarcoma masquerading as an appendiceal abscess [J]. Ann R Coll Surg Engl, 2013, 95 (1): e22-e24.

［34］ 卢吉平，刘雄，肖建林，等．原发性跟骨血管肉瘤一例并文献复习 [J]．医学临床研究，2013，30（9）：1770-1773.

［35］ LI R, OUYANG Z Y, XIAO J B, et al. Clinical Characteristics and Prognostic Factors of Small Intestine Angiosarcoma: a Retrospective Clinical Analysis of 66 Cases [J]. Cell Physiol Biochem, 2017, 44 (2): 817-827.

［36］ NAI Q, ANSARI M, LIU J, et al. Primary Small Intestinal Angiosarcoma: Epidemiology, Diagnosis and Treatment [J]. J Clin Med Res, 2018, 10 (4): 294-301.

［37］ AUDOUIN J, COMPERAT E, TOURNEAU A L, et al. Myeloid sarcoma: clinical and morphologic criteria useful for diagnosis [J]. Int J Surg Pathol, 2003, 11 (4): 271-282.

［38］ YAMAUCHI K, YASUDA M. Comparison in treatments of nonleukemic granulocytic sarcoma: report of two cases and a review of 72 cases in the literature [J]. Cancer, 2002, 94 (6): 1739-1746.

［39］ IMRIE K R, KOVACS M J, SELBY D, et al. Isolated chloroma: the effect of early antileukemic therapy [J]. Ann Intern Med, 1995, 123 (5): 351-353.

［40］ SACHS D L, LOWE L, CHANG A E, et al. Do primary small intestinal melanomas exist？Report of a case [J]. J Am Acad Dermatol, 1999, 41 (6): 1042-1044.

［41］ 杨竞，温静，闫斌，等．原发性小肠淋巴瘤临床表现、内镜特点与病理分型 [J]．胃肠病学和肝病学杂志，2013，22（5）：58-60.

［42］ 刘永锋，董明．小肠恶性肿瘤的病理学特点及与预后的关系 [J]．临床外科杂志，2008，16（8）：513-514.

# 第 10 章　小肠镜治疗

## 第 1 节　小肠镜治疗适应证、禁忌证

### 一、小肠镜治疗适应证

1. 小肠息肉。
2. 小肠出血。
3. 小肠狭窄。
4. 小肠异物。
5. 胆肠吻合狭窄伴结石形成。
6. 小肠黏膜病变。
7. 小肠黏膜下病变。
8. 外科治疗等。

### 二、小肠镜治疗禁忌证

小肠镜治疗的禁忌证原则上与其他消化内镜检查相同,如下述情况:
1. 全身情况不良。
2. 肠梗阻。
3. 消化道穿孔。
4. 咽喉、食管、肛门或结肠狭窄或闭塞。
5. 严重呼吸及循环系统障碍。
6. 有腹膜刺激征。
7. 中毒性巨结肠。
注意:肠梗阻时亦可行内镜检查,但要求使用肠梗阻导管。在有活动性且较深的溃疡情况下,操作时应考虑到其穿孔的高风险,避免进入更深的部位操作。

## 第 2 节　小肠镜的治疗设备

### 一、小肠镜的种类

1. 气囊辅助小肠镜(balloon-associated enteroscope,BAE)　双气囊小肠镜(double-balloon

enteroscope,DBE)与单气囊小肠镜(single-balloon enteroscope,SBE)是我国临床应用最广泛的两种小肠镜。两者统称为气囊辅助小肠镜(balloon-associated enteroscope,BAE)。

(1)双气囊小肠镜(double-balloon enteroscope,DBE):2001 年日本自治医科大学山本博德教授与富士合作,研制了第一台双气囊小肠镜(DBE),2003 年 DBE 正式进入中国临床实践。DBE 主要由带气囊的内镜和外套管、气泵、主机 3 个部分组成(图 10-1～图 10-3),通过对外套管和内镜前端气囊的充气及放气,使内镜能够逐渐进入小肠的深部区域。双气囊小肠镜(DBE)的出现,大大地拓宽了消化内镜的诊治范围。

(2)单气囊小肠镜(single-balloon enteroscope,SBE):2007 年在推进式小肠镜器械的基础上,安装了带气囊的外套管(图 10-4)和气泵,改进了原推进式小肠镜,使得内镜也能够逐渐

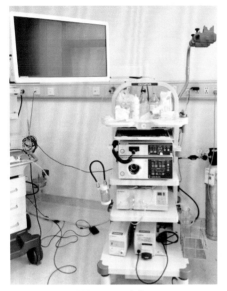

图 10-1　主机

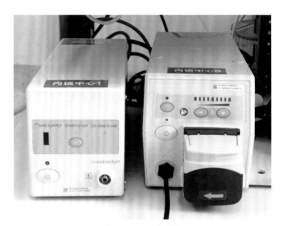

图 10-2　气泵

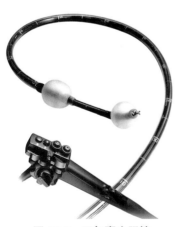

图 10-3　双气囊小肠镜

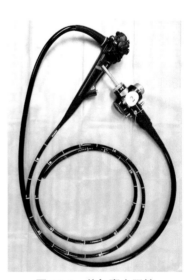

图 10-4　单气囊小肠镜

进入小肠的深部区域,单气囊小肠镜(SBE)就此问世。单气囊小肠镜(SBE)的治疗设备及操作方法与双气囊小肠镜(DBE)类似。SBE 与 DBE 操作的区别在于当外套管气囊放气后准备进入小肠深部区域时,必须调节内镜角度至前端最大弯曲,用以固定肠管。

2. 螺旋式小肠镜(spiral enteroscope,SPE)
2008 年美国研发了螺旋式小肠镜(spiral ente-roscope,SPE),其由内镜和带螺纹的外套管组成(图 10-5),通过旋转外套管将小肠肠管套叠并固定于外套管上,让内镜能够逐渐到达小肠的深部区域。螺旋式小肠镜操作简单易行,进镜速度相对气囊辅助小肠镜较快。

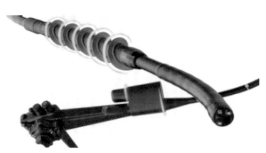

图 10-5 螺旋管小肠镜

## 二、小肠镜的内镜选择

根据患者及疾病的不同情况,选择合适的小肠镜,使其内镜规格有利于操作的顺利进行。双气囊小肠镜(DBE)是我国临床应用最广泛的小肠镜,内镜外直径为 7.5~9.4mm,镜身长度为 152~200cm,操作孔径为 2.2~3.2mm。其中操作孔径为 2.2mm 的细镜身主要适用于诊断性操作及儿童患者,操作孔径为 2.8mm 或 3.2mm 的粗镜身主要适用于成人患者的治疗性操作。镜身长度为 152cm 或 155cm 的短镜身主要适用于困难结肠镜无法完成的全结肠检查和常规十二指肠镜无法完成的 ERCP,镜身长度为 200cm 的长镜身主要用于小肠深部的检查。单气囊小肠镜(SBE)的内镜外直径为 9.2mm,镜身长度为 152~200cm,操作孔径为 2.8mm 或 3.2mm,也可完成各类小肠疾病的诊治。

## 三、电凝电切刀

电凝电切刀(又称高频电刀)是一种利用高频放电效应对人体组织进行切割并凝血止血的手术装置,1923 年德国生产了世界上第一台电刀,1926 年电凝电切刀正式应用于临床外科手术。高频电刀是利用频率 300kHz 以上的高频电流,在组织内产生热效应,有选择地破坏某些组织,产生切割或凝固止血的效果。随着消化内镜器械的改进和发明,高频电刀被引进包括小肠镜在内的多种消化内镜的诊治当中。标配的高频电刀一般包括主机、手术电极、中性电极、双极电极、脚踏开关、各式刀头和镊子、电源线、保护接地线等联用附件。200S 型和 200D 型电凝电切刀较适用于消化内镜手术,日本学者较喜欢应用 300D 型电凝电切刀,后者切割效能更高(表 10-1)。

表 10-1 市场上小肠镜的型号及参数

| 内镜型号 | 类型 | 长度 /cm | 直径 /mm | 操作孔径 /mm |
| --- | --- | --- | --- | --- |
| Fujiflim 小肠镜 | | | | |
| EN-450P5/20 | DBE | 200 | 8.5 | 2.2 |
| EN-450T5 | DBE | 200 | 9.4 | 2.8 |
| EC-450BI5 | DBE | 152 | 9.4 | 2.8 |
| EN-580XP | DBE | 200 | 7.5 | 2.2 |

| 内镜型号 | 类型 | 长度 /cm | 直径 /mm | 操作孔径 /mm |
|---|---|---|---|---|
| EN-580T | DBE | 200 | 9.4 | 3.2 |
| EI-580BT | DBE | 155 | 9.4 | 3.2 |
| EI-530B | DBE | 152 | 9.4 | 2.8 |
| XEN-530P | DBE | 200 | 8.5 | 2.8 |
| Smart Medical Systems 小肠镜 | | | | |
| G-EYE34-i10L/F | SBE/DBE | 150/170 | 11.6 | 3.8 |
| G-EYE38-i10L/F | SBE/DBE | 150/170 | 13.2 | 3.8 |
| G-EYE38-i10F2 | SBE/DBE | 150/170 | 13.2 | 3.8 |
| Olympus 小肠镜 | | | | |
| SIF-Q180 | SBE | 200 | 9.2 | 2.8 |
| SIF-Q260 | SBE | 200 | 9.2 | 2.8 |
| SIF-Y0004 | SBE | 152 | 9.2 | 3.2 |
| SIF-Y0004-V01 | SBE | 152 | 9.2 | 3.2 |
| SIF-Y0011 | SBE | 200 | 9.2 | 3.2 |
| SIF-Y0015 | SBE | 152 | 9.2 | 3.2 |
| XSIF-180JY | SBE | 200 | 9.2 | 3.2 |
| SIF-Y0019 | SPE | 160 | 11.3 | 3.2 |

# 第 3 节　小肠镜的治疗

## 一、小肠镜检查与准备

### （一）小肠镜治疗前准备

1. 确定进镜途径　一般情况下,若疾病以黑便为主要表现,或小肠 CT/MRI 检查提示病变位于空肠,建议小肠镜检查治疗选择经口途径;若以便血为主要表现,或小肠 CT/MRI 检查提示病变位于回肠,建议小肠镜检查治疗选择经肛途径。近年来,随着小肠检查方法的发展,多采用术前进行小肠 CT 三维重建及胶囊内镜的检查,以初步了解病变的部位、性质及与周边器官的解剖关系,再确定哪种途径(经肛、经口)更易到达病变部位,更适合于操作。有时也不完全根据疾病的好发部位来选择,如黑斑息肉综合征患者的息肉尽管好发于空肠,实际检查治疗时多选择经肛、经口双侧途径。

2. 肠道准备　患者在检查治疗前一天开始低纤维饮食,晚餐后禁食。经口检查治疗者禁食 8~12 小时,同时禁水 4~6 小时;经肛检查治疗者,检查治疗前 6 小时开始服用肠道清洁剂,2 小时内服用完毕。对于无法耐受一次性大剂量清洁剂的患者,可考虑分次服用,即一半剂量在检查治疗前一天晚上服用,另一半在当天检查治疗前 4~6 小时服用。此外,尚有患者不能耐受清肠剂,可用鼻胃管灌入相应剂量的清肠剂,时间同口服。

3. 检查设备完好性　操作者术前必须仔细检查整套设备是否完好,检查外套管或内镜前端的气囊工作是否正常,气囊工作状态的异常通常源于内镜或外套管的注气管道堵塞或安装方法不当,需要重新更换。条件允许的情况下,可以采用 $CO_2$ 注气代替空气,有利于减少操作过程中的小肠气体滞留,从而使更多长度的小肠套叠于外套管上,提高全小肠检查治疗成功率,并减轻患者术后腹痛、腹胀等不适。同时检查高频电刀的模式,不同的电刀设备和参数设置切凝的效果具有很大的异质性,电流通常分为纯切模式、纯凝模式和混合模式三种。其中纯凝模式的即刻止血效果好,但是透壁损伤和迟发性出血的发生率较高。混合电流模式可高效切割组织,且热损伤深度较浅,迟发性出血发生率较低,但是即刻出血的发生率较高。与使用混合电切模式相比较,使用微处理器调控的电切模式(endo cut),可提高标本的组织学质量。

4. 麻醉或镇静　小肠镜检查治疗操作时间长,如果在清醒状态下检查治疗,会给患者带来较大的痛苦,建议在麻醉或镇静状态下进行,以提高检查治疗质量,通常采用静脉麻醉方式,过程中予心电和血氧监护。经口途径检查治疗时,建议气管插管麻醉以避免误吸。经肛途径检查治疗时,通常只需要静脉麻醉,但当患者存在胃潴留或肠梗阻时,也需气管插管。实际工作中,因操作时间长,无论是经肛还是经口治疗,多采用插管。因此,在小肠镜检查治疗前,需要由麻醉医师做好患者情况的评估工作,在符合麻醉要求时方可实施麻醉。

**(二) 小肠镜操作**

1. 双气囊小肠镜操作

(1) 经口进镜:患者取左侧卧位,操作者左手持镜,右手进镜。当内镜进入十二指肠水平段后,先将内镜前端的气囊充气,使内镜前端气囊膨大,内镜在肠管内不易滑动,然后将外套管沿镜身推至十二指肠水平段,随后将外套管气囊充气。此时,两个气囊均处于充气状态,内镜、外套管与肠管已相对固定,缓慢拉直内镜和外套管,使其在胃内处于伸直状态。接着将内镜前端的气囊放气,将内镜缓慢向肠道深部插入,最大限度进镜后,再次将内镜前端的气囊充气,使内镜不易滑动,然后将外套管气囊放气并沿镜身继续向前滑动。重复上述步骤,配合旋镜、钩拉等技术,使小肠镜尽量插入深部小肠。

(2) 经肛进镜:患者取左侧卧位,操作者左手持镜,右手进镜。当内镜进入降乙结肠交界处时,先将内镜前端的气囊充气,使镜端气囊膨大,内镜在肠管内不易滑动,然后将外套管沿镜身推入肠道,随后将外套管前端的气囊充气。此时,两个气囊均处于充气状态,内镜、外套管与肠管已相对固定,拉直内镜和外套管,使乙状结肠处于伸直状态,重复上述步骤,依次通过结肠脾曲和肝曲;到达回盲瓣处时,先将内镜前端送入回肠末端,然后将镜端的气囊充气并使之固定,再将外套管前进后充气回拉。重复上述步骤,使小肠镜尽量插入深部小肠。

2. 单气囊小肠镜操作　单气囊小肠镜的内镜前端没有气囊,操作更灵活,检查更高效。单气囊小肠镜进镜时,调节内镜角度钮至前端最大弯曲,保持内镜下视野固定,用内镜前端钩住肠袢;沿镜身推入外套管至内镜前端,使外套管近端应处于镜身标志线155cm处,此时的外套管前端与内镜前端之间有 5cm 的距离(不能将外套管置入过深,否则会影响内镜前端的固定作用),随后将外套管气囊充气,使之膨大从而固定肠管;放松内镜角度钮使内镜前端变直,回拉内镜及外套管,使肠管套在外套管上;继续进镜至最大深度后,调节内镜角度钮使内镜前端钩住肠壁,随后将外套管气囊放气并推至内镜前端,再次将外套管气囊充气;放松内镜角度钮使内镜前端变直,回拉内镜及外套管,继续进镜。重复上述步骤,将内镜插入小肠深部。单气囊小肠镜与双气囊小肠镜操作的主要区别在于,单气囊小肠镜是用内镜前端钩住肠壁,以此代替双气囊小肠镜内镜前端气囊的作用,固定小肠不致滑脱。小肠镜插入操作的主要技巧包括循腔进镜、正确判断肠腔走向、多吸气少注气、滑镜、有效的钩拉、转动时推进、避免内镜结圈成袢、正确退镜等。

小肠镜的进镜,尤其是单气囊小肠镜的进镜很重要,是小肠镜治疗的基础,在此我们根据以往的工作,重点介绍以下两个技巧:

(1)钩拉技术:钩拉技术在结肠镜检查时常用,通过钩拉使镜头远端的肠管变直,便于内镜前行(图 10-6)。

(2)体外按压法:同样地,体外按压法也是结肠镜检查的常用技巧,部分有腹腔内手术史的患者,因粘连造成肠管走行变得不太自然和圆钝,有的成为锐利的锐角,此时如果暴力进镜,极易造成撕裂损伤或穿孔。如采用体外按压改变镜头及肠管走行方向,使锐角变成钝角,内镜即可安全通过(图 10-7)。

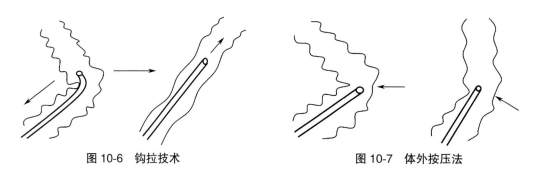

图 10-6　钩拉技术　　　　　　　　　　图 10-7　体外按压法

### (三)螺旋式小肠镜操作

螺旋式小肠镜与气囊式小肠镜不同,其在镜身上附加了一个带有可旋转部分的外套管,通过旋转外套管,将小肠聚拢,从而达到镜身前进的目的。患者取左侧卧位,颈部伸展位,尽量使进入通路拉直。操作前充分润滑小肠镜和外套管,在操作过程中,如果有需要,可随时补充润滑剂。随后,将外套管与镜身连接,连接处位于镜身 145cm 处,外套管远端保留约 27cm 长的小肠镜并确保其动作的灵活性。新型螺旋式小肠镜的外套管可兼容直径 9.4mm 及以下的小肠镜如(Fujinon EN-450T5 或 Olympus SIF-Q180)。将小肠镜头端插入,直到外套管的旋转部到达口的位置,顺时针轻柔转动外套管,缓慢推进外套管和小肠镜,直至通过十二指肠悬韧带。此过程中减少充气非常重要,减少充气可以避免胃内成袢。顺时针缓慢旋转外套管,直至有明显阻力或旋转时,小肠镜无法进一步深入,随即解除外套管锁定并推送小肠镜,在顺时针旋转外套管时,小肠镜会不断后退,然后再轻轻推送小肠镜,操作中应注意避免充气,只有视野清楚的情况下才能进镜,只要还有额外的小肠可以看到,上述动作可以重复多次,直至能够到达的最远端。螺旋式小肠镜在国内并不普及,国内的经验报道较少。

## 二、小肠镜治疗

### (一)小肠息肉切除术

小肠息肉的类型包括增生性息肉、腺瘤、家族性腺瘤性息肉病、家族性幼年性息肉病及黑斑息肉综合征,除增生性息肉外,其他息肉都有潜在的恶变风险,需要监测并及时治疗。对于长蒂息肉可直接进行圈套切除,而短蒂、宽基底息肉需进行黏膜下注射后行圈套切除或分块切除,以减少穿孔、出血的发生;切除较大广基息肉(直径 >3cm)时需要谨慎处理创面,一次切除的数目需要根据息肉基底创面处理情况而决定。对于巨大息肉(广基且大于 5cm)常需单独处理,可以采取分次圈套切除,对于术后创面较大或易出血的病灶,可以采用 APC、钛夹夹闭等措施,以预防出血或穿孔。例如:

1. Ip 型息肉,多可用圈套器电切除,蒂粗大者可在切除后用尼龙绳套扎残端,后者因操作路径较长,实际操作有一定的难度,可用钛夹夹闭创面(图 10-8)。

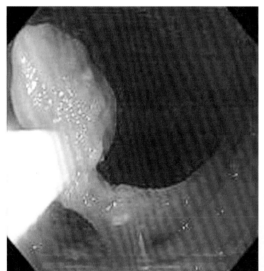
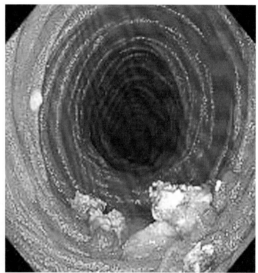
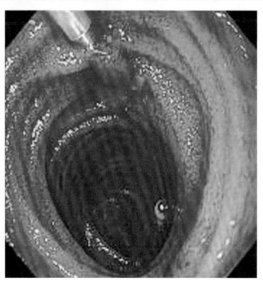

图 10-8　Ip 型息肉摘除术

2. Isp 型息肉是一种易出现并发症的类型,可用圈套器电切除或多次分片切除,切除后可用钛夹夹闭部分创面(图 10-9)。

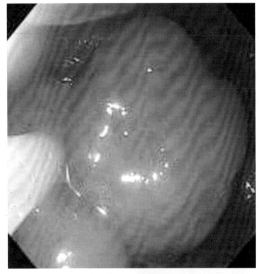
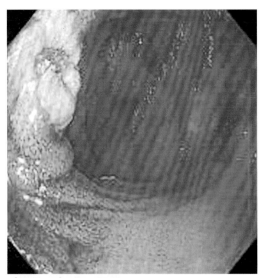
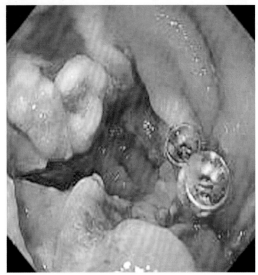

图 10-9　Ⅰsp 型息肉摘除术

3. 平坦型息肉,≤ 2cm 者,可直接圈套切除、分次切除或 EMR。因小肠壁薄,切除后创面应用钛夹闭合,以减少并发症。>2cm 者,因目前附件限制,进行 ESD 操作实际有难度,此类病变建议外科手术切除处理(图 10-10)。

（二）小肠出血内镜下治疗

小肠出血占整个消化道出血的 5%,其中小肠血管扩张占 20%~30%,小肠肿瘤如胃肠间质瘤、淋巴瘤及腺癌等也可引起出血,其他良性病变包括与使用非甾体抗炎药和克罗恩病有关的糜烂和溃疡,小肠出血的罕见病因包括 Meckel 憩室、放射性肠病、Dieulafoy 病、小肠静脉曲张等。小肠镜在止血治疗方面是安全、有效的,内镜下止血主要适用于出血量不大、视野清晰者。目前小肠镜下对出血病灶治疗的主要方法有氩等离子凝固术(argon plasma coagulation,APC)、电灼、注射、应用止血夹等,其中最常用的为 APC。主要的治疗方法有:以渗血为主的糜烂或溃疡病灶采用内镜下烧灼止血或局部注射、喷洒止血剂;小肠静脉瘤所致的隐匿性出血,多采用内镜下套扎术及硬化剂注射;溃疡表面裸露血管导致的活动性出血,采用钛夹止血效果较好(图 10-11);氩等离子凝固术广泛用于血管扩张性病变;激光、微波及氩等离子凝固术等多用于小肠息肉所致的出血。

### (三)小肠狭窄扩张术

小肠狭窄定义为肠腔狭窄直径 <10mm,是克罗恩病及长期服用非甾体抗炎药常见的临床表现,可以导致肠梗阻或穿孔等严重后果。另外,胆肠吻合口后亦可发生吻合口狭窄(图 10-12)。随着内镜技术的发展,应用单气囊小肠镜和双气囊小肠镜行肠道扩张成为可能。在小肠镜治疗前,首先要对病情进行恰当评估,当狭窄处无法进镜时,可以先通过造影来观察狭窄处情况,再选择治疗方案。治疗型单气囊小肠镜或双气囊小肠镜可以用于内镜下气囊扩张术,治疗时依据狭窄直径的大小来选择扩张气囊的直径。当内镜发现狭窄病灶时,经活检孔道放置导丝,沿导丝插入扩张气囊,在内镜直视下注气扩张。患者术后有穿孔及出血风险,但风险较小。

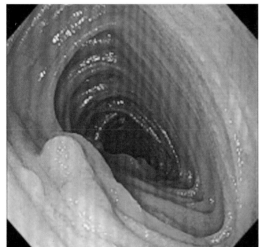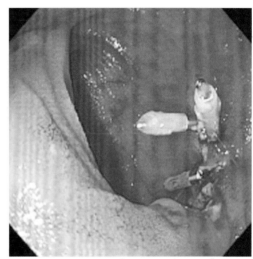

图 10-10　平坦型息肉摘除术

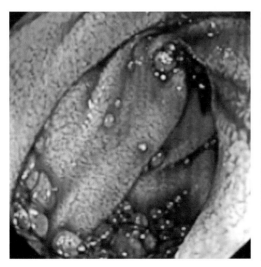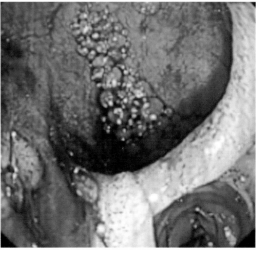

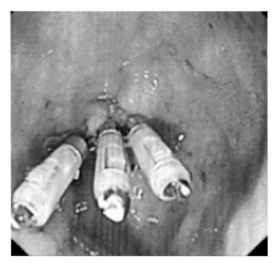

图 10-11　小肠憩室出血及内镜下钛夹止血

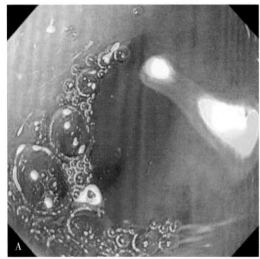 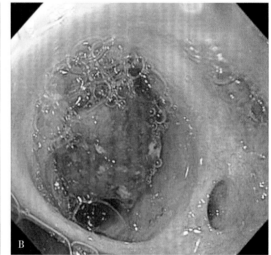

图 10-12　胆肠吻合口狭窄扩张

A. 扩张前；B. 扩张后。

### （四）小肠异物取出术

　　异物进入小肠，如合并肠管狭窄时，无法自然排出，则需进行小肠镜异物取出。小肠无病变或其病变不需手术的患者，适用小肠镜进行异物取出。异物最常见的为胶囊内镜，胶囊内镜滞留发生率为 1%~5%，利用小肠镜取出胶囊内镜的成功率可达 70%。其中 10% 可自然排出，出现梗阻或穿孔而需手术治疗者不到 10%。对于消化道支架（如十二指肠支架、胰管支架、胆管支架等）移位至小肠内且无法自然排出者，也可行小肠镜下支架取出术，对于经口小肠镜无法取出，应行经肛小肠镜帮助明确病变并指导治疗。另外，小肠柿石也可行小肠镜异物取出（图 10-13）。使用小肠镜内镜下碎石具有疗效直接、效果可靠、治疗周期短、成功率高等优势。尤其对一些梗阻原因不明的患者，具有明确诊断的价值。在操作过程中，良好的操作视野及镜身自由度是成功的必要条件，如柿石较硬，需借助碎石器分次碎石后取出。如柿石质硬或嵌顿致小肠镜操作失败,部分患者需行手术治疗取出柿石。

小肠镜下异物取出的并发症主要是出血和穿孔,而术中充分暴露手术术野,在视野清楚情况下操作,有利于减少并发症的发生。因此,要求操作者操作动作轻柔,技术熟练,避免暴力操作造成肠壁机械性损伤。总之,小肠镜对小肠异物具有较好的诊断和治疗价值,应作为外科手术治疗之前的首选方案。

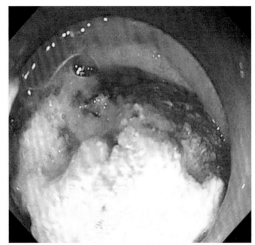 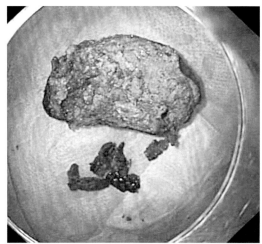

图 10-13　小肠柿石

### (五)胆肠吻合狭窄伴结石形成

患者胆肠吻合术后可发生胆管结石的不良事件。相比于传统的外科手术、经皮肝穿刺治疗、内镜下治疗等治疗方案,采用小肠镜下取结石的成功率较高(图 10-14)。单气囊小肠镜相对于其他内镜更细、长度更长、有外套管和气囊,进镜成功率更高,通过直视下取石可以更加精准,避免不必要的损伤和结石残留。在单气囊小肠镜下,通过圈套器将胆石取出,可以解决传统内镜无法到达消化道深部的问题,患者术后恢复快、并发症少、住院时间短,可以提高患者的远期生活质量。

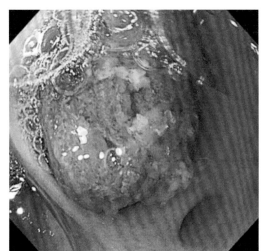 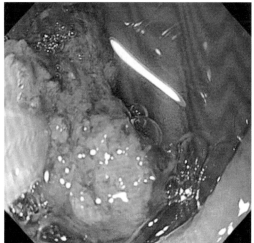

图 10-14　胆肠吻合口狭窄扩张并取石术

### （六）小肠黏膜病变

小肠黏膜病变，≤2cm者，可直接圈套切除、分次切除或 EMR。因小肠壁薄，切除后创面应用钛夹闭合，以减少并发症（图 10-15）。>2cm者，因目前附件限制，进行 ESD 操作实际有难度，此类病变建议外科手术切除处理。

插镜至十二指肠悬韧带下方 1.5m，见平坦息肉样病变，大小约 2cm×3cm，局部肠壁僵硬，予活检，建议外科手术治疗。

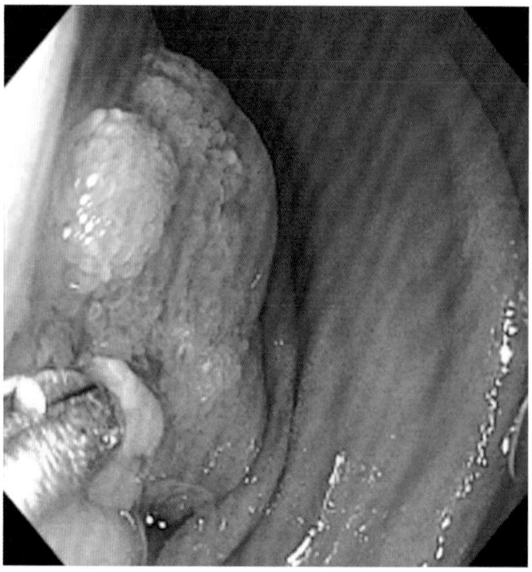

### （七）小肠黏膜下病变

小肠的黏膜下病变多需外科手术切除，如部分脂肪瘤形成有蒂息肉样的改变，可通过内镜下圈套切除。

图 10-15　小肠黏膜病变

### （八）外科治疗

小肠治疗如发生穿孔或难以控制的出血，需外科手术治疗。

小肠镜治疗的术后管理：①禁食，胃肠减压 48~72 小时，如有穿孔迹象及局限性腹膜炎者，适当延长禁食时间。若穿孔较小，尤其是迟发穿孔者，如仅出现局部腹膜炎，在外科指导和帮助下可实行保守治疗。②监护生命体征及腹部体征，监测血常规、CRP、生化、淀粉酶的变化。③补充水电解质，全肠外营养（total parenteral nutrition，TPN）补充热卡，1 000~1 500kcal/d。抗生素原则上不应用，有穿孔或者疑似穿孔者应选用抗生素治疗，可先选用革兰氏阴性菌敏感的药物，并根据患者情况及实验室检查结果调整用药及用药时间。

# 第 4 节　小肠镜治疗并发症的预防

小肠镜检查的并发症较为少见，但治疗的并发症较为多见，临床上目前基本上没有纯粹的小肠镜检查出现的并发症，多出现于干预性小肠镜治疗，因此，小肠镜操作的并发症基本上来源于治疗。我们的小肠镜治疗并发症的发生率约为 10%，随着病例数的增加，并发症的发生率逐渐下降，但仍在 5% 以上。

## 一、小肠镜治疗的主要并发症

主要并发症包括胃肠道出血、穿孔、急性胰腺炎和与镇静有关的并发症。

1. 出血　可能来自黏膜撕裂，部分出血病变（如动静脉畸形、食管静脉曲张）或治疗干预措施的并发症（如息肉切除术和狭窄扩张术）。食管、胃、小肠和结肠可能发生黏膜损伤。螺旋小肠镜检查尤其是食管黏膜的黏膜损伤更为常见。

2. 穿孔　可发生在吻合部位、深部小肠或小肠其他肠壁薄弱部位。穿孔也可能发生在解剖结构改变部位，由肠粘连引起的肠管固定和由此导致的撕裂。如果穿孔发生在靠近镜头尖端的位置，内镜医师可能不会意识到。热损伤可导致穿孔的时间延迟。据报道，穿孔率为 1%~6.5%，在接受治疗性小肠镜操作的患者中尤其是在较大的息肉的切除术中，以及在进行逆行手术的手术解剖学改变的患者中更高。

3. 急性胰腺炎　与小肠镜操作有关的特定并发症。据报道,急性胰腺炎的发生率在0.3%~1%。急性胰腺炎主要是顺行小肠镜操作的并发症。严重程度为轻至中度。由小肠镜操作导致的急性胰腺炎的病因机制尚不确定。猜测是手术过程中机械牵拉导致十二指肠腔内压力升高、十二指肠液回流到胰管、机械性拉伤或胰腺局部缺血。小肠镜操作相关性急性胰腺炎通常并不严重。

4. 高淀粉酶血症　小肠镜操作后常观察到高淀粉酶血症,但通常无伴发胰腺炎。高淀粉酶血症可能与机械应力、肠系膜的机械性损伤所致的胰腺局部缺血有关。高淀粉酶血症也可能源于唾液淀粉酶血症。据报道,高达51%的接受小肠镜操作的患者患有高淀粉酶血症,这似乎与手术时间的延长和插入深度有关。双气囊小肠镜治疗时,可以通过减少第一次和第二次进镜的时间预防。两次充气之间的较长时间可能会成为机械压力因素,与更多的小肠镜移动或更多的空气灌入有关。

5. 其他　小肠镜治疗操作通过摘除较大的息肉可缓解肠套叠,也可诱发和加重肠套叠,对于肠套叠不能自行恢复者,需要外科手术进行处理。由于小肠镜手术时间较长并且需要反复吹气,在多达20%的患者中可观察到腹胀和腹痛。咽喉痛也是小肠镜治疗操作的常见并发症。

麻醉相关的并发症包括低血压、低氧饱和度、通气不足、心动过缓、高血压、心律不齐、误吸和过敏反应。小肠镜操作可通过中度镇静剂成功且安全地完成,但对于较长的治疗手术来说,为保护气道,应首选全身麻醉。在肠蠕动时撤回肠镜需要花费一定时间,而快速撤回肠镜会引起肠套叠,因此,呼吸功能不佳的高危患者可能需要使用气管插管进行全身插管麻醉。美国许多中心仅在全身麻醉和气管插管下进行深部小肠镜检查治疗。我们治疗的小肠镜亦多应用全身麻醉和气管插管。

## 二、小肠镜治疗的少见并发症

比如双气囊小肠镜手术后肾上腺素注射部位的肠坏死。患者在手术后2天经历了出血,手术切除部位显示肾上腺素注射部位的缺血性坏死,可能是空肠血管增生性病变的出血。而小肠壁较薄可能是该并发症的原因。文献提示,肾上腺素注射后肠道坏死的危险因素是高龄、动脉粥样硬化性血管疾病、贫血、低氧血症和休克。另也可见逆行双气囊小肠镜后皮下气肿,在使用上管球囊导致高压空气扩散到腹膜后,回肠炎症也可能加剧了空气扩散。此外,双气囊小肠镜合并球囊扩张治疗克罗恩病导致的肠腔狭窄可以发生暂时性胆道积气,在小肠镜治疗过程中未发生任何症状。小肠镜治疗的少见并发症还包括腹膜内出血。先前进行腹部手术的患者在小肠镜操作后出现腹痛和血红蛋白水平降低时,应将腹膜内出血作为潜在的并发症。小肠镜治疗可拉伸和粘连肠系膜,可能会破坏小肠血管,进一步形成血栓。比如克罗恩病患者中,与双气囊小肠镜检查治疗相关的肠系膜上动脉血栓形成(表10-2)。

表 10-2　小肠镜治疗的并发症

| 常见并发症 | 少见并发症 |
| --- | --- |
| 胃肠道出血 | 肠坏死 |
| 肠穿孔 | 皮下气肿 |

续表

| 常见并发症 | 少见并发症 |
| --- | --- |
| 急性胰腺炎 | 暂时性胆道积气 |
| 高淀粉酶血症 | 腹腔出血 |
| 肠套叠、腹胀和腹痛、咽喉痛 | 血栓形成 |
| 麻醉相关并发症 | |

### 三、并发症治疗

依据数据和内镜医师的经验,较短的手术时间可以降低并发症的发生率。

1. 出血　关于术后肠黏膜损伤导致的出血,小肠镜治疗后需要密切关注血压、脉搏、呼吸等生命体征,留置胃管,以及每日排出粪便的情况。若产生活动性出血的情况,则需在维持生命体征平稳的同时,及时行内镜下止血或送至外科进行治疗。内镜治疗出血包括注射疗法、热凝、止血钳、氩等离子凝固术和联合外科治疗(图 10-16,图 10-17)。

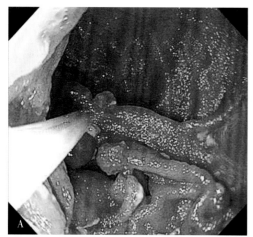
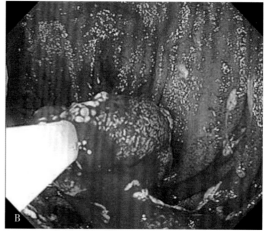
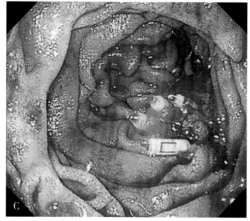

**图 10-16　小肠息肉内镜下摘除术中止血**
A. 小肠息肉切除;B. 切除过程息肉出血;C. 钛夹封闭止血。

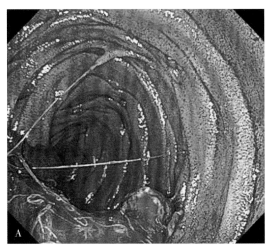
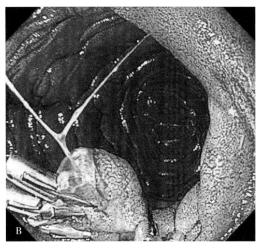
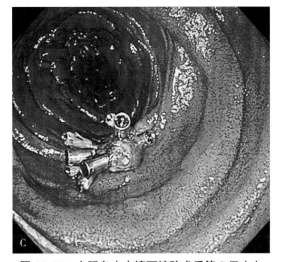

**图 10-17 小肠息肉内镜下摘除术后第 2 天止血**

A. 小肠息肉切除处搏动性出血；B. 钛夹封闭止血过程；C. 钛夹封闭止血完毕。

2. 穿孔　为了避免不必要的操作性肠穿孔损伤，内镜医师需要具备丰富的操作经验。术后对于患者的病情和腹部体征进行密切观察，如果患者出现腹部压痛及反跳痛的情况，及时行腹部 X 线及 CT 等相关检查。出现穿孔时，及时送至外科治疗，做到早发现、早处理。如果出现穿孔，拟保守治疗时，是否开腹、何时开腹应以外科意见为主（图 10-18）。

3. 急性胰腺炎　小肠镜操作相关急性胰腺炎的治疗与其他原因引起的急性胰腺炎的治疗相似。为减少检查后急性胰腺炎的发生，操作者应尽量避免在十二指肠段对气囊充气及外拉套管；如果小肠镜治疗后患者出现难以耐受的腹痛，应立即检查血淀粉酶及脂肪酶，必要时行腹部 CT 检查，及时诊断，尽早治疗。治疗方法则是内科治疗胰腺炎的一般处理措施。

4. 高淀粉酶血症　深部小肠镜治疗后常观察到，通常不需要进行治疗。

5. 小肠肠套叠　通常会自发消退，密切观察患者后，对不能自行恢复者需行外科手术（图 10-19）。

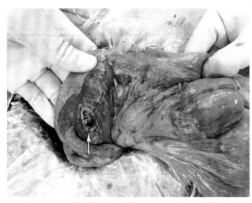

图 10-18　小肠镜术后第 2 天出现迟发性穿孔
（箭头所示）

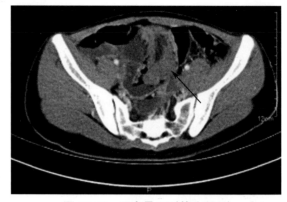

图 10-19　肠套叠 CT（箭头所示）

6. 腹痛、腹胀　可能由治疗操作肠腔吹气引起。根据研究，可以使用二氧化碳吹气以减少术后腹部疼痛和肠胀气。

7. 肠坏死　对于注射肾上腺素而导致的肠坏死可能与多种因素有关，术中内镜科医师需要合理评估肾上腺素的注射用量。术后如果出现肠坏死，需要及时送至外科治疗。

8. 麻醉相关的术后并发症　比如低血压、吸入性肺炎、麻痹性肠梗阻等。麻醉医师在术中需要合理调整麻醉药物的使用方式、剂量等。术中密切关注患者生命体征，酌情调整输液量，维持血压相对稳定。术前管床医师应该严格根据规定时限对患者采取禁食禁饮的措施，避免吸入性肺炎。

# 第 5 节　送检病理标本的注意点

小肠镜治疗切除标本的病理学检查及注意点：

1. 对于较大的息肉，尤其怀疑癌变的息肉，尽量完成病理学检查。

2. 拟进行病理学检查的标本，在切除后尽快取出，并及时以甲醛溶液固定，避免组织自溶。

3. 标本取材通过离切缘最近的点，亦须通过基部，以便明确边缘情况。

4. 标本用甲醛溶液固定后，取材每隔 2mm 分隔。

5. 如为 EMR 材料，参照胃、食管、大肠的 EMR 标本制备方法进行。

6. 病理报告包括病理组织学类型、是不是癌（如为癌，应包括癌的种类、分化程度、浸润模式、浸润深度、有无脉管浸润）。

（潘文胜　范志宁　成　婧）

———— 参 考 文 献 ————

［1］中华医学会消化内镜学分会小肠镜和胶囊内镜学组 . 中国小肠镜临床应用指南 [J]. 中华消化内镜杂志 , 2018, 35 (10): 693-702.

［2］MAY A. Double-Balloon Enteroscopy [J]. Gastrointest Endosc Clin N Am, 2017, 27 (1): 113-122.

［ 3 ］ MOREELS T G. Update in enteroscopy: New devices and new indications [J]. Dig Endosc, 2018, 30 (2): 174-181.

［ 4 ］ 陈康郑 , 富强 . 高频电刀概况及新进展 [J]. 医疗卫生装备 , 2004 (6): 42-44.

［ 5 ］ 李富海 . 先进的消化内镜微创治疗 [C]// 第一届全球华人消化内镜学术大会 . 上海 : 中华医学会 , 2005.

［ 6 ］ LI X, CHEN H, DAI J, et al. Predictive role of capsule endoscopy on the insertion route of double-balloon enteroscopy [J]. Endoscopy, 2009, 41 (9): 762-766.

［ 7 ］ RONDONOTTI E, SPADA C, ADLER S, et al. Small-bowel capsule endoscopy and device-assisted enteroscopy for diagnosis and treatment of small-bowel disorders: European Society of Gastrointestinal Endoscopy (ESGE) Technical Review [J]. Endoscopy, 2018, 50 (4): 423-446.

［ 8 ］ 中华医学会消化内镜学分会 . 中国消化内镜诊疗相关肠道准备指南 ( 草案 )[J]. 胃肠病学 , 2014, 19 (6): 354-356.

［ 9 ］ LI X, ZHAO Y J, DAI J, et al. Carbon dioxide insufflation improves the intubation depth and total enteroscopy rate in single-balloon enteroscopy: a randomised, controlled, double-blind trial [J]. Gut, 2014, 63 (10): 1560-1565.

［ 10 ］ AKERMAN P A, CANTERO D. Spiral enteroscopy and push enteroscopy [J]. Gastrointest Endosc Clin N Am, 2009, 19 (3): 357-369.

［ 11 ］ FRY L C, NEUMANN H, KUESTER D, et al. Small bowel polyps and tumours: endoscopic detection and treatment by double-balloon enteroscopy [J]. Aliment Pharmacol Ther, 2009, 29 (1): 135-142.

［ 12 ］ KATZ L B. The role of surgery in occult gastrointestinal bleeding [J]. Semin Gastrointest Dis, 1999, 10 (2): 78-81.

［ 13 ］ LONGSTRETH G F. Epidemiology and outcome of patients hospitalized with acute lower gastrointestinal hemorrhage: a population-based study [J]. Am J Gastroenterol, 1997, 92 (3): 419-424.

［ 14 ］ OHMIYA N, YANO T, YAMAMOTO H, et al. Diagnosis and treatment of obscure GI bleeding at double balloon endoscopy [J]. Gastrointest Endosc, 2007, 66 (3 Suppl): S72-S77.

［ 15 ］ SUN B, RAJAN E, CHENG S, et al. Diagnostic yield and therapeutic impact of double-balloon enteroscopy in a large cohort of patients with obscure gastrointestinal bleeding [J]. Am J Gastroenterol, 2006, 101 (9): 2011-2015.

［ 16 ］ PASHA S F, LEIGHTON J A, DAS A, et al. Double-balloon enteroscopy and capsule endoscopy have comparable diagnostic yield in small-bowel disease: a meta-analysis [J]. Clin Gastroenterol Hepatol, 2008, 6 (6): 671-676.

［ 17 ］ CANGEMI D J, PATEL M K, GOMEZ V, et al. Small bowel tumors discovered during double-balloon enteroscopy: analysis of a large prospectively collected single-center database [J]. J Clin Gastroenterol, 2013, 47 (9): 769-772.

［ 18 ］ ROSS A, MEHDIZADEH S, TOKAR J, et al. Double balloon enteroscopy detects small bowel mass lesions missed by capsule endoscopy [J]. Dig Dis Sci, 2008, 53 (8): 2140-2143.

［ 19 ］ HAYASHI Y, YAMAMOTO H, TAGUCHI H, et al. Nonsteroidal anti-inflammatory drug-induced small-bowel lesions identified by double-balloon endoscopy: endoscopic features of the lesions and endoscopic treatments for diaphragm disease [J]. J Gastroenterol, 2009, 44 Suppl 19: 57-63.

［ 20 ］ LEIGHTON J A, TRIESTER S L, SHARMA V K. Capsule endoscopy: a meta-analysis for use with obscure gastrointestinal bleeding and Crohn's disease [J]. Gastrointest Endosc Clin N Am, 2006, 16 (2): 229-250.

［ 21 ］ MAY A, ELL C. Push-and-pull enteroscopy using the double-balloon technique/double-balloon enteroscopy [J]. Dig Liver Dis, 2006, 38 (12): 932-938.

［ 22 ］ 羊琦 , 吴万春 . 小肠出血的内镜诊治进展 [J]. 国际消化病杂志 , 2016, 36 (1): 25-27, 30.

［ 23 ］ 陆星华 . 小肠镜的临床应用 [J]. 中国消化内镜 , 2007 (2): 7-15.

［ 24 ］ 戴军 , 李晓波 , 高云杰 , 等 . 双气囊电子小肠镜在小肠狭窄诊断中的作用 [J]. 世界华人消化杂志 , 2006, 14 (36): 3466-3470.

［25］ KRONER P T, BRAHMBHATT B S, BARTEL M J, et al. Yield of double-balloon enteroscopy in the diagnosis and treatment of small bowel strictures [J]. Dig Liver Dis, 2016, 48 (4): 446-448.

［26］ IWAMURO M, OKADA H, MATSUEDA K, et al. Review of the diagnosis and management of gastrointestinal bezoars [J]. World J Gastrointest Endosc, 2015, 7 (4): 336-345.

［27］ OCCHIONORELLI S, ZESE M, TARGA S, et al. A rare case of a double phytobezoar causing gastric and jejunum obstruction in an adult man: a case report [J]. J Med Case Rep, 2016, 10 (1): 350.

［28］ 陈莺, 梅佳玮, 吴文广, 等. 胆肠吻合术后患者行逆行胰胆管造影术的护理配合 [J]. 上海护理, 2016, 16 (6): 64-67.

［29］ 张毅, 王雪峰, 张文杰, 等. 单气囊小肠镜在 Roux-en-Y 术后患者逆行胰胆管造影术中的应用价值 [J]. 中华消化内镜杂志, 2014, 31 (10): 559-562.

［30］ MÖSCHLER O, MAY A, MÜLLER M K, et al. Complications in and performance of double-balloon enteroscopy (DBE): results from a large prospective DBE database in Germany [J]. Endoscopy, 2011, 43 (6): 484-489.

［31］ WILLIAMSON J B, JUDAH J R, GAIDOS J K, et al. Prospective evaluation of the long-term outcomes after deep small-bowel spiral enteroscopy in patients with obscure GI bleeding [J]. Gastrointest Endosc, 2012, 76 (4): 771-778.

［32］ MAY A, NACHBAR L, POHL J, et al. Endoscopic interventions in the small bowel using double balloon enteroscopy: feasibility and limitations [J]. Am J Gastroenterol, 2007, 102 (3): 527-535.

［33］ GERSON L B, TOKAR J, CHIOREAN M, et al. Complications associated with double balloon enteroscopy at nine US centers [J]. Clin Gastroenterol Hepatol, 2009, 7 (11): 1177-1182.

［34］ KOPACOVA M, TACHECI I, REJCHRT S, et al. Double balloon enteroscopy and acute pancreatitis [J]. World J Gastroenterol, 2010, 16 (19): 2331-2340.

［35］ ITABA S, NAKAMURA K, ASO A, et al. Prospective, randomized, double-blind, placebo-controlled trial of ulinastatin for prevention of hyperenzymemia after double balloon endoscopy via the antegrade approach [J]. Dig Endosc, 2013, 25 (4): 421-427.

［36］ GROENEN M J, MOREELS T G, ORLENT H, et al. Acute pancreatitis after double-balloon enteroscopy: an old pathogenetic theory revisited as a result of using a new endoscopic tool [J]. Endoscopy, 2006, 38 (1): 82-85.

［37］ TESHIMA C W, AKTAS H, KUIPERS E J, et al. Hyperamylasemia and pancreatitis following spiral enteroscopy [J]. Can J Gastroenterol, 2012, 26 (9): 603-606.

［38］ LATORRE R, SORIA F, LÓPEZ-ALBORS O, et al. Effect of double-balloon enteroscopy on pancreas: an experimental porcine model [J]. World J Gastroenterol, 2012, 18 (37): 5181-5187.

［39］ SHIBUYA T, OSADA T, NOMURA O, et al. The origin of hyperamylasemia associated with peroral double-balloon endoscopy [J]. J Clin Gastroenterol, 2012, 46 (10): 888-889.

［40］ ZEPEDA-GÓMEZ S, BARRETO-ZUÑIGA R, PONCE-DE-LEÓN S, et al. Risk of hyperamylasemia and acute pancreatitis after double-balloon enteroscopy: a prospective study [J]. Endoscopy, 2011, 43 (9): 766-770.

［41］ PATA C, AKYÜZ U, ERZIN Y, et al. Post-procedure elevated amylase and lipase levels after double-balloon enteroscopy: relations with the double-balloon technique [J]. Dig Dis Sci, 2010, 55 (7): 1982-1988.

［42］ JUDAH J R, COLLINS D, GAIDOS J K, et al. Prospective evaluation of gastroenterologist-guided, nurse-administered standard sedation for spiral deep small bowel enteroscopy [J]. Dig Dis Sci, 2010, 55 (9): 2584-2591.

［43］ CHAVALITDHAMRONG D, ADLER D G, DRAGANOV P V. Complications of enteroscopy: how to avoid them and manage them when they arise [J]. Gastrointest Endosc Clin N Am, 2015, 25 (1): 83-95.

［44］ YEN H H, CHEN Y Y, SU W W, et al. Intestinal necrosis as a complication of epinephrine injection therapy during double-balloon enteroscopy [J]. Endoscopy, 2006, 38 (5): 542.

［45］ KIM S Y, HAN S H, KIM K H, et al. Gastric ischemia after epinephrine injection in a patient with liver cirrhosis [J]. World J Gastroenterol, 2013, 19 (3): 411-414.

［46］ ARHAN M, AKDOĞAN M, OĞUZ D, et al. A rare complication of retrograde double-balloon enteroscopy: subcutaneous emphysema [J]. Am J Gastroenterol, 2008, 103 (9): 2409-2410.

［47］ IZAWA N, KOURO T, SAWADA T, et al. Pneumobilia: a rare complication or a common phenomenon of double-balloon enteroscopy？[J]. Am J Gastroenterol, 2009, 104 (8): 2122-2123.

［48］ KÖKSAL A Ş, KALKAN I H, TORUN S, et al. Superior mesenteric artery thrombosis related to double balloon enteroscopy in a patient with Crohn's disease [J]. Clin Res Hepatol Gastroenterol, 2013, 37 (1): e40-e41.

结肠镜篇

# 第 11 章  结直肠的解剖及内镜下形态

## 第 1 节  直肠、结肠与回肠末端解剖

结直肠由直肠、结肠与盲肠组成,全长 130~150cm,管腔直径为 5~8cm,直肠下连接肛管,结肠又分升结肠、肝曲、横结肠、脾曲、降结肠及乙状结肠、盲肠附有阑尾。它在腹腔内的位置与走行是沿腹腔壁四周从右下腹至右上腹,上腹部、左上腹、左下腹,盆腔中央部,围成方框状,呈问号(?)走行(图 11-1),盲肠最粗。结肠从升结肠逐渐变细,至乙状结肠移行部最细,但肠壁也逐一增厚,直肠有多个壶腹部,粗细可因肠内容物、充气量多少,以及肠管收缩与松弛而变化。

结肠外观与小肠完全不一样,表面结肠壁纵行肌集聚、增厚,形成等距离的三条纵向走行的纽带,称为结肠带。①网膜带:在横结肠位于肠壁前下缘,附有大网膜;②系膜带:在升结肠、降结肠位于肠壁的后内侧缘,是肠管与腹后壁直接相连处,在腹膜内游离活动度较大;③游离带:在升结肠、降结肠、乙状结肠、直肠肠壁的前缘,横结肠侧位于下缘。三条结肠带之间每 5~6cm 有许多肠横轴的陷沟,是肠壁环形肌增厚向肠腔内深陷形成的沟,也是肠黏膜向肠腔内陷形成半月状皱襞。两个结肠带和两个半月襞之间的结肠形成向外膨出的囊,使结肠表面呈高低不平,肠腔黏膜内被一个个皱襞相隔成袋,又称结肠袋(图 11-2)。盲肠、乙状结肠、直肠部位的半月襞和结肠袋不明显,其他结肠在肠管内空虚时比较明显。

做结肠镜时,一般 60cm 就能到达盲肠,但开始常常“吃镜”较多,在操作时往往要反复进退肠镜,让肠镜在肠腔内去弯取直,部分肠腔内套在肠镜上,这是结直肠解剖学特点。结

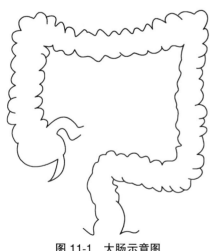

图 11-1  大肠示意图

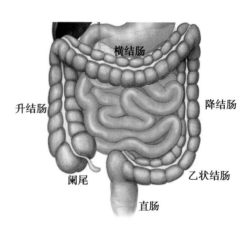

图 11-2  大肠结构图

直肠腔内伸展性和较大的移动度,在升结肠、降结肠、直肠上段为腹膜间位脏器,在肠管前面及两侧均有腹膜覆盖,后面有疏松结缔组织、脂肪与腹后壁相连,肠腔本来就直,又被腹后壁所固定,当然伸展度小,肠镜比较容易通过直肠、降结肠和升结肠。而横结肠和乙状结肠为腹膜内位器官,肠管表面完全被腹膜包围,两层腹膜在结肠系膜带相遇重叠(肠系膜内有动脉、静脉和淋巴管),构成宽阔而长的肠系膜,使横结肠的游离缘于腹腔内,有很大的伸展度,女性比男性略长 10cm 左右,内脏下垂者横结肠可伸展到盆腔,长度可增加数倍。乙状结肠系膜带与横结肠基本相同,所不同的是,乙状结肠游离度将更大,在腹腔可以形成各种弯曲(见结肠镜操作法),当肠镜做检查时可形成许多袢。结直肠全长可达 2m 左右,如能吸净粪水和气体,去弯取直时可缩短全结肠至 60~80cm,所以用 130cm 的结肠镜大部分患者可送达盲肠和回肠末端。

结直肠为一条连续的肠管,从肛门入镜直达盲肠进回肠末端(小肠 30cm),又是一个可伸展、弯曲、游离的肠管,通常结直肠的五个分界处中乙降移行部及横结肠肝曲移行部是最难通过的,原因是两处均由移动的肠管向固定的肠管进镜,当可弯曲的镜身头端受阻时,镜身弯曲使移动性肠管弯曲,则乙状结肠与降结肠于移行部、升结肠与横结肠于肝曲部形成锐角,弯曲越明显,则锐角越显著、阻力越大,如果不采取使锐角变钝角和取直乙状结肠、横结肠的措施,结肠镜是很难通过的。与此相反,由固定性肠管的直肠经移行部入乙状结肠则非常容易,其原因是,进镜时直肠移动性很小,镜身在直肠内不形成弯曲,即使乙状结肠冗长,移行部的锐角明显,以及乙状结肠自身的弯曲、折叠,均可由内镜推展成钝角,很容易送达乙降移行部。同样,脾曲多属较明显的锐角,但因镜身在固定性降结肠内不形成弯曲,理应如通过直乙移行部一样容易,但因脾曲锐角显著时,头端阻力增大,进镜时镜身易在乙状结肠弯曲,超过脾曲困难。同样,通过肝曲时不仅横结肠易形成弯曲,增大肝曲转弯的锐角,同时增加了乙状结肠形成弯曲,所以通过肝曲时更困难,需要用手按压腹部,预防肠镜成袢,操作者以退镜拉直镜身取直或变换体位可顺利通过肠袢达到盲肠。但部分患者有手术史,肠管与肠管、肠壁与腹壁有粘连者不易到达盲肠。

结直肠管壁是由黏膜层、黏膜下层、固有肌层及浆膜层四层组成的组织结构。

1. 浆膜层　结肠除直肠下段 8cm 外表面为纤维组织包裹外,大部分表面有浆膜覆盖,肠管外浆膜层如果破损,易引起粘连和穿孔(图 11-3)。

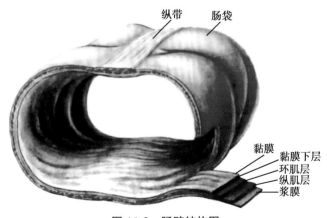

图 11-3　肠壁结构图

2. 固有肌层　在黏膜下层疏松结缔组织下方,由内环、外纵两层平滑肌组成。环形肌在半月襞处增厚,在回盲瓣形成括约肌,外纵行肌在结肠带处增厚、聚集成束。

3. 黏膜下层　肠管黏膜下由疏松结缔组织组成,内有血管、神经丛、毛细淋巴管和脂肪组织。在直肠下段处血管网特别丰富,常有较粗的曲张静脉形成静脉曲张,更加易出血,称内痔核。

4. 黏膜层　表面光滑、无绒毛,有许多肠腺开口,排列密集,表面覆盖单层柱状上皮,柱状上皮细胞嵌有大量杯状细胞,直肠最多见。腺管底部有未分化细胞和极少量嗜银细胞,但无帕内特细胞。未分化细胞会增生、分化形成新生细胞,上皮损伤以该细胞再生修复,所以肠管内黏膜损伤后修复较快,被切除的黏膜一般 2 周后将被完全修复。

# 第 2 节　结肠镜下各肠段正常形态

1. 直肠　全长 12~15cm,加上肠管 3cm,共计 15~18cm,肠镜下见到 18cm 以内,多为直肠,直肠两端细,中间膨大形成直肠壶腹。全直肠腔内可见三条半月形的隆起皱襞,呈新月形,围绕壶腹约 1/2 周径,下距齿状线 5cm,位于左侧壁、中横襞,上横襞约 10cm(图 11-4),在退镜时注意直肠皱襞的后方,此处易漏诊。

2. 乙状结肠　全长 15~30cm,个体有一定差异。乙状结肠腔直径最细,因环形肌较不发达。乙状结肠位于降结肠与直肠之间,肠腔常呈乙字形弯曲,故有此名(图 11-5)。它是腹膜内位脏器,四周被腹膜包囊呈系膜。由于降结肠和直肠系膜被后腹膜固定不能移动,而中段的乙状结肠活力较大,故结肠扭转的好发部位在乙状结肠,也是肠镜进入直乙或降乙结肠移行部困难的原因,肠镜检查时并发症肠穿孔的发生率也是最高的。

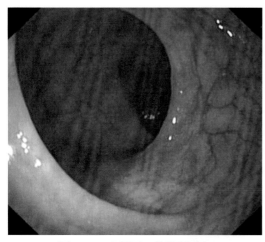

图 11-4　内镜下乙状结肠形态

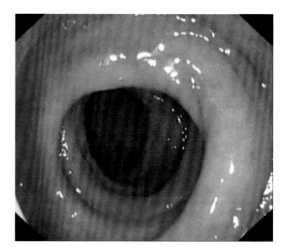

图 11-5　内镜下直肠形态

长短不十分恒定,故肠镜插入时长短差异很大,缩短时为 15cm 左右,游离时盘踞达 100cm 左右,肠管走向更不固定(详见第 15 章)。

3. 降结肠　位于左侧腹,近端与结肠脾曲相移行,远端与乙状结肠连接是腹膜间位脏器,前面及两侧有腹膜遮盖,后面是结缔组织连于腹后壁,位置固定,肠腔较直,伸展度小,长度相对恒定,结肠镜一般非常容易通过(图 11-6)。

4. 横结肠 近端与结肠肝曲、远端与结肠脾曲相连接,它是腹膜内位脏器,即肠管表面全被腹膜包裹。两层腹膜的结肠蒂根相遇重叠,构成结肠系膜,中间长,向两侧肝、脾之间逐渐缩短。横结肠伸展度大,长短不恒定,有内脏下垂者横结肠较长,一般女性比男性长,无内脏下垂者一般横结肠较短,肠腔较直,故插入肠镜较容易(图 11-7)。

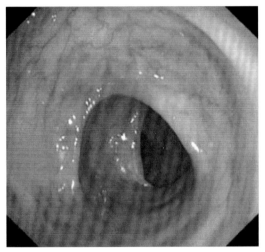

图 11-6 内镜下降结肠形态

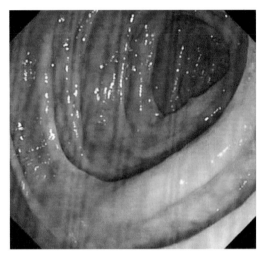

图 11-7 内镜下横结肠形态

5. 升结肠 位于右侧腹部,近端与盲肠、远端与结肠肝曲相移行,全长 12~18cm。升结肠是腹膜间位脏器,与降结肠相似,肠管前面及两侧被腹膜遮盖,后腹借疏松结缔组织与腹后浆膜壁相连,肠管被固定于后腹膜,肠管伸展度较小,容易通过(图 11-8)。

6. 盲肠 是结直肠的始端,平均长 6~8cm,在盲肠瓣下方 2~3cm 处有一个开口,成为阑尾口,与盲肠相近。近端以膨大盲端开始,形态类似于盲袋状,称盲肠,移行于升结肠,在移行部左后壁有末端回肠开口,称为回盲瓣。长瓣由上、下两条半月形成黏膜皱襞组织,上缘襞称上唇,下缘襞称下唇。回盲瓣内有末端回肠环形肌增厚,有括约肌的功能。收缩时隆起,回盲结肠口关闭,弛张时张开。它不仅能控制食糜不过快地进入盲肠,使小肠内食物得到充分消化、吸收,同时防止结直肠内容物倒流小肠,当结肠有堵塞时,小肠的液体可以进入结直肠,而结直肠液体不可进入小肠内,造成闭袢性肠梗阻,后果严重(图 11-9)。

7. 回肠末段 回肠末段的小肠又称回肠,外观与结肠明显不同,无结肠蒂和结肠袋,肠腔内无半月襞,此段管腔较细、蠕动较快、管壁薄,黏膜呈绒毛状、血管常不显露。另一个特点是,在黏膜下层有大量分布密集的淋巴集结,由许

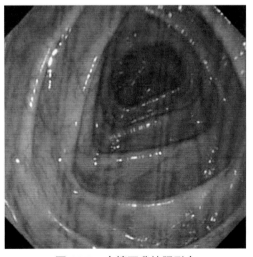

图 11-8 内镜下升结肠形态

多淋巴小结集聚而成,有多个生发中心,致黏膜表面呈散在的颗粒,所以多数人可见有散在的颗粒状淋巴滤泡,以青少年尤其儿童最为明显,从数枚到数十枚不等(图 11-10)。

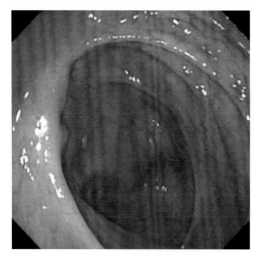

图 11-9 内镜下盲肠形态

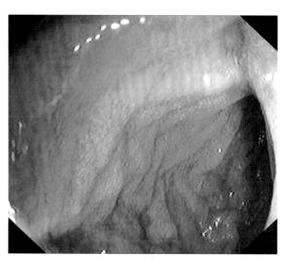

图 11-10 内镜下回肠末段形态

大肠癌又称结直肠癌,直肠发病率较高,占 65%,均为腺癌,如果靠近肛门口活检同时伴有鳞状细胞,一般为肛管肿瘤浸润向上所引起,称肛管癌。大肠癌发病因素至今未明,但大肠癌的发展大致从正常肠管黏膜的小隆起,慢慢在肠管中形成息肉,息肉经数月或数年长大,受细菌、粪便等因素影响,息肉表面糜烂、增生,从低级别内瘤变发展为高级别内瘤变(早癌),最后形成大肠癌,患者出现腹痛、大便习惯改变、便血、贫血、肠梗阻等症状(图 11-11)。

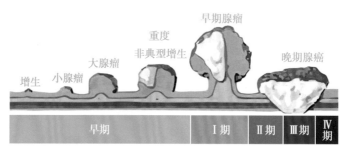

图 11-11 大肠癌发展过程

(姚礼庆　蔡明琰　金 燕)

# 第12章　结肠镜检查的适应证及禁忌证

近年来,随着人们健康意识的不断提高、结肠镜技术的不断进步及社区早期筛查的广泛开展,结肠镜检查已经在各级医院广泛开展,消化道早癌的筛查率大幅提高,同时随着EMR、ESD等技术的逐渐成熟,通过内镜进行治疗也逐渐成为患者的首要选择。尽管结肠镜检查比较安全,但依然存在着潜在的风险,如出血和穿孔,高龄高危患者在结肠镜检查时诱发"心脏病发作"导致猝死,结肠镜诊疗时患者迷走神经反射引起猝死等。如何规范与掌握结肠镜诊断与治疗的适应证和禁忌证,有效降低发生并发症的概率,是安全、有效地进行结肠镜诊断与治疗的重要保障。

## 第1节　适　应　证

结肠镜对大肠的检查直观而明确,甚至可通过回盲瓣进入回肠末端进行观察和取活检组织检查。其优越性大大超过传统的直肠镜、乙状结肠镜和气钡双重对比造影。对一些临床上常见的腹痛、腹泻、便血等下消化道症状者,结肠镜能满意地解决诊断或排除结肠病变。近来随着大肠肿瘤筛查的大规模开展,结直肠息肉、腺瘤、早癌的发现率大幅增加,通过内镜下早诊早治,极大改善了患者的预后。结肠镜检查的适应证有:①原因不明的下消化道出血;②原因不明的慢性腹泻、便秘、腹痛、腹胀;③气钡双重对比造影发现异常,需进一步明确诊断;④不能排除结肠或回肠末端疾病的腹部肿块;⑤原因不明的低位肠梗阻;⑥某些炎症性肠病需做鉴别和确定累及范围和程度;⑦大肠某些已知的良性病变,须除外恶性病变;⑧大肠息肉和肿瘤诊断已明确,须除外其他伴发病变;⑨需要做结肠镜治疗;⑩结肠手术后需做内镜随访,以及结肠肿瘤的临床研究和普查、筛查。

### 一、原因不明的下消化道出血

便血为结肠疾病常见的症状,可呈鲜红、暗红及黑色,有些便血肉眼无法看出,须通过粪便潜血实验来判断。一些原因不明的便血患者,即所谓原因不明的下消化道出血,是结肠镜检查最多见的病症。通过结肠镜检查,大多数能明确诊断,尤其出血时的紧急检查,能提高阳性诊断率。从结肠各种疾病来看,无论是结肠癌、息肉,还是炎症性疾病,皆以便血的特征为多见。在便血患者中,最应该怀疑的就是结肠癌了,据国外统计,在便血就诊病例中,30%~50%是直肠癌患者,尤以老年人居多。此外,缺血性肠炎、放射性肠炎和血管畸形等以肉眼便血来检查也较多见。部分病例虽发现结肠病变,是否就是便血的原因,通过结肠镜检查也能作出准确诊断。如结肠憩室在欧美国家占有很高比例,但国内憩室多见于右半结肠,出血发现率明显较低。所以,对原因不明的下消化道出血来说,结肠镜检查能迅速查明出血

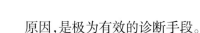

原因,是极为有效的诊断手段。

## 二、原因不明的慢性腹泻、便秘、腹痛、腹胀

慢性腹泻、便秘、腹痛、腹胀等是结肠炎症性疾病的常见症状,但在部分肿瘤性或功能性疾病(如结肠激惹综合征)也可发生。经长期口服药物等保守治疗但疗效不佳的情况下,结肠镜检查结合活组织病理学检查可帮助作出正确诊断,不仅可以鉴别炎症的性质,而且能够确切地估量病变累及范围、严重程度,诊断效果优于钡剂灌肠检查。通过必要的病理组织学检查,可对肿瘤性病变的良、恶性作出明确诊断,并可对癌和恶性淋巴细胞系统肿瘤作出鉴别诊断,尤其是对位于右半结肠的病变。对传统的常规检查没有得到满意结果者效果更佳。

## 三、钡剂灌肠发现异常,需进一步明确病变性质和范围

目前钡剂灌肠,特别是气钡双重对比造影,是结肠疾病的主要诊断方法之一,可是一些钡剂灌肠检查在 X 线片上表现为狭窄、龛影和连续充盈缺损的病变性质难以肯定,或受肠道准备不理想和生理性结肠局限性收缩等干扰因素较多,尤其是乙状结肠和盲肠,肠曲重叠,往往容易误诊和漏诊。结肠镜检查不但能帮助发现漏诊病例,并可对钡剂灌肠所见的异常发现进行甄别,结合病理活检可进一步明确病变性质,避免不必要的剖腹探查术。

## 四、不能排除结肠及回肠末端疾病的腹部肿块

结肠疾病形成的肿块大部分位于病变肠段的腹型投影区,但回盲部疾病的肿块位于右下腹外侧,少数如肠套叠形成的肿块可位于右中上腹;下腹部肿块除应考虑乙状结肠及回盲部疾病如肿瘤、克罗恩病、阑尾脓肿和肠套叠外,还应注意排除妇科盆腔疾病。实践中常遇到因右下腹或左下腹时隐时现的"腹块"来检查者,多为盲肠或乙状结肠痉挛所致的功能性改变,经临床医师细心观察有时能排除腹块的存在,可以免除结肠镜检查。

## 五、原因未明的低位肠梗阻

对低位肠梗阻的患者,除进行胃肠减压、留置肛管等措施以缓解症状外,常可考虑做结肠镜检查,除了可发现结肠癌、回盲部结核、克罗恩病等低位梗阻的病因以外,对乙状结肠扭转在内镜下进行复位,可取得满意的疗效。近年来,国外对表现为肠梗阻症状的儿科患者进行结肠镜检查,发现肠套叠者可及时给予抽气回纳复位,既可明确诊断,又能解决治疗问题。

## 六、结肠息肉和早癌的诊治

结肠镜检查最大的优点之一,是通过内镜诊断、治疗息肉和早癌等早期病变,避免了不必要的开腹手术。通过电切术、内镜黏膜切除术(EMR)、内镜黏膜下剥离术(ESD)等方法,可以内镜下微创切除息肉、早期癌及血管病变,已完全代替了外科开腹手术,大大简化了治疗程序,缩短了治疗时间,并减轻了患者痛苦,避免了传统手术的危险性。目前对于小于2cm 的息肉,甚至较大的侧向发育型肿瘤,内镜下均能完全切除,并能达到侧切缘和基底切缘阴性,疗效等同于外科开放手术。对于老年人患有巨大息肉或患有局限性早期癌,心肺功能极差,不宜手术,或早期病变但距离肛门较近,患者有强烈保肛意愿时,可在内镜下进行EMR 或 ESD,另配合术后的综合放化疗,可有效延长患者生存期,提高生活质量。

## 七、内镜随访

结肠镜检查是结直肠癌切除术后随访的主要方法,已基本替代了钡剂灌肠造影。结肠镜不仅能区别吻合口的愈合瘢痕,也能发现存留的缝线及吻合口狭窄、炎症、糜烂、溃疡或小的隆起性病变。由于结肠癌切除术后的复发和转移并不一定发生在吻合口处,最常发生在肠系膜淋巴结和肝脏,故术后结肠镜检查阴性不能完全除外肿瘤复发,还要结合 CT、MRI 等一系列影像学检查才能明确。但对于发现术后复发、残留及多发性癌和息肉具有重要价值。此外,结肠息肉、早癌等早期病变内镜术后,也应定期检查,对于普通息肉等良性病变,第一次复查应在术后半年进行,如未发现异常,下一次复查可延长至 1 年。对于高级别上皮内瘤变、原位癌等病变,第一次、第二次复查应间隔 3 个月,如无异常,再延长至半年,随访 2 年以后,可每年复查。炎症性肠病尤其是克罗恩病手术后复发率较小,可延长检查时间。如炎症较严重,结肠镜随访检查价值更大,可观察残存肠段和吻合口有无复发,以及评估病变严重程度,有瘘管者可明确病变范围,为后续治疗提供可靠的依据。

## 八、临床研究与普查

近年来,国内对大肠癌的普查、筛查越来越重视,特别是以社区为单位,基于大便潜血试验进行肠镜筛查,可及时发现早期病变和癌前期病变,并及早行内镜干预,对改善患者的预后、延长生存期具有重要意义。对结直肠的高级别上皮内瘤变、原位癌行 ESD,可免除患者开腹的痛苦,而疗效等同于外科手术;对邻近肛门的病变行内镜下治疗,可完整切除病灶,满足患者强烈的保肛愿望。由此可见,以肠镜为普查手段,对结肠癌的早发现、早治疗具有非常重要的意义。

# 第 2 节　禁　忌　证

结肠镜检查的禁忌证多属于相对禁忌证,例如妊娠期有流产和早产的风险;急性腹膜炎有可疑穿孔;结肠炎症性疾病的急性活动期;急性憩室炎;多次行腹部手术,有肠粘连者等一般不应做结肠镜检查,但如果确有必要时也可进行,只要注意循腔进镜,不做滑镜,少注气,见到病变即中止检查,同样可获得成功。有近期心肌梗死、心力衰竭和肺梗死也属禁忌,但也不是绝对禁忌,临床确有必要检查,在充分评估病情、做好监护和急救准备后,仍可进行检查。对于有精神疾病而不合作,确有需要行肠镜者,在无痛镇静状态下,也可顺利进行。对于肠梗阻患者,或进食泻药有困难而肠道准备欠佳者,需要行肠镜下支架置入或需明确病因者,对于资深、经验丰富的内镜医师来说,只要仔细操作,循腔进镜,仍能获得成功。但对于高热、衰弱、严重腹痛和低血压者,最好延期施行检查。

结肠镜检查现已得到普及和推广。通过实践和不断总结经验,适应证还有可能扩大。随着插入方法和经验不断积累,技术日臻熟练,单人肠镜及无痛肠镜的普及使全结肠插入成功率可达到更高的水平,患者的不适感和并发症明显减少,结肠镜的诊疗技术将能够更好地为患者服务。

（任　重　秦文政　胡健卫）

# 第13章 结肠镜诊断前准备及术后注意事项

## 第1节 术前一般准备

### 一、操作者准备

1. 术者应详细了解病史,确认有无腹部手术史、是否接受过结肠镜检查及治疗。对曾做过腹部 CT、X 线检查者应读片及报告单,以了解结肠的走行方向、病变形态和病变部位。询问是否有较严重的心、肺、肝、肾等疾病史;近期是否口服阿司匹林、华法林、氯吡格雷等药物,必要时应要求患者停药 1 周。行无痛肠镜者应常规行麻醉科评估,以排除麻醉风险。

2. 与患者及家属及时沟通,了解诊疗的目的,说明整个诊疗过程,以及可能出现的意外和并发症,使患者及家属了解整个肠镜诊疗过程,消除患者的恐惧心理。

3. 及时了解肠道准备过程及患者饮食状况,对于糖尿病或血糖不稳定患者如擅自禁食或摄食过少,引起低血糖症状,可令其口服食糖,必要时可静脉注射高渗葡萄糖溶液或口服糖水,预防低血糖发生。

4. 肠道准备的满意程度直接影响到肠镜检查的成败,因此,及时了解肠道准备后的排便情况非常重要,以患者最后排出淡黄色透明水样便为准,方可进行大肠镜诊疗。肠道的清洁程度在临床上分为 4 大类:

(1)准备良好(甲级):全结肠无粪渣或积有少量清澈液体。

(2)准备较好(乙级):有少量粪渣或积有少量清澈的液体,不影响进镜及观察。

(3)准备欠佳(丙级):有较多粪便散附在肠壁上或积有较多混浊粪便液体,稍影响进镜与观察,但有经验的术者仍可送达回盲部。

(4)准备不良(丁级):肠腔积满糊状粪便及粪水,部分患者虽可勉强通过乙状结肠、降结肠,却往往阻于横结肠或升结肠。为了做好肠道准备,应从饮食及清洁肠道两个环节进行。

5. 严格掌握绝对禁忌证和相对禁忌证,特别对绝对禁忌证患者必须做结肠镜诊疗的情况下,应请心血管专科医师和麻醉科医师会诊,并协助临床监护,包括:①吸氧;②心血管(心电、血压等)检测和呼吸(氧饱和度、呼吸频率等)检测;③配备必要的抢救设备(如气管插管、呼吸机等);④配备抢救车(内配备必需的抢救药品等)。对难以耐受结肠镜诊疗的患者,必须施行静脉麻醉。

### 二、助手准备

1. 在结肠镜诊疗前,装配、调试好内镜及相关配件,检查注气、水是否通畅,内镜弯角钮是否达到正常位置。根据诊疗要求,注意检查有关附件、治疗仪器是否正常等,超声检查前水瓶内是否装满水。

2. 解除患者不安和恐惧感,告诉患者在操作过程中的注意事项。

3. 保持操作台上患者姿势和体位。

4. 患者肛门周围和大肠镜的镜管表面涂润滑剂,一方面减少内镜先端部进入直肠时的疼痛或不适感,另一方面降低插镜时的阻力。

5. 适时帮助患者改变体位,用手压迫,使镜身处于取直状态。

6. 助手可协助进行染色和放大等检查,取病理及各种内镜下治疗。

7. 诊疗结束后,向患者说明术后的注意事项,如何观察和处置腹胀排气及腹痛等症状改变,以及饮食等相关事项。

# 第2节 肠 道 准 备

## 一、饮食准备

检查前3天进食低脂少渣半流质饮食;检查前1天进食低脂、细软流质饮食(如藕粉、米汤);检查前晚8时开始禁食。如上午行肠镜检查,早餐可按原习惯进食,进食后1~2小时之内完成检查;如下午行肠镜检查,检查当天早餐应禁食,午餐进混合食物,因混合食物在胃内排空时间为4~6小时,患者进食后4小时内完成检查。近年来,发现少数门诊患者未按要求进食,由于服足量泻剂,其肠道清洁度与饮食准备者无显著差异,虽然如此,仍以饮食准备为好。老年体弱或糖尿病患者如出现全身乏力等低血糖症状,应予输液治疗。

## 二、清洁肠道

1. 随着各种新型泻剂的开发和进入市场,单纯口服泻剂清洁肠道法得到了广泛应用,这不仅因为其避免了清洁灌肠的麻烦和痛苦,更重要的是消除了因灌肠所致的黏膜充血及机械损伤,使肠镜检查更安全,病变显露得更为清晰。

(1)口服聚乙二醇法:是目前最常用的肠道准备方式。复方聚乙二醇电解质溶液是一种容积性泻药,目前市场上常用的有舒泰清、和爽、恒康正清等,其以不被吸收的聚乙二醇为保持渗透压的主要成分,配以一定浓度的氯化钠、氯化钾和碳酸氢钠等电解质成分,其电解质浓度和肠液相近,大量服用对体液代谢无明显影响,不会导致电解质紊乱。口服后无需灌肠,也不产生有害性气体,效果肯定且较安全。一般于检查前一天晚上服用,将两袋溶解于2 000ml水中,2小时内服完。个别一次服用2 000ml水有困难者,可分开服用,在检查前晚服一袋溶于1 000ml水服完,第二天上午再一袋加1 000ml水顿服,同样可取得满意效果。如下午检查,可于上午服用。

(2)口服磷酸钠盐法:磷酸钠盐是一种渗透性泻药,一般为口服溶液45ml,加水至750ml,检查前一天晚上及当天上午各服一瓶。其缺点是易致高磷血症,老人、儿童及肾功能不良患者不宜使用。

(3)口服甘露醇法：甘露醇是一种渗透性泻药，一般于检查前2~3小时前服用，口服20%甘露醇250ml，然后配合饮用5%葡萄糖氯化钠溶液2L，30分钟后开始腹泻3~5次，直至排出清水样便即可检查。甘露醇对大肠黏膜无刺激作用，故无充血、水肿的炎性反应，其效果等同电解质液。但甘露醇可在肠道细菌的作用下产生甲烷等气体，在高频电切手术时易发生爆炸，所以准备行高频电切手术的患者不宜使用。

(4)口服番泻叶法：番泻叶是一种刺激性泻药。取番泻叶9g，用沸水500ml冲泡（加杯盖），两次共100ml，当茶饮。检查前天午后开始泡饮。一般于服药后2~3小时出现腹泻，呈稀便及水样，偶带少量黏液。本法的缺点是有腹痛、恶心、乏力等症状。番泻叶对大肠黏膜有刺激作用，可致黏膜充血，易与结肠炎混淆，现已少用。

(5)口服硫酸镁法：硫酸镁是一种渗透性泻药，25%、33%、50%硫酸镁都可用来口服行肠道准备，配合饮用大量水或5%葡萄糖氯化钠溶液，在检查前6~8小时服用。用硫酸镁导泻的患者会出现腹胀、腹痛等症状，现已少用。

(6)口服中药法：口服中药，包括大承气汤等，安全、有效，但准备过程较复杂、患者依从性差，现已少用。

2. 灌肠清洁肠道法　对于有肠梗阻症状而无法服用泻药的患者，或老年体弱而无法耐受口服泻药者，可使用灌肠法。分为传统清洁灌肠和改良清洁灌肠。灌肠时，插肛管要小心、轻缓，以免损伤直肠黏膜混淆诊断。但以灌肠方法清洁肠道的效果有限，特别是升结肠甚至横结肠腔内仍可积存较多粪便，清肠效果不如口服泻药，且易引起电解质紊乱、低血糖等并发症，且患者易出现腹痛、腹胀、恶心、呕吐等症状。如无特殊原因，仍应以口服泻药方法为主。

（任 重　孙 迪　李 冰）

# 第14章　结肠镜检查中的并发症

现已证实，大肠镜是诊断大肠疾病和大肠息肉治疗的简单、安全、有效的方法。但如果使用不当，也有一定并发症，并可造成死亡。其发生原因主要是适应证选择不当，勉强施行检查，术前准备不充分，术者对器械使用原理了解不够、经验不足、操作粗暴等。其中，值得注意的是，发生穿孔的人数在从事此项工作的初级阶段者中占相当比例。

大肠镜检查时通常包括诊断或息肉电切术，其并发症种类很多，包括：①肠壁穿孔（腹腔内、腹腔外）；②肠道出血；③肠系膜、浆膜撕裂；④脾破裂；⑤肠绞痛；⑥肠梗阻（肠套叠、乙状结肠扭转）；⑦心肌梗死，心搏骤停；⑧呼吸抑制；⑨血管迷走神经反射黏膜灼伤；⑩气体爆炸；⑪感染。其中，最常见的是肠壁穿孔、肠道出血。因此，熟悉和掌握肠镜检查所能引起的各种并发的原因，以及诊断、治疗和预防方法，一旦发生，如能及时处理，一般不会致死。

# 第 1 节　并发症发生的原因

## 一、肠壁穿孔

肠镜诊疗中最常见的并发症是肠壁穿孔,其发生率平均为 0.17%~0.9%。在做诊断和息肉摘除术时均可发生,两者发生率几乎相等。穿孔发生后,过去外科常规处理需剖腹手术治疗,同时采取人造肛门。结肠镜诊断中较息肉摘除更为多见,原因在于检查时穿孔往往较大,并且穿孔位置不容易确定,有部分病例在检查中并未及时发现穿孔,延误了治疗的时机。最常见的发生部位为乙状结肠,因为该部位是肠镜不易通过、镜身成袢的部位,又是息肉好发的部位。现在采用腹腔镜下修补术,免除人造肛门,已被广大医患所接受,取得了明确的效果。

### (一)常规操作不当而发生肠壁穿孔

1. 术者未遵照“循腔进镜”的操作要领,盲目滑行,致使镜端顶破肠壁。如检查前过度应用镇痛药,或肠道准备不充分,肠腔内有粪渣残留影响观察,勉强施行检查者,更易发生。

2. 乙状结肠冗长,腹部手术后粘连的患者,尤其是行妇科手术后的老年女性,肠道相对固定。插入时通过困难,用“α 反转”或“右旋缩短”等手法时易造成穿孔。

3. 手法解除乙状结肠袢时,未及时退出镜身,使原来伸展的乙状结肠瞬间缩短,镜身有效长度增加,镜端会刺破前方降结肠和脾曲肠壁,造成穿孔。

4. 气性穿孔。由于检查时注入过多气体,肠腔膨胀使肠腔内压力升高,如插入时肠壁已有撕裂伤或原有病变如溃疡性结肠炎、结肠憩室,使肠壁脆弱,就易造成破裂、穿孔。

5. 活检操作不当,咬取组织过深,造成肠壁损伤。

### (二)息肉摘除时发生的肠壁穿孔

1. 圈套息肉时切割部距肠壁太近,或同时套取周围正常黏膜,或圈套钢丝未收紧,使附近肠壁通电。该现象在摘除无蒂息肉较有蒂息肉更易发生,文献报道有蒂息肉的穿孔发生率为 0.3%,无蒂息肉的穿孔发生率为 0.8%。

2. 息肉圈套电摘除时,电凝电流过弱,通电时间过长,使肠壁灼伤面积过大而深,在焦痂脱落时穿孔。

3. 息肉圈套电切时,组织没有悬空在肠腔中,造成息肉与周围肠壁有点状接触,使在单位面积内有过强的异常电流通过,造成接触部肠壁穿孔。

4. 热活检钳灼除小息肉时,未提起息肉,周围黏膜呈天幕状通电。

5. 电凝器止血或灼除小息肉时,对肠壁压力过大,电流强度过强,形成穿孔。

目前结肠镜治疗大肠息肉采用黏膜下注射生理盐水,使黏膜隆起,然后切除息肉后采用金属夹夹闭创面,大大减少了穿孔的发生。

## 二、肠道出血

肠道出血也是结肠镜诊治的常见并发症之一,发生率平均为 0.55%~2%,远较肠壁穿孔常见。大部分发生在息肉圈套电切过程中。若发生肠道出血,需要剖腹手术者很少,大部分患者用保守治疗能治愈,因此它的危害性较穿孔小。发生部位多见于息肉在大肠的好发部

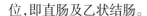 

位,即直肠及乙状结肠。

### (一)常规操作不当发生肠道出血

1. 插入时未能"循腔进镜",使用暴力滑行,损伤黏膜而引起撕裂出血。

2. 原有结肠病变,如大肠癌性息肉、炎症性肠病等使黏膜变脆,插镜时擦伤出血。

3. 活检时咬取组织过大、过深,以及在血管显露部分咬取引起。

### (二)息肉摘除时发生肠道出血

1. 圈套收紧时过紧、过猛,通电即勒断,引起机械性切割。

2. 电流强度过强,凝固不足,其粗蒂或无蒂息肉未交替使用电凝、电切电流,割下息肉时蒂中血管未做充分凝固。

3. 电流强度过弱,电凝过度,表面焦痂脱落时引起延迟出血,尤其在术后过早做体力活动者更易发生。

4. 口服抗凝剂未及时停药者,以及有凝血机制障碍、未得到充分治疗并恢复前施行了内镜治疗的患者。

目前息肉切除术的残端采用金属夹夹闭创面,可大大减少肠息肉切除术后再出血的风险。

## 三、肠系膜、浆膜撕裂及脾撕裂

### (一)肠系膜、浆膜撕裂

又称不完全肠壁穿孔,插镜过程中肠袢不断扩大,肠管过度伸展,使浆膜和系膜紧张,如再注入过多空气,使肠腔内压力升高,当其压力超过浆膜所能承受限度,便会发生撕裂,一般均发生在系膜附着对侧肠壁。在剖腹手术时插镜,因缺乏腹部抵抗,更易发生。

### (二)脾破裂

均发生在结肠镜插过脾曲或手法解除乙状结肠圈袢时。因脾脏上方有脾膈韧带固定于横膈,下方有脾结肠韧带与结肠相连。做手法牵拉力量过强,超过脾结肠韧带所能承受负荷时,会使附着处脾包膜撕裂,实质暴露,引起创伤性出血。

## 四、肠绞痛

1. 插镜过程中注入过多空气,术前又用过肠道解痉剂,引起检查后长时间腹部膨胀、疼痛,称结肠镜检查后膨胀综合征。肠镜诊疗后尽可能吸尽肠腔内的积气,可以预防肠绞痛的发生。

2. 息肉圈套电切摘除术,因电灼过深引起结肠浆膜炎,尤以无蒂息肉多见。

## 五、心血管系统

结肠镜检查对心血管系统功能的影响是很轻微的,一般无临床意义。发生原因均为检查前过量用药,或插镜时疼痛,使得肠系膜过度牵张而产生血管迷走神经反应。

## 六、浆膜炎

该并发症是在息肉电凝摘除后发生,会造成术后浆膜炎。其发生原因是息肉摘除时过度使用电凝,虽无穿孔,但引起局部浆膜反应。

### 七、气性爆炸

气体爆炸只有在息肉圈套电切摘除时发生,正常情况下,大肠内含有氢气和甲烷等可燃性气体,当其浓度达到一定界限时,做电外科手术会发生爆炸。口服 20% 甘露醇进行肠道准备的患者,在进行息肉电切时容易发生气体爆炸,原因在于甘露醇在肠道内经细菌分解,产生可燃性的 $H_2$,当达到一定浓度时,高频电切的火花会因此爆炸,能导致结肠破裂、腹腔出血等严重并发症。因此,目前使用结肠镜诊疗时,为了防止气体爆炸,设计上均使用二氧化碳等惰性气体。

# 第 2 节　并发症的诊断

### 一、肠壁穿孔

结肠镜引起的肠壁穿孔,根据其部位可分为腹腔内及腹腔外。大肠解剖学特点是直肠、升结肠和降结肠后壁表面无腹膜遮盖,故该穿孔在腹腔外,即肠内气体及内容物溢出流向后腹膜腔。而乙状结肠、横结肠、盲肠、升结肠,以及降结肠前、两侧壁均有腹膜遮盖,因此这些部位穿孔在腹腔内。显然,腹腔外穿孔仅发生在直肠、升结肠和降结肠部位息肉做圈套电切术时,所以比较少见。

根据穿孔发生时间,可分为即刻穿孔(即在结肠镜检查同时发生)和延迟性穿孔(即在检查结束后数小时及数天发生)。延迟穿孔仅发生于诊断组中气性穿孔和息肉电切后的焦痂脱落穿孔,较为少见。

#### (一)腹腔内肠壁穿孔

即刻穿孔或延迟穿孔的症状均相同。在肠壁穿孔瞬间,患者感剧烈腹痛,以后即无明显症状,或可有腹胀,此时不加注意,则可延误诊断及处理,造成较多严重其他并发症,以致死亡。查体发现腹部明显膨隆,叩诊示肝浊音界消失,立位腹部 X 线透视或摄片见膈下游离气体,可确诊为腹腔内肠壁穿孔。一般数小时后,患者出现急性化脓性腹膜炎的症状和体征。即刻穿孔因在检查的同时发生,故结肠镜视野内不见肠腔及黏膜滑行,较多情况可见黄色脂肪组织,即为大网膜,或见到腹腔内脏器,插入时镜端无任何阻力。

#### (二)腹腔外肠壁穿孔

肠壁穿孔当时常未被发现,检查结束后出现后腹膜气肿。患者开始无任何不适,1 天后出现消化不良,无定位腹痛,后腹膜气肿可蔓延至阴囊、会阴部、下腹壁皮下气肿,触诊有捻发音,严重者还可引起纵隔气肿及颈部皮下气肿,常伴发热和全身不适等。

腹部 X 线片可明确诊断,并可帮助鉴别肠壁穿孔发生的部位。根据 X 线解剖学特点,后腹腔间隙的气体分布位置有肾周围前间隙、肾周围间隙、肾周围后间隙。如直肠穿孔,气体沿着直肠两侧、两侧腰大肌外侧上升到肾周后间隙,有时可伸展到肾上极。因此,腹部 X 线片上可见肾周围后间隙及两侧腰大肌外侧与腰大肌纵轴相平行的透亮区,部分可出现腹壁两侧脂肪条纹。升结肠及降结肠后壁穿孔后,气体由两腰大肌外侧向中间、内侧,再向脊柱集中,然后上升到肾周围前间隙(图 14-1,图 14-2)。因此,X 线片中可见肾周围前间隙及与腰大肌纵轴相垂直的透亮区,腹壁两侧脂肪条纹不常见。如急需明确诊断和确定肠壁穿孔部位时,可用水溶性对比剂做紧急灌肠造影。

腹部 X 线检查对结肠镜检查引起肠壁穿孔的诊断很重要,而且可帮助定位,以便及时处理。因此,结肠镜检查结束后,对于严重怀疑穿孔的病例,常规做腹壁 X 线透视检查实属必要。

## 二、肠道出血

肠道出血按其发生时间,可分为即刻出血、早期出血和延迟性出血。即刻出血易发生在检查的同时或息肉圈套电切摘除术切下息肉的同时;早期出血发生于息肉圈套电切摘除后24 小时内,常见为数小时内发生;延迟性出血发生在息肉圈套电切摘除术 24 小时后,主要原因是摘除后残端焦痂坏死、脱落,引起创面出血。文献报道,最长时间达术后 12 天。多数延迟性出血患者表现为血便,严重者可有休克等症状出现。

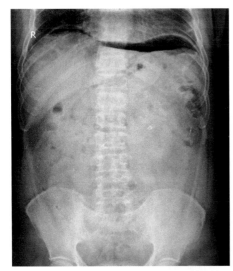
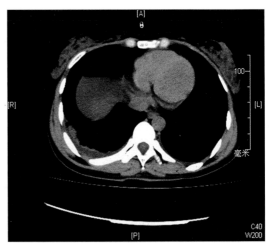
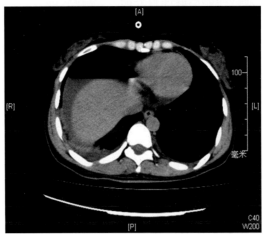

**图 14-1　腹腔内穿孔的 CT 表现(脾区穿孔)**
腹腔积液、积气,双侧少量胸腔积液。

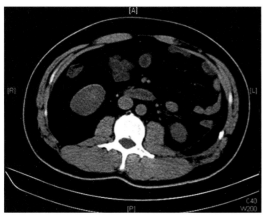
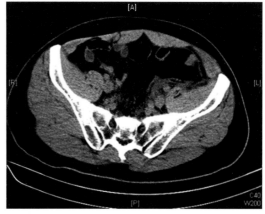
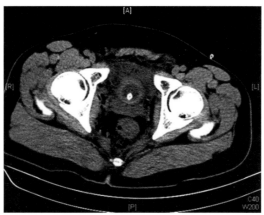

**图 14-2　腹腔外穿孔的 CT 表现（直肠内镜术后迟发性穿孔）**
腹盆腔较多游离积气，左侧结肠旁沟及盆腔左半部渗出、少量积液、右侧腹壁下积气。

### 三、肠系膜、浆膜撕裂及脾破裂

仅包膜撕裂未引起出血，临床上均无特殊症状，诊断均不能确立，一旦它们引起出血，均造成腹腔内出血，除了有因失血引起症状和休克外，同时有腹膜刺激体征，包括腹部压痛、肌紧张，移动性浊音和肠鸣音减弱、消失。脾破裂在腹部 X 线片上有左侧横膈抬高、结肠脾曲下降等表现。腹腔穿刺对疑有浆膜撕裂、脾破裂并发腹腔内出血者有较大价值。于左下腹做穿刺，如抽出不凝固血液可确诊。

### 四、肠绞痛

检查后患者主诉绞痛或胀痛。肠绞痛与肠壁穿孔的鉴别很重要，前者一般情况好，无急性腹膜炎体征，即 X 线检查无膈下游离气体。

### 五、心血管系统

心搏增快或徐缓、低血压等，一旦停止检查，即可恢复。原有心血管疾病基础者，则可引起心肌梗死、心搏骤停等严重并发症。如果发生，应立即请心内科会诊。

## 六、浆膜炎

部分患者有局部压痛及肌紧张,此需与肠道穿孔鉴别,鉴别的主要方法是通过腹部 X 线检查,患者是否有游离气体。

# 第 3 节　并发症的治疗

### 一、结肠镜穿孔的治疗

详见第 14 章第 4 节。

### 二、肠道出血

出血量少可无需治疗,出血量大即需处理。即刻出血可立刻做结肠镜下止血术,如检查或息肉摘除后发生早期或延迟性出血,可再次用肠镜检查做止血术,也可用其他方法。但结肠镜下止血术在此时常因血液沾污结肠镜,干扰观察而失败,因此常用冲水肠镜反复冲洗观察肠腔。

1. 药液喷洒　去甲肾上腺素＋生理盐水:从活检通道插入塑料管,用去肾上腺素 8mg 加入 150ml 生理盐水中,对准出血部位做喷洒冲洗。

2. 凝固止血　可采用热活检钳钳夹出血点后止血。

3. 局部注射止血　局部注射生理盐水或硬化剂等治疗方法。

4. 机械止血　如金属夹夹闭出血点等。

在上述治疗过程中,应严密观察患者的血压、脉搏及便血量。一般在出血停止后 12 小时才停止治疗,再观察 48 小时。如上述保守治疗失败者,应行剖腹术止血。

5. 手术治疗　对失血量大、内镜治疗或保守治疗失败者,行手术止血。如手术时出血部位不易找到,可当即插入结肠镜帮助寻找。

### 三、肠系膜、浆膜撕裂及脾破裂

对于有腹腔内出血者,诊断一旦确立,应立即手术,做撕裂修补止血或脾切除。对于有失血性休克者,应输血。对于无腹腔内出血者,行保守治疗,观察数天即可。

### 四、肠绞痛

肠镜患者检查完毕后吸尽腔内的气体,能减少术后腹痛的发生。同时行对症处理,对严重者禁食、胃肠减压、静脉补液、针灸等处理即可。

### 五、心血管系统

一般情况下,患者出现心搏增快或徐缓、低血压等,立即停止检查即可恢复。如原有心血管疾病基础者,在诊疗时一旦出现心搏骤停和呼吸抑制,立即实施复苏,纠正电解质紊乱和心电监护等。

## 六、浆膜炎

无需手术,一般观察 3~5 天能自愈。

## 七、气性爆炸

一旦发生气性爆炸,应立即手术探查,否则会直接致命。

# 第 4 节　肠穿孔的治疗方法

文献报道,医源性结肠镜穿孔在单纯结肠镜检查和治疗中的发生率分别为 0.1%~0.8% 和 0.15%~3.00%,复旦大学附属中山医院自 20 世纪 90 年代至今,结肠镜检查中的穿孔率约为 0.01%,每年 5~6 例。在结肠镜检查操作或治疗过程中,如果在视野内发现肠壁外黄色脂肪组织或者腹膜等,此时确诊穿孔无疑。而在结肠镜操作或治疗后,出现不同程度的腹痛、腹胀、腹肌紧张、局部压痛或反跳痛,以及发热、血常规检验提示白细胞升高、腹部立位 X 线或腹部 CT 检查提示膈下游离气体等情况,通常即可诊断穿孔。穿孔后治疗措施的选择取决于诊断穿孔的时间、肠道清洁度、穿孔部位、有无腹膜炎。在检查过程中发现穿孔时,若肠道清洁度好、破损底部洁净、患者状态良好,采用内镜下治疗,可选择金属夹夹闭、尼龙绳荷包缝合或内镜吻合夹系统(over-the-scope-clip system,OTSC)缝合;若肠道清洁度差、腹膜炎体征重、创面受大量肠内容物污染、发现穿孔的时间不及时,多采用腹腔镜修补,甚至外科开腹造瘘手术。自 2003 年以来,已很少采用外科开放修补,远端结肠造瘘手术。

## 一、内镜下金属夹夹闭

单纯金属夹夹闭常用于穿孔面较小、边缘光整、易于对合的创面。选择金属夹时,应选择张口较大、可调整开口方向、可重复开关的金属件(如和谐夹等)。原因在于,若夹合后位置不满意,可再次打开调整。使用口径不一的和谐夹及普通钛夹可取长补短。金属夹密集夹闭创面时,将和谐夹夹闭在穿孔张力大及开口较大的位置,普通钛夹在和谐夹中间,既可避免因张力过大,单用钛夹短期内脱落,又可防止单用和谐夹难以完全严密夹闭吻合处黏膜,致肠液渗漏。若对合后仍不是很满意,可以使用尼龙绳在金属夹基底部套扎,可加固缝合,避免创面闭合后一段时间内因肠蠕动或其他原因使金属夹脱落(图 14-3,图 14-4)。

结肠镜 12 小时后血管夹夹闭穿孔(见本章节病例 1)。

## 二、内镜下荷包缝合

对于较大的穿孔,单独使用金属夹常不能获得满意闭合,此时可采用双通道内镜、辅助管道或双内镜技术,结合常用穿孔治疗器械实施内镜下联合治疗。复旦大学附属中山医院针对穿孔直径较大的病例,一般在双通道内镜下使用尼龙圈和金属夹缩小穿孔,以减小金属夹夹闭时的张力,大部分病例均能得到满意的缝合效果(图 14-5)。除外传统尼龙绳缝合,现有全新的内镜外金属夹(over-the-scope-clip,OTSC)及 OverStitch endoscopic suturing system

缝合创面系统,可缝合更多组织,有效闭合直径为3cm以内的穿孔,并可闭合消化道壁全层。但也存在不足之处,如内镜操作发生穿孔时,需取出内镜才能安装上述系统,缝合失败将影响后续操作。专用器械能提供较金属夹更可靠的治疗效果,但亦存在诸多问题,如操作过程繁琐,进入人体时易引起组织损伤,部分区域缝合困难,成本较高,难以普及,且目前临床上尚无一种明确可行的缝合器械,大部分仍停留于动物实验阶段(图14-6,图14-7)。

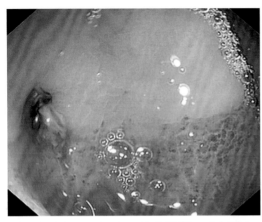

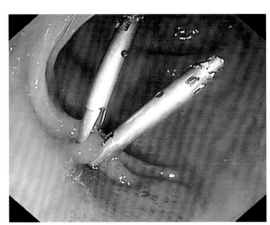

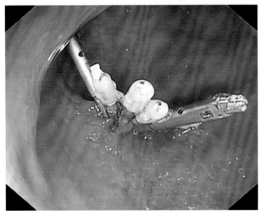

图 14-3　结肠憩室穿孔,用金属夹夹闭

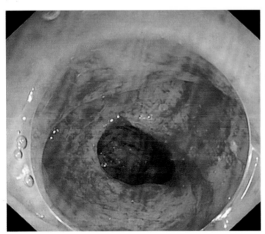

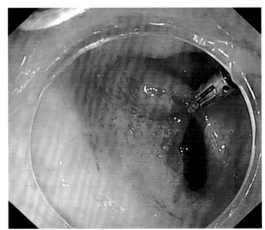

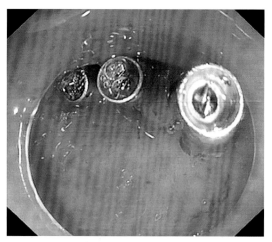

图 14-4　直乙交界处穿孔，用金属夹夹闭

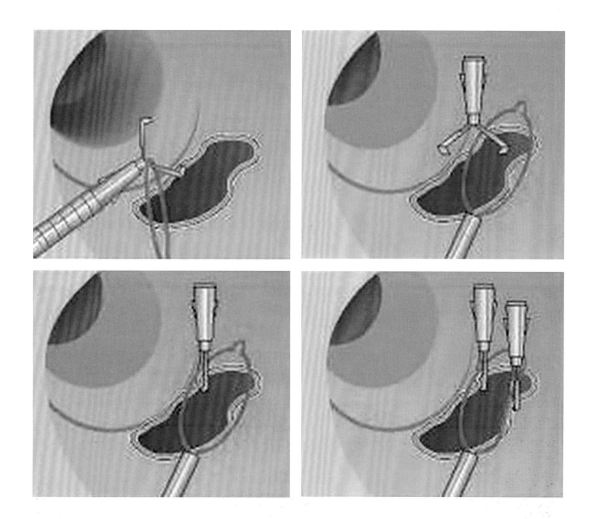

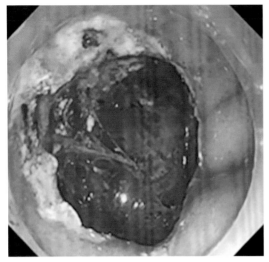
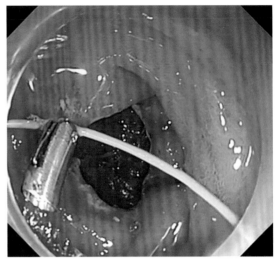
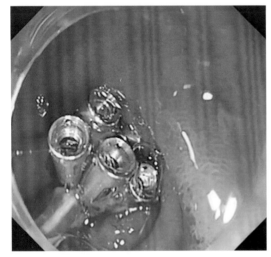

图 14-5　乙状结肠术后穿孔,用金属夹合并尼龙绳缝合

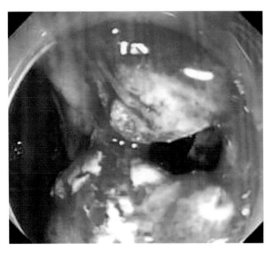
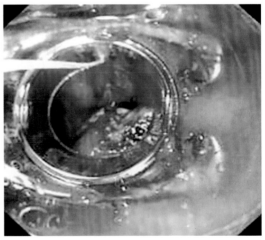

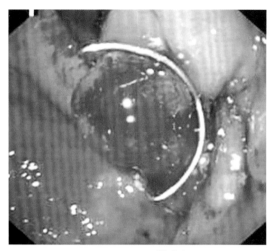

图 14-6　OTSC 缝合创面

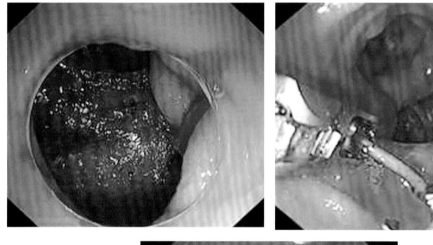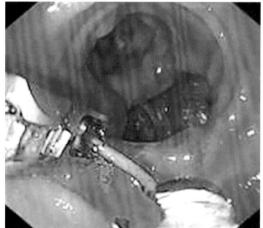

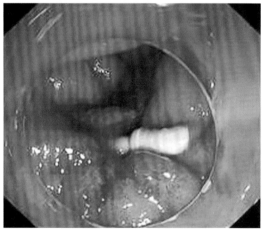

图 14-7　OverStitch endoscopic suturing system 缝合创面

### 三、内镜下修补后的处理

对于内镜下修补的病例,在临床实践中笔者发现,使用肛管减压能提高内镜修补的成功率,降低再手术风险。肛管是一种采用硅胶材质或橡皮材质制作而成的大号引流管,其异物反应轻、质地柔软、粗细适中,既能达到支撑引流的目的,又不会给患者带来额外的痛苦。患者行修补后常出现腹胀不适感,可能是由于手术的刺激,患者的胃肠功能尚未恢复,肛门括约肌处于挛缩紧闭的状态,加之内镜修补需要向肠道内充气,导致肠腔内的气体外排不畅而引起腹胀,继而影响创面愈合。通过肛管引流减压,一方面降低了管腔内的压力,减少缝合创面破裂的可能;另一方面在低位穿孔的修补时,肛管一定程度上避免了术后创面与肠道管腔内容物的接触,从而降低了缝合创面的再次感染。关于放置肛管引流的时间,考虑术后肠道功能恢复所需要的时间,一般控制在 72 小时左右,并根据引流情况及患者恢复情况适当缩短或延长(图 14-8)。

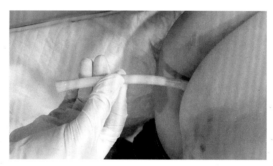

**图 14-8    内镜修补术后留置肛管减压**

对内镜下处理的病例,应密切观察患者术后症状及体征,如有腹痛、腹胀出现或加剧并得到相应辅助检查的证实,应及时中转腹腔镜或开腹手术。金属夹的不足之处在于,仅能闭合近黏膜层而非全层消化道壁,且夹子可能脱落或再次穿孔使穿孔处炎症加重、腹腔感染继续发展,从而延误最佳处理时机。治疗性肠穿孔、穿孔小于 1cm、肠道准备质量高是行内镜治疗成功的预测因素。穿孔后 24 小时内体温 ≥ 37℃、白细胞计数大于 $10 \times 10^9$/L、肠镜处置后仍剧烈腹痛等提示内镜治疗失败,有可能需要进一步手术。

### 四、腹腔镜手术修补穿孔

随着医疗新技术的不断发展,内镜(软镜)与腹腔镜(硬镜)相结合用于临床工作,大大提高了两镜结合的治疗能力和水平,如肠镜诊疗中肠穿孔可以不开腹,可采用腹腔镜修补。肠梗阻患者先在内镜下放置结肠支架,待患者情况稳定,纠正水、电解质平衡,腹腔镜手术切除结肠癌,若腹腔镜手术找不到病灶,采用内镜协助定位,各类消化道手术后吻合口出血可以采用内镜下止血等。双镜治疗临床用途越来越多,正确地选择双镜治疗,将造福人类,提高患者的生活质量。

患者肠镜诊疗后,如果突然出现腹痛、腹胀,查体发现患者有全腹压痛、反跳痛,腹胀如鼓,患者呼吸困难、心搏加快,个别患者有发热,CT 或 X 线片示膈下有游离气体,白细胞明显升高,立即确诊为结肠穿孔,需收入院行腹腔镜手术。

1. 常规腹腔镜进入腹腔,探查肠穿孔部位,90% 肠穿孔在直肠 - 乙状结肠交界处找到结肠穿孔部位,了解穿孔范围、大小,肠壁有无坏死组织,必要时取穿孔壁周围组织病理检查。

2. 确定穿孔部位,必须排除结肠多发穿孔后,决定腹腔镜缝合,一般全层缝合即可,不需要浆膜层对缝。

3. 穿孔缝合后,吸尽盆腔积液,腹腔内大量生理盐水从上腹部向下腹部边冲洗边吸引,手术台须头高脚低位,盆腔冲洗干净,必要时可以做术中肠镜,穿孔近段用肠钳阻断,肠镜下注水、注气,确保吻合口无漏水、漏气。

4. 左侧腹部戳创将引流管送入盆腔最底部,在直肠后壁,放到直肠骶尾空间,腹壁固定好引流管,同时放置肛管,深度为 15cm 左右,在肛门口固定,手术结束。

5. 术后患者半卧位,适当补液加用抗生素,观察引流量和颜色,一般第一天在 50ml 左右,逐渐减少,第三天拔出肛管,患者解第一次大便后,可以拔出左侧腹壁引流管。

## 五、传统外科手术修补穿孔

针对腹腔污染重、穿孔时间长、相应肠管组织活力差、患者一般情况差等情况,必须适时采取造口的方式。但是造口带来的医疗纠纷及医疗费用往往较大,以上海市为例,如结肠镜检查造成穿孔而行造口术的情况,医院应承担一定的责任。因此,在决定造口时应慎重,采取多学科如普外科、麻醉科等相关科室共同讨论执行,并充分沟通,尽可能避免加重医患矛盾。

复旦大学附属中山医院自 2003 年 6 月以来,采用腹腔镜单纯修补肠穿孔近 100 余例,无一例做结肠造口术和腹腔感染。结肠镜下诊疗穿孔腹腔镜下修补的患者,安全、有效、无明显并发症,大大减少了患者的痛苦,节省了医疗费用,消除了医疗纠纷。作者在本书中重点介绍本章节,其目的是让内镜医师在结肠诊疗过程中,如发现肠穿孔,立即与外科腹腔镜医师联系,可以采用腹腔镜修补的方法,一定要改变过去的传统方法——开腹手术修补加近段肠造瘘术,结束医疗纠纷。下面作者重点介绍 3 例,治疗方法不同,其结果大不一样。

**【病例 1】**肠镜检查后肠穿孔外科修补加造口术

76 岁男性患者,因"便血,左侧腹痛"于 2003 年 2 月来我院行肠镜检查,检查后患者腹痛、腹胀,医师未引起重视。3 小时后腹痛加重,立即来我院检查,全腹压痛、反跳痛,行 X 线检查,见膈下大量游离气体,拟诊断为肠镜检查后肠穿孔,按照外科常规开腹手术。术中见乙状结肠有 2cm 圆形穿孔,腹腔内少量粪水,行结肠穿孔修补术(6 针)、近端乙状结肠造口术,用腹腔生理盐水冲洗,患者伤口感染后经抗生素治疗,40 天后好转出院。后行第一次医疗事故鉴定,四级次要责任事故。半年后,患者人造肛门引起切口疝,并逐渐增大,影响正常生活,再次行市级医疗鉴定,根据结肠镜损伤引起造瘘、切口疝,给予四级主要责任结果。当时,医师除了赔偿 12 万元人民币外,并将严重并发症记录在档案中,差点吊销医师资格证半年;同时,给患者免费行第二次手术,关闭人造肛门并修补切口疝,患者经 20 天住院好转出院。2 年后切口疝再次复发,患者及家属再次将医院告上法院,要求赔偿医疗损害费、患者精神损失费、营养费、交通费等共计 8 万余元人民币。此时,患者切口疝巨大,年龄已经 80 多岁,无人敢做外科手术。患者痛苦万分,无生活质量,不能下床行走,而医师因一次并发症损失接近 20 多万元,并且该纠纷一次次影响他的工作。鉴于这类医源性肠镜下引起的并发症,上海乃至全国每年处理医疗纠纷30~50例。作者从2003年研究采用腹腔镜修补肠穿孔、腹腔引流、加肛管排气等方法,至今完成近100余例,未发生任何医疗纠纷,患者无需开腹手术,无需人造肛门,便解决了这一严重的并发症问题(图14-9)。

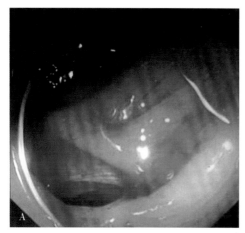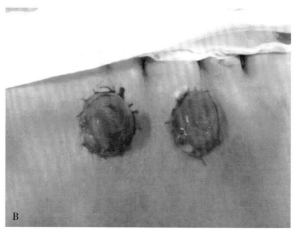

图14-9　修补术
A.乙状结肠穿孔;B.腹部人造肛门。

【病例2】肠穿孔腹腔镜修补

46岁女性患者,因"左下腹隐痛,大便次数增多"于2005年10月在外院行肠镜检查,发现肠腔内有鲜红色血液及大网膜,患者突发腹痛难忍,立即行X线检查,腹腔大量气体,立刻转我院行腹腔镜修补术。术中发现直肠乙状结肠基本切断分离,仅有肠系膜相连,在外科医师耐心修补下,穿孔肠前壁缝合11针,后壁缝合10针,腹腔大量冲洗,盆腔放置引流管,同时置肛管。4天后肛门排气,拔除肛管,进流质饮食,第5天拔除盆腔引流管,观察后第7天出院。患者恢复良好,由于未开腹手术,未做人造肛门,患者开心出院,无医疗纠纷。过去这类患者必须手术探查、修补,左侧腹部做临时人造肛门,半年后再关闭人造肛门,多数会产生医疗纠纷(图14-10)。

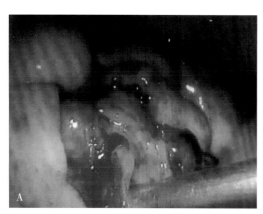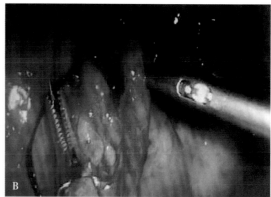

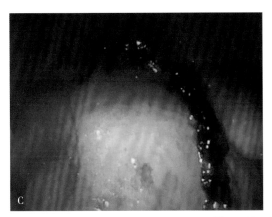
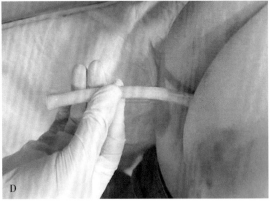

**图 14-10　腹腔镜修补术**

A.结肠穿孔,基本断裂;B.腹腔镜修补;C.腹腔镜全层修补完成;D.术后留置肛管。

**【病例3】**肠穿孔腹腔镜修补

26 岁女性患者,因"大便次数增多,伴里急后重"于 2011 年 9 月在外院行肠镜检查,发现距肛门 8cm 处、黏膜下 2.5cm 占位,拟诊断为直肠黏膜下脂肪瘤,来我院行直肠黏膜下挖除术。标本约 2.2cm,未见明显穿孔,采用金属夹逐一关闭,手术顺利,术后半卧位休息。第 3 天体温为 37.8℃,轻度腹胀。第 4 天腹胀明显,肛门停止排气,体温为 39.1℃,继续观察。至第 5 天,体温为 40.2℃,腹胀、腹痛明显,下腹部压痛、反跳痛,CT 检查提示腹腔内积气,盆腔内脓性积液约 200ml,拟诊断为直肠穿孔。当晚急诊行腹腔镜探查,见直肠有 5cm 大小的圆形穿孔,盆腔内约 200ml 粪水脓液。经外科会诊决定行开腹修补、近端肠造口术(符合外科常规)。由于患者年仅 26 岁,2 个月后准备办婚礼,如果开腹做人造肛门,势必影响家庭与婚姻,给患者生活带来很大不便,更有可能引起医疗纠纷。在内镜科主任和外科医师承担巨大风险的情况下,对患者行腹腔镜下逐针缝合。缝合完毕后肠镜下注水、注气,发现似有漏气,经反复检查修补,确定缝合口无漏,用大量生理盐水冲洗盆腔,放置引流管和肛管,术后每日体温逐渐下降,抗生素抗感染治疗后,第 4 天拔除肛管,第 5 天排便,第 6 天拔除盆腔引流管,第 9 天康复出院(图 14-11)。

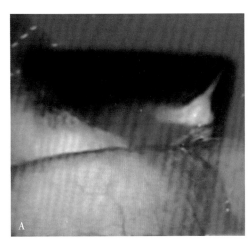
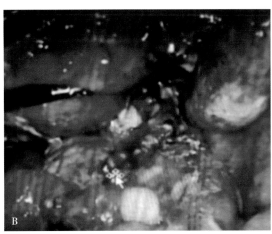

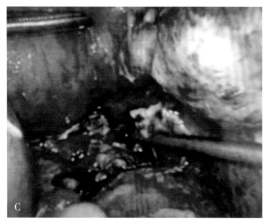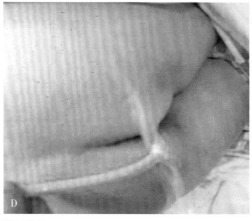

**图 14-11 腹腔镜修补**

A. 直肠穿孔伴盆腔粪性脓液;B. 腹腔镜修补;C. 修补后注气注水检查;D. 术后留置肛管。

---

**经验介绍**

本组 3 例患者,病例 1 肠穿孔 3 小时,当时缺乏经验,按照外科常规处理修补穿孔、行近端肠造口术,术后继发造口旁疝,医疗纠纷为四级次要责任,造口术后半年关闭,再发切口疝,患者再次将医师告上法庭,结果医疗纠纷上升到四级主要责任,医师差点吊销资格证半年。我院内镜中心每年 14 万例内镜检查,其中 7 万例肠镜诊疗,按照最低穿孔率 1/10 000 计算,每年约发生 7 例肠穿孔。从 2003 年至今已 18 年,共计有 120 例肠镜诊疗引起的肠穿孔,我院均采用新技术,创新改进了肠镜诊疗中的穿孔问题,基本废除外科肠穿孔必须剖腹手术及近端结肠造口术的常规(病例 1),同时成立消化内镜与外科腹腔镜联合治疗小组,坚持为全国消化内镜医师解决肠镜诊疗穿孔引发的医疗纠纷。采用腹腔镜下修补、冲洗、盆腔引流、放置肛管等常规方法,既解决了医患矛盾(病例 2、病例 3),减少患者的痛苦,节省了医疗费用,又保护了我们的医疗人员,我们一直坚持努力处理好医患关系,让我们的医师不倒下,因为不倒下才能更好地为患者服务。

# 第 5 节　并发症的预防

## 一、肠壁穿孔

在 20 世纪 80 年代至 90 年代初期,纤维结肠镜广泛应用的时期,上海地区有 20 余例结肠镜在检查过程中发现肠壁穿孔,穿孔的部位大多在肠管的弯曲处、结肠的粘连处和 Miles 术后肠管走向发生变异的位置。这些部位易发生穿孔的原因主要是弯曲处或粘连处形成锐角,在肠镜下呈盲端,通常用滑进的方法才能通过,如肠管走向辨别的错误或滑进的手法不当,极易发生穿孔或撕裂。20 世纪 90 年代中后期电子结肠镜广泛应用临床,发生的 10 余例肠穿孔中,绝大多数都是间接的撕裂性穿孔,发生在直肠与乙状结肠交界处和乙状结肠与降结肠交界处。

### （一）操作技术的要点

如遇锐角弯曲处,呈盲端时,术者可根据结肠黏膜环状肌在光亮下呈弧形的反光,肠腔位于弧形的中心,辨清肠管的方向,改变体位,利用重力作用,扩大弯曲处角度和改变肠管的走向,乙状结肠、降结肠交界处和锐角脾曲应取右侧卧位,锐角肝曲应取左侧位,下垂的横结肠应取仰卧位,利用脾曲作为杠杆把横结肠拉起至肝曲。滑进时,肠管的走向要确切,患者无加剧的疼痛感,黏膜光泽、无苍白的改变,反之应停止滑进,重新辨清肠管走向再进行滑进。只要遵循上述操作方法,不但可避免肠穿孔发生,而且可顺利通过这些锐角变异的弯曲处。

### （二）操作注意事项

1. 掌握结肠镜检查的适应证,对结肠憩室、急性期结肠炎症如确有必要检查者,操作尤其要小心谨慎,不要过多注入空气。

2. 患者肠道做严格清洁准备,检查前不要过度使用镇痛剂。

3. 若患者有下腹部手术史或初学操作技术者,做双人手法时要两人密切配合,认真操作。

4. 解除乙状结肠和横结肠圈袢时,尤其是用旋转法,一定要同时向外退出部分镜身,以减少结肠镜在结肠内的有效长度。

5. 插入结肠镜时要严格按照进镜的要领。

6. 在息肉圈套电切术前,全面检查、校试器械,在其性能良好时才可施行。

7. 有蒂息肉圈套切割部应选择蒂的近头部,无蒂或亚蒂息肉选择在基底稍上方。原则上均要尽可能远离肠壁,不要同时圈入正常黏膜。通电时均要提起息肉,悬在肠腔中;如息肉较大,不能悬起,与周围肠壁有接触者,就要使其接触面足够大。

8. 选择适当电凝和电切的电流强度,避免电流过弱和通电时间过长。

## 二、肠道出血

1. 插入时尽可能"循腔进镜",黏膜滑行时禁忌施行暴力,并且滑行只应该使用很短距离即见肠腔,否则应该退出镜身,尤其有结肠癌、息肉和急性炎症者更需注意。

2. 活检应选择避免血管显露部位咬取。

3. 息肉圈套电烙摘除术时,关闭套圈动作要轻柔缓慢,要在视野中直视下进行,避免机械性切割。

4. 选择最适当的电流强度,先电凝,见到黏膜发白再做电切。粗蒂和无蒂息肉者需电凝、电切电流交替使用,逐渐切割与摘除。也有学者主张只用电凝电流,同时用机械性勒紧力割断息肉蒂部以预防出血。

5. 有凝血机制障碍者,需纠正后才施行摘除术。

## 三、肠系膜、浆膜及脾破裂

插镜时尽量循腔进镜,少用滑行。滑行时要看清肠腔的走行方向,少注气。在做手法解袢时,应与形成圈袢的方向相适应,尽可能有 X 线透视辅助。

## 四、肠绞痛

检查时少注气,检查结束时尽可能吸尽肠腔内残气,术前少用肠道解痉剂,电切圈套息肉时要尽量远离肠壁,选择适当的电流强度。

## 五、心血管系统

对有严重心肺疾病者,应请心血管专科医师和麻醉科医师会诊,并协助临床监护。对难以耐受大肠镜诊疗者,必要时须施行静脉麻醉。

## 六、浆膜炎

尤其在息肉摘除时,圈套器收紧后通电,电流不宜过大,通电时间不宜过长。

## 七、气性爆炸

只要术前做彻底肠道准备,包括饮食控制、泻剂应用、清洁灌肠,可燃性气体的浓度均低于爆炸水平以下。有研究报道,未做肠道准备与做肠道准备结肠内气体分析比较,发现未经准备组其氢气及甲烷气的浓度均超过爆炸水平,经准备组的浓度均低于爆炸水平,故在做电外科时不注入惰性气体,也不会爆炸。但需注意,凡做电外科者,禁忌使用甘露醇做肠道准备,因甘露醇经肠内细菌发酵可产生易燃性气体。

（蔡世伦　吴海福　范惠珍）

# 第15章　结肠镜操作方法

结直肠癌的发病率不断上升,目前已占消化道恶性肿瘤的第二位。每年上海市需做内镜检查者约 100 万人次,结肠镜检查者约 40 万人次,其中检查结直肠息肉者约 6.4 万例(17%)。由于近 20 年来开展了无痛内镜诊疗,所以越来越多的人认识并接受内镜检查。本书中主要介绍内镜下近 40 余年的诊疗发展过程,同时也介绍了 20 世纪 70 年代初医师做结肠镜的经验和教训,并简单介绍内镜操作最初开展时采用双人操作的原因,为何需要 X 线下操作,结肠镜操作过程中各种类型的祥与解祥方法,如何减少结肠镜所致的并发症,医源性肠穿孔如何处理,如何同时减少医疗费用,提高微创治疗水平等。2000 年前毕业的医师或多或少会了解内镜发展的诊断历史,2000 年以后毕业的医师对过去内镜的发展大多不了解,只知道现在电子内镜的手感好、显示器清楚、各种医疗配件使用得心应手。复旦大学附属中山医院是国内最早开展内镜诊疗的单位之一,作者清楚地记得整个内镜从诊断到开展各种诊疗所走过的全过程,有责任及义务介绍给青年医师。

复旦大学附属中山医院于 1956 年开展第一例胃镜检查(图 15-1)。1972 年 10 月 20 日外科王承培教授在国内较早开展结肠镜检查,并逐步开展内镜下息肉治疗。随着结肠镜诊疗人数增加,我院外科吴肇汉教授与吴肇光教授一起参加内镜诊疗工作,他们一手拿手术刀,一手拿内镜,为我院开展内镜诊疗打下了良好的基础。1982 年初,姚礼庆教授参与外科内镜工作;1992 年 10 月,在王玉琦院长指导下,我院成立了以外科为主导的内镜中心。当时内镜中心只有 7 人(3 位医师,3 位护士,1 位护工),一般医师和护士不愿意到内镜中心工作,认为没有前途和名气,更招不到临床研究生,并且内镜设备远不如现在,无电子内镜、X射线机和洗消室,所有配件均重复使用,内镜清洗、消毒采用三桶水消毒法。由于当时还没有电子内镜,只有纤维内镜,内镜检查时左手握镜,右手打钮,眼睛要看目镜,所以当时内镜检查必须由双人操作,且内镜检查过程中需在 X 射线透视下完成,因此需有经验的医师完成结肠镜检查。

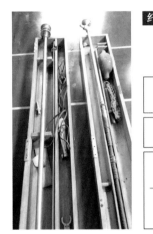

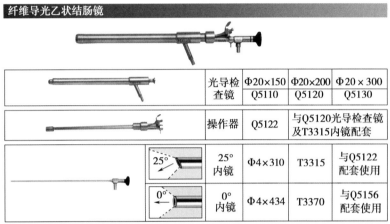

**纤维导光乙状结肠镜**

| | | Φ20×150 | Φ20×200 | Φ20×300 |
|---|---|---|---|---|
| 光导检查镜 | | Q5110 | Q5120 | Q5130 |
| 操作器 | | Q5122 | 与Q5120光导检查镜及T3315内镜配套 | |
| 25°内镜 | 25° | Φ4×310 | T3315 | 与Q5122配套使用 |
| 0°内镜 | 0° | Φ4×434 | T3370 | 与Q5156配套使用 |

图 15-1　老式胃镜与纤维导光乙状结肠镜

# 第 1 节　纤 维 内 镜

20 世纪 80 年代以前,我们所拥有的内镜(胃肠、结肠镜、十二指肠镜及气管镜等)全部为纤维内镜。纤维内镜由玻璃纤维组成导光束和导像束,可作为照明,将体外冷光传到消化道,再将消化道内各种黏膜影像传到体外目镜以供观察。这一过程是利用光线在透明、均匀介质中传递到另一个透明介质会产生反射和折射现象来完成的。但当光线射入时,其入射角超过入射临界角时,入射光线不产生折射,而是全部反射到原介质中去,此现象称全反射。纤维内镜中导光束和导像束就利用全反射原理,由折射率高于空气的燧石玻璃拉成的细径材料组成。但一根仅十几微米,组成玻璃丝只能传递一个光点,传递一定范围的光能和图像需要将数万根光束捆扎在一起,组成导光束、导像束。同一介质在光线传递时会干扰光的反射,产生光泄漏,透入邻近纤维丝中,这就要解决所谓光绝缘的问题。因此,每一根纤维丝由燧石玻璃组成核心纤维,在外涂上一层折射率低的冕玻璃,组成被覆层,数万根集成束不会产生光泄漏,解决了光绝缘的问题,而使玻璃纤维束作任意弯曲,光线将产生不断的全反射、从束的一端传递至另一端。当纤维束折断时,采集的内镜图像像一个黑点,当时的内镜下有7 个黑点属正常,一般不影响观察。当成千上万的纤维束折断时就会影响视野,目镜中可见数不清的小黑点,这时就会影响观察,必须置换导光束。

## 一、纤维内镜结构

纤维内镜的基本结构是由光学系统和机械系统组成。前者包括导像和导光系统。机械

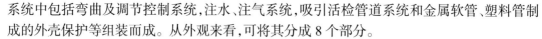 

系统中包括弯曲及调节控制系统,注水、注气系统,吸引活检管道系统和金属软管、塑料管制成的外壳保护等组装而成。从外观来看,可将其分成8个部分。

1. 操作部　主要由气体按钮、吸引按钮、送气送水按钮、图像冻结按钮、活检钳道开口和辅助进水口等组成。

2. 插入管　主要由前端导光束软管和中上端硬管组成,是根据患者解剖特点而设计的,前端软,可有效减轻患者痛苦,随消化道弯曲度插入腔道。

3. 先端部　由弯曲部和端部组成。弯曲部是根据诊疗需要而设计的不同弯曲角度;端部由导像、导光部分、钳子管道和送气送水喷嘴组成。喷孔对准导像窗,可作冲洗,保持视野清晰,根据诊疗需要进行消化道冲水、充气和吸引等操作。

4. 导光插头部　用于连接冷光源,起到照明作用。

5. 目镜部　接收光学图像以供肉眼观察,通过调节环来调节图像的清晰度,窗玻璃是起密封保护作用,避免物镜受水和污物沾染。目镜头端可以连接照相机和摄像机。

6. 活检孔　主要用于活检消化道内病变。目前主要用于各种内镜下微创治疗、取异物、止血等的重要通道。

7. 导管软管　导管软管连接导光插头部,主要用于导光软管有传导冷光源功能。

8. 手控旋钮　主要有上下、左右旋钮,有利于镜身前端到达特定地方,便于操作。上、下、左、右可旋转角度各为 180°~210°、80°~90°、90°~100° 及 100°,最小角度能达到 20°~30°。

## 二、纤维结肠镜基本操作

1. 循腔进镜法　循腔进镜是结肠镜检查的基本原则。即在看清肠腔的情况下进镜,是保证顺利进镜的前提。见不到肠腔或镜头贴在肠黏膜上,则采取退镜,调节镜头方向,常可找到肠腔。不见肠腔或进镜时,若镜内视野不动,必须退镜,直至重新见到肠腔。检查中调整弯角钮使镜端处于中央,反应灵敏,可在瞬间使镜头跟踪肠腔前进。

2. 滑镜法　进前先退镜观察黏膜皱襞走向,内镜退至皱襞转折处突然调节角度钮,使内镜头端方向与肠腔走向相同,助手缓慢推进内镜,操作者保持内镜方向,推进时贴镜黏膜可见移动相,继续进镜可见肠腔,如未见肠黏膜移动相,往往是对肠腔估计错误,镜头贴于肠壁滑向深部肠壁内,助手可感觉到阻力,此时要退镜调整方向再进镜。滑镜是在不见肠腔情况下采取的一种进镜方法,带有盲目性和危险性,对急性炎症、结肠憩室者应小心。

3. 适量注气与抽气法　纤维结肠镜检查中,为看清肠腔走向,必须适量充气以扩大肠腔。通常结肠能耐受的最大充气量为 500~800ml。大多数纤维结肠镜注气速度是 80~100ml/s,持续 10 秒,即可使全结肠充满气体。充气过度会使肠管张力过大,肠管僵直,移动度小,肠管过长,弯曲处角度更锐,并使患者产生腹胀、腹痛。因此,不宜频频注气。相反,抽气能使肠壁变软、变细,弯曲角度变钝,有助于进镜,故抽气是一种重要方法。

4. 钩拉法　当推进镜身时镜头仍不能前进,说明已形成袢圈,此时可使用钩拉法。操作者将镜头保持最大限度弯角钩住肠壁,适当抽气,缓慢退出镜身,至头部稍为滑动为止,然后重新进镜。

5. 防袢法　当进镜后镜身打弯结袢时,应拉直镜身,抽出肠内气体,使腹壁松软,操作者将镜头对准肠腔后令助手用手指抵挡住镜身,使其不能向旁弯曲,镜头随力推进,可防止袢圈的形成。

6. **旋转镜身法** 纤维结肠镜管壁中有慢旋弹簧管,当顺时针旋转时,其内的慢旋弹簧处于绷紧状态,使软管硬度增大,镜身变直,从而减少袢圈形成,亦可使用此法使肝曲锐角急弯变成钝角慢弯。

7. **结圈法** 当运用上述方法不能解除袢圈时,可继续进镜,形成一个较大的袢圈,消除多余的肠袢,又沿圆弧的肠壁滑进,远端部超过弯曲部后再用上述方法解除袢圈。

# 第 2 节 电 子 内 镜

电子内镜主要由 6 个部分组成,包括冷光源、键盘、视频处理中心、监视器、电子内镜及图像记录仪。

电子内镜的构造除成像系统外,其余全部与纤维内镜相似。其操作部、弯曲系统、送水、送气、吸引、活检管道等都与纤维内镜类同。所不一样的是,纤维内镜以光导纤维来传递图像,操作者通过目镜进行观察,或者将电视摄像转接口安置在目镜处,通过监视器屏幕观察,图像视野小、质量差;而电子内镜则在内镜的前端装有一只微型 CD 图像传感器(或称电荷耦合器件,CCD),相当于一个微型电子摄像机,用 CCD 取代了纤维内镜的传像束,操作者可通过监视器的屏幕进行观察。CCD 是一个固态的图像传感器,它由多个小型集成电路块组成,其可靠性高、体积小、照度要求低,仅一个烛光(1W)的亮度即可获得十分清晰的图像。CCD 的构造由光敏部分、转换部分和输出电路部分组成。其功能是:①将入射的光量子转换成电荷载流子,即光电转换;②对电荷载流子进行积分和贮存,收集在阵列贮存单元中,即把图像的光信息变换成分布电荷信息,而这些分布电荷信息再经过视频系统处理中心转换成视频信号,输入到监视器上,监视器的屏幕上即可展现所要观察的图像;③可以用来远程会诊,视野转出图像教学、科研等;④利用电子内镜,还可以放大、染色。操作者只需观看监视器屏幕上的图像进行操作,必要时按下固定按钮将图像冻结,根据图像特征作出正确判断,由于电子内镜的发明,操作者可以一手握镜,一手操作,解决了内镜双人操作的麻烦,节省了人力、物力,单人操作提高了内镜微创治疗的效率。

# 第 3 节 双人操作方法

双人结肠镜操作法目前在临床上年轻医师已很少在应用,作者简单给大家分享过去的操作经验。双人操作由两人完成,术者操作内镜,指挥助手操作结肠镜进退。国内早期开展结肠镜检查时,通常在 X 线检查台上进行,因 X 射线危害人体、结肠镜外包纤维变硬等缺点。随着结肠镜性能的改进、插镜技术的提高,20 世纪 90 年代均已采用非 X 线透视下插镜法。

患者左侧卧位,插镜时肛门口涂润滑剂,镜头进入 10cm 后循腔进镜。为防止未插入部分镜身弯曲,助手左、右手分别在距肛门数厘米处握持镜身,在术者意图下双手交替向肠腔内送入肠镜。在插镜过程中,术者指挥助手“进镜”“退镜”,进、退镜身。有时还需反复交换体位,取仰卧位或右侧卧位,以改变肠管的走向,便于缩短肠袢,有助于进镜。肠镜插入 15cm 处即直肠与乙状结肠交界处,只要少许充气,循腔进镜很容易通过直乙交界处。从直肠、乙状结肠及降结肠的荧光屏上显示的肠镜在肠腔内的走行图像,类似英文字母 N(图 15-2)、α(图 15-3)、P(图 15-4)、M(图 15-5),多数呈 N 形走行,少数呈 P 形走行。

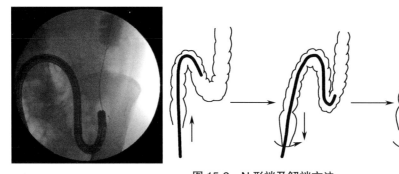

图 15-2　N 形袢及解袢方法

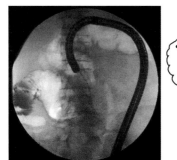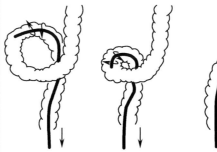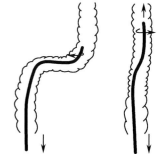

图 15-3　α 形袢及解袢方法

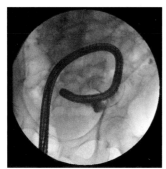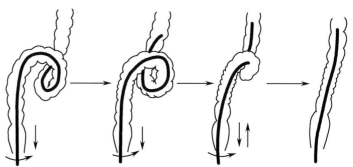

图 15-4　P 形袢及解袢方法

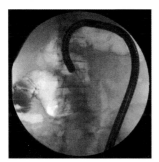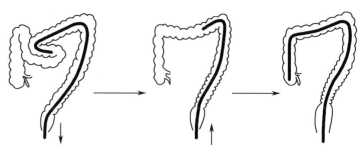

图 15-5　M 形袢及解袢方法

# 第 4 节　单人操作方法

患者取左侧卧位,术者在患者右侧握镜操作,用涂有润滑剂的纱布涂抹镜身和肛门口。进镜中不断左右、上下旋转结肠镜的旋钮和结肠镜,便于找到肠腔并循腔进镜,还可以借助左右旋转的扭力使镜身变得直硬,便于插镜的推力传到镜端,镜身在肠腔内则不断前进。右手还可感觉插镜时的阻力,当阻力增大、肠腔视野不结祥时,可以适当进镜。左手控制充少量气体和水,抽吸存留在肠腔内的粪水,还可调节肠镜弯曲部和屈伸,故只有左、右手的密切配合,协调动作,可完成结肠镜操作。一般熟练的内镜医师,从肛门到达回盲部大约 5 分钟。内镜到达回盲部不是结束,而是检查的开始,一个认真有经验的医师退镜时间一般不少于 5 分钟。退镜时,对每一段肠腔皱襞后侧必须观察仔细。对于肝曲、脾曲、乙降移行部要全面观察,有时应改变体位,从不同角度观察屈曲部。直肠末端肛管交界处适当充入水、气,然后旋上下钮,使结肠镜头端反转 180°,视野中可见肛门垂直的交界处镜身,然后旋转镜身,看清全圈肛门直肠交界,寻找肿块、肛乳头、痔疮及其他病变。结束时每位患者必须行直肠指检,除外低位直肠病变。原则上,肛门至 40cm 结肠最好反复回看 4 遍,可以大大减少病灶漏诊率。

# 第 5 节　注水进镜法

注水进镜法,顾名思义,就是肠镜进镜时如遇上急弯,或调不出肠腔的情况下,可注入 20~30ml 清水或生理盐水,必要时可反复注水,可清除残留粪渣,清洗肠腔;更重要的是,可将扭曲或冗长的肠管冲开,有利于显露管腔。注水法的优点在于,可避免过度充气而使肠管过度胀气,减轻患者术后的不适感。另外,冲水非常安全,可避免镜头过度摩擦黏膜,有效避免损伤黏膜而引发肠穿孔。部分患者在注水之后,可显示肠管黏膜的纹路走向,在显露管腔困难的情况下,沿着黏膜纹路也可有效、快速地进镜,甚至绕过急弯。

# 第 6 节　插镜基本原则

随着大批青年医师加入肠镜诊疗工作中,目前除少数 20 世纪 90 年代以前开始结肠镜检查的医师做双人操作外,年轻的医师全部掌握单人操作方法。采用单人或双人法并不重要,重要的是能在较短的时间内完成肠镜。作者的经验是:少充气;循腔进镜结合滑镜;去弯取直结合结圈,急弯变慢弯,锐角变钝角的基本插镜原则。

1. 少充气　充气过分,肠管膨胀、增粗、伸长,移动度变小,甚至形成折叠,加大插镜的难度。作者建议,适当充水有利于进镜。充气过度会引起患者腹胀、腹痛,是造成医源性肠穿孔的重要原因之一。随时抽气,使肠腔保持最小的充气量,使肠壁叠缩在结肠镜上,也便于解祥,一般 55~65cm 能到达盲肠部位。

2. 循腔进镜结合滑镜　循腔进镜最为重要,但乙状结肠、横结肠因弯曲走行,有时也不能看清完整肠腔而采用滑镜,术中必须小心,有时需辅助压腹部或变化体位才能通过。

3. 去弯取直结合结圈　借助手法将弯曲的肠管结祥的镜身取直,否则镜身力度消耗在弯角处。常需取直的肠管有乙状结肠和横结肠,有少数病例一拉直镜身镜头便后退,或取直肠管后进镜又打弯,则应重新结袢带圈进镜。随后大旋钮向下,小旋钮向上,肠镜前端钩拉肠壁从而慢慢拉直肠壁,取直后再次前行。

(姚礼庆　张轶群　陈巍峰)

# 第16章　经造瘘口的检查

大肠癌手术后应定期行结肠镜的随访检查,直肠癌行经腹会阴切除术(Miles 术)的患者术后的结肠镜检查有别于从正常肛门插入者。

## 一、术前肠管的清洁准备

与常规肠镜前肠道准备相同。

## 二、加强心理护理

结肠造瘘术后的患者常有自卑、焦虑、害羞甚至内疚的心理,加之操作过程中向肠腔内注入气体,配合不好会屎气频频,引起患者不安,应耐心与患者进行沟通与交流,尊重患者,平等相待,保护患者隐私,消除患者的不良心理。

## 三、术前造瘘口扩张和探查

开始进镜时肠镜所注气体容易从造瘘口逸出,导致肠腔不易扩张,进镜视野较差。而接近造瘘口处的肠管一般与造瘘口平面成直角,但是也可以因为手术方式、瘢痕收缩等而成锐角。通过手指探查,了解近造瘘口处肠管的走向、造瘘口开口方式(单口造瘘或双口造瘘),可以很好地提示操作者进镜的方向。此外,用手指适当扩张造瘘口,可以降低由内镜插入引起的黏膜擦伤或挤压伤的发生率。所以,检查前手指对造瘘口的扩张和探查,对于预防并发症的发生非常重要。

## 四、插镜的操作特点

### (一)插入造瘘口的方法

右手持镜,把结肠镜的头端呈45°斜面卡入造瘘口,有时造瘘口狭小,插入遇到明显阻力时,用左手捏住结肠镜的前端,控制右手插入的力量,使头端部慢慢进入造瘘口,这样可防止结肠镜的前端突入造瘘口,阻力突然消失,右手插入的力量失控而引起肠穿孔的发生。

### (二)操作特点

患者取仰卧位,进镜时插入力的传导方向应与操作前探查的乙状结肠走向一致,造瘘口因无括约肌结构,气体自然排出,故远侧的肠管呈闭塞状态,进镜时看不到肠腔,应边注气边进镜,一般黏膜皱襞较暗处为肠腔的方向,速度慢而均匀地推开闭塞的肠腔进镜,近侧肠管均能显示清楚,故循腔而进即可(遇变异的肠管可参照前述操作方法)。只要遵循上述操作规范,就能有效防止肠穿孔的发生。肠镜是 Miles 术后患者最安全、有效和便利的随访检查方法,应在术后半年行第一次肠镜复查,观察远端是否有残存息肉,然后每年进行肠镜复查,观察剩余肠道黏膜及吻合口是否复发。

## 五、大肠术后吻合口和残留结肠病变

### (一)直肠低位前切除术(Dixon 术)

直肠癌经腹腔直肠低位前切除术(Dixon 术)通常保留了 4~6cm 直肠,切除部分乙状结肠,吻合口通常在 4~6cm 处,乙状结肠切除后减少了肠管的游离度,肠镜检查操作一般较为容易。

1. 吻合口形态　根据术后的时间长短,可出现吻合口线头或吻合钉残留伴异物肉芽肿形成,吻合口纤维化瘢痕形成、吻合口息肉、吻合口复发。吻合口肉芽组织内如果有线头或者吻合钉残留,通常表示吻合口在术后 1 年以内。吻合口肿瘤复发,通常表现为吻合口周围出现不规则组织增生,周围肠壁僵硬,充气后扩张度差,多发生在术后 1~2 年。

2. 操作要点　直肠吻合口一般较为狭窄,通过时要缓慢,除非出现术后横结肠粘连,否则由于乙状结肠全都或部分切除后,操作过程要比未手术过的从正常肛门插入者顺利。

### (二)左半结肠切除术

包括乙状结肠、降结肠和脾区癌术后患者,与 Dixon 术相同,由于切除了乙状结肠,肠道相对缩短,游离度下降,伸展度降低,操作较为简单。

1. 吻合口形态　主要鉴别吻合口肉芽组织增生或吻合口复发,吻合口复发通常在 1~2 年以上,吻合口有不规则增生,肠壁僵硬,若无法区分,建议多处活检以明确病理。第二原发癌,通常为发生在吻合口以外肠段的新生物。吻合口部位,根据切除肠段的长度不同而定。

2. 操作要点　与 Dixon 术相同,由于肠道长度整体缩短,操作要比未手术过的从正常肛门者顺利,且能较快到达回盲部。

### (三)右半结切除术

右半结肠切除术适用于盲肠、升结肠、结肠肝曲癌(部分近肝曲横结肠)患者,根据操作和病变位置,可行回肠 - 结肠端侧吻合术或者回肠 - 结肠端端吻合术。由于乙状结肠和降结肠的游离度仍存在,局部因手术而存在粘连,通常结肠镜操作要比未手术过的正常肛门插入者困难。

1. 吻合口形态　通常结肠与回肠端端吻合口最常见,绝大部分吻合口在横结肠近肝曲的部位。回肠 - 结肠端侧吻合在内镜下可看到两个腔,其中一个为封闭腔道,一个为真腔。吻合口形态与 Dixon 术和左半结肠切除术相同,但需要注意的是,末端回肠的同时癌或异时癌容易发生在吻合口的小肠侧,应多注意观察。

2. 操作要点　右半结肠切除术后,横结肠和乙状结肠游离度没有改变,而且有粘连产生。因此,进镜过程要比未手术过的从正常肛门插入者难,进镜时速度要慢,手法要轻柔,避免过度牵拉肠系膜和粘连处。通常应进入末端回肠 20~30cm,争取检查过程中把全部的镜身进完,观察末段回肠有无病变或肿瘤复发。

(蔡世伦　黄 媛　朱博群)

# 第 17 章　小儿结肠镜检查

儿童随着年龄的变化,体格会有所不同,同时所患疾病的种类也会不同。对于不同年龄,应用内镜检查所针对的疾病具有一定的特异性,故需要操作医师根据患儿体格、疾病的具体情况和诊疗的具体操作方式选用相应的内镜器械及配件。对于儿童内镜检查来说,不能只强调操作手法的熟练程度,还应该要求熟练掌握儿童消化道疾病相关的知识。

## 一、适应证和禁忌证

1. 诊断适应证　下消化道出血、不明原因腹痛、不明原因腹泻、IBD、肛周病变(肛瘘、肛周脓肿)、肠息肉、不明原因贫血、体重不增、生长迟缓、其他系统疾病累及下消化道。

2. 治疗适应证　肠息肉切除、结肠狭窄、下消化道出血、下消化道异物、乙状结肠扭转回复。

3. 绝对禁忌证　有严重的心肺、神经系统疾病或处于休克昏迷无法耐受者;疑有肠穿孔、腹膜炎、腹腔内有广泛粘连者;严重的坏死性肠炎、巨结肠危象、完全性肠梗阻。

4. 相对禁忌证　有出凝血机制障碍的出血性疾病者;肠切除 7 天以内;近期有肠穿孔;明显腹胀者。

## 二、检查前准备

### (一)患儿准备

对进行内镜检查的儿童需要做好心理准备。检查前给予适当的心理准备,能减少患儿的不安、焦虑。推荐在麻醉或深度镇静下行儿童内镜检查。

### (二)医疗准备

1. 详细询问患儿病史并做体格检查,这将决定操作类型、操作地方(如手术室或内镜室)、人员和设备配置等。

2. 术前检查　血常规、凝血功能;根据使用内镜清洗消毒剂的要求,必要时检查肝功能、HBsAg 等。全身麻醉者需要做心电图和胸部 X 线检查。对于消化道大出血而需要急诊内镜手术者,术前应查血型,做好输血准备。

3. 知情同意　在内镜操作之前必须获取患儿父母或法定监护人的知情同意,使其签署知情同意书,内容包括内镜操作的目的、禁忌证、并发症及处理措施等。

4. 器械准备　检查内镜、主机、光源、活检钳、治疗器械、内镜消毒设备等是否正常。术前应检查内镜的控制钮及送气、送水功能是否正常。

5. 检查急救药物及抢救设备是否正常。

6. 身份识别　核对患儿姓名、性别、年龄。

### （三）结肠镜检查前的肠道准备

结肠镜检查前 1 天进食半流质或流质饮食。肠道清洁剂包括聚乙二醇（polyethylene glycol，PEG）电解质散、乳果糖、镁盐等，还可以服用刺激性泻药如番泻叶。对于 2 岁以内婴幼儿，术前 1 天进食流质饮食，予生理盐水溶液清洁洗肠进行肠道准备，必要时给予口服肠道清洁剂。

## 三、内镜检查方法

先做直肠指诊，了解有无肿物及肠腔狭窄，并注意肛门有无痔疮、肛裂等；插镜的基本原则：循腔进镜避免滑进，少充气，气多则抽，不进则退，钩拉法取直镜身，避免结圈，变换体位，手法防祥；病情允许时，尽量做全结肠检查，包括回肠末端的检查；对于粪渣过多而影响视野者，肠腔狭窄而不能通过者，广泛糜烂、溃疡、出血而进镜困难者，腹痛难忍而不合作者，皆应终止进镜，切勿强行插入！退镜观察中应退退进进，防止骤退，必须注意皱襞后、肝曲、脾曲、降乙移行部后侧所谓"盲区"的暴露，以防遗漏小病灶。退镜中应逐段抽气以降低肠腔压力，减轻检查后腹胀和防止迟发性穿孔。

内镜检查时如果需要黏膜组织学检查协诊，建议即使黏膜正常，也需要行黏膜活检作病理学检查。根据不同的疾病，决定取活检的部位及数量，比如诊断 IBD 则需要多部位取活检；慢性腹泻患者建议加做胃镜，胃镜检查时建议取十二指肠降段、水平段黏膜活检。

## 四、内镜检查中的注意事项

1. 及时图像记录　对标志性部位、病变部位，治疗操作前和操作以后均要留取清晰的内镜照片，及时用图像进行记录。

2. 患儿的监护、用药记录　如进行麻醉下操作，要有完整的麻醉记录。监护并记录血氧饱和度、脉搏、心率、血压。

3. 严格操作规程　插入内镜后，对每个解剖位置应确认无疑，不要遗漏检查部位。对病变区域应进行重点检查，注意黏膜隆起性和凹陷性的病变、黏膜色泽的改变，并对可疑病变处做活组织检查。

## 五、内镜术后的处置

内镜术后的处置包括为患儿提供指导，出具检查报告单，观察术后状况。在患儿结束无痛内镜诊疗操作并离开内镜室之前，应在苏醒室确认其监测的各项指标符合要求。给予患儿家长必要的指导，包括饮食要点、药物的使用、日常活动的恢复等，告知与内镜操作相关的潜在的迟发性并发症。对于接受了组织活检的患者，应与家长建立联系，以通知检查结果。每个内镜中心应保存内镜诊疗过程的原始记录，尤其是各种不良事件，分析发生的原因，提高内镜检查质量。

（蔡世伦　吴庆红　李　冰）

# 第18章　急诊结肠镜检查

## 第1节　下消化道出血

### 一、分类

下消化道出血是指在十二指肠悬韧带以下,来源于小肠、结肠、直肠和肛管部位的肠管出血。根据出血量、出血速度、在肠腔内停滞的时间,临床表现有所不同,可分3类。

1. 慢性隐性出血　肉眼不能观察到便血,仅用实验室检查方法才能证实(即所谓大便隐血阳性的内源性出血)。

2. 慢性少量显性出血　肉眼能观察到鲜红色、果酱样或咖啡色便血,少数速度较慢,在肠腔内停滞时间过久也可呈黑色。无循环障碍症状,无需输血治疗。

3. 急性大量出血　大量鲜红色血便,常同时伴循环障碍,如低血压等休克症状,需用输血治疗,为严重出血。

如上述各种类型出血,用常规检查包括血液学检查、硬管乙状结肠镜检查、结肠镜检查、钡灌肠检查不能找到出血来源的,称为不明原因下消化道出血。下消化道疾病以出血为症状,在临床上最常见,也是结肠镜检查重要的适应证。

### 二、病因与部位的诊断

结肠镜对消化道出血的诊断须包括确切部位和病因,通过对病因、病灶的了解,有助于诊断及治疗。

#### (一)部位

根据出血类型可初步估计出血部位,隐性出血既可发生在上消化道,也可发生在下消化道,两者概率几乎相等。如出血发生在下消化道,以右半结肠和小肠多见。少量显性出血主要发生在结肠、直肠,鲜红色血便以左半结肠多见,果酱样或咖啡色血便以右半结肠好发。大量急性出血大部分来自结肠和小肠,少数出血量大、出血速度快者,上消化道来源也可发生。但从总的发生部位来看,以直肠及乙状结肠最多见(占63%),其次为降结肠(占10%)。脾曲以下者约占73%。

#### (二)病因

1. 息肉　最常见,占22.5%~32.0%,好发于直肠、乙状结肠。以少量鲜红色血便多见,但少数可表现为隐性出血和大量出血。出血类型与部位有关,与息肉大小无明显关系,部分小息肉可表现为大量出血;相反,有的大息肉仅表现为隐性出血。结肠镜可发现小于1cm

的息肉。但应注意,不要满足于用 1 个息肉来解释出血来源,多发性息肉几乎占 20% 左右,因此,凡发现息肉,应该做全结肠检查。

2. 大肠癌　同样以左半结肠好发,表现为少量鲜红色血便,如发生在右半结肠,常呈果酱样或咖啡色血便。值得注意的是,结肠癌表现为隐性出血甚至黑粪者为数较多,而大量出血较少见。一般常规检查均能诊断。肠镜可补充在乙状结肠、肝曲等部位由肠腔重叠、灌肠检查所致的漏诊,因此,有关发生率的报道,高低有一定差异。国内有学者报道,246 例老年便血患者中检出大肠癌 101 例(41.1%),大肠息肉 46 例(18.7%)。

3. 炎症性肠病　溃疡性结肠炎和克罗恩病并发出血约占 20%。在欧美,因本病发病率较高,是青年人中常见的下消化道出血原因之一。我国发病率远较欧美低,但局限于直肠、乙状结肠的慢性结肠炎为数不少,的确是常见的出血原因之一。是否属于轻型溃疡性结肠炎中直肠炎一类有待讨论。其特点和溃疡性结肠炎相似,常表现为少量显性脓血便或黏液血便,慢性结肠炎患者占下消化道出血病例的 11%。在肠道炎症性疾病中,尚有单纯性溃疡、肠型贝赫切特综合征、肠结核等,与克罗恩病相似,多发生在右半结肠,并发出血很少见,如有出血者,以急性大量出血多见。

4. 结肠憩室　在下消化道出血中的发病率尚有争论。欧美报道发病率较高,尤其 60 岁以上老年人可达 50%,其中 30% 可并发出血,因此是下消化道出血的常见原因。但近年来根据结肠镜检查和血管造影,发现其大量出血的发生率小于 5%。出血根据排除诊断来确定,必须在结肠镜下直接发现憩室内出血或有血块,血管造影时见造影剂渗出并积聚在内,才能诊断。憩室出血多为大量出血,与有无憩室炎关系不大。以弥漫性多发憩室病并发出血较多见,约 70% 来源于右半结肠,并且一般为单个憩室出血。我国憩室发病率较低,出血少见,因此,并不是下消化道的常见出血原因。

5. 血管畸形　是近年来发现老年人常见下消化道出血的原因之一,尤其是伴心肺功能不全者,病变多见于右半结肠,常规钡剂灌肠不能发现,仅用结肠镜和血管造影才能诊断。便血一般量不多,初始表现为隐性或少量显性出血,明显特征是反复发作。病变若发展,形成动静脉短路,可出现急性大出血,约占 15%。

6. 内痔和肛周疾病　是造成患者鲜红血便的主要病因,但并非是结肠镜检查的适应证,用直肠镜、乙状结肠镜即能发现。但遇到出血类型不同,持续时间较长,不能用内痔和肛周疾病来解释,应该做结肠镜检查,以免延误诊断。

7. 小肠疾病　小肠出血是下消化道出血的一部分原因,国外 Leris 等归纳小肠出血的病因依次为血管发育不良、小肠肿瘤和其他,但小肠疾病所导致的下消化道出血较为少见。

**(三) 年龄因素**

不同年龄引起下消化道出血的原因有所不同。婴儿和儿童以梅克尔憩室最多见,根据欧美统计,梅克尔憩室在人群中发病率为 0.2%~4.2%,其中 7%~50% 有异位胃黏膜存在,它分泌盐酸造成邻近黏膜溃疡,引起出血。青年人和 60 岁以下成人以息肉和癌常见,其次为炎症性肠病,随着年龄增长,结肠癌发病率也逐渐升高,炎症性肠病因在我国发病率较低,所以在下消化道出血的病因中所占比例也较少。60 岁以上老年人的出血常见原因仍以息肉、结肠癌和血管畸形多见,但结肠癌和血管畸形所占比例明显升高,尤其后者是由血管退行性病变造成的,也将是我国老年人无症状性下消化道出血的常见原因之一(表 18-1)。需提高本病在结肠镜下的识别能力,并结合血管造影诊断。

表 18-1　下消化道出血主要病因及特征

| 病因 | 常见部位 | 主要特征 | 年龄 | 发病率 |
|---|---|---|---|---|
| 息肉 | 左侧结肠为主 | 少量显性便血,无其他症状 | 各年龄组 | 常见 |
| 癌 | 左侧结肠 | 少量显性便血伴排便习惯改变 | 成人及老年人 | 较常见 |
| | 右侧结肠 | 果酱样便和大便隐血 | 成人及老年人 | 较少见 |
| 慢性结肠炎 | 直肠、乙状结肠 | 脓血便伴腹泻 | 青年人及成人 | 常见 |
| 溃疡性结肠炎 | 左侧结肠 | 脓血便伴腹泻 | 青年人及成人 | 较常见 |
| 克罗恩病 | 右侧结肠 | 出血伴腹痛、发热等 | 青年及成人 | 较少见 |
| 肠结核 | 回盲部 | 腹泻伴发热 | 青年及成人 | 较常见 |
| 大肠单纯性溃疡 | 直肠及盲肠 | 便秘、大便变细及带血 | 老年人 | 少见 |
| 肠型贝赫切特综合征 | 右侧结肠 | 急性大量出血 | 青年人及成人 | 少见 |
| 缺血性肠炎 | 脾曲及降结肠 | 急性大量出血伴腹痛 | 成人及老年人 | 少见 |
| 结肠恶性淋巴瘤 | 右侧结肠 | 急性大量出血伴不规则高热 | 青年 | 少见 |
| 结肠憩室 | 右侧结肠 | 各种类型出血伴便秘 | 成人及老年人 | 较少见 |
| 血管畸形 | 右侧结肠 | 少量反复便血 | 老年人 | 较少见 |
| 梅克尔憩室 | 回肠末端 | 大量出血 | 儿童 | 较少见 |

　　总结我国下消化道出血的常见原因,主要是息肉、慢性结肠炎和癌。对不同类型、年龄,结合临床症状,提供较初步的参考。尤其对无症状的不明原因下消化道出血,如为儿童,多考虑梅克尔憩室;如为老年人,以血管畸形可能较多。

### 三、下消化道出血紧急检查

#### (一) 下消化道出血的临床表现及发病情况

　　1. 临床表现　以便血为主,排出黑色、暗红色、果酱样及鲜红色与粪便相混合或不相混合的血便。由于病变性质不同,根据出血量的多少及血液在肠管内停留时间的长短分为慢性少量出血和急性大量出血两种。前者有时较隐匿,临床表现仅以大便隐血阳性、贫血为主;后者因短期内大量出血,可致休克而死亡。

　　2. 下消化道出血的发病率　通常较上消化道低,少数病例诊断极为困难。因为:①引起下消化道出血原因较多;②从十二指肠悬韧带以下空肠、回肠、结肠直到直肠,肠段较长,出血源判断困难;③小肠部位检查困难。

#### (二) 时间选择

　　下消化道出血根据结肠镜检查时间,分为出血停止时期和活动性出血期,后者还可分手术时或非手术时。一般最起作用的是出血停止时期,操作时可与普通检查相同。但应该尽可能选择出血停止后近期内进行,这样可观察到出血停止后的一些痕迹变化,如憩室可见腔内有陈旧性血块,炎症性肠病可见活动性溃疡、充血和出血灶,使部位诊断更为确切。如出血停止的间歇期不能明确诊断,也可选择活动性出血期紧急检查。非手术的紧急检查因肠腔内有鲜血,诊断价值有一定的限制,但也有成功的报道;手术时紧急检查因有手术医师的帮助,插入更方便,在手术的配合下可插至十二指肠悬韧带远端。结合灯光,可对结肠肠壁做透照法检查,使血管间结构显露,对确定血管扩张症的诊断帮助较大。最大的优点是对出血部位的诊断更确切,因为可直接观察到活动性出血灶和新鲜血液在结肠内的分布状况。由于一般出血向结肠近端逆流机会很少,看到血液分布后就可知道出血灶位置,一般是在有血液分布的远端,故可帮助确定手术的切除范围。

### (三)术前准备与治疗

急性大量出血主张先补充血容量,必要时进行输血、应用止血药物等其他抗休克治疗,待病情稳定、出血基本停止后再进行详细检查,明确诊断后再采取相应治疗措施。事实上,大部分病例用保守治疗均能达到止血的目的。

急性下消化道出血,除大肠息肉切除术后的短时间出血外,往往因肠道清洁不良、血液覆盖、视野不清,使得内镜的检查和治疗较难。欧洲指南推荐,在生命体征平稳的前提下,采用聚乙二醇进行肠道准备,不能口服者采用生理盐水灌肠。操作时使用粗钳道或双钳道治疗内镜,进镜后用生理盐水边冲洗边吸引,冲洗至表面黏膜清洁,内镜能清晰地观察到黏膜的情况。内镜操作技术要熟练,动作要轻柔,观察仔细,避免充气过度,肠壁变薄,加重出血,甚至发生穿孔。发现病变和出血部位时,可用 1:20 的去甲肾上腺素加生理盐水先对出血部位进行喷注,再选择止血的方法。

### (四)内镜下治疗

见"结肠镜治疗篇"。

### (五)手术治疗

如为息肉或术后吻合口出血,可在内镜下使用电凝或金属夹止血,一般都能达到止血的效果。结肠镜检查确诊为肿瘤,内痔术后的裂伤引起持续性出血,可以直接缝合或手术切除止血。憩室引起的出血,通常表现为持续性大出血时,宜尽快手术切除治疗。如结肠大出血,威胁生命,又难以确定部位时,行全结肠切除是最好的止血方法。国外报道,结肠大出血在术前不能确定部位时,主张全结肠切除,行回肠 - 直肠吻合术,止血的效果较好,而其施行部分肠切除的 24 例患者中,发生再次出血和吻合口瘘需再次手术者占 5%。凡明确下消化道出血部位在空肠或回肠时,可行肠部分切除术。

## 四、剖腹手术中紧急大肠镜检查

术中紧急大肠镜检查,在手术医师协助引导下,边观察,边插入,可顺利进入回盲部。如肠内容物较多,为观察结肠黏膜病变,经大肠镜钳道注入生理盐水,进行结肠灌洗,由术者用手轻柔地将结肠内容物逐段压挤,排出体外。第二次大肠镜进入,可详细观察出血部位。应用此法,可获得非常清晰的内镜视野,便于寻找微小病变如小息肉、肠道炎症、血管畸形病变。

# 第 2 节 低位肠梗阻紧急内镜检查

近年来,随着大肠镜应用技术的推广和提高,在低位肠梗阻患者中也逐渐开展了诊断和治疗。大部分不明原因低位肠梗阻患者通过结肠镜检查,可提供梗阻部位、病变范围和组织学的诊断。部分低位肠梗阻在回肠末端表现为肠扭转,有 20% 的大肠肿瘤可表现为低位

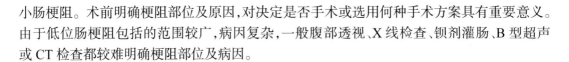

小肠梗阻。术前明确梗阻部位及原因,对决定是否手术或选用何种手术方案具有重要意义。由于低位肠梗阻包括的范围较广,病因复杂,一般腹部透视、X 线检查、钡剂灌肠、B 型超声或 CT 检查都较难明确梗阻部位及病因。

## 一、适应证

1. 腹痛、腹胀不严重,无肠坏死、肠穿孔及腹膜炎体征。

2. 为排除大肠器质性及功能性病变。

3. 大肠癌需用结肠镜解除梗阻、乙状结肠扭转和假性结肠梗阻。

## 二、禁忌证

1. 急性肠梗阻伴有严重的腹痛、腹胀及呕吐。

2. 伴有弥漫性或局限性腹膜炎。

3. 怀疑有肠坏死、肠穿孔。

4. 有严重肝或肾功能不全、心血管疾病、水和电解质紊乱等。

## 三、术前准备

1. 检查前纠正水、电解质失衡。

2. 腹部透视或腹部 X 线摄片,了解梗阻情况。

3. 检查血常规及钠、钾、氯等。

4. 检查前用生理盐水低压灌肠。

5. 检查前 15 分钟可注射阿托品 0.5mg。

## 四、操作方法及注意事项

除假性肠梗阻和乙状结肠扭转需用结肠镜行急诊治疗外,其余应选择在梗阻间歇期或经临床禁食、胃肠减压、补液、纠正水与电解质紊乱后进行。患者情况差者可在床旁行结肠镜检查。检查应由有丰富经验的大肠镜检查医师进行。检查中进镜要缓慢,循腔进镜,插镜时镜头应位于肠腔中央。镜头应尽量不碰撞、刺激肠壁,以防引起结肠痉挛,增加进镜困难。尽可能避免滑进,因肠梗阻患者肠壁多有充血、水肿,肠壁弹性脆弱,滑进容易产生并发症。在套叠拉直游离肠管时动作要轻柔,切忌用暴力。尽量少注气或不注气,在肠腔能显示的状态下应反复抽气。遇粪便遮盖,看不清黏膜时,可用温水冲洗,冲后立即吸出,随后观察黏膜的颜色及有无溃疡等改变。如遇肠管外肿物压迫肠腔时,肠壁上可看到压迹,黏膜光滑,肠腔狭小,但通常大肠镜能扩张并通过压迫部位。如为结肠黏膜下浸润性病变,通常管腔扩张较差,大肠镜通过较困难,此时应停止进镜。由于肠管外肿物压迫,活检很难取到病变组织,故一般不做活检。黏膜下浸润性病变活检时应在同一部位向下取材 2~3 块,有利于提高活检的准确率。

（蔡世伦　朱　亮　许佳祺）

# 第 19 章　色素放大内镜

　　染色放大肠镜主要观察结肠上皮表面腺管开口形态（pit pattern）的改变，腺管开口形态与组织病理学诊断之间有着密切的联系。放大倍率可随着腺管开口形态、直径和诊断要求而改变，通过无级倍率的调节，最大倍率可达 100 倍，介于肉眼与显微镜之间，相当于实体显微镜的效果。放大内镜诊断主要涉及两个方面：①质的诊断，鉴别正常上皮、增生性上皮、组织异型程度和上皮性肿瘤（腺瘤和癌）；②量的诊断，判断癌浸润深度和范围。为内镜下黏膜切除或外科手术之间的治疗界限，提供了一个较为客观的依据。

## 第 1 节　腺管开口形态的三维构筑图

　　1. Ⅰ型　pit pattern 为正常腺管，染色放大内镜示腺开口呈类圆形结构；实体显微镜示腺开口呈圆形结构，直径为（0.07 ± 0.02）mm；三维构筑图示腺管表面呈平滑试管状结构，有时伴分支或结节改变，直径为 50μm。组织病理诊断为起源于上皮组织的非肿瘤性病变（炎症性息肉、增生性息肉）。

　　2. Ⅱ型　pit pattern 为增生性腺管，染色放大内镜示腺开口呈非类圆形的星芒状结构；实体显微镜示腺开口呈星芒状或乳头状结构，直径为（0.09 ± 0.02）mm；三维构筑图示腺管颈部宽和腺底部变细，呈倒三角形，腺底部裂开，形似分叶状，以及表面有平滑结节，直径为 50μm。组织病理诊断率：增生性息肉为 78.9%，锯齿状腺瘤为 11.4%，伴中 - 轻度异型腺瘤 4.3%。

　　3. Ⅲ$_L$型　pit pattern 为对应肿瘤腺管，染色放大内镜示长线形开口，多见腺瘤性隆起病变或表面隆起型病变；实体显微镜示腺开口形态呈杆状或管状结构，直径为（0.22 ± 0.09）mm；三维构筑图示非三角形，呈舌状改变，表面较Ⅰ型或Ⅱ型粗糙，伴有小结节或腺管，直径为 50μm。组织病理诊断为管状腺瘤，为轻 - 中度异型管状腺瘤。

　　4. Ⅲ$_S$型　pit pattern 为对应肿瘤腺管，染色放大内镜示正常小类圆形结构，多见凹陷型病变；实体显微镜示腺管开口形态呈小类圆状结构，直径为（0.03 ± 0.01）mm；三维构筑图示表面较粗于Ⅰ型或Ⅱ型，不少为分支腺管或结节非单一腺管，腺管底部变形、扭曲并向黏膜肌层延伸，直径为 500μm。组织病理诊断腺瘤率为 97.9%。

　　5. Ⅳ型　pit pattern 为对应肿瘤腺管，染色放大内镜示伴分支状改变，呈脑回状和绒毛状结构，多见隆起性息肉病变；实体显微镜示腺管开口形态似树枝状或脑回状结构，直径为（0.93 ± 0.32）mm；三维构筑图示伴长分支延伸皱褶的腺管开口形态，结节表面多伴粗糙的腺管，直径为 50μm。组织病理诊断为肿瘤隆起性病变，多见管状绒毛状腺瘤或绒毛状腺瘤。

6. V型 pit pattern 分为 $V_I$ 型和 $V_N$ 型。染色放大内镜示, $V_I$ 型腺管开口大小不均、排列不规则; $V_N$ 型腺管开口消失或无结构。实体显微镜示腺管开口形态呈非结构; 三维构筑图示对应腺管缺乏统一性, 直径约为 400μm。组织病理诊断 $V_I$ 型的 m 癌为 2.1%, sm 癌为 2.3%; $V_N$ 型的进展期癌为 9%。重度不规则 V型 pit pattern 中分为边缘不整齐、内腔狭小、异常分歧和密集性腺管改变。根据 V型 pit pattern 细分类和统计学评估, 轮廓清楚的 $V_I$ 型多见癌浸润深度小于 1 000μm 癌, 轮廓不清楚的 $V_N$ 型多见癌浸润深度大于 1 000μm 癌。

# 第2节 术 前 准 备

## 一、清洗病变和周围正常组织

大肠内镜检查病变时常引起漏诊和误诊, 主要与肠道内气泡液体和粪便有直接关系。因此, 观察病变前清洁病变表面是非常重要的方法。清洗方法: 清洗液是在常温蒸馏水内混入消泡剂。一般采用染料喷洒导管和活钳孔道内直接灌注清洗液两种方法。采用染料喷洒管方法清洗病变后, 需退出燃料喷洒管后吸引多余液体, 反复清洗病变时需要再次插入染色导管, 这样操作带来一定麻烦。采用在活检孔道内直接灌注清洗液方法, 有时压力过高会引起病变出血, 影响观察效果。为此, 选择 20ml 注射器检孔道内直接灌注清洗液。

此外, 反复吸引肠腔内多余液体时会引起病变或周围黏膜损伤, 为了避免病变或周围黏膜损伤, 嘱患者变换体位, 使多余液体远离病变后进行吸引。病变表面处理方法: ①温水冲洗, 可防止肠道痉挛; ②温水内加入少量去泡剂, 可防止气泡产生; ③病变浸泡在水里洗涤, 可降低水压, 避免引起出血; ④使用蛋白分解制剂, 可去除病变表面附着的黏液。

## 二、染色方法

### (一) 染料选择

1. 甲酚紫染料　不沉积于腺开口内, 边缘被染成紫色, 可直接观察腺管开口形态的变化, 使腺管开口与边缘之间形成鲜明的对照。适合于Ⅲ型和 V型腺管开口形态的观察, 特别是 V型腺管开口形态对腺瘤与癌之间的鉴别诊断和正确判断癌的浸润深度起到重要的作用。不良反应为大白鼠口服和腹腔内注入药物后, 可以引起肝、肾和胃组织异常。而放大内镜染色后, 长期观察无毒性报道。但在临床使用时仍应注意: ① 0.02% 低浓度为宜, 一次使用量应控制在 3~5ml; ②以局部喷洒为主, 染色时间要短, 整个操作时间仅在数分钟内, 避免染料长时间与正常膜接触而产生不良反应, 故操作结束后应立即进行反复冲流和吸引多余的染料。

2. 靛卡红　是一种组织非渗透性染料, 不着色于腺管开口之间的凸起部分, 而沉积在腺管内, 与甲酚紫有着相反的结果。适合于Ⅰ型、Ⅱ型腺管开口形态的观察, 浓度为 0.2%, 可以在局部反复喷洒, 直至满意为止。

3. 结晶紫　是一种组织渗透性染料, 主要鉴别肿瘤表面是否存在 V型腺管形态开口、肿瘤表面是否形成凸凹不整齐的描述和黏膜下层(sm)的浸润深度诊断。浓度为 0.05%, 局部喷洒。

**（二）染色和观察方法**

大肠肿瘤经放大观察,鉴别肿瘤性和非肿瘤性病变,以及肿瘤性质的诊断或浸润深度的诊断。在良好的条件下,正确的 pit pattern 诊断是非常重要的。高分辨率电子内镜可直接观察Ⅲ型 pit pattern。Ⅳ型、Ⅴ型 pit pattern 诊断必须在色素放大内镜下观察。

1. 靛卡红方法　多采用 20ml 注射器经活检钳道直接喷洒。为了达到广范围均匀喷洒效果,采用染色喷洒管。放大观察时,单人操作法是指术者右手把持镜身,左手控制放大按钮;双人操作法是指术者左手控制放大按钮,右手控制左右角钮,助手右手把持镜身。随着患者呼吸变化或血管搏动,达到一定放大倍率后,右手把持镜身进行微调,调整内镜先端部与病变之间的距离。皱襞内病变无法正面观察,采用倒转内镜或活检钳压迫肛侧缘后进行观察,一旦内镜与病变之间无法保持一定的距离或得不到病变的正面像时,可以用活检钳抵住病变周围组织后进行观察,或在内镜先端部套上塑料帽,固定病变区域后再进行观察。观察步骤:常规观察、染色后观察、病变边缘放大观察(低 - 高倍率)、病变中央放大观察(低高倍率)和连续摄影。连续操作时间 30 秒后靛卡红容易被肠液稀释,直接影响 pit pattern 观察,必要时适当追加喷洒靛卡红。

2. 结晶紫方法　①病变表面清洗后喷洒靛卡红;②放大观察表面结构改变;③用冲洗管洗净靛卡红染料;④病变表面均匀喷洒极少量结晶紫;⑤确认良好的染色程度,用冲洗管水洗剩余的染料;⑥放大观察开始。

**（三）腺开口形态观察的注意点**

1. 病变的凹陷部处于低位时,染料容易滞留在凹陷部,难以观察 pit pattern 改变,采用交换体位、注射器内空气注入和链蛋白酶追加冲洗。

2. 提高放大图像光亮不足,应将被观察的病变尽量放在内镜图像的左上角,这样可获取最佳的光亮效果。

3. 左手指旋转放大钮,右手把持肠镜,调节内镜与病变的距离。微调空气量为宜,若减少肠腔内空气量时,可能会增加肠道的蠕动次数和病变得不到充分展开;若增加肠腔内空气量时,可有效限制肠道的蠕动次数和病变能得到充分展开;若肠腔内注入过量的空气时,会使被检人感到腹胀和腹痛。

4. 不可能一次获取满意的高倍率图像,应从低、中倍率开始,必要时再作高倍率观察。通常观察Ⅲ型和Ⅳ型腺管开口形态,宜采用低倍率,可完全达到观察效果;观察Ⅴ型腺开口形态,必须采用高倍率进行观察。

5. 摄影时应嘱患者屏气,防止病变随呼吸上下移动而导致图像模糊不清。

6. 根据观察不同腺管开口形态的要求,相应选择一种能达到放大要求的染料进行染色。

# 第 3 节　常见病变观察

## 一、结肠息肉

### （一）结肠息肉的分类

结肠息肉有多种形态分类,如山田分类、丸山分类和武藤分类等。根据结肠癌规范形态,分为隆起型［包括有蒂型（Ⅰp型）、亚蒂型（Ⅰsp型）和无蒂型（Ⅰs型）］、平坦隆起型（Ⅱa型）、平坦凹陷型（Ⅱc型）、平坦隆起凹陷型（Ⅱa+Ⅱc型）。Ⅰp型有明显的蒂部,Ⅰsp型颈部可以活动,有时Ⅰsp型与Ⅰs型之间难以辨别。

1. Ⅰp型　隆起表面凹陷,凹陷内黏液潴留。放大观察,隆起与周围见稍大的正常腺管开口形态,凹陷处为星芒状Ⅱ型腺管开口形态。活组织病理多见为增生性息肉。

2. Ⅰs型　隆起表面结节样改变伴发红,或隆起表面与周围正常黏膜之间的色泽无明显差异。放大观察,染色前,隆起表面可见Ⅲ型腺管开口形态或不能判定腺管开口形态;染色后,隆起表面可见Ⅲ型和Ⅳ型腺管开口形态改变,结节样隆起部分呈杆状或管状Ⅲ型或星芒状Ⅱ型腺管开口形态,边界清楚;如出现Ⅲ型＋Ⅱ型腺管开口形态,可判断腺瘤伴有过形成息肉。活组织病理提示,Ⅱ型腺管开口形态主要表现为过形成腺管;Ⅲ型腺管开口形态多见于中度异型增生性管状腺瘤;排列混乱的Ⅲ型＋Ⅳ型腺管开口形态多见管状绒毛状腺瘤癌变。

3. Ⅰa型　过形成息肉与腺瘤共同表现为隆起表面血管发红。放大观察,过形成息肉染色后,病变边缘轮廓清楚,周围为Ⅱ型腺管开口形态;腺瘤染色后,扁平隆起边缘清晰,表面可见星芒状Ⅱ型、管状或杆状Ⅲ型、脑回状Ⅳ型腺管开口形态。活组织病理依次诊断为过形成腺管、轻度异性管状腺瘤或与过形成腺管混合。

4. Ⅰc型　病变表面血管纹理不清楚,伴发红。染色后,凹陷边缘隆起。放大观察,染色前,无法确认腺开口形态改变;染色后,凹陷中央为Ⅲ型腺管开口形态,边缘隆起部分为Ⅲ型腺管开口形态。活组织病理为中度异性增生性管状腺管。

5. Ⅱa+Ⅱc型　隆起表面浅凹陷,隆起部分稍褪色,凹陷部分稍发红。放大观察,隆起部分与周围正常组织均为稍大的正常Ⅰ型腺管开口形态,凹陷部分为大小不等的Ⅲ型腺管开口形态,呈星状Ⅱ型腺管开口形态改变。活组织病理诊断为过形成腺管。

**（二）肿瘤性息肉**

内镜下摘除肿瘤性息肉多见是腺瘤,管状腺瘤占腺瘤的80%以上,表面颗粒和小结节状改变,大的病变可出现分叶状或桑果状改变,色泽发红,周围黏膜光泽减退。放大观察,隆起病变以Ⅲ型为主,凹陷病变以Ⅲ型为主,需要与非肿瘤性息肉鉴别。腺瘤分为:①H型（增生样）:非圆形星芒状Ⅱ型腺管开口形态结构;②C型（脑回状）:表面脑回状Ⅳ型腺管开口形态结构;③M型（混合型）。同一种病变混杂星芒状和脑回状Ⅱ＋Ⅳ型腺管开口形态结构。H型倾向于无蒂隆起（Ⅱc和Ⅱa型）,C型与M型倾向于有蒂和无蒂隆起（Ⅰp和Ⅰsp型）。H型以管状腺瘤为主,而C型与M型均以管状＋绒毛状腺瘤为主,依次是绒毛状腺瘤;H型多见于≤10mm病变,C型与M型多见于>10mm病变。

1. H型　无蒂状隆起,表面凹陷伴发红,凹陷部分黏液潴留。放大观察,周围隆起部分为圆形稍大Ⅲ型腺管开口形态,凹陷部分为星芒状Ⅱ型腺管开口形态。

2. C型　亚带或有蒂状隆起,表面凹凸。放大观察,表面呈脑回状Ⅳ型腺管开口形态。

3. M型　亚蒂或有蒂状隆起,中央可见褪色的扁平状隆起。放大观察,隆起表面呈星芒状Ⅱ型＋脑回状Ⅳ型腺管开口形态,基部呈圆形状Ⅰ型腺管开口形态。

**（三）多发性大肠息肉病**

隆起表面浅凹陷伴淡发红。放大观察,多见正常Ⅰ型、Ⅲ型和Ⅲ＋Ⅳ型腺管开口形态;无定型Ⅴ型腺管开口形态多伴有Ⅲs型和Ⅳ型腺管开口形态改变。Ⅱa+Ⅱc型,并且<1cm

的多发性（数百至数千个）腺瘤,隆起表面浅凹陷。放大观察,隆起表面以Ⅲ型腺管开口形态为主,依次为Ⅳ型腺管开口形态。Ⅲ型腺管开口形态又分为管状样改变为Ⅲ$_S$型腺管开口形态,以及腺管呈卷曲样排列改变为Ⅲ$_L$型腺管开口形态。

绒毛状腺瘤好发于直肠或盲肠,多见大病变,表面呈天鹅绒状改变,管腔突出部分呈细长乳头状集簇改变,色泽发白,与增生性息肉存在一定的差异。放大观察为Ⅳ型 pit pattern,对鉴别诊断非常有效。在腺瘤中,非肿瘤性息肉难与锯齿状腺瘤鉴别。形似增生性息肉的上皮性锯齿状特征改变的肿瘤性病变,多发于直肠至乙状结肠,以隆起为主体的有蒂或亚蒂病变多见,表面发红,呈松球样或鸡冠样典型病变,诊断锯齿状腺瘤比较容易,脑回状表面结构与入脑回内的树枝状形成鲜明的白色沟。无蒂或平坦隆起的松球状表面出现两处改变,是锯齿状腺瘤的特征。5mm 以下无蒂锯齿状腺瘤表面平滑、发白、色泽多彩,与增生性息肉鉴别比较困难。

### （四）增生性息肉

多见中年和高龄患者直肠至乙状结肠多发性息肉。右半结肠为孤立性息肉,如见大量增生性息肉,有癌变的可能。增生性息肉多见 5mm 以下的小病变,表面光滑,光泽存在,多见无蒂息肉,亚蒂结节、集簇样息肉常与腺瘤鉴别。常规内镜鉴别腺瘤与增生性息肉的正确率为82%~95%。腺瘤以发红为主。62% 的增生性息肉周围以发白为主。表面浅表沟状凹陷病变多见腺瘤。放大观察,增生性病变多见Ⅱ型 pit pattern,肿瘤性病变多见Ⅳ型 pit pattern（树枝状或脑回状）。

### （五）错构瘤性息肉

1. 家族性大肠腺瘤病　散在密集性无蒂性隆起,表面发红,亚蒂性或有蒂性隆起。放大观察,呈圆形状Ⅰ型或管状Ⅲ型腺管开口形态。

2. 幼年性息肉　多发于直肠或乙状结肠,单个病变多见。主要在幼儿期或学龄期,个别发生在成人。多见 10mm 左右的半球状息肉,表面光滑和发红,大的病变很少出现分叶,易出血,表面白苔附着。从外观看,幼年性息肉容易诊断。放大观察,形似Ⅰ型 pit pattern,有时可出现大小不等的类圆形 pit pattern 或类杆状 pit pattern 稀疏排列。

3. 黑斑息肉综合征（Peutz-Jeghers syndrome,PJS）　多见有蒂,表面凹凸不整齐、发红或分叶状改变,大息肉表现为脑回状,表面形似腺瘤性息肉,鉴别比较困难。放大观察,呈Ⅱ型 pit pattern 和Ⅳ型 pit pattern 混合。

4. Cronkhite-Canada 综合征　无蒂性密集隆起,呈颗粒状改变。放大观察,表面可见肿大的脑回状Ⅳ型腺管开口形态改变。

### （六）炎症性息肉

溃疡性结肠炎（ulcerative colitis,UC）、克罗恩病（Crohn's disease,CD）、肠结核和阿米巴肠炎等,在深溃疡愈合或黏膜再生过程中形成。因受肠蠕动的影响,多见细长棍棒状或扭曲形态的黏膜标记（mucosal tag）或黏膜桥（mucosal bridge）。多发性为主,局限见密集腺泡状葡萄状或钟乳石状,形似结节集簇样改变。活动性炎症的息肉表面发红,染色后接近观察,表面光滑。肉芽组织或慢性炎症细胞浸润形成肉芽性息肉（granulation polyp）,如出现亚蒂圆顶状息肉,难与腺瘤鉴别。

## 二、结肠癌

### （一）黏膜层（m）

扁平状隆起，中央浅凹陷，表面呈非花瓣状的伪足样改变。放大观察，排列混乱的Ⅲ<sub>S</sub>型、Ⅲ<sub>L</sub>型和不规则Ⅴ型腺管开口形态，或在不规则Ⅴ<sub>I</sub>型腺管开口形态旁伴有Ⅲ型和/或Ⅴ型腺管开口形态。在同个不规则Ⅴ型腺管开口形态中，靛卡红染色和中倍率放大后，可见排列规则的腺管开口形态；高倍率放大后，表现为不规则、混乱和大小不一的腺管开口排列，能更清晰地描绘出排列不规则的腺管开口形态的改变。黏膜下层结节状或分叶状隆起，伴发红或淡发红，病变的大部分以质软为主，部分质硬伴肿胀感。Ⅴ型凹陷边缘轻度隆起，当减少肠腔内空气量时，凹陷明显，部分呈星芒状，发红凹陷表面见褪色的小结节，周围黏膜皱襞集中。放大观察，发红部分为Ⅰ型和形似Ⅱ型腺管开口。糜烂或溃疡缓解期时可出现异常发红黏膜，呈排列混乱的绒毛状Ⅳ型或Ⅳ型腺管开口形态结构。隆起部分可见较浅的排列混乱的Ⅲ型腺管开口形态，质硬，部分为不规则Ⅴ型腺管开口形态。非集簇型隆起表面可见排列规则的杆状或管状亚型腺管开口形态，隆起边缘多见小型Ⅲ型腺管开口形态，呈排列不规则的棘状、花卉状或伪足样结构；凹陷部分为排列混乱的Ⅲ型腺管开口形态结构。凹陷边缘为Ⅰ型腺管开口形态，接近凹陷区域内的小结节处呈排列混乱的树枝状Ⅳ型腺管开口形态。

### （二）sm2 癌

1. **隆起表面（非凹陷型）**　隆起表面呈分叶状改变，边界不清楚。放大观察：①Ⅰp型、Ⅰsp型和Ⅰs型病变：分叶状表面多见排列规则的Ⅳ型腺管开口形态，局部边界不清楚或刮痕症的不规则Ⅴ<sub>I</sub>型腺管开口形态。②Ⅱa型病变：当靛卡红染色后无法辨认发红区域内有无Ⅴ型腺管开口形态时，可改用0.05%结晶紫染色，被染的发红区域可描绘出排列混乱的不规则Ⅴ型伴有非规则Ⅴ型管腺开口形态。有时放大观察非规则Ⅴ型腺管开口形态时易被遗漏，其主要原因是被肿瘤浸润的腺管间质内肉芽组织增生，导致腺管开口形态不规则分布。

2. **隆起表面（凹陷型）**　隆起表面的凹陷处伴发红、糜烂，有时隆起表面呈分叶状或凹陷内隆起，注气时病变伸展良好，如空气注入量减少时，可见亚蒂状改变；随着空气注入量增加时，病变趋于平坦化，局部质硬。放大观察，凹陷表面为非规则Ⅴ型腺管开口形态，或非规则Ⅴ型与不规则Ⅴ型腺管开口形态混合，边缘可见大小不一或不规则Ⅴ型腺管开口形态。杆状凹陷边缘所构成的排列不规则的棘状或鲑鱼子状不规则Ⅴ<sub>I</sub>型腺管开口形态结构，该结构多见于 sm 和 sm1 癌，局部伴有微量 sm2 癌浸润，周围隆起多见于Ⅰ型正常黏膜。

3. **sm3 癌**集簇结节呈中央小结节消失或浅凹陷形成，伴类圆形发红。放大观察，凹陷内见非规则Ⅴ<sub>I</sub>型腺管开口形态，四周边缘的小隆起部分多为Ⅳ型腺管开口形态，局部小隆起为非规则Ⅴ<sub>I</sub>型腺管开口形态改变。Ⅱa+Ⅱc型的隆起中央凹陷，凹陷内凹凸不平。放大观察，可见凹陷内存在非规则Ⅴ<sub>I</sub>型腺管开口形态。

4. **进展期癌**　放大内镜判断早期癌非常容易，但判断进展期癌是极其困难的。原因：①当假性愈合周期时，癌溃疡表面覆盖一层上皮组织未被癌浸润时，容易过低估计癌浸润深度；②当上皮组织被癌浸润时，仍难以判断癌的浸润深度。所以评估进展期癌的浸润深度，主要通过内镜形态、X线和超声内镜进行综合性判断，这是非常重要的诊断手段。

### 三、侧向发育型肿瘤

侧向发育型肿瘤（laterally spreading tumor,LST）按其形态特征分为颗粒型（granular type,LST-G）和非颗粒型（non-granular type,LST-NG），颗粒型又分为均匀型（homogenous type,LST-G-H）和结节混合型（nodular mixed type,LST-G-M），非颗粒型又分为扁平隆起型（flat elevated type,LST-NG-F）和扁平压低型（pseudo-depressed type,LST-NG-PD）。根据LST 病理特征,癌变率为 28%。在亚分类中,LST-G-H 和 LST-NG-F 癌变率分别为 22.3%、18.1%,sm 癌分别为 3.3% 和 4.3%;LST-G-M 和 LST-NG-PD 癌变率分别为 29.8%、44.4%,sm 癌分别为 10.5%、2.2%。

### 四、溃疡性结肠炎（UC）

1. 珊瑚礁状黏膜表面伴溃疡　常规大肠镜可明确溃疡,是典型的活动期 UC。组织病理学表现为广泛黏膜缺损和坏死,以中性粒细胞为主和明显炎症细胞浸润。重度时黏膜表面溃疡,残存黏膜呈岛状和息肉改变。

2. 微小上皮缺损、微小凹陷和周围水肿状隆起伴排列混乱的腺管开口　常规大肠镜示血管消失,黏膜表面呈细颗粒状改变。放大内镜检查,局部见微小上皮缺损,表面无腺管开口,容易与小肠绒毛样黏膜鉴别。组织病理学示,在病变表面,局部上皮缺损,修复的上皮细胞表面无腺管结构。

3. 小黄色斑、微小黄白色斑状结构　常规大肠镜检查为微小黄白色点,黏膜表面或腺管腔内观察黏液是比较困难的,主要观察 UC 活动期的最小单位,小黄色斑主要出现在轻度活动黏膜或主病变口侧端。在主病变离口侧缘,正常黏膜呈岛状跳跃病变。组织病理学示,数个腺管被破坏,以中性粒细胞为主的炎症细胞浸润,小肠绒毛结构形似小肠黏膜表面绒毛状结构。常规大肠镜观察发现黏膜表面正常血管消失,呈细颗粒状改变。放大内镜观察,形似小肠绒毛结构,与小肠绒毛的区别是,UC 绒毛冲洗后无漂浮感,而小肠线毛冲洗后易引起漂浮感。组织病理学示,上皮再生过程中的溃疡边缘组织,出现小肠绒毛状结构。

4. 规则腺管排列、圆形腺管开口呈规则排列　常规大肠镜检查为透光血管的正常黏膜。放大内镜示小肠绒毛黏膜向正常黏膜移行,呈"阿拉伯式图案样外观"改变。

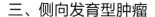

【腺开口形态的基本解析】

(1)正常黏膜表现为Ⅰ型腺管开口形态;黏膜下肿瘤表现为Ⅰ型、Ⅱ型腺管开口形态;隆起型主要表现为$Ⅲ_L$型腺管开口形态;脑回状型则表现为Ⅳ型腺管开口形态。

(2)排列规则的$Ⅲ_L$型腺管开口形态为腺瘤,排列混乱的$Ⅲ_S$或$Ⅲ_L$型腺管开口形态为 sm 或 sm1 癌;不定型$V_I$型腺管开口形态多见于 m、sm 癌浸润。

(3)排列混乱的不规则$V_I$型腺管开口呈刮痕症改变,为 sm2 癌。

(4)非结构$V_N$型腺开口形态为 sm3 或深浸润癌。

【腺管开口与良恶性病变之间的关系】

(1) I 型、II 型：I 型、II 型腺管开口形态,对非肿瘤和黏膜下肿瘤病变的诊断非常重要(图 19-1,图 19-2)。

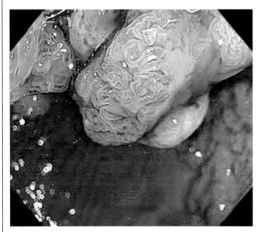

图 19-1　pit pattern Ⅰ 型

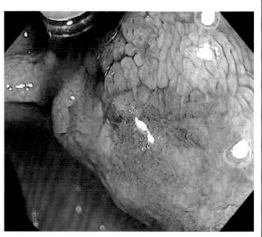

图 19-2　pit pattern Ⅱ 型

(2) Ⅲ 型：排列规则的 Ⅲ~L~ 型腺管开口形态以管状腺瘤和轻 - 中度不典型增生为主;排列混乱的 Ⅲ~L~ 型和 Ⅲ~S~ 型腺管开口形态为重度不典型增生、m 或 sm 癌,但有时判断 sm1~3 癌浸润深度是非常困难的(图 19-3,图 19-4)。

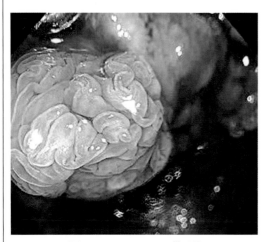

图 19-3　pit pattern Ⅲ~S~ 型

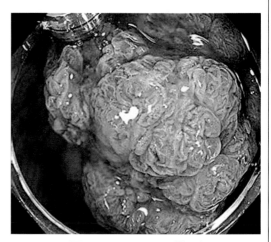

图 19-4　pit pattern Ⅲ~L~ 型

(3) Ⅳ 型：排列规则的 Ⅳ 型腺开口形态主要表现为管状 + 绒毛状腺瘤或绒毛状腺瘤;排列混乱的 Ⅳ 型腺管开口形态表现为高度不典型增生和 sm 癌,但无法鉴别 sm3 癌的浸润深度(图 19-5)。

(4) V~I~ 型和 V~N~ 型：不定型 V~I~ 型腺开口形态对于上皮组织的良、恶性肿瘤的确诊,组织异型程度的判断,以及腺瘤与癌之间的鉴别诊断是很有帮助的,一旦出现排列规则的 Ⅲ~S~

型、Ⅲ<sub>L</sub> 型和Ⅳ型腺管开口形态时,多见于腺瘤;不定型Ⅴ型腺管开口形态多见于 m 癌,少数为 sm 癌浸润;排列混乱的不定型Ⅴ<sub>I</sub> 型腺管开口形态多为 sm2 癌。非规则Ⅴ<sub>N</sub> 型腺管开口形态,是判断 sm3 癌的深度浸润客观的诊断指标。由此可见,腺管开口的直径和间质之间有高度分散的可能性,常见大小不同和排列混乱的腺管开口形态(图 19-6)。

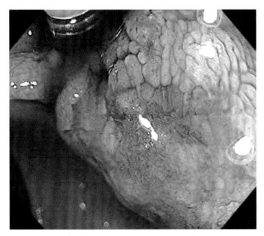
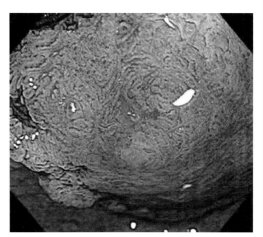

图 19-5　pit pattern Ⅳ型　　　　　　　　　图 19-6　pit pattern Ⅴ<sub>I</sub> 型

# 第 4 节　误诊原因与展望

## 一、误诊原因

1. 由于放大的观察焦点放在肿瘤侧面,造成过高或过低地判断 sm 癌的浸润深度。

2. 组织学表现提示,当黏膜层被癌组织破坏和浸润时,肿瘤在黏膜层与黏膜下层之间的结缔组织生成,导致黏膜内与黏膜下层之间癌组织的异型程度上有明显差异,形成了细胞异型程度高于癌细胞。

3. 有许多人为因素造成诊断上的差异,如黏液、炎性、纤维素性炎渗出物或坏死物渗出并附着、内镜切除时热变性和活检时组织构造破坏等,难以对腺管开口形态进行正确诊断。

## 二、展望

临床上用Ⅴ型(不定型Ⅴ型和非规则Ⅴ型)腺管开口形态来判断癌浸润程度是比较合适的,sm 癌轻度浸润时,多见腺管密集排列;黏膜下癌浸润深时,间质组织显露量增加,腺管与腺管之间距离变长,如开口直径增大,趋于癌向深度浸润。目前,在Ⅴ型腺管开口形态中,不定型Ⅴ和非规则Ⅴ型腺管开口是 m、sm、sm2 和 sm3 癌较为可靠的诊断标准,同时还可以对内镜切除治疗和外科手术治疗之间的选择有一个较为可靠的判定依据。一般来说,m、sm 癌适应于内镜治疗(EMR、ESD),sm2、sm3 癌适应于外科手术治疗。目前,对 sm 癌的处理,国外多数学者主张先采用内镜切除治疗方法,根据切除标本来判定有无淋巴结转移的危险因素(如组织分化程度、脉管侵袭)。一旦出现高危险素,再决定追加外科手术。

(冯 珍 张子旭 姚 璐)

---

### 参 考 文 献

---

[ 1 ] IKEMATSU H, SAITO Y, TANAKA S, et al. The impact of narrow band imaging for colon polyp detection: a multicenter randomized controlled trial by tandem colonoscopy [J]. J Gastroenterol, 2012, 47 (10): 1099-1107.

[ 2 ] CHIU H M, CHANG C Y, CHEN C C, et al. A prospective comparative study of narrow-band imaging, chromoendoscopy, and conventional colonoscopy in the diagnosis of colorectal neoplasia [J]. Gut, 2007, 56 (3): 373-379.

[ 3 ] KATAGIRI A, FU K I, SANO Y, et al. Narrow band imaging with magnifying colonoscopy as diagnostic tool for predicting histology of early colorectal neoplasia [J]. Aliment Pharmacol Ther, 2008, 27 (12): 1269-1274.

[ 4 ] DEKKER E, VAN DEN BROEK F J, REITSMA J B, et al. Narrow-band imaging compared with conventional colonoscopy for the detection of dysplasia in patients with longstanding ulcerative colitis [J]. Endoscopy, 2007, 39 (3): 216-221.

[ 5 ] PELLISÉ M, LÓPEZ-CERÓN M, RODRÍGUEZ DE MIGUEL C, et al. Narrow-band imaging as an alternative to chromoendoscopy for the detection of dysplasia in long-standing inflammatory bowel disease: a prospective, randomized crossover study [J]. Gastrointest Endosc, 2011, 74 (4): 840-848.

[ 6 ] ESAKI M, KUBOKURA N, KUDO T, et al. Endoscopic findings under narrow band imaging colonoscopy in ulcerative colitis [J]. Dig Endosc, 2011, 23 Suppl 1: 140-142.

[ 7 ] REX D K. Narrow-band imaging without optical magnification for histologic analysis of colorectal polyps [J]. Gastroenterology, 2009, 136 (4): 1174-1181.

# 第20章 放大内镜诊断技巧

## 一、pit pattern 诊断

染色放大肠镜要观察结肠上皮表面的腺管开口形态(pit pattern),pit 是黏膜表层大小为 50~100μm 的腺管开口,观察其大小、形态和排列的诊断方法是 pit pattern 诊断。

本章只介绍与 ESD 治疗有直接关联的 V 型 pit pattern。

根据 2004 年的"箱根 pit pattern 研讨会",V 型 pit pattern 获得了以下共识意见。

1. 将不规整腺管结构设为 $V_I$ 型(irregular)。

2. 具有明显无结构区域的设为 $V_N$ 型(non structure)。

3. 作为 sm 癌的指标的侵入样式(invasive pattern),高度不规整腺管群,爪挠征(scratch sign)可以附记。

之后,出现了从黏膜内癌到 sm 深部浸润癌都能被确认为 $V_I$ 型的病变的问题,于是 $V_I$ 型 pit pattern 又被分为轻度不规整和高度不规整两个亚型。

现在，$V_I$型高度不规整也已经成了判断sm深部浸润癌的一项指标。

在日本《大肠息肉诊疗指南2014》中，$V_I$型高度不规整及$V_N$型pit pattern（图20-1）基本上也都会选择外科手术。

关于$V_I$型不规整的定义，具体来说，pit pattern可有以下不同的表现：内腔狭小，边缘不规整，轮廓不清晰，染色减少或消失，呈爪挠征（scratch sign）。

$V_I$型不规整，在日本的国家癌症中心（National Cancer Center，NCC）内，针对$V_I$型诊断的要点，强调了该区域性的重要性，在存在$V_I$型高度不规整pit pattern且有区域性后，才能诊断为invasive pattern，作为sm高度浸润的指标（图20-2）。

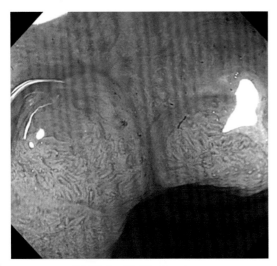

图20-1　$V_I$型pit pattern

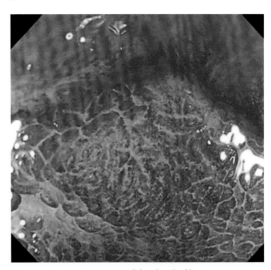

图20-2　$V_I$型不规整

## 二、NBI放大诊断

首先，在结肠内镜检查中进行内镜窄带成像术（narrow band imaging，NBI）放大观察时，图像强调设为A-mode 8（A8）（图20-3）。

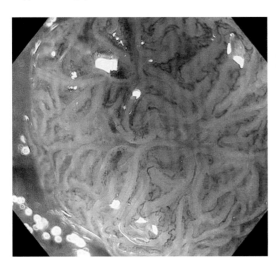
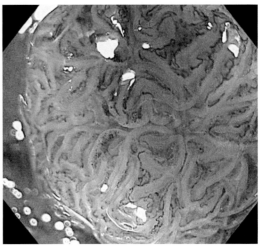

图20-3　NBI放大观察

在腺瘤性病变的 NBI 放大观察中,pit 间的黏膜表层的微血管表现为茶褐色,能观察到网状的毛细血管(capillary network),没有血管的部分在去除白色后可以被观察到。这就是通过 NBI 结构强调观察,能够间接诊断 pit 样结构的原因。

在结肠进行 NBI 放大诊断时,根据 vessel pattern 和 surface pattern 的表现综合进行诊断。这个 surface pattern 是真正的 pit pattern 和小凹边缘上皮相结合的结构,在结肠 NBI 放大观察中是非常重要的表现(表 20-1,图 20-4)。

表 20-1　JNET 分型

| NBI | 1 型 | 2A 型 | 2B 型 | 3 型 |
|---|---|---|---|---|
| 血管结构 | 不可见[*] | 粗细规整,分布均匀(网状或螺旋状)[**] | 粗细不一,分布不均匀 | 血管缺失区域,粗血管突然中断 |
| 表面结构 | 规整的黑点或白点,与周围正常黏膜类似 | 规整(管状、树枝状、乳头状) | 不规整或不清晰 | 无结构区域 |
| 病理 | 增生性息肉 | 腺瘤~低异型度癌(Tis) | 高异型型度癌(Tis/T1a)[***] | 高异型度癌(T1b) |

[*] 可以识别的时候,与周围正常黏膜大小一致。[**] 凹陷型的微细血管多呈点状分布,有时观察不到规整的网状或螺旋状血管。[***] 有时包括 T1b。

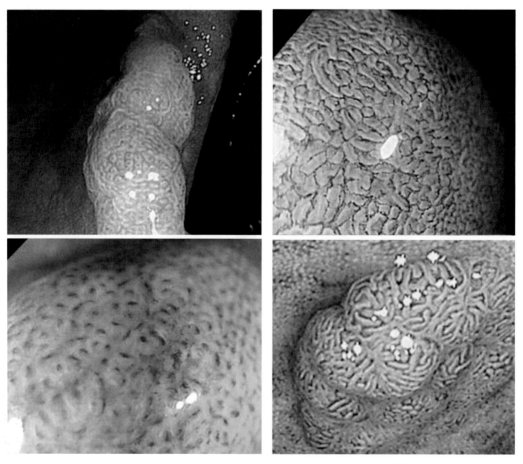

1 型　　　　　　　　　　　　　　　　　　　2A 型

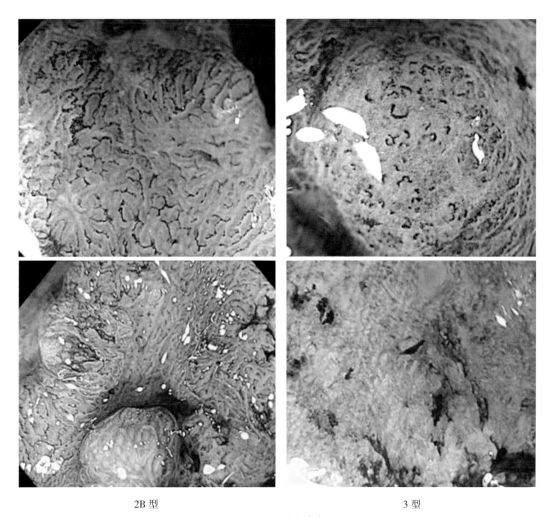

2B 型　　　　　　　　　　　　　　3 型

图 20-4　NBI 放大

下面对使用 JNET 分型的治疗策略(图 20-5)进行简单说明。

对于 JNET 分类的基本治疗方针,1 型是定期复查,2A 型是内镜治疗(分片切除也可以),2B 型是内镜治疗(最好整块切除),3 型是外科治疗。需要注意的是,本分类并非仅通过 NBI 就可以诊断所有的病变,包括 NBI 就可以诊断的病变和 NBI 难以诊断进而需要进行色素内镜检查等才能诊断的病变,这是应用本分型的前提。其中,关于 2B 型,也要强调结晶紫染色是必需的。

放大内镜观察确立诊断,可决定结肠肿瘤的治疗方法,但在结肠癌浸润深度的诊断中,还是要依据基本的内镜观察。据报道,在日本一般内镜观察结肠癌的诊断能力约为 75%。

在日本消化病学会的《大肠息肉诊疗指南 2014》中,结肠 sm 高度浸润癌的特征性内镜表现如下(图 20-6):①隆起型:饱满感,病变崩塌,凹凸不平,溃疡形成,整块抬举,壁的僵化。②表面型:凹陷边界清晰,凹陷部位凹凸不齐,凹陷内隆起,整块抬举,褶皱纠集。应该在理解上述一般内镜观察的结肠癌浸润深度诊断的基础上,再学习放大内镜观察的知识。

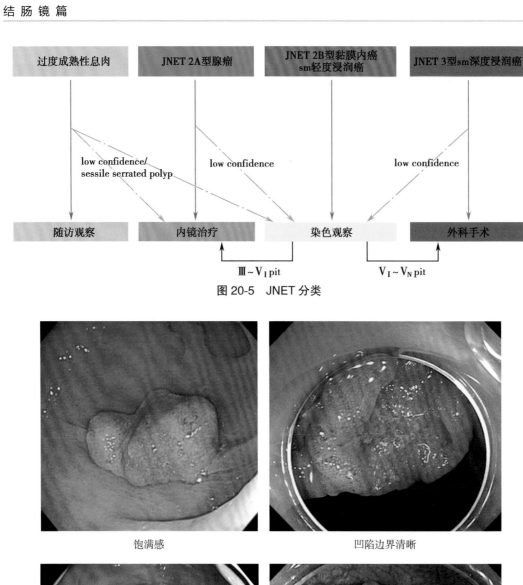

图 20-5　JNET 分类

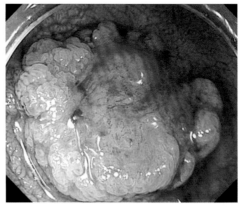

图 20-6　结肠 sm 高度浸润癌的特征性内镜表现

（野中康一）

（翻译：宫健）

# 第 21 章　共聚焦激光显微结肠镜

共聚焦激光显微内镜(confocal laser endomicroscopy)是一项崭新的内镜技术,是将激光共聚焦显微镜整合于传统电子内镜头端,可同时进行电子内镜和共聚焦显微镜检查,即可在常规内镜检查过程中发现可疑病变,再用共聚焦显微镜对病变进行实时检查,获得放大1 000 倍的图像,从而能在细胞和亚细胞水平对病变作出鉴别和诊断。这一新技术为体内组织学研究提供了快速、可靠的诊断工具,使内镜的临床应用更为广阔。本章着重介绍共聚焦激光显微大肠镜的设备原理及诊断价值。

## 第 1 节　设备及原理

### 一、共聚焦激光显微结肠镜设备构成

共聚焦激光显微内镜是建立在共聚焦激光显微镜这项技术之上发展起来的。与普通光学显微镜相比,共聚焦激光显微镜具有更高的分辨率,并可以对观测样品进行分层扫描,实现样品的三维重建和测量分析。与电子显微镜相比,其可以在亚细胞水平上观察诸如 $Ca^{2+}$、pH 和膜电位等生理信号及活细胞形态的实时动态变化。因此,共聚焦激光显微镜的面世是显微成像技术发展史中具有划时代意义的重大进展。问世以来,共聚焦激光显微镜一直应用于基础科学研究领域,体积庞大,为实验台操作而设计。为了完成在体实时活细胞成像,进行人类的体内研究,首先的技术突破在于整个显微镜系统的体积缩小。20 世纪 90 年代末以来,微型化技术使得共聚焦激光显微镜体积逐渐缩小。进入 21 世纪以来,利用超微型化技术,将共聚焦激光扫描器和光学图像装置进一步缩小到直径为 6mm、长度为 70mm,并将其整合到传统消化内镜的最前端,率先完成了共聚焦激光显微镜与传统消化内镜的完美结合,可屈式共聚焦激光显微大肠镜问世。

近年来,经过进一步的微型化处理,这种共聚焦激光显微内镜前端的共聚焦激光扫描器和光学图像装置进一步缩小到直径为 5mm、长度为 43mm,并整合到内镜镜身中,使得内镜前端的不能弯曲部分缩短到 44mm,增加了操作的灵活性。共聚焦激光显微大肠镜的组成包括:共聚焦激光显微内镜,以及共聚焦显微内镜成像用的触摸屏显示器、内镜影像监视器、影像处理机、光学单元和共聚焦控制单元等。

### 二、共聚焦激光显微结肠镜的工作原理

共聚焦激光显微大肠镜成像的基本原理等同于共聚焦激光显微镜,利用成像光纤束和物镜的组合将光源导入体内,是共聚焦激光显微内镜成像系统与传统共聚焦激光显微镜的

区别所在,在共聚焦内镜中,单根光纤同时充当照明点光源和检测针孔,其工作原理简述如下:共聚焦激光显微内镜采用常规的内镜光源和处理器,但配置了一个额外连接于独立工作台的传输通道,由主机产生波长为 488nm 的蓝色激光束,经镜身内部的光纤介导,通过内镜头端的物镜聚焦准确入射到位于共焦点处的被测组织,组织内荧光剂被激光束激发产生的信号被内镜探头检测到并送回主机生成图像,并贮存于计算机。

值得说明的是,被测组织中的荧光物质在激光的激发下发射出沿各个方向的荧光,只有在物镜焦平面上发出的荧光才能够通过检测针孔到达探测器。而由焦平面上方和下方反射的光信号则被聚焦在针孔的前方或后方某处,在探测面上仅形成弥散斑,通过针孔被探测器接收到的光能量很少,远远低于焦点信号强度,故不能成像。在成像过程中,针孔起着关键作用,针孔直径的大小对图像的对比度和分辨率有重要的影响。当激光逐点扫描检测组织,针孔后的光电倍增管也逐点获得对应光点的共聚焦图像,并将之转化为数字信号,传输至计算机,最终在屏幕上集合成整个焦平面的共聚焦图像。使焦平面依次位于检测组织的不同层面上,可以逐层获得组织相应的光学横断面的图像,被誉为“光学活检”。

如前所述,共聚焦激光显微结肠镜利用组织荧光成像,需要组织在成像过程中具有强烈的荧光基团,人体组织自发荧光较弱,因而需要加用荧光对比剂。目前在人体组织内可用的荧光对比剂有荧光素钠(fluorescein)、盐酸吖啶黄(acriflavine)、四环素和甲酚紫(cresyl violet),常用的主要有两种,即荧光素钠(10% 浓度,5~10ml 静脉注射)和盐酸吖啶黄(0.02% 浓度,5~10ml 成像前 30 秒局部喷洒)。这两种对比剂都有助于共聚焦内镜辨认细胞和隐窝结构。

静脉应用荧光素钠后 15 秒内即可显像,其作用可持续 30 分钟,可以广泛结合于血清白蛋白,未结合的染色分子可随静脉输入而逐渐渗透入黏膜全层,标记表面上皮的细胞外基质和基底膜,显示黏膜的隐窝结构、上皮细胞、黏膜固有层的结缔组织、血管形态和其内的红细胞,使固有层的结缔组织与微血管系统产生强烈对比,但荧光素钠不能穿过细胞的类脂膜与细胞核中的酸性物质结合,故不能清楚地显示细胞核。盐酸吖啶黄可与细胞核和细胞质内的 DNA、RNA 结合后染色,局部应用后数秒内可被吸收,但仅局限于黏膜表层(自黏膜表面向下 50~100μm 的深度),其分布随时间的变化小。

静脉应用荧光素钠后最常见的不良反应为一过性轻微皮肤黄染,个别患者可出现短暂性的恶心、呕吐及荨麻疹等。严重的不良反应如过敏性休克非常罕见。但发生时处理困难,故推荐检查前进行荧光素的过敏试验。吖啶黄在国外是较为常用的局部抗菌剂,目前尚无严重不良反应的报道。荧光素钠和盐酸吖啶黄两者也可以联合应用。

# 第 2 节　诊断价值的评估

## 一、共聚焦激光显微结肠镜检查方法

### (一)术前准备

与普通大肠镜检查基本相同,选择具有适应证的患者,检查前需服用泻药清洁肠道,并需获得患者的知情同意。有条件者可在麻醉下进行。

检查前配制好要选用的对比剂,并进行荧光素钠静脉过敏试验(2%,1ml)。

### (二)操作方法

共聚焦激光显微结肠镜的操作类似于普通内镜,首先在普通的白光结肠镜模式下进行检查,选定观察区后用清水冲洗,以清除泡沫和黏液,静脉注射 10% 荧光素钠 5~10ml 和 / 或局部喷洒 0.02% 吖啶黄 5~10ml,然后启动扫描按钮,进行共聚焦激光显微大肠镜模式的观察。

在共聚焦激光扫描模式下,首先把观察部位置于内镜视窗的左下角,用蓝色激光作为引导,将内镜的头端轻轻垂直置于黏膜表面,从而获得稳定的位置,聚焦平面的位置由操作手柄的按钮控制,必要时可吸引局部黏膜,保证内镜与黏膜紧贴并维持在一个稳定的位置,以获得高质量的图像。共聚焦显微内镜的扫描面积仅有 475μm×475μm,因此对病变部位的准确定位就非常关键。对每一个观察部位,由表至深地观察。脚踏板采集图像,并以数字文件储存图像。

### (三)术后处理

共聚焦激光显微结肠镜检查的术后处理同普通大肠镜检查,无需特殊处理。患者注射荧光素钠后,若出现皮肤、小便一过性发黄,为正常现象,嘱多饮水,24 小时可完全排泄。患者因对荧光素钠过敏而出现低血压等过敏性休克反应极为少见,一旦发生,应按过敏性休克的处理原则进行积极救治。

## 二、诊断价值的评估

### (一)共聚焦激光显微结肠镜在大肠疾病诊断中的价值

1. 溃疡性结肠炎相关上皮内瘤变 溃疡性结肠炎(UC)患者结肠癌发生率高于正常人群。因此,对 UC 相关上皮内瘤变的筛查具有重要意义。UC 相关上皮内瘤变的共聚焦激光显微内镜(confocal laser endomicroscopy,CLE)图像特点包括:①隐窝结构消失,代之以嵴样排列的上皮细胞,上皮细胞中黏液成分减少,杯状细胞缺失;②血管管径扩张、形态扭曲,间质及隐窝开口内有荧光素渗出。目前广泛应用的筛查 UC 相关上皮内瘤变的方法是全结肠染色 + 可疑病变活检。Kiesslich 等对比了靛胭脂染色 +CLE 与单纯靛胭脂染色筛查 UC 相关上皮内瘤变,结果显示,靛胭脂染色 +CLE 可减少近一半的活检数目,并显著提高上皮内瘤变的检出率。因此,CLE 联合染色内镜可能是筛查 UC 相关上皮内瘤变的较为理想的一种内镜策略。

2. 结直肠腺瘤 结直肠腺瘤的癌变风险显著高于增生性息肉,故两者的处理原则迥异,前者需进行内镜下切除甚至手术治疗。目前,普通结肠镜对很多息肉病例的鉴别诊断仍存在困难。而 CLE 则能够对结肠息肉进行体内实时的光学活检,作出组织学诊断,从而进行实时内镜下治疗。CLE 鉴别结直肠增生性息肉与腺瘤的要点包括:①增生性息肉:上皮细胞形态、极性正常,杯状细胞正常存在,微血管形态规则;②腺瘤:上皮细胞极性发生改变,细胞内黏液成分减少,杯状细胞缺失,微血管形态扭曲、管径扩张。临床研究证实,上述 CLE 诊断标准鉴别结直肠腺瘤的灵敏度、特异度和准确度均在 90% 以上,且简明易懂,容易被初学者掌握。

3. 早期结直肠癌 早期结直肠癌的内镜下诊断并非临床难点,但其确诊目前仍需依靠活检病理学。CLE 则可对病变进行实时的显微组织学诊断,并预测具体的病理类型,如结肠癌的分化程度等。结直肠癌的 CLE 特点主要包括：正常的上皮隐窝结构完全消失，细胞呈嵴样或团块样分布，杯状细胞明显缺失；微血管形态明显扭曲、管径扩张，间质内荧光素不均质渗出。分化较好的结直肠癌还可观察到腺体样结构，腺腔内可见碎屑，微血管增多、增粗；分化较差的结直肠癌则较难找到腺体结构，微血管较少，仅有少量短样微血管。前瞻性研究表明，CLE 诊断结直肠癌的灵敏度和特异度分别为 100% 和 85.71%，结直肠癌分级的灵敏度和特异度分别为 80% 和 88.24%。

4. CLE 结直肠癌分子成像　近年来，表皮生长因子（epidermal growth factor receptor，EGFR）抗体已经成为结直肠癌的重要治疗策略之一。已有研究将荧光标记的 EGFR 抗体分子探针通过尾静脉注射入结直肠癌荷瘤鼠模型体内，利用小型化共聚焦系统 FIVE1 可在体检测结直肠癌组织与非肿瘤组织 EGFR 表达的差异。进一步研究利用 CLE 实现了对结直肠癌及结直肠腺瘤患者的在体 EGFR 分子成像。该研究通过表面喷洒荧光标记的 EGFR 抗体分子探针，发现 CLE 能检测到肿瘤细胞过表达的 EGFR 特异性荧光信号，而正常结肠黏膜则没有或仅检测到较弱的荧光信号。

**（二）共聚焦激光显微结肠镜技术的展望**

目前，CLE 应用于临床仅有很短的时间，已经显示其非凡的诊断治疗价值。随着 CLE 规范化培训的开展，CLE 必将为临床诊疗工作带来革命性的变化。同时，当前 CLE 仍存在不少局限性有待克服，如对微小病变的发现，扫描深度受限，图像质量受呼吸、动脉搏动影响等。随着技术的革新和分子诊断方法的进步，未来 CLE 的发展将不仅局限于实时形态学观察，而是将更多地扩展到功能学范畴，以及更加精确的分子水平内镜诊断。利用先进的图像软件和光学技术，获得消化道黏膜清晰、生动的三维组织学图像将不再是梦想。

（蔡世伦　苏　伟　周平红）

# 第 22 章　结肠胶囊内镜

结肠胶囊内镜（colonic capsule endoscopy）的原理是患者口服设置有双摄像头及无线传输装置的智能胶囊，通过消化道的自然蠕动，胶囊在消化道内移动并拍摄图像，重点注意结肠情况。

该胶囊将信息通过无线方式传输到体外便携的图像记录仪内，医师将该图像记录仪内容导入并存储于影像工作站内，及时分析病情，作出诊断。结肠胶囊内镜已被证明是安全、有效的，是结肠疾病筛查的手段之一（表 22-1）。

表 22-1　结肠镜与结肠胶囊内镜的比较

| | 结肠镜 | 结肠胶囊内镜 |
|---|---|---|
| 产品图示 | 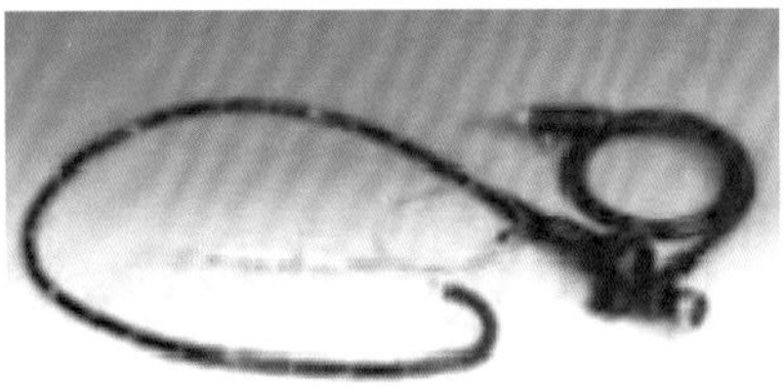 | 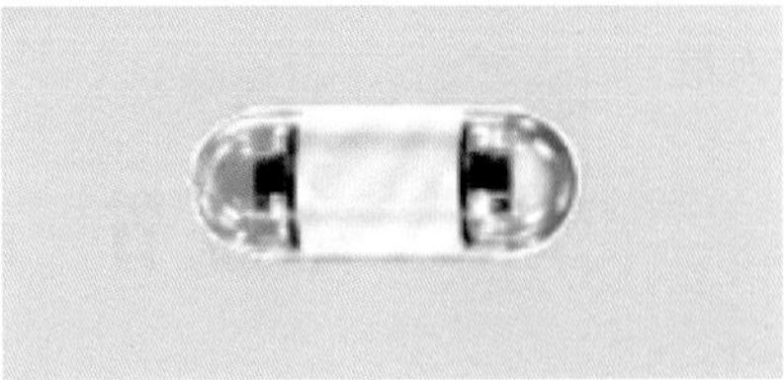 |
| 检查方式 | 经肛门插入 | 经口吞入 |
| 麻醉需求 | 可麻醉下行无痛结肠镜检查 | 无需麻醉 |
| 重复使用 | 可重复 | 一次性 |
| 检查时间 | 10~20 分钟 | 全肠道约 10 小时 |
| 风险评估 | 有出血、穿孔的风险 | 有病灶处胶囊滞留的风险 |
| 检查费用 | 低 | 高 |
| 术后疼痛 | 可有 | 可无 |
| 活检治疗 | 可 | 否 |
| 依从检查 | 部分患者对插入结肠镜有顾虑 | 可吞服结肠胶囊内镜检查 |

# 第 1 节　结肠胶囊内镜适应人群

## 一、推荐筛查的人群

如果有以下两种或两种以上情况,需要接受大肠癌筛查。

1. 年龄在 40 岁以上。

2. 有痔疮和长期便血的情况。

3. 直系亲属中,有大肠癌病史。

4. 长期有慢性腹泻,持续超过 3 个月。

5. 经常便秘,有黑血便和黏液便。

6. 有慢性阑尾炎、胆囊炎,或已切除阑尾和胆囊。

## 二、高危人群

1. 年龄在 40 岁以上,有大便习惯改变,如慢性便秘、慢性腹泻等;大便形状改变,如大便变细;大便性质改变,如黏液血便等;腹部固定部位疼痛的人群。

2. 结肠腺瘤治疗后及结肠癌手术后的人群。

3. 长期患有溃疡性结肠炎的患者。

4. 有家族性腺瘤性息肉病和遗传性非息肉病性结直肠癌的家族史者。

5. 有结肠癌家族史的直系亲属。

6. 50 岁以上无症状,但长期喜欢吃高脂肪、高蛋白食物,长期熬夜,长期精神抑郁等高危人群。

# 第 2 节　结肠胶囊内镜的禁忌证

## 一、绝对禁忌证

无手术条件或者拒绝接受任何腹部手术者应禁止进行胶囊内镜检查,此类患者若出现胶囊滞留,将无法采用手术取出。

## 二、相对禁忌证

1. 疑似患者有胃肠道狭窄、梗阻或有瘘管者。
2. 有吞咽困难者。
3. 体内植入心脏起搏器或其他电子仪器者。
4. 妊娠妇女。

# 第 3 节　结肠胶囊内镜简介

由于结肠具有特殊的结构,为了能详尽地观察结肠内情况,结肠胶囊内镜(COLON)设计为双镜头(图 22-1),而小肠胶囊内镜(SB)为单侧镜头。在第一代结肠胶囊内镜之后,结肠胶囊内镜在众多地方做了改进,使其视野角度增大,帧速率加快,数据录像系统进行了优化,可更好地观察胶囊内镜在肠道内的活动,以取得更好的检出率,使结肠胶囊内镜能够无创地观察患者的结肠疾病(表 22-2)。

第二代结肠胶囊内镜更有利于在结肠内拍摄照片,该镜头设计 COLON2 视野角为单侧 172°,双侧接近 360° 全覆盖摄影范围(图 22-2)。

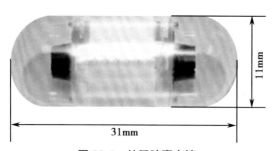

**图 22-1　结肠胶囊内镜**

大小为 11mm×31mm(SB 胶囊为 11mm×26mm)。

双摄像头,拍摄频率为 2×2 帧/s(双侧)。

表 22-2　结肠胶囊内镜性能简介

| 特点 | 性能 |
| --- | --- |
| 双侧摄像头 | 可获取更多图像,使图像更清晰,以减少漏诊,提高检出率 |
| 视野范围广 | 近乎 360° 全景拍摄,视野广,减少漏诊 |
| 工作时间长 | 最长 16 小时拍摄,可有效检查全消化道 |
| 可变频拍摄 | 节约电量,变频拍摄获取更多有效图像,使图像数量优化 |

注:当胶囊在相对静止状态时,摄像频率为 4 帧 /s;当胶囊在运动状态时,拍摄频率可调为 35 帧 /s。

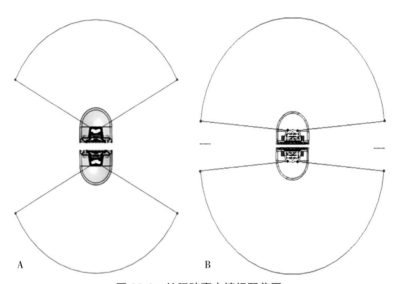

图 22-2　结肠胶囊内镜视野范围

PillCam COLON2 结肠胶囊内镜性能视野角:A. C1(第一代胶囊)156°;
B. C2(第二代胶囊)172°。

# 第 4 节　结肠胶囊内镜检查

　　患者口服结肠胶囊内镜,胶囊在消化道内移动并拍摄图像,将信息通过无线方式传输到体外便携的图像记录仪内,之后,医师将该图像数据记录仪内容导入并存储于影像工作站内,通过仔细观察录像来了解患者肠道情况,及时分析病情,作出诊断。

　　检查前与患者进行简短的交谈,交代相关注意事项、风险,告知并收取患者的知情同意书,在 RAPID® 工作站登记患者情况,将有关信息录入到数据记录仪中。

　　吞服胶囊前应准备:黏性贴片、衬垫,阵列传感器,传感器定位示意图,PillCam 胶囊(图 22-3),数据记录仪(应充满电),一杯水。需特别注意,传感器片插入贴片套时,注意字面朝上;将阵列传感器与数据记录仪连接。

　　C2 传感器连接位置:多用在结肠胶囊内镜检查时,由于部分结肠解剖位置位于腹后壁,所以将传感器放置在背面臀肌中上方区域。SB3 传感器连接在剑突处,多用在小肠检查时。

传感器连接线的头端连接至图像数据记录仪上,另外八组线与患者相连(图 22-4)。

患者吞服胶囊后,医务人员应注意观察数据记录仪,若 1 小时胶囊仍在患者胃中,可使用促动力药物。

结肠胶囊内镜检查(图 22-5)对于肠道清洁要求高,若肠道准备不充分,肠道粪便残留可影响胶囊内镜的显像效果。

第 2 代结肠胶囊内镜在拍摄的清晰度、帧数、视角范围等方面,较第一代胶囊内镜有了很大的进步。

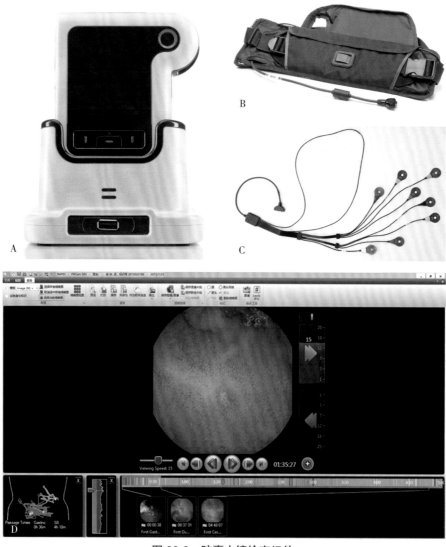

**图 22-3　胶囊内镜检查组件**
A. PillCam 数据记录仪 DR3 ;B. PillCam SB3/COLON 腰带式传感器;
C. PillCam SB/COLON 阵列传感器;D. PillCam 界面和阅片软件 RAPID®。

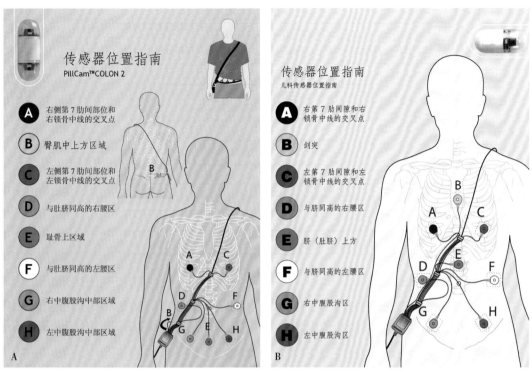

**图 22-4 胶囊内镜传感器定位示意图**
A. C2 传感器位置指南;B. SB3 传感器位置指南。

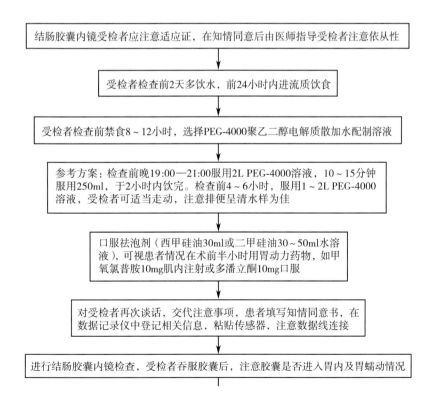

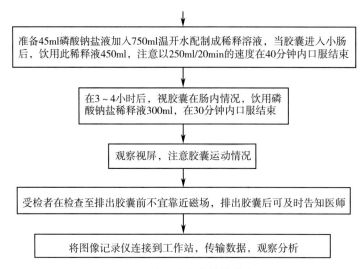

**图 22-5 结肠胶囊内镜检查流程**

结肠胶囊内镜是安全的检查手段,主要的并发症为胶囊滞留。据文献报道,胶囊内镜滞留的发生率低,对于有胶囊滞留高危因素的患者,应慎重选择本检查。关于胶囊滞留问题,见图 22-6。

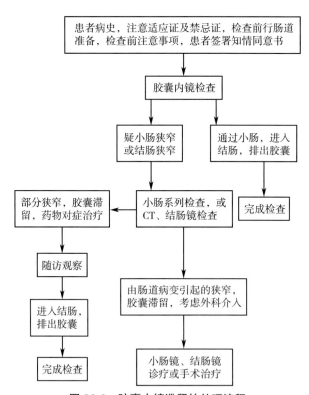

**图 22-6 胶囊内镜滞留的处理流程**

结肠胶囊内镜拍摄的正常的结肠图片见图 22-7。

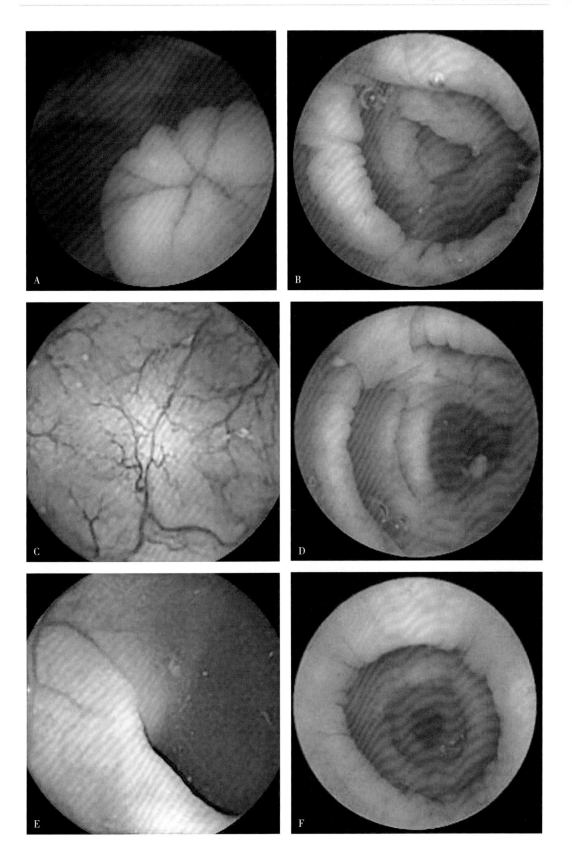

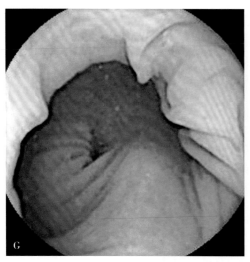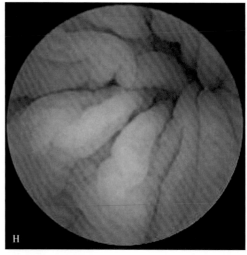

**图 22-7 结肠胶囊内镜下正常的结肠**

A. 回盲瓣;B. 升结肠;C. 肝曲;D. 横结肠;E. 脾曲;F. 降结肠;G. 乙状结肠;H. 直肠。

# 第 5 节 结肠胶囊内镜的诊断

通过结肠胶囊内镜的检查,对一些常见疾病的胶囊内镜诊断要点作一介绍,结合患者的具体临床表现作出相应的诊断。

## 一、炎症性肠病

1. 克罗恩病　胶囊内镜可见回肠末端、回盲部、升结肠等右半结肠糜烂、溃疡,病变呈跳跃式,溃疡形态不规则、大小不等,多覆厚苔,黏膜充血、水肿,部分见黏膜隆起,呈鹅卵石状,也可见肠腔狭窄、肠壁增厚(图 22-8)。

2. 溃疡性结肠炎　胶囊内镜可见病变呈连续性,从近段结肠到远段直肠,黏膜充血、水肿,呈颗粒状,溃疡多为浅表、多发、形态各异,部分患者见形态多样的息肉,可见肠管变细、结肠袋消失(图 22-9)。

## 二、结肠息肉

胶囊内镜可见结肠息肉多为黏膜隆起肿物或结节颗粒状隆起,可分成有蒂、无蒂及亚蒂息肉。腺瘤多呈淡红色,绒毛状腺瘤体积较大,可呈球状、菜花状,其表面见绒毛或结节样凸起;炎性息肉形态可不规则,可有索条状或蠕虫样。欧洲的一项多中心、前瞻性研究评价了结肠胶囊内镜的可行性、准确性和安全性,结果显示,结肠胶囊内镜(第二代)对检出 6mm 以上的结肠息

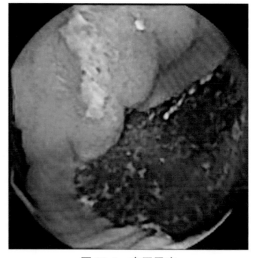

**图 22-8 克罗恩病**

肉有较高的敏感性,优于第一代结肠胶囊内镜。由于胶囊内镜目前无法取病理,对于发现结肠息肉的患者,建议行传统的结肠镜进一步取病理组织或行肠镜下息肉切除术(图 22-10)。

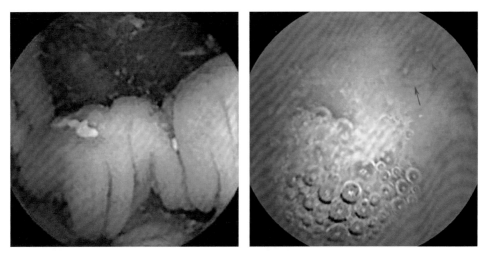

图 22-9　溃疡性结肠炎

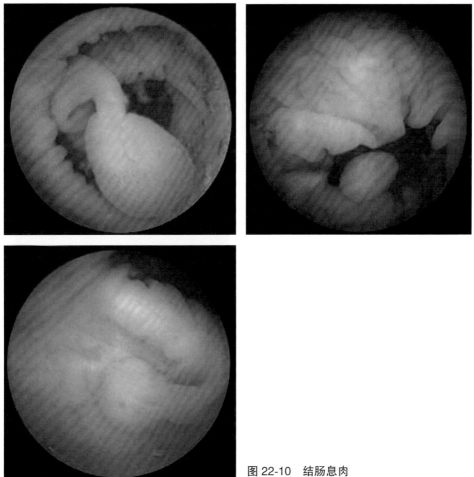

图 22-10　结肠息肉

### 三、结肠肿瘤

进展期结肠癌可见隆起型、溃疡型及浸润型等。早期癌指癌的浸润在黏膜和黏膜下层，镜下见肿物隆起型及表浅型。在临床上，隆起型较多见，对于此类患者，应建议其尽快行结肠镜检查，取病理组织做检验，以进一步行内镜下治疗或手术治疗（图22-11）。

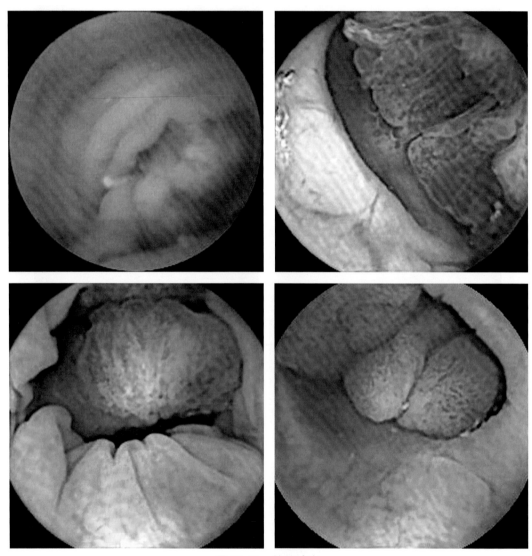

图22-11　结肠肿瘤

### 四、结肠憩室

在结肠管壁上形成向管腔外突出的似袋状的腔隙，是黏膜及黏膜下层自肠壁平滑肌束间向外疝出，部分可伴有结肠带或环形肌增厚。在胶囊内镜下可见肠壁有圆形或椭圆形洞穴。若发生憩室炎时，憩室的开口及周边黏膜有充血、水肿、糜烂，部分可有出血（图22-12）。

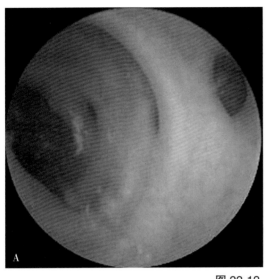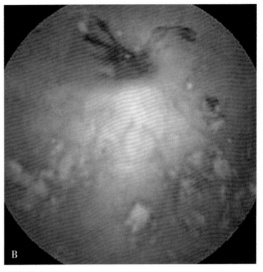

图 22-12 结肠憩室

A.结肠多发性憩室;B.结肠憩室出血。

## 五、结肠出血

胶囊内镜可发现结肠的出血灶,可观察各段是否有糜烂、溃疡、血管异常或肿瘤等引发的出血(图 22-13,图 22-14)。

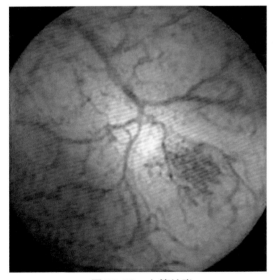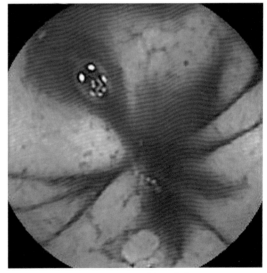

图 22-13 血管扩张　　　　　　　图 22-14 结肠出血

## 六、结肠黑变病

结肠黑变病(melanosis coli)是在结肠镜下可见到结肠黏膜呈棕黑色表现的非炎症性肠病。由结肠黏膜的固有层内巨噬细胞含有较多粪色素所致,长期服用某些中药或用治疗便秘的药物可引发。结肠黑变病严重的患者,在黏膜下或肠系膜淋巴结内可见含色素颗粒的巨噬细胞与色素颗粒。该病是非肿瘤性疾病,除了与便秘有关外,未有特殊症状(图22-15)。

内镜检查是结直肠癌筛查的主要手段。目前,在多个地方,结直肠癌的筛查率仍偏低,部分患者拒绝结肠镜检查,其恐惧心理较重,对此类患者行结肠胶囊内镜检查更易被接受。

对于结肠常见病的其他诊疗问题,在相关章节中有详细的介绍。这里要注意的是,在胶囊内镜检查中,若肠道准备不充分,可使肠道部分区域拍摄的录像不清晰,影响检查结果。因此,肠道准备是十分重要的环节。

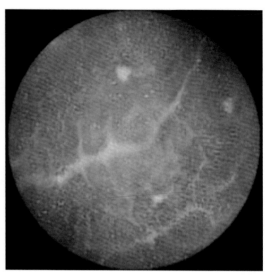

图 22-15 结肠黑变病

总之,结肠胶囊内镜检查是一种安全、可行的方法,可用于结肠疾病的筛查等方面,如结肠镜检查未完成的人群、无法进行或不愿意进行结肠镜检查的人群等。

(张 杰　徐恩盼　刘祖强)

---

### 参 考 文 献

[1] SPADA C, HASSAN C, GALMICHE J P, et al. Colon capsule endoscopy: European Society of Gastrointestinal Endoscopy (ESGE) Guideline [J]. Endoscopy, 2012, 44 (5): 527-536.

[2] REX D K, ADLER S N, AISENBERG J, et al. Accuracy of capsule colonoscopy in detecting colorectal polyps in a screening population [J]. Gastroenterology, 2015, 148 (5): 948-957.

# 第23章　人工智能临床应用价值

近年来,人工智能(artificial intelligence, AI)迅猛发展,在多个领域取得了突破性的进展。人工智能应用于辅助内镜提高消化道早期癌及癌前的检出率病变,减少微小病灶的遗漏正受到越来越多内镜医师的认可和青睐。本节主要介绍 AI 辅助内镜在结直肠癌的应用。

结直肠癌(colorectal cancer, CRC)也称为大肠癌,它是在结肠或直肠发生的癌症,可侵入或扩散到身体其他部位。临床上患者表现主要为大便带血、大便性状改变、排便习惯变化,晚期可以出现肠梗阻、腹部肿块和恶病质等。根据 2018 年 2 月国家癌症中心发布的数据,大肠癌已经成了中国女性第三大癌症(继乳腺癌、肺癌之后)、男性第四大癌症(继肺癌、胃癌、肝癌之后),其发病呈上升趋势。如果结直肠癌在早期发现、确诊并且接受正确治疗,大部分患者可以治愈,5 年生存率可高达 90% 以上,而一旦癌细胞扩散到结直肠外,如进入淋巴或血液"到处乱窜",在人体内迅速扩散,可在肝、肺等器官"驻扎",此时治疗效果将大打折扣。即便在发达国家,晚期结直肠癌的 5 年生存率也低于 20%。因此,结直肠癌的早诊断、早治疗是极其重要的。

研究数据显示,结直肠从正常黏膜转变为晚期恶性肿瘤,中间会经历息肉、腺瘤、上皮内瘤变和早癌等多个病理过程,中间期限达 15~20 年,如能在这段时间内进行筛查,及早发现癌变,就能大大降低 CRC 的发病率和死亡率。全结肠镜可观察全结肠并切除息肉、腺瘤,是 CRC 筛查的"金标准"和美国、德国等国家 CRC 筛查的最主要手段。研究显示,利用结肠镜筛查、摘除息肉并定期复查结肠镜能够使 CRC 的发生率降低 76%~90%,而息肉切除可使 CRC 的死亡率降低 53%,腺瘤切除者 10 年内的 CRC 死亡率与无结肠腺瘤者无明显区别,充分体现了息肉切除对于预 CRC 的价值。因此,结肠癌高危人群(有家族史、高发地区、50 岁以上的人群等)接受全结肠镜检查很有意义。但是,全结肠镜检查需要内镜医师技术较为熟练,基层医院的内镜医师技术水平参差不齐,在结肠镜检查中容易出现漏检、漏诊甚至误诊的现象,延误了早期大肠癌的临床诊治时机。近几年国内外内镜专家与计算机专家联合开发出辅助内镜检查的人工智能系统(AI),能有效避免这些缺点。

# 第 1 节　人工智能系统在结直肠癌早期筛查中的应用

在结肠镜中应用人工智能技术,可以对结直肠息肉的存在和性质进行智能识别。目前,国内外学者均对此作出了巨大努力。早在 2017 年,日本昭和大学最新研究显示人工智能(AI)能早期检测癌症,而且来自日本横滨的一项研究表明,利用人工智能(AI)有望在结直肠良性肿瘤变成恶性之前就检测出结直肠癌。我国结直肠癌早期筛查系统基于在食管癌早期筛查中积累的经验,对上百万张结直肠的肠镜图片数据进行学习与训练,用于辅助临床医师诊断,降低漏检率。我国"腾讯觅影"肿瘤实时检测技术可以实时检测出肠息肉位置,并判断息肉性质;通过实时的视频检测分析,能够在 100 毫秒内完成 AI 诊断,并在视频中实时圈出肿瘤位置,方便医师在内镜操作过程中实时查看。2017 年武汉大学人民医院消化科开始研发的人工智能监测系统"内镜精灵"(英文名称为 ENDOANGEL,图 23-1)已经应用于临床,该系统能自动识别出检查盲区,提醒医师未曾到达的检查部位,降低内镜操作的盲区率,显著减少消化道疾病的漏查、漏诊。"内镜精灵"在结肠镜检查时还能自动识别盲肠、肛管部位,记录进镜到回盲部时间和退镜时间(分钟),协助结肠镜检查的质量监控。有报道显示,每增加 1 分钟退镜时间,将增加 3.6% 的腺瘤检出率,合理的退镜时间是减少腺瘤漏检率的保证,国内外结肠镜检查指南建议合理退镜时间为 6 分钟。

厦门大学附属第一医院内镜中心 2019 年 11 月 1 日至 2020 年 1 月 10 日使用"内镜精灵"辅助结肠镜检查 358 例患者(图 23-2),系统监测结肠镜检查盲区的平均准确度为 92%,平均灵敏度为 90%,平均特异性为 96%。退镜时间 98% 达到 6 分钟以上,结肠黏膜隆起性病变发现率为 41.3%,其中 94.6% 系统提示腺瘤,请取活检。结果显示,使用"内镜精灵"辅助结肠镜检查可以提高内镜检查质量,明显减少腺瘤的漏诊(图 23-3~ 图 23-6)。

　　最近国外研究数据显示,AI技术对息肉定位敏感度达95.04%,特异度达99.07%,整体准确率达96.93%;结直肠癌判断敏感度达90.3%,特异度达98.3%,整体准确率达97.2%。人工智能下的结直肠癌早期筛查系统能改善结肠镜的检查质量,提高病灶的检出率,减低漏诊率,为"早发现、早诊断、早治疗"提供了有力的帮助,有望更进一步提高患者的生存率。

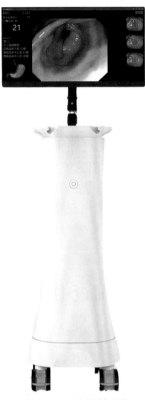

图23-1　"内镜精灵"

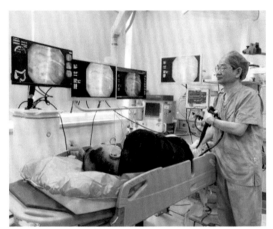

图23-2　厦门大学附属第一医院内镜医师使用"内镜精灵"辅助结肠镜检查

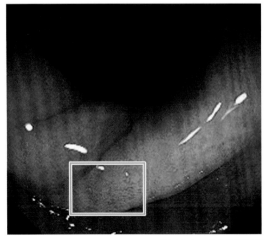
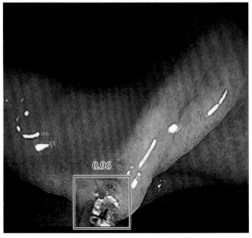

图23-3　"内镜精灵"提示胃角黏膜粗糙

病理显示:慢性萎缩性胃炎,中度肠上皮化生改变。

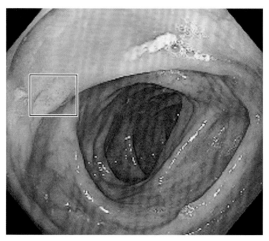
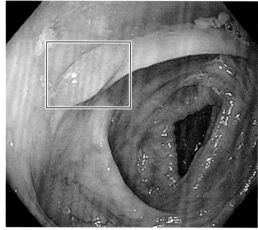

图 23-4　退镜观察结肠肠腔环境欠佳，"内镜精灵"提醒发现结肠息肉

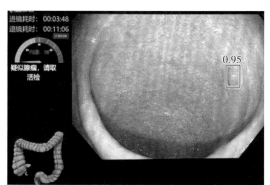
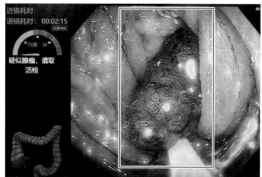

图 23-5　"内镜精灵"提醒发现微小息肉，建议活检

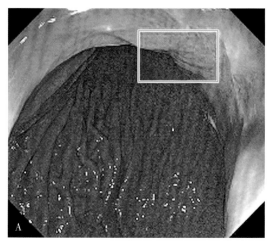
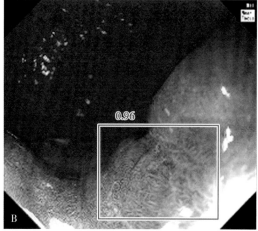

图 23-6　"内镜精灵"见病变

A. "内镜精灵"提示贲门处病变；B. NBI 观察，活检提示（贲门）高级别上皮内瘤变。

## 第2节　人工智能系统与早期结直肠癌内镜治疗的疗效评估

内镜黏膜切除术(EMR)及内镜黏膜下剥离术(ESD)已成为早期结直肠癌治疗的首选方式。但对病灶较大(分化型癌大于3cm,未分化型大于2cm)或浸润深度达sm2,淋巴结转移风险高,2018年第5版胃早期癌ESD指南建议追加手术切除病变并进行淋巴结清扫,然而,只有10%的人出现淋巴结转移。为了避免不必要的手术,Ichimasa等研发了新的预测AI——Mo1724用于预测结直肠癌是否存在淋巴结转移。研究者首先是从数据库的每个病例中提取总共19个临床病理特征,即患者的性别、年龄、肿瘤位置、肿瘤大小、侵袭深度、淋巴血管侵犯、肿瘤出芽等,然后通过算法进行分析,并将是否存在淋巴结转移输出为正或负的向量。其报道中,该系统的所有型号检测灵敏度均为100%,该系统不仅有效减少了不必要手术的进行,也保证了不放过任何淋巴结转移阳性的患者,这说明该AI系统对于判断$T_{1b}$期CRC患者结直肠切除术后是否有必要进行淋巴结清扫具有良好的指导作用。

展望:随着内镜技术不断发展,更高清(4K乃至8K)内镜的研发,3D内镜技术,高放大倍率(520倍)细胞学内镜的出现,将获得更多反映病灶详细特征的图像信息。人工智能技术不断发展,不仅对图像的识别力,还能对更多、更全面的结直肠癌患者相关资料(包括患者的个人生活史、家族史、病理资料、遗传信息及相关的预后预测指标等)及自然语言的提取与分析处理能力不断提高。此外,基于影像学的虚拟结肠镜可能更加准确、可信,将替代部分结肠镜检查,类似Da Vinci外科手术系统的内镜机器人的研发也逐渐成熟,有望应用于临床,提高手术效率,减轻内镜医师的工作负荷。AI辅助结肠镜在结直肠癌的精准诊治及预后的预测中必将扮演越来越重要的角色。

(陈进忠　吴建海　张宏斌)

# 第24章　自发荧光内镜

## 一、荧光内镜原理

生物组织内化合物能发出特定的荧光信号,良性组织和恶性组织(包括癌前病变)生化特性不同,对应的自体荧光光谱也存在特异性,这种差异反映了病变组织的特异性。由于肿瘤在发生及代谢方面的特殊性,导致某些物质的变化,从而产生荧光波谱的特殊变化,主要表现为荧光强度和波形的改变。日本、加拿大和德国的一些学者利用彩色成像技术研制了荧光内镜,以氦镉激光、氮激光为激发光源,有的辅以光敏剂加强肿瘤色带,用高敏摄像机摄取人体组织红色谱和绿色谱,取得谱区荧光,利用成像颜色的差异区别良、恶性组织。

### (一)内源性荧光基团

内源性荧光基团是指存在于人体组织内的物质,这些物质受光激发后使组织产生自体荧光。已知的消化道内源性荧光基团主要有5类生化物质,它们均具有相应的激发光波长和发射光波长,包括黏膜结缔组织内的胶原质和弹性蛋白,细胞氧化呼吸链中产生的黄素和还原型烟酰胺腺嘌呤二核苷酸,以及亚铁血红素生物合成途径中或细菌感染产生的卟啉。然而在活体组织内,消化道黏膜层次结构复杂,各类内源荧光基团分布广泛,特异性激发光和发射光的波长范围较宽,故自体荧光光谱相互重叠,难以具体分类监测。

不同波长的照射光可激发不同的荧光基团,从而产生不同波长的自发荧光。正常组织和异型增生组织所含的荧光基团不同,故自发荧光光谱有很大差异。自发荧光主要受以下几个因素的影响:①组织结构变化:黏膜增厚或黏膜正常分层结构丧失时,异常组织中有大量胶原聚集,而胶原是引起自发荧光的主要物质,正常黏膜组织下层含有较多的胶原;②某些组织内成分对自发荧光的吸收:血红素作为组织内主要生色基团,可同时吸收照射光和自发荧光,从而影响自发荧光的穿透性,对在组织表面观察到的自发荧光光谱产生较大影响;③黏膜各层次荧光基团的含量;④组织的生化微环境;可影响自发荧光的强度及其光谱型;⑤组织细胞的代谢活动,如NADH、黄素腺嘌呤二核酸(FAD)等。

### (二)外源性荧光基团

外源性荧光基团可在恶性组织内聚集,其机制有多种,如许多肿瘤存在血红素合成异常,癌及癌前组织的亚铁原卟啉酶活性降低。5-氨基乙酰丙酸(5-ALA)为一种外源性药物前体,其在代谢过程中若亚铁原卟啉合成酶缺乏,将引起原卟啉Ⅸ聚集,后者使组织呈强烈荧光。因此,5-AIA诱导的原卟啉Ⅸ将使肿瘤与非肿瘤组织出现高的荧光比率。

### (三)内镜荧光光谱学

内镜检测自体荧光或应用荧光基团和药物前体所产生的外源性荧光基于不同的技术。应用激光的特异性光学装置或装有光滤器的非相干光源可检测组织的自体荧光。应用外源性光敏剂有助于检测消化道疾病的荧光。早期对正常和异常组织自发荧光的研究采用的是光诱导荧光光谱法(light-induced fluorescence spectroscopy,LIFS),又称点光谱法(point spectroscopy),通常采用氦镉激光、氮分子激光、YAG激光倍频作为激发光源。将与光源耦连的光纤维所需检测的组织,在关闭冷光源后,分别测量正常和异常组织的自发荧光光谱,通过光学多道分析仪和计算机记录数据,结果以自发荧光强度-波长平面图的形式表示。但该方法只能检测很小区域内的组织,不能大范围观察消化道黏膜,因此不能为早期发现异型增生提供直观线索。迄今为止,绝大多数研究认为正常组织荧光峰值比肿瘤或异型增生组织高2~5倍。荧光光谱内镜具有技术简单的优点。检查时,内镜医师首先发现可疑病灶区域,然后应用荧光光谱探头探测。由于检测组织表面范围较小(50~1 000μm),存在样本误差为该法的主要缺点。因此,进一步研制大范围、快速、实时检测的自体荧光成像系统,成为近年来胃肠道内镜研究的主攻方向和必然趋势。

### (四)内镜荧光成像

内镜荧光成像系统采用的是比值荧光成像(RFI)技术,该技术最初应用于支气管内镜检查。在1996年和1997年的欧洲胃肠病学周和美国消化疾病周会议上,一些学者首次报道了激光诱发荧光内镜胃肠道(LIFE-GI)成像系统。尽管该系统尚处于设备完善和临床试验阶段,但初步研究结果已显示出其对消化道早期肿瘤和异型增生的检测具有良好的应用前景。LIFE-GI 成像系统兼有荧光内镜和普通白光内镜(WLE)两种制式,两者可在 4 秒内迅速切换。WLE 制式照射光为宽波段可见光(波长为 400~700nm)。荧光内镜制式的激发光为附加滤色片后产生的窄波段蓝光。与紫外激光相比,蓝光激发荧光的优点在于其避免了紫外激光对生物体可能产生的致突变作用,并可与标准的 WLE 制式相匹配。蓝光经导光束照射胃肠道黏膜诱发自体荧光后,由两个附加带通滤色片的单色相高灵敏度影像传感器照相机分别探测绿色和红色荧光,绿色荧光波长采集为 490~560nm,红色荧光为 630~750nm。根据红色、绿色荧光强度的比值差异,以假彩色显示自体荧光内镜图像。在蓝光照射下,正常胃肠道黏膜荧光图呈蓝绿色或青色,恶性病灶和异型增生区为暗红色或红棕色。目前应用于临床试验的胃肠道荧光内镜成像设备除 LIFE-GI 成像系统外,还有德国的 D-Light 系统。D-light 系统荧光内镜的成像原理与 LIFE-GI 系统相似,但其激发光采用的蓝光波长为 430~470nm。

## 二、临床应用

激光诱发自体荧光在理论上可以区别肿瘤组织与非肿瘤组织,将这一技术与内镜技术结合,可区分癌和非癌组织,准确引导活检,提高活检的准确率,即所谓的自体荧光内镜技术。文献报道,自体荧光内镜成像技术对消化道早期肿瘤和异型增生的检测具有良好的临床应用价值,其对消化道总的检测敏感度和特异度分别可达 91%~93% 和 83%~87%,其对胃食管病变的诊断敏感度和特异度分别为 84%~93% 和 80%~87%,对结直肠病变的诊断敏感度和特异度分别为 90%~97% 和 82%~87%。

研究表明,荧光内镜对结直肠微小腺瘤、结直肠息肉的定性诊断与溃疡性结肠炎和克罗恩病等炎症性肠病恶变的随访检测具有重要价值。Watanabe 和 Haringsma 分别应用 Life-GI 成像系统对 12 例浅表型早期结直肠异型增生病灶进行荧光内镜检测,结果显示,结直肠癌和异型增生病灶均呈暗红色荧光,12 例浅表型早癌全部被准确检出,结直肠异型增生的诊断敏感度和特异度分别为 96% 和 70%。荧光内镜的临床应用并不能取代普通内镜检查,其诊断价值主要在于在普通内镜基础上帮助鉴别病灶良恶性和引导活检。Nakaniwa 等应用自发荧光内镜成像(AFI)系统检测结肠肿瘤性病灶,并将所获得自发荧光图像与 Life-GI 系统的自发荧光图像进行比较,结果显示,AFI 病灶边界更为清晰,可以更好地识别小病灶,这些小病灶在传统内镜下很难检出,AFI 系统诊断结肠肿瘤的特异度和敏感度分别为 81% 和 89%,均高于 Life-GI 系统。

## 三、前景与展望

综上所述,目前的自发荧光内镜系统可大范围地扫查消化道黏膜,从而能早期发现病灶,并且可以更精确地引导活检,提高诊断准确率。随着影像系统的日益完善,如自体荧光激发光源的优化选择、内镜影像传感器照相机灵敏度的进一步提高,以及荧光成像与反射光成像的综合运用,荧光内镜成像技术将可能成为一种普通的辅助诊断。

(蔡世伦 徐美东 陈 涛)

# 第 25 章　无痛内镜应用

　　20 年前做胃肠镜术前很少给药,有时术前给予地西泮、阿托品,故患者胃镜检查时出现恶心、呕吐,常感觉非常难受,肠镜诊疗时出现腹痛、腹胀难忍,有时会大喊大叫、痛苦难忍。自 1996 年复旦大学附属中山医院将无痛内镜引入中国后,患者在舒适的环境下完成内镜诊疗,取得了满意效果,受到广大患者好评。

　　1. 无痛内镜检查的概念　无痛内镜是指在普通内镜检查的基础上,通过静脉给予一定剂量的短效麻醉剂,帮助患者迅速进入镇静、睡眠状态,在毫无知觉中完成内镜检查,并在检查完毕后迅速苏醒。由于患者在无痛内镜检查过程中毫无痛苦,可以避免患者在痛苦状态下不自觉躁动引起的机械损伤,特别适合心理紧张、胆怯的患者。在无痛内镜检查时,应达到以下 3 点:①无痛;②镇静或意识丧失;③保留一定程度的保护性反射。

　　2. 何谓无痛技术　1995 年,美国疼痛学会首先提出了“疼痛:第 5 大生命体征”的概念,希望借此提高医护工作者对疼痛治疗的认知度。现代医学所谓的疼痛,是一种复杂的生理心理活动,它包括伤害性刺激作用于机体所引起的痛感觉,以及机体对伤害性刺激的痛反应(躯体运动性反应和 / 或内脏植物性反应,常伴随有强烈的情绪色彩)。痛觉可作为机体受到伤害的一种警告,引起机体一系列防御性保护反应。此外,疼痛对于机体也是一种生理和心理上难以忍受的折磨,尤其在内镜诊疗过程中,强烈的疼痛和不适感不但给患者带来痛苦,更严重干扰诊疗操作的进行。

　　2001 年在悉尼召开的第 2 届亚太地区疼痛控制学术研讨会提出,消除疼痛是基本的人权。2004 年,国际疼痛研究学会(International Association for the Study of Pain, IASP)将 2004 年 10 月 11 日定为首个“世界镇痛日”,主题为“缓解疼痛是人的一项权利”。因此,无痛技术目前贯穿于各种有创和无创医学检查和治疗中。施行无痛技术的目的是在进行某些诊断性和治疗性操作时,消除患者的焦虑,减轻或解除患者的疼痛,让患者保持静止或相对不动的状态,并确保其舒适与安全,以便操作能够顺利进行。

　　3. 如何来认识无痛消化内镜技术　对于无痛肠镜技术,广大患者甚至许多医务工作者都把其等同于肠镜“麻醉”,其实这是认识上的误区。无痛肠镜应该叫“无痛苦肠镜”更为贴切。这种无痛技术与国外的镇静(sedation)相等同,和麻醉(anaesthesia)还是有区别的。

　　国外镇静技术的发展和其概念形成于 20 世纪 80 年代末期。1996 年,美国麻醉协会(American society of anesthesiologists, ASA)在非麻醉医师实施镇静和镇痛指南中,将其定义为:镇静和镇痛状态是让患者能忍受不愉快操作的同时,维持其足够的心肺功能和在不同程度上对语言指令和触觉刺激有目的的反应。这种镇静状态后来被称为中度镇静(moderate sedation and analgesia)或清醒镇静(conscious sedation)。

1999 年,ASA 批准了麻醉监护的新标准。而近期医疗机构评审联合委员会(Joint Commission on Accreditation of Healthcare Organizations,JCAHO)及 ASA 在其更新的指南中对其措辞又作了新的改动,其将镇静和镇痛的过程分为 4 级:①轻度镇静(minimal sedation/analgesia);②中度镇静(moderate sedation/analgesia);③重度镇静(deep sedation/analgesia);④麻醉(anesthesia)。这新标准将各种不同程度的镇静视为一个连续的过程,并对其进行了详细的分类,对不同深度的镇静作了明确的定义,对临床实际工作具有重要的指导意义。

JCAHO 和 ASA 对镇静和镇痛的 4 级分类法,是一个对镇静由浅到深不同发展阶段的定义。第 1 级,轻度镇静是最浅的镇静状态,即患者能无焦虑和全身放松。在这种状态下能对语言指令进行正常的反应;气道保持通畅,即自主呼吸正常;能维持正常的心血管功能。这种程度的镇静很少能使患者满意地接受肠镜检查。第 2 级,中度镇静又称清醒镇静,是以往美国麻醉协会推荐给非麻醉医师实施镇静和镇痛的适当镇静深度和方法。在这种状态下,能对语言指令和触觉刺激进行有目的的反应;气道能保持通畅而不需处理,即有自主呼吸,并能保证足够的通气;通常能维持正常的心血管功能。第 3 级,深度镇静是较深的镇静,由麻醉科医师帮助进行的消化内镜检查,即无痛内镜检查一般在这种镇静下实施。这种状态下患者一般已经意识消失,对疼痛刺激可有(但不是对疼痛刺激的反射性回缩反应)或无反应;气道一般能保持通畅,有时也会因不通畅而需要进行干预,即自主呼吸受到一定程度的抑制,偶尔需要辅助呼吸;心血管功能一般能维持正常。第 4 级,全身麻醉时,镇静进一步加深,意识丧失,对各种刺激无反应;气道常常因不通畅而需进行处理,即自主呼吸受到相当程度的抑制,因不能满足机体的代谢而需进行辅助或机械通气;心血管功能可受到不同程度的损害,表现为血压心率和 / 或心律不同程度的改变。

从以上的分类和描述可以看出,无痛或镇静技术和全身麻醉是不同的概念,它们之间虽然有共同之处,但全身麻醉具有以下特点:①意识消失;②无痛;③无记忆;④一定程度的肌肉松弛;⑤对各种刺激无反应。

无痛或镇静包括:①镇静或意识消失;②无明显不适;③各种保护性反射存在或减退。

在临床上,麻醉和无痛技术或镇静的区别有以下几点:①疼痛的性质不同:根据支配神经的不同,可将疼痛分为躯体痛和内脏痛。无痛技术主要是应对操作所造成的内脏痛,而躯体痛则需临床麻醉方法予以解决。②疼痛的程度不同:疼痛的程度临床上简单地可分为轻度、中度和重度。就疼痛的性质而言,内脏痛的程度较轻,而躯体痛则较为剧烈。③消除疼痛的方法不同:对于临床操作造成的躯体痛,必须阻断其感觉神经的传导,方法有中枢神经的抑制(即全身麻醉)和外周神经的阻滞(即局部麻醉)。而操作造成的内脏痛仅需减轻或消除疼痛(使痛觉传入减弱和 / 或提高痛阈等),并非必须阻断其感觉神经的传导。④实施前的准备与实施时的处理有所不同:在实施麻醉前,需做到术前一定时间的禁食和禁饮,给予术前药物达到相应的镇静程度。麻醉中,需选择合适作用时间长短的药物,进行较为复杂的临床监测等。而在实施无痛内镜检查时,有时不能完全做到禁食和禁饮。对这样的患者,如果处于麻醉状态下,有造成反流、误吸的危险。而采用无痛技术,保持其相当程度的保护性反射,则相对安全;在采取无痛技术前,一般不需预先应用术前药物,使用的药物相对简单及作用时间较短,应用的监测方法也较为简单。

# 第1节　无痛内镜检查的特点及其发展

## 一、消化内镜检查时疼痛的影响因素

1. 消化内镜检查通过的是人体天然存在的腔道，因而主要为内脏痛。

2. 咽喉的刺激及恶心、呕吐（胃镜及 ERCP）。

3. 消化道管壁及其网膜或系膜刺激和牵张，尤其在内镜通过肠道角度较小的生理弧度时（如结肠脾曲、肝曲）。

4. 消化管道充气和过度膨胀。

5. 部分消化道的痉挛，尤其在肠易激综合征患者。

6. 内镜检查时扭曲和用力的程度（很大程度取决于操作者的手法）。

7. 患者本身的痛阈水平（个体差异很大）。

## 二、无痛内镜技术的发展

无痛内镜技术在发展的 20 多年中，经历了不同的发展阶段，从最初以地西泮（安定）、芬太尼等止痛为主的药物，到目前的以丙泊酚为主，芬太尼、地佐辛等止痛药为辅的方案。20 世纪 80 年代末期，国外在临床医学上提出了镇静的概念，首先应用于重症监护病房（ICU）的镇静，随后在其他各领域中广泛应用，同时也使无痛内镜检查得以迅速推广使用。1996 年 10 月，复旦大学附属中山医院内镜中心开创了内镜诊疗的先河，在国内率先开展了无痛胃肠镜检查。一开始，麻醉给药操作时由内镜医师兼职麻醉工作，给予注射丙泊酚等麻醉药，随着无痛内镜检查数量的不断增加，经与麻醉科同仁协商，从 2000 年开始由专职麻醉医师接管该项工作。无痛内镜具有起效快、苏醒迅速且完全的优点，并且无恶心、呕吐等并发症，受到患者和医务人员的青睐，通过学术交流、创办学习班等形式，该技术迅速在全国推广。

无痛肠镜技术的发展：

1. 静脉靶控输注（target-controlled infusion，TCI）　在无痛肠镜应用中的前景维持静脉麻醉药恒定的血浆或者效应室浓度，需要根据该药的药代动力学特性不断调整输注速率。这可通过计算机控制的输注泵来达到，如丙泊酚的 TCI 装置临床已广泛使用。这些 TCI 装置大大简化了临床实践中维持恒定的丙泊酚血药浓度的方法。但 TCI 装置所给出的血浆靶浓度仅仅只是一个预测的结果，决不能简单用于任何患者。丙泊酚血浆浓度的变化和个体差异等因素，使其使用者必须在开始给药时要小心谨慎，应从较小的剂量起，逐步加量以保安全。

2. 新的止痛药物的开发　目前在无痛内镜检查中，一般以芬太尼使用最多，其呼吸抑制和恶心、呕吐是主要不良反应。如今后能开发出止痛作用类似而不良反应较小的药物，将对无痛内镜的开展起到进一步的促进作用。

# 第 2 节　实施无痛内镜的常用药物及其药理特点

## 一、镇静药物

常用药物主要有丙泊酚、氯胺酮、苯二氮䓬类（benzodiazepines，包括地西泮、咪达唑仑）、依托咪酯（etomidate）和巴比妥类。以上镇静药物又可分为静脉麻醉药和镇静药。静脉麻醉药有丙泊酚、依托咪酯、氯胺酮和部分巴比妥类药物，如硫喷安钠和甲已炔巴比妥钠。苯二氮䓬类和多数巴比妥类药物属于镇静药。除氯胺酮外，上述药物均无明显的镇痛作用。因此，在用于无痛或镇静时，一般需要加用镇痛药，常用于无痛或镇静的镇痛药主要是阿片类药物，如芬太尼、阿芬太尼、吗啡和哌替啶等。近年来，也有静脉使用 NSAIDs 用于无痛内镜的报道。

1. 丙泊酚（propofol，disoprofol，diprivan）　是一种新型静脉麻醉药，目前在静脉麻醉药中最为常用。因其不溶于水，临床上使用的是以 10% 豆油、1.2% 卵磷脂和 2.5% 甘油作为溶媒的 1% 水溶性乳剂。其作用特点为：①起效迅速；②代谢和消除迅速，无活性代谢产物，因而苏醒快，醒觉质量高，无后遗作用；③有一定的抗恶心/呕吐作用，术后恶心/呕吐发生率较低；④有一过性的剂量依赖性呼吸和循环功能抑制，常与注药速度有一定的关系；⑤可引起注射部位疼痛（目前已有中/长链甘油三酯的乳剂使注射痛得到改善）。常用于无痛内镜检查的剂量为首剂量 25~100mg，维持量 25~75µg/（kg·min）。诱导剂量的丙泊酚对心血管系统有明显的抑制作用，可使动脉压显著下降，这种变化是由于外周血管扩张与直接心脏抑制的双重作用，与等效硫喷妥钠相比，其外周血管扩张作用更为明显。

2. 苯环己哌啶类　常用的有氯胺酮，其具有镇静和镇痛双重作用。它呈高度脂溶性，因而能快速透过血-脑屏障进入脑内，起效迅速。其作用特点是：①有较强的镇痛作用而表面看似乎镇静作用不深，临床上称为分离麻醉；②对交感神经系统有一定程度的兴奋作用；③对呼吸的抑制较轻；④对心肌有直接的抑制作用；⑤可增加骨骼肌张力，造成肢体不自主运动或突然抽动；⑥苏醒时常伴有精神症状；⑦可使颅内压增高，并有诱发癫痫的可能；⑧苏醒和恢复期较长。

3. 苯二氮䓬类药物　苯二氮䓬类常用的有地西泮和咪达唑仑（咪唑安定）。地西泮为脂溶性，是长效的苯二氮䓬类药物。有抗焦虑/镇静、催眠遗忘及中枢性肌肉松弛作用，还可抗惊厥、抗癫痫。缺点：注射部位疼痛、起效慢、作用时间长。无痛内镜检查一般用量为首剂量 5~10mg，追加量 5mg。

咪达唑仑（midazolam）：为水溶性，作用时效较短。抗惊厥和抗癫痫作用不如地西泮，其他作用均快于和强于地西泮。它无注射痛，起效快，作用时间短。注入速度过快时，对呼吸和心血管系统有一定的抑制作用。无痛内镜检查用量为首剂量 1.0~4.0mg，追加量 1.0~2.0mg，维持量 1~2µg/（kg·min）。

4. 巴比妥类药物　1934 年硫喷妥钠被应用于静脉麻醉，标志着现代静脉麻醉的开端。但是硫喷妥钠和其他巴比妥类药物并不是理想的静脉麻醉药，这主要是由于它们仅有催眠作用。在实际使用中，由于其分布过程很快，单次注射脑内浓度仅能维持数分钟，患者很快苏醒。而连续输注在血液、脑和其他器官内的浓度很难达到平衡，且静脉输注即时半衰期（context sensitive half time，$t_{1/2}$Cs）极长；这也是这种药物被淘汰的原因。

5. 依托咪酯　依托咪酯是一种超短效、非巴比妥类催眠药,用于全身麻醉的诱导,对呼吸和循环的影响很小。过去由于其水溶液制剂有一系列不良反应(恶心/呕吐、肌阵挛、注射部位疼痛),限制了其在无痛内镜中的使用。现在由于新的乳化剂型的开发(其将不溶于水的活性成分依托咪酯溶解于含有作为药物载体的中/长链甘油三酯的乳剂中),使得依托咪酯在临床的应用面得到了极大的拓展。笔者在后文会对其在无痛肠镜中的具体使用作进一步的介绍。

## 二、镇痛药物

在无痛内镜检查时使用的镇痛药物中,芬太尼类是目前最常用的。其镇痛作用主要是通过激活 pμ1 型受体介导的,同时也会激活部分 pμ2 型受体和 δ 受体。

1. 芬太尼(fentanyl)　目前最为常用。作为中枢性镇痛药,其作用强度为吗啡的 100 倍。它作用起效快(静脉注射达到作用部位高峰浓度时间为 3.6 分钟)。作用时间短($t_{1/2}\beta$ 为 10~30 分钟)。最严重的不良反应是呼吸抑制、恶心/呕吐等。

2. 舒芬太尼(sufentanil)　与芬太尼相比,它对 pμ1 型受体具有更高的选择性,镇痛作用是芬太尼类中最强的,且维持时间持久。连续输注的蓄积风险大大降低。

3. 瑞芬太尼(remifentanil)　它是芬太尼家族中的新成员,是纯 pμ 型阿片受体激动剂,清除半衰期仅 6 分钟,是超短时、强效的阿片类镇痛药,具有起效快、作用时间短、恢复迅速、无积蓄作用、麻醉深度易于控制等优点。

## 三、抗胆碱能药物

抗胆碱能药物可用于防止或对抗肠道牵拉刺激所引起的痉挛,保持气道干燥,有利于缓解心动过缓,一般常规使用,无需特别监测,但仍需要呼吸道管理。

1. 阿托品(atropine)　静脉注射 0.5mg,可对抗心动过缓,但可引起心率增快,对于心脏病患者要谨慎使用。阿托品具有直接兴奋呼吸中枢的作用,可拮抗部分阿片类所致的呼吸抑制作用;可干燥呼吸道;对于闭角型青光眼,可致眼压进一步升高;可促使贲门收缩,有助于防止反流。

2. 山莨菪碱(anisodamine hydrobromide)　常规静脉注射 5~10mg/ 次。常用于缓解肠道痉挛所致的绞痛。在某些清醒肠镜的操作中被作为常规术前用药。无痛肠镜中因肠痉挛发生率较少而很少使用。

3. 盐酸戊乙奎醚(penehyclidine hydrochloride)　常规肌内注射 0.5~1mg。商品名为长托宁。用于抑制唾液腺和气道腺体分泌,抑制胃肠道平滑肌痉挛和收缩。其主要选择性作用于 M1、M3 受体,对心脏(M2 受体)无明显作用,故对心率无明显影响。因其能透过血 - 脑屏障,对 N1、N2 受体也有一定作用,可造成部分患者的精神症状。其抗痉挛作用强于阿托品,抗唾液分泌作用可比阿托品强约 17 倍。但由于其清除半衰期较长(10~35 小时),会造成患者长时间口干不适,限制了其在无痛肠镜中的应用。

## 四、非甾体抗炎药(nonsteroidal anti-inflammatory drugs,NSAIDs)

NSAIDs 具有解热镇痛,且多数兼具消炎、抗风湿、抗血小板聚集作用。主要用于炎症、发热和疼痛的对症治疗。其对内脏痛的抑制作用远不如阿片类药物。但它没有阿片类药物呼吸抑制的风险,而且术后不会残留眩晕、恶心等不适感。以下介绍两种较新的 NSAIDs 类静脉制剂,目前已有联合丙泊酚用于无痛肠镜的报道。

1. 氯诺昔康(lornoxicam) 静脉注射 8mg(>15 秒)。其机制是通过抑制环氧化酶(COX)活性进而抑制前列腺素的合成,但并不抑制 5- 脂氧化酶的活性,因此不抑制白三烯的合成,胃肠道不良反应轻微,偶有发生胃痛、中枢性肠溃疡穿孔的报道。其也可通过激活阿片神经肽发挥镇痛作用。注射后 0.4 小时达血药峰值浓度,平均半衰期为 3~4 小时。

2. 氟比洛芬酯(flurbiprofen axetil) 静脉注射 50mg(>1 分钟),快速推注,尤其是在同时使用某些沙星类抗生素时,易引起伴意识障碍的抽搐,高龄患者更易发生。此药以脂微球为药物载体,药物可靶向分布到创伤部位,再解离出氟比洛芬,通过抑制前列腺素合成而发挥镇痛作用。在 6~7 分钟血中浓度达最高,半衰期为 5~8 小时。

# 第 3 节 无痛内镜的实施

## 一、无痛内镜的适应证

1. 所有因诊疗需要,并愿意接受消化内镜诊疗镇静 / 麻醉的患者。
2. 对消化内镜诊疗心存顾虑或恐惧感、高度敏感而不能自控的患者。
3. 操作时间较长、操作复杂的内镜诊疗手术。
4. 一般情况良好,ASA Ⅰ 级或 ASA Ⅱ 级患者。
5. 处于稳定状态的 ASA Ⅲ 级或 ASA Ⅳ 级患者,可酌情在密切监测下实施。

## 二、无痛内镜的禁忌证

1. 有常规内镜操作禁忌证或拒绝镇静 / 麻醉的患者。
2. ASA Ⅴ 级的患者。
3. 未得到适当控制的可能威胁生命的循环与呼吸系统疾病,如未控制的严重高血压、严重心律失常、不稳定型心绞痛,以及急性呼吸道感染、哮喘发作期等。
4. 肝功能障碍(Child-pugh C 级以上)、急性上消化道出血伴休克、严重贫血、胃肠道梗阻伴有胃内容物潴留。
5. 无陪同或监护人者。
6. 有镇静 / 麻醉药物过敏及其他严重麻醉风险者。

## 三、开展无痛内镜的场所及设备要求

开展消化内镜诊疗镇静 / 麻醉除应符合常规消化内镜室的基本配置要求以外,还应具备以下条件:

1. 每个单元诊疗室面积宜不小于 $15m^2$。
2. 每个单元诊疗室除应配置消化内镜基本诊疗设备外,还应符合手术麻醉的基本配置要求,即应配备常规监护仪(包括心电图、脉搏氧饱和度和无创压)、供氧与吸氧装置和单独的负压吸引装置、静脉输液装置、常规气道管理设备(麻醉机或简易呼吸囊、麻醉咽喉镜与气管内插管用具等)和常用麻醉药物如丙泊酚、依托咪酯、咪达唑仑、阿片类药物等,以及常用的心血管药物如阿托品、麻黄碱、去氧肾上腺素等。

3. 经气管内插管全麻下消化内镜操作时间较长或高危患者还应配有麻醉机,并考虑监测呼气末二氧化碳分压和 / 或有创动脉压力。消化内镜操作区域须配备麻醉机、困难气道处理设备(如喉罩、视频喉镜等)和抢救设备如心脏除颤仪,以及常用急救药品如肾上腺素、异丙肾上腺素、利多卡因等和拮抗药如氟马西尼和纳洛酮。

4. 具有独立的麻醉恢复室或麻醉恢复区域,建议麻醉恢复室与内镜操作室床位比例不低于 1:1,并根据受检患者数量与镇静 / 麻醉性质设置面积。其设备应符合麻醉恢复室的基本要求,即应配置常规监护仪、麻醉机和 / 或呼吸机、输液装置、吸氧装置、负压吸引装置及急救设备与药品等。

## 四、人员配备与职责

消化内镜诊疗的轻度、中度镇静可由经过专门镇静培训的医师下达医嘱,并可由经过专门镇静培训的护士实施。消化内镜诊疗的麻醉 / 深度镇静应由具有主治医师(含)以上资质的麻醉科医师负责实施。

根据消化内镜患者受检人数与受检方式,以及镇静 / 麻醉的性质,合理配备麻醉医师人数。每个单元操作室配置至少 1 名麻醉科高年资住院医师和 1 名麻醉科护士,其中麻醉科护士负责麻醉前准备和镇静 / 麻醉记录、协助镇静 / 麻醉管理;每 2~3 个单元操作室配置 1 名具有主治医师(含)以上资质的麻醉科医师,指导并负责所属单元患者的镇静 / 麻醉及麻醉恢复。麻醉恢复室的麻醉科护士数量与床位比宜为 1:(2~4)配备,负责监测并记录患者麻醉恢复情况。麻醉医师与麻醉科护士宜相对固定,以保证镇静 / 麻醉过程及麻醉恢复过程的患者安全。

## 五、无痛内镜的具体操作流程

1. 镇静 / 麻醉前访视与评估　在进行消化内镜诊疗镇静 / 麻醉前,麻醉医师需要充分做好麻醉前访视,具体包括下列内容:

(1)患者知情告知:应告知患者和 / 或患者受托人镇静 / 麻醉的操作方案,并向患者和 / 或受托人解释镇静 / 麻醉的目的和风险,取得患者和 / 或委托人同意,并签署知情同意书。

(2)麻醉前评估主要包括三个方面,即病史、体格检查和实验室检查。重点判别患者是否存在困难气道、恶性高热易感;是否存在未控制的高血压、心律失常和心力衰竭等可能导致围手术期严重心血管事件的情况;是否有肥胖、哮喘、吸烟和未禁食等可能导致围手术期严重呼吸系统事件的情况;是否有胃肠道潴留、反流或梗阻等可能导致反流误吸的情况。

2. 消化内镜诊疗镇静 / 麻醉前准备

(1)消化内镜诊疗镇静 / 麻醉前准备与普通消化内镜术前准备基本相同。

(2)一般患者应在术前禁食至少 6 小时,术前禁水至少 2 小时;可按需服用小于 50ml 的黏膜清洁剂。

(3)如患者存在胃排空功能障碍或胃潴留,应适当延长禁食和禁水时间,必要时行气管内插管以保护气道。

(4)口咽部表面麻醉:轻度与中度镇静下,口咽部表面麻醉可以增强患者耐受性、抑制咽反射,有利于内镜操作;深度镇静及全麻状态下,可不使用口咽部表面麻醉。

（5）当日实施麻醉的主管医师应对镇静／麻醉前评估与准备记录进行确认，并且再次核实患者身份和将要进行的操作。

3. 消化内镜诊疗镇静／麻醉的实施　患者入室，根据检查类别摆放好体位，连接监护设备，自主呼吸下充分给氧（8~10L/min，3~5 分钟），开放静脉通道，并记录患者生命体征。根据消化内镜的诊疗目的和镇静／麻醉深度的需求，可采用下列不同的麻醉或镇静法。

（1）咪达唑仑用于消化内镜诊疗镇静时，成人初始负荷剂量为 1~2mg（或小于 0.03mg/kg），1~2 分钟内静脉给药。可每隔 2 分钟重复给药 1mg（或 0.02~0.03mg/kg）滴定到理想的轻、中度镇静水平。静脉注射咪达唑仑具有"顺行性遗忘"的优点，即患者对后续检查过程有所"知晓"，且可配合医师，但待完全清醒后对检查无记忆。

（2）芬太尼用于消化内镜镇静时，成人初始负荷剂量为 50~100μg，每 2~5 分钟追加 25μg；应用舒芬太尼时，成人初始负荷剂量为 5~10μg，每 2~5 分钟追加 2~3μg，直至达到理想的轻、中度镇静水平。

（3）对于镇痛要求不高的诊疗过程如诊断性胃肠镜检查，或胃肠镜下简单治疗如肠息肉摘除等，一般单用丙泊酚即可满足要求，即缓慢静脉注射初始负荷剂量 1.5~2.5mg/kg。待患者呼吸略缓慢但平稳、睫毛反射消失、全身肌肉松弛，即可开始内镜操作。操作过程中严密监测患者呼吸和循环情况，确定是否需要气道支持（如托下颌、鼻咽通气管甚至辅助或控制呼吸）和循环药物支持（如麻黄碱、阿托品）。如果诊疗时间稍长或操作刺激较强，根据患者体征如呼吸加深、心率增快甚至体动等，可每次静脉追加 0.2~0.5mg/kg，也可持续泵注 6~10mg/（kg·h）。诊疗过程中应维持良好的镇静／麻醉深度，以确保患者无知觉和体动，直至检查结束。

（4）成人可预先静脉注射咪达唑仑 1mg 和／或芬太尼 30~50μg 或舒芬太尼 3~5μg，然后根据患者情况缓慢静脉注射初始负荷剂量的丙泊酚 1~2mg/kg 或依托咪酯 0.2~0.3mg/kg；如果选用依托咪酯，宜在应用咪达唑仑和／或芬太尼或舒芬太尼 1.5~2 分钟后给予，以预防肌震颤。待患者自主呼吸略缓慢但平稳、睫毛反射消失、全身肌肉松弛、托下颌无反应时开始插入内镜，确定无反应，即开始消化内镜诊疗操作。如果诊疗时间稍长或操作刺激较强，根据患者体征如呼吸加深、心率增快甚至体动等，可每次静脉追加丙泊酚 0.2~0.5mg/kg 或依托咪酯 0.1mg/kg，也可持续泵注丙泊酚 6~10mg/（kg·h）或依托咪酯 10μg/（kg·min）。诊疗过程中应维持良好的镇静／麻醉深度，以确保患者无知觉和体动，直至检查结束。

（5）1~5 岁的小儿消化内镜诊疗可选用氯胺酮，肌内注射 3~4mg/kg 后开放静脉，待患儿入睡后进行检查；必要时可持续泵入 2~3mg/（kg·h）维持。如果患儿配合且有条件情况下，可以七氟烷吸入诱导后开放静脉，再以丙泊酚维持。

（6）对于消化内镜诊疗时间长、内镜操作或体位不影响呼吸循环的患者，右美托咪定也是一个较好的选择，可使患者安静地处于睡眠状态，呼之能应，循环稳定且无明显呼吸抑制。一般建议静脉泵注右美托咪定 0.2~1μg/kg（10~15 分钟）后，以 0.2~0.8μg/（kg·h）维持；可复合瑞芬太尼 0.1~0.2μg/（kg·min），以加强镇痛作用。

（7）对消化内镜操作要求的体位明显影响呼吸或消化内镜诊疗过程可能明显影响呼吸时，宜选用常规气管内插管全身麻醉。值得注意的是，联合应用镇静药与麻醉性镇痛药时，宜适当减少药物剂量，并密切观察有无呼吸与循环抑制。

4. 镇静／麻醉中及恢复期的监护　镇静／麻醉中及恢复期患者生命体征监测是消化内

镜诊疗镇静 / 麻醉中的重要环节。常规监测应包括心电图、呼吸、血压、脉搏和血氧饱和度，有条件者可监测呼气末二氧化碳；气管插管（包括喉罩）全身麻醉宜常规监测呼气末二氧化碳分压。

(1)心电图监护：密切监测心率和心律的变化和异常，必要时及时处理。约 90% 的心搏骤停前会发生心动过缓，若无连续动态的心电监护，则很难及时发现。因此，在镇静 / 麻醉期间必须严密监护心电图。

(2)呼吸监测：应密切监测患者呼吸频率与呼吸幅度，并注意有无气道梗阻。呼吸变慢、变浅，提示镇静 / 麻醉较深；呼吸变快、变深，提示镇静 / 麻醉较浅。如出现反常呼吸，往往提示有气道梗阻，最常见原因是舌后坠，其次是喉痉挛。托下颌往往即可解除因舌后坠引起的气道梗阻，必要时可放置口咽或鼻咽通气管。

(3) 血压监测：一般患者无创动脉血压监测（间隔 3~5 分钟）即可，但特殊患者（严重心肺疾病、循环不稳）可能还需有创动脉压监测。一般患者血压水平变化超过基础水平的 ±30%，高危患者血压水平变化超过基础水平的 ±20%，即应给予血管活性药物干预并及时调整镇静 / 麻醉深度。

(4)脉搏和血氧饱和度监测：在实施镇静 / 麻醉前即应监测患者脉搏和血氧饱和度，并持续至完全清醒后。值得注意的是，脉搏和血氧饱和度主要代表肺的换气功能，脉搏和血氧饱和度上升，反映低通气早期不敏感；脉搏和血氧饱和度下降，提示通气功能已明显下降。因此，需要严密观察患者呼吸状态。

(5)呼气末二氧化碳分压监测：可利用鼻面罩、鼻导管或经气管导管监测呼气末二氧化碳分压，并显示其图形的动态变化。该方法可在患者血氧饱和度下降前发现低通气状态。研究表明，通过二氧化碳波形图，发现患者肺泡低通气比视觉观察更为敏感。因此，对于深度镇静或无法直接观察通气状态的患者，宜考虑采用该方法。

### 六、无痛内镜检查的风险及其处理

1. 呼吸抑制　镇静 / 麻醉及麻醉恢复期间应密切观察患者的呼吸频率与呼吸幅度。如怀疑舌后坠引起的气道梗阻，应行托下颌手法，必要时放置口咽或鼻咽通气管；同时，应增加吸氧流量或经麻醉面罩给予高浓度氧。必要时嘱内镜医师退出内镜。如果患者脉搏血氧饱和度低于85%，应立即处理。可通过大声询问和触碰患者，以刺激其加深呼吸。如采取上述措施后仍无效，则应给予辅助或控制呼吸，必要时行气管内插管或放置喉罩。如果患者采用苯二氮䓬类药物镇静，还应立即静脉给予氟马西尼。

2. 反流与误吸　镇静 / 麻醉能使胃肠道蠕动减弱，如果患者伴有胃食管交界处解剖缺陷、口咽或胃内大量出血或幽门梗阻等，均可增加反流与误吸风险。无论固体或液体误吸入呼吸道，均可造成呼吸道梗阻、气道痉挛、吸入性肺不张和吸入性肺炎等严重后果。因此，应采取措施来减少胃内容物和提高胃液 pH；降低胃内压，使其低于食管下端括约肌阻力；保护气道等。

一旦发生误吸，立即使患者处于头低足高位，并改为右侧卧位，因受累的多为右侧肺叶，如此可保持左侧肺有效的通气和引流；必要时应及时行气管内插管，在纤维支气管镜明视下吸尽气管内误吸液体及异物，行机械通气，纠正低氧血症。

3. 血压下降　患者血压下降，可给予或加快输液速度，必要时可给予去氧肾上腺素 25~

100μg 或去甲肾上腺素 4~8μg,可反复使用。明显窦性心动过缓合并低血压时,可酌情静脉注射麻黄碱 5~15mg。对于操作时间较长、深度镇静/麻醉的患者,应常规预防性补充液体。

4. 坠床 坠床是无痛内镜的严重并发症之一,轻者可造成患者四肢和躯体创伤,重者可危及患者生命。在复旦大学附属中山医院内镜中心开展无痛内镜早期,曾发生过坠床导致脑震荡、锁骨骨折、肋骨骨折等病例,在外院甚至发生过坠床导致截瘫,经卧床 11 年后死亡的重大医疗事故,给患者、家庭和当事医务人员都带来了巨大痛苦和损失。

为防止坠床的发生,必须优化无痛内镜流程,严密监护,并始终妥善固定与防护患者;整个诊疗过程有专人看护(图 25-1),患者苏醒后下床时须有人搀扶(图 25-2)。复旦大学附属中山医院内镜中心对检查床进行了改进,在原来的两边两板检查床加上了开关装置(图 25-3,图 25-4),以防止挡板垂落导致患者坠床;但两边两板势必造成医师操作时不方便,为改善医师操作时的舒适度,将检查床两边两板(图 25-5)改成两边四板(图 25-6),医师操作时可放下一板,既方便了医师的操作,又能有效防止患者的坠跌,增加了安全性。

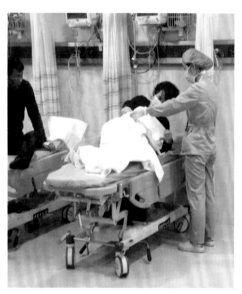

图 25-1　患者检查结束后至苏醒期间有专人看护

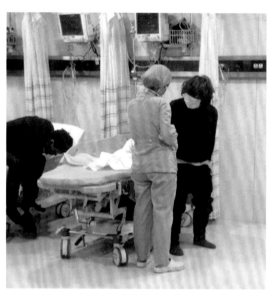

图 25-2　患者苏醒后由专人陪护下床

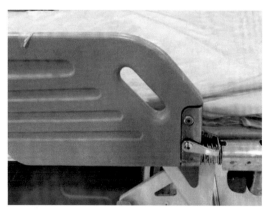

图 25-3　挡板的传统搭扣装置

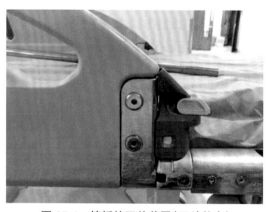

图 25-4　挡板的开关装置(开放状态)

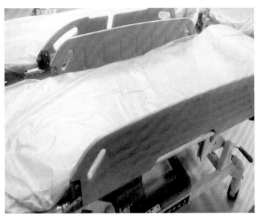

图 25-5　传统的两边两板检查床

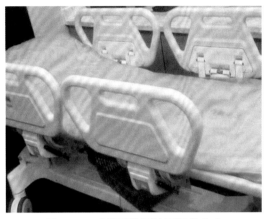

图 25-6　改进后的两边四板检查床

5. 心律失常　内镜操作本身对自主神经的刺激及镇静 / 麻醉药物的作用均可能引起心律失常。窦性心动过速一般无需处理。如心率小于 50 次 /min,可酌情静脉注射阿托品 0.2~0.5mg,可重复给药;必要时可静脉给予肾上腺素 0.02~0.1mg。关键在于及时发现,并及时处理。

6. 心肌缺血　消化内镜操作无论是否采取镇静 / 麻醉,均可能诱发或加重心肌缺血。在内镜操作过程中,吸氧可以显著减少 ST 段压低。因此,应加强监测,维持良好的心肌氧供与氧耗。

7. 其他内镜诊疗并发症　内镜诊疗过程中,术者操作粗暴或麻醉效果不完全而致患者躁动、挣扎,均有较大的危险,轻者引起消化道黏膜擦伤或撕裂,重者可引起消化道穿孔甚至死亡。故在内镜操作过程中,需要内镜医师与麻醉医师积极、有效地配合,共同完成诊疗操作。

# 第 4 节　术 后 处 理

## 一、镇静 / 麻醉后恢复

1. 麻醉恢复室(苏醒室)　是镇静 / 麻醉结束后继续观察病情、防治镇静 / 麻醉后近期并发症、保障患者安全的重要场所。凡镇静 / 麻醉结束后尚未清醒(含嗜睡),或虽已清醒但肌张力恢复不满意的患者,均应进入麻醉恢复室。麻醉恢复室应配备专业的麻醉科护士,协助麻醉医师负责病情监护、记录及处理。

2. 观察指标　包括患者血压、心率、呼吸、脉搏、血氧饱和度和神志状态,以及有无恶心、呕吐等并发症。

3. 严密监护,确保不发生坠床。

4. 离室标准　对于门诊接受一般消化内镜诊疗镇静 / 麻醉的患者,可以用评分系统来评价患者是否可以离院。一般情况下,如果评分超过 9 分,并有人护送,患者就可以离开。如为住院患者,则按麻醉恢复常规管理。

经一般诊断性检查,肠内气体不多者不需留观,检查后即可离院或返回病房。如术中痛苦较重者,除取出肠镜前吸出肠内积气外,术后应留在检查室观察 1~2 小时,确认无意外后才允许离院。术中腹胀、腹痛较剧,腹部膨隆,抽气后不见明显缩小,而不能排除肠穿孔时,应立即做腹部 X 线立位透视。如仍不能排除穿孔或可能发生浆膜裂伤者,应留院观察。术中活检出血,曾经局部止血处理,仍有再出血可能者,应予留院观察。术中发生心血管及肺部并发症者,必须留院观察。

## 二、注意事项

1. 如术后肠内积气较多,一时不能排除者,2~3 小时内少活动,暂勿进食,以免加重腹胀,活检及电凝术后肠内积气过多时易致穿孔,尤应注意。

2. 术后如无不适,亦未作活检者,可进行普通饮食。如术中疼痛较重或取活检组织者应少活动,进流质或半流质、少渣、不产气的饮食 1~2 天。

3. 术后若有头晕或胃部不适感,需静卧休息,待好转后离院,2 小时后少进食。

4. 如发生腹胀、腹痛加剧或便血等,应速来急诊,并与内镜室联系。应主动告诉急诊医师患者曾做结肠镜检查,并告知有无活检和切除息肉等。检查后,若结果为良性病变,可直接告诉患者;若为恶性病变,应告知患者家属。但是,手术后预后良好的恶性疾病也可向本人说明。如需待病理报告后方能确定者,只做估计性介绍,告诉患者来取报告单的时间,必要时到内镜专科或专家门诊就诊。

5. 如对恶性病变或可能恶变的绒毛状腺瘤不适于电凝切除者,不适于内科保守治疗的良性疾病如肠梗阻、带瘘管的肠结核、克罗恩病等,应建议到外科就诊,行手术治疗。

6. 对便血的患者做结肠镜检查,若全结肠未发现器质性病变,可建议患者如再便血应立即来诊,做紧急肠镜检查;如需手术者,应转至外科就诊。

(任 重 孙 迪 李 冰)

结肠镜诊断篇

# 第26章　概论

自从结肠镜运用于临床诊断消化道疾病以来,越来越多的大肠病变由过去的无法确诊,到目前在诊断中起着重要的作用,更重要的是,可以通过结肠镜进行各种微创治疗。由于结肠镜可插入到回肠末端,通过对回肠末端及大肠腔内直观、准确地检查,可仔细观察黏膜的形态,使临床医师对炎症性肠病的认识有了很大的改观。通过结肠镜放大、染色、NBI及人工智能等技术在临床上的应用,大大提高了早期大肠癌的确诊率。结肠镜检查通过对肠道病变的直接观察及组织病理学检查,从而作出正确的诊断。结肠镜检查目前有以下意义:①对炎症性肠病的诊断;②对炎症性肠病严重程度的分型和治疗前后的评估;③评估药物治疗炎症性肠病的疗效;④对结肠的息肉大小、形态可选择有效的方法治疗;⑤对肠出血、肠瘘等并发症的内镜治疗;⑥结直肠癌的诊断,对病灶取活检;⑦手术治疗后的定期随访及复查;⑧在家族性息肉病及大肠癌高危人群中进行普查;⑨肠梗阻的支架治疗;⑩对大肠早癌及黏膜下占位病变的治疗等。

临床上可根据特殊需要选择不同类型的结肠镜,如硬度可变结肠镜,放大、染色和超声结肠镜,目前多数医院首选中型结肠镜,通常使用CF-H290I(140cm)结肠镜,该镜兼具中、长型结肠镜的优点,无论是单人操作还是双人操作,无论是检查还是治疗,在患者的舒适度及检查成功率方面都是非常理想的。中型结肠镜具有质量好、牢固耐用、灵活使用、价格合理的特点,深受内镜医师的欢迎。

## 第1节　结直肠炎症性疾病

结直肠炎症性疾病根据病因,可分为特异性和非特异性两类。特异性为多种病原体引起的,以腹泻为主要临床表现的一组结肠炎症;非特异性疾病中,大部分原因尚未完全清楚,缺乏特异诊断方法,其中最常见的是炎症性肠病,即溃疡性结肠炎和克罗恩病,近年来此类疾病发病率在增加。

结直肠非特异性炎症性疾病包括:①有特征性:溃疡性结肠炎、克罗恩病、缺血性肠炎、放射性肠炎、肠型贝赫切特综合征;②无特征性:慢性结肠炎。

结直肠特异性炎症性疾病包括:①细菌性:肠结核、细菌性痢疾、假膜性肠炎;②病毒性:巨细胞病毒性结肠炎等;③寄生虫性:肠血吸虫病;④原虫性:肠阿米巴病。

## 第2节　结直肠良性及恶性肿瘤

结直肠肿瘤从细胞来源分为上皮性肿瘤及非上皮性肿瘤;从组织学分为良性肿瘤、恶性

肿瘤。根据 2010 年出版的《消化系统肿瘤 WHO 分类》,我们对结直肠肿瘤进行了如下分类
(表 26-1)。

表 26-1　结直肠肿瘤的组织学分类

**上皮性肿瘤**

　管状腺瘤

　绒毛状腺瘤

　管状绒毛状腺瘤

　异型增生(上皮内瘤变),低级别

　异型增生(上皮内瘤变),高级别

　广基锯齿状腺瘤 / 息肉

　错构瘤

　Cowden 相关性息肉

　幼年性息肉

　Peutz-Jeghers 息肉

　髓样癌

　微乳头癌

　黏液腺癌

　锯齿状腺癌

　印戒细胞癌

　鳞状细胞癌

　未分化癌

**神经内分泌肿瘤**

　神经内分泌瘤(neuroendocrine tumor,NET)

　　NET $G_1$(类癌)

　神经内分泌癌(neuroendocrine carcinoma,NEC)

　　大细胞 NEC

　　小细胞 NEC

　混合性腺神经内分泌癌

　　EC 细胞、5- 羟色胺生成性神经内分泌瘤

　　L 细胞、胰高血糖素样肽和胰多肽(pancreatic polypeptide,PP)/ 酪酪肽(peptide YY,PYY)生成性肿瘤

续表

| 间叶性肿瘤 |
| --- |
| 平滑肌瘤 |
| 脂肪瘤 |
| 胃肠道间质瘤 |
| 平滑肌肉瘤 |
| **淋巴瘤** |

（冯 珍　何 杰　徐佳昕）

─── **参 考 文 献** ───

BOSMAN F,CARNEIRO F,HRUBAN R,et al.WHO classification of tumours of the digestive system [M].Lyon:IARC Press,2010.

# 第27章　溃疡性结肠炎

溃疡性结肠炎（ulcerative colitis,UC）是一种原因尚不明的慢性非特异性结肠炎症性疾病。通常起病缓慢,病情轻重不一,反复发作,迁延不愈。腹泻是主要症状,有脓血便、黏液血便或血便,常伴里急后重,有腹痛、便意、排便、缓解的特点。本病可发生在任何年龄,多见于20~40岁,男女发病率无明显差别。本病欧美国家发病率高,国内尚未见精确统计报道。

## 第1节　诊 断 标 准

溃疡性结肠炎缺乏诊断的"金标准",应根据病史、临床表现,结合内镜、实验室及病理组织学检查结果,在排除细菌性痢疾、肠结核、阿米巴痢疾等感染性结肠炎及克罗恩病、缺血性结肠炎、放射性肠炎等疾病的基础上,方可诊断。若诊断存疑,应在一定时间（一般是6个月）后进行内镜及病理组织学复查。

### 一、临床表现

UC最常发生于青壮年期,根据我国资料统计,发病高峰年龄为20~49岁,性别差异不明显［男女发病比例为(1.0~1.3):1.0］。临床表现为持续或反复发作的腹泻、黏液脓血便伴腹痛、里急后重和不同程度的全身症状,病程多在4~6周以上。可有皮肤、黏膜、关节、眼、肝胆等肠外表现。6 周以上黏液脓血便需考虑 UC,6 周内腹泻多见于感染性肠炎。

## 二、结肠镜检查

详见本章第 3 节内镜形态。

## 三、黏膜活检

建议多段、多点取材。组织学上可见以下主要改变。

活动期:①固有膜内有弥漫性、急性、慢性炎症细胞浸润,包括中性粒细胞、淋巴细胞、浆细胞、嗜酸性粒细胞等,尤其是上皮细胞间有中性粒细胞浸润(即隐窝炎),乃至形成隐窝脓肿;②隐窝结构改变,隐窝大小、形态不规则,分支、出芽,排列紊乱,杯状细胞减少等;③可见黏膜表面糜烂、浅溃疡形成和肉芽组织。

缓解期:①黏膜糜烂或溃疡愈合;②固有膜内中性粒细胞浸润减少或消失,慢性炎症细胞浸润减少;③隐窝结构改变可保留,如隐窝分支、减少或萎缩,可见帕内特细胞(Paneth cell)化生(结肠脾曲以远)。

UC 活检标本的病理诊断:活检病变符合上述活动期或缓解期改变,结合临床,可报告符合 UC 病理改变,注明为活动期或缓解期。如有隐窝上皮异型增生(上皮内瘤变)或癌变,应予注明。隐窝基底部浆细胞增多被认为是 UC 最早的光学显微镜下特征,且预测价值高。组织学愈合不同于内镜下愈合。在内镜下缓解的病例,其组织学炎症可能持续存在,并且与不良结局相关,故临床中尚需关注组织学愈合。

## 四、其他检查

无条件行结肠镜检查的单位可行钡剂灌肠检查。检查所见的主要改变:①黏膜粗乱和 / 或颗粒样改变;②肠管边缘呈锯齿状或毛刺样改变,肠壁有多发性小充盈缺损;③肠管短缩,囊袋消失呈铅管样。肠腔狭窄时,如结肠镜无法通过,可应用钡剂灌肠检查、CT 结肠成像检查,显示结肠镜检查未及部位。

## 五、手术切除标本病理检查

大体和组织学改变见上述 UC 的特点。手术标本见病变局限于黏膜及黏膜下层,肌层及浆膜侧一般不受累。

在排除其他疾病的基础上,可按下列要点诊断:①具有典型临床表现者为临床疑诊,安排进一步检查;②同时具备结肠镜和 / 或放射影像学特征者,可临床拟诊;③如再具备黏膜活检和 / 或手术切除标本组织病理学特征者,可以确诊;④初发病例如临床表现、结肠镜检查和活检组织学改变不典型者,暂不确诊 UC,应予密切随访。

# 第 2 节 主 要 特 征

## 一、临床类型

分为初发型、慢性复发型、慢性持续型、暴发型。初发型指无既往史而首次发作;暴发型指症状严重、血便每天 10 次以上，伴全身中毒性症状，可伴中毒性巨结肠、肠穿孔、脓毒血症等并发症。

### 二、临床严重程度

可分为轻度、中度和重度。

### 三、病情分期

可分为活动期和缓解期。

### 四、病变范围

根据病变累及范围分为直肠、直乙状结肠、左半结肠（脾曲以远）、广泛结肠（脾曲以近）、全结肠，结肠镜诊断时需注明病变涉及范围。

### 五、肠外表现及并发症

肠外可有关节、皮肤、眼、肝胆等系统受累；并发症可有出血、穿孔、中毒性巨结肠及癌变等。

# 第 3 节　内 镜 形 态

肠镜检查对溃疡性结肠炎诊断有重要价值，通过直视下反复观察结肠的肉眼变化及组织学改变，能够了解炎症的性质和动态变化，亦可早期发现癌前病变，可在直视下准确采集病变组织和分泌物，以利排除特异性肠道感染性疾病。急性期重症者应列为禁忌，以防穿孔。典型 UC 肠镜下表现如下：

### 一、急性期

1. 轻度　黏膜充血、水肿、分泌物增多，密集分布的小出血点，散在渗血及出血。
2. 中度　黏膜充血、水肿明显。黏膜表面呈颗粒状，肠壁质脆而易接触出血，有多数细小浅表溃疡，黏膜分泌物增多（图 27-1）。

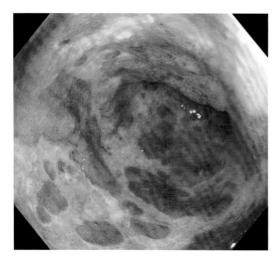 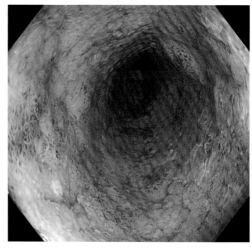

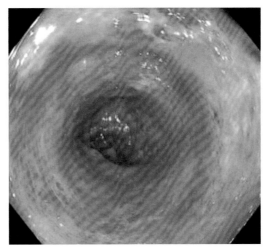

**图 27-1　溃疡性结肠炎肠镜表现**
黏膜血管形态消失,弥漫性充血、糜烂,多发溃疡形成。

3. 重度　黏膜充血、水肿更显著,病变部位几无正常黏膜,黏膜呈粗细不等的颗粒状及假性息肉;或溃疡明显增多并融合成片,有黏膜桥形成。极易接触出血或黏膜糜烂的结肠自发出血,有假膜或黏液脓血性渗出物覆盖,有时见岛状或类假息肉样黏膜再生。

## 二、慢性期

1. 活动期　正常黏膜结构消失,肠壁僵硬,肠腔狭窄呈管状,有炎性息肉或溃疡。黏膜分泌增多,有充血、水肿或渗血。

2. 静止期　肠壁僵硬,肠腔狭窄呈管状,多数有假息肉形成。黏膜炎症轻、苍白、出血少,正常结构消失,显得干燥粗糙。

# 第 4 节　癌前病变监测

溃疡性结肠炎患病时间超过 8 年以上,其发生结肠癌的概率就会上升,因此对 UC 的异型增生的早期识别就显得尤为重要。

1. 建议 UC 患者 3~5 年进行结肠镜检查,重新评估病变范围。原先的广泛病变已恢复者能否从监测中获益尚不清楚。

2. 选择监测的广泛性结肠炎患者,在第 2 个 10 年中应每 3 年做 1 次结肠镜检查,在第 3 个 10 年中应每 2 年做 1 次结肠镜检查,在第 4 个 10 年中应每年做 1 次结肠镜检查,除外 UC 癌变。

3. 染色内镜对于初发 UC 患者的诊断并无帮助,但对病程较长的患者,在发现癌前病变和肿瘤病灶很有意义。常规肠镜检查中容易漏掉的浅表凹陷型癌或癌前病变则可通过染色黏膜的方法发现病灶。目前主要有两种技术——靶向染色及全大肠染色,两者在发现病灶上的价值孰优孰劣仍有争议。

4. 最好在直肠每隔 5~10cm 随机活检 4 块,对横结肠和升结肠可疑病变区额外取活检。

5. 原发性硬化性胆管炎患者代表癌变风险更高的亚群,他们的结肠镜检查应该更频繁

（每 1~2 年检查 1 次）。

6. 如果发现异型增生（任何等级），病理活检应由另一位胃肠病理学家复核，如果证实是高级别上皮内瘤变，通常建议患者做结肠切除。

# 第 5 节　鉴　别　诊　断

需与溃疡性结肠炎鉴别的疾病很多，如感染性肠炎、克罗恩病等。

## 一、急性细菌性肠炎

各种细菌感染，如沙门菌、痢疾杆菌、大肠埃希菌、耶尔森菌、空肠弯曲菌等。急性起病伴发热、腹痛，粪便培养可分离出致病菌。

## 二、阿米巴肠炎

流行病学特征，病变主要侵犯右侧结肠，也可累及左侧结肠，结肠溃疡较深，边缘潜行，溃疡间黏膜正常。确诊有赖于粪便检查找到病原体，非流行区患者血清抗阿米巴抗体阳性有助诊断。

## 三、血吸虫肠病

有疫水接触史，常有肝脾大，确诊有赖于粪便检查发现血吸虫卵，孵化毛蚴阳性，肠黏膜活检病理检查可发现血吸虫卵。

## 四、克罗恩病

详见第 28 章第 3 节。

另外，UC 还需与肠结核、缺血性肠炎、真菌性肠炎、放射性肠炎等疾病鉴别。结肠镜下检查发现的直肠轻度炎症改变，如不符合 UC 的其他诊断，常为非特异性，应认真寻找病因，观察病情。

（冯　珍　程中华　刘锋华）

---

参 考 文 献

---

［1］FARRELL R J, PEPPERCORN M A. Ulcerative colitis [J]. Lancet, 2002, 359 (359): 331-340.

［2］KHOR B, GARDET A, XAVIER R J. Genetics and pathogenesis of inflammatory bowel disease [J]. Nature, 2011, 474 (7351): 307-317.

［3］WALMSLEY R, AYRES R, POUNDER R, et al. A simple clinical colitis activity index [J]. Gut, 1998, 43 (1): 29-32.

［4］DIGNASS A, ELIAKIM R, MAGRO F, et al. Second European evidence-based consensus on the diagnosis and management of ulcerative colitis part 1: definitions and diagnosis [J]. J Crohns Colitis, 2012, 6 (10): 965-990.

［5］中华医学会消化病学分会炎症性肠病学组 . 炎症性肠病诊断与治疗的共识意见 (2018 年·北京 )[J]. 中华炎性肠病杂志 , 2008, 2 (3): 173-190.

# 第28章 克罗恩病

克罗恩病(Crohn's disease,CD)又称局限性肠炎、节段性肠炎,是病因未明的胃肠道慢性炎性肉芽肿性疾病,本病和 UC 统称为炎症性肠病(inflammatory bowel disease,IBD)。

## 第1节 诊 断 标 准

CD 缺乏诊断的"金标准",需结合临床表现、实验室检查、内镜检查、影像学检查和组织病理学检查进行综合分析并密切随访。

### 一、临床表现

CD 最常发生于青年期,根据我国统计资料,发病高峰年龄为 18~35 岁,男性略多于女性(男女发病比例约 1.5∶1)。临床表现呈多样化,包括消化道表现、全身性表现、肠外表现和并发症。消化道表现主要有腹泻和腹痛,可有血便;全身性表现主要有体重减轻、发热、食欲缺乏、疲劳、贫血等,青少年患者可见生长发育迟缓;肠外表现与 UC 相似(详见第 27 章第 1 节);并发症常见的有瘘管、腹腔脓肿、肠腔狭窄和肠梗阻、肛周病变(肛周脓肿、肛周瘘管、皮赘、肛裂等),较少见的有消化道大出血、肠穿孔,病程长者可发生癌变。腹泻、腹痛、体重减轻是 CD 的常见症状,如有这些症状出现,特别是年轻患者,要考虑本病的可能,如伴肠外表现和 / 或肛周病变则高度疑为本病。肛周脓肿和肛周瘘管可为少部分 CD 患者的首诊表现,应予注意。

### 二、实验室检查

评估患者的炎症程度和营养状况等。初步的实验室检查应包括血常规、CRP、ESR、血清白蛋白等,有条件者可做粪便钙卫蛋白检测。抗酿酒酵母菌抗体(anti-*Saccharomyces cerevisiae* antibody,ASCA)或抗中性粒细胞胞质抗体(antineutrophil cytoplasmic antibody,ANCA)不作为 CD 的常规检查项目。

### 三、内镜检查

详见本章第 2 节。

### 四、影像学检查

1. CTE/MRE　CTE 或 MRE 是迄今评估小肠炎性病变的标准影像学检查,有条件的单位应将此检查列为 CD 诊断的常规检查项目。该检查可反映肠壁的炎症改变、病变分布的部位和范围、狭窄的存在及其可能的性质(炎症活动性或纤维性狭窄)、肠腔外并发症,如瘘管形成、腹腔脓肿或蜂窝织炎等。活动期 CD 典型的 CTE 表现为肠壁明显增厚(>4mm);肠黏膜明显强化伴有肠壁分层改变,黏膜内环和浆膜外环明显强化,呈靶征或双晕征;肠系膜血管增多、扩张、扭曲,呈木梳征;相应系膜脂肪密度增高、模糊;肠系膜淋巴结肿大等。MRE 与 CTE 对评估小肠炎性病变的精确性相似,前者较费时,设备和技术要求较高,但无放射线暴露,推荐用于监测累及小肠患者的疾病活动度。CTE 或 MRE 可更好地扩张小肠,尤其是近段小肠,可能更有利于高位 CD 病变的诊断。对肛瘘行直肠磁共振检查,有助于确定肛周病变的位置和范围,了解瘘管类型及其与周围组织的解剖关系。

2. 钡剂灌肠及小肠钡剂造影 钡剂灌肠已被结肠镜检查所代替,但对于肠腔狭窄而无法继续进镜者仍有诊断价值。小肠钡剂造影敏感性低,已被 CTE 或 MRE 代替,但对无条件行 CTE 检查的单位则仍是小肠病变检查的重要技术。该检查对肠腔狭窄的动态观察可与 CTE/MRE 互补,必要时可两种检查方法同用。X 线所见为多发性、跳跃性病变,病变处见裂隙状溃疡、卵石样改变、假息肉、肠腔狭窄、僵硬,可见瘘管。

3. 经腹肠道超声检查 可显示肠壁病变的部位和范围、肠腔狭窄、肠瘘及脓肿等。CD 主要超声表现为肠壁增厚(≥ 4mm);回声减低,正常肠壁层次结构模糊或消失;受累肠管僵硬,结肠袋消失;透壁炎症时可见周围脂肪层回声增强,即脂肪爬行征;肠壁血流信号较正常增多;内瘘、窦道、脓肿和肠腔狭窄;其他常见表现有炎性息肉、肠系膜淋巴结肿大等。超声造影对于经腹超声判断狭窄部位的炎症活动度有一定价值。超声检查方便、无创,患者接纳度好,对 CD 的初筛及治疗后疾病活动度的随访有价值,值得进一步研究。

## 五、病理组织学检查

1. 取材要求 黏膜病理组织学检查需多段(包括病变部位和非病变部位)、多点取材。外科标本应沿肠管的纵轴切开(肠系膜对侧缘),取材应包括淋巴结、末段回肠和阑尾。

2. 大体病理特点 ①节段性或者局灶性病变;②融合的纵行线性溃疡;③卵石样外观,瘘管形成;④肠系膜脂肪包绕病灶;⑤肠壁增厚和肠腔狭窄等特征。

3. 光学显微镜下特点 外科手术切除标本诊断 CD 的光学显微镜下特点为:①透壁性炎;②聚集性炎症分布,透壁性淋巴细胞增生;③黏膜下层增厚(由纤维化 - 纤维肌组织破坏和炎症、水肿造成);④裂隙状溃疡;⑤非干酪样肉芽肿;⑥肠道神经系统的异常(黏膜下神经纤维增生和神经节炎,肌间神经纤维增生);⑦相对正常的上皮 - 黏液分泌保存(杯状细胞通常正常)。

内镜下黏膜活检的诊断:局灶性慢性炎症、局灶性隐窝结构异常和非干酪样肉芽肿是公认最重要的在结肠内镜活检标本上诊断 CD 的光学显微镜下特点。

病理诊断:CD 的病理学诊断通常要求观察到 3 种以上特征性表现(无肉芽肿时),或观察到非干酪样肉芽肿和另一种特征性光学显微镜下表现,同时需要排除肠结核等。相比内镜下活检标本,手术切除标本可观察到更多的病变,诊断价值更高。

在排除其他疾病(详见本章第 3 节)的基础上,可按下列要点诊断:①具备临床表现者可临床疑诊,安排进一步检查;②同时具备上述结肠镜或小肠镜(病变局限在小肠者)特征及影像学特征者,可临床拟诊;③活检提示 CD 的特征性改变且能排除肠结核,可作出临床诊断;④如有手术切除标本(包括切除肠段及病变附近淋巴结),可根据标准作出病理确诊;⑤对无病理确诊的初诊病例随访 6~12 个月以上,根据对治疗的反应及病情变化判断,对于符合 CD 自然病程者可作出临床确诊。如与肠结核混淆不清但倾向于肠结核时,应按肠结核进行诊断性治疗 8~12 周,再行鉴别。

# 第 2 节 内 镜 形 态

## 一、结肠镜检查

结肠镜检查和黏膜组织活检应列为 CD 诊断的常规首选检查项目,结肠镜检查应达末段回肠。早期 CD 内镜下表现为阿弗他溃疡,随着疾病进展,溃疡可逐渐增大、加深,彼此融合,形成纵行溃疡。CD 病变内镜下多为非连续改变,病变间黏膜可完全正常。其他常见内镜下表现为卵石征、肠壁增厚伴不同程度狭窄、团簇样息肉增生等(图 28-1)。少见直肠受累和 / 或瘘管开口,环周及连续的病变。必须强调的是,无论结肠镜检查结果如何(确诊 CD 或疑诊 CD),均需选择有关检查以明确小肠和上消化道的累及情况,以便为诊断提供更多证据及进行疾病评估。

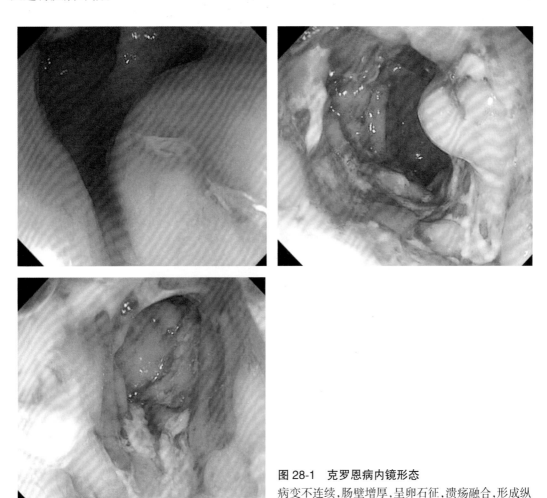

**图 28-1 克罗恩病内镜形态**
病变不连续,肠壁增厚,呈卵石征,溃疡融合,形成纵行溃疡。

## 二、小肠胶囊内镜检查

小肠胶囊内镜检查(small bowel capsule endoscopy,SBCE)对小肠黏膜异常相当敏感,主要适用于疑诊 CD 但结肠镜及小肠放射影像学检查阴性者。SBCE 阴性结果倾向于排除CD,阳性结果需综合分析,并进一步检查证实(图 28-2)。

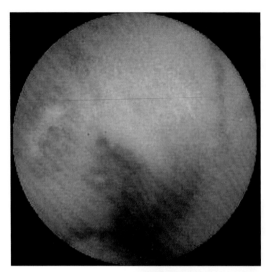
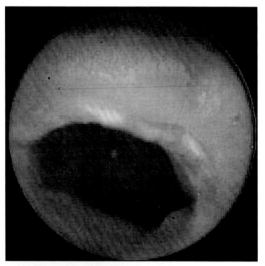
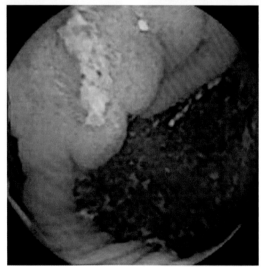

图 28-2 克罗恩病胶囊内镜形态

## 三、小肠镜检查

目前我国常用的是气囊辅助小肠镜(balloon assisted enteroscopy,BAE)。该检查可在直视下观察病变、取活检和进行内镜下治疗,但为侵入性检查,有一定的并发症发生风险。主要适用于其他检查(如 SBCE 或放射影像学)发现小肠病变,或尽管上述检查阴性而临床高度怀疑小肠病变需进行确认及鉴别者,或已确诊 CD 需要 BAE 检查以指导或进行治疗者。

小肠镜下 CD 病变特征与结肠镜下所见相同。

## 四、胃镜检查

少部分 CD 病变可累及食管、胃和十二指肠,但一般很少单独累及。原则上胃镜检查应列为 CD 的常规检查项目,尤其是有上消化道症状、儿童和 IBD 类型待定(inflammatory bowel disease unclassified,IBDU)患者。

# 第3节 鉴别诊断

## 一、溃疡性结肠炎(表 28-1)

表 28-1 溃疡性结肠炎与克罗恩病的鉴别

| | 克罗恩病 | 溃疡性结肠炎 |
|---|---|---|
| 症状 | 有腹泻,但脓血便少见 | 脓血便多见 |
| 病变分布 | 呈节段性 | 病变连续 |
| 直肠受累 | 少见 | 绝大多数受累 |
| 末端回肠受累 | 多见 | 少见 |
| 肠腔狭窄 | 多见,偏心性 | 少见,中心性 |
| 瘘管形成 | 多见 | 罕见 |
| 内镜表现 | 纵行或匐行溃疡,呈鹅卵石样改变 | 溃疡浅,黏膜充血、水肿、颗粒状 |
| 活检病理特征 | 裂隙状溃疡,上皮样肉芽肿,黏膜下层淋巴细胞聚集,局部炎症 | 全层弥漫性炎症,隐窝脓肿,结构明显异常的杯状细胞减少 |

## 二、肠结核

肠结核临床、内镜、X 线和病理学表现最接近克罗恩病,它们之间相互误诊率达 50%~70%。肠结核一般病变局限于回盲部,溃疡多横行分布,瘘管及肛周病变罕见;患者可合并肺结核或结核性腹膜炎,T-SPOT 阳性,血中腺苷酸脱氨酶(ADA)可能升高,血结核抗体可能阳性,病理检查可见干酪样坏死,抗酸染色阳性。试验性抗结核治疗有效。

## 三、阿米巴肠炎

通过粪便、黏膜渗出物和活检组织中检出滋养体及溶组织阿米巴血清滴度升高可鉴别。

## 四、贝赫切特综合征

贝赫切特综合征可以累及小肠,病理学与克罗恩病不易鉴别。其疼痛性口腔溃疡、眼症状及外阴溃疡通常是其主要的临床表现,伴有皮肤病变如结节性红斑、假性毛囊炎、丘疹性脓疱,针刺试验阳性,有助诊断。

## 五、恶性肿瘤

CD 与肠恶性肿瘤有类似症状、内镜表现,病理组织学可以鉴别。

## 六、其他

CD 还应与各种肠道感染性、非感染性炎症疾病鉴别,如缺血性肠炎、过敏性紫癜、HIV 相关肠炎、CMV 感染、嗜酸细胞性肠炎等。

(冯 珍 程中华 余金玲)

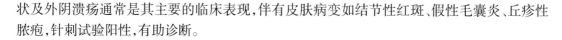

[ 1 ] BAUMGART D C, SANDBORN W J. Crohn's disease [J]. Lancet, 2012, 380 (9853): 1590-1605.

[ 2 ] KHOR B, GARDET A, XAVIER R J. Genetics and pathogenesis of inflammatory bowel disease [J]. Nature, 2011, 474 (7351): 307-317.

[ 3 ] BEST W R, BECKTEL J M, SINGLETON J W, et al. Development of a Crohn's disease activity index [J]. Gastroenterology, 1976, 70 (3): 439-444.

[ 4 ] DAPERNO M, D'HAENS G, VAN ASSCHE G, et al. Development and validation of a new, simplified endoscopic activity score for Crohn's disease: the SES-CD [J]. Gastrointest Endosc, 2004, 60 (4): 505-512.

[ 5 ] DIGNASS A, VAN ASSCHE G, LINDSAY J, et al. The second European evidence-based consensus on the diagnosis and management of Crohn's disease: current management [J]. J Crohns Colitis, 2010, 4 (1): 28-62.

[ 6 ] 中华医学会消化病学分会炎症性肠病学组 . 炎症性肠病诊断与治的疗共识意见 (2018 年·北京 )[J]. 中华炎性肠病杂志 , 2008, 2 (3): 173-190.

# 第 29 章 缺血性结肠炎

缺血性结肠炎是由某段结肠的血液供应减少或停止,导致供血不足而引起的一系列病理变化的结肠疾病。一般认为是由于血管性和肠管性两种因素复杂地交织在一起而发病。前者见于血栓栓塞、动脉硬化、血管单纯收缩、循环衰竭等情况;后者见于慢性便秘、灌肠或大肠检查前的处置等肠腔内压升高情况下。

# 第 1 节 主 要 特 征

缺血性结肠炎好发于 60~80 岁。主要症状有腹痛、便血、腹泻,发病急剧。具有起始于髂窝的急性左侧腹痛,患者以前可能有类似的腹痛发作,或可能是心血管疾病或胶原性血管疾病的伴随症状。直肠内可排出不成形特别是伴有深色凝块的大便。全身常表现为低热和心动过速,体格检查可有局限性结肠压痛。

缺血性结肠炎最好发部位是以脾曲为中心的左侧结肠,因为肠系膜上、下动脉在该处吻合,发育较差,供血较弱,一旦有原因引起血供减少,该处最易受损。其次为升结肠、乙状结肠。病变一般呈局限性、区域性分布。

本症可分为 3 类:①一过性肠炎型:突然发病,中、下腹或左下腹痛,继而腹泻、便血。腹部压痛和肌紧张,数日内症状消失,不复发。②狭窄型:缺血程度较重,肠壁多次破坏、修复,纤维组织增生,引起肠管不可逆性狭窄。表现为反复发作的腹痛,便秘、腹泻、便血等,常可自行缓解,肠管狭窄严重时可发生梗阻。③坏疽型:缺血程度严重、完全,发生速度快,造成肠壁扩张,全层坏死、穿孔。此型少见,多为老年,突然发病,腹痛迅速扩展至全腹,有腹膜炎体征,早期即出现休克,预后差。

# 第 2 节 内 镜 形 态

早期病变镜下表现为黏膜水肿,同时可有黏膜下瘀斑,融合成黏膜下血肿,吸收后呈黑色斑块。进一步发展成黏膜糜烂、浅溃疡,形态不规则,类似于 UC。病变与正常黏膜有明显分界(图 29-1)。活检组织切片中有大量纤维素血栓和含铁血黄素沉着,此为本病特征,也是与其他肠病鉴别的关键。患者的黏膜和黏膜下层的损害程度与缺血的严重程度、缺血时间成正比,这个过程会产生炎症和黏膜糜烂,其可能会完全愈合。另外,病变的修复可能导致纤维化和狭窄形成。

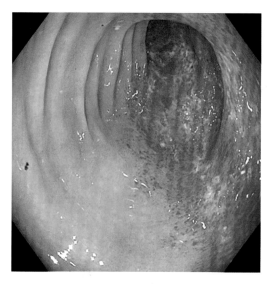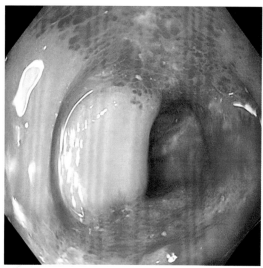

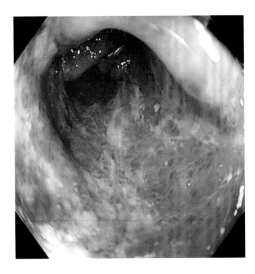

**图 29-1 缺血性肠炎内镜形态**

黏膜充血、糜烂,病变与正常黏膜分界明显。

# 第 3 节 鉴 别 诊 断

缺血性结肠炎诊断无特异性检测方法,通常在综合临床表现、X 线、内镜和病理学检查的基础上作出判断。像高龄老人,原有心血管疾病和口服避孕药的妇女等患者,如突发下腹部疼痛、腹泻、便血,发病前未用过抗生素、无肠炎、无肠梗阻病史,应首先考虑到缺血性结肠炎的可能。部分患者表现为餐后 15~20 分钟腹部绞痛或体重下降,消瘦者也应想到本病的可能。本病须与下列疾病鉴别:

## 一、假膜性结肠炎

一般在使用广谱抗生素期间或停用抗生素后短期内突然发生腹痛、腹泻,肠镜下典型所见为受累黏膜充血、水肿或斑片状渗出物。

## 二、结肠癌

多见于中年以上,肠镜和钡剂灌肠可确诊。

## 三、溃疡性结肠炎、克罗恩病

多慢性起病,反复发作。

(冯 珍 嵇贝纳 洪 静)

---

**参 考 文 献**

[ 1 ] AZAM B, KUMAR M, MISHRA K, et al. Ischemic Colitis [J]. J Emerg Med, 2019, 56 (5): e85-e86.

[ 2 ] NAKASE H. Ischemic enteritis [J]. Nihon Rinsho, 2008, 66 (7): 1330-1334.

[ 3 ] TROTTER J M, HUNT L, PETER M B. Ischaemic colitis [J]. BMJ, 2016, 355: i6600.

[ 4 ] DOULBERIS M, PANAGOPOULOS P, SCHERZ S, et al. Update on ischemic colitis: from etiopathology to treatment including patients of intensive care unit [J]. Scand J Gastroenterol, 2016, 51 (8): 893-902.

# 第 30 章　肠单纯性溃疡

## 第 1 节　主要特征

　　大肠非特异性单纯性溃疡是原因不明、非特异性良性溃疡,包括结肠单纯性溃疡和直肠孤立性溃疡综合征。在人群中内镜检出率低,有报道为 0.4%,位于直肠者占 50%,一般均为单发,常见于距肛缘 7~10cm,相当于上、中横襞水平的前壁和前侧壁。发生于其他部位者,常见于系膜附着对侧。发生部位不同,临床表现不同,右侧结肠常并发穿孔,左侧结肠常为慢性炎症过程。此病一般男性好发,男女发病比例为 2∶1,年龄平均为 45 岁左右。该病临床症状极不典型。

## 第 2 节　内镜形态

　　境界清楚的溃疡,多数呈圆形或卵圆形,基底平坦,边缘整齐,表面附有白苔,周围有发红的充血带。慢性期溃疡表现为可变的深凹,周围有放射状皱襞集中。愈合期白苔消失,表面由红色细颗粒的肉芽组织覆盖。一般位于右侧结肠,溃疡面积小于 2cm,较深,具有穿透性,易穿孔。位于左侧结肠溃疡大而浅,可引起肠管非全周性狭窄(图 30-1)。

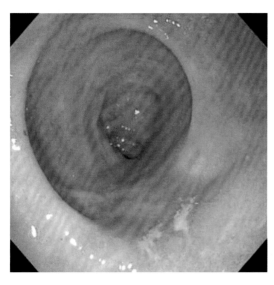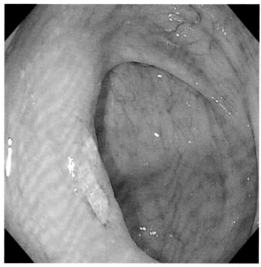

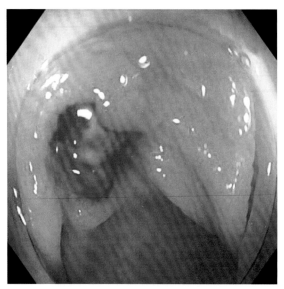

**图 30-1　单纯性溃疡内镜形态**
溃疡境界清晰,覆白苔,周围黏膜充血。

# 第3节　鉴别诊断

大肠单纯性溃疡单发,境界清楚,与炎症性肠病容易区别,与结核和肠型贝赫切特综合征区别较困难。与溃疡型结肠癌区别,主要还是活检组织学检查。

## 一、肠型贝赫切特综合征

贝赫切特综合征肠溃疡形态与单纯性溃疡的溃疡形态几无差别,好发于回盲部的圆形或卵圆形深溃疡,组织学表现为非特异性炎症,但肠型贝赫切特综合征同时具备口腔溃疡、外阴溃疡、眼炎等其他贝赫切特综合征的临床特异性表现。

## 二、炎症性肠病

炎症性肠病的病变范围广,在组织学上有炎症性肠病特征性改变,如溃疡性结肠炎肠腺隐窝底部聚集大量中性粒细胞,形成特征性的小隐窝脓肿,以及隐窝脓肿融合、破溃而形成黏膜糜烂或浅溃疡,一般限于黏膜或黏膜下层。在克罗恩病肠壁或肠系膜淋巴结可见有典型的肉芽肿改变,中心是类上皮细胞、多核巨细胞及纤维结构,无干酪样坏死,具有鉴别诊断意义。

## 三、肠结核

肠结核多继发于开放性肺结核;病变主要涉及回盲部,有时累及邻近结肠,结核菌素试验阳性。病变肠段与肠系膜淋巴结病理组织学发现干酪样坏死性肉芽肿可以确诊。

### 四、结肠癌

单纯性溃疡容易误诊为溃疡型结肠癌,肠镜检查溃疡大而深,面积大,溃疡形态不规则,周边隆起,表面附脏苔,周围皱襞中断或不规则,周围伴随病变少见。病理活检有癌组织。

（冯　珍　嵇贝纳　洪　静）

───────── 参 考 文 献 ─────────

［1］刘福建.大肠非特异性单纯性巨大溃疡[J].中华消化内镜杂志,2000,17(6):368-369.

［2］ROSETI A. The simple ulcer of the colon [J]. Rass Clin Sci, 1962, 38: 53-56.

［3］李益农,陆星华.消化内镜学[M].北京:科学出版社,1995:325-353.

# 第31章　肠型贝赫切特综合征

贝赫切特综合征(Behcet syndrome,BS)是一种多因素综合作用下导致的自身免疫性疾病,又称白塞综合征,因土耳其眼科医师 Hulusi Behcet 于 1937 年首先报道而命名。贝赫切特综合征是一种病因不明,以细小血管炎为病理基础的慢性进行性复发性多系统炎症性疾病,在东亚、中东和地中海地区发病率较高,又被称为丝绸之路病。好发年龄为 16~40 岁。男性患者血管、神经系统及眼受累较女性多,且病情重。

## 第1节　主要特征

贝赫切特综合征具有以下几个临床表现:口腔鹅口疮样溃疡、眼部病损、外生殖器溃疡、皮肤结节样红斑和皮下血栓性静脉炎等。肠型贝赫切特综合征是指贝赫切特综合征累及肠道,主要表现为肠道溃疡的病变。临床根据伴随主要症状的多少,将其分为 4 型。

1. 完全型　4 个主要症状同时或相继出现。

2. 不完全型　3 个主要症状同时和相继出现;眼部病损伴 1 个主要症状同时或相继出现。

3. 疑诊型　病程中同时或相继出现 2 个主要症状。

4. 可能型　仅有 1 个主要症状出现。

## 第2节　内镜形态

本病好发于回盲部,以回盲瓣为中心,上、下 50cm 肠段范围内。溃疡一般呈多发性,多数多于 4 个以上，呈跳跃分布，中间相隔正常黏膜。根据溃疡形态、深浅、大小和发生部位不同，可分为主溃疡和副溃疡。主溃疡呈圆形或卵圆形，体积大，一般直径大于 2cm，呈穿透性，边缘隆起，表面附着白苔，好发于回肠。副溃疡呈星形，体积小，直径小于 2cm，比较表浅，边缘平坦，好发于回肠。福田将溃疡分成三型：①坏死型：呈急性或亚急性溃疡，边缘整齐、平坦，无周堤隆起，周围黏膜皱襞有放射状集中；②肉芽型：呈慢性溃疡，边缘不规则，周堤隆起，下掘明显，皱襞集中更明显，外观呈火山口；③混合型：介于上述两型之间，边缘不规则，周堤隆起轻度，皱襞轻度集中，基底凹凸不平，部分附着白苔，呈多型性。

# 第 3 节　鉴　别　诊　断

　　一般来说，肠型贝赫切特综合征结合临床贝赫切特综合征的主要临床表现，尤其呈完全型或不全型者，诊断不困难。肠型贝赫切特综合征与克罗恩病的鉴别有一定难度，有关文献也阐述了其影像学及病理上的区别，我们的体会是要结合病史进行综合判断。肠型贝赫切特综合征多在型贝赫切特综合征确诊后发生，其复发性口腔溃疡为诊断的主要依据，反复生殖器溃疡和针刺反应常阳性。同时，还常伴发眼部病变、皮疹、发作性蛋白尿。而克罗恩病反复的口腔溃疡并不常见，生殖器溃疡及针刺反应常阴性，眼病变、皮损及蛋白尿更少见。

（冯　珍　荆佳晨　刘锋华）

───────── 参 考 文 献 ─────────

［1］ DAVATCHI F. Diagnosis/Classification Criteria for Behcet's Disease [J]. Patholog Res Int, 2012, 2012: 607921.

［2］ SAKANE T, TAKENO M, SUZUKI N, et al. Behcet's disease [J]. N Engl J Med, 1999, 341 (17): 1284-1291.

［3］ 刘爽，李骥，钱家鸣．肠贝赫切特病与克罗恩病的鉴别诊断进展 [J]. 中华内科杂志，2019, 58 (3): 224-228.

［4］ 肖雨，周炜洵，王维斌，等．肠道贝赫切特综合征的临床病理 [J]. 协和医学杂志，2012, 3 (1): 56-60.

# 第 32 章　放射性肠炎

　　放射性肠炎（radiation enterocolitis）是因为腹腔、后腹膜或盆腔脏器的恶性肿瘤，接受放射治疗而引起肠道非特异性炎症。发生时间可在放射治疗过程中的后期，一般在疗程结束后 4~8 周，少数患者 2~3 年出现放射性肠炎伴狭窄、梗阻，平均为 5 个月。

# 第1节　主要特征

放射性肠炎中以直肠炎常见,按发病缓急分为急性和慢性:急性放射性直肠炎指直肠(主要是黏膜)受到电离辐射(X、γ及电子辐射等)超过该器官耐受剂量,在半年内所引起的急性直肠炎症;慢性放射性直肠炎由急性放射性直肠炎迁延而来,或直接照射半年后由间质纤维化、闭塞性血管内膜炎所致局部组织缺血而引起直肠慢性炎症、肠道狭窄、溃疡和瘘管形成。对放射性肠炎患者行结肠镜检查时,应注意晚期腹腔有广泛粘连形成,影响插入;此外,疑有穿孔和肠瘘形成者,应属相对禁忌范围。

# 第2节　内镜形态

内镜表现提示,发生部位取决于照射部位。黏膜改变主要是血管扩张、充血、溃疡及纤维化引起的狭窄(图32-1)。Sherman 按病变严重程度分为4级。

1. Ⅰ级　黏膜呈局限性或弥漫性充血,血管扩张,组织变脆,容易出血或接触出血,可伴糜烂,但无溃疡形成。

2. Ⅱ级　黏膜糜烂脱屑、溃疡形成。

3. Ⅲ级　除了有溃疡和各种程度直肠炎外,同时伴肠腔狭窄。

4. Ⅳ级　除有直肠炎、溃疡外,伴瘘管形成,最多见的是阴道直肠瘘,少数可发生穿孔。

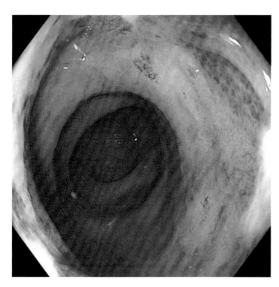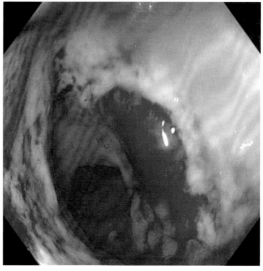

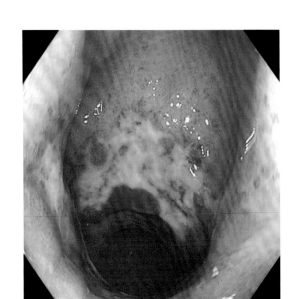

图 32-1　放射性肠炎内镜形态

直肠黏膜充血、糜烂、溃疡形成,部分管腔狭窄。

# 第3节　鉴 别 诊 断

## 一、溃疡性结肠炎

无 X 线辐射病史,病理检查可见隐窝脓肿。

## 二、假膜性肠炎

无放射性物质照射史,多数发病前使用广谱抗生素,大便培养为艰难梭菌。

## 三、急性缺血结肠炎

多发生于年长者或心血管疾病妇女,临床表现为突发腹痛和便血,结肠镜检查可见病变肠段黏膜的充血、水肿、糜烂及出血,多为一过性,少数可遗留肠管狭窄。

（冯 珍　荆佳晨　胡 皓）

———————— 参 考 文 献 ————————

［1］SZABO S, SANDOR Z, VINCZE A, et al. Radiation-induced enterocolitis: basic and applied science [J]. Eur J Surg Suppl, 1998, 582: 85-89.

［2］SHIRAISHI M, HIROYASU S, ISHIMINE T, et al. Radiation enterocolitis: overview of the past 15 years [J]. World J Surg, 1998, 22 (5): 491-493.

# 第 33 章　慢性结肠炎

慢性结肠炎系指原因不明的、非特异的大肠炎症,临床症状以腹泻为主要表现,病理上均无一定明显特征的肠道炎症性疾病。

## 第 1 节　主　要　特　征

本病临床起病缓慢,病程可持续数年或十余年,主要表现为腹泻、大便稀薄、次数增多,可伴阵发性腹痛、腹胀等。大便有时可呈水样或黏液便,便常规检查可有白细胞、脓细胞,细菌培养阴性,预后良好。

## 第 2 节　内　镜　形　态

病变常见于直肠、乙状结肠,严重者累及次全结肠或全结肠。呈连续性分布或区域性分布。黏膜光滑,呈斑片状、点状发红、光润度增加,血管纹理增粗、紊乱,网状结构消失,偶见个别小的炎性息肉。肠腔较易痉挛,部分出现小的白点。活体组织学检查可见黏膜上皮细胞及腺管结构基本正常,间质明显水肿,伴大量淋巴细胞、浆细胞和少量嗜酸性粒细胞浸润(图 33-1)。

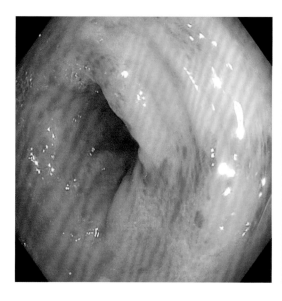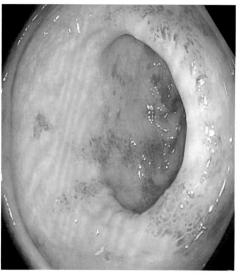

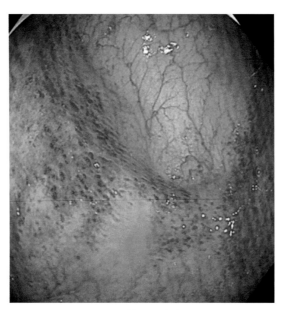

**图 33-1　慢性结肠炎内镜形态**
结肠黏膜斑片状发红、光润度增加,血管纹理增粗、
紊乱,网状结构消失。

# 第3节　鉴 别 诊 断

　　慢性结肠炎的诊断,必须在排除其他特异性、非特异性的基础上才能建立。但与这些病变早期改变不能区别,有时需要随访观察病变的发展。

(冯 珍　王韶英　余金玲)

─────────── 参 考 文 献 ───────────

CHOI E K, APPELMAN H D. Chronic Colitis in Biopsy Samples: Is It Inflammatory Bowel Disease or Something Else？ [J]. Surg Pathol Clin, 2017, 10 (4): 841-861.

# 第34章 结直肠上皮良性肿瘤

## 第1节 息 肉

大肠息肉的分类法目前意见比较一致,基本按 Momon 分类法。该分类优点是把大肠息肉中与大肠癌关系密切的肿瘤称为腺瘤,非肿瘤性称为息肉。腺瘤根据形态及恶变倾向不同,分为管状腺瘤、绒毛状腺瘤和混合型腺瘤。息肉根据病理性质不同,分为错构性、化生性及炎症性。

### 一、腺瘤

1. 管状腺瘤 最常见,约占腺瘤总数 80%。一般有蒂、球形或梨形,表面光滑或有很浅的裂沟,明显充血、发红,部分可见充血斑,使表面形成虎斑样。一般直径在 1cm 左右,大者可达 3cm 以上。在息肉的蒂邻近黏膜处可见白斑,成簇分布。瘤体主要由管状腺体组织组成,蒂由血管和结缔组织组成,表面覆盖一层黏膜(图 34-1)。

2. 绒毛状腺瘤 远较管状腺瘤少见,约占腺瘤的 10%,本病好发于老年人,50 岁以下罕见。绒毛状腺瘤大部分无蒂、菜花样,少数呈亚蒂绒球样。表面不光滑,可见细绒毛状突起,充血、水肿、糜烂,质软而脆,易出血,常伴糜烂,表面常附大量黏液。一般直径大于 2cm。好发于直肠、乙状结肠。好单发,本型恶变率极高,为 40%~50%(图 34-2,图 34-3)。

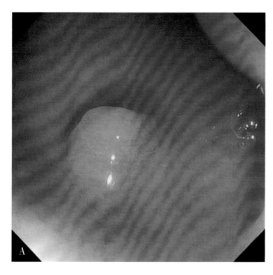
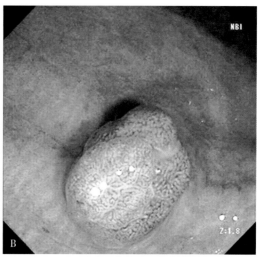

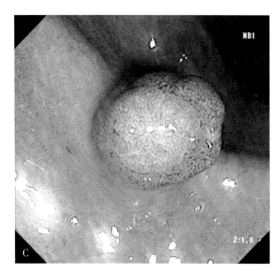

图 34-1　管状腺瘤型息肉内镜下表现
A. 白光表现；B. NBI 观察（近景）；C. NBI 观察（中景）。

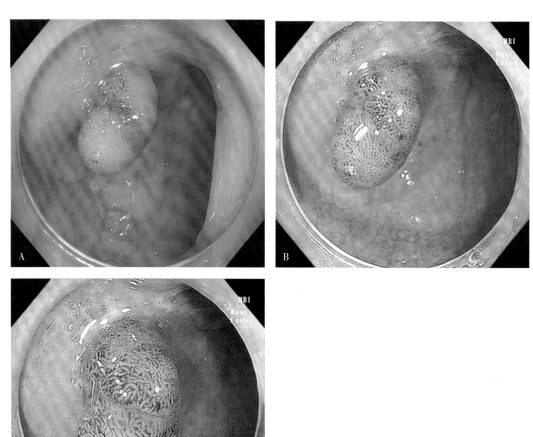

图 34-2　绒毛状息肉内镜下表现
A. 白光观察（中景）；B. NBI 观察（中景）；
C. NBI 观察（近景）。

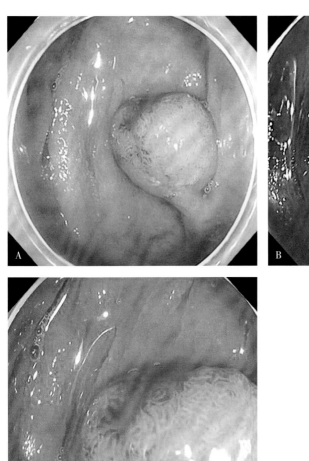
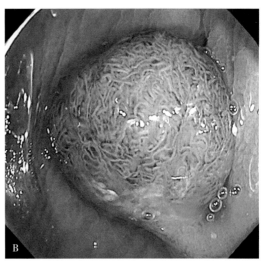

图 34-3 绒毛状腺瘤型息肉内镜下表现
A. 白光观察（中景）；B. NBI 观察（近景）；
C. 白光观察（近景）。

3. 混合型腺瘤 由腺管和绒毛两种成分组成，故也称绒毛管腺瘤。大部分系管状腺瘤不断长大，腺上皮出现绒毛状生长而形成混合型（图 34-4）。在组织学上 Shinya 标准是以管状腺瘤为基础，绒毛成分超过 25% 以上；或以绒毛状腺瘤为基础，腺管成分超过 25%，均属本类型。

4. 腺瘤性息肉病

（1）家族性腺瘤性息肉病：一种家族性、遗传性疾病，以大肠多发腺瘤为特征，数目超过 100 个为标准。本病在人群中发病率不高，但在患病家族中发病率达 20%~50%。本病与癌关系密切。病变发现年龄多数在 20~30 岁，癌变发现在 40 岁左右。结肠镜下可见腺瘤大量密集分布于全结肠，形态以管状腺瘤为主，体积较小，数目较多，多者达数千，形态多为无蒂、半球形，很少有蒂，表面光滑，颜色多同正常黏膜，亦可发红（图 34-5）。一般来说，无肠外病变表现。本病有明显恶变倾向，如不予治疗，常在 40 岁左右死于肠癌。另外，并发的肠癌为多发性，较一般肠癌患者中多发癌的发生率高 12 倍。此外，恶变后发展快，扩散早，预后差。

（2）Gardner、Turcot、Zanca 综合征与家族性腺瘤病属同一性质疾病。但上述三种综合征均有肠外病变的表现。

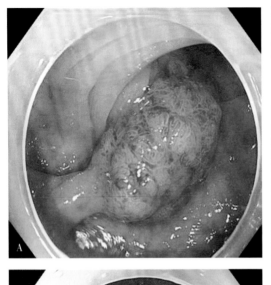

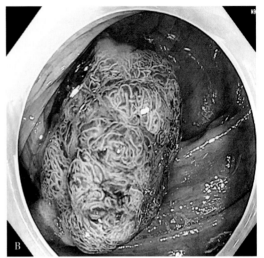

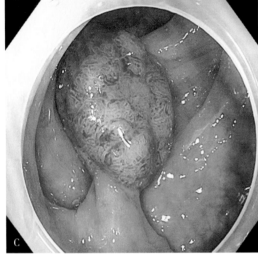

**图 34-4　混合型腺瘤内镜下表现**
A. 白光观察（远景）；B. NBI 观察（近景）；
C. 白光观察（进镜）。

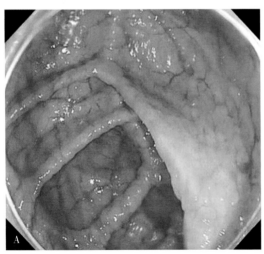

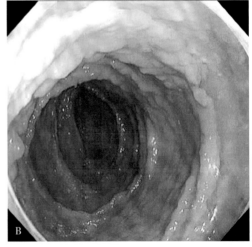

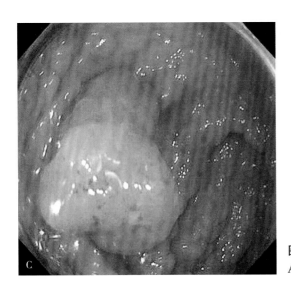

**图 34-5　腺瘤性息肉病内镜表现**
A.升结肠;B.横结肠;C.降结肠。

1)Gardner 综合征:本病亦属家族性、遗传性大肠腺瘤病的范畴,与家族性腺瘤病所不同的是,伴有软骨和软组织肿瘤。骨瘤好发于腭骨、长骨和头盖骨。头、背、颜面、四肢可发生硬纤维瘤、皮脂囊肿。本综合征大肠内腺瘤形成较迟,数目较少,癌变较晚。一旦癌变,可以引起全周性肠腔狭窄。镜下表现为全结肠多发性小隆起,表面发红;染色后,染料沉积在息肉周围,与息肉形成鲜明对比,界限清楚。

2)Turcot 综合征:本综合征是大肠腺瘤病合并中枢神经肿瘤。女性多见,也与遗传有关。大肠内腺瘤较少,散在。腺瘤发生早,癌变早,一般在 20 岁以下。内镜下可见病变主要分布于直肠和乙状结肠,量较少,其次散在分布在升结肠和横结肠,量较少。主要表现为无蒂、亚蒂、有蒂和表面平坦型息肉,表面光滑、粗糙、颗粒状、结节状、分叶状或菜花样。较大的息肉易癌变,需做活检。

3)Zanca 综合征:本病为大肠内多发性腺息肉,数目不超过 100 个,并发管状骨多发性软骨瘤,本病一般少见。

## 二、炎症性息肉

1. 炎症性息肉和炎症性息肉病继发于大肠各种炎性疾病,并非真性肿瘤,故亦称假息肉。一般为多发性,分布于肠道炎症受累肠段。多发息肉直径均小于 0.5cm,大小较一致,无蒂,绿豆大小,质脆,周围黏膜有炎症改变(图 34-6)。

2. 淋巴性息肉和良性淋巴性息肉病的病因不明,主要是大肠黏膜下大量淋巴细胞及淋巴滤泡增生。好发于直肠或回肠末端,呈多发性,大小一致,直径小于 0.5cm,无蒂,半球形突起,表面光滑,色泽与周围黏膜相同。

3. 增生性息肉发生率高,几乎占大肠小息肉的 90%,此病可发生在任何年龄、大肠任何部位,以单发性多见。息肉无蒂,直径小于 0.5cm,表面光滑,半球形,色泽与周围黏膜相同(图 34-7)。

4. Cronkhite-Canada 综合征　临床表现特点:①全胃肠道多发性息肉;②皮肤有异常色素沉着,指甲萎缩,秃发;③严重腹泻导致蛋白和体液大量丧失,引起血浆低蛋白症和电解质紊乱。镜下可见息肉呈全胃肠道分布,大肠中呈弥漫性分布,无蒂,半球形,大小多在 0.5~1.0cm,表面黏膜光滑,有大量黏液附着。组织学上,腺上皮无异型,腺管呈囊状扩张,间质丰富,类似于幼年性息肉。

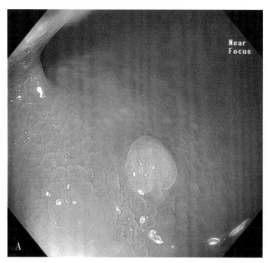

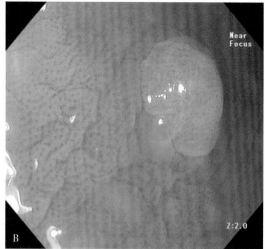

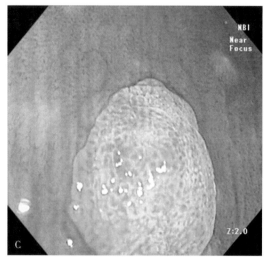

**图 34-6　炎性息肉内镜表现**
A. 白光表现（中景）；B. 白光表现（近景）；
C. NBI 表现（近景）。

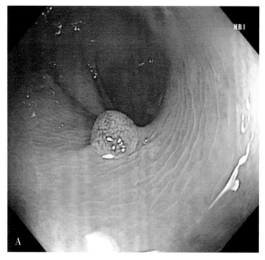

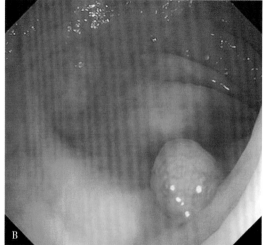

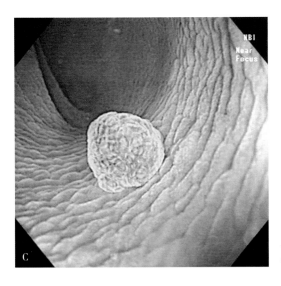

图 34-7　增生性息肉内镜表现
A. NBI 观察(远景);B. 白光观察(中景);
C. NBI 观察(近景)。

# 第 2 节　侧向发育型肿瘤

大肠侧向发育型肿瘤(LST)按其形态特征分为两大类型,即颗粒型(granular type:LST-G)和非颗粒型(non-granular type:LST-NG)。此外,颗粒型根据有无大的结节,分为颗粒均一型和结节混合型;非颗粒型根据病症有无凹陷病变分类,再细分扁平隆起型和假凹陷型,即 2 类 4 亚型。

颗粒型一般肿瘤尺寸较大,但基本是非黏膜下癌的病变,大部分病变由腺瘤构成(图 34-8)。结节混合型和颗粒均一型相比,黏膜下癌的患癌率高,其主要发生在粗大的结节部分。但是,近年来也有不少报道表明,即便是 LST-G,有时在粗大的结节或是凹陷部分以外,也会发生 sm 浸润病变的情况,这些时候需要慎重处置。

扁平型具体的特征较少(图 34-9),只是随着肿瘤直径的增大,sm 的患癌率会增加。凹陷型患黏膜下癌的概率最高。尺寸 <20mm 时患癌率为 30%,>30mm 时患癌率为 50%,是 LST 中恶性程度非常高的肿瘤率。凹陷型病变即使仔细地放大辨别,有时也难以诊断 sm 浸润的情况。

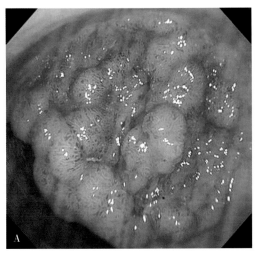

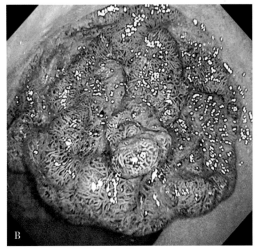

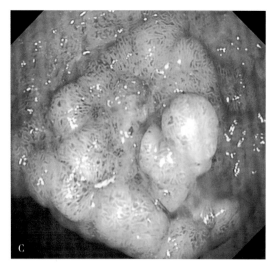

图 34-8　颗粒型结肠 LST 内镜下表现
A. 白光表现（中景）；B. NBI 表现；C. 白光表现（放大）。

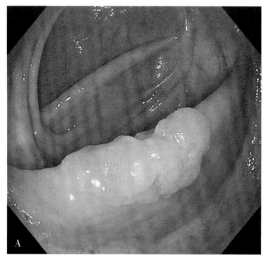

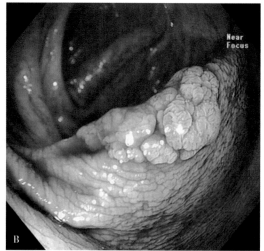

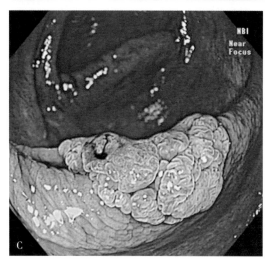

图 34-9　扁平型结肠 LST 内镜下表现
A. 白光表现；B. 靛胭脂染色表现；C. NBI 表现。

# 第 3 节 息 肉 病

　　息肉病为常染色体显性遗传性癌综合征,存在着转化生长因子 β(transforming growth factor-β,TGF-β)信号转导通路分子的生发系突变,发病率仅为家族性结肠腺瘤性息肉病的 1/10。其特点是多发性胃肠道幼年性息肉,主要累及结直肠(图 34-10)。幼年性息肉病中的息肉与散发性幼年性息肉的区别在于,腺体出芽和分支更为明显,而囊性扩张不明显,相对间质而言,腺体成分明显增加。幼年性息肉病的诊断标准是结直肠 5 个以上的幼年性息肉,整个胃肠道存在着幼年性息肉,任何数目的幼年性息肉伴有幼年性息肉病家族史。存在于幼年性息肉中的腺瘤,更大可能性是通过幼年性息肉腺体的异型增生恶变成结直肠癌,所形成的结直肠癌倾向于低分化或黏液性。幼年性息肉病患者患结直肠癌的概率为 30%~40%。密切的结肠镜随访有利于结直肠癌的预防。除了易患结直肠癌外,患其他消化道肿瘤的概率也增加,其中患上消化道肿瘤的概率为 10%~15%。

　　黑斑息肉综合征(Peutz-Jeghers syndrome,PJS)是一种少见的染色体显性遗传性疾病。临床特点:全胃肠道多发性息肉;皮肤及黏膜色素沉着。色素呈黑色或黑棕色,常见于口唇周围和

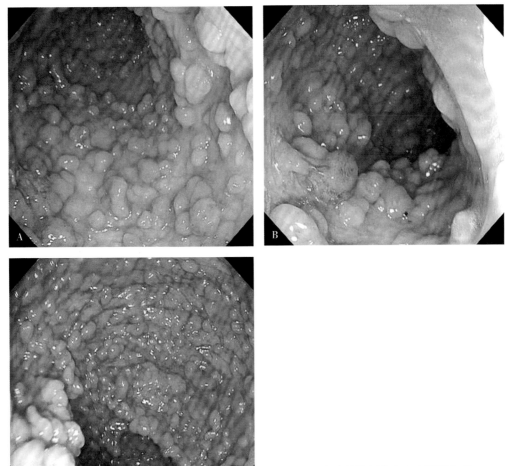

图 34-10　家族性结肠息肉病内镜下表现
A. 横结肠;B. 降结肠;C. 肝曲。

颊黏膜、手和脚的掌面,本病有一定遗传性,约40%患者有家族史,好发于20岁左右的青年人。

　　PJS呈全胃肠分布息肉,数目较少,分布散在,镜下明显特点是一个视野中很少见多于2枚以上的息肉,息肉大小差异明显,多有蒂或亚蒂,蒂较粗,息肉表面不光滑,质地偏软(图34-11)。本病极少癌变。本病伴色素沉着,与家族性腺瘤病容易区别。

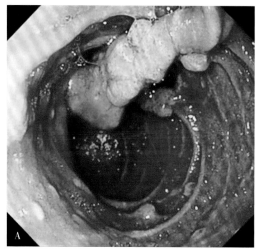 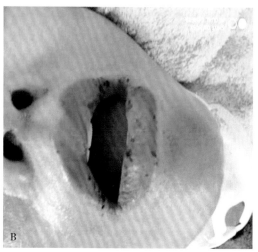

**图 34-11　PJS 内镜及黏膜色素沉着表现**
A. PJS 肠内表现;B. PJS 肠外表现(唇部色素沉着)。

　　大肠息肉从病理组织学上分为肿瘤性(即腺瘤)和非肿瘤性,前者与大肠腺癌密切相关,已被公认为大肠癌的癌前病变;后者癌变率很低,尤其是炎症性、增生性,即使癌变,亦要经过腺瘤期而发生。内镜对消化道息肉的诊治起了很大作用,绝大多数大肠腺瘤可在内镜下切除,即使发生了癌变,只要癌变范围未超过黏膜肌层、蒂柄部无浸润,均可在内镜下摘除癌变息肉,不必行经腹部手术,亦可取得预防或根治大肠癌的疗效。大肠息肉尤其是多发性大肠腺瘤经内镜摘除后,应定期追踪随访,随时摘除发现的息肉。

(冯　珍　王韶英　张子旭)

## 参 考 文 献

［1］ SANO Y, KOBAYASHI M, HAMAMOTO Y, et al. New diagnostic method based on color imaging using narrow-band imaging (NBI) system for gastrointestinal tract [J]. Gastrointest Endosc, 2001, 53: AB125.

［2］ YAO K, ANAGNOSTOPOULOS G K, RAGUNATH K. Magnifying endoscopy for diagnosing and delineating early gastric cancer [J]. Endoscopy, 2009, 41 (5): 462-467.

［3］ URAOKA T, SAITO Y, IKEMATSU H, et al. Sano's capillary pattern classification for narrow-band imaging of early colorectal lesions [J]. Dig Endosc, 2011, 23 Suppl 1: 112-115.

［4］ OBA S, TANAKA S, OKA S, et al. Characterization of colorectal tumors using narrow-band imaging magnification: combined diagnosis with both pit pattern and microvessel features [J]. Scand J Gastroenterol, 2010, 45 (9): 1084-1092.

［5］ KANAO H, TANAKA S, OKA S, et al. Narrow-band imaging magnification predicts the histology and invasion depth of colorectal tumors [J]. Gastrointest Endosc, 2009, 69 (3 Pt 2): 631-636.

# 第 35 章　结直肠非上皮良性肿瘤

## 第 1 节　脂　肪　瘤

大肠脂肪瘤为起源于黏膜下脂肪组织的非上皮性良性肿瘤,可发生于整个胃肠道,但以大肠中最为多见,尤其以盲肠和升结肠好发。多数患者无症状,大多数单发。结肠镜表现有黏膜下肿块的特点;隆起的息肉样肿块无蒂,基底的起始部与周围黏膜分界清楚;表面黏膜正常;可见桥形黏膜皱襞。桥形黏膜皱襞是黏膜下肿物的特点,系由于黏膜下隆起肿块顶起表面黏膜皱襞,使在肿块顶部皱襞变得平坦,而在两侧基底部呈斜坡状桥形皱襞,该特点在胃镜检查中常见。脂肪瘤除其上述特点外,尚可见隆起肿块呈黄色,表面血管纹理清晰、丰富,用活检钳压迫肿块具有弹性,呈软垫征,即活检钳压使之凹陷,松开后其恢复原状。一般直径在 1cm 左右,少数可达数厘米(图 35-1)。与息肉鉴别较容易。

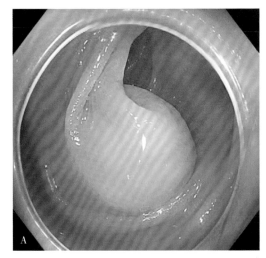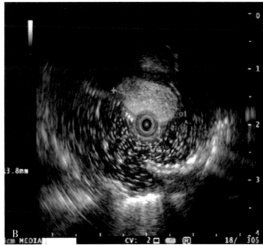

**图 35-1　脂肪瘤内镜下表现**
A.白光表现;B.超声表现。

## 第 2 节　淋　巴　管　瘤

大肠黏膜下淋巴管瘤好发于直肠和右半结肠,多发生于中老年人。淋巴管瘤可分为单房性或多房性,肿瘤表面为淋巴管内皮,内充满淋巴液。镜下可见半球状广基性隆起,表面黏膜光滑、完整、色调透明,或苍白或淡黄,质软,有囊性感,一般无症状,大部分仅需临床观察。

<h1 style="text-align:center">第3节 血 管 瘤</h1>

大肠血管瘤是较为常见的一种错构瘤,属于血管瘤病变,在出生时或出生后不久就已经存在,一般为单发,少数为多发,大多数血管瘤比较小,一般在几毫米到2cm,直肠血管瘤一般比较大。显微镜下可分为毛细血管样血管瘤、海绵样血管瘤和混合性血管瘤。镜下观察发现,瘤体由纤细的紧密连接的新生毛细血管形成,其间有少量间质成分。

(冯 珍 王韶英 张子旭)

参 考 文 献

[ 1 ] OKA S, TANAKA S, TAKATA S, et al. Clinical usefulness of narrow band imaging magnifying classification for colorectal tumors based on both surface pattern and microvessel features [J]. Dig Endosc, 2011, 23 Suppl 1: 101-105.

[ 2 ] WADA Y, KUDO S E, KASHIDA H, et al. Diagnosis of colorectal lesions with the magnifying narrow-band imaging system [J]. Gastrointest Endosc, 2009, 70 (3): 522-531.

[ 3 ] WADA Y, KUDO S E, MISAWA M, et al. Vascular pattern classification of colorectal lesions with narrow band imaging magnifying endoscopy [J]. Dig Endosc, 2011, 23 Suppl 1: 106-111.

<h1>第36章 结直肠上皮恶性肿瘤</h1>

大肠癌包括结肠癌与直肠癌,是常见的恶性肿瘤之一。结直肠癌在世界各地区的发生率总体来说仍在上升,但差别较大。欧洲、美洲和大洋洲的发生率为(20~34)/10万,显著高于其他地区。美国结直肠癌的发生率和病死率在不断下降,病死率降低更为显著,发生率与病死率两条曲线之间的距离逐渐增大。在亚洲,结直肠癌的发生率和病死率均在上升,但两者之间的距离也在拉大,我国结直肠癌的发生率上升趋势非常明显。城市人口的发生率显著高于乡村人口,在大城市,结直肠癌已经跃升到恶性肿瘤发病原因的第3位。大肠癌的病因尚不完全清楚,一般认为高脂肪食谱与食物纤维不足是主要发病原因。此外,腺瘤癌变的观点已为绝大多数人所接受。据报道,绒毛状腺瘤的癌变发生率可高达40%,家族性多发性息肉病癌变发生率更高。

# 第1节 早 期 癌

早期大肠癌是指仅限于黏膜及黏膜下层的浅层部分,且无淋巴结转移。黏膜下层分为3层,即sm、sm1、sm2。黏膜肌层下300μm为sm1,浸润近肌层为sm3,早期大肠癌浸润至sm且无淋巴结转移,可进行内镜下治疗;而浸润超过sm时,会伴有淋巴结转移,需手术治疗。所以,内镜下确定该病变为早期癌还是超过sm的癌非常重要。

大肠癌多见于大肠下段。国内所见半数以上位于直肠,高于欧美的直肠癌发病率,且我国所见直肠癌约90%位于距肛门7cm以下,多可经直肠指诊发现,这是本病在我国的特点之一。

大肠癌大多数为腺癌,占90%以上。组织学分类以管状腺癌最多,黏液腺癌、乳头状腺癌次之,其余为未分化癌等。大肠癌的分化程度可按Border分级法分为4级,管状腺癌多为分化较好的Ⅰ~Ⅱ级,病程长,转移晚,预后较好;黏液腺癌分化程度较低,多为Ⅲ~Ⅳ级,常有早期转移,预后较差。

临床表现:早期大肠癌常无明显的临床表现,可无症状、体征或仅隐约不适、消化不良及大便隐血等。随着病变的进展,疾病干扰了机体正常生理功能,遂出现一系列症状和体征。大肠癌常见的临床表现为大便习惯的改变、便血、黏液脓血便、腹痛、腹部包块、肠梗阻及贫血等,一般与病变所在部位、患者年龄及病理类型等有关。

内镜表现及分型:按照日本大肠癌研究会早期大肠癌大体形态分类标准,将早期大肠癌分为4型。

1. Ⅰ型(隆起型) 包括有蒂型(Ⅰp型,图36-1)、亚蒂型(Ⅰsp型,图36-2)、广基无蒂型(Ⅰs型,图36-3)。

2. Ⅱ型(平坦型) 包括平坦隆起型(Ⅱa型)、平坦型(Ⅱb型)、平坦凹陷型(Ⅱc型)。

3. Ⅲ型(凹陷型) Ⅱa+Ⅱc型即凹陷伴有周边隆起;Ⅱe型即不伴有周边隆起的凹陷;Ⅱe+Ⅱa型即凹陷伴有周边隆起。

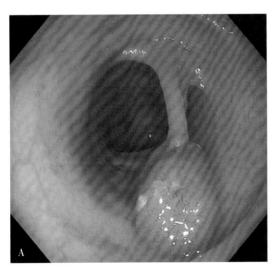
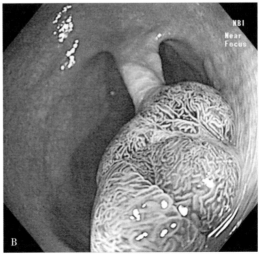

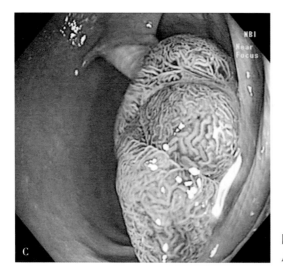

图 36-1　隆起型（Ip 型）早期结肠癌内镜表现
A. 白光表现；B. NBI 观察；C. NBI（放大）。

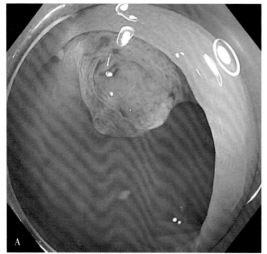

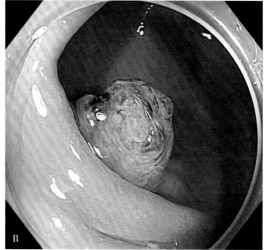

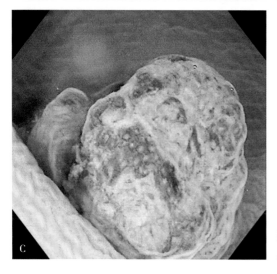

图 36-2　隆起型（Isp 型）早期结肠癌内镜表现
A. 白光表现；B. NBI 观察（中景）；C. NBI（放大）。

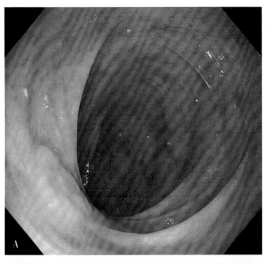 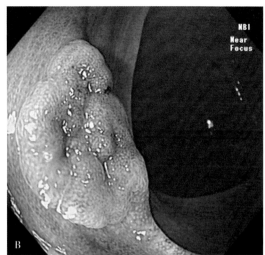

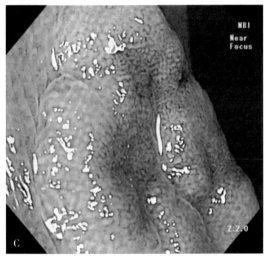

图 36-3　隆起型（Ⅰs 型）早期结肠癌内镜表现
A. 白光表现；B. NBI 观察；C. NBI（放大）。

4. Ⅳ型　即侧向发育型肿瘤（lateral spreading tumor, LST），此型的特点是肿瘤体积可以较大，但以向侧方生长为主，浸润深度较浅。颗粒型又分为颗粒均一型和结节混合型；非颗粒型分为扁平隆起型和假性凹陷型。

此种分型是为了决定是否进行内镜下治疗。因为只有黏膜层（m）及黏膜下（sm）轻微浸润的病变，才有可能进行内镜黏膜切除术（EMR）或内镜下分次黏膜切除（EMPR）。目前，随着放大内镜和色素内镜的应用，根据腺管开口结构的不同，准确地定位活检，早期大肠癌已被大量发现。因此，结肠镜检查是诊断早期癌和微小癌的最佳方法，但其操作需要一定的熟练程度与观察技术，检查中要重点观察黏膜色泽有无改变、血管网是否消失、有无糜烂、表面是否凹凸不平。临床实际工作中，内镜下病灶切除后复查，常有部位不符的情况发生，为了避免出现上述问题，发现病变后可在内镜下进行局部点墨，也可保证病变部位的再现性，该方法安全、可靠。

# 第2节 进 展 期 癌

进展期癌按大体形态可分为:①肿块型:肿瘤向腔内生长,宽基底息肉样,瘤体较大,易发生出血、溃烂。此型肿块向周围浸润性小,生长缓慢,转移较晚,好发于右侧结肠,特别是盲肠。②浸润型:肿瘤内显著纤维组织反应,质地硬,沿肠壁浸润生长,容易引起肠腔狭窄和肠梗阻,出现转移较早,好发于左侧结肠。③溃疡型:早期可有溃疡,边缘隆起,底部凹陷,易发生出血、感染和穿透,可见于左、右侧结肠(图36-4)。

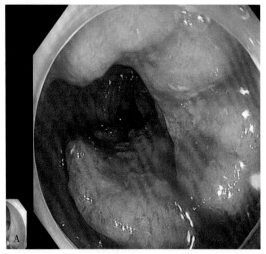

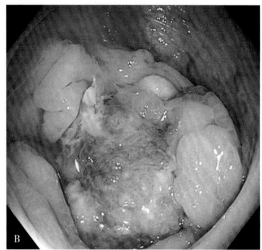

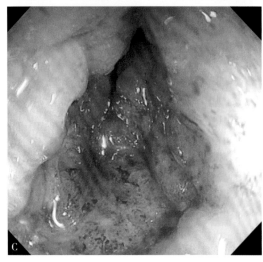

图 36-4  结肠癌(进展期)
A.肿块型;B.浸润型;C.溃疡型。

随着内镜的普及和诊断技术的提高,多原发大肠癌的检出也在不断增多。诊断标准如下:①癌灶分散,间隔 5cm 以上正常肠壁;②每个癌灶均需病理证实为恶性;③排除转移灶和复发灶;④不包括家族性多发息肉病和溃疡性结肠炎患者中的多原发癌;⑤几个原发灶同时诊断或间隔时间相隔半年以内者称为同时性大肠癌,诊断时间相隔半年以上时称为异时性大肠癌。

国外文献报道多原发大肠癌占同期大肠癌的 2%~9%,我国为 5.8%,因此,结肠镜对本病的诊断已成为目前最重要的手段,应注意以下几点:①大肠是一条长约 1.5m 迂曲、褶皱的空腔脏器,其全肠黏膜均可同时受到体内产生的或外界进入的致癌物刺激,故可能一处或多处,同时或先后发生癌灶,即肿瘤的多中心发生。内镜医师在检查中要提高警惕,切忌满足于已发现的一个癌灶而将其他癌灶漏诊,以致严重影响预后。②晚期肿瘤常引起肠腔狭窄,一方面肠镜通过困难,另一方面常规药物导泻常常难以做到肠腔清洁而影响观察。因此,对于肠腔狭窄,检查前除常规服用导泻剂外,还应配合清洁灌肠,检查中宜调整体位,尽量通过狭窄区到达回盲部行全程检查,对确实无法通过者,可于手术中争取肠镜检查或术后近期复查大肠镜。③文献报道腺瘤性息肉癌变率为 10%~20%,患大肠癌的概率较无腺瘤息肉高 5倍,而多发腺瘤又比单发腺瘤高 1 倍,提示腺瘤癌变为多原发癌的重要来源。④色素内镜对多发性小的腺瘤息肉有特殊的诊断价值,可以喷洒 0.2% 的靛胭脂于肠黏膜,经对比染色使肉眼难以观察到的小息肉清晰地显示出来,以便对腺瘤性息肉早诊早治。⑤同时性多原发癌的癌灶可能较小,即使术中仔细检查、触摸仍难以发现,因此,对于同时多原发癌的较小病灶,术前肠镜下局部注射墨汁进行标记,以利于术中确认病灶位置,明确切除范围。

# 第 3 节　鳞状细胞癌

结肠原发性鳞状细胞癌是非常罕见的胃肠道恶性肿瘤,仅占结肠癌的 0.035%。在我国,关于原发性结直肠鳞状细胞癌的发病率尚无明确的文献报道。肠道炎症和人乳头瘤病毒(human papilloma virus,HPV)感染目前被认为与结直肠鳞状细胞癌的发生密切相关。

国外有相关研究报道,结直肠鳞状细胞癌是特发性炎症性肠病的罕见并发症。炎症性肠病患者结直肠上皮细胞出现异形或恶变的风险增加已被广泛认可。肠道慢性炎症可通过持续刺激或损伤上皮致使其发生 "鳞状细胞化生 - 异形 - 癌变"。因此,炎症性肠病患者可因长期持续存在的炎症而更易患结直肠鳞状细胞癌。

人乳头瘤病毒(human papilloma virus,HPV)感染与肛管、宫颈鳞状细胞癌发生密切相关,研究发现 HPV 在结直肠腺癌患者的肿瘤组织中更常见。因此,推测 HPV 感染可能是原发结直肠鳞状细胞癌的风险因子。一些接受免疫抑制治疗的炎症性肠病患者、人类免疫缺陷病毒(HIV)感染或艾滋病(AIDS)患者被报道发生鳞状细胞癌且在相应肿瘤组织中检测到 HPV 感染,提示免疫抑制可能在 HPV 促进结直肠鳞状细胞癌发生的过程中起作用。

鳞状细胞癌可发生在结直肠的任何位点,但大多位于直肠(93.4%),其次为右半结肠(3.4%)。平均发病年龄为 63 岁,女性发病多于男性。无特异性临床表现,症状与腺癌相似,确诊主要依赖于病理诊断。

原发性结直肠鳞状细胞癌的诊断需满足如下标准:①符合鳞状细胞癌的病理特征且无腺样分化;②除外其他组织或器官鳞状细胞癌转移或直接侵犯的可能,如原发宫颈鳞状细胞癌转移;③除外肛管鳞状细胞癌向上扩展至下段直肠的可能;④肿瘤所在肠管无长期持续存在的鳞状细胞上皮衬里的瘘管。

结肠鳞状细胞癌治疗以根治性手术为主,放、化疗作为辅助治疗手段。对于原发直肠鳞状细胞癌,放、化疗可获得良好的肿瘤控制和疾病治愈结果。手术可作为化疗反应差或肿瘤复发时的挽救性措施。

相对于结直肠腺癌，结直肠鳞状细胞癌通常分期更晚，预后更差，5年生存率低于50.0%。

（冯　珍　张子旭　唐　楠）

## 参 考 文 献

[1] TANAKA S, SANO Y. Aim to unify the narrow band imaging (NBI) magnifying classification for colorectal tumors: current status in Japan from a summary of the consensus symposium in the 79th Annual Meeting of the Japan Gastroenterological Endoscopy Society [J]. Dig Endosc, 2011, 23 Suppl 1: 131-139.

[2] SAITO S, TAJIRI H, OHYA T, et al. The benefit of using narrow-band imaging systems for observation of capillary networks before determining of treatments for early colon cancer [J]. Dig Endosc, 2011, 23 Suppl 1: 120-125.

[3] NG S C, LAU J Y. Narrow-band imaging in the colon: limitations and potentials [J]. J Gastroenterol Hepatol, 2011, 26 (11): 1589-1596.

# 第 37 章　结直肠非上皮恶性肿瘤

## 第 1 节　恶性淋巴瘤

　　恶性淋巴瘤是起源于淋巴网状组织的一种恶性肿瘤。大肠恶性淋巴瘤起病隐匿，早期缺乏特异性，常因延误诊治而预后不良。好发于淋巴组织较丰富的回肠末端和盲肠，其次为右半结肠。分布可呈局限性，但一般较癌累及范围广。常见为非霍奇金淋巴瘤（non-Hodgkin lymphoma，NHL）。本病是胃肠道的一种罕见肿瘤，占大肠恶性肿瘤的0.2%~1.2%。常见的临床症状有恶心、呕吐、体重减轻、腹痛、腹部包块、排便习惯改变、便血、肠梗阻、肠套叠、肠穿孔所致急性腹膜炎。少数患者因早期症状不明显而延误治疗。临床上可分三型：

### 一、弥漫型

　　以浸润为主，肠壁弥漫性增厚、变硬，病变肠段失去光泽，肠腔狭窄，蠕动消失，黏膜内可见增厚的皱襞，可呈弥漫性结节状改变，表面糜烂或浅表溃疡，类似于浸润癌，累及范围大（图37-1B、C）。

### 二、息肉型

　　肿块呈宽基、表面光滑或呈结节状息肉样肿块，也可呈多发性半球息肉，类似良性淋巴样息肉病，表面光滑、色白，局部浸润、增厚，结肠袋半月襞消失，局部僵硬，蠕动消失。

### 三、溃疡型

可呈恶性溃疡的特点,也可表现为良性溃疡,溃疡平坦、表浅,表面白苔,周堤平坦等。有一种肠外肿块型,由内向肠腔外生长,肿块可压迫肠腔使其狭窄,黏膜面正常(图 37-1A)。

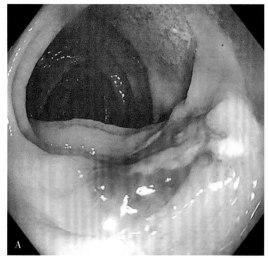
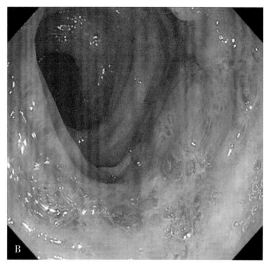
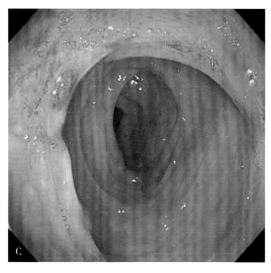

**图 37-1 淋巴瘤内镜下表现**
A. 白光表现(溃疡型);B. 白光表现(弥漫型);
C. 白光表现(弥漫型)。

大肠恶性淋巴瘤宜采取以手术和全身化疗为主的综合治疗方案。综合治疗方案的原则:①结肠根治或肿瘤切除术后行全身联合化学治疗,加早期多药化疗(化学疗法)。②病变广泛者,姑息性结肠肿瘤切除术后,再行全身化学治疗。常用的化学治疗方案有 CHOP(环磷酰胺、阿柔比星、长春新碱、泼尼松)、R-CHOP(利妥昔单抗 +CHOP)、MACOP 等。③淋巴瘤对放射治疗的敏感性高,适用于局限性病变和区域淋巴结的治疗,放射治疗受限于小肠和结肠放射治疗后的并发症,因此适用于局限性病变患者。

# 第 2 节 神经内分泌肿瘤

神经内分泌细胞遍布全身各处,因此神经内分泌肿瘤可以发生在体内任何部位,但最常见的是胃、肠、胰腺等消化系统神经内分泌肿瘤,约占所有神经内分泌肿瘤的 2/3。在之前,结肠的神经内分泌肿瘤发病率较低,所以一直没有引起关注。但近年来,胃肠道的内分泌肿瘤从 25 年前的 0.004% 逐年上涨,如今上涨了 10 倍。其中,来源于消化系统的神经内分泌肿瘤占 55%~70%。与其他神经内分泌肿瘤不同,胃肠道神经内分泌肿瘤具有特殊的生物活性物质,如血清素、组胺、嗜铬粒蛋白等。由于不断上升的患病率和临床的特殊表现,该病正引起关注。

大多数结肠神经内分泌肿瘤都没有明显的临床表现,在做其他检查时偶然被发现的居多。部分患者会出现便血、肠梗阻、肛外肿物等,但易和其他消化道疾病混淆。因此,很难从临床病症确定是否患有结肠神经内分泌癌。类癌综合征被认为是神经内分泌肿瘤比较特异的临床症状,此综合征被认为是由神经内分泌肿瘤分泌的生物活性物质进入循环系统所致。类癌综合征在结直肠类癌患者中很少见,不到 5%。内镜检查是发现肠道神经内分泌肿瘤的重要手段(图 37-2),但部分肿瘤在内镜下与腺癌难以区别。郭林杰等研究显示,目前我国胃肠胰腺神经内分泌肿瘤的误诊率高达 55.1%。目前常结合 CgA、Syn 等必须检测的免疫组织化学指标,用于提高诊断率。

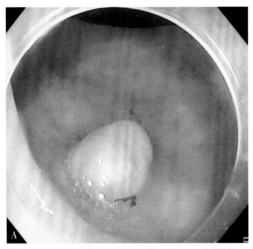
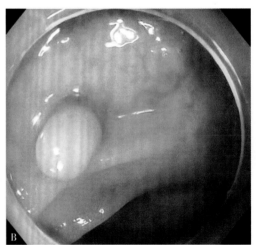
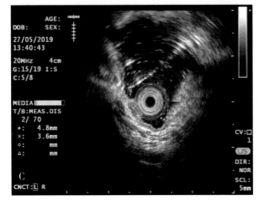

**图 37-2 神经内分泌肿瘤内镜下表现**
A. 白光表现;B. 白光表现;C. 超声表现。

手术切除神经内分泌肿瘤,能够达到治愈的目的。对于肿瘤直径 >2cm、侵犯肌层、有淋巴结转移的患者,术后易出现肿瘤的局部复发,放疗可降低局部复发的风险。因为胃肠道神经内分泌癌的诊断存在一定的困难,所以往往发现时已有淋巴结或肝脏转移。手术方式多采用标准的结肠癌根治术。

# 第 3 节　间叶性肿瘤

## 一、胃肠道间质瘤(gastrointestinal stromal tumor,GIST)

多发于胃和小肠,其中发生于胃的占 60%~70%,小肠占 30%,直肠占 4%,另有 2%~3% 发生于结肠、食管、十二指肠甚至腹腔内的网膜、肠系膜。

## 二、内镜表现

GIST 在消化道壁可向腔内、腔外、壁内生长或混合型生长。腔外生长型常为无蒂、较大的黏膜下隆起,表现为腔外压迫,故除了腔外生长的小肿瘤外,内镜检查多数能发现 GIST,呈黏膜下肿瘤型或腔外压迫。发生在黏膜下层以下者,瘤体多数不能推动,可随肿瘤的增大而呈多结节状。良性 GIST 境界清楚、边缘光滑,呈向周围排压性生长,内部性状一致;恶性 GIST 境界不清、边缘不规则,呈多结节状,浸润性生长。GIST 直径 >4cm 时,可发生囊性变、局部出血和坏死。

根据肿瘤表面的色调、形态和活检钳感到的质地,GIST 很容易与脂肪瘤、淋巴管瘤、血管瘤等区分,而实质瘤中仅极少数为神经源性肿瘤,故需要与 GIST 鉴别的常常只是平滑肌肿瘤。

内镜活检很难取到 GIST 组织,伴有溃疡时有可能取到,但诊断率很低。采用内镜超声引导细针抽吸活检(endoscopic ultrasonography-guided fine-needle aspiration,EUS-FNA)的组织取得率为 77%~86%,术后诊断符合率为 80% 以上。取活检可达到两个目的:①可行免疫组化检查,提供鉴别诊断依据,排除平滑肌和神经源性肿瘤、异位胰腺、类癌、淋巴瘤和转移癌等;②活检组织量如足够,则能鉴别肿瘤的良恶性,决定是否应用选择性酪氨酸激酶抑制剂伊马替尼(格列卫)治疗。

## 三、治疗

外科手术切除仍然是治疗 GIST 的首选方法。

(冯　珍　张子旭　唐　楠)

## 参 考 文 献

[ 1 ] NG S C, LAU J Y. Narrow-band imaging in the colon: limitations and potentials [J]. J Gastroenterol Hepatol, 2011, 26 (11): 1589-1596.

[ 2 ] URAOKA T, HIGASHI R, SAITO Y, et al. Impact of narrow-band imaging in screening colonoscopy [J]. Dig Endosc, 2010, 22 Suppl 1: S54-S56.

[ 3 ] PASHA S F, LEIGHTON J A, DAS A, et al. Comparison of the yield and miss rate of narrow band imaging and white light endoscopy in patients undergoing screening or surveillance colonoscopy: a meta-analysis [J]. Am J Gastroenterol, 2012, 107 (3): 363-370.

# 第38章 其他疾病

## 第1节 结肠憩室

结肠憩室(colon diverticulum)是指结肠肠壁肌层缺损,结肠黏膜经此处向外突出形成的囊状病理结构(图38-1)。结肠憩室多见于老年男性,随着年龄的增长发病率增高,西方高于东方。随着我国经济的发展、国人饮食结构和生活方式的改变,中国结肠憩室的发病率呈明显上升趋势。在发病部位方面,西方国家结肠憩室多见于左半结肠,我国则以右半结肠为主。结肠憩室一般为多发,大小不一、数量不等,当结肠中存在多个结肠憩室时,称为结肠憩室病(diverticular disease of colon)。

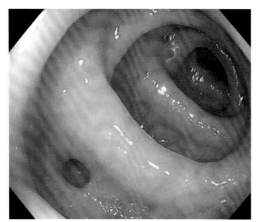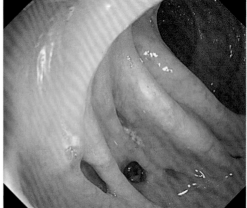
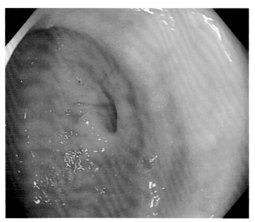

图38-1 结肠憩室

超过 90% 的结肠憩室无临床症状,少数可能出现腹部不适,腹胀,腹泻、便秘等排便习惯改变,剧烈腹痛罕见。如果患者出现持续剧烈腹痛,通常提示出现并发症,主要包括憩室炎、穿孔、出血。憩室炎多由气体或粪便进入憩室内部后排出不畅引起,多表现为持续性腹痛,结肠憩室炎可导致憩室穿孔,穿孔较小时肠壁周围组织包裹局限,表现为局限性腹膜炎,当穿孔较大时可引起弥漫性腹膜炎。若炎症迁延不愈、反复发作,往往转变为慢性憩室炎,肠壁水肿、增厚,与周围组织粘连。老年憩室患者,尤其是合并血管畸形、动脉硬化者,在理化因素刺激下易出现憩室出血,通常以右半结肠为主。

对于无症状的结肠憩室往往无需治疗,有症状的结肠憩室首先以内科治疗为主,包括高纤维素饮食以保持大便通畅,对于憩室炎可选用抗生素治疗。内科治疗无效或出现憩室穿孔、出血等并发症时,可选用外科手术治疗。腹腔镜手术较传统开腹手术具有创伤小、恢复快、并发症发生率低的优势,已成为主要的外科治疗方式。手术方式包括脓肿引流、造瘘术、肠段切除一期吻合等。随着消化内镜的进展,内镜手术逐渐开始替代外科手术治疗,尤其是对于憩室出血,可选用内镜下电凝止血、金属夹止血、喷洒止血粉、肾上腺素注射、套扎止血等多种治疗方式。

# 第 2 节　结直肠动静脉畸形

结直肠动静脉畸形(gastrointestinal arteriovenous malformation)又称为毛细血管扩张、血管扩张、血管瘤、血管发育不良等,是大肠最常见的血管异常病变,一般指正常结直肠黏膜和黏膜下畸形动静脉及毛细血管所发生的扩张性病变,表现为管壁变薄、血管扩张(图 38-2)。右半结肠较左半结肠多见。动静脉畸形、毛细血管扩张、错构瘤、动脉瘤样扩张和血管发育不良这些术语可通用,部分国内外文献将动静脉畸形称为"蔓状血管瘤"而归为血管瘤一类。Moore 等根据临床表现,将动静脉畸形分为 4 型(表 38-1)。Lewi 等根据动脉造影、病变部位、年龄、家族史等特征,将动静脉畸形分为 3 型(表 38-2)。

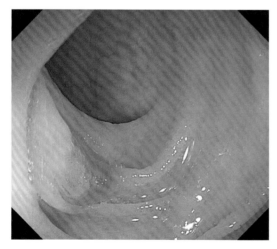
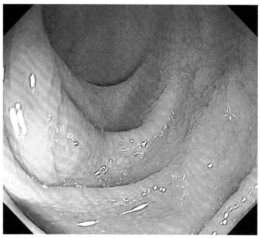

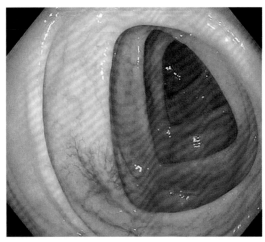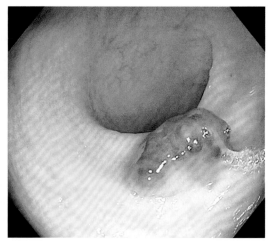

图 38-2　结肠动静脉畸形

表 38-1　Moore 胃肠道动静脉畸形分类

| 分类 | 定义 |
| --- | --- |
| Ⅰ 型 | 最常见的类型,病变局限,多为后天获得性,以右半结肠较多,好发于 55 岁以上老年人,手术时不易发现 |
| Ⅱ 型 | 病灶较大且广泛,肉眼可见。先天性血管异常,病变由厚壁和薄壁血管组成,可见于任何部位 |
| Ⅲ 型 | 多发性点状血管灶,包括遗传性毛细血管扩张症,可见于任何部位,常伴有皮肤毛细血管扩张 |
| Ⅳ 型 | 继发于肠壁的其他病变,如静脉回流障碍等 |

表 38-2　Lewi 胃肠道动静脉畸形分类

| 分类 | 定义 |
| --- | --- |
| Ⅰ 型 | 最常见的类型,表现为孤立性的黏膜下血管发育不良。最常发生于盲肠及右半结肠。病变小,大体和术中检查均难以发现,老年人多见,获得性血管畸形。Ⅰa 型,薄壁血管;Ⅰb 型,厚壁血管 |
| Ⅱ 型 | 先天性疾病,多为青年期发病,术中可检出病变。具有真正的错构瘤本质 |
| Ⅲ 型 | 极少见,多合并基础性遗传病如遗传性出血性毛细血管扩张症 |

　　目前对于结直肠动静脉畸形的发病原因尚不明确,可能与先天性血管发育异常及后天血管退行性改变有关。胃肠道血管畸形的诊断主要依靠电子结肠镜检查,是目前最好的选择,对于无法配合内镜检查或内镜检查失败的患者,可以替代的检查方式包括选择性血管造影、放射性核素扫描。

　　结直肠动静脉畸形的治疗包括非手术治疗和手术治疗。非手术治疗主要采用抑制血管生成的药物,如沙利度胺。电子结肠镜具有诊断和治疗的双重作用,尤其是内镜治疗具有创伤小、可重复性等优点,尤其适用于具有心肺基础疾病而无法耐受外科手术的患者,包括内镜下电凝、注射硬化剂、金属夹等,但对于多发病灶,复发率较高。选择性血管造影时,如发现出血,亦可采用血管栓塞治疗。外科手术治疗仍是目前主要的治疗方式,尤其适用于多次内镜或介入栓塞治疗无效、反复出血或危及生命的大出血患者,主要的手术方式为病变肠段切除加一期吻合。

## 第3节　结肠静脉曲张

结肠静脉曲张临床上非常少见,是引起下消化道出血的罕见病因,多继发于门静脉高压(图38-3)。左半结肠发病率高于右半结肠,即肠系膜下静脉分布区域多见。

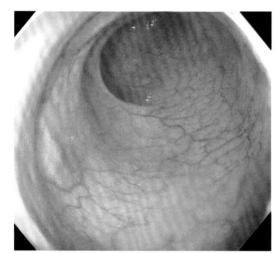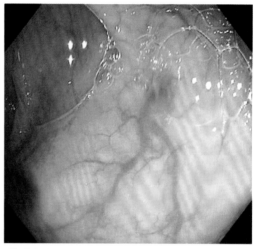

图38-3　结肠静脉曲张

门静脉高压致侧支循环开放,除常见的食管-胃底静脉曲张、腹壁静脉曲张、痔静脉曲张外,尚有异位静脉曲张,包括结肠静脉、空回肠静脉、十二指肠静脉。由于冠状-奇静脉吻合系统丰富,分流了更多的血流,故结肠静脉曲张少见,少数患者因为先天解剖因素,结肠静脉系统分流更多的血流而出现结肠静脉曲张。结肠镜检查中可看到结肠黏膜下扩张、迂曲的静脉血管,应与结肠动静脉畸形鉴别。临床上患者可表现为下消化道出血症状,即便血、黑便、贫血、大便隐血阳性。电子结肠镜是最有效的检查方式,结合门静脉高压病史,多可作出临床诊断。其治疗与食管-胃底静脉曲张相似,可采用保守治疗、外科手术、内镜套扎、硬化剂注射、介入栓塞等。左半结肠由于粪便质硬,易摩擦致破裂、出血,提倡积极治疗。

## 第4节　门静脉高压性结肠病

门静脉高压性结肠病(portal hypertensive colopathy,PHC)是指在门静脉高压基础上发生的结肠黏膜下毛细血管扩张、淤血、血流量增加,动静脉短路及毛细血管内皮和黏膜上皮细胞超微结构的改变。PHC是下消化道出血的少见病因,其发病机制尚不清楚,多认为与门静脉高压所致肠道血流动力学改变有关。

内镜下可见黏膜改变和血管病变。黏膜肿胀、红斑、颗粒样变、易脆性、糜烂、溃疡、自发性出血等。血管病变表现为黏膜下静脉曲张、血管扩张、樱桃红点征或血管发育异常。根据其内镜下表现可分为三级：①Ⅰ级为黏膜红斑；②Ⅱ级为结肠黏膜红斑，并伴有黏膜马赛克样改变；③Ⅲ级为樱桃红点征、毛细血管扩张或血管发育异常。

PHC 患者通常无临床症状，少数可表现为慢性消化道出血及肠道功能紊乱。消化道出血以慢性少量出血为主，患者多因黑便、缺铁性贫血就诊，极少表现为下消化道大出血。肠黏膜充血、水肿，运动功能减弱，肠道消化、分泌、吸收障碍，菌群失调，患者多有腹痛、腹胀、腹泻、便秘及营养不良。

无出血症状的患者多可选择保守治疗，以降低门静脉压力、软化大便为主。当有消化道出血表现时，应积极治疗。内镜治疗包括热凝、NdYAG 激光、硬化剂、缝扎治疗出血病灶，外科治疗包括经颈静脉肝内门体分流术（transjugular intrahepatic portosystemic shunt, TIPS）、病变肠段切除。

# 第 5 节　肠气囊肿病

肠气囊肿病（pneumatosis cystoides intestinalis, PCI）是指分布于消化道浆膜下或黏膜下的多发性充满气体的囊肿，又称肠壁囊样积气症、肠气肿、腹气囊肿、囊性淋巴积气症等。本病临床罕见，近年来随着检查技术的发展，诊断率有所提高。本病可发生于任何年龄阶段，30~60 岁较多见，男女发病比例约 3∶1，最常见于结肠，其次为小肠，我国多发生于高原地区（青海省、甘肃省）。

本病多无症状或缺乏特异性表现，临床易造成漏诊、误诊，多数病例伴有腹泻，囊肿被粪便嵌塞出现梗阻、粪性溃疡并发穿孔时可引起肠道并发症。

腹部 CT 是诊断 PCI 最有效的方法，其区分腔内气体比 X 线更敏感，CT 主要征象为病变肠管边缘呈葡萄或串珠状低密度透光区。浆膜下囊肿易破裂而出现膈下游离气体，故而当临床上发现无痛性气腹时，应考虑本病。黏膜下型 PCI 内镜下表现类似肠息肉或黏膜下肿瘤，即黏膜表面圆形或椭圆形、球形息肉样隆起，大小不等、广基无蒂，与息肉或黏膜下肿瘤相比，PCI 多呈透明或半透明，可压缩或凹陷（图 38-4）。当鉴别困难时，可用活检钳咬取囊壁，如隆起消失并见气体冒出即可诊断。

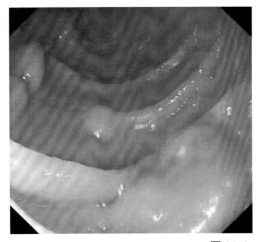 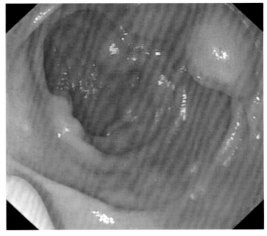

图 38-4　肠气囊肿病

由于囊肿多可自行消失,故无临床症状者无需治疗。当有临床症状又无肠道穿孔、缺血表现时,可选用保守治疗,包括胃肠减压、抗生素、氧疗。内镜治疗包括活检钳钳破囊壁后套扎或注射无水酒精,应避免内镜下电凝或灼烧,因为囊壁内气体富含氢,易引起爆炸。当上述治疗效果不理想,或出现肠道缺血、穿孔时,可选用外科治疗,主要是针对肠道并发症行肠段切除。

# 第6节 结直肠黑变病

结直肠黑变病(melanosis coli,MC)是指结肠固有层巨噬细胞内含脂褐素样物质的一种黏膜色素沉着性病变,是一种以非炎症性、良性、可逆性色素沉着为特征的病变。病变多累及近端结肠,严重者可累及全结肠(图38-5)。长期应用蒽醌类泻药是目前公认的引起 MC 的主要原因,蒽醌类泻药的主要来源如番泻叶、芦荟、大黄及大黄衍生物等含树脂性物质。蒽醌类泻药到达大肠后被吸收,转化为其活性形式,破坏上皮细胞,导致细胞凋亡,凋亡细胞被巨噬细胞吞噬并通过基底膜小孔移行到黏膜固有层,形成色素沉着,当大量凋亡细胞被吞噬后,最终形成典型的 MC。

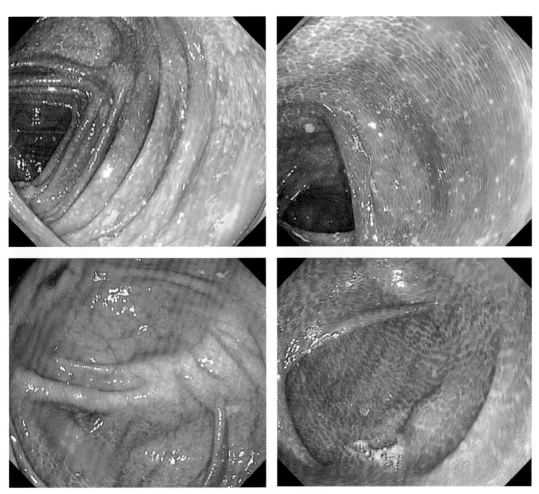

图 38-5　结肠黑变病

MC 本身无特殊表现或仅为便秘、腹泻、腹痛、腹胀、肛门坠胀等类似肠易激综合征的症状,其诊断主要依靠内镜检查。根据其内镜下表现,MC 分为三度:①Ⅰ度呈浅黑褐色,类似豹皮,可见不对称的乳白色斑点,黏膜血管纹理隐约可见。病变多累及直肠或盲肠,或在结肠的某一段肠黏膜上,受累结肠黏膜与无色素沉着的肠黏膜分界线多不清楚。②Ⅱ度呈暗黑褐色,间有线条状的乳白色黏膜,多见于左半结肠或某一段结肠黏膜上,黏膜血管多不易看到,病变肠段与正常肠段分界较清楚。③Ⅲ度呈深褐色,在深褐色黏膜间,有细小乳白色线条状或斑点状黏膜,血管纹理消失,多见于全结肠型。

MC 是一种良性可逆性疾病,随着便秘症状的改善和泻药的停用,大量脂褐素经溶酶体消化、分解,MC 的色素沉着可减轻甚至消失。在严重的 MC 患者中,应警惕结肠腺瘤性息肉和结肠癌的存在,定期复查肠镜。合并有息肉、肿瘤或炎症表现者,及早积极治疗。

# 第7节　回盲瓣脱垂综合征

回盲瓣脱垂综合征(ileocecal valve prolapse syndrome)是指末端回肠黏膜经回盲瓣口脱入盲肠或回盲瓣脂肪沉积形成的回盲瓣凸起,是一种少见的良性疾病(图 38-6)。回盲瓣分上、下两唇,唇周组织结构来源于结肠,回盲瓣具有括约肌的功能,既可控制回肠内容物进入盲肠的速度,又可防止盲肠内容物反流。回盲瓣脱垂主要有部分型(上唇脱垂型)和完全型(上下唇脱垂型),其发病可能与肠功能失调、肠蠕动异常导致局部脂肪浸润有关,脂肪浸润使回盲瓣周围组织松弛,从而导致瓣口节律性舒缩失调,引起回肠末端黏膜脱入盲肠。本病缺乏特异性表现,故临床诊断困难,容易误诊、漏诊。多数患者表现为食欲缺乏、腹胀、便秘、腹泻等消化功能紊乱症状,少数病例因为回盲瓣括约肌痉挛导致暂时性肠梗阻,肠蠕动加剧致阵发性腹痛。目前尚无特殊治疗的药物,对于轻症患者可对症治疗,调节肠道菌群、解痉镇痛等。有剧烈腹痛,无法与阑尾炎、回盲部肿瘤鉴别,或合并回盲部出血、穿孔时,应积极手术治疗。

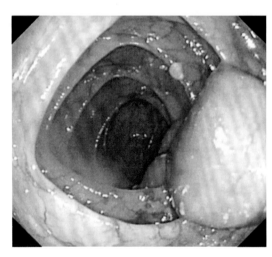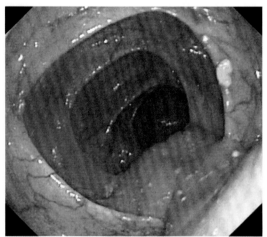

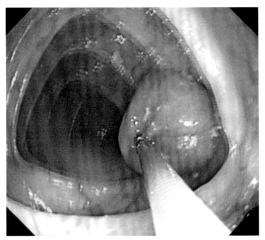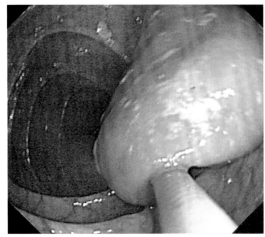

图 38-6 回盲瓣脱垂综合征

# 第 8 节 胶原性结肠炎

胶原性结肠炎（collagenous colitis,CC）是一种少见而具有独特临床病理特征的肠道炎症性疾病,以慢性水样泻、结肠黏膜下胶原纤维层增厚为主要特征,中老年女性多见。作者未见过本病例,其发病机制目前尚不清楚,可能与自身免疫、胆酸吸收异常、感染、吸烟有关。大量的胶原纤维造成水的吸收和电解质交换障碍,从而导致慢性水样腹泻,水样腹泻可自行缓解、复发,持续数月至数年。结肠镜检查镜下黏膜可表现正常或大致正常,组织病理学表现为上皮细胞受损、扁平、上皮下胶原带增厚,呈弥漫不连续性分布的不规则锯齿状,主要有Ⅳ型胶原蛋白和腱生蛋白组成。其内可见炎症细胞和梭形细胞浸润及蜷曲的毛细血管。对怀疑本病者,行结肠镜检查过程中,可自升结肠、横结肠、降结肠、乙状结肠各取 2 块以上组织活检,以提高检出率。

胶原性结肠炎的治疗目的以缓解临床症状为主,提倡戒烟、合理使用 PPI、他汀类药物、β 受体阻滞剂。常用治疗药物包括柳氮磺胺嘧啶、5- 氨基水杨酸、糖皮质激素、抗生素。腹泻严重时,可使用止泻药物。

# 第 9 节 大肠软化斑

软化斑（malakoplakia）是一种罕见的慢性炎性肉芽肿,主要发生于泌尿生殖系统,累及结直肠少见。作者未见过本病例,本病原因不明,可能与细菌感染有关,多数病例存在免疫缺陷或自身免疫失调,可以确定的致病菌有大肠埃希菌。单核细胞或巨噬细胞内的 cGMP 水平降低,溶酶体功能缺陷,不能完全消化的细菌降解物积聚在细胞内,形成本病特有的 Michaelis-Gutmann 小体,小体呈卵圆形或圆形,苏木精浓染,PAS 反应阳性,铁钙反应阳性。软化斑大体形态表现为分散或群集的浅黄色至褐色天鹅绒样隆起的斑块,大小不等,斑块表面有黏膜覆盖,有时有浅表溃疡,局部凹陷,邻近组织有出血或炎症。软化斑属于炎症性病

271

变，治疗以内科治疗为主。针对细菌感染，可使用抗生素治疗。

（陆品相　唐　研　徐晓玥）

## 参 考 文 献

［1］ WANG S F, LI C Y, DAI Z M, et al. Gender, Age, and Concomitant Diseases of Colorectal Diverticulum in China: A Study of 7, 964 Cases [J]. Dig Dis, 2019, 37 (2): 116-122.

［2］ GHASSEMI K A, JENSEN D M. Evolving techniques for gastrointestinal endoscopic hemostasis treatment [J]. Expert Rev Gastroenterol Hepatol, 2016, 10 (5): 615-623.

［3］ KICHLER A, JANG S. Endoscopic Hemostasis for Non-Variceal Upper Gastrointestinal Bleeding: New Frontiers [J]. Clin Endosc, 2019, 52 (5): 401-406.

［4］ CHIU P W. Endoscopic Management of Peptic Ulcer Bleeding: Recent Advances [J]. Clin Endosc, 2019, 52 (5): 416-418.

［5］ OFOSU A, RAMAI D, LATSON W, et al. Endoscopic management of bleeding gastrointestinal tumors [J]. Ann Gastroenterol, 2019, 32 (4): 346-351.

［6］ RZEPCZYNSKI A, KRAMER J, JAKATE S, et al. Colonic Polypoid Arteriovenous Malformation Causing Symptomatic Anemia [J]. ACG Case Rep J, 2019, 6 (10): e00241.

［7］ HOUGHTON K D, UMAR B, SCHAIRER J. Successful Treatment of Hereditary Hemorrhagic Telangiectasia With Octreotide [J]. ACG Case Rep J, 2019, 6 (6): e00088.

［8］ URRUNAGA N H, ROCKEY D C. Portal hypertensive gastropathy and colopathy [J]. Clin Liver Dis, 2014, 18 (2): 389-406.

［9］ LING F, GUO D, ZHU L. Pneumatosis cystoides intestinalis: a case report and literature review [J]. BMC Gastroenterol, 2019, 19 (1): 176.

［10］ KLAIR J S, CHANDRA S, JOHLIN F C. Melanosis Coli due to Rhubarb Supplementation [J]. ACG Case Rep J, 2019, 6 (5): e00092.

［11］ LARSSON J K, DABOS K J, HÖGLUND P, et al. Cancer Risk in Collagenous Colitis [J]. J Clin Med, 2019, 8 (11): 1942.

［12］ TOWNSEND T, CAMPBELL F, O'TOOLE P, et al. Microscopic colitis: diagnosis and management [J]. Frontline Gastroenterol, 2019, 10 (4): 388-393.

［13］ NIKNEJAD N, NILI F, SHIRKHODA M. Malakoplakia in Association with Adenocarcinoma of Sigmoid Colon: A Case Report [J]. Iran J Pathol, 2019, 14 (3): 258-260.

结肠镜治疗篇

# 第 39 章　金属夹子术

"夹子装置"作为机械式止血和内镜下创面缝合应用的首选手术器械,使用非常安全,本身无任何不良反应,临床应用非常广泛。金属夹操作方便、经济实惠,是现代内镜治疗不可或缺的一个重要工具,有非常重要的作用。金属夹经过不断改良,从最初应用于内镜下消化道出血止血、穿孔修补、标记定位等,到现在配合内镜完成各种微创手术,如内镜黏膜切除术(EMR)、内镜黏膜下剥离术(ESD)、经口内镜下肌切开术(POEM)及经自然腔道透壁内镜手术(NOTES)等,已取得显著效果。

## 第 1 节　适应证及禁忌证

### 一、适应证

非静脉曲张性消化道出血止血治疗;闭合消化道缺损、穿孔;术前标记;以及配合各种内镜微创治疗,如 EMR、ESD、POEM、STER 及 NOTES 等。

### 二、禁忌证

弥漫性消化道黏膜出血;一般情况差、无法耐受内镜手术者。

## 第 2 节　器 械 选 择

内镜下金属夹装置于 2005 年进入国内市场,最早上市的产品为日本生产的"夹子装置"。目前主要为进口产品,如日本生产的"夹子装置"、美国生产的"带有推送器的一次性使用止血夹"等。近年来,多种国产产品也逐渐推向市场,如"和谐夹""金刚夹"等(图 39-1)。

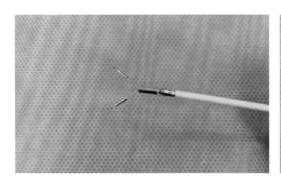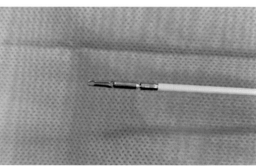

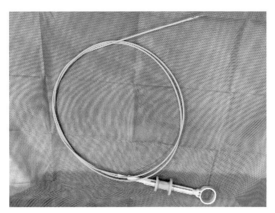

图 39-1　国产止血夹

所有金属夹均由两部分组成：一是金属置放操作器，金属夹安装在置放操作器的头部，通过内镜钳道推送至内镜前端；二是置放操作器手柄部，它用于控制金属夹的张开、夹闭和释放。金属夹按其功能不同，分为止血用和结扎组织用，主要是金属夹臂长和前端角度的不同。

EZ-CLIP 可旋转金属止血夹装置器仅为单层外鞘，无按钮，安装较为容易，只要滑动手柄就能方便地安装和释放金属夹（图 39-2）。止血夹装置器长度有 3 种——HX-110LR（1 650mm）、HX-110QR（1 950mm）和 HX-110UR（2 300mm），旋转黄色手柄可调节夹子方向。

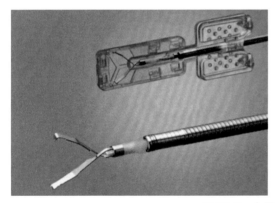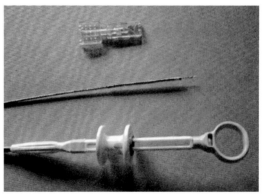

图 39-2　金属止血夹装置器

日本开发的各种型号金属夹预装于不同颜色的塑料套内。张开角度分别为 90° 和 135°。90° 的有 HX-610-090 标准型（黄色）、HX-610-90L 标准型（蓝色）、HX-610-90S（白色）。张开角度为 135° 的有 HX-610-135 标准型（粉色）、HX-610-135S（绿色）。每种止血夹有不同的臂长和最大张开长度。

"带有推送器的一次性使用止血夹"——Resolution 止血夹（图 39-3）已预装于推送装置中，一体化的设计使得止血操作更为迅速和快捷；止血夹张口直径宽达 11mm，能够有效抓取更多组织，止血效果高效、持久和确切；在释放前可反复打开和闭合 5 次，便于止血夹重新定位；操控手柄类似于活检钳，"掌开则开，掌合则合"，使用较为方便。目前主要应用于溃疡性出血和小动脉出血的止血治疗；修补内镜下黏膜和黏膜下缺损，闭合内镜下胃肠壁穿孔；固定空肠营养管于小肠壁上；内镜治疗中标记部位等。

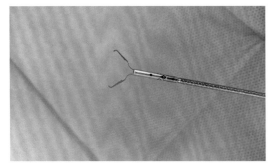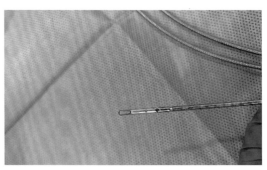

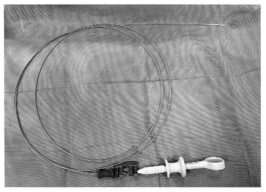

图 39-3　Resolution 止血夹

# 第 3 节　操 作 方 法

## 一、止血

随着内镜新技术的运用和不断革新，内镜直视下应用金属夹夹闭止血点，大大提高了消化道出血内镜治疗的安全性和治愈率。对于消化内镜治疗中或术后出血，金属夹也是一种十分有效的止血方法。

金属止血夹发挥止血作用的主要机制与外科血管结扎或缝合相同，为一种物理机械方法，利用止血夹闭合时产生的机械力，将其周围组织及出血血管一并结扎，从而闭合出血的血管，以阻断血流达到止血目的。要使其有效发挥止血作用，应用中要求准确钳夹住出血血管残端或阻断出血的来源。经内镜止血夹治疗消化道出血安全、有效，适用于非静脉曲张性活动性出血及可见血管残端病变的止血治疗。

消化道黏膜下血管较为丰富，在进行 ESD 治疗过程中，常因切断黏膜下血管而引起出血，血液覆盖创面影响内镜视野和操作；ESD 术后常因局部凝血块脱落或是局部炎症反应，侵蚀局部小血管而引起术后迟发性出血。对于小动脉喷射性出血、管径较粗的小静脉搏动性出血，或是手术创面组织菲薄，如用电凝止血易引起迟发性穿孔的部位出血，可首选金属夹止血（图 39-4）。

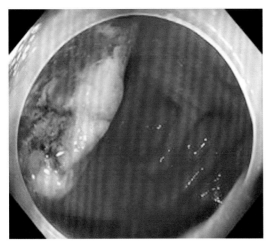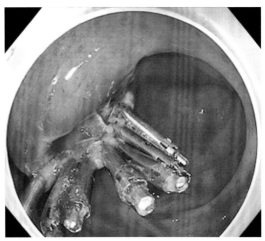

图 39-4　金属夹内镜下止血

在止血前,先用生理盐水冲净创面,找到出血部位。金属夹手柄前端安装好金属夹,内镜下发现出血灶后,经钳道送入已安装好的置放操作器,送到内镜前端,推出金属夹,使金属夹开放至最大角度,调整夹子方向。将金属夹对准出血部位,顶上出血灶两侧黏膜并加压后收紧止血夹。当听到"咔嗒"一声后,说明夹子已完全合拢,退出置放操作器,完成一个夹子的置放。根据出血情况及止血效果,决定放置夹子的数目。夹闭出血点后,夹子呈直立位或不能活动,表示钳夹牢固。

需要注意的是:①并不是所有 ESD 出血均适合使用金属夹止血,特别是术中出血、病灶尚未切除时,如过多使用金属夹往往影响 ESD 操作空间,为 ESD 后续剥离带来困难。②夹子位置要准确,尽量调整好金属夹与出血灶接触的角度,金属夹与病灶最佳角度为 90°,因为垂直施压最为牢固,夹闭前应将夹子两脚顶紧出血灶两侧的黏膜,然后夹闭病灶连同附近组织以阻断血流,所夹住组织比较牢固。③活动性出血,有时视野非常模糊,应在冲洗和吸引后对可疑出血部位放置数枚夹子。如冲洗、吸引后视野转清,说明部分或全部夹住血管,需做进一步补放,以达到完全止血。④在应用金属止血夹时,最初放置的夹子最为重要,应尽量做到止血满意。一旦最初的几个止血夹止血效果不佳时,占据了空间,后续放置止血夹就十分困难。⑤金属夹钳夹出血点后,金属夹脚间会出现渗血,有时不会自行停止,可在脚间注射硬化剂予以止血。⑥金属夹止血满意后,有夹子脱落再出血的可能。

## 二、结扎组织

### (一) 消化内镜下金属夹的缝合技术

金属夹缝合是最基本、使用最广泛的内镜下缝合方法。对于食管、胃、结直肠直径 <1cm 的黏膜缺损或穿孔,均可顺利缝合。一般来说,内镜直视下应用金属夹自创面两侧向中央完整对缝创面,可完整地将创面缝合(图 39-5,图 39-6)。对于直径 >1cm 的较大黏膜缺损或穿孔,由于金属夹跨度有限,无法一次性将创面夹闭,应适当吸引管腔内气体,充分缩小创面,利用多个金属夹夹闭创面,即 "吸引 - 夹闭 - 缝合"(图 39-7)。当穿孔过大,难以施行金属夹夹闭时,可采用网膜垫修补方法,以负压持续吸引腔内空气,直至管腔外的网膜脂肪组织覆盖穿孔部位,再用金属夹夹闭穿孔部位和脂肪组织,但此种方法目前已较少应用,更多替代以金属夹联合尼龙绳方法缝合创面。

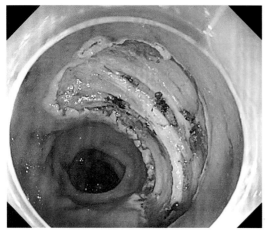
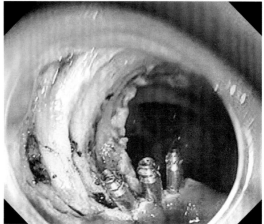

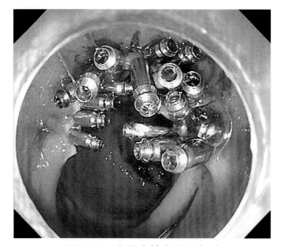

图 39-5　金属夹缝合创面（一）

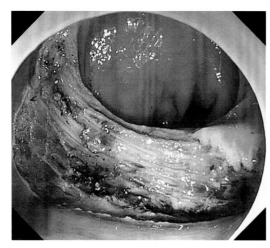
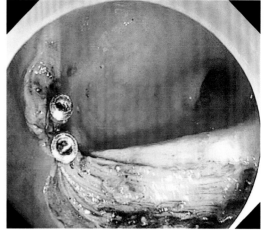

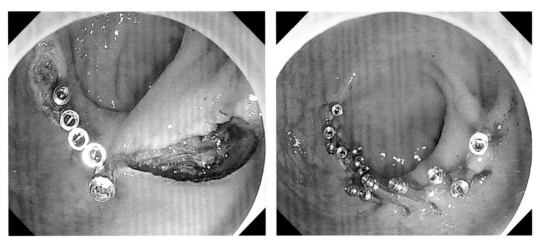

图 39-6　金属夹缝合创面(二)

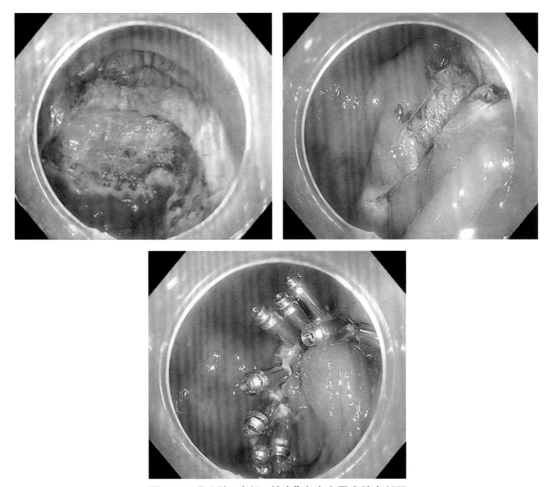

图 39-7　"吸引 - 夹闭 - 缝合"多个金属夹缝合创面

在使用金属夹结扎组织时,一定要有较完整的组织支撑,不能在穿孔部位或组织菲薄处

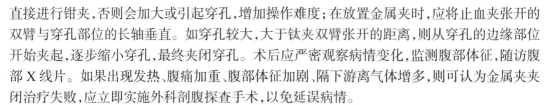

直接进行钳夹,否则会加大或引起穿孔,增加操作难度;在放置金属夹时,应将止血夹张开的双臂与穿孔部位的长轴垂直。如穿孔较大,大于钛夹双臂张开的距离,则从穿孔的边缘部位开始夹起,逐步缩小穿孔,最终夹闭穿孔。术后应严密观察病情变化,监测腹部体征,随访腹部 X 线片。如果出现发热、腹痛加重、腹部体征加剧、隔下游离气体增多,则可认为金属夹夹闭治疗失败,应立即实施外科剖腹探查手术,以免延误病情。

**(二)消化内镜下金属夹联合尼龙绳常用的缝合技术**

金属夹缝合是目前使用最为广泛的内镜创面缝合技术,但钛夹臂张开角度有限,如创面较大,有时难以单独使用金属夹闭合。2004 年,日本学者 Matsuda 等首先介绍了一种使用金属夹联合尼龙绳荷包缝合的方法闭合内镜黏膜切除术后的巨大创面。之后,国内医师逐渐使用该缝合技术做 ESD 术后的创面缝合,甚至发展到利用该技术做消化道全层切除术后的消化道管壁缺损缝合,均取得非常好的缝合效果。关于全层切除术后的荷包缝合,有关动物研究显示,采用尼龙绳圈荷包缝合直径为 20mm 的胃壁穿孔面,术后 2 周内镜与解剖学检查均提示穿孔愈合,穿孔处黏膜层、肌层及浆膜层对层愈合良好,从组织学上证实了内镜下尼龙绳圈闭合创面的可靠性。目前报道的尼龙绳缝合技术可以分为金属夹缝合后尼龙绳加固、金属夹联合尼龙绳荷包缝合、金属夹联合尼龙绳间断缝合。这些方法又根据使用的内镜不同,分为双钳道法和单钳道法,现分别介绍如下:

1. 金属夹缝合后行尼龙绳加固 此方法一般用于全层切除术后和 ESD 穿孔的金属夹夹闭创面,对金属夹缝合不满意,或担心金属夹脱落时使用。利用双钳道内镜,其中一孔道送入异物钳,另一孔道送入尼龙绳,张开尼龙绳,将异物钳从尼龙绳圈套中穿过、张大,并夹持缝合后的创面,上提,使创面周围的黏膜隆起,给予尼龙绳圈套、收紧,尽量将全部缝合后的创面收到尼龙绳中。此方法虽然有加固缝合的作用,但是在操作过程中要精细认真、用力适度,尽量避免已经金属夹缝合好的创面裂开。也有人采用单钳道内镜做尼龙绳加固,通过吸引,使创面周围的黏膜松弛、隆起后套扎,或者单纯以金属夹为支点进行圈套,缓慢收紧,使缝合在创面上的金属夹聚拢在一起,达到加固的作用(图 39-8)。

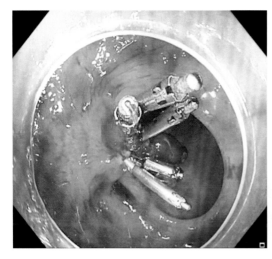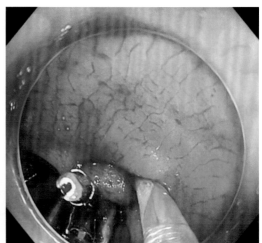

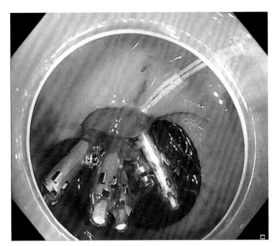

图 39-8　金属夹缝合后尼龙绳加固

2. 金属夹联合尼龙绳荷包缝合　此方法是目前内镜全层切除术后和 ESD 穿孔进行缝合消化道管壁缺损的最经济和有效的方法。

实施消化道壁缺损的双钳道内镜下荷包缝合的方法如下：将尼龙绳通过内镜的一个钳道送入，将尼龙绳套圈张开，调整位置使其适合于创面；将金属夹送入内镜的另一钳道，将第 1 枚金属夹锚定尼龙绳于创面边缘，尽可能使金属夹固定牢固。之后继续送入金属夹，重复以上步骤，直至锚定于创面边缘的金属夹均匀分布于整个创面边缘，尽可能使金属夹间距均等、两侧对称，然后收紧尼龙套圈，使创面完全闭合，内镜下即可见数枚收紧的金属夹堆积。金属夹的数量不宜过多，否则尼龙绳收紧后过多的金属夹可使缝合的创面产生空隙，影响创面愈合。

单钳道内镜下荷包缝合技术步骤如下：①从单孔内镜钳道内伸入活检钳或可反复张开的金属夹，将张开的尼龙套圈夹紧后，操作医师将内镜及尼龙绳推送器一起到达修补创面处（安装尼龙套圈至推送器，保持手柄不动的情况下予张开尼龙套圈，并使其套紧透明帽前端或插入活检孔前端内进镜）；②操作医师手握内镜及尼龙绳推送器，一起进镜至病损处，助手保持尼龙绳手柄不动的前提下继续张开尼龙绳；③操作医师缓慢后退内镜，同时助手推送尼龙绳，直至尼龙套圈完全暴露于视野内；④调整金属夹角度，使其携尼龙套圈至创面远端边缘夹闭固定；⑤继续使用金属夹将尼龙绳夹持固定在创面其余边缘，一般 4~6 枚；⑥助手收手柄，使尼龙绳环缩小，调整倾倒金属夹扶正后，一边提拉尼龙绳一边缓慢收紧，将创面闭合；⑦必要时，追加金属夹将残余创面行进一步闭合处理。另外，对于气腹较为严重的患者，术中可应用腹腔穿刺针于右下腹穿刺排气（图 39-9）。

3. 金属夹联合尼龙绳间断式缝合　操作步骤如下：①通过治疗内镜的双钳道各插入尼龙绳和第 1 枚金属夹；②调整尼龙绳和金属夹至合适的角度和方位，利用第 1 枚金属夹夹持尼龙绳远端，尽量以垂直角度牢固顶住缺损远侧边缘的消化道壁全层夹闭固定；③插入第 2 枚金属夹将近端尼龙绳夹持并顶住，夹闭固定在缺损近侧边缘的消化道壁上；④收拢缩小尼龙绳，将创面远侧与近侧缺损边缘拉拢对贴在一起；⑤必要时重复以上步骤，将创面全部完全闭合，也可单纯顺序追加数个金属夹进一步夹闭残余创面；⑥放置胃管减压。对于气腹较为严重的患者，术中、术毕应用腹腔穿刺针于右下腹穿刺排气，减轻术后腹胀。由于该方法类似于外科手术中的间断缝合,故习惯称为金属夹联合尼龙绳间断缝合(图 39-10)。

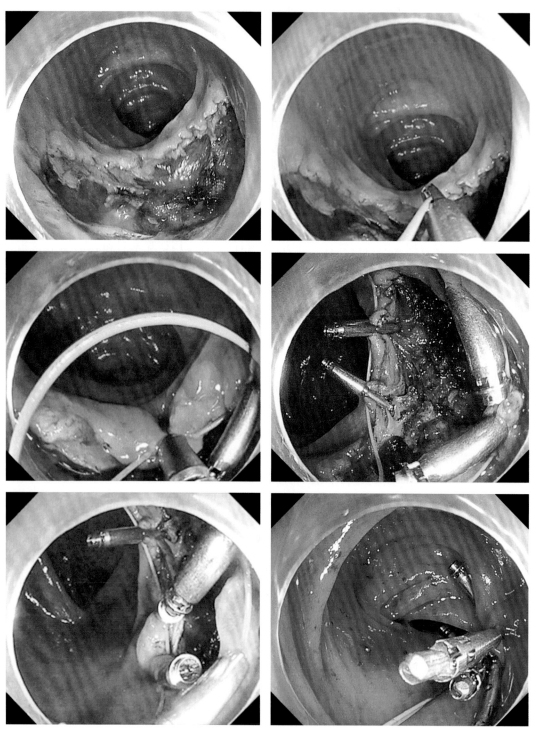

图 39-9　金属夹联合尼龙绳荷包缝合

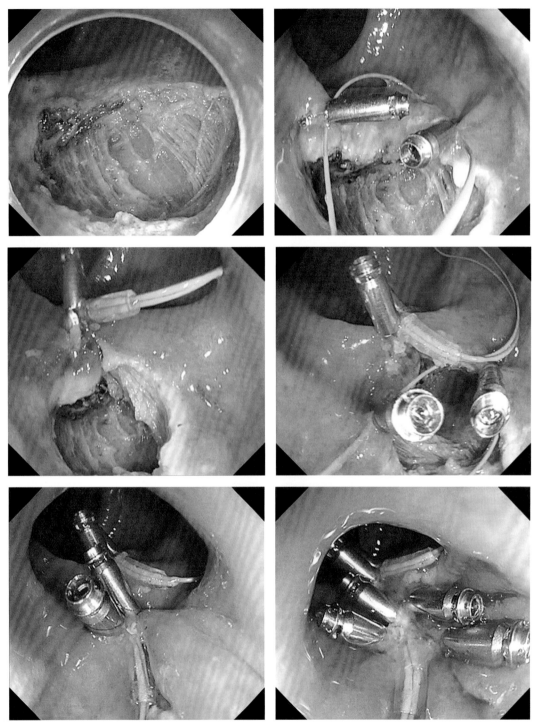

图 39-10　金属夹联合尼龙绳间断式缝合

　　在传统的双钳道内镜荷包缝合过程中，从第 3 枚金属夹开始，由于两个钳道位于同一镜身中，会增加操作难度；而与荷包缝合相比，金属夹联合尼龙绳间断缝合中，每个尼龙绳只夹两个金属夹固定，大大减少了缝合难度。目前随着单钳道内镜下荷包缝合技术的发展，金属夹联合尼龙绳间断缝合也可以采用单钳道内镜进行了。

## 三、标记

金属夹在 X 线透视下可见,故金属夹亦可作为 X 线下的标记物。一般用于外科手术术前、术中定位,通过消化内镜,在病灶部位放置 1~2 枚金属夹,为腹腔镜或开腹手术探查等提供指示作用(图 39-11)。

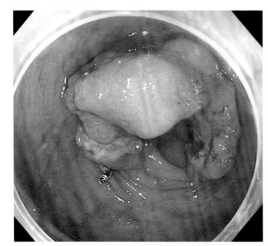
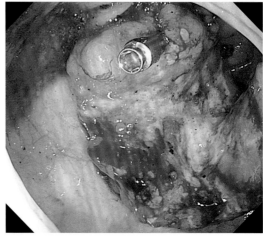
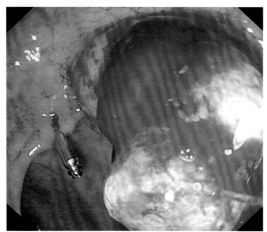

图 39-11　金属夹标记

## 四、协助完成内镜治疗

金属夹还可以协助完成部分内镜治疗。当一些带蒂息肉较大时,其蒂部血管也常较粗,若切除时电凝不充分,残蒂可引起大量出血。可通过先金属夹夹闭蒂根部,再进行息肉电切,可以有效阻断血流而起到预防出血的作用(图 39-12)。金属夹还可以联合牙线辅助牵引,大大提高 ESD 治疗效率。ESD 等需要在直视下操作,金属夹联合牙线牵引作为辅助方法中的一种,具有方便、易用等优点。其只需要在金属夹的尾部用牙线打结、固定,将开窗的黏膜用金属夹固定,固定的金属夹有连接至体外的牵引线——牙线,这样可以在 ESD 操作过程中实现按需拉动牵引线帮助手术视野的显露和控制,可以缩短手术时间,提高剥离效率

（图 39-13，图 39-14）。另外，牙线辅助 ESD 操作，可以使 ESD 术后标本的取出变得容易，更不会有丢失或者遗落标本的风险。

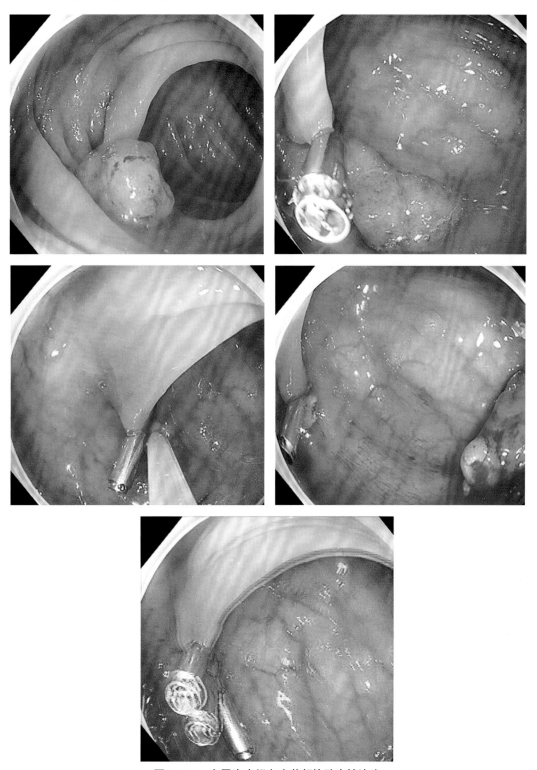

图 39-12　金属夹夹闭息肉蒂部协助内镜治疗

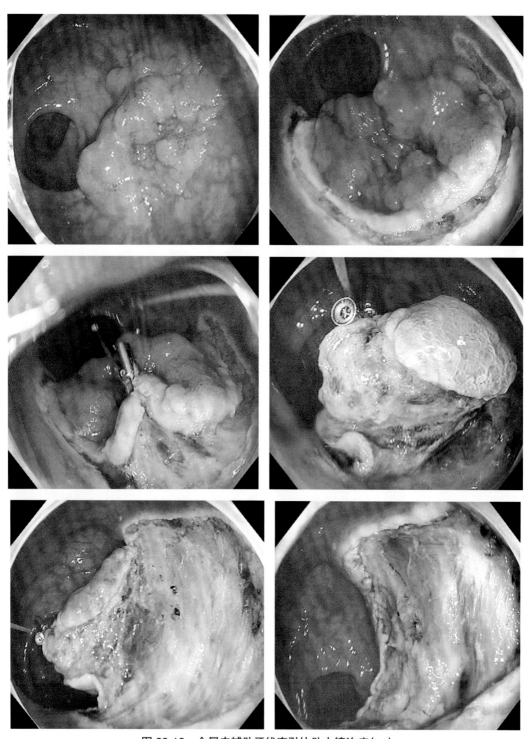

图 39-13　金属夹辅助牙线牵引协助内镜治疗（一）

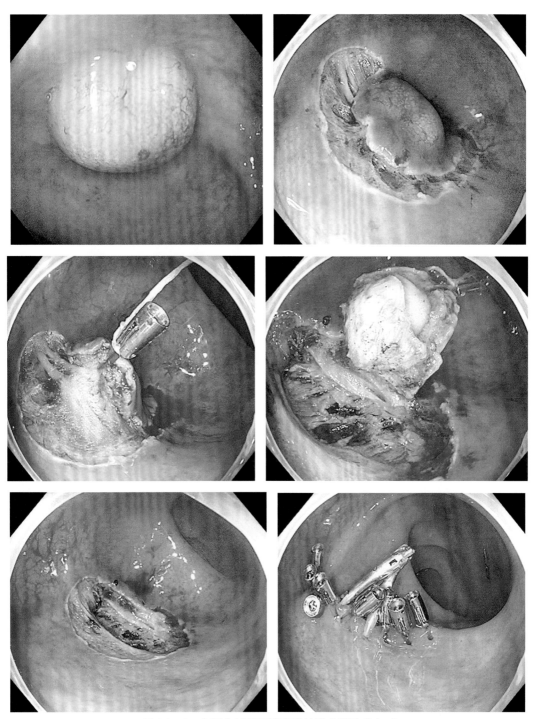

图 39-14　金属夹辅助牙线牵引协助内镜治疗（二）

# 第4节 术后处理

金属夹用于各种内镜治疗,如消化道出血、穿孔等,术后可参考各种原发病术后处理。

金属夹有一定脱落风险,术后需严密观察病情,了解有无并发症出现,以给予积极处理。

【病例】48 岁男性患者,因"结肠侧向发育型肿瘤"就诊,于 2020 年 4 月 2 日行 ESD,予钛夹封闭创面(图 39-15~ 图 39-17),患者安返病房,术后无腹痛、发热等不适,生命体征平稳。当天凌晨 12 点(约术后 10 小时)患者突发剧烈腹痛,有压痛、反跳痛,值班医师完善急诊腹部 CT 检查后,未见明显膈下游离气体(图 39-18,图 39-19),予解痉、护胃等处理,患者腹痛无好转。4 月 3 日上午患者腹痛明显,伴有低热,查体发现全腹压痛、反跳痛,急诊血常规、CRP 等提示白细胞计数、中性粒细胞比率、CRP 等炎症指标明显升高,考虑术后迟发性穿孔合并腹膜炎,立即行急诊肠镜探查,发现数枚钛夹一侧脱落,头端戳向创面,创面见脓性分泌物,冲洗后发现约 1.0cm 大小

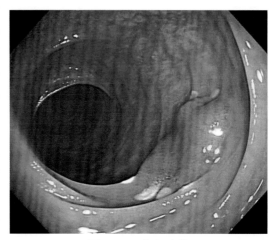

图 39-15 标记病灶

的穿孔(图 39-20),内镜下予圈套器去除钛夹,行双荷包缝合封闭穿孔(图 39-21,图 39-22)。术后予亚胺培南 / 西司他丁抗感染、加强营养支持等处理,后患者腹膜炎症状、体征好转,炎症指标下降,术后第 5 天恢复饮食,并于术后第 8 天出院。该患者术后迟发性穿孔,内镜下修补术后恢复良好,腹膜炎症状快速好转,短时间内顺利出院。由于未行外科手术,未做人造肛门,患者顺利出院,无医疗纠纷。如外科介入,行手术探查、修补或左侧腹部临时人造肛门,待半年后关闭人造肛门,此类患者很可能会产生医疗纠纷。

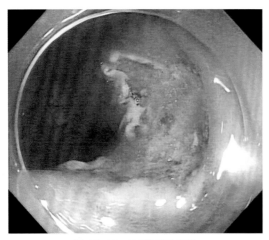

图 39-16 完整剥离病灶

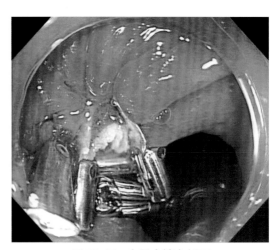

图 39-17 金属夹缝合创面

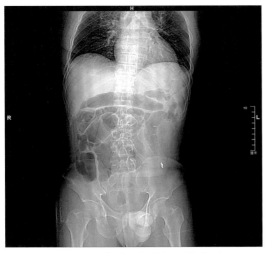

图 39-18　术后立位腹部 X 线表现

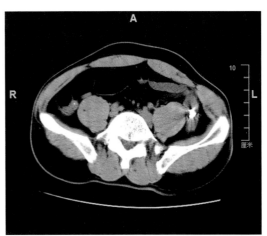

图 39-19　术后腹部 CT 表现

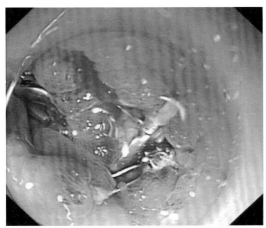

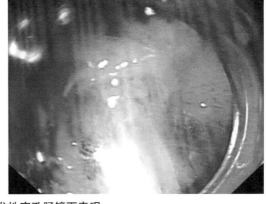

图 39-20　术后迟发性穿孔肠镜下表现

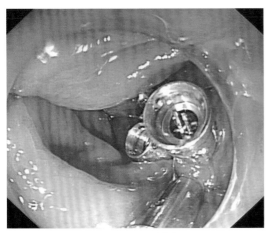

图 39-21　金属夹缝合创面

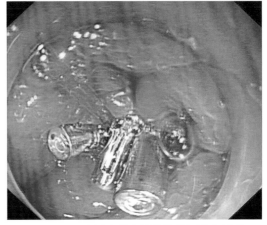

图 39-22　金属夹联合尼龙绳荷包缝合创面

**经验介绍**

该患者肠道ESD术后出现迟发性穿孔,术后10小时患者有腹痛,查体发现腹部有明显压痛,但CT等检查未见明显膈下游离气体。患者第二天腹痛加剧,术后约20小时才行内镜下治疗。

根本原因考虑为当事低年资手术医师术后创面闭合不牢固,术后出现迟发性穿孔;另外,值班医师缺乏临床经验,第一时间未能及时发现患者出现术后迟发性穿孔,并且在患者对症处理后腹痛无缓解的情况下,未及时向上级医师汇报,错过了最佳的内镜介入时机。严重的腹膜炎症状,给患者造成了痛苦。再次对该患者行内镜下穿孔修补术,用金属夹关闭穿孔创面。术后患者腹痛逐步减轻、消失。术后8天患者顺利出院,避免了医疗纠纷。这既减少了患者身体上的创伤、痛苦及医疗费用,也保护了当事医师。如该患者选择外科处理,很可能造成医疗纠纷,将会给患者造成极大的身体伤害和精神上的痛苦,当事医师也可能因此产生心理阴影,甚至影响其职业生涯。

总之,血管夹的发明和临床应用,深受广大医务人员的喜爱。

(钟芸诗　叶丽萍　贺东黎)

## 参 考 文 献

[1] RAJU G S, GAJULA L. Endoclips for GI endoscopy [J]. Gastrointest Endosc, 2004, 59 (2): 267-279.

[2] HACHISU T. Evaluation of endoscopic homeostasis using an improved clipping apparatus [J]. Surg Endosc, 1988, 2: 13-47.

[3] RAJU C S, AHMED I, XIAO S Y, et al. Controlled trial of immediate endoluminal closure of colon perforations in a porcine model by use of a novel clip device (with videos)[J]. Gastrointest Endosc, 2006, 64 (6): 989-997.

[4] MATTHES K, JUNG Y, KATO M, et al. Efficacy of full-thickness GI perforation closure with a novel over-the-scope clip application device: an animal study [J]. Gastrointest Endosc, 2011, 74 (6): 1369-1375.

[5] JENSEN D M, MACHICADO G A, HIRABAYASHI K. Randomized controlled study of 3 different types of hemoclips for hemostasis of bleeding canine acute gastric ulcers [J]. Gastrointest Endosc, 2006, 64 (5): 768-773.

[6] JENSEN D M, MACHICADO G A. Hemoclipping of chronic canine ulcers: a randomized, prospective study of initial deployment success, clip retention rates, and ulcer healing [J]. Gastrointest Endosc, 2009, 70 (5): 969-975.

[7] PARK C H, SOHN Y H, LEE W S, et al. The usefulness of endoscopic hemoclipping for bleeding Dieulafoy lesions [J]. Endoscopy, 2003, 35 (5): 388-392.

[8] HUANG S P, WANG H P, LEE Y C, et al. Endoscopic hemoclip placement and epinephrine injection for Mallory-Weiss syndrome with active bleeding [J]. Gastrointest Endosc, 2002, 55 (7): 842-846.

[9] LIAQUAT H, ROHN E, REX D K. Prophylactic clip closure reduced the risk of delayed postpolypectomy hemorrhage: experience in 277 clipped large sessile or flat colorectal lesions and 247 control lesions [J]. Gastrointest Endose, 2013, 77 (3): 401-407.

[10] TSUNADA S, OGATA S, OHYAMA T, et al. Endoscopie closure of perforations caused by EMR in the stomach by application of metallic clips [J]. Gastraintest Endosc, 2003, 57 (7): 948-951.

[11] MATSUDA T, FUJII T, EMURA F, et al. Complete closure of a large defect after EMR of a lateral

spreading colorectal tumor when using a two-channel colonoscope [J]. Gastrointest Endos, 2001, 60 (5): 836-838.

［12］HOOKEY L C, KHOKHOTVA V, BIELAWSKA B, et al. The Queen's closure: a novel technique for closure of endoscopic gastrotomy for natural-orifice transluminal endoscopic surgery [J]. Endoscopy, 2009, 41 (2): 149-153.

［13］ROLLHAUSER C, FLEISCHER D E. Nonvariceal upper gastrointestinal bleeding: an update [J]. Endoscopy, 1997, 29 (2): 91-105.

［14］YOSHIKANE H, SAKAKIBARA A, AYAKAWE T, et al. Hemostasis by capping bleeding diverticulum of the colon with clips [J]. Endoscopy, 1997, 29 (5): S33-S34.

［15］姚礼庆，周平红 . 内镜黏膜下剥离术 [M]. 上海：复旦大学出版社，2009.

［16］周平红，姚礼庆 . 消化内镜切除术 [M]. 上海：复旦大学出版社，2012.

［17］工藤进英 . 大肠内镜治疗 [M]. 孟尼丽，译 . 沈阳：辽宁科学技术出版社，2007.

［18］姚礼庆，徐美东 . 实用消化内镜手术学 [M]. 武汉：华中科技大学出版社，2013.

［19］姚礼庆，周平红，钟芸诗 . 消化内镜手术及常见并发症防治策略 [M]. 北京：人民卫生出版社，2015.

［20］郑嘉岗，许树长，徐雷鸣 . 消化内镜工程技术与临床应用 [M]. 上海：科学技术出版社，2015.

［21］徐美东，周平红，姚礼庆 . 隧道内镜治疗学 [M]. 上海：复旦大学出版社，2017.

［22］麦毅贤，张寒仙，彭铁立 . 金属夹在内镜治疗的应用现状及进展 [J]. 现代消化及介入诊疗，2019, 24 (6): 682-684.

［23］吴云林，范嵘 . 内镜金属夹在消化病治疗中的现状及进展 [J]. 中国内镜杂志，1999, 5 (6): 16-18.

［24］张洪战，胡冰 . 内镜金属夹在消化疾病诊疗中的应用现状及进展 [J]. 中华临床医师杂志 ( 电子版 )，2013, 7 (12): 5541-5543.

［25］吴云林，钟捷，袁耀宗，等 . 经内镜金属钛夹治疗消化道急性出血 [J]. 中华消化杂志，1998, 18 (3): 251-252.

［26］吴寒，吴统麟，邹晓平 . 内镜下止血夹在消化道出血治疗中的应用 [J]. 中华消化内镜杂志，2008, 25 (8): 428-429.

［27］李雯，肇敏，童玉琴，等 . 不同型号的金属夹在消化内镜治疗中的应用体会 [J]. 中华消化内镜杂志，2008, 25 (11): 607.

［28］凌鑫，朱虹，陈天宝，等 . 单钳道内镜下金属夹联合尼龙绳的荷包缝合术 [J]. 中华消化内镜杂志，2015, 32 (11): 764-766.

［29］杨力，朱晓佳，冷芳，等 . 单通道内镜下尼龙绳缝合内镜切除术后创面的临床应用 ( 含视频 )[J]. 中华消化内镜杂志，2015, 32 (10): 693-694.

［30］钟芸诗，时强，姚礼庆，等 . 内镜全层切除术后胃壁缺损的金属夹联合尼龙绳间断缝合术 [J]. 中华胃肠外科杂志，2012, 15 (3): 280-284.

［31］罗辉，潘阳林，闵磊，等 . 可调节尼龙圆荷包闭合法在经自然腔道内镜外科手术中的应用研究 [J]. 中华消化内镜杂志，2012, 29 (2): 97-100.

［32］吴寒，吴毓麟，邹晓平 . 内镜下止血夹在消化道出血治疗中的应用 [J]. 中华消化内镜杂志，2008, 25 (8): 428-429.

［33］SILVERSTEIN F E, TYTGAL G N J. 胃肠道内窥镜检查学 [M]. 3 版 . 天津：天津科技翻译出版公司，2003: 129-130.

［34］郝普雍，黄晓俊 . 内镜下注射与钛夹联合治疗食管贲门黏膜撕裂综合征出血的临床研究 [J]. 胃肠病学和肝病学杂志，2011, 20 (4): 347-349.

［35］刘明，任建林，叶震世，等 . 内镜下巨大消化道黏膜缺损联合缝合术 [J]. 中华消化内镜杂志，2007, 24 (4): 262-265.

［36］吴云林，王立夫 . 经内镜金属夹治疗的进展 [M]// 吴云林 . 胃肠病学临床进展 . 上海：上海科学技术文献出版社，1999: 189-193.

［37］吴云林，钟捷，袁耀宗 . 经内镜金属钛夹治疗消化道急性出血 [J]. 中华消化杂志，1998, 18 (4): 245-246.

# 第40章  套扎术

结肠静脉曲张临床上非常少见,是引起下消化道出血的罕见病因,多继发于门静脉高压。门静脉高压致侧支循环开放,由于冠状静脉 - 奇静脉吻合系统丰富,分流了更多的血流,故而结肠静脉曲张少见,少数患者因为先天解剖因素,结肠静脉系统分流更多的血流而出现结肠静脉曲张。结肠镜检查中可看到结肠黏膜下扩张、迂曲的静脉血管。临床上患者可表现为便血、黑便、贫血、大便隐血阳性。电子结肠镜是最有效的检查方式,结合门静脉高压病史,多可作出临床诊断。内镜下套扎、硬化剂注射是临床常用的治疗方式。

内镜套扎术(endoscopic ligation,EL)是基于 20 世纪 50 年代的痔疮套扎术演变而来,1986 年美国伊利诺斯大学医学院 Stiegmann 首先研发出食管静脉曲张套扎装置并提出"内镜下食管静脉曲张套扎术"一词。最初的套扎器由于其前端的套扎管为不透明材料制造,所以对视野影响较大,后经过改良使用的透明材料改善了视野,使其在活动性出血的情况下也可满意使用。

EL 的作用:①机械中断静脉血流,使静脉萎缩;②被套扎的静脉内血流停止,形成血栓并逐渐机化;③静脉管壁形成瘢痕和纤维化;④曲张静脉退化。被套扎的静脉及其表面黏膜缺血、坏死,1 周左右组织脱落,局部形成浅溃疡,愈合后留下结缔组织瘢痕,进一步预防静脉曲张复发。

适应证:急性静脉曲张破裂出血、二次出血的预防、复发的静脉曲张。

禁忌证分为绝对禁忌证和相对禁忌证。绝对禁忌证包括低血压及休克,循环不稳定;严重心肺功能不全。相对禁忌证包括肝功能 Child C 级、大量腹水、伴发食管 - 胃底静脉曲张且有出血征象者。

## 第 1 节  O 形环套扎

Stiegmann 式套扎器是利用牵引线牵拉套扎器的内套管回缩到外套管内侧的方法将套扎圈释放,不方便在内镜翻转状态下使用,同时其为单发式套扎器,需要把专用外套管预先插入建立通道,以方便套扎器反复使用,对多个静脉曲张逐个套扎,操作繁琐。为克服上述缺点,经过多年研究,连发式套扎器应运而生(图 40-1)。根据不同套扎器释放发射套扎圈的机制,又可分为线动式套扎器、气动式套扎器、液压式套扎器。线动式套扎器利用软性强力牵引线将套扎圈从套扎管前端外侧拉下,或者利用硬性牵引线将套扎器的内套管回拉退缩至外套管内而使套扎圈脱落。气动式套扎器利用导气管输送压缩气体传递动能,使套扎圈向前运动,脱离套扎管前端。液压式套扎器则是通过液压原理,推动处于内外固定套管之间可活动的中套管前移,将套扎圈顶推下内套管前端。不同套扎器比较见表 40-1 和表 40-2。

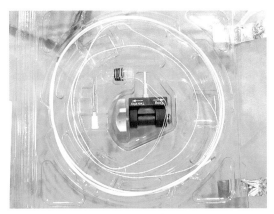

图 40-1　多环套扎器

表 40-1　单发式套扎器与连发式套扎器比较

| | 单发式套扎器 | 连发式套扎器 |
|---|---|---|
| 优点 | 结构简单<br>视野开阔<br>安装快捷<br>使用灵活<br>气动式在翻转状态下易于使用<br>价格低廉 | 不需外套管<br>减少操作步骤<br>缩短操作时间<br>耐受性好 |
| 缺点 | 需要使用外套管<br>耐受性差<br>线拉式有时失效 | 价格昂贵<br>视野受限,套扎点受限<br>翻转状态下较难使用 |

表 40-2　气动式套扎器与线动式套扎器比较

| | 气动式套扎器 | 线动式套扎器 |
|---|---|---|
| 发射机制 | 单发,安装简单,操作繁琐 | 连发,操作快捷 |
| 活检通道 | 不占用 | 占用 |
| 吸引与冲洗 | 方便 | 不利 |
| 硬化治疗 | 可同时实施 | 不可同时实施 |
| 内镜翻转状态下 | 可使用 | 使用困难 |
| 应用与结扎点数 | 应用灵活,结扎点数不受限 | 应用受限,结扎点数有限 |

　　无论套扎器如何变化,其套扎原理基本相同:预先将单个或多个特制高弹小 O 形橡胶环扩张后,安装在套扎器外侧,将套扎器套接在内镜前端。内镜直视状态下寻找到靶静脉,实施负压吸引,待曲张的静脉被完全吸入套扎器内侧并呈 Ω 形时,释放套扎胶环,依靠其弹性回缩力将曲张静脉根部结扎(图 40-2)。

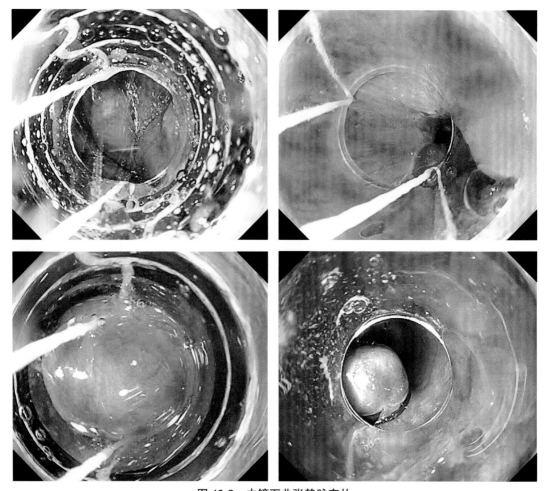

图 40-2　内镜下曲张静脉套扎

# 第 2 节　尼龙圈套扎

尼龙圈套扎与 O 形环套扎基本原理相同,不同的是以尼龙圈(Loop MAJ-339)替代 O 形橡胶环。同样内镜直视状态下找到靶静脉,将装好圈套的结扎装置从活检孔道送入,镜下看到圈套后,镜头对准正常黏膜轻轻吸引,使黏膜完全封住透明帽后,推送结扎装置,圈套呈圆形展开,注气后透明帽与黏膜分开,即可见到圈套已置于透明帽前端环形槽内。调整镜头抵住靶静脉,启动负压吸引器持续吸引,数秒后靶静脉息肉透明帽继而视野变红,助手收紧圈套后立即放圈,停止吸引,注气后即可看到曲张静脉呈息肉状,基底部被圈套扎紧(图 40-3)。

尼龙圈套扎后最严重的并发症为曲张静脉破裂出血。操作过程中,如果尼龙圈收得过紧,则会产生机械切割作用,这是造成术中出血的主要原因。如果尼龙圈收得太松,则会增加脱落风险。本中心的操作经验是,首先,保证尼龙圈完全展开于透明帽内,可在操作时先将内镜镜头对准正常黏膜,轻轻吸引黏膜完全封住透明帽,推送结扎装置,尼龙圈展开后轻

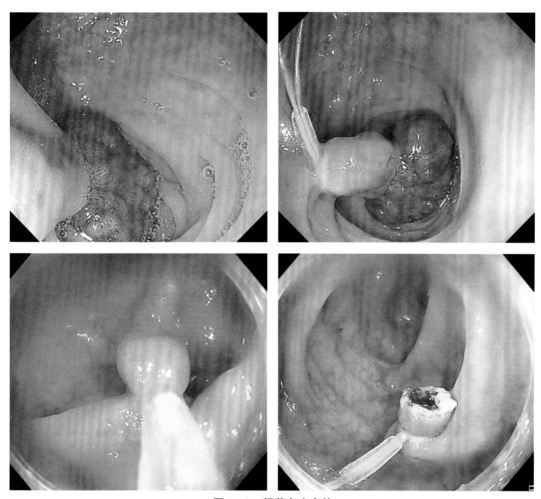

图 40-3　粗蒂息肉套扎

轻注气,透明帽离开黏膜后即可看到尼龙圈展开于透明帽内。其次,可在操作前于体外吸引套扎皮肤,确定操作手柄上的刻度,实际操作时手柄回拉至这一刻度,即表示已经收紧。最后,在收紧尼龙圈后应立即放圈,防止在收紧后由于牵拉作用造成出血。

　　尼龙圈套扎技术并不局限于治疗静脉曲张,其他用途包括粗长蒂息肉套扎、黏膜下肿瘤套扎、配合金属夹用于内镜下创面的缝合。尤其对于结直肠早癌,ESD 治疗产生的巨大剥离面,手术后迟发性穿孔、出血风险高,尼龙圈联合金属夹关闭创面,大大提高了内镜手术的安全性。结直肠黏膜下肿瘤,尤其突向浆膜面生长者,内镜下治疗可能需全层切除,上述技术的临床应用可避免腹腔镜手术(图 40-4)。尼龙圈金属夹缝合的具体操作在本书相关章节中有详述,在此略过,感兴趣的读者可参考相关章节。

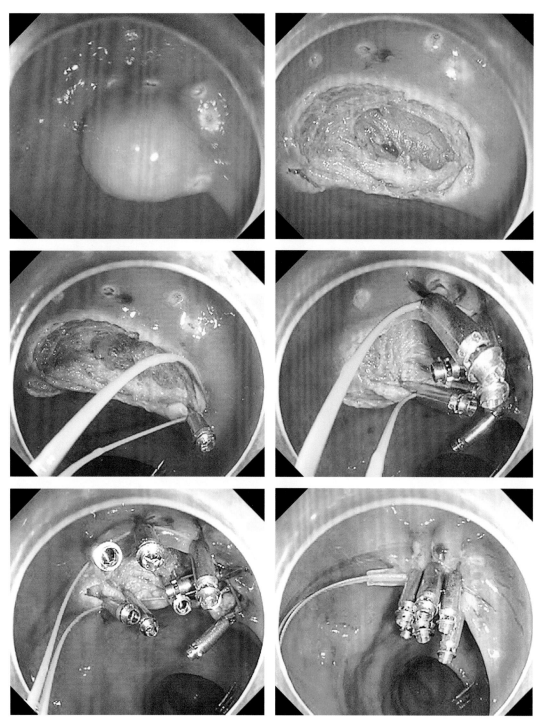

图 40-4　肠壁全层切除后尼龙圈缝合

（钟芸诗　黄　河　倪温慨）

────────── 参 考 文 献 ──────────

［1］刘树青，姚礼庆，徐美东，等．内镜下尼龙圈套扎治疗食管静脉曲张破裂出血［J］．中国内镜杂志，2003 (4): 28-29.

［2］VAN STIEGMANN G, CAMBRE T, SUN J H. A new endoscopic elastic band ligating device [J]. Gastrointest Endosc, 1986, 32 (3): 230-233.

［3］VAN STIEGMANN G, GOFF J S. Endoscopic esophageal varix ligation: preliminary clinical experience [J]. Gastrointest Endosc, 1988, 34 (2): 113-117.

［4］刘靖正，周平红，姚礼庆．内镜下尼龙绳套扎联合高频电凝切除治疗结直肠息肉的疗效［J］．中华消化外科杂志，2012, 11 (3): 220-222.

［5］钟芸诗，时强，姚礼庆．内镜全层切除术后胃壁缺损的金属夹联合尼龙绳间断缝合术［J］．中华胃肠外科杂志，2012, 15 (3): 280-284.

［6］马丽黎，姚礼庆．四种内镜下尼龙绳结扎法处理上消化道黏膜下肿瘤的疗效评价［J］．中华消化内镜杂志，2010, 27 (11): 581-584.

# 第 41 章　止 血 术

## 第 1 节　药物喷洒法

目前国内常用的药物为稀释的肾上腺素（1:10 000）、去甲肾上腺素（8%）或静脉用止血药如注射用血凝酶等。去甲肾上腺素通过其直接强烈的收缩血管作用而达到止血目的。肾上腺素能使血管痉挛、促进血小板凝集，有助于出血部位血栓形成。注射用血凝酶可促进血小板及其他凝血因子发生凝血反应，进而发挥止血作用。

通常方法为内镜下直视出血部位，上述药物喷洒 20~50ml/ 次，直至内镜下无肉眼可见出血，停止冲洗后观察 5~15 分钟，确定无出血后退镜。药物喷洒法操作简单、费用低、安全性高，不易引起消化道穿孔，对消化道黏膜出血、小血管渗血止血效果好，尤其适用于缺乏其他止血设备的基层医院和内镜操作不熟练的年轻医师。由于药物局部喷洒后吸收迅速，对于裸露的血管出血、较大创面的活动性出血，其止血效果差，止血后再出血风险高。

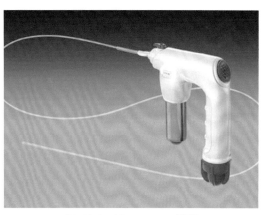

图 41-1　Hemospray 装置

其他可用于局部喷洒的止血药物包括 Hemospray（图 41-1）、EndoClot。Hemospray 又称 TC-325，是一种无机止血粉，其通过专用导管将粉末喷向出血部位，通过封闭血管、激活血小板和内源性凝血途径而起到止血作用。EndoClot 是一种可吸收的多聚糖粉末，其作用机制与黏附并封闭出血组织的胶凝基质的形成有关，同时可从血液中吸收水分，导致出血部位血小板、红细胞、凝血因子浓度增加，加速凝血反应。作为新型止血药物，Hemospray、EndoClot 相比传统使用的肾上腺素、去甲肾上腺素，费用昂贵且缺乏高质量对照研究，目前国内临床应用少。

# 第 2 节　局部注射法

常用的药物为稀释的肾上腺素（1∶10 000）、去甲肾上腺素（8%），其止血作用除上述外，局部注射后周围组织肿胀，从而起到有效压迫止血的效果。

通常方法为内镜下直视出血部位，在距离出血点 1~3mm 处分点注射，每次注射量为 1.5ml 左右，围绕出血点四个象限注射 6~10 次，注射后如出现黏膜水肿、发白、紫红色等症状立即停止注射，注射完成后观察 5~15 分钟，确定无出血后退镜。本方法同药物喷洒法一样具有操作简单、费用低、安全性高的优点，不易引起消化道穿孔，对消化道黏膜出血、小血管渗血止血效果好，但由于药物吸收较快，造成药效持续时间较短，故止血后再出血率较高。

其他可用于局部注射法的药物包括组织胶、乙醇、硬化剂等，相比肾上腺素和去甲肾上腺素，其引起组织坏死、穿孔的风险高，目前临床应用少。

# 第 3 节　热凝固止血法

热凝固止血法包括高频电凝、氩等离子凝固术（APC）、热探头、微波等方法，通过热效应使组织凝固成为一层变性、坏死的组织，血栓形成、血管闭塞而达到止血效果。热凝固止血法的止血效果可靠，但需要一定的设备与操作经验。

1. 热探头凝固止血　热探头（heater probe，HP）是用内部金属线圈发热而不是电流发热，HP 能够产生 250℃ 的高温和 30J 的热量。方法是探头经内镜钳道插入直至出血病灶，选择合适的治疗温度，探头压紧病灶后脚踏开关，电热数秒后停顿，反复电热直至出血停止。HP 止血效果与选择的温度、时间呈正相关，国外常用热凝温度为 150℃，持续 5 秒；国内有研究显示，温度升高至 200℃，时间延长至 15 秒左右仍安全、有效。操作过程中应尽量使探头与病灶垂直接触并有一定压力，在有效止血的前提下尽量调整至温度较低水平，减少电热时间从而减少组织损伤，降低消化道穿孔风险。

2. 高频电凝　高频电凝又分为单极电凝、双极电凝、多极电凝。单极电凝适用于喷血或有血管裸露的病灶，直视下将电极头接触出血病灶后进行高频电凝，一般先在裸露血管周围凝固 2~3 个点，最后凝固血管。单极电凝容易发生组织粘连损伤，焦痂撕脱后可能导致再出血或穿孔。止血钳是目前临床应用较广的单极电凝装置。将组织紧紧夹在钳子的钳口内电凝止血，使用时缩回组织可有效限制电凝损伤的深度，目前已开发出双极型止血钳器件，但尚未广泛应用于临床。双极电凝或多极电凝由于正负极都位于电极头尖端，电流限制于顶端，减小了电流的渗透深度和组织损伤，因此有效降低了穿孔风险。相比热探头凝固止血,双极或多极电凝技术在固定电路内传递能量,一旦组织温度达到100℃,电凝就会停止,从而限制了组织损伤的深度;相反,热探头至预定的持续时间内提供恒定的温度(通常高于150℃),其组织损伤大,穿孔风险相对高。

3. 氩等离子凝固术(APC) APC是一种常用的非接触式热凝固止血法,氩气具有导电性,使用时探头尖端靠近出血点2~10mm,启动后电流通过单极电极后将氩气转化为离子化氩气,释放能量从而导致组织凝结,凝结后的组织失去导电性,氩气离子便转移到周围未凝结的组织,从而限制了组织损伤的深度。通常APC引起的组织凝结深度 ≤ 1mm,故对于浅表出血或潜在出血的止血效果好且安全,对于较大、较深的血管出血的止血效果较差。

4. 微波凝固法 微波是指波长为0.1~1mm、频率为300MHz至300GHz的电磁波。微波电线通过内镜钳道进入,通电后微波作用于病变处,引起组织凝固、气化和坏死。操作时在内镜直视下将装置球状头或柱状头接触出血部位,针状头可刺入病灶内,点状灼烧病灶直到病灶发白或焦痂形成为止。微波凝固法操作相对简单,费用低,穿孔风险小,适合在基层医院使用。但对于深部血管出血,其止血效果较差。

# 第4节　机械止血法

机械止血法通常采用各种类型的金属夹,尤其适用于消化道活动性出血,其他机械止血法包括套扎器止血、尼龙绳荷包缝合止血、金属覆膜支架、扩张球囊压迫、内镜下缝合止血。

内镜钳道的内镜夹(through-the-scope clip,TTS)通过对出血部位施加机械压力从而起到止血作用,类似于外科手术中缝合止血,尤其适用于夹闭出血的血管。由于其不产生热损伤,故而有效避免了消化道穿孔,但金属夹止血对于内镜医师操作技术熟练度要求高。TTS有不同的类型,各有特色。操作时应根据出血病灶的部位、出血量、直径选择大小合适的金属夹,张开金属夹后助手配合旋转到夹子头端与病灶垂直,关闭夹子时配合内镜吸引以保证夹闭深度,防止金属夹脱落后再出血。夹闭出血点后,可在其上、下各增夹1枚,以增加机械压力,夹闭完成后冲洗创面并观察,无活动性出血即可退镜。目前已开发出可预先置入3枚夹子的新型TTS,不用反复插入或拔出置入器即可连续放置3枚夹子。

安装于内镜外侧的内镜夹(over-the-scope Clip,OTSC)最初被用于封闭手术后缺损或瘘管,现也被用于止血。OTSC同样具备不同的类型,其大小和形状各不相同,OTSC的安装与使用类似于套扎器,具有记忆功能的镍钛合金以开启状态预装在透明帽上,抓取组织后释放金属夹,其能够提供的机械压力比TTS大,故止血效果更好。但由于OTSC操作复杂且费用昂贵,临床应用尚不普及。

尼龙绳配合金属夹荷包缝合是常用于ESD或EFR手术后关闭创面的方法,也可用于止血。将尼龙绳置于出血部位,出血点位于尼龙绳中央,沿尼龙绳四周夹数枚金属夹,收紧尼龙绳从而起到类似外科缝扎止血的目的。

内镜下球囊压迫止血是当出血量大、内镜视野模糊、出血部位难以确定时使用的紧急止血方法。当上述情况出现,短时间内无法通过常规方式止血,患者生命体征不稳定、血压持续下降时,可临时使用球囊压迫止血。大部分情况下球囊压迫止血不能作为唯一的止血方式,当循环稳定、出血得到一定控制后,应逐步释放球囊,寻找出血点,通过其他止血方式再次止血,以达到彻底止血的目的。

覆膜金属支架常用于十二指肠乳头括约肌切开后难治性出血的止血,结肠出血的治疗中很少使用。对于有狭窄的结肠,覆膜金属支架可提供一定的机械压力从而达到止血的目的。

内镜下缝合系统 Overstitch、Eagle Claw 也可用于止血,但由于其操作复杂、操作时间长、设备要求高,临床应用具有技术挑战性。

## 第5节 其 他 方 法

除上述常用的止血方法外,目前用于临床的其他内镜下止血方法包括射频消融、液氮或二氧化氮冷冻止血、超声内镜引导下止血等。

(钟芸诗 李 兴 张 瑜)

———————————— 参 考 文 献 ————————————

[1] GHASSEMI K A, JENSEN D M. Evolving techniques for gastrointestinal endoscopic hemostasis treatment [J]. Expert Rev Gastroenterol Hepatol, 2016, 10 (5): 615-623.

[2] CHIU P W. Endoscopic Management of Peptic Ulcer Bleeding: Recent Advances [J]. Clin Endosc, 2019, 52 (5): 416-418.

[3] KICHLER A, JANG S. Endoscopic Hemostasis for Non-Variceal Upper Gastrointestinal Bleeding: New Frontiers [J]. Clin Endosc, 2019, 52 (5): 401-406.

[4] OFOSU A, RAMAI D, LATSON W, et al. Endoscopic management of bleeding gastrointestinal tumors [J]. Ann Gastroenterol, 2019, 32 (4): 346-351.

# 第42章 扩张术

近年来,结直肠肿瘤的发病率在逐年升高,外科手术切除仍然是治疗结直肠肿瘤的主要手段。吻合口狭窄是外科手术后最常见的并发症之一,发生率为 5%~30%,患者常出现腹痛、腹胀、排便困难或大便频繁等症状,严重影响生活质量。吻合口狭窄通常与吻合口缺血、吻合口瘘、张力高、术后放疗等因素有关。另有学者认为,随着吻合器的广泛适用,虽极大程度上方便了外科手术进行,缩短了手术时间,但也增加了吻合口狭窄的发生率。既往对于吻合口狭窄的治疗多采用外科手段,即切除狭窄段、重建吻合口,手术治疗不仅创伤大、风险高,且可能再次发生狭窄,患者往往难以接受。

克罗恩病(Crohn's disease,CD)是一种非特异性慢性复发性肠道肉芽肿性疾病,可发生在消化道任何部位,最常见发生部位是末端回肠、回盲部和直肠。随着疾病的进展,即使在药物治疗下,仍有超过半数的患者会发生肠道狭窄,可分为炎性、纤维性及混合性狭窄三种类型。炎性狭窄是由于肠壁充血、水肿和肠壁增厚所致,而纤维性狭窄是慢性炎症长期反复刺激、纤维生成过多的结果。既往对于克罗恩病引起的肠狭窄多采用外科手术治疗,但因病情复杂、术前营养情况差、术后并发症高及手术不可治愈性,使外科医师感到棘手,患者也难以接受。

随着消化内镜的发展,内镜下球囊扩张术(endoscopic balloon dilation,EBD)被广泛应用,已逐步取代外科手术,成为治疗消化道良性狭窄的首选治疗方式,其操作简单、创伤小、恢复快,且鲜有严重的并发症发生,较外科手术具有明显的优势。

# 第 1 节　适应证及禁忌证

吻合口狭窄是结直肠手术后最常见的远期并发症之一,大多数患者会出现腹痛、腹胀、排便困难或大便频繁等症状,严重影响生活质量,需内镜处理。少数患者无临床症状,多为手术后肠镜复查时发现。内镜下对吻合口狭窄程度的判断参照 Truong 等的研究,1 级狭窄为吻合口直径在 10~20mm,2 级为 5~10mm,3 级为小于 5mm。经扩张治疗后吻合口直径超过 20mm,即为狭窄解除。内镜治疗前应仔细区分恶性狭窄,即吻合口复发肿瘤。克罗恩病造成的肠腔狭窄可分为三种类型,前文已述。炎性狭窄是由肠壁炎性反应导致的黏膜鹅卵石样改变,肠壁充血、水肿,以及淋巴组织增生等造成肠腔狭窄,狭窄是可逆的,可通过控制炎症反应、减轻组织水肿缓解狭窄症状。而纤维性狭窄是由于长期慢性炎症反应造成肠壁组织沉积和瘢痕形成,肠壁缩窄甚至闭塞,无法经药物治疗缓解,适合内镜扩张治疗。随着疾病的进展,部分患者可能在狭窄的基础上合并瘘管或脓肿,即为复杂性狭窄。如果瘘管开口距离狭窄段超过 5cm,可以行球囊扩张,因为狭窄部分通畅后粪便能够顺利通过,瘘口压力降低有助于闭合;如果两者距离小于 5cm,或狭窄合并脓肿,则不适合球囊扩张,因为此时肠穿孔风险明显升高。同样,对于成角度的狭窄或多发狭窄,由于扩张治疗可能造成肠穿孔,也并不推荐。内镜下球囊扩张治疗的目的是缓解症状,短期内其治疗效果是满意的,尤其对于一般情况差、严重营养不良的患者,内镜治疗可缓解症状,推迟手术时间,将急诊手术变为择期手术,使得治疗过程中有充足的时间改善患者营养情况,治疗合并症,大大提高了手术的安全性。炎症重、药物治疗效果不满意的患者,最终仍需外科手术治疗。一项荟萃分析纳入了 3 213 例患者,球囊扩张治疗的临床缓解率达到 80.8%,随访 24 个月,发现复发狭窄需再次扩张者占 73.5%,需外科手术者占 42.9%,狭窄长度每增加 1cm,手术风险增加 8%。综上,对于内镜下球囊扩张术的适应证及禁忌证归纳如下:

适应证:①各种原因引起的良性结肠狭窄,如溃疡性结肠炎、克罗恩病等;②结直肠吻合口狭窄,排除肿瘤吻合口复发;③狭窄段小于 5cm;④单发狭窄或呈线性分布的多发狭窄。

禁忌证:①结直肠恶性肿瘤引起的肠腔狭窄;②良性结肠狭窄合并深溃疡、瘘管形成或肠壁穿孔;③狭窄段超过 5cm;④非线性分布的多发狭窄或成角度的单发狭窄。

# 第2节　术前准备及器械

术前准备:手术前完善血常规、血凝常规、肝肾功能、电解质、心电图、胸部 X 线等检查。完善腹部 CT 或腹部 X 线检查,初步判断有无梗阻、梗阻部位等。签署手术知情同意书。手术前口服聚乙二醇电解质散行肠道准备,或清洁灌肠。

器械:电子结肠镜、取石球囊(图 42-1)、扩张球囊、扩张导管(图 42-2)、斑马导丝(图 42-3)。

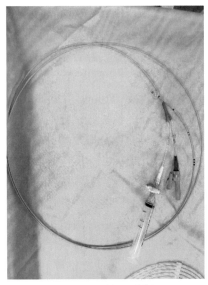

图 42-1　取石球囊

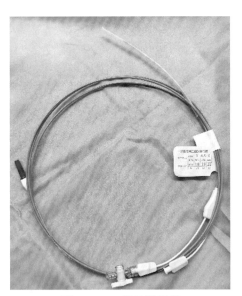

图 42-2　三级扩张导管

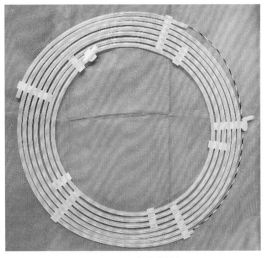

图 42-3　斑马导丝

# 第3节 操 作 方 法

常规均行静脉麻醉,侧卧位进行手术治疗。

1. 寻找狭窄肠腔 电子结肠镜自肛门循腔进镜至狭窄肠腔肛侧,记录肠腔直径,观察有无肿瘤、穿孔、出血、溃疡及瘘管等。不建议扩张前尝试内镜通过狭窄肠腔,避免肠腔出血、穿孔(图42-4)。

2. 测量狭窄段 斑马导丝经内镜活检孔道置入,透视下穿过狭窄肠腔并沿导丝置入取石球囊,注入造影剂(碘克沙醇),观察狭窄肠段的长度、狭窄程度、狭窄部位及形态(图42-5)。透视下如见造影剂流入肠腔外,提示狭窄伴发结直肠穿孔,应避免扩张治疗。

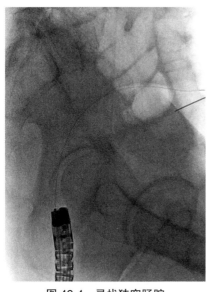

图 42-4 寻找狭窄肠腔

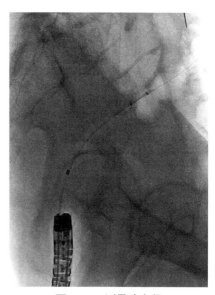

图 42-5 测量狭窄段

3. 透视下逐级扩张 根据狭窄的程度,选择合适规格的扩张球囊(12~15mm、15~18mm、18~20mm),沿导丝置入扩张球囊至狭窄肠段,尽量使球囊中部位于狭窄肠段最细处,用压力泵缓慢注入造影剂,保持压力在3~8个标准大气压,扩张2~5分钟,回抽造影剂释放球囊,球囊导管退回活检孔(图42-6)。

4. 创面处理 扩张后一般可见结直肠黏膜少量渗血,无需特殊处理,可自行止血(图42-7)。记录扩张后肠腔的直径,尝试内镜通过狭窄肠腔,仔细观察狭窄段肠腔有无肿瘤、穿孔、出血、溃疡及瘘管等。如出血量较大,可使用冰去甲肾上腺素盐水冲洗止血或使用止血夹、高频电凝止血。如出现穿孔,根据情况可内镜下处理或外科急诊手术治疗。

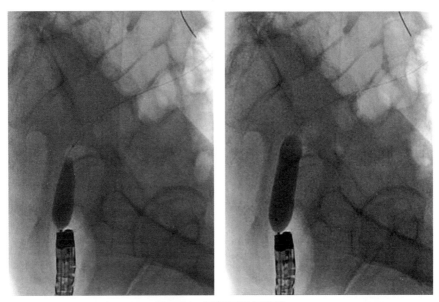

图 42-6　透视下逐级扩张

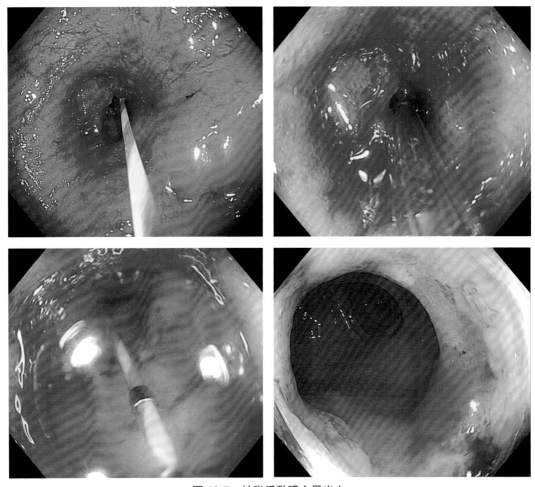

图 42-7　扩张后黏膜少量出血

# 第4节 术 后 处 理

术后严密监测生命体征、体温、腹部体征,观察排便情况及大便性状。术后第一天开始流质饮食。如有体温升高至 38.5℃以上、腹痛并伴有腹部压痛、反跳痛、肌紧张,腹部 X 线片见腹腔内游离气体,应考虑扩张后肠壁穿孔。如有鲜红色血便或黑便,血红蛋白计数下降,应考虑扩张后出血。手术后 2 周至 2 个月复查肠镜,对于狭窄解除不理想的患者应重复扩张治疗。临床观察发现,对于 2 级以上的吻合口狭窄,通常需至少 2 次扩张治疗才能取得满意的效果。对于扩张效果不理想的患者,建议联合内镜下放射状切开术(endoscopic radial incision,ERI)(图 42-8)。内镜下切开术最早用于治疗先天性食管环,Hordijk 等率先将其应用于治疗难治性食管吻合口狭窄。EBD 联合 ERI 治疗的效果优于单纯重复 EBD 治疗,其可能的原因是球囊扩张的压力均匀作用于管壁,扩开的永远是质软的组织,而质硬的瘢痕组织不易扩开。扩张治疗后暴露出狭窄环最"顽固"的点,针对性地切开瘢痕,常会使狭窄瞬间松解。

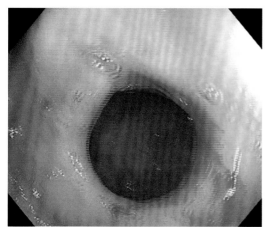
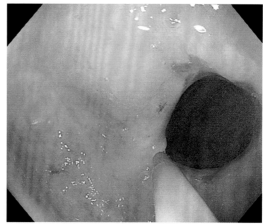
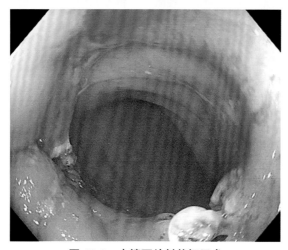

图 42-8 内镜下放射状切开术

治疗中应注意：①扩张治疗时，应根据狭窄肠腔直径选择适当的球囊，首次治疗时选用较小型号的球囊，逐次递增，避免肠道穿孔、出血。②切开时深度要格外注意，理论上应切至固有肌层，过深会引起出血、穿孔，过浅则无法取得满意的效果。实际操作过程中可以狭窄两端正常黏膜平面为参考，切至同一平面。③切开后避免即刻重复扩张，重复扩张可能会加重之前切开操作造成的黏膜破裂，增加出血风险。

（钟芸诗　唐　研　林　东）

## ─── 参 考 文 献 ───

［1］HIRAI F. Current status of endoscopic balloon dilation for Crohn's disease [J]. Intest Res, 2017, 15 (2): 166-173.

［2］LOPES S, RODRIGUES-PINTO E, ANDRADE P, et al. Endoscopic balloon dilation of Crohn's disease strictures-safety, efficacy and clinical impact [J]. World J Gastroenterol, 2017, 23 (41): 7397-7406.

［3］BESSISSOW T, REINGLAS J, ARULJOTHY A, et al. Endoscopic management of Crohn's strictures [J]. World J Gastroenterol, 2018, 24 (17): 1859-1867.

［4］李冰，周平红，姚礼庆 . 内镜下球囊扩张术治疗结直肠吻合口良性狭窄的临床回顾性分析 [J]. 中华消化内镜杂志 , 2019, 36 (7): 479-482.

［5］RIEDER F, BETTENWORTH D, MA C, et al. An expert consensus to standardise definitions, diagnosis and treatment targets for anti-fibrotic stricture therapies in Crohn's disease [J]. Aliment Pharmacol Ther, 2018, 48 (3): 347-357.

［6］钟捷，沈博，朱维铭 . 克罗恩病肠道狭窄治疗方式的选择 [J]. 中华炎性肠病杂志 ( 中英文 ), 2019, 3 (2): 169-172.

［7］BETTENWORTH D, GUSTAVSSON A, ATREJA A, et al. A Pooled Analysis of Efficacy, Safety, and Long-term Outcome of Endoscopic Balloon Dilation Therapy for Patients with Stricturing Crohn's Disease [J]. Inflamm Bowel Dis, 2017, 23 (1): 133-142.

［8］陈俊榕，钟伟杰，刘亚男，等 . 内镜下球囊扩张术治疗克罗恩病消化道狭窄的有效性及安全性研究 [J]. 中华炎性肠病杂志 ( 中英文 ), 2017, 1 (3): 166-170.

［9］徐美东，姚礼庆，高卫东，等 . 肠道恶性梗阻扩张和支架治疗的临床价值 [J]. 中国实用外科杂志 , 2002, 22 (10): 594-596.

［10］徐美东，姚礼庆，周平红，等 . 内镜治疗结直肠狭窄的探讨 [J]. 中国内镜杂志 , 2001, 7 (5): 30-31.

［11］姚时春，姚礼庆，钟芸诗，等 . 肠道恶性梗阻内镜水囊扩张和支架治疗 [J]. 中国内镜杂志 , 2003, 9 (6): 16-18.

# 第43章　高频电息肉切除术

从结肠直肠黏膜表面突出到肠腔的息肉状病变，在未确定病理性质前均称为息肉。息肉是起源于上皮组织非黏膜下肿瘤的隆起。

传统意义上的息肉,从病理上可分为:①腺瘤性息肉包括管状腺瘤、绒毛状腺瘤及管状绒毛状腺瘤;②锯齿状病变包括增生性息肉、广基的锯齿状腺瘤/息肉、传统的锯齿状腺瘤;③错构瘤包括 Cowden 相关性息肉、幼年性息肉、P-J 息肉。

根据内镜下形态学特征,结肠直肠息肉可进行巴黎/日本的形态学分类。分为以下几类:

1. 隆起型(Ⅰ) 有蒂型(Ⅰp 型)、无蒂型(Ⅰs 型)、亚蒂型(Ⅰsp 型)。

2. 平坦型(Ⅱ) 表面隆起型(Ⅱa 型、Ⅱa + Ⅱc 型)、表面平坦型(Ⅱb 型)、表面凹陷型(Ⅱc 型、Ⅱc + Ⅱa 型)。

在纤维内镜问世以前,直肠、部分乙状结肠息肉可在硬管乙状结肠镜下切除,其他消化道息肉均需要做剖腹手术治疗。手术治疗患者创伤大、痛苦多、花费较高。随着内镜技术的发展,可通过内镜下对息肉进行切除治疗。内镜下息肉切除与手术相比,具有创伤小、痛苦少、花费低的特点,越来越多地被医师和患者广泛接受。目前常见的内镜下息肉切除术主要有高频电切法、氩等离子凝固术、内镜黏膜切除术(EMR)及内镜黏膜下剥离术(ESD)等。其中高频电切法是首选的治疗消化道息肉的方法,它既能切除息肉,又能同时止血,已到推广及普及,成为内镜治疗消化道息肉的基本技术。

# 第1节 器械及原理

## 一、高频电装置

### (一)概述

高频电装置,即高频电刀,是一种取代机械手术刀进行组织切割的电外科器械,是利用焦耳定律的发热现象,实现生物组织切割和凝固的装置。高频电流通过人体时会产生热效应,当电流频率大于 300kHz,能使组织凝固、坏死,从而达到切除息肉及止血目的。高频电流无神经效应,对神经及心肌无显著影响,相对安全。

### (二)原理

内镜下高频电治疗与其他治疗方法相比,有切割快、出血少、切除的病灶可回收等优点,根据内镜治疗的目的可分别采用电切、电凝、凝切混合三种方式的高频电。组织温度急速上升超过 100℃,细胞内液瞬间汽化,细胞破裂,产生电切效应;温度在 70℃时缓慢上升,细胞逐渐失水、干燥、萎缩,产生电凝效应。电切波是一种连续等高的正弦波,通电单位面积电流密度大,在短时间内局部组织达到高温度,使组织水分蒸发、坏死而达到切除效果。电切波组织损伤小、表浅,但凝固作用弱,易引起出血。电凝波是一种间歇阻力正弦波,波形呈间歇、减幅,通电时局部温度低,不引起组织氧化,仅使蛋白质变性、凝固,从而达到止血目的。电凝波有止血作用,但组织损伤较深,易引起穿孔。凝切混合波是指在通电时,既可做电切,又有电凝作用,即所谓的脉冲波,根据需要选择 1:3 或 1:4 等比例同时发出电凝波、电切波。消化道息肉切除时选择何种波形电流无严格规定,要根据消化道息肉形态、操作者习惯等具体情况而定。一般较大病灶选用先电凝波后电切波交替使用或凝切混合波切除,使中心血管得到充分凝固,可避免出血。较小病灶用电切波,少用电凝波,可以避免穿孔的发生。

### （三）临床应用

目前临床内镜治疗时最为常用的高频电发生器是德国 VIO200S/200D 消化内镜电外科工作站（图 43-1）和日本 UES-10、PSD-10 型（图 43-2）高频电发生器。既往内镜高频发生器装置 PSD-10~PSD-30 被应用于内镜黏膜切除术（EMR）和内镜乳头括约肌切开术（EST）等，但这些高频发生器装置并非以内镜黏膜下剥离术（ESD）为目的而研发，因为这些装置输出功率固定，无法对手术电极尖端切制时产生的不稳定电阻进行调整，故无法保持稳定电压，很难保证电切均匀，不推荐应用于 ESD。目前国内实际应用于临床的 ESD 用高频发生器主要是德国的 VIO200S、VIO200D。

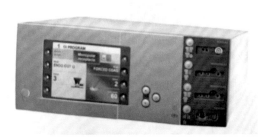

图 43-1　VIO200D 消化内镜电外科工作站

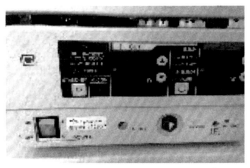

图 43-2　PSD-10 型内镜高频电发生器

1. 内镜下治疗时高频发生器装置的设定

（1）电切模式：消化内镜电外科工作站高频电切模式分为自动电切（AUTO CUT）模式、内镜电切（ENDO CUT）模式和无血电切（DRY CUT）模式 3 种，不同电切模式在 ESD 治疗中发挥不同作用。

自动电切（AUTO CUT）模式：VIO200S、VIO200D 中装置有 AUTO CUT 模式，内置自动控制回路可对变化的条件瞬间作出及时反馈，使在设定的输出功率范围内，电火花的强度和电压保持稳定，从而使稳定电切成为可能。

内镜电切（ENDO CUT）模式又可分为 ENDO CUT I 程序、ENDO CUT Q 程序及 ENDO CUT IQ 程序。ESD 操作对手术电极的细微动作有较高要求，尤其是电切控制相当困难。对此，ENDO CUT 模式由于能控制电切速度，使安全处理成为可能。这种模式设定，初始电切时通过功率峰值系统给出高功率混凝波形，初始阶段即能顺利切开组织，并使组织获得一定阻抗。切割控制系统检测阻抗变化，自动调节功率，使得后续切割顺利，收放自如，共有 4 档效果调节。根据息肉大小、乳头水肿情况，选择电凝效果，1~4 档效果逐步增强，电切、电凝交替输出同步完成，良好处理切割速度和止血的关系，保障切面凝血效果时更小的热损伤。ENDO CUT I 程序适用于十二指肠乳头切开或预切开术。ENDO CUT Q 适用于 EMR、ESD，电切期和电凝期交替进行，直至分次电切完成。ENDO CUT IQ 无需调节功率输出，自动根据组织电阻自动输出功率，还可根据术者要求调整电切宽度和电切速度，从而适合不同术者的切割习惯。

无血电切（DRY CUT）模式是配置强效止血功能的无血电切模式。无血电切波形同混合电切同样为间歇波，但无血电切模式可自动把电压控制在适合切割和止血的值，因而能使切割变得顺畅而干燥。

（2）电凝模式：消化内镜电外科工作站高频电凝模式分为强力电凝（FORCED COAG）模式、柔和电凝（SOFT COAG）模式和快速电凝（SWIFT COAG）模式3种，不同模式在ESD治疗止血中有着相应的长处。

基本电凝模式指强力电凝模式，通过200V以上的高频电压来产生电火花，使手术电极尖端周围组织电凝。强力电凝输出波形为间歇波，避免了类似电切模式的急剧温度上升。一般而言，70℃以上组织可电凝；100℃以上组织脱水的同时，葡萄糖变得黏稠；200℃以上组织会发生炭化。需注意，在ESD的强力电凝过程中，会发生组织部分黏着和炭化现象。

柔和电凝主要是200V以下的电压稳定控制电流，不会产生电火花。柔和电凝过程中，组织和电极间形成绝缘性的蒸气层。柔和电凝的电压被限制在200V以下，完成电凝的同时电流较难通过。因此，柔和电凝防止炭化和组织黏着的同时起到止血作用。

VIO200D配置了快速电凝模式，波形与DRY CUT一样是间歇波，虽然切割能力不如DRY CUT，但比DRY CUT设定了更高的电压，止血能力更出色。

（3）功率峰值系统：切割组织初期，组织电阻通常较小，需要电切启动时更高的电压输出。功率峰值系统感知切割启动时低组织电阻，在瞬间将电切增强至所需的输出功率，从而消除了电切起始时的顾虑和时间差。通过脚踏电切开关的反复间歇性开或关来实现电切能力提高。所有德国生产的高频发生器装置都配置有功率峰值系统。

2. 效果设定 调节效果改变电切和电凝的电压，从而改变电火花强度，进而调节电凝的深度。一般而言，提高效果值，设定电压会随之升高，电凝程度加深。ICC系列电切模式有效果调节，VIO200S、VIO200D除多种电切模式和电凝模式外，也可效果设定（图43-3）。

**（四）注意事项**

1. 熟悉仪器的性能 开始使用前要做必要的通电实验，选择适当的通电强度和时间。正确、可靠地连接患者肢体电极，通电时患者不要接触其他接地金属。

2. 注意绝缘 医师及助手均应戴乳胶手套，治疗操作中医师、助手与患者的身体应避免相互接触。

3. 防漏电 患者身体的任何部分都应避免与检查床的金属部分接触，否则会产生漏

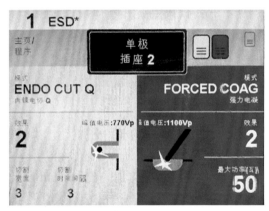

图43-3 高频发生器效果设定

电。为防止伤及正常组织，在操作中注意电极与病变组织的接触一定要最少，作用电极避免接触到正常组织，用圈套器套住息肉后，注意避免息肉与周围正常组织接触，否则通电时会被伤及。

4. 安装有心脏起搏器的患者不宜进行高频电手术 有报道，高频电流能使某些起搏器的功能失灵。某些双电极的起搏器对无线电频率的电磁辐射极为敏感，而高频电发生器可能发出此种频率的辐射。有实验证实，高频电发生器在距带有起搏器的患者约1cm距离时，仍可引起患者心室纤颤。

5. 内镜下行高频电治疗前，禁止使用甘露醇作为导泻剂进行肠道准备 若使用甘露醇准备肠道，可使结肠内积存大量危险性的易爆气体，在行高频电治疗时，可能引起结肠爆炸。

## 二、注射针

注射针(图 43-4)为头部可伸缩的注射短针,注射针与内镜配套使用,通过改变针尖伸出套管的长度,可以改变针尖刺入的深度,用于黏膜下层的注射。根据注射部位、患者情况、医师操作习惯和注射药物的不同,可以选择不同针长和针径的注射针,针长有 4mm、5mm、6mm 等,针径有 21G、23G、25G 等。

## 三、圈套器

圈套器(图 43-5)由圈套钢丝、塑料套管、手柄组成,手柄拉索向先端部推送,可以把圈套环打开;往手侧移动,可以把圈套环收紧。圈套器与高频电装置组合使用时,收紧圈套环,高频电流通电,可达到组织切除。圈套器张开后形状多呈椭圆形,也有六角形、带刺形、新月形等各种形状,张开后多与肠腔形态一致,以方便套取息肉,适用于各种大小、有蒂的消化道息肉和 >0.5cm、无蒂的消化道息肉。圈套器可有单股或多股钢丝,带刺或不带刺,有些在腔内还可以行 360° 旋转。临床应用的过程中,可以根据消化道息肉的大小、形态、位置等选择适合的圈套器。

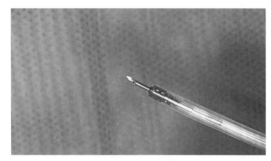
图 43-4　注射针

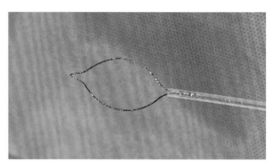
图 43-5　圈套器

## 四、热活检钳

热活检钳(图 43-6)即热咬钳(Hotbite),与普通活检钳相似,钳身由绝缘套管组成,与高频电装置联合使用,通电后可以灼除消化道息肉,热活检钳内的组织可以做病理诊断。适用于直径 <0.5cm、无蒂的消化道息肉。

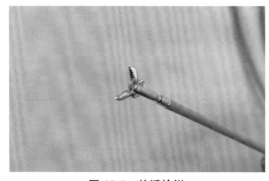
图 43-6　热活检钳

### 五、息肉回收器

对于已切除的消化道息肉,应该常规做病理检查,明确其病理性质,以决定进一步治疗方案。回收消化道息肉的方法很多,如吸引、钳抓、网篮取出等。一般采用抓钳或网篮,将消化道息肉抓住后,和内镜一起退出,送病理检查。消化道息肉回收器如图43-7所示。

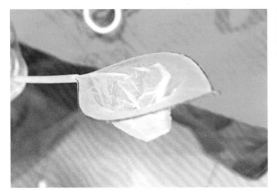
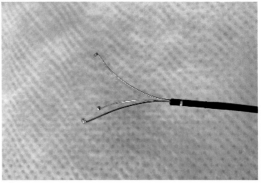
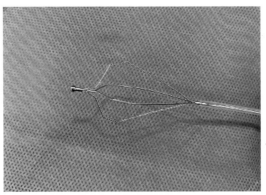

图43-7 息肉回收器

### 六、尼龙绳圈套

尼龙绳圈套(图43-8)是一种类似圈套器的结扎装置,和内镜配套使用。结扎装置有尼龙绳(结扎环)、线圈外套管、外套软管、手柄组成,主要用于粗蒂息肉中蒂的结扎,防止和控制电切时蒂部大出血,有时结扎后也可等待息肉自动坏死、脱落,但可能会遗失标本。尼龙绳还可以用于内镜下全层切除术,配合内镜吸引及金属夹结扎关闭穿孔创面。在临床上可以根据息肉的具体情况(大小、位置、形状、蒂等)选择合适的尼龙绳圈套器。

### 七、其他

其他常用器械有金属夹(图43-9)、先端透明帽(图43-10)、氩等离子凝固器(图43-11)等。

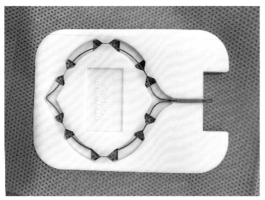
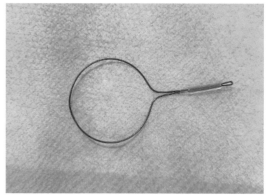

图 43-8　尼龙绳圈套

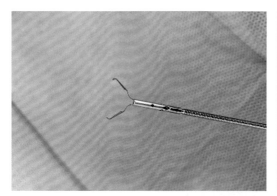
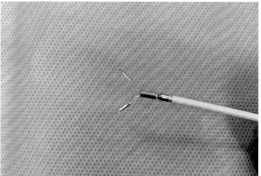

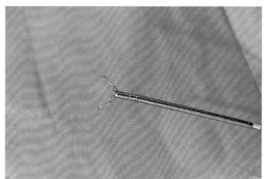

图 43-9　金属夹

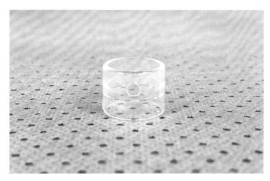
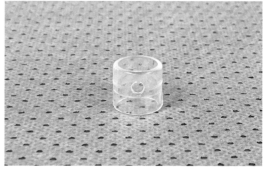

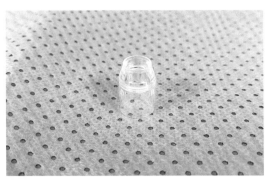

图 43-10　先端透明帽

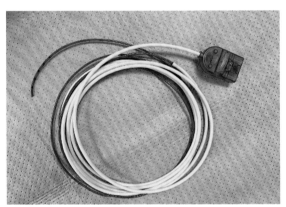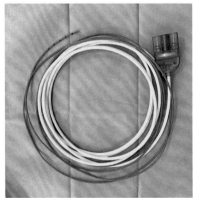

图 43-11　FiAPC 电极

# 第 2 节　适应证及禁忌证

## 一、适应证

随着内镜技术的发展及配套器械的逐步完善,内镜下治疗消化道息肉安全、有效,可避免剖腹手术。息肉的性质单凭肉眼很难判断,活检也不能代表整个息肉的性质。因此,主张将检查过程中发现的息肉全部切除,并送病理检查最终确定其性质。高频电消化道息肉切除术主要适用于:①带蒂的消化道息肉;②直径 <2cm、无蒂的消化道息肉(但对于 >1cm 的广基病变有一定的不完全切除率,如怀疑伴绒毛成分、广基锯齿状腺瘤或息肉癌变,应考虑内镜黏膜切除术,即 EMR 治疗);③多发性消化道息肉,数目较少,散在分布。

## 二、禁忌证

一般认为以下情况不适于行消化道息肉摘除术:①直径 >2cm、无蒂的消化道息肉(直径 >2cm、无蒂的消化道息肉采用电切治疗,出血和穿孔的发生率较高,由于基底广较难完全切除,因此选择 ESD 或手术治疗为宜);②多发性消化道息肉,局限于某个部位,密集分布且数量较多,以及家族性结肠息肉病患者;③怀疑消化道息肉恶变者;④有出血倾向者;⑤严重心肺功能异常不能耐受内镜检查治疗者。

但上述禁忌证也是相对的。对于老年患者不能耐受开腹手术者,直径 >2cm、无蒂的消化道息肉仍可选择高频电切术。多发性消化道息肉可采用分期、分批高频电切治疗。对家族性结肠息肉患者,在没有选择全结肠切除之前,也可采用电切术治疗较大的息肉,并定期随访。有蒂息肉怀疑恶变者也可选择电切治疗,术后全瘤送病理检查,如果蒂部无肿瘤累及,可不做进一步治疗。

因此,消化道息肉电切术的适应证和禁忌证要根据具体情况而定,主要受患者情况、消化道息肉状况、内镜及附件设备及内镜医师的操作技术等因素影响。

# 第3节 术前准备

## 一、一般情况

详细询问病史,了解患者的一般情况,包括:全身重要脏器功能,有无心肺功能不全及肝肾功能障碍,有无高血压和糖尿病史,有无哮喘和外科手术史,有无凝血功能障碍,术前有无应用抗凝药物史。应进行血常规、肝肾功能和出凝血时间检查,同时进行心电图检查。

## 二、肠道准备

肠道息肉电切前需进行肠道准备,准备方法同一般肠镜检查前准备。结肠镜诊断的准确性和治疗的安全性很大程度上取决于肠道准备的质量。2014 年中国早期结直肠癌筛查及内镜诊治指南推荐服用 2~3L 聚乙二醇电解质等渗溶液,采用分次给药的方式进行肠道准备。理想的清洁肠道时间不应超过 24 小时,内镜诊疗最好于口服清洁剂结束后 4 小时内进行,对于不能获得充分肠道清洁的患者,可以清洁灌肠或者第 2 天再次进行加强的肠道准备。有条件的单位可在肠道准备时给予祛泡剂口服。

## 三、知情同意

消化道息肉高频电切术前应向患者及其家属说明切除消化道息肉的必要性和高频电切过程,高频电切可能出现的并发症(如出血、穿孔等)及可以采取的预防和处理并发症的措施,在取得患方的充分理解、同意并签字后方可进行消化道息肉高频电切术。

## 四、术前用药

手术前可给予解痉药(需排除解痉药物应用禁忌证)应用。对于肠蠕动活跃者,应用解痉药可减少肠蠕动,以便于消化道息肉的圈套和高频电切治疗,降低并发症出现的可能。

# 第 4 节　操 作 方 法

消化道息肉切除前先做常规内镜检查,肠镜检查必须检查至盲肠,了解全结肠的情况,在退镜时行息肉切除。息肉切除前必须将息肉调整于内镜视野的最佳位置,不要急于电切。根据息肉的大小、形态,决定治疗方法并选择合适的器械。

## 一、有蒂息肉的操作方法

较小的有蒂息肉可采用直接圈套的方法治疗(图 43-12)。大的息肉有时无法观察到息肉的蒂部,这时可用肠镜头部或活检钳推动息肉,暴露息肉的蒂部,也可通过改变体位、调节肠腔内气体量,使息肉的蒂部暴露。在未看清息肉蒂部之前切忌盲目圈套,因为圈套套住息肉后不易松开,而且造成出血会影响手术视野,影响进一步治疗。

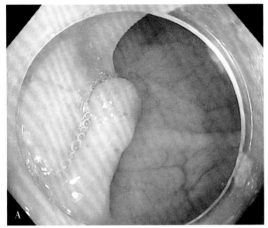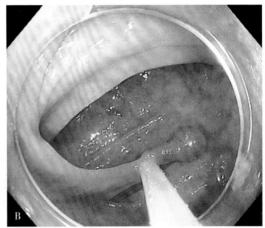

图 43-12　直接圈套法
A. 暴露息肉蒂部;B. 圈套电切息肉。

在息肉电切前,应调整好手术视野,充分暴露息肉,并牵拉息肉,使其远离肠壁(图 43-13),避免息肉紧贴肠壁造成异常电流而引起肠黏膜的灼伤。

息肉蒂部较长时,应保留 0.5~1cm 长的蒂部,息肉蒂部特别长的,先用圈套器套入息肉,再慢慢调整圈套器至息肉蒂部近肠壁0.5~1cm 处,进行电切(图 43-14),保留一定长的蒂部可保证有充分的电凝,以避免出血,同时可预防穿孔。如果息肉蒂部较短,圈套时应尽可能靠近息肉蒂部的息肉侧(图 43-15),不要怕残留息肉蒂部会引起息肉的复发,因为息肉的蒂部是由于息肉的存在,牵拉正常

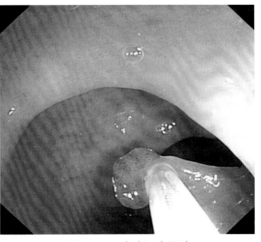

图 43-13　息肉远离肠壁

黏膜形成的,并非肿瘤组织。

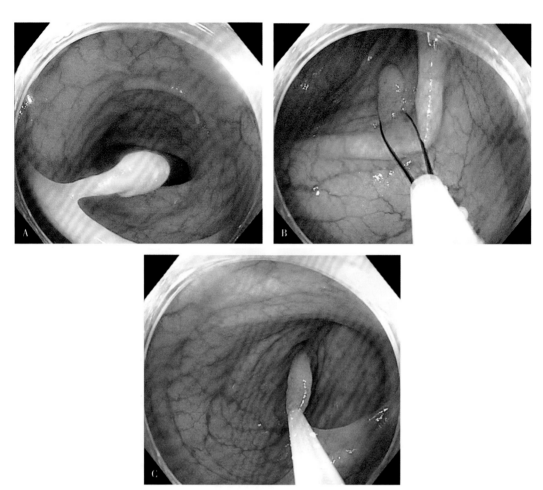

**图 43-14 长蒂息肉高频电切**

A. 长蒂息肉;B. 调整圈套息肉;C. 保留部分息肉蒂部进行电切。

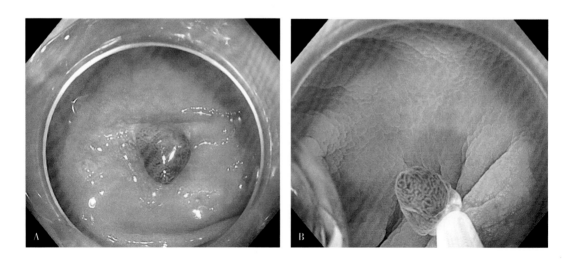

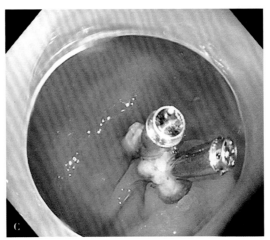

**图 43-15  短蒂息肉高频电切**
A. 短蒂息肉；B. 圈套电切；C. 创面夹闭。

如果蒂部较粗、较宽或疑有粗大血管，担心息肉电切后出血，可先用尼龙绳圈套结扎息肉蒂部（图 43-16）或金属夹夹闭息肉蒂部（图 43-17），再行高频电切，电切后可再使用金属夹钳夹息肉蒂部进行止血或者预防出血。有蒂息肉体积较大者，可选择大的圈套器。如有蒂息肉头端巨大，圈套器反复不易套取，笔者往往采用特殊内镜下切除方法，即带蒂息肉黏膜切开刀（将在第 48 章"内镜黏膜下剥离术"中介绍）辅助切除术（knife assisted polypectomy，KAP）治疗。具体方法为：当息肉头端巨大，不易圈套时，可予蒂根部进行黏膜下注射，使息肉蒂部抬举，用黏膜切开刀的刀柄紧贴抬举的息肉蒂部，从息肉蒂部一端逐步回拉式剥离至另一端，直至息肉完整剥离，创面金属夹夹闭（图 43-18）。此方法优点在于直接对息肉蒂部操作，避免息肉头端过大，圈套器反复不易套取，缩短手术时间，同时内镜下直视化操作，逐步剥离切除的过程中，可及时止血处理，降低了息肉残留的发生率，大大减少了并发症的发生。此方法可进一步扩展应用至所有带蒂的结直肠息肉治疗中（图 43-19）。

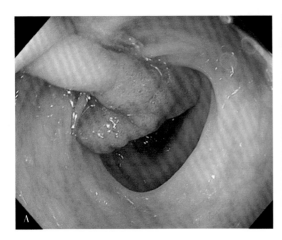
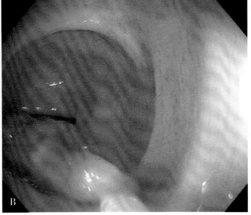

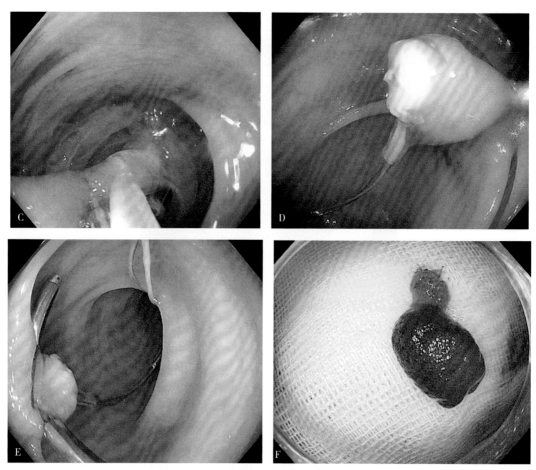

**图 43-16 粗蒂息肉尼龙绳圈套高频电切术**

A. 粗蒂息肉;B. 尼龙绳结扎息肉蒂部;C. 在尼龙绳上方圈套电切息肉;
D. 电切后的息肉残端;E. 金属夹夹闭息肉残蒂;F. 切除标本送病理。

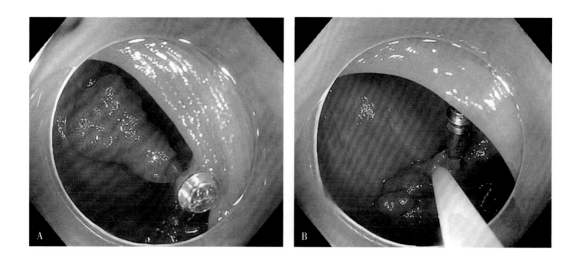

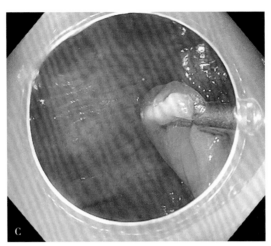

**图 43-17　粗蒂息肉金属夹夹闭高频电切术**
A. 金属夹夹闭粗蒂息肉蒂部；B. 在金属夹上方圈套电切息肉；C. 高频电切后创面。

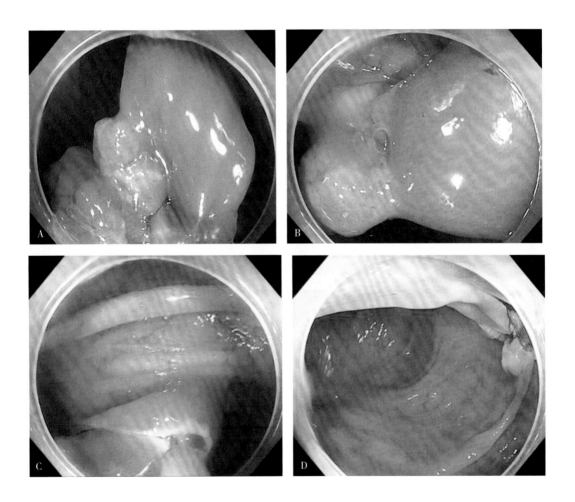

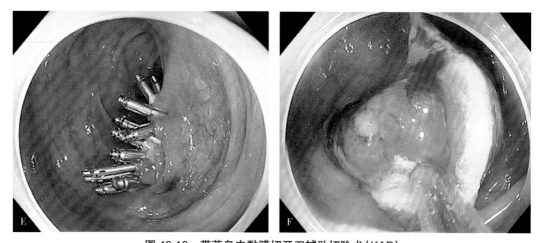

**图 43-18 带蒂息肉黏膜切开刀辅助切除术（KAP）**

A. 带蒂息肉头端较大，不易套取；B. 蒂根部进行黏膜下注射；C. 黏膜切开刀回拉式电切息肉；
D. 完整切除息肉，处理创面；E. 创面金属夹夹闭；F. 切除标本送病理。

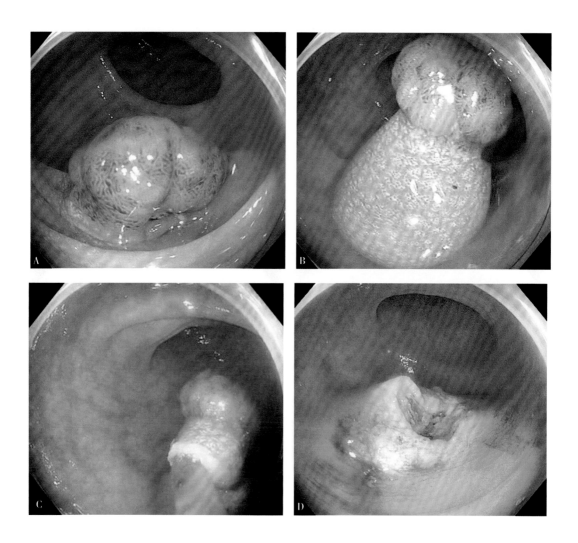

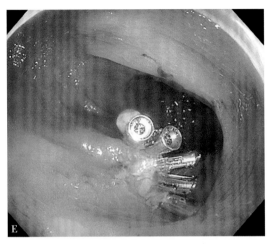
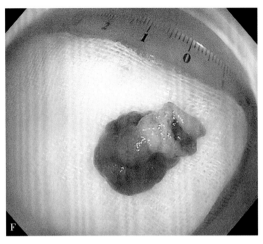

**图 43-19　带蒂息肉黏膜切开刀辅助切除术（KAP）**
A. 带蒂息肉；B. 蒂根部进行黏膜下注射；C. 黏膜切开刀回拉式电切息肉；
D. 完整切除息肉，处理创面；E. 创面金属夹夹闭；F. 切除标本送病理。

## 二、直径 <0.5cm 息肉的操作方法

直径 <0.5cm 的息肉大多数为无蒂息肉，可直接采用咬除术（图 43-20）、圈套冷切除术（图 43-21）及热活检咬除术、氩等离子凝固术（APC）（图 43-22）等方法治疗。在通电前一定要提起息肉，避免电凝造成肠壁深层的灼伤。切除的组织应常规送病理检查。

## 三、广基息肉的操作方法

广基息肉的高频电切，治疗不当容易引起出血和穿孔，应在息肉基底部的稍上方进行圈套电切，切忌圈套太深，勿将息肉周围的正常黏膜一起套入，这样极易造成穿孔。采用先电凝后高频电切的方法，避免过度电凝造成管壁深层灼伤而引起穿孔，同时也要避免怕发生穿孔而电凝不足引起的出血。

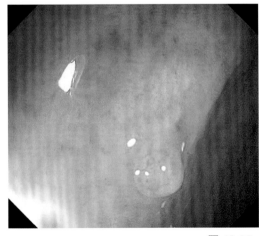
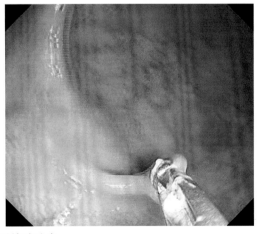

**图 43-20　活检咬除术**

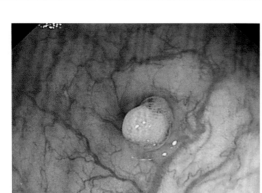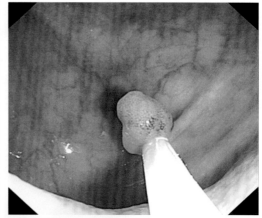

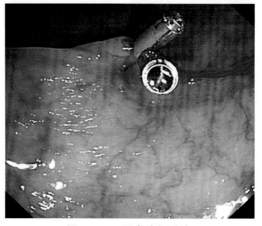

图 43-21　圈套冷切除术

　　广基息肉高频电切术较为安全的方法是先进行黏膜下注射生理盐水,形成液体垫,使息肉隆起,再行高频电切。较大的息肉也可采用分块电切的方法进行治疗,一次治疗不能完全切除时也可采用分期、分块高频电切的方法,这样相对安全(图 43-23)。

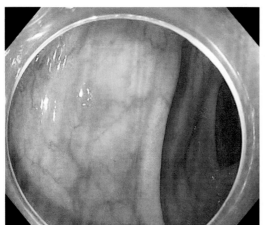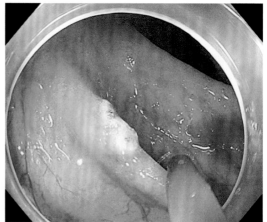

图 43-22　氩等离子凝固术

目前对于较大的基底部较广的息肉一般建议采用 EMR 或 ESD 治疗。

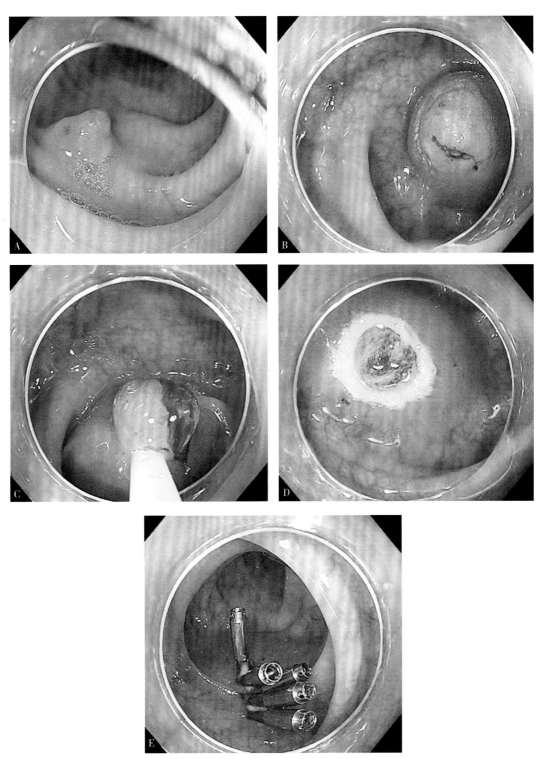

**图 43-23　广基息肉黏膜切除术（EMR）**
A. 广基息肉；B. 黏膜下注射；C. 圈套电切；D. 创面处理；E. 金属夹夹闭创面。

# 第5节 息 肉 回 收

切除的息肉一定要取出做病理检查,进一步明确息肉的性质及基底边缘的完整性,为以后是否需要追加进一步治疗及随访情况安排提供依据。

如果能确认切除断端没有出血,而且病变能够完全被切除,即可回收病变。回收的方法很多,较为简单的方法是吸引法。将镜头对着息肉吸引,小息肉吸引后通过吸引器收集标本,但此法可因吸引导致组织的损伤,影响病理学诊断;大息肉可随内镜一起退出,缺点是在息肉带出过程中不能进行观察。因此,较小的息肉可用活检钳取出,较大的息肉可使用网篮或抓钳抓住后,随内镜一起退出。单个息肉可在电切后直接取出,但多个息肉取出较为困难,因一次只能取出1枚息肉,如都要取出,则必须反复插入、退出。一般来说,只把较大的息肉或怀疑癌变的息肉随内镜带出。选用带尼龙网的圈套回收器,一次可回收多个息肉。病变回收后,应迅速用甲醛溶液固定(图43-24)。

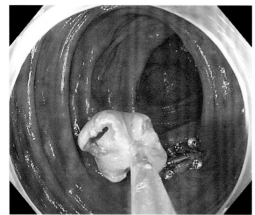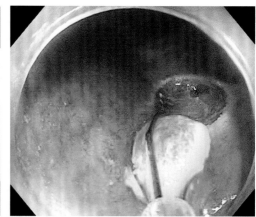

图 43-24 息肉回收

# 第6节 并发症的处理

结直肠病变内镜下切除虽然属于微创手术,但仍存在一定的并发症发生率,主要包括出血、穿孔、电凝综合征等。

## 一、出血

术中出血指术中需要止血治疗(如电凝或止血夹止血)的局部创面出血;术后出血指术后2周内需急诊留观、住院或干预处理(再次肠镜、血管造影栓塞或外科手术)的出血,多发生在术后48小时内。术中出血多为自限性,少量渗血可电凝处理,喷射性出血可使用金属夹止血。出血的主要原因往往是电凝不足,尤其是蒂部较粗的息肉,其中央的血管未得到充分的电凝而引起出血。圈套器收得太快及机械切割息肉时,也会引起出血。在收紧圈套时切忌用力过猛,尤其是蒂部较细的息肉,收紧过快,在没有充分电凝的情况下,机械性切割息肉会引起出血。电凝过度,使组织损伤较深,焦痂脱落后形成较深的溃疡,也可引起迟发性出血。因此,掌握圈套收紧的力度及合理使用电凝、电切是防止出血的关键。

息肉高频电切后出现的少量渗血,一般不需要特殊处理,出血很快会自行停止,如高频电切部位出现持续渗血或搏动性出血,则应及时处理。

大多数术后出血也是自限性的,迟发性出血不常见。若术后 2~3 天时出血,如果出血量较少,可继续观察;出血量较多时,应再次行内镜检查,根据出血的情况,在内镜下做相应的止血治疗(图 43-25)。手术后 1 周内出血量一般较少,注意适当休息即可。

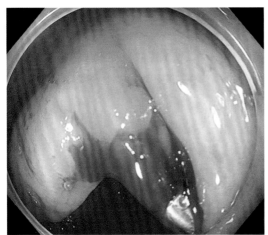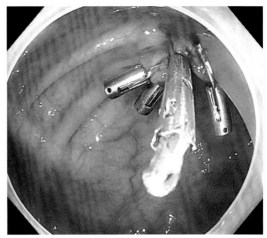

图 43-25　在内镜下对术后出血做相应的止血治疗

## 二、穿孔

术中穿孔多能即刻发现,而操作结束后腹部 X 线片发现膈下游离气体,CT 发现腹腔游离气体等,应考虑为术后穿孔。防止穿孔发生的关键是高频电切时不要太靠近息肉的基底部,以及不要过度电凝。高频电切、电凝后局部的温度相当高,如果残留的息肉蒂部明显发白,则局部可能出现坏死、穿孔。如果太靠近管壁,把蒂部完全切除,也有穿孔的可能。视野不清的情况下盲目地高频电切,是发生穿孔的主要原因,有时甚至将息肉蒂部周围的正常黏膜一起套入。有蒂部的息肉不易发生穿孔,而基底部较广的息肉在治疗不当时极易发生穿孔(图 43-26)。基底部注射后进行高频电切及分期、分块进行高频电切,可有效预防穿孔的发生。高频电切后如发现创面较深且有可能发生穿孔者,可应用金属夹进行夹闭,并留置肠腔内减压管(包括肛管、鼻胆管)减压处理,留院观察,以便尽早发现穿孔并及时处理。

胃、肠穿孔可表现为弥漫性腹膜炎,X 线片发现膈下游离气体,诊断并不困难。但直肠中下段及降结肠、升结肠后壁的穿孔因在腹膜外,症状出现较晚,而且不会出现游离气体,早期不易明确诊断,X 线片可发现腹膜后积气。一旦发现穿孔,应根据症状和体征决定是否进行外科手术治疗。穿孔早期发现后,如肠道准备良好、无肠内容物漏入腹腔,应立即内镜下夹闭,同时可行腹腔穿刺排气减压,结合术后留置肠腔内引流管(包括肛管、鼻胆管等)减压、引流处理(图 43-27),如创面可有效夹闭且无弥漫性腹膜炎者,有望保守治疗成功。早期内镜修复和使用二氧化碳气体,可减少外科手术率。腹膜后穿孔可考虑保守治疗,一旦脓肿形

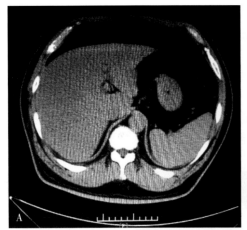
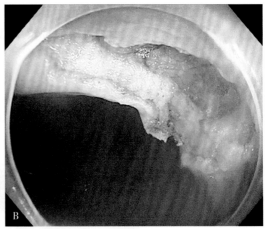
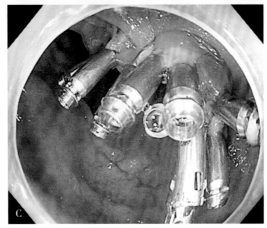

**图 43-26　穿孔夹闭**
A. CT 发现腹腔游离气体,考虑穿孔;B. 穿孔创面;C. 金属夹夹闭穿孔。

成,则应及时引流。临床怀疑穿孔者在影像学确证前即可立即开始经验性治疗,怀疑和确诊穿孔的患者须密切监护生命体征,补液、静脉应用广谱抗生素。外科手术的适应证是内镜修补困难或失败,持续肠内容物漏出所致腹膜炎,一般穿孔超过 4 小时而未行内镜下夹闭处理的患者,建议外科手术治疗。我中心自 2002 年以来,有 100 余例患者穿孔后转外科手术,均成功腹腔镜下修补,达到 Ⅰ 期治愈,避免造瘘、人工肛门给患者带来的生理、心理创伤及经济负担,也大大减少医疗纠纷的发生。

## 三、电凝综合征

电凝综合征又称息肉切除术后综合征或透壁综合征,表现为结肠镜病变高频电切除后出现的局限性腹痛、发热、白细胞升高、腹膜炎,而无明显穿孔征象。研究表明,高血压、病变较大、形态平坦是电凝综合征的独立危险因素。直肠及乙状结肠病变术后电凝综合征发生风险较低,而位于其他肠段及直径 >30mm 的病变术后需密切观察。对于电凝综合征的患者一般采取静脉补液,使用广谱抗生素,禁食直至症状消失,通常能获得良好预后。

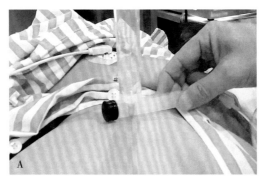

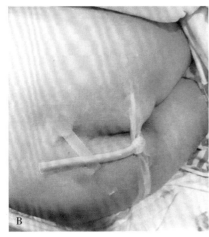
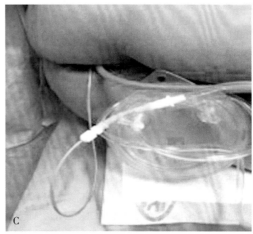

**图 43-27　穿孔后穿刺减压、引流处理**
A.腹腔穿刺减压；B.肛管减压、引流；C.鼻胆管联合肛管减压、引流。

# 第7节　术后处理

　　消化道息肉进行高频电切术后一般不需特殊处理，术后即可进食，以进冷食、软食为主。如息肉较大，应留院观察。对于门诊患者，应嘱咐如出现腹痛、呕血、便血、发热等情况时应立即就诊。手术后1周内应注意休息，避免重体力劳动，避免烟、酒及刺激性食物。

　　消化道息肉的治疗不能仅仅满足于息肉的切除，而必须明确其病理类型。摘除的息肉应做病理检查，明确其病理类型、是否有癌变，如果证实有癌变，必须详细了解其癌变部位、浸润深度、分化程度、切缘是否有累及等情况，以便决定进一步治疗方案。对于有蒂部的腺瘤性息肉发生癌变，且在内镜下完整切除、蒂部无累及者，应定期进行内镜检查，并严格随访；而分化差及有血管、淋巴管浸润者，应追加根治性手术。

　　结肠息肉/腺瘤切除术后随访：根据国内外相关共识意见，并结合我国的实际情况，初次结肠镜为肠道准备良好、到达回盲部、保证足够退镜时间的高质量结肠镜检查，并完整切除所有病变，考虑结肠息肉/腺瘤切除术后随访的年限间隔随息肉/腺瘤的病理类型、大小、数量分别为1~3年。若初次结肠镜检查质量较低，可适当缩短随访间隔。

　　癌前病变术后行内镜随访：术后第1年及第2年各行内镜检查1次，以后每3年1次连续随访。早癌内镜治疗后，术后 6 个月、12 个月定期内镜随访，并行肿瘤指标和相关影像学检查，无残留或复发者以后每年 1 次连续随访，有残留或复发者视情况继续行内镜下治疗或追加外科手术切除，每 3 个月随访 1 次，病变完全清除后每年 1 次连续随访。

（钟芸诗　贺东黎　姜　琦）

## 参 考 文 献

［1］ FUJIMOTO K, FUJISHIRO M, KATO M, et al. Guidelines for gastroenterological endoscopy in patients undergoing antithrombotic treatment [J]. Dig Endosc, 2014, 26 (1): 1-14.

［2］ ANDERLONI A, JOVANI M, HASSAN C, et al. Advances, problems, and complications of polypectomy [J]. Clin Exp Gastroenterol, 2014, 7 (8): 285-296.

［3］ TANAKA S, SAITOH Y, MATSUDA T, et al. Evidence-based clinical practice guidelines for management of colorectal polyps [J]. J Gastroenterol, 2015, 50 (3): 252-260.

［4］ WILLIAMS J G, PULLAN R D, HILL J, et al. Management of the malignant colorectal polyp: ACPGBI position statement [J]. Colorectal Dis, 2013, 15 Suppl 2: 1-38.

［5］ RUTTER M D, CHATTREE A, BARBOUR J A, et al. British Society of Gastroenterology/Association of Coloproctologists of Great Britain and Ireland guidelines for the management of large non-pedunculated colorectal polyps [J]. Gut, 2015, 64 (12): 1847-1873.

［6］ ANDERSON M A, BEN-MENACHEM T, GAN S I, et al. Management of antithrombotic agents for endoscopic procedures [J]. Gastrointest Endosc, 2009, 70 (6): 1060-1070.

［7］ HASSAN C, QUINTERO E, DUMONCEAU J M, et al. Post-polypectomy colonoscopy surveillance: European Society of Gastrointestinal Endoscopy (ESGE) Guideline [J]. Endoscopy, 2013, 45 (10): 842-851.

［8］ AHMADI A, DRAGANOV P. Endoscopic mucosal resection in the upper gastrointestinal tract [J]. World J Gastroenterol, 2008, 14 (13): 1984-1989.

［9］ WAYE J D. Colonoscopic polypectomy [J]. Diagn Ther Endosc, 2000, 6 (3): 111-124.

［10］ 刘厚钰, 姚礼庆. 现代内镜学 [M]. 上海：上海医科大学出版社, 2001.

［11］ 许国铭, 李兆申. 上消化道内镜学 [M]. 上海：上海科学技术出版社, 2003.

［12］ 徐富星. 下消化道内镜学 [M]. 上海：上海科学技术出版社, 2003.

［13］ 吴孟超, 吴在德. 黄家驷外科学 [M]. 北京：人民卫生出版社, 2008.

［14］ 于彦铮. 局部解剖学 [M]. 上海：复旦大学出版社, 2005.

［15］ 柏树令. 系统解剖学 [M]. 北京：人民卫生出版社, 2004.

［16］ 姚礼庆, 周平红. 内镜黏膜下剥离术 [M]. 上海：复旦大学出版社, 2009.

［17］ 金震东, 李兆申. 消化超声内镜学 [M]. 北京：科学出版社, 2011.

［18］ 周平红, 姚礼庆. 消化内镜切除术 [M]. 上海：复旦大学出版社, 2012.

［19］ 工藤进英. 大肠内镜治疗 [M]. 孟尼丽, 译. 沈阳：辽宁科学技术出版社, 2007.

［20］ 姚礼庆, 徐美东. 实用消化内镜手术学 [M]. 武汉：华中科技大学出版社, 2013.

［21］ 姚礼庆, 周平红, 钟芸诗. 消化内镜手术及常见并发症防治策略 [M]. 北京：人民卫生出版社, 2015.

［22］ 郑嘉岗, 许树长, 徐雷鸣. 消化内镜工程技术与临床应用 [M]. 上海：科学技术出版社, 2015.

［23］ 徐美东, 周平红, 姚礼庆. 隧道内镜治疗学 [M]. 上海：复旦大学出版社, 2017.

［24］ 刘云祥, 黄留业, 吴承荣, 等. 实用消化内镜治疗学 [M]. 北京：人民卫生出版社, 2002.

［25］ 李兆申, 王贵齐, 姜泊. 中国早期结直肠癌筛查及内镜诊治指南 (2014, 北京 )[J]. 中华医学杂志, 2015, 95 (28): 2235-2252.

［26］ 中华人民共和国国家卫生和计划生育委员会. 结肠癌规范化诊疗指南 ( 试行 )[J]. 慢性病学杂志, 2013, 14 (7): 481-485.

［27］张荣，林辉 . 2015 年内镜下结肠直肠息肉切除术相关指南与共识解读 [J]. 世界临床药物，2015, 36 (12): 814-819.

［28］中华医学会消化内镜学分会 . 中国消化内镜诊疗相关肠道准备指南 ( 草案 )[J]. 中华消化内镜杂志，2013, 30 (9): 481-483.

［29］中华医学会消化内镜学分会 . 中国消化内镜诊疗相关肠道准备共识意见 [J]. 中华消化内镜杂志，2013, 30 (10): 541-549.

［30］周平红，姚礼庆，陈巍峰，等 . 结直肠腺瘤性息肉和早期癌的内镜治疗 [J]. 中华外科杂志，2008, 46 (18): 1386-1389.

［31］郭杰芳，李兆申 . 内镜黏膜切除术的发展及临床应用进展 [J]. 中华消化内镜杂志，2006, 23 (6): 478-480.

［32］黄玮，吴云林 . EMR 和 ESD 在消化道肿瘤治疗中的应用 [J]. 国际消化病杂志，2006, 26 (6): 412-414.

［33］刘思德，姜泊，周殿元 . 国内早期大肠癌及大肠平坦型病变的内镜诊治进展 [J]. 中国消化内镜，2008, 2 (4): 1-10.

［34］顾晋，王林 . 美国结直肠外科医师协会结肠癌治疗规范 (2012 版 ) 精要及解读 [J]. 中华胃肠外科杂志，2012, 15 (10): 997-999.

［35］孟捷，王林恒，谢春娥 . 结肠息肉切除术后的监测指南与指南执行的影响因素 [J]. 中国内镜杂志，2013, 19 (11): 1161-1166.

# 第 44 章　金属支架置入术

结直肠癌是世界范围内最常见的恶性肿瘤之一，其中 8%~13% 的患者会发生急性肠梗阻，是威胁患者生命、降低生活质量的主要原因。自 1991 年以来，自膨式金属支架（self-expanding metallic stent, SEMS）已被广泛应用于减轻结直肠癌引起的急性肠梗阻。

结直肠癌并发急性肠梗阻属于闭袢性梗阻，如不能及时解除梗阻，可导致水、电解质、酸碱平衡紊乱，肠壁穿孔甚至感染性休克等严重并发症，死亡率高。以往外科手术是唯一的治疗方式。对于可行根治手术的患者，外科急诊手术多采用 Hartmann 术，即行结肠造瘘，再择期回纳。患者不仅承受了二次手术之苦，还延长了治疗周期，造成经济负担。由于不能进行充分的肠道准备，加之急性梗阻发生后患者一般情况差，围手术期死亡率及并发症发生率较高。而对于已无根治性手术机会的患者，在有限的生命里需忍受人工肛门带来的不便，严重降低了生活质量。复旦大学附属中山医院自 20 世纪 90 年代开始，在国内率先开展结直肠金属支架置入手术，至今已有 30 余年经验，证实其为一种安全、有效的治疗方式，不仅可以迅速解除梗阻，避免急诊手术，还能够为治疗争取足够的肠道准备时间，调整患者一般情况，获取完整的肿瘤分期资料，将急诊手术变为限期手术。尤其中晚期结直肠癌肝转移风险高，金属支架的应用使一期手术肝肠同切成为可能，提高手术治愈率。

# 第 1 节　适应证及禁忌证

目前金属支架主要应用于脾曲到直肠距肛门 8~10cm 部位的梗阻。对于低位直肠梗阻，指南并不建议应用金属支架，因其可能造成患者里急后重等不适，且支架移位风险高。而右半结肠的梗阻，外科观念认为可行一期肠切除吻合，无需造瘘，且右半结肠肠腔较宽，支架移位风险高，故文献报道中应用少。我们的经验是，对于距肛门 5cm 以上的任何部位梗阻，均可根据临床具体情况选用支架治疗。其一，支架置入并不是永久性置入，而是外科手术前的过渡，在支架移位前患者可能已接受了外科根治手术；其二，随着肿瘤综合治疗的不断进展，新辅助化疗的临床应用，晚期肿瘤病灶可能会缩小，随着病灶缩小、炎症水肿消退，梗阻缓解后支架移位是不可避免的，这或许意味着患者获得了根治性切除的机会；其三，相比急诊手术，支架置入风险小，并发症少，更加安全。综上，只要能够使患者获益，无论何部位的梗阻，均可根据情况选用金属支架治疗。其适应证主要包括：①对于无法行根治性切除的结直肠恶性肿瘤或腹腔继发性肿瘤致肠梗阻的姑息性治疗；②结直肠恶性肿瘤根治手术前解除梗阻；③结直肠癌术后吻合口复发导致的梗阻。而对于结直肠良性疾病导致的梗阻，如经内科治疗或其他内镜治疗方式如球囊扩张治疗仍无法取得满意的治疗效果，若患者有强烈意愿，也可选用金属支架治疗，但建议选用全覆膜支架，梗阻解除后及时取出。

金属支架置入的唯一绝对禁忌证是肠穿孔。其他相对禁忌证包括晚期肿瘤合并腹膜转移导致大量腹水，距肛门 5cm 以内的直肠梗阻。前者因腹水及腹膜转移肿瘤导致肠壁水肿，增加了支架置入后肠穿孔的风险，且大量腹水引起肠麻痹，即使支架置入成功，梗阻也不能有效缓解。后者则是因为梗阻部位距离肛门太近，支架反复刺激肛门引起的里急后重对患者造成不适，且频繁的排便增加了支架移位风险，故而应慎重决定是否放置支架。高龄、一般情况差、麻醉 ASA 分级高等都不是支架置入的禁忌证，因为上述情况无疑会增加急诊手术的死亡率，故而更应首先选择置入金属支架解除梗阻，而非手术。

# 第 2 节　术前准备及器械

术前准备：手术前完善血常规、血凝常规、肝肾功能、电解质、心电图、胸部 X 线片等检查。完善腹部 CT 或腹部 X 线片，初步判断梗阻情况、部位。对于有生命体征不稳定、血压降低等休克表现的患者，应及时补液、扩容。有电解质紊乱者应予积极纠正。患者签署手术知情同意书。手术前并不建议行口服泻药肠道准备，因其可能加重梗阻，可选用生理盐水灌肠或甘油灌肠剂，不影响操作视野即可。

器械：电子结肠镜、斑马导丝、取石球囊、扩张球囊、自膨式金属支架（图 44-1）、金属夹。建议选用具有冲洗功能的电子结肠镜，准备好吸引器，因为手术前无法进行充足的肠道准备，且支架置入后迅速有粪水涌出，影响后续治疗。

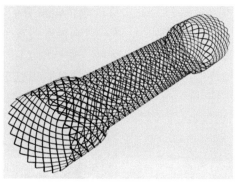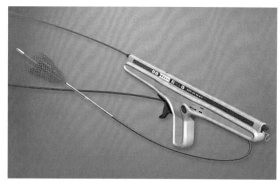

图44-1 金属支架

# 第3节 操作方法

1. 标记肛侧肠腔 无论选择经钳道置入系统（through-the-scope，TTS）还是非经钳道置入系统（over-the-guidewire，OTW），均建议消化内镜医师在电子结肠镜直视下寻找狭窄、梗阻的肠段，因为盲插导丝无疑会增加结肠穿孔的风险。自肛门循腔进镜至狭窄肠腔肛侧，不建议尝试内镜通过狭窄肠腔，避免肠腔出血、穿孔。金属夹于肛侧肠腔标记（图44-2）。

2. 测量狭窄段 斑马导丝经内镜活检孔道置入，透视下穿过狭窄肠腔并尽可能放入远端肠腔。沿导丝置入取石球囊，注入造影剂（碘克沙醇），球囊充气后回拉取石球囊，遇阻力时即为球囊到达狭窄段口侧缘，根据情况可使用金属丝做体表标记。观察狭窄肠段的长度（图44-3）。透视下如见造影剂流入肠腔外，提示狭窄伴发结直肠穿孔。根据狭窄的长度、部位、程度选用合适的支架，一般原则是支架长度超过狭窄长度至少4cm，即支架两端覆盖狭窄段各2cm以上。

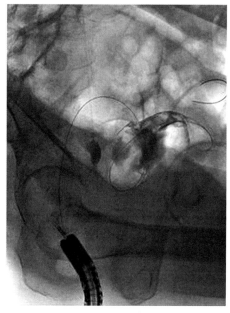

图44-2 金属夹标记

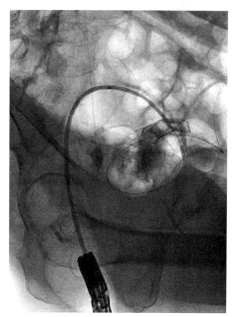

图44-3 测量狭窄段

3. 置入支架　斑马导丝引导下用推送器将支架推送至越过狭窄段口侧 3~4cm 开始释放支架,如狭窄程度重、支架推送器置入困难,可先行球囊扩张。只要不影响推送器置入,不建议常规行预防性肠道扩张,因其可能增加肠道穿孔及支架移位的风险。如选用 TTS 置入系统,金属支架推送器表面可见一个黄色标记,始终保持该黄色标记于内镜视野内,遵循"边放边拉"的原则,结合透视逐步释放支架,要求支架覆盖狭窄段两侧至少 2cm(图 44-4,图 44-5)。如选用 OTW 置入系统,留置导丝后退出内镜,沿导丝置入推送系统,透视下将推送器送入超过口侧缘体表金属标记处至少 4cm,同样遵循"边放边拉"的原则,逐步释放支架,要求支架覆盖狭窄段两侧至少 2cm。

4. 内镜检查　支架置入成功后即可见粪水自肠腔流出,内镜进镜缓慢通过支架覆盖肠腔,一般可见结直肠黏膜少量渗血,无需特殊处理,可自行止血。如支架位置不满意,可用异物钳调整。

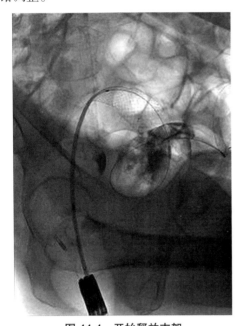 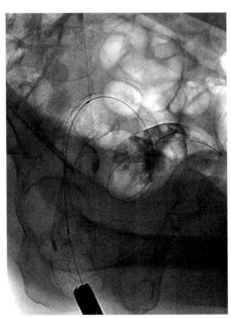

图 44-4　开始释放支架　　　　　　　图 44-5　支架完全释放

# 第 4 节　术后处理及并发症

术后适当补液 1~2 天,逐渐进食水、无渣及少渣饮食,可予适量液体石蜡或缓泻剂口服通便。同时观察腹痛、呕吐、腹胀以及排便情况,注意有无便血、里急后重等症状。术后第 3 天,常规进行 X 线复查,了解支架的位置及扩张情况。

支架置入后何时进行外科手术,目前尚无定论。间隔时间越长,近端肠腔扩张缓解越明显,手术后发生吻合口瘘等并发症的风险越小。但延长间隔时间无疑会增加肿瘤的转移风险,研究表明,支架置入后与手术治疗间隔时间超过 18 天为肿瘤复发转移的独立危险因素;另一项回顾性分析则显示,当手术延迟 10 天或更长时间时,吻合口瘘的风险显著降低。作者所在医院通常选择支架置入后 2 周左右行外科手术治疗,根据肿瘤造成的近端肠腔扩张程度、支架置入后梗阻缓解情况,可适当缩短或延长间隔时间。

　　支架置入后常见的并发症包括穿孔、出血、移位、疼痛和再梗阻。其中,穿孔为最常见的并发症,发生率为0~12%。穿孔的发生多与支架置入操作不当有关,例如盲目插入导丝、过度充气和预防性扩张。其他导致穿孔发生的因素包括狭窄段超过4cm、抗血管生成药物治疗等。在一项基于荷兰人群的研究(17例穿孔)中,对有或没有支架相关穿孔的患者进行了比较,显示3年局部复发率分别为18%和11%($P$=0.43),3年无病生存率分别为49%和60%($P$=0.72),3年总生存率分别为61%和75%($P$=0.53),提示穿孔的发生不仅增加了围手术期死亡率,还会对肿瘤治疗产生负面影响。临床上一旦怀疑穿孔,例如手术后剧烈腹痛、腹部体征阳性、影像学检查见腹腔游离气体,应积极手术治疗,避免造成患者病情恶化甚至死亡。

　　对于无法行根治手术的姑息治疗患者,长期置入金属支架常见的并发症为支架移位、阻塞。移位通常与肿瘤缩小、肠壁水肿消退有关,当梗阻缓解、取出移位的支架后,不建议重新放置支架。如患者梗阻未完全解除,重新置入金属支架仍然是首选的治疗方式。姑息治疗中支架的通畅时间可维持3~12个月,低纤维素饮食可明显降低因粪块引起的支架阻塞,再梗阻通常提示肿瘤进展。肿瘤或炎性肉芽组织会沿着支架网孔向腔内生长,再次管腔阻塞,当此类情况发生时,支架内再次放置金属支架通常会取得满意的治疗效果。不同部位放置金属支架见图44-6~图44-8。

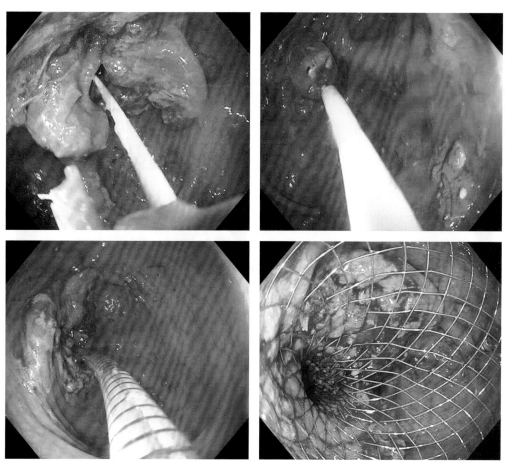

图44-6　乙状结肠置入支架

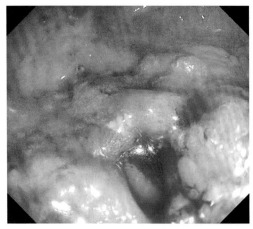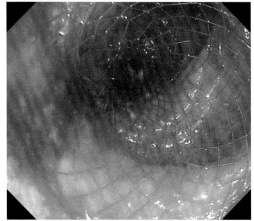

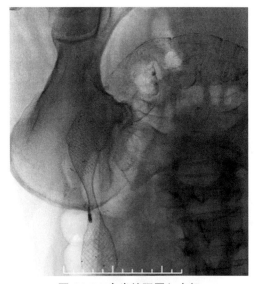

图 44-7　右半结肠置入支架

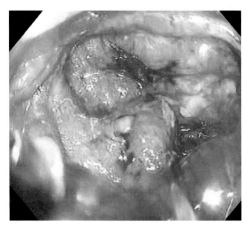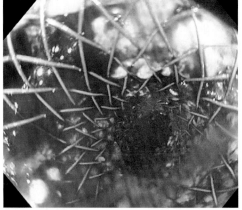

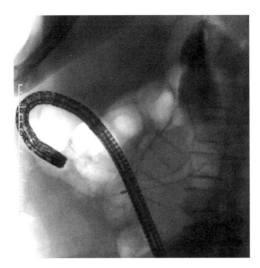

图 44-8　降结肠置入支架

（钟芸诗　唐 研　刘铁梅）

## 参 考 文 献

［1］徐美东, 姚礼庆, 高卫东, 等. 肠道恶性梗阻扩张和支架治疗的临床价值 [J]. 中国实用外科杂志, 2002, 22 (10): 594-596.

［2］徐美东, 姚礼庆, 周平红, 等. 内镜治疗结直肠狭窄的探讨 [J]. 中国内镜杂志, 2001, 7 (5): 30-31.

［3］姚时春, 姚礼庆, 钟芸诗, 等. 肠道恶性梗阻内镜水囊扩张和支架治疗 [J]. 中国内镜杂志, 2003, 9 (6): 16-18.

［4］徐美东, 姚礼庆, 钟芸诗, 等. 急性结直肠癌性梗阻内镜治疗的临床价值 [J]. 中华消化内镜杂志, 2005, 22 (6): 365-368.

［5］姚礼庆, 钟芸诗. 急性结直肠梗阻内镜下金属支架引流术的操作要点和疗效评价 [J]. 中华消化内镜杂志, 2010, 27 (2): 57-59.

［6］钟芸诗, 姚礼庆, 许剑民, 等. 近段结肠癌急性肠梗阻应用内镜下金属支架引流术的价值探讨 [J]. 中华消化内镜杂志, 2010, 27 (10): 505-508.

［7］周平红, 钟芸诗, 陈涛. 结直肠肿瘤的双镜联合治疗 [J]. 中华胃肠外科杂志, 2017, 20 (6): 625-629.

［8］VAN HOOFT J E, VELD J V, ARNOLD D, et al. Self-expandable metal stents for obstructing colonic and extracolonic cancer: European Society of Gastrointestinal Endoscopy (ESGE) Guideline [J]. Endoscopy, 2020, 52 (5): 389-407.

［9］AMELUNG F J, BORSTLAP W A A, CONSTEN E C J, et al. Propensity score-matched analysis of oncological outcome between stent as bridge to surgery and emergency resection in patients with malignant left-sided colonic obstruction [J]. Br J Surg, 2019, 106 (8): 1075-1086.

# 第45章 结肠扭转的内镜治疗

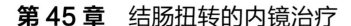

肠扭转在我国是常见的一种肠梗阻类型,常由于解剖异常及重力因素,使一段肠管甚至几乎全部小肠、结肠及其系膜沿系膜轴顺时针或逆时针扭转360°~720°,造成肠腔不完全或完全阻塞。此时,不仅有肠管的梗阻,更有肠系膜血管的扭转不通,导致肠壁血供障碍,对应的肠管将发生坏死、穿孔,进而导致腹膜炎等。肠扭转是肠梗阻中病情凶险、发展迅速的一类,如未得到及时处理,死亡率将达到10%~33%。其中,结肠扭转(colonic volvulus)发生率占急性肠梗阻的12%~26%,是全世界结肠梗阻的第三大病因,占完全性结肠梗阻的13%~42%,根据文献资料,乙状结肠受累占60%~75%,盲肠占25%~40%,横结肠占1%~4%,脾弯曲占1%,升、降结肠因固定在侧后腹膜壁,不会发生扭转,另外,盲肠扭转发病率每年增加5%。

## 第1节 结肠扭转的病因

结肠扭转病因为多因素,常见因素如慢性便秘、高纤维饮食、频繁使用泻药、剖腹手术史等。

### 一、原发性肠扭转

原发性肠扭转的病因目前尚不明确,并无解剖上的异常,可能与肠腔内有较多尚未消化的内容物有关,当体位改变时肠道不能随之变化,可引起结肠扭转。

### 二、继发性肠扭转

继发性肠扭转是由于先天性或后天获得解剖改变,出现一个固定点形成肠祥扭转的轴心。常常是下列因素同时存在:

1. 解剖因素 如乙状结肠冗长、游离盲肠、憩室等均是发生肠扭转的因素,因为乙状结肠系膜较长,与后腹膜无固定,常游离在腹腔内,所以肠扭转发生率较高。

2. 物理因素 肠祥本身需要有一定的重量,如乙状结肠存积着大量干涸的粪便、肠腔内存在较大的肿瘤等,都是造成肠扭转的潜在因素。

3. 动力因素 强烈的蠕动或体位的突然改变,使肠祥产生不同步的运动,使已有轴心固定位置且有一定重量的肠祥发生扭转。

# 第 2 节　结肠扭转的病理

## 一、乙状结肠扭转（volvulus of the sigmoid colon）

乙状结肠扭转常好发于老年女性、经产妇患者，发生扭转的乙状结肠一般都较长，系膜根部大多较狭窄，肠袢活动度大是发病的解剖基础；粪便在乙状结肠内积聚所致的重力作用是扭转的诱因，老年人常有慢性便秘，乙状结肠扩张延长，较容易发生扭转，如扭转不及180°，一般不会影响肠道的通畅，亦没有症状。但若超过此限度，会引起肠梗阻。乙状结肠扭转属闭袢性梗阻，肠袢的近、远端均被闭塞，腔内气、液体积聚，压力增高，此时即使肠系膜血管并未闭塞，也会因肠管的扩增而影响肠壁血供，发生肠坏死和穿孔。

## 二、盲肠扭转（volvulus of the cecum）

盲肠因位于腹膜内位，比较固定，当盲肠有先天发育异常或游离时，亦会存在较大活动度，形成所谓的游离盲肠，可以通过其系膜为轴发生扭转，盲肠扭转实际上是盲肠、回肠末段及升结肠的扭转。

# 第 3 节　临 床 表 现

肠扭转可导致闭袢型肠梗阻加绞窄性肠梗阻，发病急且迅速。起病时腹痛剧烈，腹胀明显，临床表现在不同部位的肠扭转亦有不同，但早期肠扭转患者腹部压痛不明显，可出现"症征分离性"疼痛。

乙状结肠扭转的患者常有便秘或类似轻度发作病史，扭转时常表现为突发性中下腹痛，呈阵发性绞痛，无肛门排气、排便。发病早期即有明显腹胀，腹部叩诊呈鼓音。体检可见腹部膨隆，左下腹轻压痛，可闻及肠鸣音亢进。此类患者在结肠扭转中较为常见，且可反复发作。

盲肠扭转的患者发病年龄较轻，常表现为突发性中腹部或右下腹绞痛，呈持续性伴阵发性加剧，可有恶心、呕吐，初期可有少量排便、排气，后期则消失。腹部检查可见不对称腹部隆起，可在右下腹扪及气胀的弹性肠曲，肠鸣音亢进。

如患者表现为腹痛加重或转为持续性，伴有体温升高和脉搏加快，腹部出现腹膜炎征，通常表明已存在肠绞窄。

# 第 4 节　影像学检查特征

腹部 X 线片可因结肠扭转的部位不同而有不同的显示，可在腹部某一部位出现巨大胀气、扩大的肠袢，且有气液平面。近段结肠、回肠等可充气，并有多个气液平面。

1. 乙状结肠扭转 X 线片可见左腹部有一个巨大、双腔充气的肠袢，且有气液平面，范围可从盆腔到上腹部，甚至达膈下。肠袢显著增粗，直径可达 15~20cm，典型表现为扩大的乙状结肠影,呈马蹄铁状,内见两个气液平面。行低压钡剂灌肠时,可发现钡剂停止于直肠上端,局部呈鸟嘴样螺旋形狭窄。

2. 盲肠扭转 X 线片可见右侧腹部有一个卵形、胀大的肠袢,内有气液平面,结肠无胀气,但小肠有不同程度胀气。

多排螺旋 CT 是确诊肠扭转的重要诊断和评估检查,可提示扭转肠袢的解剖形态及位置的改变。相应的肠系膜血管发生旋转时,CT 图像中出现漩涡状改变,常称"漩涡征";扩张的肠腔部分呈现出"U 字征""S 字征""鸟啄征",后期处理技术可显示扭转肠管两端的"鸟啄征",大致评估病变范围,其中"鸟啄征"在乙状结肠扭转患者中具有较高的特异度和敏感度,因此,结合螺旋 CT 增强扫描及血管重建等,可以显示病变的部位、范围、形态、肠管扩张等。当肠壁强化减弱、腹腔积液及出现"靶环征"时,则高度提示肠壁坏死可能。

# 第 5 节 治 疗

用于急性肠梗阻的一般治疗都适用于结肠扭转,包括禁食、胃肠减压、解痉止痛、纠正电解质、抗休克等治疗;由于急诊手术前未行肠道准备,会增加围手术期腹腔感染的风险,导致术后病死率高达 6%~19%。

乙状结肠扭转患者可酌情采用非手术或手术治疗,对于病程短、全身情况好、临床表现尚无肠绞窄的患者,可先使用非手术方法,包括灌肠、肛管置入法、结肠镜检查与复位等,但均需细心处理,以防引起穿孔。其中,结肠镜检查对于扭转程度不严重的患者有较高的成功率,在症状缓解后应重视病情的观察,部分患者可能存在局灶性肠壁坏死,复位后出现继发性穿孔。非手术治疗患者均有复发的可能,如患者条件许可,复位后可考虑在合适时机做乙状结肠部分切除术。

对于非手术治疗失败与盲肠扭转的患者,均应手术治疗,尤其是存在肠绞窄或腹膜炎者,更应立即行急诊手术治疗。

关于乙状结肠扭转非手术治疗失败后手术方式,需根据患者全身情况及术中探查情况决定。

1. 乙状结肠扭转患者如条件尚可,在复位后做乙状结肠部分切除术及近端结肠造口术,一般不做一期缝合术,以免发生吻合口瘘,但如果患者机体情况良好并且无明显肠壁水肿,术中充分肠道灌洗后可考虑作一期吻合。

如患者条件差而无肠壁坏死者,可仅作复位术,待日后再择期行乙状结肠部分切除术。术中由助手经肛门置入肛管,在术中引导下,将肛管送达乙状结肠,并留置肛管 2~3 天。

对于术中发现肠壁已坏死或可疑者,均应做病变肠段切除、近端结肠造口术(Hartmann 术)。

2. 盲肠扭转患者诊断一经明确均可手术,具体手术方式需根据患者术中探查结果决定。

(1)如术中没有肠绞窄,可在复位后将盲肠与侧腹壁缝合数针固定,预防复发;亦可作盲肠插管造口术,置入盲肠的蕈状导管从前腹壁引出,局部盲肠与前腹部固定。

(2)对于盲肠已有坏死或有坏死的怀疑,均应做盲肠切除及回肠 - 结肠吻合术,由于病段以上的回肠大都仅有轻度扩张,做一期吻合是安全的。

(3)对于有肠坏死、腹膜炎伴中毒休克者,应做病段肠切除、回肠和横结肠造口,以及腹腔引流术,待 3 个月后再作消化道重建术。

# 第 6 节　结肠扭转中肠镜复位注意事项

自 1947 年 Bouusgaard 报道,用硬管乙状结肠镜作为乙状结肠扭转非手术治疗的一部分开始,内镜在诊断和治疗结肠扭转方面的使用逐渐发展。经结肠镜下复位乙状结肠扭转成功率高达 70%~95%,并发症发生率为 4%,死亡率接近 3%。目前推荐软镜进行检查及复位治疗,结肠镜检查及复位法的优点是可通过结肠镜直接观察肠黏膜及肠腔走行,了解肠扭转为顺时针方向还是逆时针方向。诊断明确后即可试行复位,具有视野清晰、减压彻底、肠蠕动恢复快、成功率高等优势;并且如复位成功,可进行充分的肠道准备及纠正内环境紊乱,能够保证病变肠道切除后一期吻合术的安全性,降低围手术期的病死率和并发症发生率,提高患者的生活质量。

## 一、适应证

肠扭转为早期,无肠绞窄、肠系膜坏死、肠穿孔及腹膜炎征象,全身情况尚可,无严重脱水、低血压休克等严重中毒症状者。

## 二、术前准备

均予以完善血常规、凝血功能、生化检查、心电图、腹部 X 线片 /CT 等;进行充分、有效的术前准备和突发意外预案准备。

## 三、结肠镜检查及复位方法

内镜操作者必须熟悉结肠解剖结构的特点,掌握以下原则:少充气,循腔进镜结合滑镜,去弯取直结合结圈,急弯变慢弯,锐角变钝角。患者取左侧卧位,采用结肠镜循腔逐渐进入,当结肠镜进至梗阻部位,可见肠腔闭锁,呈鱼嘴状或放射状,用镜头钩住肠腔向相反的方向旋转镜身,遇有阻力即止,反复多次,循序渐进,同时可配合转动体位,当肠镜通过扭转部位时,可见气体及肠内容物涌出,采用进推、退拉或左右旋转等方法操作肠镜,逐渐使肠道复位,并注气观察松解部位,充分吸引肠腔内液气体,降低结肠内压,观察无异常后退镜;如肠镜不能通过梗阻部位,可于 X 线引导下,经结肠梗阻狭窄处将导丝置入梗阻近端扩张的结肠内,循导丝将肠梗阻导管的前端置入梗阻近端结肠内,确定在位后,打开前端水囊、固定导管,抽吸气体及粪汁,并予生理盐水反复冲洗。亦可经由导引钢丝在肠镜直视下送入肠道支架,缓慢通过狭窄处,体外 X 线透视下观察支架远端通过狭窄处并释放肠道支架以松解扭曲的结肠。如术中发现可疑肿块,应慎重地取组织送病理检查,警惕穿孔、出血等可能。

## 四、复位治疗及护理

予以禁食、纠正酸碱平衡及电解质紊乱、预防感染、营养支持等治疗,术后当天尽量卧床休息,术后监测腹围并复查血常规、生化等,了解内环境情况,因部分老年患者的敏感性较差,肠道减压后,症状缓解的同时可能掩盖了肠管缺血、坏死的表现,应警惕穿孔等风险。在确认复位成功、治疗有效后第 3 天,可进流质食物,保持大便通畅、质软,忌吃粗纤维食物,1周内禁饮酒及其他有刺激的食物和饮料等。

## 五、手术治疗时机

通过结肠镜复位的结肠扭转患者存在复发的概率,对于乙状结肠扭转患者,建议待内镜下复位后 2~5 天行乙状结肠切除术。

# 第 7 节　内镜复位常见并发症及预防

## 一、穿孔

术中注意不可过多注气,防止增加闭襻肠管内的压力;仔细观察梗阻部位肠黏膜的血管网及血运情况,防止检查中肠穿孔。一旦发生穿孔,建议手术干预。

## 二、消化道出血

术中循腔逐渐进入,避免盲目、暴力地滑镜,尤其是进入扭转段肠襻时。如局部渗血,可采用组织胶喷洒止血,对于小动脉出血,宜采用钛夹等止血。

## 三、典型病例——结肠镜治疗乙状结肠扭转

### (一)病例简介

89 岁女性患者,于 2018 年 9 月 11 日因"腹痛伴肛门停止排便、排气 4 天"入院。

1. 病例特点　右下腹胀痛,呈持续性,肛门停止排便、排气。

2. 既往史　40 余年前行剖宫产,30 余年前因子宫肌瘤行开腹子宫全切除术。有高血压、房性期前收缩(早搏)、脑梗死、长期便秘病史。

3. 体格检查　腹部膨隆,腹围 100cm,腹软,左下腹有轻度压痛,无反跳痛,肝、脾肋下未触及,腹部叩诊呈鼓音,可闻及肠鸣音亢进(图 45-1);直肠指诊发现直肠空虚,未触及明显占位性病变,退指无血染。

4. 实验室检查

(1)血常规:白细胞为 $17.58 \times 10^9$/L↑,红细胞为 $4.34 \times 10^{12}$/L,血红蛋白为 133g/L,红细胞比容为 39.9%,血小板为 $273 \times 10^9$/L,中性粒细胞比率为 89.8%↑,中性粒细胞为 $15.78 \times 10^9$/L↑。

(2)生化检查:总胆红素为 15.5μmol/L,结合胆红素为 5.2μmol/L↑,谷草转氨酶为 20U/L,谷丙转氨酶为 9U/L,总蛋白为 74g/L,白蛋白为 38g/L,碱性磷酸酶为 41U/L,γ- 谷氨酰酶

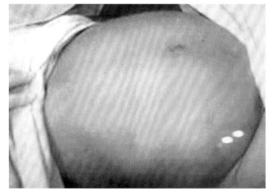

图 45-1　术前腹部

为 20U/L,尿素氮为 6.3mmol/L,肌酐为 73μmol/L,尿酸为 188μmol/L,葡萄糖为 5.9mmol/L,

钾为 3.7mmol/L,钠为 141mmol/L,氯为 109mmol/L↑,钙为 2.33mmol/L,磷为 0.5mmol/L↓,镁为 0.9mmol/L,二氧化碳结合力为 20.8mmol/L↓,胆碱酯酶为 6 917U/L。

(3)凝血功能:凝血酶原时间为 13.5 秒,国际标准化比值为 1.05,部分凝血活酶时间为 26.7 秒,D- 二聚体为 1.48μg/ml↑,纤维蛋白原为 5.04g/L↑,抗凝血酶活性为 80%,纤维蛋白原降解产物为 5.31μg/ml↑,凝血酶时间为 16 秒。

(4)肿瘤标志物:AFP 为 2.43ng/ml,CEA 为 3.5ng/ml,CA125 为 8U/ml,CA153 为 6.2U/ml,CA19-9 为 7.3U/ml,CA724 为 0.81U/ml。

5. 影像学检查 腹部 X 线片及 CT 平扫:乙状结肠明显扩张,乙状结肠、横结肠及升降结肠壁内容物增多,并见多个气液平面(图 45-2,图 45-3)。

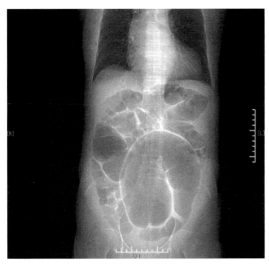

图 45-2 腹部 X 线立位片

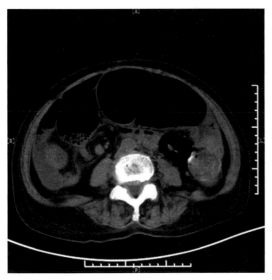
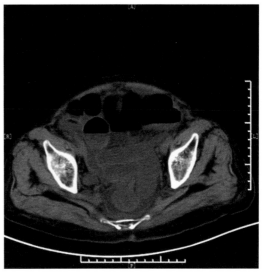

图 45-3 腹部 CT 平扫

6. 诊断 乙状结肠扭转、不完全性结肠梗阻。

### （二）结肠镜复位过程

1. 复位前准备

（1）肠镜下结肠扭转复位术必须在 X 线透视下进行。

（2）术前不需要做肠道准备，放置胃肠减压，补液以使水、电解质平衡，了解心肺功能。

（3）必须建立静脉通路，麻醉科医师适当加用镇静剂、解痉剂，必要时加用止痛药物。

（4）术中需要监护，观察心率、氧饱和度、血压并吸氧。

（5）采用 CF-290 型肠镜，内镜通道 >3.2mm，带冲水装置。

（6）备斑马导丝、导引钢丝、引流管、前段带球囊的肠梗阻减压管、石蜡棉球、50ml 注射针筒、生理盐水等（图 45-4）。

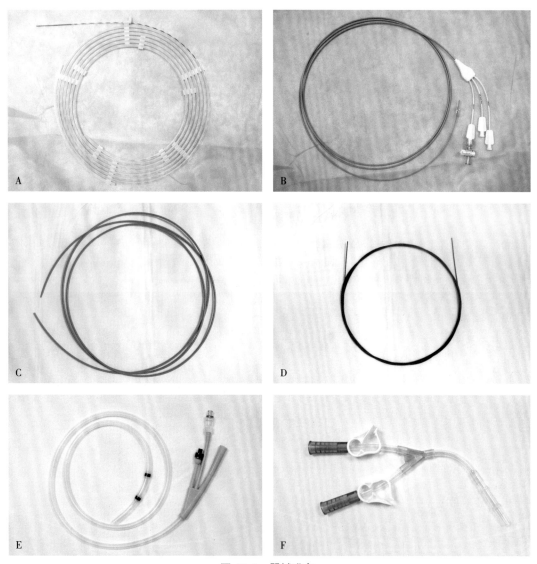

**图 45-4　器械准备**

A. 斑马导丝；B. 造影导管；C. 内视镜钳道用扩张管；D. 弹簧导丝；E. 肛门减压导管；F. 二腔接头。

## 2. 肠镜下复位过程(图 45-5,图 45-6)

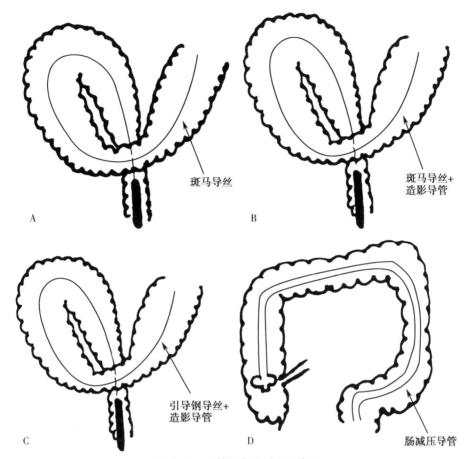

斑马导丝

斑马导丝+
造影导管

引导钢导丝+
造影导管

肠减压导管

A

B

C

D

**图 45-5　肠镜下复位过程示意图**
A. 置入斑马导丝;B. 置入造影导管;C. 置入引导钢导丝;D. 置入肠减压导管。

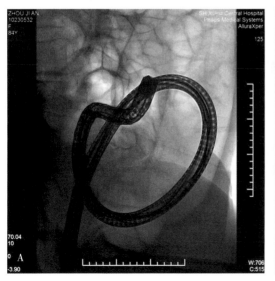

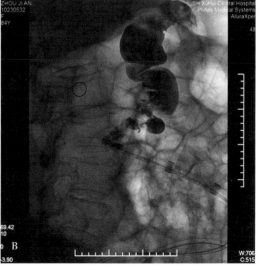

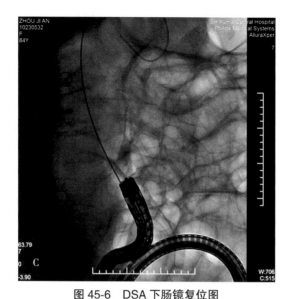

**图 45-6　DSA 下肠镜复位图**
A. 寻找狭窄口放置导丝；B. 放置肠梗阻减压管；C. 退出肠镜。

（1）采用单人或双人操作方法均可以，肠扭转肛侧端一般成形粪便不多，以粪水多见，适当充气，用生理盐水边冲洗边进镜，保证视野清晰。

（2）肠镜下见肠腔狭窄开口，肠镜无法插入时，先用斑马导丝在 X 线透视下插过肠腔狭窄口。

（3）见导丝到达狭窄远端，沿斑马导丝置造影管，在 X 线透视下开始注入 30% 碘克沙醇，了解扭转狭窄情况、造影剂是否在肠腔内；防止导丝插到肠腔外。

（4）明确造影管在肠腔狭窄远端后，沿造影管置换钢丝导管，当引导钢丝在肠腔内扭曲、打弯、打圈时，可采用造影管与引导钢丝之间配合在 X 线透视下慢慢调整到引导钢丝不打弯曲，直达盲升结肠（斑马导丝无法去弯拉直）。

（5）引导钢丝到达盲升结肠时，保持引导钢丝原位不动，让造影管连同肠镜一并退出肛门。

（6）在 X 线透视下，沿引导钢丝导管护送带球囊肠梗阻减压管达盲升结肠，助手往球囊内注射 10ml 生理盐水，慢慢拔除引导钢丝。

（7）仅保留肠梗阻减压管在肛门口，胶布固定预防滑脱。

（8）肠梗阻减压管外接集尿袋，一般正常情况下，集尿袋中已有粪水和积气引出，患者腹胀有好转感。

3. 术后情况

（1）术后第一天晨检查，患者引流管内有气体和粪水排出，体格检查示腹围 80cm，腹软，左下腹有轻度压痛，无反跳痛，肝、脾肋下未触及，腹部叩诊呈鼓音，肠鸣音 3 次 /min，未闻及金属音；予以禁食、肠外营养、抗感染治疗。

（2）术后第二天晨检查，患者腹部饱胀明显好转，体格检查示腹围 70cm，腹软，无压痛及反跳痛，肠鸣音 5 次 /min，排出粪便量为 800~1 000ml，腹围缩小至 70cm；予以流质饮食、抗感染治疗。

(3)术后第三天检查,肠梗阻减压导管球囊随肠蠕动自行从肛门排出,患者未诉明显不适。体格检查示腹围 65cm,腹平软,无压痛;予以消化软食,停肠外营养及抗感染治疗(图 45-7)。

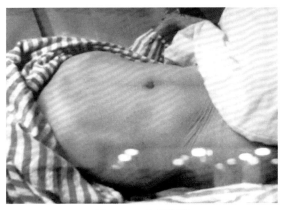

图 45-7 术后腹部

(陆品相 颜喆 朱亮)

## 参 考 文 献

[1] 吴孟超,吴在德.黄家驷外科学[M]. 7 版.北京:人民卫生出版社,2013: 1480-1534.

[2] PERROT L, FOHLEN A, ALVES A, et al. Management of the colonic volvulus in 2016 [J]. J Visc Surg, 2016, 153 (3): 183-192.

[3] GINGOLD D, MURRELL Z. Management of colonic volvulus [J]. Clin Colon Rectal Surg, 2012, 25 (4): 236-244.

[4] 焦桂良,蒋志龙,陆金亮,等.急性肠扭转早期诊治体会[J].临床急诊杂志,2013, 14 (10): 494-496.

[5] 董江楠,傅代全,朱庆云,等.肠梗阻导管置入联合肠切除术治疗老年急性乙状结肠扭转的可行性及疗效[J].实用医学杂志,2017, 33 (24): 4097-4101.

[6] 吕龙,李玉珍,罗瑞霞,等.结肠镜下早期结肠套叠及扭转复位治疗分析[J].中国煤炭工业医学杂志,2005, 8 (3): 231-232.

[7] VOGEL J D, FEINGOLD D L, STEWART D B, et al. Clinical Practice Guidelines for Colon Volvulus and Acute Colonic Pseudo-Obstruction [J]. Dis Colon Rectum, 2016, 59 (7): 589-600.

[8] 俞益生,张喜梅,鲁顺明.结肠扭转内镜复位 26 例临床诊治分析[J].中华普通外科学文献(电子版),2011, 5 (2): 144-145.

[9] 梅灿勇,李爽.内镜下置入支架复位结肠扭转 1 例[J].中国内镜杂志,2014, 20 (9): 1004-1005.

[10] 黄春,吕龙,李俊杰.肠镜下早期结肠扭转的复位治疗和护理体会[J].中国医疗前沿,2010, 5 (24): 9-10.

[11] SWENSON B R, KWAAN M R, BURKART N E, et al. Colonic volvulus: presentation and management in metropolitan Minnesota, United States [J]. Dis Colon Rectum, 2012, 55 (4): 444-449.

# 第46章 水中息肉切除术

结肠息肉有一定的癌变潜力,临床应用内镜黏膜下剥离术(endoscopic submucosal dissection,ESD)或内镜黏膜切除术(endoscopic mucosal resection,EMR)都可有效切除此类病变,是预防息肉癌变的有效方法。对于消化道带蒂息肉的内镜下治疗,临床已从早期单纯的内镜下切除术发展到不同技术的综合应用,尼龙绳套扎联合高频电切术和基底部黏膜下注射结合金属夹夹闭蒂部联合高频电切术,均是内镜下治疗方法的积极探索。

临床治疗粗蒂息肉多采用尼龙绳套扎等技术。尼龙绳套扎联合高频电切术能有效结扎息肉蒂部滋养血管,能显著降低术中出血及术后迟发性出血的风险。在临床治疗中,如何高效完成对息肉基底蒂部的套扎是一项技术难题,初学者甚至部分掌握 EMR 的内镜医师在套取息肉蒂部时仍有困难,甚至需要反复多次套取才能取得成功,无形中延长了手术时间,增加了手术风险。

2012 年 Binmoeller 等首次提出 Underwater EMR 无黏膜下注射技术治疗结肠广基息肉,术中无一例发生出血及穿孔,有 3 例患者发生迟发性出血,迟发性出血率为 5.7%。后续的相关临床内镜治疗也证实了 Underwater EMR 的有效性和安全性。在现有研究基础上,我们应用生理盐水灌注肠腔,悬浮结肠的粗蒂息肉,以期产生同样的 Underwater 效应,目的是利用浮力降低尼龙绳套扎息肉基底部的难度,进一步缩短手术时间,降低手术风险。

## 第1节 术前准备与器械

### 一、术前准备

患者术前完善血常规、凝血三项、心电图及胸部 X 线检查,除外手术禁忌。如患者有口服阿司匹林、氯吡格雷等抗血小板聚集药物时,必须停服此类药物 7 天后再行内镜下治疗。

患者术前 3 天进食流质饮食,术前 6~8 小时口服复方聚乙二醇电解质散溶液 2 000ml 清洁肠腔,建议于 2 小时内分次口服,清洁效果优于一次口服。观察到患者排出淡黄色粪水,为肠道准备满意。术前患者签署麻醉知情同意书,术中患者采取左侧卧位,内镜治疗手术均在静脉注射丙泊酚全身麻醉情况下进行。

### 二、器械

采用 CF-Q260 型电子肠镜(Olympus)、NM-4L-l 注射针、ICC-200 高频电切装置(ERBE)、APC300 氩等离子凝固器、FD-410LR 热活检钳、KD-620LR Hook 刀、IT 刀(insulated-tip knife)、SD-16U-1 型圈套器、HX-20U 尼龙圈套结扎器、MAJ-254、MAJ-340 尼龙绳、HX-610-90 和

HX-600-135 金属夹、Boston Resolution 金属夹、HX-110LR（1 650mm）金属夹释放器,旋转手柄可以调整金属夹方向。黏膜下注射溶液按生理盐水 100ml+ 靛胭脂 5ml+ 肾上腺素 1ml 的比例配制,治疗术中结肠镜头端安装透明帽。

# 第 2 节  水中切除息肉步骤

1. 内镜下发现结肠的粗蒂息肉,观察息肉基底位置及蒂部直径及长度(图 46-1A)。

2. 关闭内镜注气功能,经注水通道注入生理盐水,直至水全部充满息肉位置上、下各 10cm 距离,观察息肉蒂部延展程度,此时息肉应悬浮于水中(图 46-1B)。

3. 应用尼龙绳套扎息肉蒂部,尽可能将尼龙绳套扎于息肉基底蒂部,收紧尼龙绳过程中要力度适中,避免机械切割息肉蒂部(图 46-1C)。

4. 内镜下观察 5~10 秒,息肉颜色发绀后脱钩释放尼龙绳。在尼龙绳套扎处上方 0.5cm 处行高频电凝切除(模式 3,功率 60W,图 46-1D),选择间断电凝电切模式。

5. 息肉切除后,仔细观察创面有无出血(图 46-1E)。

6. 再次应用一根尼龙绳套取已套扎尼龙绳的尾部(图 46-1F)。

7. 经已套扎尼龙绳至切除创面,将第二根尼龙绳套扎于创面内侧紧邻肠壁处(图 46-1G)。

8. 观察切除息肉的基底部有无滋养血管断端(图 46-1H)。

9. 所有息肉均测量最大直径及蒂部直径(图 46-1I),固定于甲醛溶液中送病理诊断。

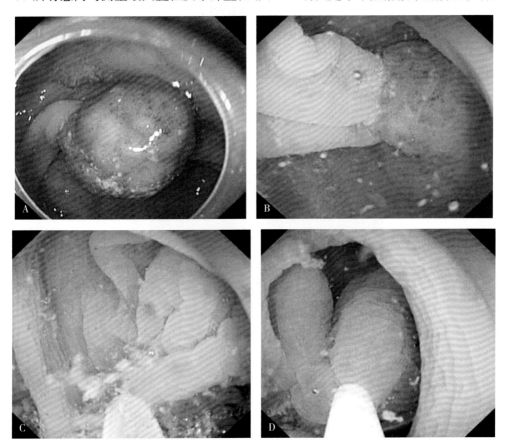

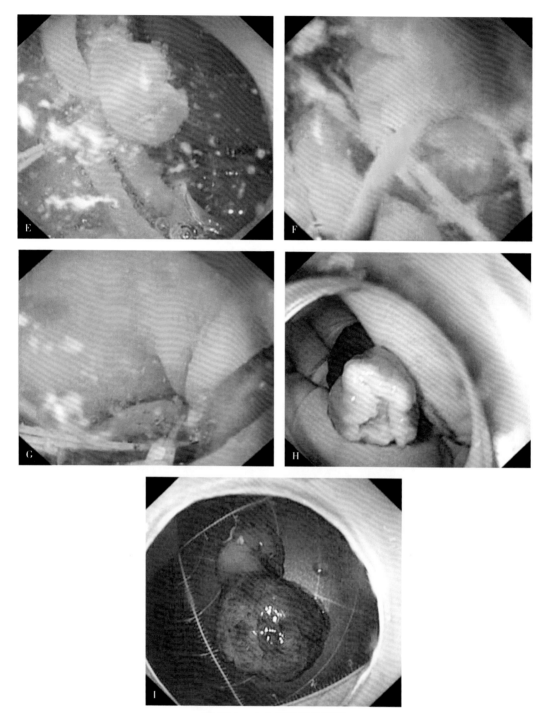

**图 46-1　水中切除息肉步骤**

A. 发现息肉;B. 经内镜注水,观察息肉应悬浮于水中;C. 用尼龙绳套扎息肉蒂部,近息肉基底部;D. 在尼龙绳套扎处上方 0.5cm 处高频电凝切除;E. 观察创面有无出血;F. 再用尼龙绳套已套扎尼龙绳的尾部;G. 将第二根尼龙绳套扎于创面内侧紧邻肠壁处;H. 观察切除息肉基底部;I. 测量切除息肉大小。

# 第 3 节　术 后 处 理

## 一、术后标本

切除病灶组织浸泡于中性甲醛溶液中送病理检查,观察病灶边缘和基底有无病变累及。

病理类型根据 WHO 消化道肿瘤病理分类标准及维也纳标准。其中,高级别上皮内瘤变相当于重度异型增生、原位癌及黏膜内癌;黏膜下癌指肿瘤侵透黏膜肌层而达黏膜下层。

整块切除是指病变在内镜下整块切除,获得单块标本。完整切除是指整块切除的病变,标本病理诊断外侧缘、基底无肿瘤侵犯。

## 二、术后管理

内镜治疗术后常规禁食、禁水 24 小时,如无穿孔发生,可不用抗生素治疗,常规给予止血、补液等治疗。术后第二天可进流质饮食,术后第三天可进软食,但禁辛辣、刺激类食物。

观察术后排便情况、生命体征、腹部体征及有无皮下气肿。必要时复查腹部 X 线片,了解有无膈下气体。术后 1 个月、3 个月、6 个月复查肠镜,观察创面愈合情况和病变有无复发。

## 三、总结要点

充分的清洁肠道是治疗的前提,粪便残留会影响水中的视野,因此,充分的肠道清洁是我们采用 Underwater 治疗的前提。

足够量的生理盐水灌注是保证治疗成功的关键,息肉位于乙状结肠,300ml 生理盐水也能充分悬浮息肉;如息肉位于降结肠,生理盐水最大需要量可达 750ml。治疗术中灌注的生理盐水量在息肉位置上、下 10cm 范围以内即可满足治疗需求。

在进行水灌注的同时,尽量要关闭进气阀门;水中观察息肉是否充分悬浮时,应避免吸引息肉头端,导致出血的发生,从而影响水中的内镜视野。

在行高频电切术时,不必将息肉拎出水面,在水中即可完成电切除,术中无烟雾产生,不影响手术视野,更无水中热传导损伤结肠壁的发生。高频电切创面及已切除息肉基底部均无血性液体残留,考虑水热凝固效应。

应用冷水灌注时,肠腔容易发生痉挛,必要时可静脉通路给予间苯三酚。

水中视野折射,容易使息肉蒂部较实际短缩样改变;在粗蒂息肉治疗结束后,需充分吸引消化道管腔内液体,减轻患者消化道负担。

(刘靖正　陈百胜　高 华)

## 参 考 文 献

［1］ KIM B J, PARK M I, PARK S J, et al. Differential diagnosis of colorectal polyps with narrow band imaging colonoscopy without magnification [J]. Korean J Gastroenterol, 2014, 63 (5): 276-282.

［2］ HORIUCHI A, NAKAYAMA Y, KAJIYAMA M, et al. Removal of small colorectal polyps in anticoagulated patients: a prospective randomized comparison of cold snare and conventional polypectomy [J]. Gastrointest Endosc, 2014, 79 (3): 417-423.

［3］LUIGIANO C, FERRARA F, GHERSI S, et al. Endoclip-assisted resection of large pedunculated colorectal polyps: technical aspects and outcome [J]. Dig Dis Sci, 2010, 55 (6): 1726-1731.

［4］BOO S J, BYEON J S, PARK S Y, et al. Clipping for the prevention of immediate bleeding after polypectomy of pedunculated polyps: a pilot study [J]. Clin Endosc, 2012, 45 (1): 84-88.

［5］AVERBACH M, HASHIBA K, CORRÊA P, et al. Use of a homemade nylon loop for the prevention of postpolypectomy bleeding of large pedunculated polyps [J]. Surg Laparosc Endosc Percutan Tech, 2005, 15 (15): 275-278.

［6］PARK Y, JEON T J, PARK J Y, et al. Comparison of clipping with and without epinephrine injection for the prevention of post-polypectomy bleeding in pedunculated colon polyps [J]. J Gastroenterol Hepatol, 2015, 30 (10): 1499-1506.

［7］刘靖正，周平红，姚礼庆，等. 内镜下尼龙绳套扎联合高频电凝切除治疗结直肠息肉的疗效 [J]. 中华消化外科杂志，2012, 11 (3): 220-222.

［8］BINMOELLER K F, WEILERT F, SHAH J, et al. "Underwater" EMR without submucosal injection for large sessile colorectal polyps (with video)[J]. Gastrointest Endosc, 2012, 75 (5): 1086-1091.

［9］ANDERLONI A, MURINO A, JOVANI M, et al. Underwater endoscopic mucosal resection of a duodenal neuroendocrine tumor [J]. Gastrointest Endosc, 2016, 83 (1): 259-260.

［10］CURCIO G, GRANATA A, LIGRESTI D, et al. Underwater colorectal EMR: remodeling endoscopic mucosal resection [J]. Gastrointest Endosc, 2015, 81 (5): 1238-1242.

［11］UEDO N, NEMETH A, JOHANSSON G W, et al. Underwater endoscopic mucosal resection of large colorectal lesions [J]. Endoscopy, 2015, 47 (2): 172-174.

# 第 47 章　内镜黏膜切除术

内镜黏膜切除术（endoscopic mucosal resection，EMR）是由内镜息肉切除术和内镜黏膜注射术发展而来的一项内镜技术，EMR 的目的是切除部分黏膜，深度可达黏膜下组织，因而可起到治疗黏膜病变的作用。此后随着内镜技术的进步和内镜器械的改进及发明，EMR 不断得到改进与创新，透明帽法（EMR with a cap，EMRC）、套扎器法（EMR with a ligation，EMRL）、分片切除法（piecemeal EMR，EPMR）等内镜下手术方法不断问世，在临床上获得广泛应用。

## 第 1 节　适应证及禁忌证

### 一、适应证

1. 获取组织标本，用于常规活检未能明确病理学诊断的消化道病变。

2. 切除消化道扁平息肉、早期癌和部分来源于黏膜肌层和黏膜下层的肿瘤。理论上讲,没有淋巴结转移、浸润程度较浅及采用内镜手术可以安全、完整地切除的消化道局部病变,都是 EMR 的适应证,但具体应根据临床实际情况区别对待。

## 二、禁忌证

1. 有肠镜检查的禁忌证。
2. 凝血功能障碍,有出血倾向。
3. 病变表面有明显溃疡或瘢痕。
4. 起源于固有肌层的黏膜下肿瘤,浸润至黏膜下深层的早期癌。

# 第 2 节　术前准备及器械

## 一、术前准备

### (一) 一般情况

询问病史,了解患者的一般情况,包括: 全身重要脏器功能,有无心肺功能不全、高血压和糖尿病史,有无哮喘和外科手术史,特别注意凝血机制是否正常,应询问术前有无使用抗凝药物史。应进行血常规、肝肾功能和出凝血时间检查,同时进行心电图检查。

### (二) 肠道准备

肠息肉电切前须进行肠道准备,准备方法同一般肠镜检查前准备,目前常用的方法是口服复方聚乙二醇电解质散或甘露醇溶液。口服复方聚乙二醇电解质散进行肠道准备,可减少肠腔内粪便残留和产生较少气泡,可以在检查前 4 小时服用,以达到快速清洁肠道的效果;而甘露醇溶液价格低,服用后部分患者会出现呕吐,同时肠腔内气泡较多。有报道甘露醇进入肠道后,因细菌发酵可产生氢气和甲烷等易燃性气体,在高频电切时可能发生爆炸。笔者所在医院目前采用口服低浓度甘露醇(20% 甘露醇 500ml 加 5% 葡萄糖氯化钠溶液 1 000ml)进行肠道准备,从未发生气体爆炸。在息肉电切前反复注气、吸气 2~3 次,使肠道内气体进行充分交换,将有助于降低肠道内易燃气体浓度,可以避免发生气体爆炸。

### (三) 知情同意

进行消化道息肉高频电切术前,应向患者及其家属说明切除消化道息肉的必要性和高频电切过程,高频电切可能出现的并发症(如出血、穿孔等),以及可以采取的预防和处理并发症的措施,在取得患方的充分理解、同意并签字后,方可进行消化道息肉高频电切术。

### (四) 术前用药

手术前不常规使用解痉药和镇静剂。对于肠蠕动活跃者,可应用解痉剂减少肠蠕动,以便于消化道息肉的圈套和高频电切。

## 二、器械

### （一）高频电发射器

高频电发射器根据高频电流通过人体时会产生热效应的原理设计。一般电流频率大于 300kHz 时，能使组织凝固、坏死，从而达到切除息肉及止血的目的。高频电流无神经效应，对心肌和其他神经肌肉无影响，可保证人体安全。目前临床内镜治疗最常用的高频电发射器是德国生产的 VIO200D 高频电切装置和 APC300 氩等离子凝固器（图 47-1）。此外，还有日本生产的 UES-10 型、PSD-10 型高频电切装置，电流强度可从小到大调节，最大输出功率 UES-10型为 300W，PSD-10 型为 80W 左右。上述各类高频发射器均可产生电凝、电切和凝切混合电流。电切波是一种连续等高的正弦波，通电单位面积电流密度大，在短时间内局部组织达到高温度，使组织水分蒸发、坏死而达到切除效果。电凝波是一种间歇阻力正弦波，波形呈间歇、减幅，通电时局部温度低，不引起组织氧化，仅使蛋白质变性、凝固，从而达到止血的目的。电切波组织损伤小且表浅，但凝固作用弱，易引起出血。电凝波有止血作用，但组织损伤较深，易引起穿孔。凝切混合波是指根据需要选择1:3 或 1:4 等比例同时发出电凝波、电切波。消化道息肉切除时选择何种波形电流无严格规定，要根据消化道息肉形态、操作者习惯等具体情况而定。一般较大病灶宜先电凝后电切，或用凝

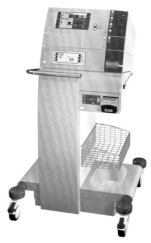

**图 47-1　高频电切装置**
**ERBE VIO200D**

切混合波切除，使中心血管得到充分凝固，以避免出血。较小病灶宜用电切波，少用电凝波，以避免穿孔。电流强度根据病灶大小、有无蒂柄、病灶周围有无黏液等决定。一般用火花肥皂试验，即将肥皂置于电极板上，圈套网丝接触肥皂后通电，把强度调节至有火花发生为强度基点。实施时见圈套器与套住息肉的接触点有白色烟雾，黏膜发白，则是电流强度最佳指数。如无上述表现，则从小到大逐渐调节至出现上述现象即可。临床上使用前需对高频发射器进行校试，如工作正常，则在电极板上放置一块生理盐水纱布，缚于患者肩、腿或臀部，使电极板与患者体表皮肤有足够接触面积。如接触面积太小，在通电时会引起接触部体表皮肤灼伤。

### （二）圈套器

圈套器（图 47-2）由圈套钢丝、塑料套管和手柄组成，圈套器张开后的形状多呈椭圆形，也有六角形、新月形等各种形状，张开后与肠腔形态一致，容易套取息肉，适用于各种大小的有蒂的消化道息肉和大于 0.5cm 的无蒂的消化道息肉。圈套器有单股钢丝或多股钢丝，带刺或不带刺，有些在腔内还能进行 360° 旋转，临床应用过程中可以根据消化道息肉的大小、形态、位置等选择合适的圈套器。

### （三）热活检钳

热活检钳（图 47-3）与普通活检钳相似，钳身由绝缘套管组成，通电后可灼除消化道息肉，活检钳内的组织可做病理诊断。适用于小于 0.5cm 的无蒂的消化道息肉。

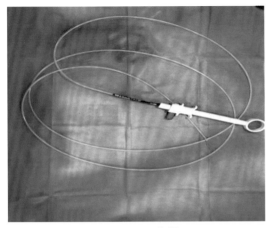

图 47-2 圈套器

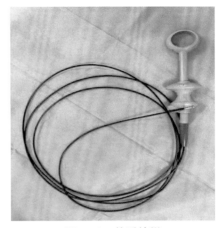

图 47-3 热活检钳

### （四）注射针

注射针（图 47-4）为头部可伸缩的注射短针，通过改变针尖伸出套管的长度来调节针尖刺入的深度，用于黏膜下注射。

### （五）息肉回收器

对于摘除的消化道息肉应常规做病理检查，明确其病理性质，以决定进一步治疗方案。回收消化道息肉的方法很多，一般采用抓钳或网篮，将消化道息肉抓住后随内镜一起退出，送病理检查。

### （六）其他器械

其他常用器械有金属止血夹（图 47-5）、塑料透明帽（图 47-6）等。

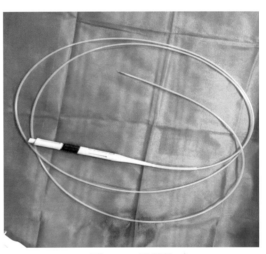

图 47-4 注射针

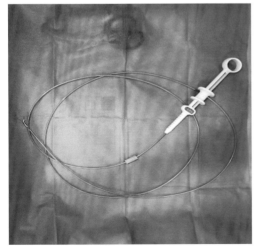

图 47-5 止血夹

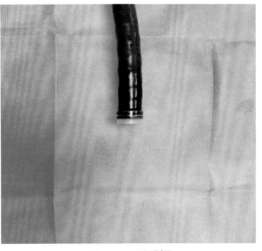

图 47-6 透明帽

### （七）药物

染色剂的应用对明确病变范围也有重要意义，结肠病灶多用亚甲蓝和靛胭脂染色。EMR 成功的关键在于足量的黏膜下注射及病灶完全抬举。足量黏膜下注射的作用是使病变充分隆起，以利于完全切除及防止穿孔，还可排除黏膜下浸润病变（黏膜不能隆起）。黏膜下注射液一般采用含有肾上腺素的生理盐水或单纯生理盐水。生理盐水扩散较快，也可采用高渗盐水、10% 葡萄糖、10% 甘油、5% 果糖、50% 右旋糖酐及透明质酸钠等。

# 第3节 操 作 方 法

通常在病变远侧端边缘开始注射，以免在近侧端注射后病变隆起而影响远侧端的观察，然后在病变侧及近侧端注射。注射液体量根据病灶大小而定，并可在操作中重复注射。因注射液体扩散较快，注射后应尽快行圈套切除。应尽可能一次性整体切除，大的病变可分次切除，但也应争取在一次操作中完成分次切除。准确的吸入、套扎是完全切除的关键。切除后，应观察创面数分钟，如无出血，方可退出内镜；对于有出血者，可用电凝探头进行电凝止血，术后 24 小时内应严密观察有无再出血。具体方法如下：

## 一、黏膜下注射 - 切除法

黏膜下注射 - 切除法简单、方便，临床应用最广。充分的黏膜下注射可使病变完全抬举，同时也可避免发生穿孔的并发症。先仔细观察并确定病灶边缘，必要时可使用染色剂喷洒染色可疑部位后再观察；用内镜注射针在病灶基底部周围边缘黏膜下分点注射生理盐水或 1:20 000 肾上腺素盐水，使之与黏膜下层分离并明显抬举、隆起；注射时通常从病变远侧端开始，以免近侧端注射后病变凸向远侧端而影响远侧端病变的观察和注射；注射液体量根据病变大小而定，以整个病变充分抬举为限，并可在操作中重复注射（图 47-7）。宜选择带刺、多股钢丝圈套器，单股钢丝圈套病变往往容易滑脱，导致切除不完全。黏膜下注射后，圈套器外鞘抵住病变周边 0.5cm 正常黏膜，负压吸引过程中收紧圈套器，切除前稍放松圈套器，使可能受累的固有肌层回复原位，如此操作多可安全、完整地切除包括周围正常黏膜在内的病变组织（图 47-8）。

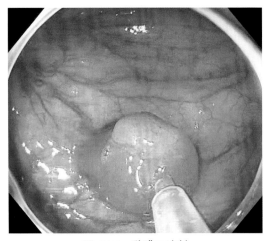

**图 47-7 黏膜下注射**

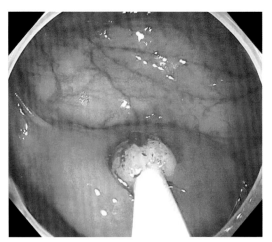

**图 47-8 圈套器切除**

## 二、透明帽法

透明帽法（EMR with a cap，EMRC）即在内镜头端安装不同规格、不同平面或斜面的透明塑料帽，可对病变进行吸引、切除。内镜下对病变进行黏膜下注射后，放置圈套器于透明帽前端凹槽内，透明帽对准所要切除的病变并将其吸引至透明帽内，收紧圈套器并电切病变，电切前同样稍放松圈套器，使可能受累的固有肌层回复原位。此法适用于黏膜病变和来源于黏膜肌层及黏膜下层的黏膜下肿瘤的内镜切除。透明帽的端面可设计成不同角度的斜面状，以适应不同部位病灶的切除。该法采用标准单孔道内镜，对操作技术要求不高，能在狭小的操作空间中切除较大病变，并发症少，故该技术成为近年来应用最广泛及操作最简单、安全、有效的内镜黏膜切除方法之一，在基层单位也能推广应用。

## 三、分片切除法

对于病灶较大、不能一次圈套切除者，可先将主要病灶切除，然后将周围小病灶分次切除，即分片切除法（endoscopic piecemeal mucosal resection，EPMR）；对于凹陷性的病灶，注射后隆起不明显者，可采取分次切除法清除病灶。对于巨大、平坦的病变，黏膜下注射后分片切除顺序为：下消化道从肛侧向口侧。对于大于 2cm 的巨大、平坦病变，以上传统的 EMR 往往只能分片切除，分片切除的可能结果是病变残留和复发。为避免 EPMR 产生的病变残留，在进行黏膜下注射后，可先用针形切开刀切开病变周围正常黏膜，再用圈套器连续、分块地电切病变，即"注射 - 预切 - 分块圈套"电切，治疗过程中反复进行黏膜下注射，调整病变于 6 点钟位置以利于圈套。完整切除病变后，应用氩等离子凝固术（argon plasma coagulation，APC）处理创面小血管和所有岛状的隆起病变。

# 第 4 节　术 后 处 理

## 一、并发症的处理

EMR 出现严重并发症少见。EMR 术后创面上一般均有浅溃疡形成，可常规应用黏膜保护剂。出血是最常见的并发症，根据日本国立癌症中心 2000—2003 年统计，EMR 的出血率为 6%，大多数出血发生在术中或术后 24 小时内。术中出血较为常见，轻度出血可以应用热活检钳夹住渗血的血管，并用高频电刀柔和模式使之凝固，金属止血夹可在出血活跃时或术后出血时应用。应用 EMR 出现穿孔较为罕见，Gotoda 等报道 EMR 穿孔发生率仅为 0.5%。

1. 出血　明确出血点后，可应用 APC 电凝止血（或热活检钳钳夹出血点止血），但 APC 对动脉性出血往往无效，而且 APC 电凝形成的焦痂脱落后仍可能再次发生出血，因此 APC 电凝止血后如有可能，建议应用金属夹夹闭创面出血点。上述止血方法如不能成功止血，可以采用硬化剂注射或金属止血夹夹闭出血点。

2. 穿孔　EMR 术中发生的穿孔一般较小，多数穿孔病例均可通过金属止血夹夹闭裂口进行修补，从而避免外科手术。由于术前患者多禁食或者肠道准备，穿孔所致的腹膜炎症状较轻，术后应禁食、抗感染治疗、半卧位休息，保守治疗一般多能成功。此外，腹腔镜下修补术在处理此类穿孔病例中也逐渐取代了传统的剖腹修补甚至造瘘手术，在临床值得推广。

## 二、术后随访

EMR 治疗后随访的意义在于残余病灶的复发和其他部位的再发，因此，术后定期内镜随访非常重要。EMR 治疗以后，辅以光动力或氢激光治疗，可以消除残余病灶，降低局部的复发。一般术后 1 年内 1 个月、6 个月、12 个月分别随访 1 次，以后每年复查 1 次，以了解局部复发情况，一般 2 年内未见局部复发者可认为治愈。若出现局部复发，如病灶仍局限黏膜层，则可再次行 EMR 或 ESD 治疗；如病变浸润黏膜下层，则应外科手术根治性切除。

（冯 珍 荆佳晨 王 燕）

───── 参 考 文 献 ─────

［1］周平红, 姚礼庆. 消化内镜切除术 [M]. 上海：复旦大学出版社, 2012.

［2］TANAKA S, KASHIDA H, SAITO Y, et al. JGES guidelines for colorectal endoscopic submucosal dissection/endoscopic mucosal resection [J]. Dig Endosc, 2015, 27 (4): 417-434.

［3］NISHIZAWA T, YAHAGI N. Endoscopic mucosal resection and endoscopic submucosal dissection: technique and new directions [J]. Curr Opin Gastroenterol, 2017, 33 (5): 315-319.

［4］URAOKA T, SAITO Y, MATSUDA T, et al. Endoscopic indications for endoscopic mucosal resection of laterally spreading tumours in the colorectum [J]. Gut, 2006, 55 (11): 1592-1597.

［5］IKEMATSU H, SAITO Y, TANAKA S, et al. The impact of narrow band imaging for colon polyp detection: a multicenter randomized controlled trial by tandem colonoscopy [J]. J Gastroenterol, 2012, 47 (10): 1099-1107.

［6］YOSHIDA N, YAGI N, INADA Y, et al. Ability of a novel blue laser imaging system for the diagnosis of colorectal polyps [J]. Dig Endosc, 2014, 26 (2): 250-258.

［7］HOTTA K, SAITO Y, MATSUDA T, et al. Local recurrence and surveillance after endoscopic resection of large colorectal tumors [J]. Dig Endosc, 2010, 22 Suppl 1: S63-S68.

# 第48章　内镜黏膜下剥离术

发现与切除消化道早期癌与癌前病变，一直是内镜医师关注的焦点。在内镜治疗胃癌开展之前，消化道早期癌和无远处转移的进展期癌一般通过外科手术治疗达到根治的目的，对于不能行手术者，仅予全身化疗以延长生命。随着消化内镜治疗的广泛开展，部分早期癌患者因高龄及心、肺功能不全，不能耐受手术，经过内镜治疗也可达到根治的目的，而不能手术的进展期癌，可在内镜下进行姑息性治疗，以减少全身化疗带来的不良反应。

虽然 EMR 治疗消化道早期病变的疗效确切,术后患者生活质量高,但是对于直径大于 2cm 的扁平病变,EMR 只能通过分块切除的方法进行,容易导致病变遗漏,肿瘤很快复发,局部复发率可高达 20%。由于切除下来的病变破碎,不能进行准确的病理检验。获得完整病理标本的优点,有利于明确肿瘤浸润深度、分化程度、血管和淋巴浸润情况,评估患者预后,并决定是否需要追加外科手术。1994 年日本学者开发出一种先端带陶瓷绝缘头的新型电刀(IT 刀),可以一次性完整切除直径大于 2cm 的早期癌病灶,切除深度可包括黏膜全层、黏膜肌层及大部分黏膜下层,这一手术被称为内镜黏膜下切除术(endoscopic submucosal dissection,ESD),可明显降低肿瘤的残留率与复发率。换而言之,ESD 是在 EMR 基础上发展起来的新技术,对不同部位、大小、浸润深度的病变,在进行黏膜下注射后使用特殊电刀如 IT 刀、Hook 刀等,逐渐分离黏膜层与固有肌层之间的组织,将病变黏膜及黏膜下层完整剥离。

# 第 1 节　适应证及禁忌证

大肠解剖结构和生理特点与其他消化道部位相比,具有特殊性。首先,大肠肠壁非常薄,肠管走向变异度大、位置不固定,并且存在弯曲、结肠袋、蠕动及逆向蠕动等特点,使大肠病变 ESD 的操作难度高。此外,由于大肠内的细菌量和毒力比胃部的多而强,一旦发生穿孔,容易导致严重的腹膜炎,可能需开腹手术进行修补,甚至是进行造口,即发生并发症后的后果比较严重。但是,与胃部的 ESD 相比,大肠的 ESD 也具有一定优势,比如黏膜下层血管较少,易于控制;可以通过变换体位,利用重力来改善操作条件;黏膜较薄、易于切开,黏膜下层疏松、易于剥离等。

## 一、适应证

对于没有淋巴结、血行转移的消化道局部病变,理论上都可以进行 ESD,虽然目前对于 ESD 治疗的指征仍有争议,但一般认为只要没有固有肌层浸润、无淋巴结和血行转移,不论位置病变及大小,ESD 均能切除。现在认为以下情况适用于 ESD 治疗:

1. 消化道中巨大、平坦的息肉　如直径大于 2cm 的息肉推荐 ESD 治疗,可一次完整切除病变。

2. 早期癌　可结合染色内镜、放大内镜、超声内镜检查,确定早期癌的浸润范围和深度。对于局限于黏膜层和没有淋巴结转移的黏膜下层早期癌,ESD 治疗可以达到外科手术同样的根治效果。

3. 黏膜下肿瘤　对于超声内镜确定来源于黏膜肌层和黏膜下层的肿瘤,通过 ESD 治疗可以完整剥离病变;对于来源于固有肌层的肿瘤,可采用 ESD 进行内镜黏膜下肿瘤挖除术(endoscopic submucosal excacation,ESE)及内镜黏膜下肿瘤全层切除术(endoscopic full-thickness resection,EFTR),但必须由拥有丰富内镜治疗经验的医师尝试运用。

## 二、禁忌证

1. 术前判断发生黏膜下深度浸润、固有肌层侵犯、淋巴结转移甚至远处转移。
2. 美国麻醉医师协会(ASA)分级 Ⅱ 级及以上,经评估无法耐受内镜手术。

3. 无法行肠道准备(如肠梗阻等)。

4. 有其他肠镜检查禁忌证。

其他一些情况,可考虑择期内镜治疗:如伴血液病、凝血功能障碍及服用抗凝剂的患者,凝血功能尚未纠正;肠道急性炎症活动期,如活动性溃疡性结肠炎患者;高热、衰弱、严重腹痛、低血压患者;肠道准备不良、不配合的患者。

# 第2节  术前准备及器械

## 一、术前准备

1. 评估病情  所有符合适应证的患者术前需完善血常规、生化、凝血功能、心电图检查,必要时完善动态心电图、超声心动图、肺功能检查等,排除严重心肺及肝肾功能障碍等禁忌证,了解患者的过敏史,患者术前必须行凝血功能检查,如异常,应予以纠正后再行治疗。对服用抗凝药的患者,酌情停药 5~7 天,必要时请相关学科协助处理,原发病高危风险的患者需经专科医师评估,酌情停药并参考相关指南。术前应充分行肠道准备,一方面,充分的肠道准备可确保手术中视野清晰;另一方面,一旦发生穿孔,也可降低腹腔感染的机会。

2. 知情同意  向患者及家属详细讲述内镜切除治疗的相关事项,签署知情同意书。内镜医师应让患者及家属了解内镜治疗的原因、治疗的方法及治疗时可能面临的风险;应告知患者,医师会尽职尽责、全心全意地进行检查和治疗,以及患者在检查和治疗过程中、检查或治疗后可能发生的并发症和事先可能难以预料的情况,甚至生命危险。例如麻醉意外,下颌关节脱位,黏膜损伤与感染,术中或术后出血(必要时可能需手术干预),消化道穿孔(必要时可能需手术干预),病灶切除不完全或基底部有恶变(必要时需进一步行根治性手术等治疗),术中及术后会发生心、肺、肝、肾等重要脏器损害,心肺骤停等意外,以及其他难以预料的情况。患者及患者家属对上述 ESD 治疗过程中可能出现的并发症或难以预料的危险情况表示完全理解后,内镜医师方可进行 ESD 治疗。

## 二、常用器械

### (一)高级消化内镜

普通的胃肠镜基本可以满足日常内镜下治疗的需要。但随着内镜技术的日益成熟,更多的高难度手术需要内镜医师完成,术中常常会遇到大量出血、穿孔等并发症。一些公司开始生产具备附送水功能的内镜、具有大钳道的内镜及双钳道的内镜,从而为某些特殊治疗或及时处理术中并发症提供了便利。带有附送水功能的内镜能够有效冲洗黏膜表层的黏液,有利于微小病变的发现,避免漏诊。在发生出血时,附送水功能能够及时发现出血点,进行迅速止血。大钳道的内镜在内镜诊断和治疗中插入附件的同时,能进行有效吸引。双钳道的内镜头端能进行多功能弯曲,同时拥有附送水功能、多弯曲功能(特别是倒镜),有利于观察和治疗消化道各部位的病变,而双钳道的设计提高了内镜的可操作性,附件占用一个钳道时,另一钳道可同时进行吸引(图 48-1)。

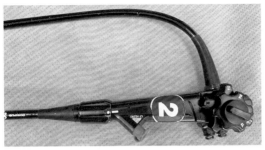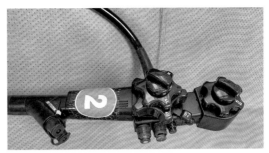

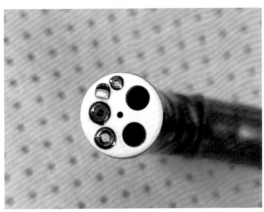

图 48-1　高级消化内镜

### (二) 高频切开刀

1. IT 刀　IT 刀代表 "带绝缘头的高频切开刀",为最早、最常使用的切开刀,针状刀先端为陶瓷绝缘部。刀丝长度为 4mm。

优点:①纵向切开较为方便;②刀体切开部分可以进行全方位、较长距离的切开或剥离,技术熟练的医师可进行快速切开,从而可大大节约 ESD 操作的时间;③即使无法看到切入点,绝缘头也可以防止穿孔;④使用习惯后,一把 IT 刀即能进行黏膜切开和黏膜下剥离;⑤虽然有时穿孔不可避免,但由于前端装有绝缘陶瓷,沿垂直方向切开时不会因太深而造成穿孔,与其他切开刀相比要安全得多。

缺点:①横向切开有一定难度,需要熟练的内镜技术;②有时不能在直视下进行到剥离,存在盲区。

新推出的 IT Knife 2(KD-611L)(图 48-2)是在 IT Knife 的基础上作适当改进设计而成的,绝缘陶瓷底部设计有三个电极,可轻松实施横向切开。在大幅度提高切开和剥离性能的同时,绝缘刀头可避免进入黏膜过深,减轻对深层组织不必要的切开,降低穿孔危险性。

2. Hook 刀　Hook 刀前端为 L 形先端,刀丝长度为 4.5mm,钩形刀头长度为 1.3mm(图 48-3)。

优点:①旋转功能易对切开部位进行准确定位,并进行横向或纵向切开、剥离;②切开前将黏膜提起,能将穿孔的危险降到最低,比针刀安全;③刀背部分可以直接进行电凝标记,降低了穿孔的发生率;④直视下剥离时可以对可见的黏膜下层小血管进行电凝,因而可以保证视野清晰,减少出血;⑤熟练者可以应用 Hook 刀进行病变四周的黏膜切开。

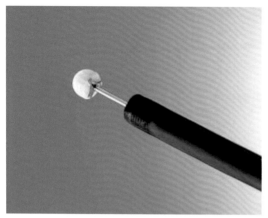

图 48-2　IT Knife 2

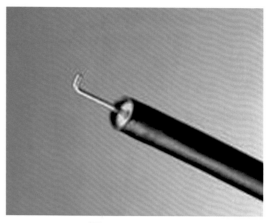

图 48-3　Hook 刀

缺点：①将弯曲刀头旋转到理想方向，对助手技术要求高；② Hook 刀远端长度仅为 1.3mm，安全但耗时多；③剥离过程中弯曲刀头不能指向肌层，操作过程中如麻醉不稳定、患者咳嗽等，刀头可能刺向肌层而引起穿孔。

Hook 刀刀头方向的旋转：①推进滑动把手，将刀头伸出；②缓慢拉回滑动把手，将刀头收回一点，刀头完全伸出时将被锁定，所以只有收回滑动把手，才能旋转刀头；③握住手柄附近的外鞘末端，缓慢旋转整个手柄，当刀头到达理想方位时，向前推动滑动把手以固定刀头位置；④需要旋转时，重复②、③步骤。

3. Dual 刀　Dual 刀为圆形刀头先端，刀丝长度为 1.5~2mm，刀头长度为 0.3mm（图 48-4）。

优点：①刀头先端的形状类似门把手，便于实施标记、止血等操作；②刀丝可伸出和收回，且

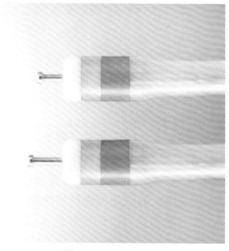

图 48-4　Dual 刀

两个状态下刀丝长度固定，避免侵入组织过深；③鞘管先端为绝缘的陶瓷设计，即使切开时鞘管与黏膜接触，也可安心操作。

缺点：Dual 刀远端刀丝长度仅为 1.5~2mm，安全但耗时多。

Dual 刀的使用：①拉回滑动把手，收回刀丝（刀长 0.3mm），进行标记和止血；②推进滑动把手，将刀丝伸出（刀长 1.5~2mm），进行切开和剥离。

4. 一次性使用黏膜切开刀（啄木鸟刀）　啄木鸟刀为 I 刀和 O 刀双刀合一的设计，啄木鸟刀的 I 刀丝长度为 3~5mm，O 刀丝长度为 4mm（图 48-5）。

优点：① I 刀具有横向切割能力，便于标记、切割及电凝止血；② O 刀头部陶瓷绝缘体设计，可安全剥离，降低出血、穿孔的风险，增强了横向切割和回拉切割的能力；③双刀合一，方便术者应用于不同的操作部位、不同的手术过程，减少器械交换时间，提高手术效率，节省手术费用。

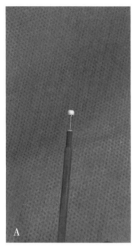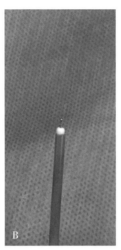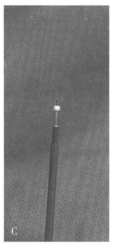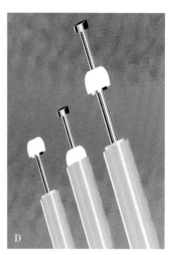

**图 48-5　啄木鸟刀**

A. O 刀;B. I 刀;C. 双刀合一;D. 示意图(O 刀、I 刀、双刀合一)。

缺点:I 刀和 O 刀不能同时使用,使用 I 刀时,O 刀不能露出;使用 O 刀时,I 刀必须收回。否则,可能引起穿孔或出血。

啄木鸟刀的使用:医师根据需要,选择使用 I 刀还是 O 刀。需要用 I 刀时,向远端推动滑动把手,I 刀从鞘管头端伸出,此时外鞘管是将 O 刀覆盖的。需要用 O 刀时,一定要先后拉滑动把手,将 I 刀收回后,再向近端拉动鞘管把手,露出 O 刀。

5. 海博刀(Hybrid 刀)　Hybrid 刀将水刀技术与电外科内镜切除技术整合于同一手柄,融合 ENDO CUT IQ 等多种电切、电凝模式及最新的选择性组织隆起(selective tissue elevation by pressure injection,STEP)技术、水束分离技术,在缩短手术用时、简化手术步骤的同时,进一步提高手术安全性(图 48-6)。Hybrid 刀可独立完成染色、标记、黏膜下注射、黏膜切开、黏膜环切、黏膜下层剥离、冲洗、止血,专用于 ESD。水刀通过可控精细水束选择性穿透黏膜层,在黏膜下层积聚水垫,精细水束不会对黏膜下层血管和固有肌层产生损伤,手术安全、便捷。

海博刀依据其切开部的不同形状分为 3 种类型,即 I 型、T 型、O 型(图 48-7),需配合 ERBE 工作站进行操作;均为直行水束,管道直径为 2.3mm,长度为 1 900mm,切开部电极长度可在 0~5mm 自由调控(图 48-7)。可根据个人使用习惯及病变位置,选择合适的类型。

**(三) ESD 其他附件**

1. 先端帽　先端帽是置于内镜镜头前端的帽状装置,对于某些病变的观察及内镜治疗的操作具有优势。主要有透明及黑色两种先端帽(图 48-8)。透明帽有侧孔,有利于多余液体的流出且观察范围更大,但只能一次性使用,而黑色帽在防炫光及可反复使用方面具有优势。在 ESD 治疗中,往往用透明的先端帽顶起已切开的黏膜,显露黏膜下层,常可获得更佳的剥离空间和手术视野,便于进一步切除(图 48-9)。

2. 高频治疗钳

(1)Coagrasper(图 48-10):一款带有旋转功能的止血钳,钳杯具有防滑功能,能够精确地抓住出血点,实施快速、高效的止血。钳杯中央的凹槽设计使电流集中在钳杯外延部,可实施有效止血。

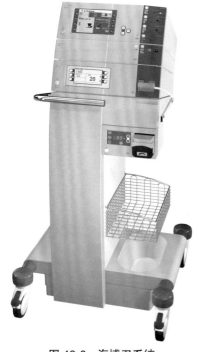

图 48-6　海博刀系统

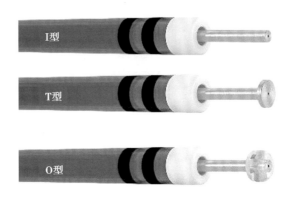

图 48-7　海博刀

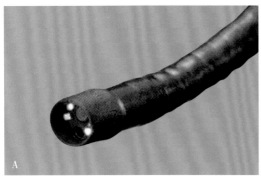

图 48-8　先端帽

A. 黑色先端帽；B. 透明先端帽。

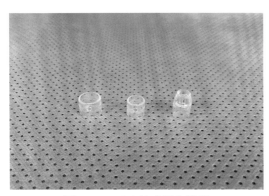

图 48-9　ESD 治疗用先端帽

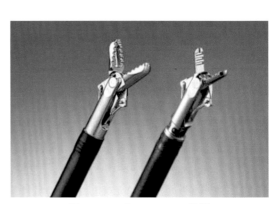

图 48-10　Coagrasper 外形

（2）Hotclaw（图 48-11）：先端的爪形钳能够稳固地抓住黏膜组织，且先端的旋转功能可以向各个方向实施切开操作。由于在实施操作之前，黏膜表层组织被拉起，故大大减少了对深层组织不必要的切开。

（3）Hotbite（图 48-12）：操作方式类似活检钳，适合实施预切开，夹取组织后向上抬起再切开，有助于降低穿孔的危险性。

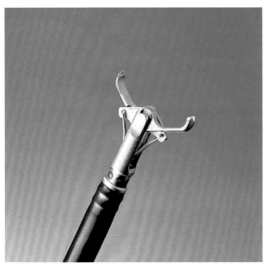

图 48-11 Hotclaw 外形

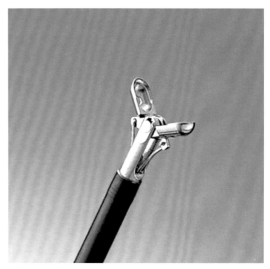

图 48-12 Hotbite 外形

3. 金属夹 金属夹在内镜诊疗过程中主要用于止血、牵引、结扎组织及标记。金属止血夹发挥止血作用的主要机制与外科血管结扎或缝合相同，为一种物理机械方法，利用止血夹闭合时产生的机械力，将其周围组织及出血的血管一并结扎，从而闭合出血的血管，阻断血流，达到止血的目的。内镜治疗病变切除后的创面可用金属夹夹闭，起到类似于外科缝合的效果，促进创面的愈合。常用的主要有进口的 8 字形金属钛夹（图 48-13）、一次性使用大夹子（图 48-14）及国产的一次性重复开闭旋转型夹子装置（图 48-15）等。

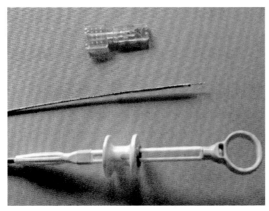

图 48-13 8 字形金属钛夹

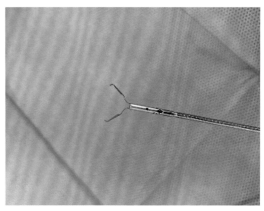

图 48-14 一次性使用大夹子

### (四)氩等离子凝固器

1. 概述 氩等离子凝固术(argon plasma coagulation,APC)是一种新型的非接触式电凝技术,由高频电凝固技术改良而来,利用特殊装置将氩气离子化,将高频电流的热效应传送至目标组织,使组织表层获得有效凝固。APC 作用特点是:治疗表浅,对周围组织损伤小,安全性高,易于操作。

APC 装置由一个高频电发生器、一个氩气源和相匹配的手控附件、足控开关组成。手控管道系统是一根远端为绝缘陶瓷管口、内部装有钩丝电极的可屈式纤维 Teflon 管。Teflon 管通过内镜

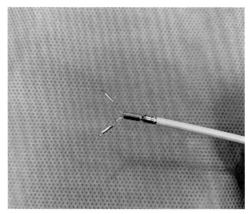

图 48-15　国产可重复开闭金属夹

的治疗钳道,其中氩气离子化后可传导钩丝电极产生的高频电能,从而传递能量至靶组织,达到治疗效果。常有直喷、侧喷、环喷等不同开口朝向的导管可供选择,来满足各种不同情况的治疗需要(图 48-16)。

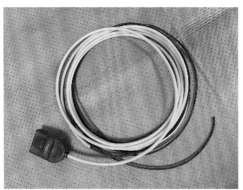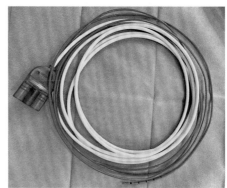

图 48-16　FiAPC 电极

2. 原理 氩气是无毒、无害的惰性气体,氩气离子化依赖于电极与组织间的电场强度,当高频电压达到一定程度、高频电极与肌体组织之间的距离适当时,氩气流即发生电离而成为氩离子束,从而使电极的高频电流能流向目标组织,到达组织上的高频电流可产生凝固效应,且电凝效果均匀,进而产生高频电凝固效应。在凝固处理过程中,电极与组织没有直接接触。

经 APC 治疗过的凝固组织呈高电阻抗,未经治疗的或尚在出血的组织呈低电阻抗,因氩离子束自动导向低电阻抗,因此氩离子束不仅可沿电极轴向直线扩散,还可以侧向(横向与径向)甚至"拐弯"扩散。这种特性可以自动限制对组织的过量凝固,并能在大面积范围内达到均匀的凝固效果。

APC 不直接接触肿物或创面,尽量避免了接触治疗引起的导管头端粘连堵塞及治疗后结痂随导管脱离后引起创面的再次出血;它利用特殊装置通过氩气的离子化将能量导向目标组织表面,使其高温凝固,起到止血和治疗组织的作用,能在短时间内有效制止大面积出血;连续性凝固,高频电流随氩离子束自动流向尚未凝固或未完全凝固的创面,避免了过度

电凝；它能有效控制凝固深度，一般不超过 3.0mm，最深处仅达黏膜下层，不易发生消化道穿孔。APC 具有以下优点：止血快、无氧化和焦痂，有利于伤口愈合；无汽化现象，减低了消化道穿孔的危险性；术中产生的烟雾少，手术野清晰。

3. 临床应用

（1）APC 的使用方法：术前常规检查设备，同时设定好各项参数。检查氩气瓶是否有充足的气体，打开阀门并观察流量表，检查高频电发生器的各种外接线是否连接好，连接好电极板，电极板在与患者连接前，先在体外试验，观察工作是否正常。选择合适的手控导管连接到氩等离子凝固器并开启氩气阀门，打开氩等离子凝固器与外部电源连接开关。根据需要选择氩气流量与高频电功率参数，氩气流量常选用 1~4L/min，高频电功率可选择 20~60W，电场强度近 5 000V/mm 峰值，表面热凝深度在 2~3mm，可于治疗过程中依情况进一步调整。

治疗前先检查导管通畅性，确认仪器各项相关指标无异常后，便可将导管插入内镜钳道，因导管较长，插入时要尽量避免弯折导管。导管要伸出内镜插入部前端 1cm 以上，防止高温气流喷出而损伤内镜。在确认探头与目标组织距离 3~5mm 时，术者可踩踏电凝开关，对目标组织每次施以数秒的间隙性凝固治疗。APC 治疗方式、时间及次数需根据病灶大小和质地而定，一般以内镜下整块病灶灼除为止，凝固后的组织可呈白色、黄色、黄褐色，凝固彻底者可呈黝黑色。

（2）APC 的适应证与禁忌证：

1）适应证：食管疾病，如 Barrett 食管、良性和恶性狭窄及堵塞支架的再通等；胃肠道出血，如消化性溃疡出血、血管畸形出血、肿瘤溃烂出血等非静脉曲张性出血；胃肠道息肉，尤其适用于扁平、广基且直径≤1.5cm 的息肉；胃肠道肿瘤，如扁平、小灶性肿瘤的组织灭活，高频电圈套切除术后残余组织灭活，向腔内生长的肿瘤组织灭活，消化道支架置放术后支架内及支架两端增生组织灭活，以及手术无法切除的肿瘤做姑息性切除等。

2）禁忌证：食管 - 胃底静脉曲张破裂、出血或出血速度较快的出血性病变，消化道大出血伴休克或无法充分暴露视野的出血性病变，不适宜进行内镜下高频电治疗的病例，如心脏起搏器佩戴者等，以及伴有严重心脏疾病、严重肺部疾病等一般情况较差者及不能配合者。

3）并发症及其处理：①穿孔：是 APC 治疗后的严重并发症，乙状结肠等肠壁较薄的组织穿孔风险较高，内镜注气过多、吸气较少、治疗功率过高、凝固时间过长等不当操作也易引起穿孔，大部分患者可接受保守治疗，无效者应及时接受外科手术治疗；②溃疡出血：APC 治疗后少见但较严重的并发症，保守治疗无效者应及时接受外科治疗；③胃肠胀气：较为常见，多因注气过多或氩气喷凝时间过长，可于治疗后尽可能抽气，减少患者胃肠胀气等不适；④腹痛：APC 术后腹痛可能与凝固面受胃酸、胃蛋白酶刺激或黏膜下神经丛受刺激有关，患者一般可耐受，可适当选用黏膜保护剂或抑酸剂对症处理；⑤黏膜下气肿：多由治疗时探头直接抵住目标组织引起，一般无需特别处理，可待其自行吸收；⑥其他少见并发症大多可选择观察或对症治疗。

4. 注意事项　尽管 APC 具有许多普通高频电凝方法无法达到的优势，但因治疗部位的暴露困难、出血的速度较快、患者无法很好地配合等诸多因素影响，其优越性不能得到很好的发挥。另外，不恰当的治疗操作同样可引起穿孔等并发症，因此使用 APC 治疗时应注意以下几点：

（1）把握 APC 的适应证及禁忌证，对于一般情况较差或不能配合的患者应慎用；对于深溃疡，APC 治疗发生穿孔的危险性同样很大，也应谨慎使用。

（2）创面出血较快时，APC 的电凝固效果可能并不如普通高频电凝。氩离子束可能只对出血点表面流出的血液进行表面凝固，而对出血的创面并未发挥凝固作用；而普通高频电凝电极直接接触创面组织使其凝固，从而达到止血的目的。

（3）治疗时勿将导管插入组织中进行电凝，以减少穿孔、黏膜下气肿等并发症的发生，应使目标部位距离导管开口最近，以免氩离子束误伤其他部位。

（4）治疗中及治疗后应尽量吸出消化道的气体，避免患者出现腹胀等不适，甚至增加穿孔的危险。

（5）相关的凝固治疗参数可根据操作医师个人习惯或目标情况进行调整，单次治疗的范围及强度、同一病变的治疗次数等应据具体的病变情况而定。

### （五）冲洗和供气设备

1. 注水设备（图 48-17）　及时注水冲洗，可保证 ESD 术中视野的清晰，尤其是术中出血的止血治疗。首先保证备用无菌水充足，待脚踩踩脚板能出水顺畅后，再将水管与内镜连接。

2. 二氧化碳供气设备（图 48-18）　人体组织可以快速吸收二氧化碳，因此，在 ESD 中使用二氧化碳送气装置进行充气，可以明显减少胸、腹部膨胀所引起的疼痛感，减少麻醉药物的使用，减少并发症（例如术中穿孔引起的筋膜室综合征等）的发生。但严禁用于慢性阻塞性肺疾病（chronic obstructive pulmonary disease，COPD）及重度心功能不全患者。

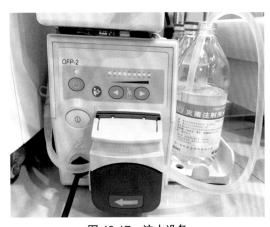

图 48-17　注水设备

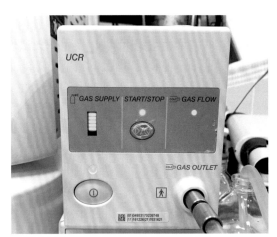

图 48-18　二氧化碳送气装置

### （六）黏膜下注射液

黏膜下注射液对于 ESD 的顺利实施非常重要。在病灶的下方（黏膜下层）及周围注射液体，可以将病灶抬起并与肌层分离，有利于 ESD 完整地切除病灶而不损伤固有肌层，并可减少穿孔和出血等并发症的发生。行黏膜下注射还可观察病灶的抬举征，无抬举征或抬举不良的病灶不适合行 ESD 治疗。

根据美国消化内镜学会(American Society for Gastrointestinal Endoscopy, ASGE)的建议,理想的黏膜下注射液应包括以下特点:①提供较厚的黏膜下液体垫;②在黏膜下可维持足够长的时间,以保证 ESD 顺利完成;③保证切除标本的完整性,从而完成正确的病理检测;④价格便宜,容易获得,便于保存;⑤对组织无毒、无损伤;⑥容易注射。

现在临床上使用的任何一种黏膜下注射液都各有优缺点,很难达到上述理想的标准。如何合理地选用黏膜下注射液,要依据各个医院的实际情况而定。下面介绍几种常用的黏膜下注射液:

1. 生理盐水　生理盐水价格便宜,非常容易得到,保存条件很简单,可以广泛使用。生理盐水是等渗的,进行黏膜下注射时,很难维持理想的高度,而且生理盐水很快就会被周围组织吸收,需要反复注射,术中并发症发生率高。生理盐水中加用少量肾上腺素和靛胭脂,肾上腺素浓度约为 0.000 5%,能使局部血管收缩以止血及减少出血,而加用靛胭脂可使术者更容易分辨剥离范围,时刻监测剥离的深度,减少穿孔并发症的发生。

2. 高渗葡萄糖　高渗葡萄糖一般有 5%、10%、15%、30%、40% 等。该溶液渗透压高,黏膜下注射后维持病灶隆起的时间远优于生理盐水,故术中注射次数较少。但有动物实验报道,高渗葡萄糖会造成猪的消化道黏膜损伤。高渗葡萄糖浓度 >20% 可能损伤病灶及正常组织,影响 EMR 标本的病理检测及手术区溃疡的愈合,但尚无大规模的研究。

3. 甘油果糖　甘油果糖也是一种高渗性溶液,临床上常用含有 10% 甘油及 5% 果糖的生理盐水配制。使用较为安全,对组织没有损伤,价格相对便宜,容易获得,保存条件简单。行黏膜下注射时,黏膜下液体垫维持高度比较理想,维持时间也比生理盐水长,是值得推荐使用的黏膜下注射液。目前没有证据表明甘油果糖对组织具有破坏作用,并发症的发生与生理盐水及高渗溶液相当。

4. 透明质酸钠　透明质酸钠(sodium hyaluronic)在日本使用较为广泛。其具有较高的黏稠性,临床上多用于关节内注射,无毒、无抗原性反应。局部注射后能长时间维持黏膜下层隆起,具有更安全的厚度(>10mm),且隆起时间远优于高渗溶液。但透明质酸钠价格昂贵,不容易获得,保存条件特殊(遮光、密闭、2~8℃),且有动物实验表明可刺激残余肿瘤的生长,因此推荐用于整块切除,不建议在分片切除中使用。

5. 纤维蛋白　纤维蛋白原是发现最早的一种凝血因子,它是凝血块中最主要的成分,可以起到止血的作用。用于 ESD 治疗的纤维蛋白混合液的特点是黏性高、维持时间长,黏膜切除后注射液也不会从黏膜下渗出,这一点和透明质酸钠很相似,对微血管有止血作用,视野更为清晰,切除边界更为清楚,视野的清晰保证了 ESD 顺利完成。ESD 注重肿瘤切除的完整性及安全性,纤维蛋白混合液的使用保证了 ESD 安全、完整地切除病变。纤维蛋白来源于人体血清,可能携带肝炎病毒或其他病毒,导致传染病的发生,其在内镜术中的应用效果有待深入研究。

目前国内常用 5ml 靛胭脂、1ml 肾上腺素和 100ml 0.9% 生理盐水混合配制的溶液作为黏膜下注射液,其优点为配制简单、成本较低,主要缺点是在黏膜下层渗透较快、术中需多次补充注射。

ESD 其他常用器械包括:高频电装置、注射针、圈套器、尼龙绳、回收器等(详见第 43 章)。

# 第3节  操 作 方 法

## 一、ESD 具体操作方法

1. 确定病变范围、性质和浸润深度　通常采用内镜下黏膜染色技术加放大内镜观察腺管开口类型,有条件的医院可以采用窄带成像(NBI)加放大内镜的方法,初步判断是否为肿瘤上皮及肿瘤的浸润深度。为了预防发生结直肠穿孔时肠内容物漏至肠管外、腹腔内,应在施行 ESD 之前吸尽肠腔内多余的肠液,同时改变患者体位,促使肠液向病变相反方向流动。这种体位变换方法对于利用病变重力进行的 ESD 而言也极为有益。

2. 标记　在明确了病变范围、性质和浸润深度,确定可以进行 ESD 治疗时,由于大肠病变一般边界较为清晰,可直接应用高频切开刀距病灶边缘约 0.5cm 处进行一圈电凝标记,必要时在 NBI 或者普通靛胭脂染色技术的辅助指引下,明确标记范围。对于直肠中上段以上的病变,为防止标记时导致损伤,可采用 APC 进行标记,若病变与正常黏膜界限清楚时,亦可不做标记(图 48-19)。

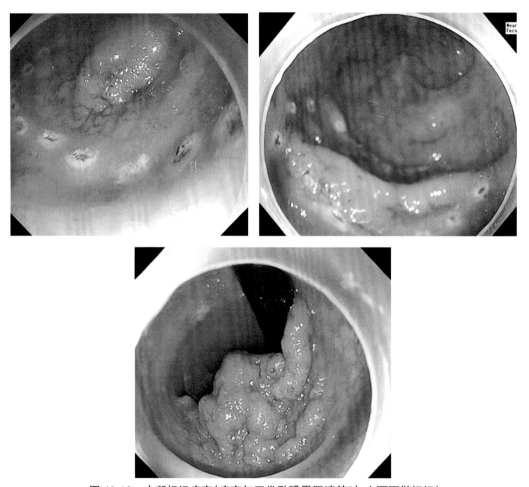

图 48-19　电凝标记病变(病变与正常黏膜界限清楚时,亦可不做标记)

3. 黏膜下注射　由于大肠壁比胃壁薄而柔软,因此,ESD 穿孔风险较高,不易安全地实施 ESD,但可通过局部注射抬举病变在一定程度上降低风险。目前临床可供黏膜下注射的液体有生理盐水、甘油果糖、透明质酸等。注射液中加入少量靛胭脂和肾上腺素,可以显著提高注射效果及作用,其中靛胭脂可使黏膜下注射的区域更清晰,使黏膜下层和肌层很好地分离;而肾上腺素可以收缩小血管,减少术中出血(图 48-20)。

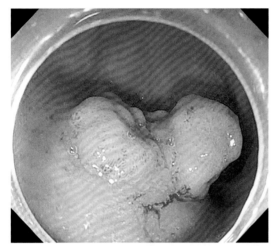
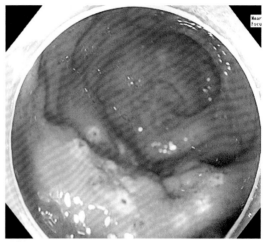
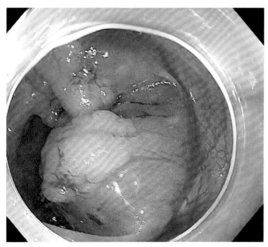

图 48-20　黏膜下注射

4. 切开病变周围黏膜　顺利预切开病变周围黏膜,是 ESD 治疗成功的关键步骤。在大肠病变时,由于正常黏膜与病变黏膜厚度不同,进行局部黏膜下注射后,病变与正常黏膜的分界更加清晰。充分完成局部注射后,准备切开前再次确认所选择的切开线是否有利于下一步的内镜操作。一般切开线选择由口侧开始,顺时针方向沿标记点外侧缘使用高频切开刀或设定切开刀刀尖端 1~2mm,完全接触黏膜状态下切开。切开时应注意保证看见切开刀尖端处于安全状态下进行操作。通常状况下,一般不对黏膜作整圈切开,而是切开至可以一气呵成的剥离范围,完成这一范围病变的剥离后,再逐次切开黏膜,进行剥离。特别是治疗时间较长的大型病变和伴有瘢痕病变时,如一周切开后即使追加黏膜下局部注射,注射液仍会自切开的创口漏出,无法形成隆起,不能确保手术安全。因此,第1阶段不可做一周切开。切开过程一旦发生出血,冲洗创面、明确出血点后,用切开刀直接电凝出血点,或应用热活检钳钳夹出血点电凝止血(图48-21)。

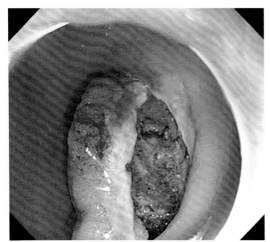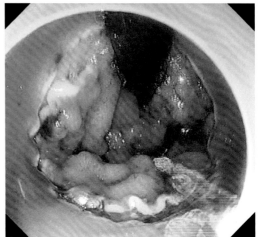

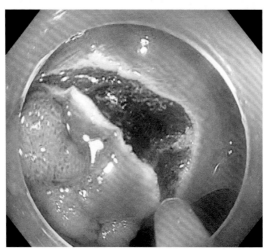

图48-21　病变边缘切开

5. 剥离　可以根据病变不同部位和术者操作习惯,选择应用 Hook 刀、Dual 刀或黏膜切开刀等刀具沿黏膜下层剥离病变(图48-22)。开始剥离时,应把剥离刀贴于切开边缘内侧(肿瘤侧),反复小幅度进行剥离。完成一定范围的剥离后,再逐次切开黏膜,进行剥离。进一步进行剥离时,内镜先端透明帽可以整个伸入黏膜下层形成的空间,这样不仅可以保证黏膜下层良好的视野,同时还能适度牵动、推拉黏膜下层的纤维,使之易于剥离。对于治疗时间较长的病变,剥离过程中需反复黏膜下注射,始终保持剥离层次在黏膜下层。在完成一定程度剥离时,可通过变换体位来利用重力剥离并卷起肿瘤,以便于进一步剥离(图48-23)。剥离中可以通过拉镜或旋镜,沿病变基底切线方向进行剥离。对于皱襞及弯曲部的病变及大型病变,可以利用透明帽和体位变换进行剥离。对于病变不能充分暴露时,可采用牙线辅助牵引,使病变充分暴露,内镜下直视化操作,减少出血、穿孔的发生率,提高剥离效率。对于低位直肠病变,往往需要采用胃镜或肠镜倒镜进行剥离。

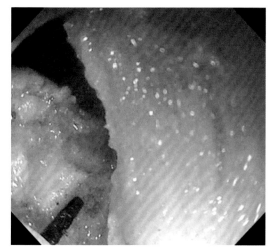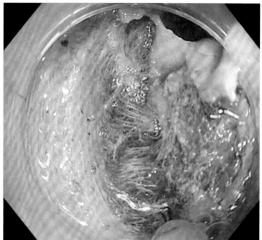

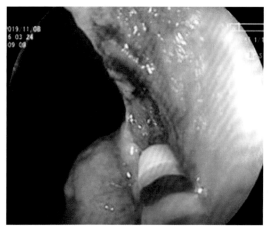

图 48-22 逐步剥离病变

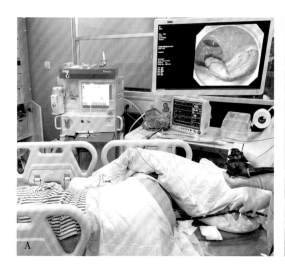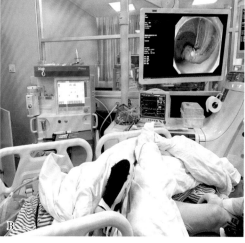

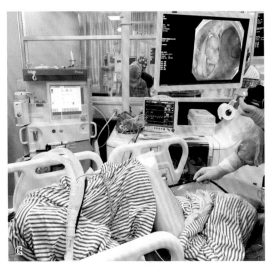

**图 48-23　体位变换在剥离中的应用**
A. 左侧卧体位；B. 仰卧位；C. 右侧卧体位。

　　剥离过程中，必须有意识地预防出血。对于较小的黏膜下血管，可应用电切刀直接电凝止血；而对于较粗的血管，可用热活检钳钳夹后电凝血管。黏膜剥离过程中一旦发生出血，应用生理盐水冲洗创面，明确出血点后应用电切刀直接电凝止血或热活检钳钳夹出血点电凝止血，如上述方法不能成功止血，亦可以采用金属止血夹夹闭出血点，但此方法往往影响后续的黏膜下剥离操作，故较少应用。

　　术中一旦发生穿孔，可应用金属止血夹自穿孔两侧向中央缝合裂口后继续剥离病变，或应用金属夹联合尼龙绳荷包缝合裂口；也可先将病变剥离，再缝合裂口。由于 ESD 操作时间较长，消化道内积聚大量气体，气压较高，有时较小的肌层裂伤也会造成穿孔。因此，ESD过程中必须时刻注意抽吸消化道内气体。

　　6. 创面处理　病变剥离后，创面及创缘经常可见裸露的小血管或在剥离过程中未能彻底处理的出血点，可应用电切刀、热活检钳或 APC 进行电凝，预防术后出血（图 48-24）。必要时应用止血夹夹闭血管，预防迟发性出血（图 48-25）。对于局部剥离较深、肌层有裂隙者，金属夹缝合裂隙当属必要。对于较大创面，笔者常规留置引流管减压、引流处理，如直乙结肠病变创面附近可留置肛管减压、引流（图 48-26），对于靠近右半结肠、升结肠处病变，可留置鼻胆管越过创面减压、引流（图 48-27），从一定程度上降低了局部肠腔压力，大大减少术后迟发性穿孔及出血的发生率。

　　7. 切除标本的组织学处理　为提高病理学诊断的准确性，在将标本浸泡于 4% 甲醛溶液前须展平，并用细针固定标本的四周（黏膜的下层面紧贴于固定板上），测量病变大小。以2mm 间隔连续、平行切片，然后对完整切除的标本进行详尽的病理学检查，确定其浸润深度、病变基底和切缘有无肿瘤累及，有无淋巴管、血管浸润等，根据病理诊断结果判断是否需追加外科手术（图 48-28）。

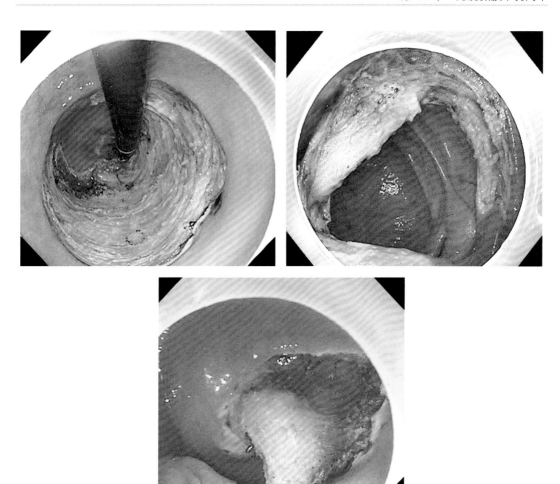

图 48-24　创面烧灼止血处理

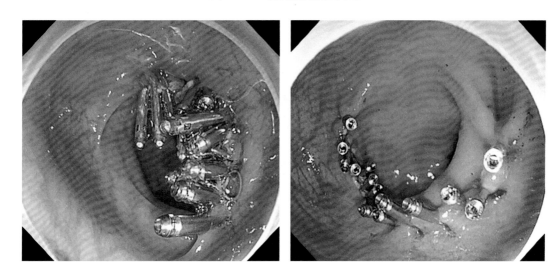

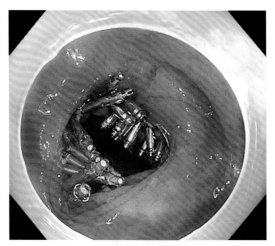

图 48-25　创面金属夹夹闭处理

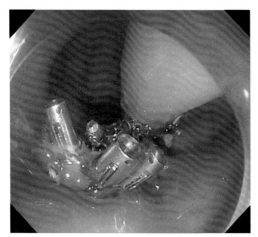

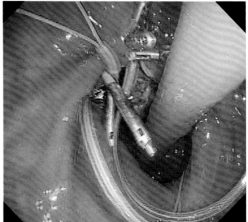

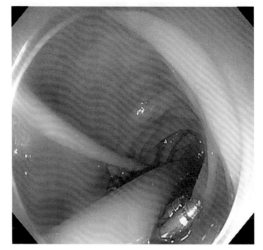

图 48-26　创面留置肛管减压、引流处理

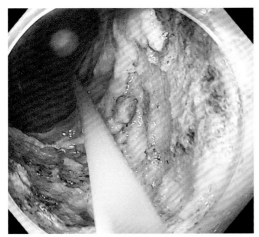
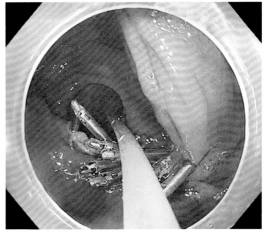
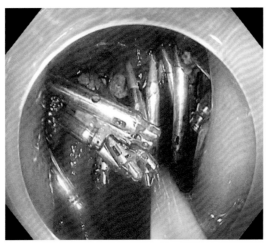

图 48-27　创面留置鼻胆管减压、引流处理

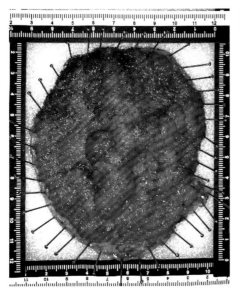
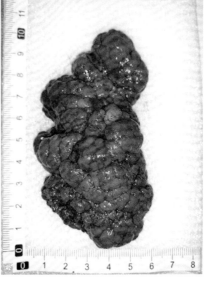

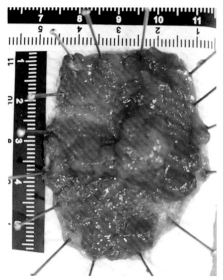

图 48-28　标本固定后送病理学检查

## 二、并发症的处理

### （一）穿孔

术中穿孔多能即刻发现，而操作结束后腹部 X 线片发现膈下游离气体、CT 发现腹腔游离气体或查体见明显广泛腹膜刺激征等，应考虑为术后穿孔。复杂 ESD 是穿孔的高危因素，其他还包括使用热活检钳、操作医师经验不足等。LST 病变、肿瘤较大和病变纤维化是 ESD 穿孔的危险因素，操作过程中注意抽吸肠道内的气体，可能有利于预防穿孔发生。

1. 术中穿孔　结直肠穿孔时肠管内容物漏入腹腔内，引发严重腹膜炎的危险性极高，一旦发生结直肠穿孔，必须迅速处理。由于初始的穿孔大多仅为小穿孔，此时不要盲目急于切除病灶，应首先选择金属夹夹闭穿孔部位，腹腔穿刺排气，不需要紧急转至外科手术治疗，可考虑先做保守治疗并严密观察病情。此时应注意的是，为了不影响之后施行 ESD，可先行一定程度的剥离，而后再行夹闭缩缝处理。由于术前进行过肠道准备，内镜治疗中发生的穿孔一般较小，穿孔所致的腹痛往往较轻，也较局限；术中穿孔能及时发现，应用止血夹也能夹闭缝合穿孔（图 48-29）；对于穿孔部位较大，单独使用金属夹完全缩缝过于费时，内镜下荷包缝合术是一种能在短时间内缝合、夹闭创面的有效措施（图 48-30）。结合术后禁食、静脉使用抗生素，保守治疗一般均能成功。应该指出，术后出现的腹部局限性压痛和腹腔游离气体不是外科手术指征，随访观察时，只要全身一般状况较好，生命体征平稳，腹痛程度无加剧，腹痛范围无扩大，腹肌无紧张，可以继续随访观察腹部体征而不需外科手术。一旦气腹加重，出现严重的腹胀和腹膜炎体征，应及时行外科手术，以免延误治疗时机。

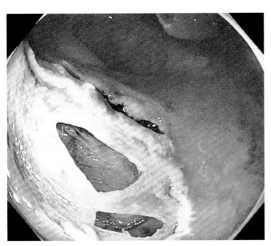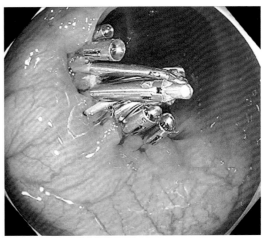

**图 48-29　穿孔金属夹缝合**

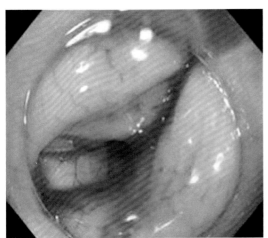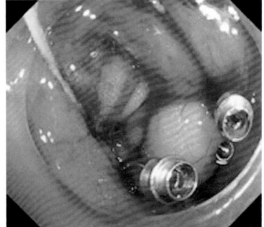

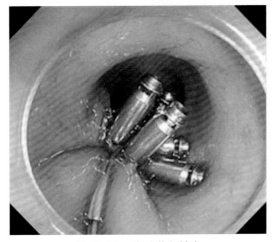

**图 48-30　穿孔荷包缝合**

内镜下荷包缝合术：手术器械包括双通道内镜、尼龙绳和金属夹。使尼龙绳稍稍露出内镜一个钳道口,另一个钳道口从溃疡面对准口侧的正常黏膜进行,用金属夹夹住尼龙绳的一边,对肛侧的正常黏膜也同样进行。对用金属夹固定着的尼龙绳作荷包状缝合,拉拢口侧和肛侧的正常黏膜,闭锁溃疡面。而后继续对边缘部位追加金属夹,即可完全缩缝。溃疡面较大时,可在2处做荷包缝合,使溃疡面进一步缩小后,再用金属夹完整缩缝。固定尼龙绳的位置一般距离创面边缘5~10mm为宜。若距离过远,缝合则不充分(图48-31)。

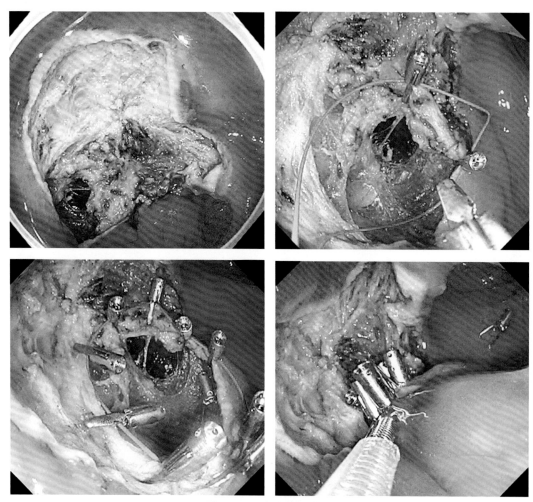

图 48-31　穿孔荷包缝合

同时,我中心对于胃、肠道穿孔,在内镜缝合技术上,除了应用金属夹夹闭、尼龙绳联合金属夹缝合外,还应用 Over the Scope Clip system(OTSC)及 OverStitch™ Endoscopic Suturing System 缝合穿孔创面,均达到较好效果。

Over the Scope Clip system(OTSC):将 OTSC 装置预先安装在内镜的前端,透明帽对准病灶,利用配套的双臂钳抓取创面旁的黏膜,给予充分的负压吸引后将创面连同周围的组织一起吸入透明帽内,通过旋转扳机系统释放 OTSC,OTSC 在脱离套帽后可以迅速恢复原对合状态,从而闭合创面(图48-32)。

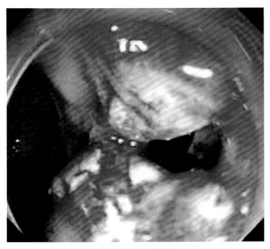
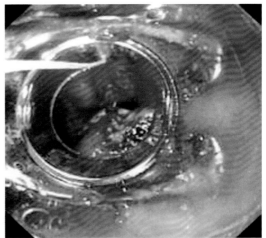
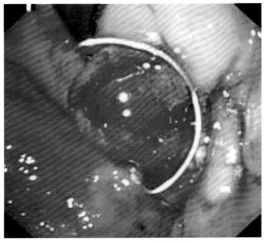

图 48-32　OTSC 缝合创面

OverStitch$^{TM}$ Endoscopic Suturing System：Overstitch 系统使用时安装在双钳道内镜上，由外接的手柄控制针帽的活动，双钳道上的旋钮分别控制组织螺旋钩及固定交换臂，术者通过固定交换臂不间断地拆装针帽至持针器上，达到类似外科缝合的效果（图 48-33）。

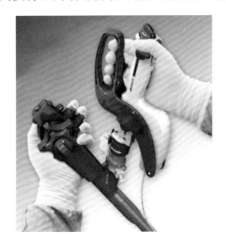
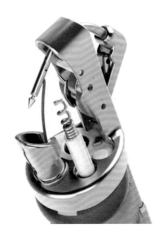

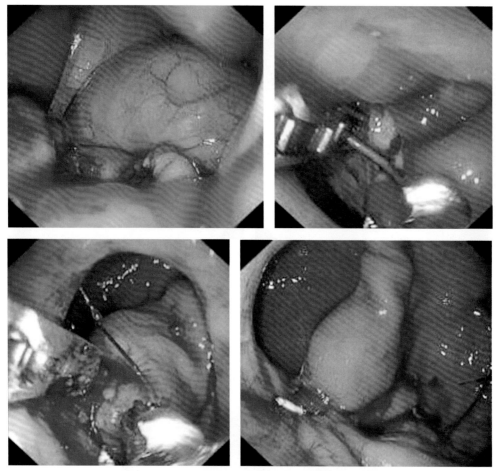

图 48-33　OverStitch 缝合创面

2. 迟发性穿孔　据文献报道,施行 ESD 引发的迟发性穿孔一般发生在 3 天之内,患者自诉腹胀、腹痛和腹部不舒适感。多见于以下情况:①肿瘤剥离后的溃疡底较深,能观察到肌层存在裂痕或创面菲薄;②剥离标本上附有肌层;③剥离病变时的通电时间较长。术中一旦发现上述情况,可用金属夹预防性夹闭创面或采用上述荷包缝合术作创面闭锁,以预防施行 ESD 引发的迟发性穿孔。大多数迟发性穿孔病例需进行外科治疗,一部分患者也可采取保守治疗。

3. 穿孔后的管理　对于手术中穿孔及迟发性穿孔的患者,首先可以采取保守治疗,予卧床休息、禁食、肠道引流减压、全量补液及静脉使用抗生素治疗等。保守治疗的过程中,需密切观察患者的生命体征(包括脉搏、呼吸、血压和体温等)、腹部体征,一般经过 24 小时的观察,若病情没有加重,则保守治疗成功的可能性就很大,可以避免外科修补手术。但即使保守治疗,也应与外科医师紧密合作,确保一旦出现不能继续保守治疗的状况,能及时行外科手术治疗。对于经保守治疗无效,腹部体征加重或生命体征不稳的患者,应立即行外科手术修补穿孔。鉴于穿孔一般较小,结合穿孔的部位,手术可首先考虑腹腔镜手术,减少对患者生理及心理上的创伤。对于低位直肠病变,剥离至肌层或更深时,肠腔内高压力的气体进入后腹膜间隙,临床可以出现后腹膜气肿、阴囊气肿和皮下气肿,止血夹夹闭创面后经保守治疗,气肿可以很快(一般 2~3 天)消退。

**(二)出血**

术中出血指术中需要止血治疗(如电凝或止血夹止血)的局部创面出血;术后出血指术后 2 周内需急诊留观、住院或干预处理(再次肠镜、血管造影栓塞或外科手术)的出血,多发生在术后 48 小时内。因大肠的壁较薄,术中应分清解剖层面,细心操作,必要时改变体位,发现较大血管时及时电凝或夹闭止血,如发生出血,应及时止血。在止血过程中,过度通电电凝止血会导致迟发性穿孔,非常危险。因此,使用止血钳通电凝固之际,应在把持住出血点后,将钳子抽至身前,一边考虑到对肌层的热损伤降低至最小限度,一边通电。虽然对剥离面使用金属止血夹,可能引起肌层破裂,但使用金属止血夹过程中,由于负压吸引,夹闭组织往往较多,所以当发生出血尤其是出血量较多时,使用金属止血夹止血仍然是积极、有效、安全的止血方法。

术后当天应禁食、输液、止血药物静脉滴注,并密切观察腹部体征及排便情况。如出现便血,量较少,则密切观察,继续上述保守治疗;如便血较多,出现次数较多,色鲜红,则需及时肠镜检查;如发现有活动性渗血,应及时止血。止血前先将肠腔及创面冲洗干净,用热活检钳电凝止血。电凝过程中,夹住出血点后应将组织稍微上提,防止灼伤正常肠壁,导致穿孔。此外,也可用金属钛夹夹闭出血部位,必要时配合尼龙绳套扎,均能成功止血(图 48-34~ 图 48-36)。

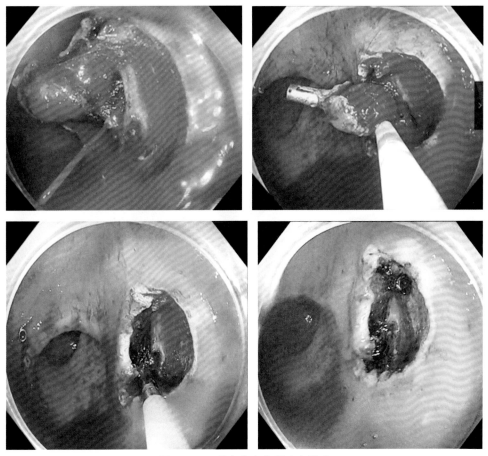

图 48-34  术中出血电凝止血治疗

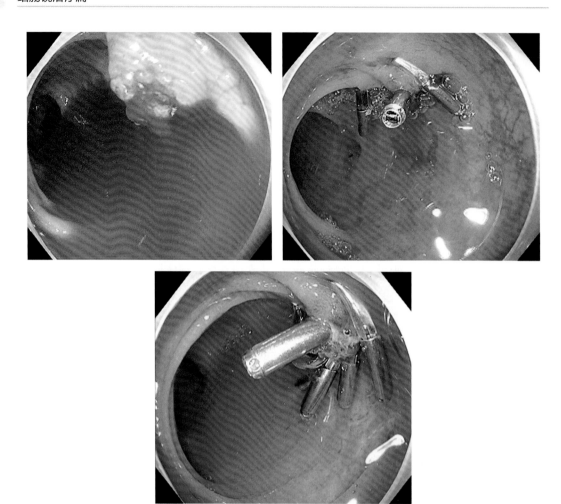

图 48-35　术中出血金属夹夹闭止血治疗

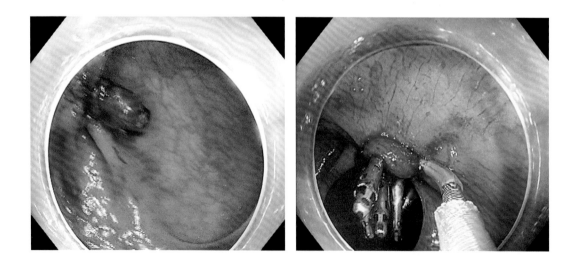

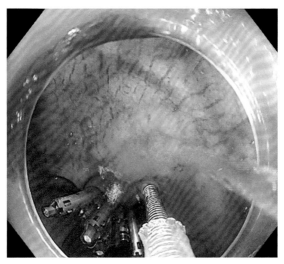

图 48-36　术后出血止血治疗

（三）电凝综合征

电凝综合征又称息肉切除术后综合征、透壁综合征，表现为结肠镜病变高频电切除后出现的局限性腹痛、发热、白细胞升高、腹膜炎而无明显穿孔征象，多见于大肠内镜手术后患者，因肠壁较薄，术中即使未见明显穿孔，但切除层次达到固有肌层，由于术中止血，电凝时间过长，术者未加注意，未行合理的修补措施，术后可发生部分肌束烫伤、迟发性坏死甚至小穿孔，患者常出现腹痛、腹胀，甚至可出现腹膜炎体征，伴发热等迟发性穿孔症状。高血压、病变较大、形态平坦是电凝综合征的独立危险因素，但一般并无影像学阳性表现。该类患者即使有部分肠壁穿孔，但往往范围较小，肌层收缩，一般经禁食、胃肠减压、抗生素使用，辅以芒硝腹部外敷，经 3~5 天均能缓解，不需要开腹手术修补。

（四）术后狭窄

内镜术后狭窄多见于食管病变术后，结直肠病变发生狭窄的可能性较低，一般在术后 1个月发生，主要发生在病变范围较广、累及范围大于 1/2 周的患者。狭窄患者出现的主诉多不典型，一般以便秘、腹痛为主，多数患者在使用导泻剂后，症状可以缓解。部分术后较短时间内发生的狭窄可能是由黏膜充血、水肿尚未消除，或者黏膜修复仍未完成引起，若患者症状较轻，可以继续观察 1~2 个月，狭窄能自行缓解。部分狭窄是由损伤部分肌层引起，多出现在病变范围较大、切除程度较深的患者中，此类狭窄是由瘢痕组织形成所致，需要球囊扩张治疗（图 48-37）。需要警惕的是，术后复发也是狭窄的可能因素，在行二次肠镜检查时要注意观察，必要时取活检以明确诊断。

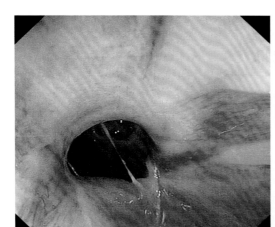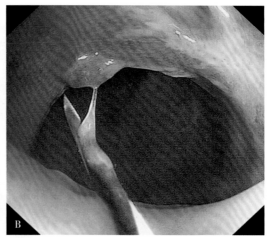

**图 48-37　术后狭窄扩张治疗**
A. 直肠(距肛门 6cm 处)环周黏膜病变 ESD 后,可见狭窄环,内镜通过阻力大;
B. 狭窄处予以球囊扩张治疗后,狭窄改善。

# 第 4 节　术 后 处 理

## 一、术后用药

术后第 1 天禁食,密切观察血压、脉搏、呼吸等生命体征的变化,进行必要的实验室检查,如临床表现及相关检查无异常,术后第 2 天进食流质或软食。

术后用药:对于术前评估切除范围大、操作时间长、肠道准备差、穿孔风险高者,可以考虑预防性使用抗生素。参考国家卫生健康委抗生素使用原则,应选用第二代或三代头孢菌素,可加用硝基咪唑类药物。术后用药总时间一般不超过 72 小时,但可酌情延长。评估认为出血风险较大者,可酌情使用止血药物。

## 二、术后标本处理

术后对整块切除的标本进行冲洗和展平,黏膜面朝上固定于平板上,观察、测量并记录新鲜标本的大小、形状、黏膜病变的肉眼所见(大小、形状、颜色、硬度等),区分口侧断端和肛侧断端,拍照后将标本黏膜面朝下全部浸没于固定液中并送检。病理申请单中,应向病理医师提供详细的临床病史、推测的浸润深度、临床诊断及关注点。病理学取材、制片染色及规范化的病理学报告参见《中国消化内镜活组织检查与病理学检查规范专家共识(草案)》。

## 三、术后追加外科手术的指征

当垂直切缘阳性时,需追加外科手术;如存在以下征象,建议行肠切除 + 淋巴结清扫术:黏膜下浸润深度 ≥ 1 000μm,淋巴管血管浸润阳性;低分化腺癌,印戒细胞癌或黏液癌,浸润最深部位有高级别上皮内瘤变,带蒂息肉有蒂浸润。日本 2 项大规模多中心研究对行内镜切除的黏膜下浸润大肠癌患者进行长期随访,发现垂直切缘阴性、中或高分化腺癌、无淋巴血管侵犯及黏膜下浸润深度 <1 000μm 的患者(低危组),在内镜切除术后追加与不追加外科手术者远期预后相当,而高危组特别是高危直肠癌患者推荐追加外科手术。

### 四、术后随访

癌前病变术后行内镜随访:术后第 1 年及第 2 年各行内镜检查 1 次,以后每 3 年 1 次连续随访。早癌内镜治疗后,术后 3 个月、6 个月、12 个月定期内镜随访,并行肿瘤指标和相关影像学检查,无残留或复发者以后每年 1 次连续随访,有残留或复发者视情况继续行内镜下治疗或追加外科手术切除,每 3 个月随访 1 次,病变完全清除后每年 1 次连续随访(图 48-38)。

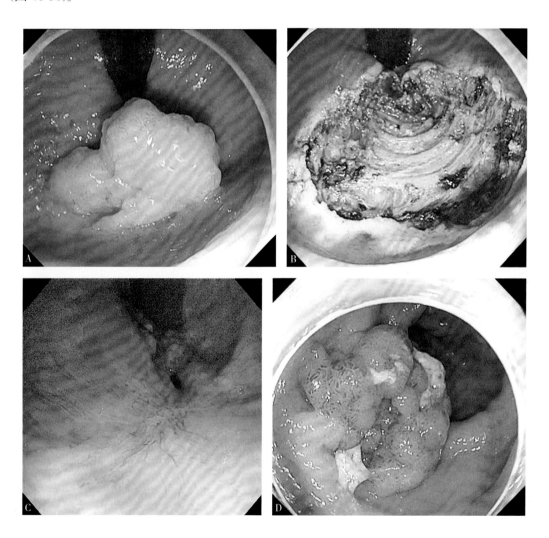

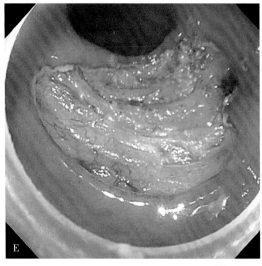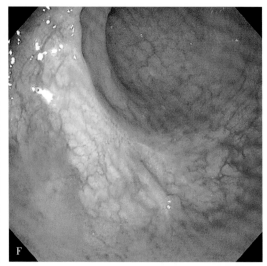

图 48-38　术后随访

A. 肛管 1.8cm × 1.2cm 侧向生长息肉样隆起；B. ESD 手术创面,病理:(肛管 ESD)管状腺瘤伴低级别上皮内瘤变,局部伴高级别上皮内瘤变,切缘阴性;C. 术后 6 个月随访;D. 距肛门 10cm 见一个 4cm × 3cm 侧向发育型息肉;E. ESD 手术创面,病理:(距肛门 10cm ESD)管状绒毛状腺瘤,部分区呈高级别上皮内瘤变,黏膜肌未见明确累及,切缘阴性;F. 术后 6 个月随访。

## 五、经典病例及内镜下表现

【病例 1】肛缘黏膜病变的 ESD 治疗 (图 48-39)

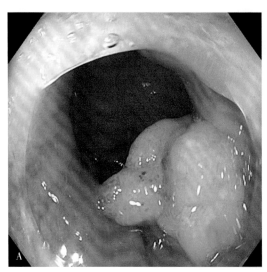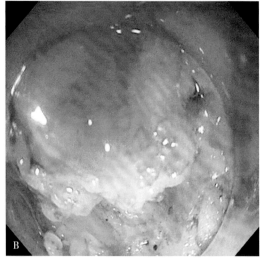

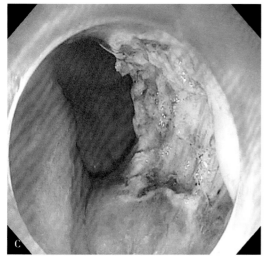

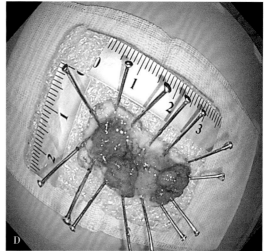

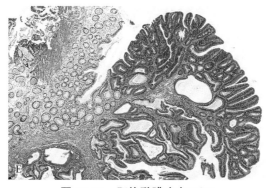

**图 48-39　肛缘黏膜病变 ESD**

A. 肛缘可见一个 1.2cm 分叶状息肉,表面欠光滑;B. 黏膜下注射,高频电刀切开肿块边缘,逐步剥离;C. 完整剥离病灶,予以热活检钳烧灼处理、金属夹夹闭部分创面;D. 标本固定并送病理;E. 病理:(肛缘ESD)管状腺瘤并低级别上皮内瘤变,切缘阴性。

**【病例 2】**肛缘侧向发育型息肉的 ESD 治疗(图 48-40)

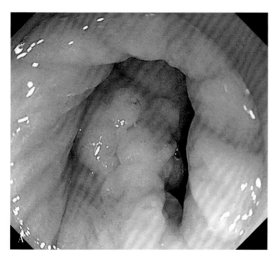

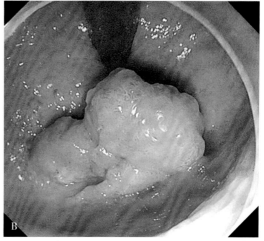

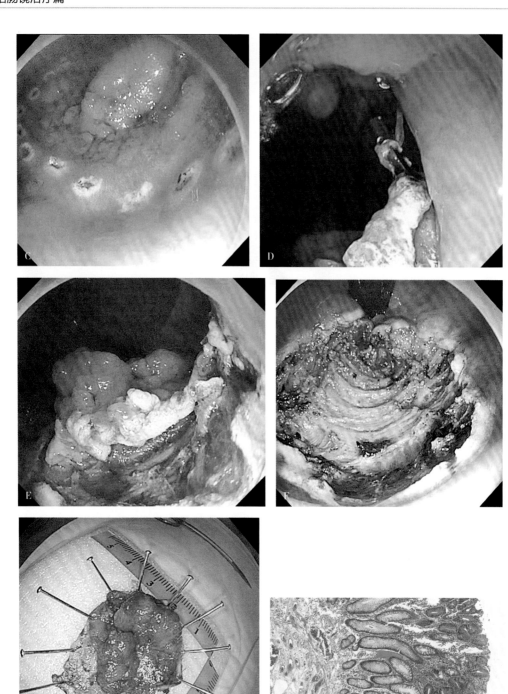

**图 48-40　肛缘侧向发育型息肉 ESD**

A. 肛管可见一个 1.8cm×1.2cm 侧向生长息肉样隆起,表面颗粒(正镜观察);B. 倒镜观察病变;C. 黏膜下注射,高频电刀切开肿块边缘,逐步剥离;D. 牙线辅助牵引;E. 逐步剥离病变;F. 完整剥离病灶,创面予以烧灼处理;G. 标本固定并送病理;H. 病理:(肛管 ESD)管状腺瘤伴低级别上皮内瘤变,局部伴高级别上皮内瘤变,黏膜肌未见明显累及,未见明显神经侵犯及脉管内瘤栓,病变范围约 3.2cm×2.4cm,切缘阴性。

【**病例 3**】低位直肠侧向发育型息肉的 ESD 治疗（图 48-41）

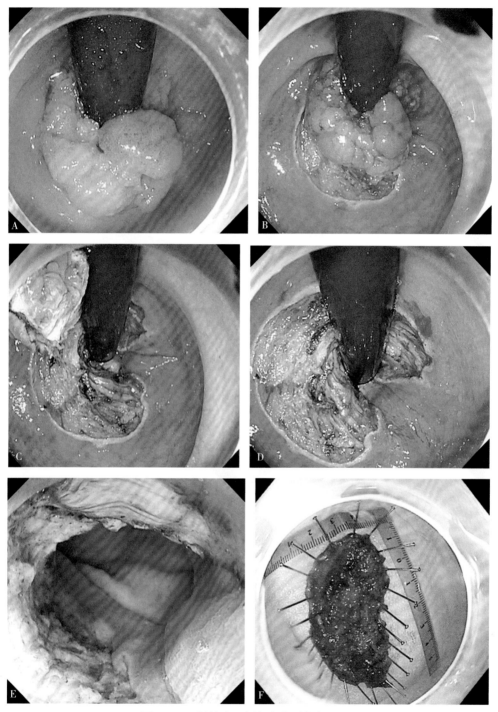

**图 48-41 低位直肠侧向发育型息肉 ESD**

A. 直肠距肛缘 4cm 可见一个不规则隆起肿块，表面绒毛状，环绕管腔 3/4 周，致管腔狭窄；B. 切开部分边缘；C. 逐步剥离病变；D. 完整剥离病灶；E. 创面烧灼处理；F. 标本固定并送病理：（直肠 ESD 标本）管状腺瘤并低级别上皮内瘤变，灶区腺体中度异型，未见脉管及神经侵犯，切缘阴性。

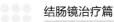
**【病例 4】**直肠侧向发育型息肉的 ESD 治疗（图 48-42）

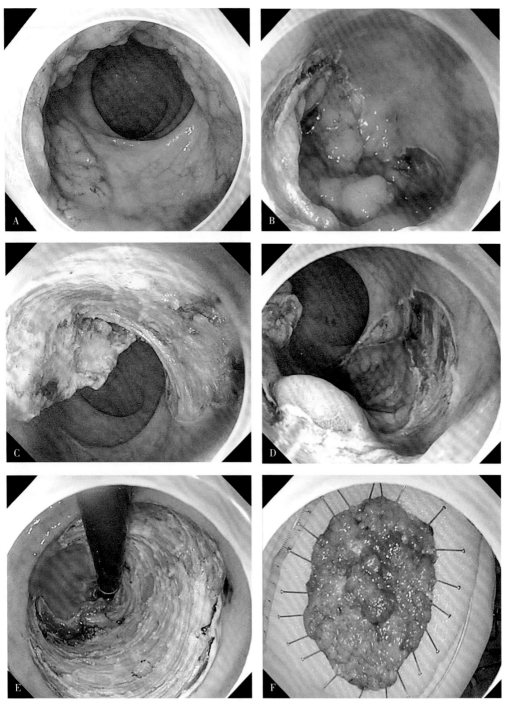

**图 48-42　直肠侧向发育型息肉 ESD**

A. 直肠下段（距肛门 6cm 以下至齿状线）见一个侧向发育型息肉，表面结节状，绕肠约 2/3 周；B. 黏膜下注射后，切开病灶边缘；C. 逐步剥离病变；D. 继续剥离病变至完整剥离病灶；E. 创面烧灼处理；F. 标本固定并送病理:（直肠 ESD）管状腺瘤伴低级别上皮内瘤变，局灶伴高级别上皮内瘤变，病变范围约 7.3cm×4.8cm，黏膜肌未见累及，未见神经侵犯及脉管内瘤栓，基底切缘阴性。

【**病例 5**】直肠侧向发育型息肉的 ESD 治疗（图 48-43）

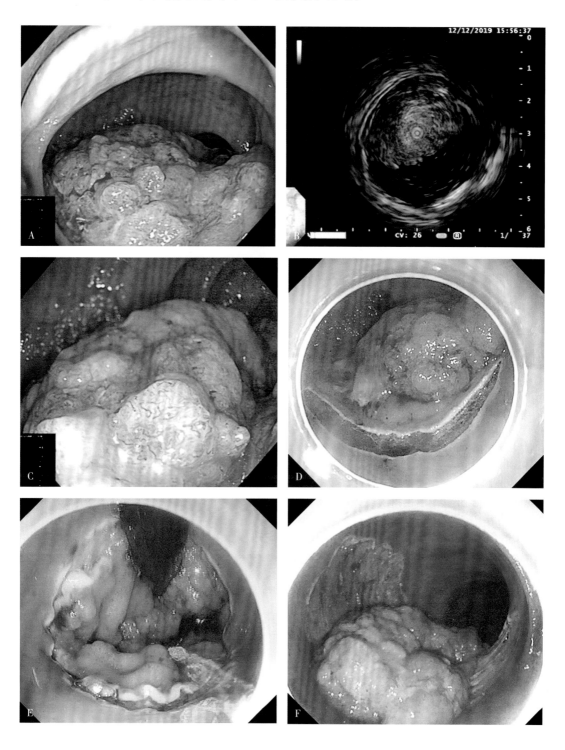

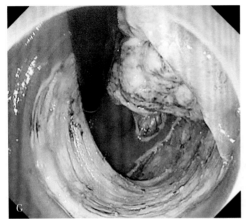
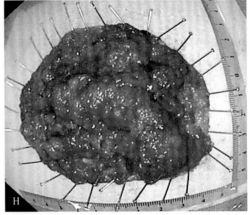
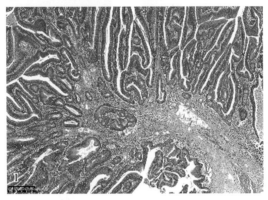

**图 48-43　直肠侧向发育型息肉 ESD**

A. 直肠（距肛门 5~10cm）见一个侧向发育型息肉,表面结节状,绕肠约 3/5 周;B. 超声内镜提示病灶来源于黏膜层,黏膜层增厚,黏膜下层及固有肌层完整;C. 结晶紫染色观察;D. 黏膜下注射后,切开病灶部分边缘;E. 环周切开病灶边缘,逐步剥离;F. 继续剥离病变;G. 完整剥离病灶,创面烧灼处理;H. 标本固定并送病理;I. 病理:（直肠 ESD）管状腺瘤并高级别上皮内瘤变、癌变（相当于黏膜内腺癌）,病变位于黏膜固有层内,未侵犯黏膜肌,未见神经及脉管侵犯,基底及水平切缘阴性。

【**病例 6**】直肠扁平病变的 ESD 治疗（图 48-44）

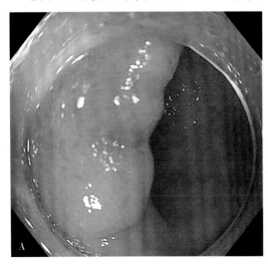
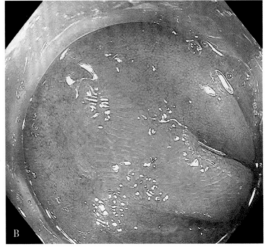

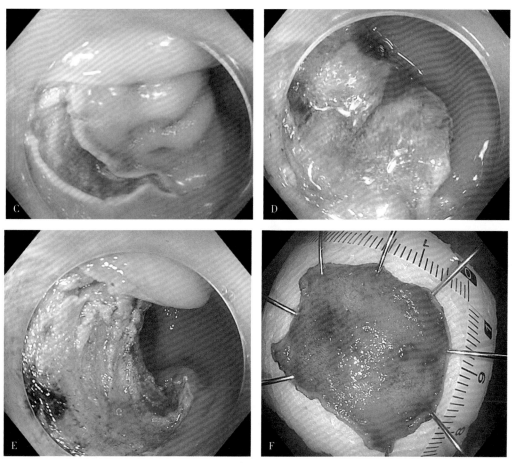

**图 48-44　直肠扁平病变 ESD**

A. 直肠距肛缘 13cm 见一个约 2.5cm×2.0cm 扁平隆起性病变；B. NBI 放大观察病灶；C. 黏膜下注射后，切开病灶部分边缘；D. 逐步剥离病灶；E. 剥离病灶至完整切除，创面烧灼处理；F. 标本固定并送病理：（直肠 ESD）黏膜慢性炎伴黏膜下纤维组织中见较多钙化的血吸虫虫卵沉积。

【**病例 7**】直乙交界侧向发育型息肉的 ESD 治疗（图 48-45）

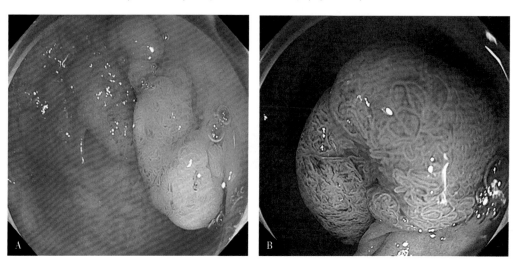

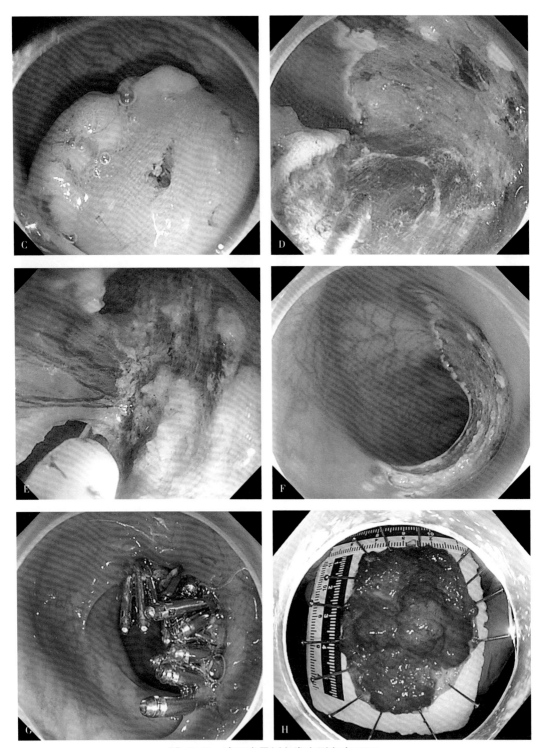

**图 48-45　直乙交界侧向发育型息肉 ESD**

A. 直乙结肠交界距肛门 20cm 见一个约 4cm×5cm 绒毛状息肉样肿块；B. NBI 放大观察病灶；C. 黏膜下注射后，病灶抬举；D、E. 继续剥离至完整切除病灶；F. 创面烧灼处理；G. 创面金属夹夹闭；H. 标本固定并送病理:(距肛门 20cm ESD 标本)管状绒毛状腺瘤伴低级别上皮内瘤变，小灶腺体中度异型增生，基底切缘阴性。

【**病例 8**】直乙交界侧向发育型息肉的 ESD 治疗（图 48-46）

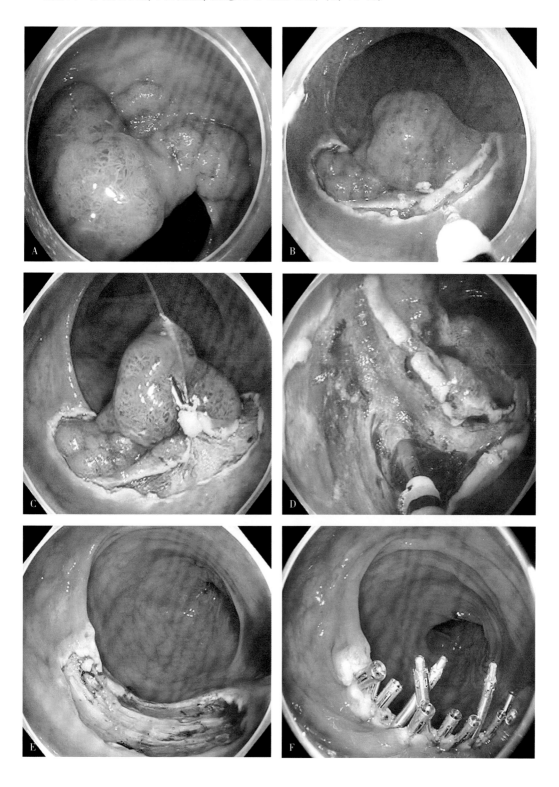

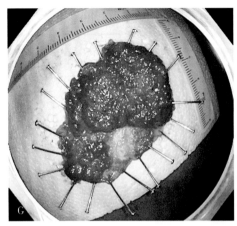

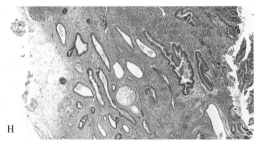

**图 48-46　直乙交界侧向发育型息肉 ESD**

A. 直乙结肠交界处可见一个侧向发育型病灶,约 3cm×4cm;B. 黏膜下注射后,切开病灶部分边缘;C. 牙线辅助牵引下,逐步剥离;D. 继续逐步剥离病灶;E. 完整切除病灶,创面烧灼处理;F. 创面金属夹夹闭;G. 标本固定并送病理;H. 病理:(直肠)绒毛状管状腺瘤并腺上皮中 - 重度异型增生(高级别上皮内癌变),基底烧灼缘及周围切缘未见肿瘤。

**【病例 9】乙状结肠肿物的 EFR 治疗**(图 48-47)

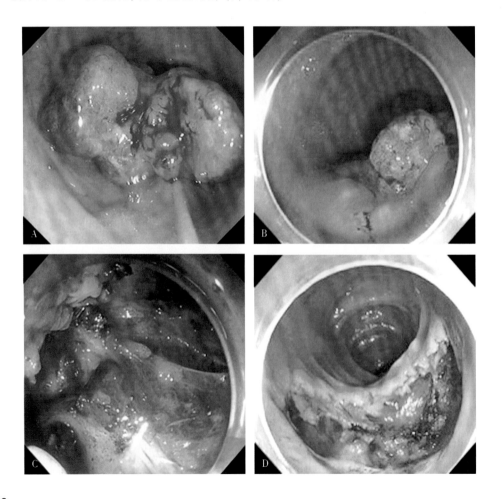

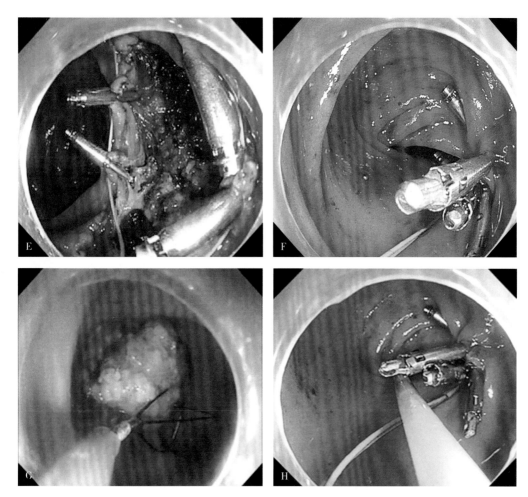

**图 48-47 乙状结肠肿物 EFR**

A. 乙状结肠距肛门 25cm 见一个菜花状肿块,表面糜烂、坏死,约 3.0cm×2.5cm,院前病理:绒毛状管状腺瘤伴高级别上皮内瘤变(该患者 10 年前乙状结肠癌手术史);B. 黏膜下注射后,抬举征欠佳,术中与患者家属沟通,患者家属要求内镜下治疗;C. 逐步剥离病灶,见肿物浸润固有肌层,行快速冷冻切片病理示:(距肛门 25cm)高级别上皮内瘤变并癌变(腺癌),分化Ⅱ级;D. 全层切除肿物;E、F. 金属夹联合尼龙绳荷包缝合创面;G. 网篮取出标本;H. 创面附近引流、减压;I. 标本固定并送病理:(距肛门 25cm ESD 标本)管状绒毛状腺瘤并高级别上皮内瘤变、癌变(中分化管状腺癌),肿物大小约 3cm×2.5cm×1.7cm,侵至黏膜下层,未见明确脉管及神经侵犯,切缘阴性。

**【病例10】**降结肠侧向发育型息肉的 ESD 治疗（图 48-48）

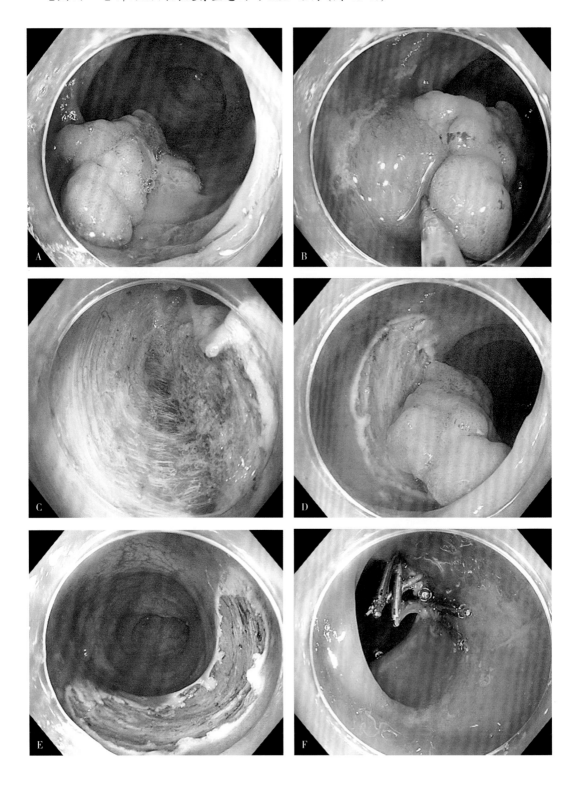

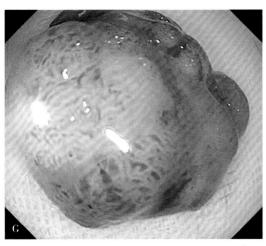
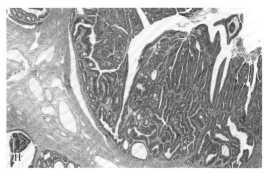

**图 48-48　降结肠侧向发育型息肉 ESD**

A. 距肛缘 40cm 见一个 4.0cm×3.0cm 侧向发育型息肉样隆起,表面颗粒状,约占管腔 1/4 周;B. 黏膜下注射后,病灶抬举;C、D. 逐步剥离病灶;E. 继续剥离至完整切除病灶,创面烧灼处理;F. 创面金属夹夹闭;G. 标本固定并送病理;H. 病理:(距肛门 40cm)管状腺瘤伴低级别上皮内瘤变,点灶区腺上皮符合高级别上皮内瘤变,黏膜肌未见累及,切缘阴性。

**【病例 11】**肝区侧向发育型息肉的 ESD 治疗(图 48-49)

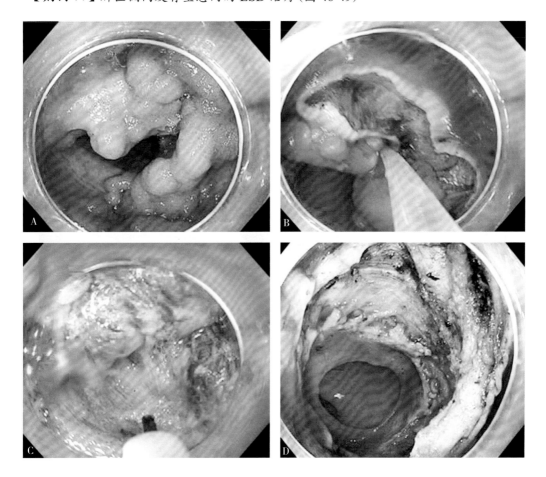

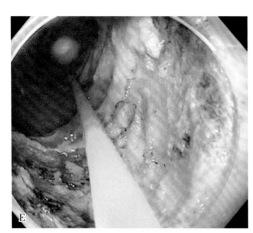
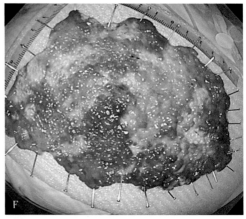

**图 48-49　肝区侧向发育型息肉 ESD**

A.肝区见一个侧向发育型息肉样隆起,表面颗粒状,约占管腔 4/5 周;B.黏膜下注射后,切开病灶部分边缘,逐步剥离;C、D.逐步剥离病灶,继续剥离至完整切除病灶,创面烧灼处理;E.创面减压、引流处理;F.标本固定并送病理:(肝区 ESD)管状绒毛腺瘤低级别上皮内瘤变,局部高级别上皮内瘤变,切缘阴性。

【病例12】升结肠近回盲瓣侧向发育型息肉的 ESD 治疗(图 48-50)

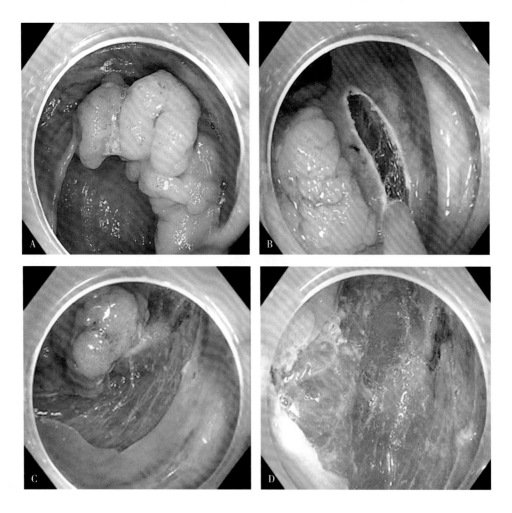

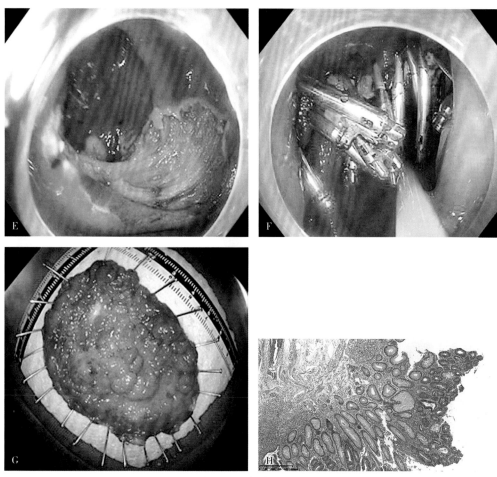

**图 48-50 升结肠近回盲瓣侧向发育型息肉 ESD**

A. 升结肠近回盲瓣见一个侧向发育型息肉样隆起,表面颗粒状,约 8.0cm×7.0cm,占管腔 3/5 周;B. 黏膜下注射后,切开病灶部分边缘;C~E. 逐步剥离病灶至完整切除病灶,创面烧灼处理;F. 金属夹夹闭创面、创面减压、引流处理;G. 标本固定并送病理;H. 病理:管状绒毛状腺瘤伴低级别上皮内瘤变,部分腺体中度异型增生,切缘阴性。

【病例 13】升结肠侧向发育型息肉的 ESD 治疗(图 48-51)

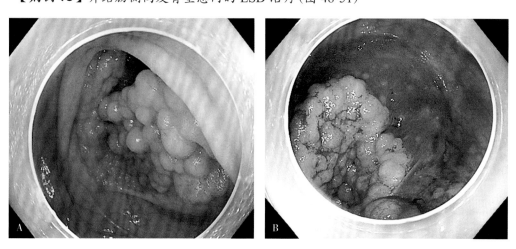

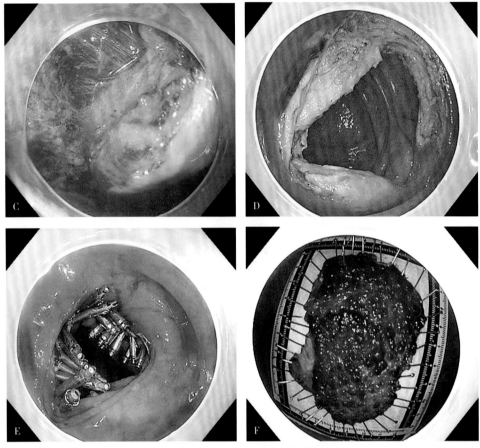

图 48-51 升结肠侧向发育型息肉 ESD

A. 升结肠见一个侧向发育型息肉样隆起,表面颗粒状,约 9.0cm×7.0cm,占管腔 3/5 周;B. 黏膜下注射后,病灶抬举;C. 切开病灶部分边缘,逐步剥离病灶;D. 逐步剥离病灶至完整切除,病灶创面烧灼处理;E. 金属夹夹闭创面,创面减压、引流处理;F. 标本固定并送病理:(升结肠)肠黏膜低级别上皮内瘤变,局灶高级别,切缘阴性。

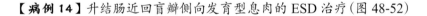

【病例14】升结肠近回盲瓣侧向发育型息肉的 ESD 治疗(图 48-52)

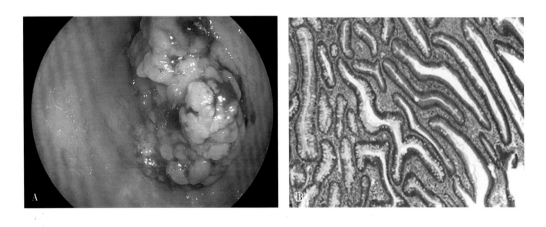

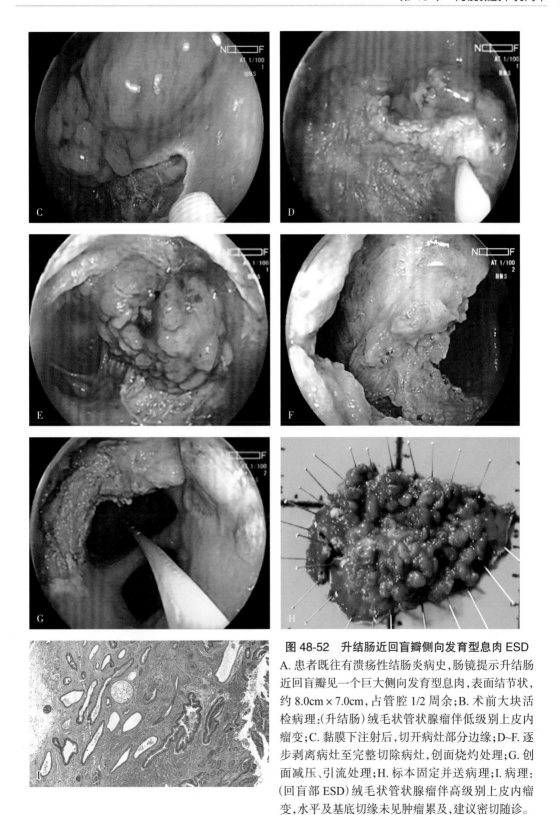

**图 48-52　升结肠近回盲瓣侧向发育型息肉 ESD**
A. 患者既往有溃疡性结肠炎病史, 肠镜提示升结肠近回盲瓣见一个巨大侧向发育型息肉, 表面结节状, 约 8.0cm×7.0cm, 占管腔 1/2 周余; B. 术前大块活检病理:(升结肠)绒毛状管状腺瘤伴低级别上皮内瘤变; C. 黏膜下注射后, 切开病灶部分边缘; D~F. 逐步剥离病灶至完整切除病灶, 创面烧灼处理; G. 创面减压、引流处理; H. 标本固定并送病理; I. 病理:(回盲部 ESD)绒毛状管状腺瘤伴高级别上皮内瘤变, 水平及基底切缘未见肿瘤累及, 建议密切随诊。

### 【病例 15】盲肠侧向发育型息肉的 ESD 治疗（图 48-53）

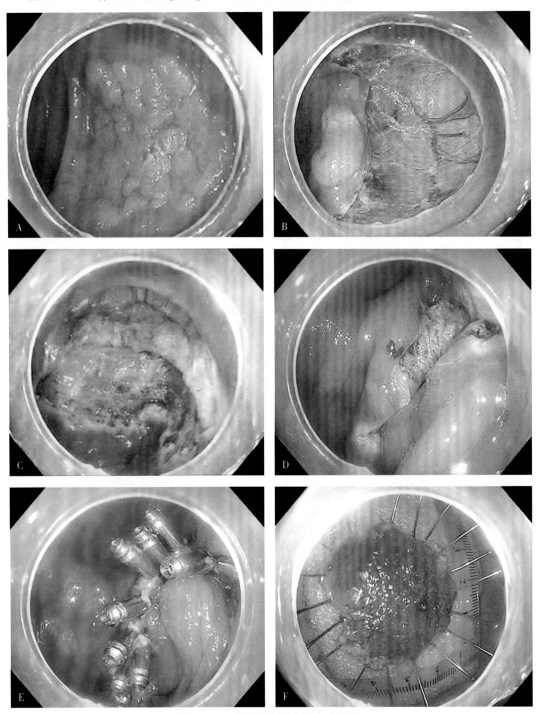

**图 48-53　盲肠侧向发育型息肉 ESD**

A. 盲肠见一个约 4.0cm×3.5cm 侧向发育型息肉，表面细颗粒状；B. 黏膜下注射后，切开病灶部分边缘，逐步剥离病灶；C. 逐步剥离病灶至完整切除，病灶创面烧灼处理；D. 吸引管腔内气体，充分缩小创面；E. 金属夹夹闭创面，创面减压、引流处理；F. 标本固定并送病理：(盲肠)管状腺瘤伴低级别上皮内瘤变，局部腺体呈锯齿状改变，基底切缘阴性。

【**病例 16**】阑尾开口扁平息肉样隆起的 ESD 治疗（图 48-54）

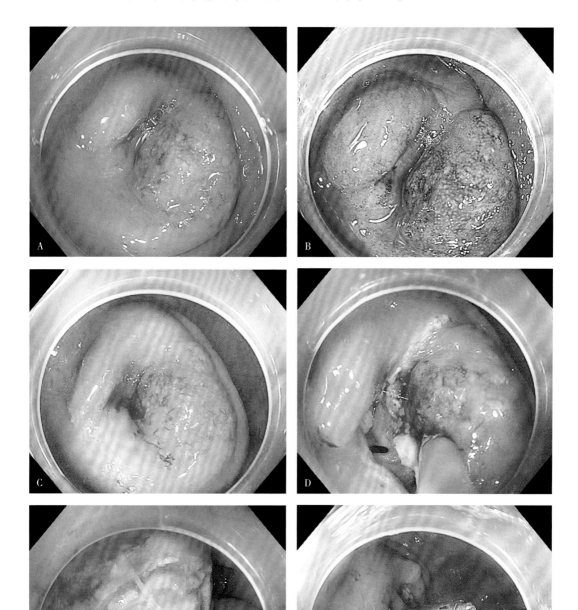

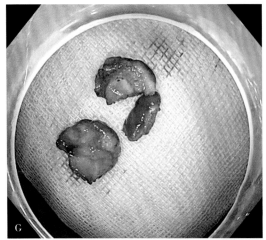

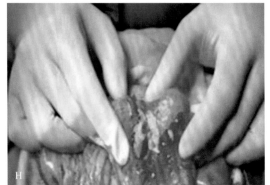

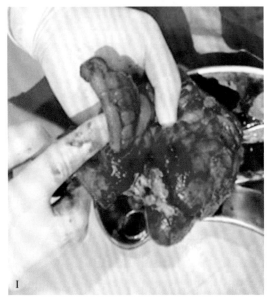

**图 48-54　阑尾开口扁平息肉样隆起 EFR**

A. 阑尾开口处见扁平息肉样隆起,术前病理:黏膜上皮重度异型增生;B. NBI 放大观察病变;C. 黏膜下注射后,抬举征欠佳,术中与患者家属沟通,患者家属要求内镜下治疗;D、E. 逐步剥离病灶,见肿物浸润固有肌层,术中行快速冷冻切片病理示:(阑尾开口)黏膜下淋巴组织内见多灶异型腺体,符合腺癌,全层切除肿物;F. 创面金属夹夹闭;G. 标本固定并送病理,ESD 病理:(阑尾开口)腺癌,分化 Ⅱ 级;H、I. ESD 术后追加外科手术,手术病理示:(右半结肠)结合病史,肿瘤单纯切除术后,瘤床旁肠管未见残余肿瘤组织,上、下切缘未见肿瘤,肠周淋巴结可见转移性腺癌(2/21)。

　　**【病例17】**我院内镜中心钟芸诗教授于 2014 年 12 月 9 日完整剥离直肠巨大侧向发育型息肉(距肛缘 3~15cm,占据管腔 4/5 周),喜获"大世界基尼斯之最":经内镜黏膜下切除术(ESD)治疗的最大的结直肠肿瘤(图 48-55)。

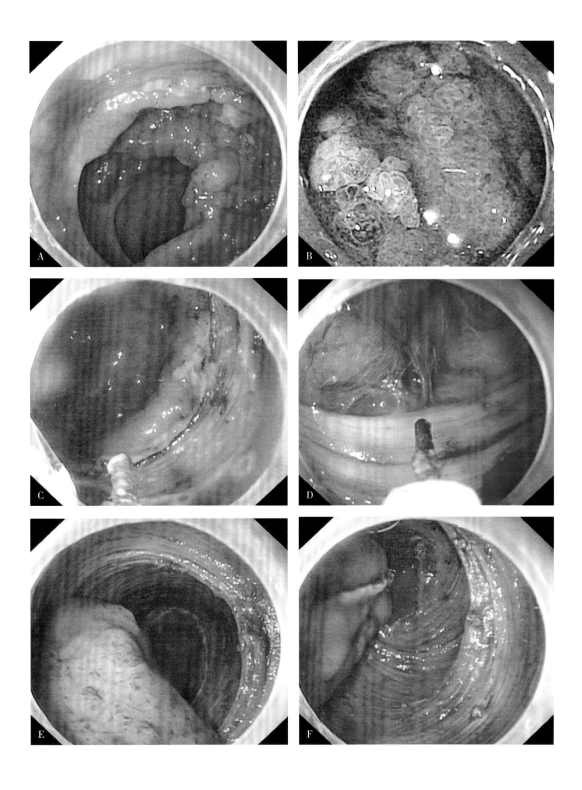

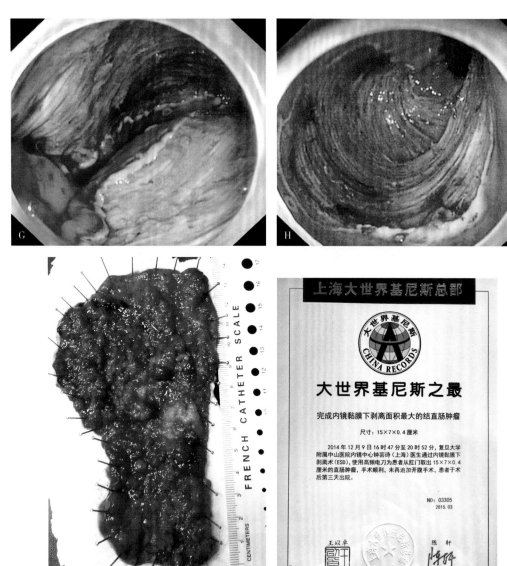

**图 48-55　直肠巨大侧向发育型息肉 ESD（"大世界基尼斯之最"获奖病例）**

A. 直肠距肛缘 3~15cm 见一个侧向发育型息肉样隆起, 表面颗粒状, 约占管腔 4/5 周; B. NBI 放大内镜下观察病灶; C. 黏膜下注射后, 切开病灶部分边缘; D~F. 逐步剥离病灶至完整切除; G、H. 创面观察、处理; I. 标本固定并送病理, 标本大小为 15.0cm×7.0cm, 病理示: 绒毛状管状腺瘤伴高级别上皮内瘤变, 切缘阴性; J. "大世界基尼斯之最"获奖荣誉证书。

（钟芸诗　贺东黎　王 钰）

### 参 考 文 献

[ 1 ] KIKUCHI R, TAKANO M, TAKAGI K, et al. Management of early invasive colorectal cancer. Risk of recurrence and clinical guidelines [J]. Dis Colon Rectum, 1995, 38 (12): 1286-1295.

[ 2 ] REMBACKEN B J. Endoscopic therapy of lower gastrointestinal cancer [J]. Best Pract Res Clin Gastroen-

terol, 2005, 19 (6): 979-992.

［3］ KATO H, HAGA S, ENDO S, et al. Lifting of lesions during endoscopic mucosal resection (EMR) of early colorectal cancer: implications for the assessment of respectability [J]. Endoscopy, 2001, 33 (7): 568-573.

［4］ PATY P B, NASH G M, BARON P. Long-term results of local excision for rectal cancer [J]. Ann Surg, 2002, 236 (4): 522-529.

［5］ FUJISHIRO M, YAHAGI N, KAKUSHIMA N, et al. Successful nonsurgical management of perforation complicating endoscopic submucosal dissection of gastrointestinal epithelial neoplasms [J]. Endoscopy, 2006, 38 (10): 1001-1006.

［6］ INOUE H, SANTI E G, ONIMARU M, et al. Submucosal endoscopy: from ESD to POEM and beyond [J]. Gastrointest Endosc Clin N Am, 2014, 24 (2): 257-264.

［7］ TANAKA S, SAITOH Y, MATSUDA T, et al. Evidence-based clinical practice guidelines for management of colorectal polyps [J]. J Gastroenterol, 2015, 50 (3): 252-260.

［8］ ANDERLONI A, JOVANI M, HASSAN C, et al. Advances, problems, and complications of polypectomy [J]. Clin Exp Gastroenterol, 2014, 7 (8): 285-296.

［9］ RUTTER M D, CHATTREE A, BARBOUR J A, et al. British Society of Gastroenterology/Association of Coloproctologists of Great Britain and Ireland guidelines for the management of large non-pedunculated colorectal polyps [J]. Gut, 2015, 64 (12): 1847-1873.

［10］ COOPER H S. Pathologic issues in the treatment of endoscopically removed malignant colorectal polyps [J]. J Natl Compr Canc Netw, 2007, 5 (9): 991-996.

［11］ QUIRKE P, RISIO M, LAMBERT R, et al. European guidelines for quality assurance in colorectal cancer screening and diagnosis. First Edition--Quality assurance in pathology in colorectal cancer screening and diagnosis [J]. Endoscopy, 2012, 44 Suppl 3: SE116-SE130.

［12］ LIEBERMAN D A, REX D K, WINAWER S J, et al. Guidelines for colonoscopy surveillance after screening and polypectomy: a consensus update by the US multi-society task force on colorectal cancer [J]. Gastroenterology, 2012, 143 (3): 844-857.

［13］ HASSAN C, QUINTERO E, DUMONCEAU J M, et al. Post-polypectomy colonoscopy surveillance: European Society of Gastrointestinal Endoscopy (ESGE) Guideline [J]. Endoscopy, 2013, 45 (10): 842-851.

［14］ KUDO S E, LAMBERT R, ALLEN J I, et al. Nonpolypoid neoplastic lesions of the colorectal mucosa [J]. Gastrointest Endosc, 2008, 68 (4 Suppl): S3-S47.

［15］ ZHANG Q, AN S L, CHEN Z Y, et al. Assessment of risk factors for delayed colonic post-polypectomy hemorrhage: a study of 15553 polypectomies from 2005 to 2013 [J]. PLoS One, 2014, 9 (10): e108-e290.

［16］ KAMIŃSKI M F, HASSAN C, BISSCHOPS R, et al. Advanced imaging for detection and differentiation of colorectal neoplasia: European Society of Gastrointestinal Endoscopy (ESGE) Guideline [J]. Endoscopy, 2014, 46 (5): 435-449.

［17］ URAOKA T, SAITO Y, MATSUDA T, et al. Endoscopic indications for endoscopic mucosal resection of laterally spreading tumours in the colorectum [J]. Gut, 2006, 55 (11): 1592-1597.

［18］ PULI S R, BECHTOLD M L, REDDY J B, et al. Can endoscopic ultrasound predict early rectal cancers that can be resected endoscopically？A meta-analysis and systematic review [J]. Dig Dis Sci, 2010, 55 (5): 1221-1229.

［19］ LEE E J, LEE J B, LEE S H, et al. Endoscopic submucosal dissection for colorectal tumors--1, 000 colorectal ESD cases: one specialized institute's experiences [J]. Surg Endosc, 2013, 27 (1): 31-39.

［20］ FUJIMOTO K, FUJISHIRO M, KATO M, et al. Guidelines for gastroenterological endoscopy in patients undergoing antithrombotic treatment [J]. Dig Endosc, 2014, 26 (1): 1-14.

［21］ WATANABE T, ITABASHI M, SHIMADA Y, et al. Japanese Society for Cancer of the Colon and

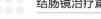
Rectum (JSCCR) guidelines 2010 for the treatment of colorectal cancer [J]. Int J Clin Oncol, 2012, 17 (1): 1-29.

［22］ HOTTA K, SHINOHARA T, OYAMA T, et al. Criteria for nonsurgical treatment of perforation during colorectal endoscopic submucosal dissection [J]. Digestion, 2012, 85 (2): 116-120.

［23］ 刘厚钰, 姚礼庆. 现代内镜学 [M]. 上海 : 上海医科大学出版社, 2001.

［24］ 徐富星. 下消化道内镜学 [M]. 上海 : 上海科学技术出版社, 2003.

［25］ 吴孟超, 吴在德. 黄家驷外科学 [M]. 北京 : 人民卫生出版社, 2008.

［26］ 于彦铮. 局部解剖学 [M]. 上海 : 复旦大学出版社, 2005.

［27］ 柏树令. 系统解剖学 [M]. 北京 : 人民卫生出版社, 2004.

［28］ 姚礼庆, 周平红. 内镜黏膜下剥离术 [M]. 上海 : 复旦大学出版社, 2009.

［29］ 金震东, 李兆申. 消化超声内镜学 [M]. 北京 : 科学出版社, 2011.

［30］ 周平红, 姚礼庆. 消化内镜切除术 [M]. 上海 : 复旦大学出版社, 2012.

［31］ 工藤进英. 大肠内镜治疗 [M]. 孟尼丽, 译. 沈阳 : 辽宁科学技术出版社, 2007.

［32］ 姚礼庆, 徐美东. 实用消化内镜手术学 [M]. 武汉 : 华中科技大学出版社, 2013.

［33］ 姚礼庆, 周平红, 钟芸诗. 消化内镜手术及常见并发症防治策略 [M]. 北京 : 人民卫生出版社, 2015.

［34］ 郑嘉岗, 许树长, 徐雷鸣. 消化内镜工程技术与临床应用 [M]. 上海 : 科学技术出版社, 2015.

［35］ 徐美东, 周平红, 姚礼庆. 隧道内镜治疗学 [M]. 上海 : 复旦大学出版社, 2017.

［36］ 刘云祥, 黄留业, 吴承荣, 等. 实用消化内镜治疗学 [M]. 北京 : 人民卫生出版社, 2002.

［37］ 王萍, 徐建鸣. 消化内镜微创护理学 [M]. 上海 : 复旦大学出版社, 2015.

［38］ 内镜黏膜下剥离术专家协作组. 消化道黏膜病变内镜黏膜下剥离术治疗专家共识 [J]. 中华胃肠外科杂志, 2012, 15 (10): 1083-1086.

［39］ 张荣, 林辉. 2015 年内镜下结肠直肠息肉切除术相关指南与共识解读 [J]. 世界临床药物, 2015, 36 (12): 814-819.

［40］ 李兆申, 王贵齐, 姜泊. 中国早期结直肠癌筛查及内镜诊治指南 (2014, 北京 )[J]. 中华医学杂志, 2015, 95 (28): 2235-2252.

［41］ 周平红, 姚礼庆. 内镜黏膜切除及黏膜下剥离术操作方法和技巧 [J]. 中华消化内镜杂志, 2008, 25 (11): 564-567.

［42］ 周平红, 姚礼庆. 微探头超声对下消化道疾病的诊断价值 [J]. 中华消化内镜杂志, 2002, 19 (4): 205-207.

［43］ 姚礼庆, 周平红. 内镜黏膜下剥离术治疗结直肠病变 [J]. 中华胃肠外科杂志, 2007, 10 (4): 316-318.

［44］ 周平红, 姚礼庆, 陈巍峰, 等. 窄带成像系统在结肠镜检查中的应用 [J]. 中华消化内镜杂志, 2007, 24 (6): 438-439.

［45］ 周平红, 姚礼庆, 何国杰, 等. 微超声探头对结直肠癌术前分期的诊断价值 [J]. 中国超声医学杂志, 2002, 18 (2): 142-145.

［46］ 周平红, 姚礼庆, 徐美东, 等. 内镜黏膜下剥离术治疗大肠巨大平坦息肉 18 例分析 [J]. 中国实用外科杂志, 2007, 27 (8): 633-636.

［47］ 姚礼庆, 时强. 消化内镜在结直肠外科急诊疾病诊治中的应用 [J]. 中华结直肠疾病电子杂志, 2014, 6 (3): 7-11.

［48］ 王洛伟, 辛磊, 林寒, 等. 中国消化内镜技术发展现状 [J]. 中华消化内镜杂志, 2015, 32 (8): 501-515.

［49］ 杨力, 朱晓佳, 冷芳, 等. 单通道内镜下尼龙绳缝合内镜切除术后创面的临床应用 ( 含视频 )[J]. 中华消化内镜杂志, 2015, 32 (10): 693-694.

［50］ 罗辉, 潘阳林, 闵磊, 等. 可调节尼龙圆荷包闭合法在经自然腔道内镜外科手术中的应用研究 [J]. 中华消化内镜杂志, 2012, 29 (2): 97-100.

［51］ 姚礼庆, 时强. 早期结直肠癌及癌前病变的内镜治疗和评价 [J]. 中国实用外科杂志, 2012, 9 (32): 37-42.

［52］顾晋，王林．美国结直肠外科医师协会结肠癌治疗规范 (2012 版 ) 精要及解读 [J]. 中华胃肠外科杂志，2012, 15 (10): 997-999.

［53］卫生部医政司，结直肠癌诊疗规范专家工作组．结直肠癌诊疗规范 (2010 年版 )[J]. 中华胃肠外科杂志，2010, 13 (11): 865-875.

［54］中华人民共和国国家卫生和计划生育委员会医政司．结直肠癌诊疗质量控制指标 ( 试行 )[EB/OL]. [2014-12-15]. http://www. moh. gov. cn/mohyzs/s3586/201203/54250. shtml.

［55］中华医学会消化内镜学分会肠道学组，姜泊，刘思德．中国早期大肠癌内镜诊治共识意见 ( 天津，2008 年 8 月 30 日 )[J]. 中华消化内镜杂志，2008, 25 (12): 617-620.

［56］中华医学会消化病学分会．中国大肠肿瘤筛查、早诊早治和综合预防共识意见 [J]. 胃肠病学和肝病学杂志，2011, 20 (11): 979-995.

［57］中华医学会消化内镜学分会．中国消化内镜诊疗相关肠道准备指南 ( 草案 )[J]. 中华消化内镜杂志，2013, 30 (9): 481-483.

［58］汪鹏，谢静，王雷，等．中国消化内镜活组织检查与病理学检查规范专家共识 ( 草案 )[J]. 中国实用内科杂志，2014, 34 (9): 862-866.

［59］刘枫，李兆申．内镜黏膜下剥离术治疗器械的发展现状 [J]. 中华消化内镜杂志，2012, 29 (12): 661-664.

［60］徐美东，王小云，周平红，等．内镜黏膜下剥离术治疗不同亚型结直肠侧向发育型肿瘤的临床与病理研究 [J]. 中华消化内镜杂志，2012, 29 (8): 422-428.

［61］中华医学会消化内镜学分会．中国消化内镜诊疗相关肠道准备共识意见 [J]. 中华消化内镜杂志，2013, 30 (10): 541-549.

# 第 49 章　结肠黏膜下肿瘤的内镜下切除

## 第 1 节　适应证及禁忌证

### 一、概述

消化道黏膜下肿瘤（submucosal tumor, SMT）是起源于消化道黏膜层以下各层（主要包括黏膜肌层、黏膜下层、固有肌层）的隆起性病变的统称。SMT 的组织病理学类型复杂，但大多为良性病变，仅不足 15% 的 SMT 表现为恶性，且在消化道各部位的患病率也不均衡。食管 SMT 中，以平滑肌瘤最为常见；胃是消化道 SMT 最好发的部位，以胃肠间质瘤（gastrointestinal stromal tumor, GIST）、平滑肌瘤、异位胰腺较为多见；在结肠中，脂肪瘤最为常见；而在直肠中，神经内分泌肿瘤（neuroendocrine tumor, NET）为主要的 SMT。

### 二、诊断

近年来由于内镜检查的普及和内镜超声检查术（endoscopic ultrasonography, EUS）的发展与成熟,消化道黏膜下肿瘤(SMT)的检出率大幅提高。通常小于2cm的消化道SMT没有明显的临床症状,多在常规内镜检查时偶然发现,但是随着病变的不断增大,某些部位和特殊组织病理学类型的SMT可出现出血、梗阻及转移等症状。SMT诊断主要依据内镜,其中EUS和CT检查有重要的诊断价值,而病理组织活检是确诊的"金标准"。

（一）普通内镜

普通内镜检查可以观察病变隆起部位黏膜的色泽、形态、糜烂、出血情况,但无法判断病变的性质及来源,也无法与腔外压迫性病变进行鉴别。

（二）超声内镜

EUS是目前评估消化道SMT最准确的影像学检查,对于消化道各种类型SMT的鉴别诊断,以及对肿瘤定位和治疗方法的选择都有重要作用。EUS使用不同频率的探头,不仅可以区分胃肠道腔壁的各层结构,还可以清楚显示其邻近组织或器官的结构,区分是管壁外组织的压迫,还是起源于管壁各层的黏膜下肿瘤。对于小于2cm的SMT,EUS要优于电子计算机断层扫描(CT)、磁共振成像(MRI)等检查。但EUS也有它的局限性,其一,EUS仅能显示肿物的某一个截面,该截面显示出的起源层次可能与其他截面不符合;其二,分辨率的限制及各种伪像的干扰,使得超声内镜成像不稳定;其三,操作者主观判断及不正确的操作都可能导致误诊。因此,必要时要和其他影像检查相结合,才能正确评估肿瘤与周围血管、脏器的毗邻关系(图49-1)。

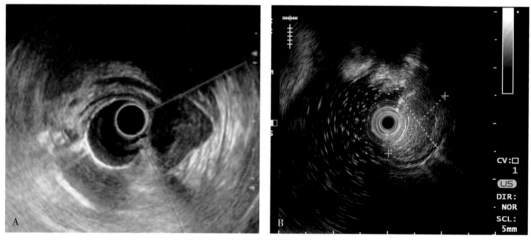

**图49-1　结肠黏膜下隆起超声图像**
A.固有肌层低回声肿块;B.黏膜下层高回声肿块。

（三）其他影像学评估

包括CT和MRI在内的其他影像学手段对SMT的诊断也具有重要意义。这些影像学检查能直接显示肿瘤发生的部位、生长方式,以及瘤灶的大小、形态、有无分叶、密度、均质性、强化程度、边界轮廓等,并能发现胃肠壁是否增厚及增厚的程度。更重要的是,这些检查能发现病灶邻近结构有无侵犯及周围腹膜、淋巴结和其他脏器有无转移,是临床对肿瘤分级、治疗和预后评估的主要方法(图49-2)。

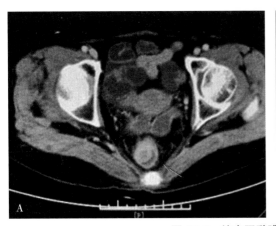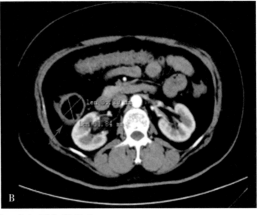

**图 49-2　结直肠黏膜下隆起影像学检查**
A. 直肠占位,增强 CT 未见明显强化;B. 升结肠占位,增强 CT 未见明显强化。

### (四)病理诊断

对于 SMT 常用的活组织病理检查方法,包括钳夹活检及内镜超声引导下细针穿刺吸取术等方法。对于一些可通过常规内镜结合 EUS 确诊的 SMT,如脂肪瘤、囊肿和异位胰腺等无需组织取样。对于起源于黏膜层且侵入黏膜下层的 NET,普通黏膜活检技术即可进行诊断。但是,来源于黏膜下和固有肌层的低回声和不均匀病灶,如 GIST、平滑肌瘤等,不易诊断,所以在常规内镜结合 EUS 无法对病灶良、恶性进行评估时,内镜超声引导下细针穿刺吸取术等方法可以作为进一步诊断的工具。不过 SMT 的活检可能会损伤黏膜或造成与黏膜下组织粘连,增加手术难度,还有可能增加出血、穿孔、肿瘤播散等风险,因此术前活检不一定必要。

## 三、适应证与禁忌证

### (一)治疗原则

没有淋巴结转移或淋巴结转移风险极低、使用内镜技术可以完整切除、残留和复发风险低的病变,均适合进行内镜下切除。内镜切除过程中应遵循无瘤治疗原则,需完整切除肿瘤,且切除时应保证瘤体包膜完整。

### (二)适应证与禁忌证

1. 适应证

(1)对于术前检查怀疑或活检病理证实存在恶性潜能的肿瘤,在内镜切除技术允许的前提下,考虑内镜切除。

(2)对于有症状(如出血、梗阻)的 SMT,考虑内镜切除。

(3)对于术前检查怀疑或病理证实良性,但患者不能规律随访或随访期内瘤体短时间增大及内镜治疗意愿强烈的患者,可选择行内镜下切除。

2. 禁忌证

(1)明确发生淋巴结或远处转移的病变。但对于部分 SMT 为获取病理需大块活检,可视为相对禁忌证。

(2)一般情况差、无法耐受内镜手术者。

# 第 2 节　手 术 方 式

对于结直肠黏膜下隆起的切除方式,可有以下几种:

## 一、内镜圈套切除术

内镜圈套切除术一般适用于较为表浅、术前 EUS 和 CT 检查确定突向腔内且通过圈套器可以一次性完整切除的 SMT。

## 二、内镜黏膜下挖除术

内镜黏膜下挖除术(endoscopic submucosal excavation,ESE)是 ESD 的发展和延伸。一般适用于直径 ≥ 2cm、术前 EUS 和 CT 检查确定肿瘤突向腔内的 SMT。直径 <2cm,但起源较深,内镜圈套切除困难的肿瘤,可行 ESE 治疗。ESE 治疗 SMT 的完整切除率均大于 90%,并发症主要表现为穿孔,且大部分可在内镜下处理,穿孔发生的危险因素包括肿瘤固定和肿瘤位于固有肌层及以下。

## 三、内镜经黏膜下隧道肿瘤切除术

内镜经黏膜下隧道肿瘤切除术(submucosal tunneling endoscopic resection,STER)是在经口内镜下肌切开术(peroral endoscopic myotomy,POEM)基础上发展而来的一项新技术,也是 ESD 的延伸。一般适用于起源于固有肌层、直径 <5cm 的食管及胃 SMT。与食管和胃相比,结直肠管壁较薄,管腔较小,肠腔内细菌多,内镜切除结直肠黏膜下肿瘤(SMT)的治疗操作难度更大,且更易发生穿孔,可能引起严重后果。尤其是结肠,由于细菌含量多、血管交通吻合不充分,一旦发生穿孔,容易造成腹腔严重感染,出现并发症,致死率较高。相比于结肠,直肠位置相对固定,管腔走行较直,管壁厚度适中,直肠 SMT 更适合用 STER 治疗。但如果 SMT 直径过大,无法完整切除并从隧道内取出,则不考虑此方法治疗。STER 治疗 SMT 的并发症主要包括气体相关并发症和盆腹腔积液。

## 四、内镜全层切除术

内镜全层切除术(endoscopic full-thickness resection,EFTR)一般适用于起源于固有肌层、CT 检查发现肿瘤突向浆膜下或部分腔外生长,以及 ESE 术中发现瘤体与浆膜层紧密粘连而无法分离的结直肠 SMT。内镜下成功修补穿孔,避免外科手术修补及术后腹膜炎的发生,是 EFTR 治疗成功的关键。

## 五、内镜和腹腔镜联合技术

当肿瘤较大时,单靠内镜难以切除,并且穿孔、出血的发生率可能性较高。此外,如腹腔镜手术时肿瘤较小,难以寻找者;病变部位难以准确定位者;除患有消化道疾病外,还合并其他部位疾病,需要联合手术者,都给内镜治疗带来了困难,可行内镜和腹腔镜联合进行切除。

## 第 3 节　术前准备及器械

术前准备及器械同大肠息肉内镜黏膜下剥离术（ESD）术前准备及器械，具体见第 48 章第 2 节，这里不再赘述。SMT 的内镜治疗过程中可能出现穿孔，气体进入纵隔和胸腔、腹腔，较多时可影响呼吸和循环情况，因二氧化碳比混合空气弥散吸收速度快，术中可考虑采用二氧化碳供气，以有效减少患者术中、术后皮下气肿的发生，并减轻可能出现的气腹等症状。

# 第 4 节　操　作　方　法

### 一、内镜圈套切除术

一般适用于较小、突向腔内且通过圈套器可以一次性完整切除的 SMT。操作步骤：①黏膜下注射生理盐水（或甘油果糖、透明质酸钠等）+ 靛胭脂 + 肾上腺素；②圈套器直接圈套隆起病变和周围正常组织；③行高频电切除；④应用金属夹缝合创面（图 49-3）。

### 二、内镜黏膜下挖除术（ESE）

ESE 是 ESD 的发展和延伸。一般适用于直径 ≥ 2cm、术前 EUS 和 CT 检查确定肿瘤突向腔内的 SMT。直径 <2cm，但起源较深，内镜圈套切除困难的肿瘤，可行 ESE 治疗。操作步骤：①沿病变周边电凝标记切除范围；②黏膜下注射生理盐水（或甘油果糖、透明质酸钠等）+ 靛胭脂 + 肾上腺素，分离固有肌层与黏膜下层；③切开病变周边黏膜层；④完整剥离病变。如肿瘤位于固有肌层，考虑到出血及穿孔的可能，应由经验丰富的内镜医师施行 ESD。术后创面往往存在肌层损伤，常需金属夹夹闭，必要时予以减压、引流（图 49-4）。术后给予禁食、补液，应用抗生素及质子泵抑制剂等。

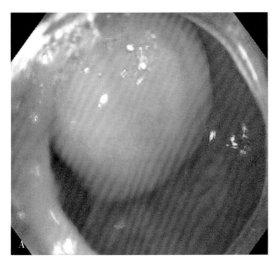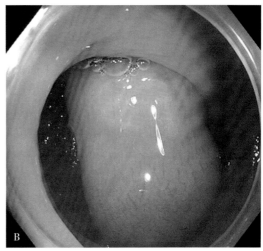

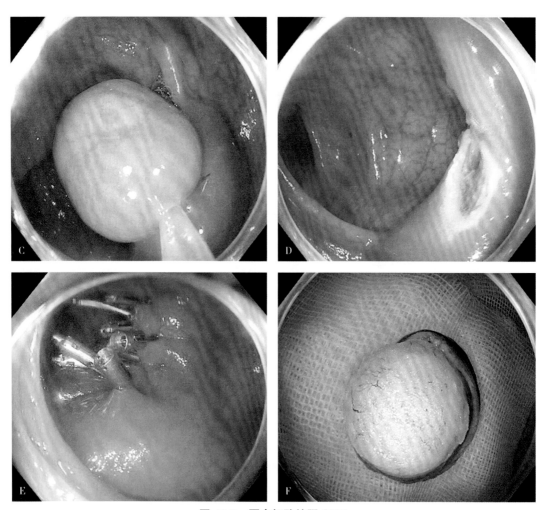

**图 49-3　圈套切除结肠 SMT**
A. 降结肠见一个 1.8cm 黏膜下隆起；B. 黏膜下注射；C. 圈套器圈套病变；
D. 高频电切；E. 金属夹夹闭创面；F. 标本送检，病理示脂肪瘤。

## 三、内镜经黏膜下隧道肿瘤切除术（STER）

STER 是在经口内镜下肌切开术（peroral endoscopic myotomy，POEM）基础上发展而来的一项新技术，也是 ESD 的延伸。多用于治疗直肠 SMT，尤其是低位直肠者。操作步骤：①术前肠道准备均按结直肠外科手术前标准进行。术前 30 分钟静脉应用抗生素预防感染。②常规内镜检查找到肿瘤，并准确定位。③建立黏膜下隧道，显露肿瘤。视情况选择距离瘤体 2~3cm 处作黏膜切口，必要时选择横切口或斜行切口，黏膜下注射生理盐水（或甘油果糖、透明质酸钠等）＋靛胭脂＋肾上腺素，局部黏膜层隆起。用高频电切刀横行切开黏膜 1.5~2.0cm，初步分离切开处黏膜下组织，内镜即可借助头端透明帽沿切口进入黏膜下层，在黏膜层和肌层之间形成一条纵行隧道，直至跨过肿瘤口侧 1~2cm，充分显露肿瘤。建立隧道的过程中，注意避免损伤黏膜层。④内镜直视下完整切除肿瘤，应用高频电切刀沿肿瘤周围分离固有肌层，保持瘤体包膜完整，直至将瘤体自固有肌层分离并取出。⑤缝合黏膜切口，

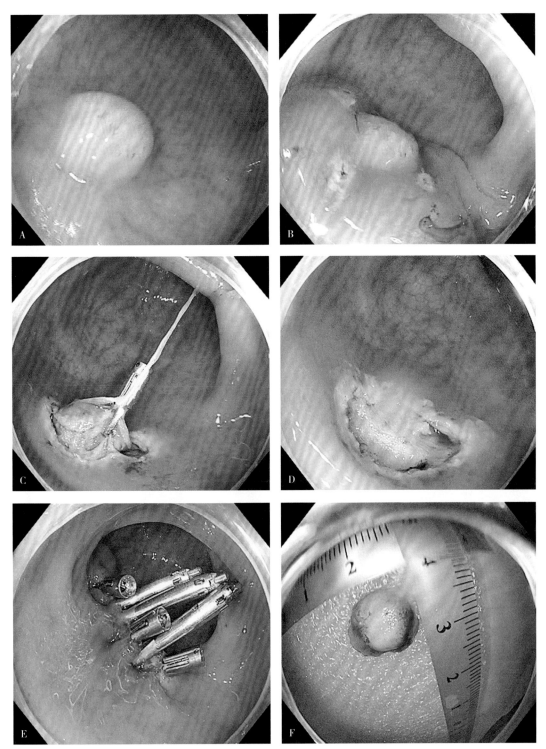

**图 49-4　ESE 切除结肠 SMT**

A. 直肠距肛缘 10cm 见一个 1.0cm 黏膜下隆起;B. 标记病变后,行黏膜下注射;C. 切开病变边缘,辅助牙线
牵引;D. 直视下完整剥离病变;E. 金属夹夹闭创面;F. 标本送检,病理示神经内分泌瘤(NET $G_1$)。

肿瘤切除后,以热活检钳处理出血灶和可见的小血管,内镜退出黏膜下隧道,直视下应用金属夹完整对缝黏膜切口(图 49-5)。

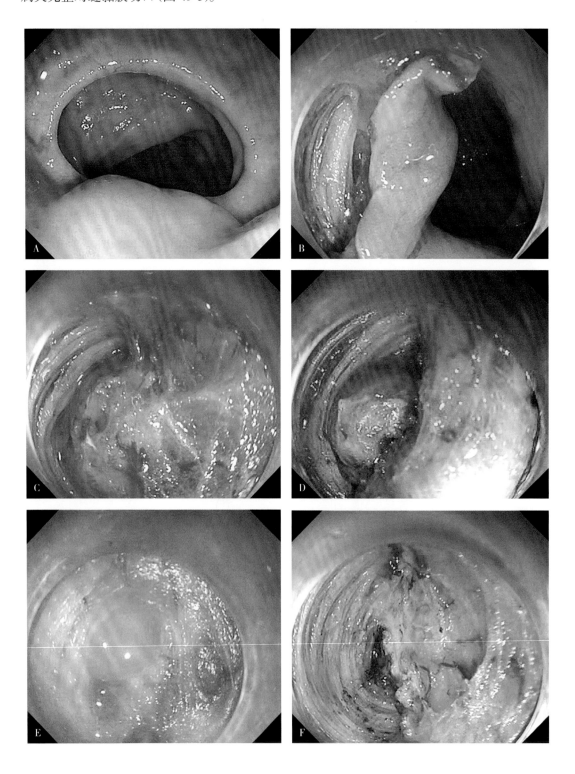

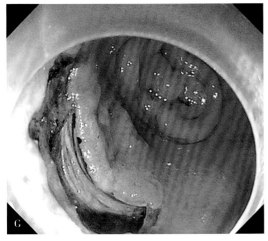
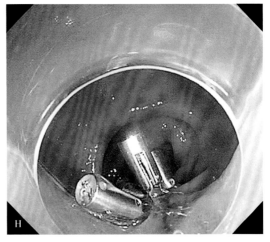
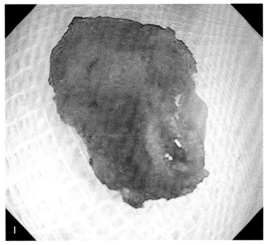

**图 49-5　STER 切除结肠 SMT**

A. 距肛缘 15cm 见吻合口,吻合口肛侧缘见一个 1.0cm 黏膜下隆起;B. 建立黏膜下隧道;C. 隧道内逐步剥离至肿块;D. 内镜直视下逐步剥离肿块;E. 肿块内有白色、半透明、稍混浊液体溢出;F. 完整剥离肿块,将肿块自固有肌层分离并取出;G. 处理创面及隧道口;H. 尼龙绳联合金属夹缝合隧道口;I. 标本送检,病理示囊肿。

　　由于解剖结构的不同,在直肠建立隧道并进行肿瘤切除与上消化道在技术细节上有很多不同之处,总结有以下几点:①直肠壁走行有一定的弧度,不利于建立黏膜隧道开口。操作时应尽量避免于困难处开口,但又要保留足够的隧道长度。对于直肠固有肌层 SMT,在距肿瘤 3~5cm 处建立黏膜下隧道,隧道长度至少 3~4cm,以至于在隧道开口撕裂的情况下,仍能保证肿瘤上方的黏膜完整。对于直肠下段的 SMT,为保证隧道的长度,常常需要于肿瘤斜下方作一个斜行切口,而非肿瘤的垂直下方选择切口。②为更容易建立黏膜下隧道,应尽可能选择口径较细的内镜进行操作。可选择有冲水功能的治疗用肠镜,或使用直径较小的胃镜代替肠镜进行操作。③因后腹膜气肿及皮下气肿一旦发生,很难通过穿刺快速引流,故在条件许可下,应尽量选择 $CO_2$ 送气,以减少患者术后皮下气肿和腹胀等不适症状。④术后需保持粪便量少、质软而排出通畅,尽量避免因大便干结而排出困难等引起创面撕裂,甚至造成感染。可留置肛管减压、引流。⑤隧道手术应尽力避免黏膜面的穿孔,而直肠术后即

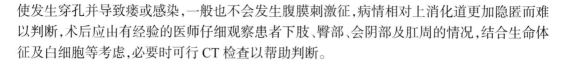

使发生穿孔并导致瘘或感染,一般也不会发生腹膜刺激征,病情相对上消化道更加隐匿而难以判断,术后应由有经验的医师仔细观察患者下肢、臀部、会阴部及肛周的情况,结合生命体征及白细胞等考虑,必要时可行 CT 检查以帮助判断。

## 四、内镜全层切除术(EFTR)

近年来,在 ESD 上发展而来的 EFTR 逐渐应用于结直肠黏膜下肿瘤的治疗。EFTR 主要适用于来源于固有肌层、肿瘤突向浆膜下或部分腔外生长,以及固有肌层与浆膜层粘连紧密的结直肠 SMT。操作步骤:①术前肠道准备均按结直肠外科手术前标准进行,术前 30 分钟静脉应用抗生素预防感染;②黏膜下注射生理盐水(或甘油果糖、透明质酸钠等)+ 靛胭脂 + 肾上腺素,预切开肿瘤周围黏膜和黏膜下层,显露肿瘤;③采用 ESD 沿肿瘤周围分离固有肌层至浆膜层;④沿肿瘤边缘切开浆膜;⑤内镜直视下应用高频电切刀等完整切除包括浆膜在内的肿瘤;⑥应用金属夹或金属夹联合尼龙绳等缝合创面(图 49-6)。笔者常常留置引流管减压、引流处理,从一定程度上降低局部肠腔压力,减少术后迟发性穿孔及出血的发生率。EFTR 的应用极大地扩展了内镜下治疗 SMT 的适应证。内镜下成功修补穿孔,避免外科手术修补及术后腹膜炎的发生,是 EFTR 治疗成功的关键。金属夹缝合术是 EFTR 术中修补最为基础的缝合技术。内镜直视下应用金属夹自创面两侧向中央完整对缝创面。由于金属夹跨度有限,不能一次性将穿孔夹闭,适当吸引消化道腔内气体,充分缩小穿孔,利用多个金属夹夹闭穿孔,即吸引 - 夹闭缝合。如果创面较大,无法关闭,可负压吸引大网膜进入消化道腔,应用金属夹沿创面边缘夹闭大网膜和黏膜闭合创面,即网膜垫缝合术。此外,亦可换用双钳道内镜,经一个钳道置入尼龙绳于肠壁切缘,经另一钳道置入多枚金属夹,夹闭切缘黏膜组织和尼龙绳,最后收紧尼龙绳,关闭创面,即尼龙绳结合金属夹的荷包缝合法。近年来,也有采用 OTSC、OverStitch 缝合技术等新型技术用于修补消化道损伤和处理出血的方法,但仍需进一步验证其效果。

## 五、内镜和腹腔镜联合技术

当肿瘤较大时,单靠内镜难以切除,并且穿孔、出血发生可能性较高。此外,如腹腔镜手术时肿瘤较小,难以寻找者;病变部位难以准确定位者;除患有消化道疾病外,还合并其他部位疾病,需要联合手术者,都给内镜治疗带来了困难。因此,内镜和腹腔镜双镜联合手术孕育而生。

双镜联合手术包括腹腔镜辅助内镜下切除术和内镜辅助腹腔镜下切除术。前者可以在腹腔镜的辅助下,对一些受内镜视角限制而不能切除的隐蔽部位肿瘤,通过牵拉、抓持、推挡等动作使肿瘤得以更好地暴露,便于内镜下切除,一旦出现或可能出现穿透性损伤或并发出血、穿孔时,能及时予以缝扎修补治疗,大大降低了内镜下的操作难度,减少了并发症的发生风险,提高了内镜下切除的安全性。后者在内镜的帮助下,可以准确定位,选择恰当的手术范围,减少治疗创伤,达到了减少不必要创伤及避免过度治疗的目的。双镜联合下手术,当病理证实为恶性时,可追加根治性手术而不必中转开腹。这样,将开放手术变为腹腔镜手术,将内镜变为兼有诊断与治疗作用的内镜检查及手术,既保证了对疾病的有效治疗,又避免了不必要的创伤,具有病灶定位准确、损伤小、恢复快的优点。患者通过术中结合内镜,准确定位,使手术顺利完成,无中转开腹,无出血、穿孔等并发症出现。

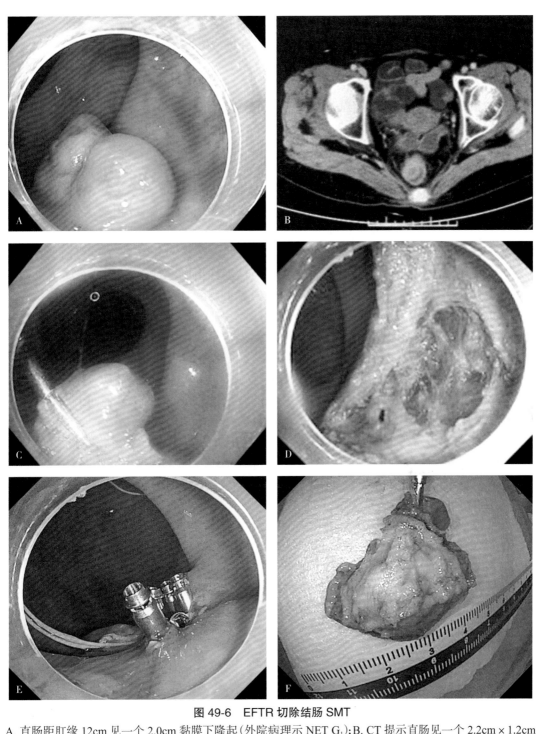

**图 49-6　EFTR 切除结肠 SMT**

A. 直肠距肛缘 12cm 见一个 2.0cm 黏膜下隆起（外院病理示 NET $G_1$）；B. CT 提示直肠见一个 2.2cm × 1.2cm 不规则软组织密度结节影，增强后不均匀增厚；C. 牙线辅助牵引下逐步剥离；D. 沿肿瘤周围分离固有肌层至浆膜层，全层切除病灶，创面烧灼处理；E. 金属夹联合尼龙绳缝合创面；F. 标本送检，病理示（直肠）神经内分泌瘤（NET $G_1$，类癌），肿瘤浸润黏膜层、黏膜下层及固有肌层，基底切缘及水平切缘阴性。

双镜联合手术微创治疗胃肠道肿瘤特别是早期肿瘤安全、有效,并进一步拓展了微创外科技术的应用领域。腹腔镜与内镜联合手术的潜在优势值得广大医师探索和推广。

## 六、操作相关并发症及其处理

内镜治疗 SMT 的主要并发症为出血、穿孔和气体相关并发症等,一般并不严重,多可经保守治疗或内镜治疗后痊愈。少数患者经保守或内镜治疗无效,应立即完善术前准备,尽快行腹腔镜或开放手术探查。

1. 术中出血　术中出血是指导致患者血红蛋白下降 20g/L 以上的出血。为了预防术中大量出血,手术过程中注射充分,可使较大血管显露,有利于电凝止血。术中出血可使用各种切开刀、止血钳或金属夹等治疗,剥离过程中对发现裸露的血管进行预防性止血。

2. 术后出血　术后出血多表现为黑便或便血等,严重者可有失血性休克的表现,多发生于术后 1 周内,但也可出现于术后 2~4 周。如血便量较多,色较鲜艳,血红蛋白下降较明显,应及时行内镜检查,仔细检查创面;若发现有活动性出血,用热电凝钳或金属夹夹闭止血。术后出血往往与术后血压控制不佳、肠腔内粪水残渣对残留血管的腐蚀等因素有关。此外,和病变的部位也有一定关系,多见于低位直肠。STER 术后发生隧道内出血较为少见,可再次内镜检查止血。

3. 术后穿孔　通常表现为腹胀、腹痛加重、腹膜炎体征、发热,影像学检查有积气或积气较前增多。术后延迟性穿孔多与创面缝合不佳、过度电凝、过早起床活动、过早进食、血糖控制不佳等因素有关。为减少术后延迟性穿孔的发生,如创面大、深或者创面出现裂隙样改变,术后应肠腔减压、引流,适当延长卧床时间及禁食时间,对于糖尿病患者应严格控制血糖。对于穿孔较小,后腹膜、腹盆腔感染程度较轻者,给予禁食、抗感染等治疗,对于积液者可进行腹盆腔穿刺置管等保持引流通畅;经保守治疗感染无法局限或合并严重的后腹膜、腹盆腔感染,则应尽早行外科腹腔镜手术探查,进行穿孔修补、腹盆腔引流术。

4. 气体相关并发症　气体相关并发症包括皮下气肿、后腹膜气肿、气腹等。术中皮下气肿(表现为腹壁、下肢皮下、阴囊等气肿)常无需特殊处理,气肿一般会自行消退。术中明显气腹者,通过气腹针于右下腹麦氏点穿刺放气并留置穿刺针至术毕,确认无明显气体排出时再拔除(图 49-7)。

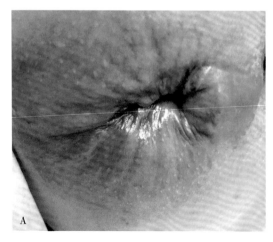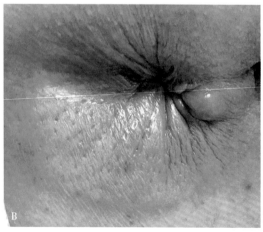

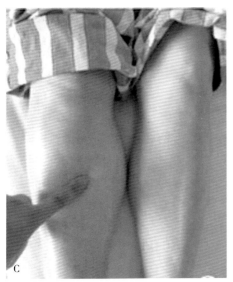
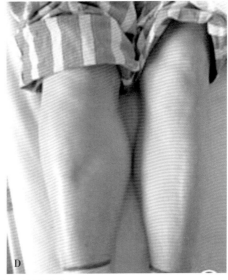

**图 49-7　气体相关并发症**
A. 治疗中(肛周)气体相关并发症;B. 治疗后(肛周)部分气体相关并发症恢复;
C. 治疗中(下肢)气体相关并发症;D. 治疗后(下肢)部分气体相关并发症恢复。

5. 其他并发症　消化道 SMT 经内镜下切除后,消化道狭窄及肿瘤残留、复发较为少见。一旦发生消化道狭窄,可通过球囊扩张、可回收支架置入等方法予以治疗。

# 第5节　术后处理

## 一、术后用药

黏膜下肿瘤切除术后,应常规使用抗生素,目的在于预防手术创面周围的后腹膜或游离腹腔的感染及术后可能发生的全身性感染,特别是操作范围较大、操作时间长或并发消化道穿孔和大量出血者。术后用药时间一般不超过 72 小时,如伴有全身感染、穿孔或免疫力低下者,可酌情延长用药时间,具体可参考相关抗生素指南。目前并无临床证据表明止血药物可降低出血的发生率,对术中出血较多、术后出血风险较大的患者,可酌情应用止血药物。根据术后病理诊断,决定是否进行其他药物治疗。

## 二、术后标本处理

术后对整块切除的标本进行冲洗和展平,观察、测量并记录新鲜标本的大小、形状、SMT的肉眼所见(大小、形状、颜色、硬度、包膜完整程度等),再将标本浸泡于甲醛溶液,进行下一步病理学检查。

病理评估:由于病理学的最终诊断关系到后续治疗方案的选择,是诊断 SMT 性质、鉴别良恶性病变的"金标准",故切除肿瘤及获取准确、完整的病理诊断是必要的。规范化的病理报告包括标本类型、病变肉眼下形态及大小、组织学类型、标本包膜是否完整、标本的侧切缘及基底切缘的状态、被覆黏膜有无病变。如常规 HE 染色鉴别困难,需加免疫组化染色

（包括 CD117、CD34、DOG1、SMA、Desmin、S-100、Ki-67、CgA、Syn 等）指标，以明确诊断。对于有恶性潜能的 SMT，如 GIST 及 NET 等，病理评估更应准确、仔细。

## 三、术后随访

内镜下完整切除 SMT 是准确、充分的病理学评估的基础，取得病理学的最终诊断后，根据不同病理类型，选择不同处理方式，推荐如下：

1. 病理提示为良性病变，如脂肪瘤、平滑肌瘤，术后常规处理及随访。

2. 无恶性潜能 SMT，如 <1cm 且分化良好的直肠 NET，一般病程良好，完整切除后 5 年生存率为 98.9%~100%，且复发率极低，术后病理检查确定边缘阴性后，常规随访。

3. 低恶性潜能 SMT，如低风险 GIST，需在治疗后每 6~12 个月进行 EUS 或影像学评估，再按照临床指示进行处理。

4. 中 / 高恶性潜能 SMT，如术后病理证实 >2cm 的结直肠 NET 及中高风险 GIST，需追加治疗，治疗方案的选择参见各疾病相关指南。

## 四、经典病例及内镜下表现

【**病例 1**】ESE 切除结肠 SMT（图 49-8）

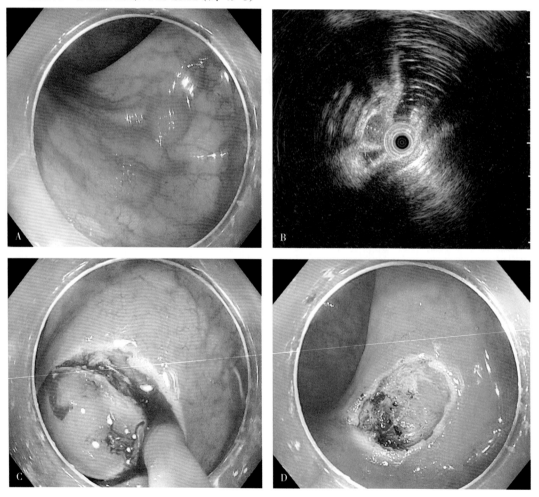

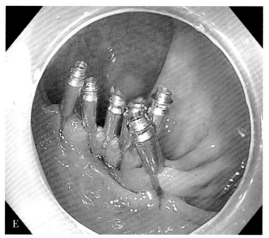
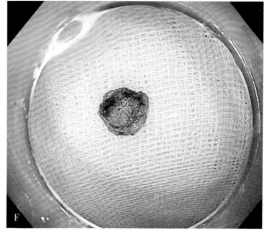

**图 49-8　ESE 切除结肠 SMT**

A. 乙状结肠可见一枚大小为 0.8cm×0.8cm 的黏膜隆起,表面光滑;B. EUS 示病灶来源于黏膜下层;C. 黏膜下注射后,切开病变边缘,逐步剥离;D. 完整剥离病变,创面烧灼处理;E. 金属夹夹闭创面;F. 标本送检,病理示(直肠)肠黏膜慢性炎,黏膜层及黏膜下淋巴组织增生呈团块状,结合形态及免疫表型符合淋巴组织反应性增生,请结合临床。

【**病例 2**】ESE 辅助牙线牵引切除乙状结肠 SMT(图 49-9)

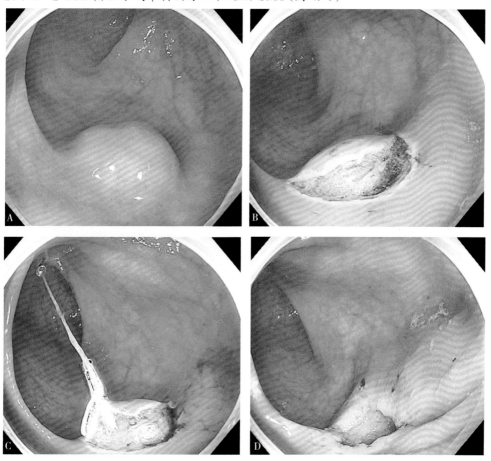

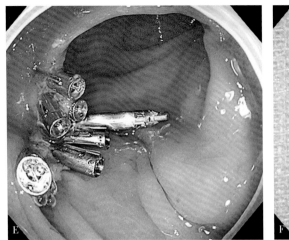
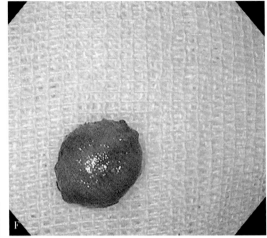

**图 49-9　ESE 辅助牙线牵引切除乙状结肠 SMT**

A. 距肛缘 20cm 见一个 1.2cm 黏膜下隆起；B. 黏膜下注射后，切开病变部分边缘；C. 辅助牙线牵引逐步剥离；D. 直视下完整剥离病变；E. 金属夹夹闭创面；F. 标本送检，病理示神经内分泌瘤（NET $G_1$）。

【**病例 3**】ESE 辅助牙线牵引切除乙状结肠 SMT（图 49-10）

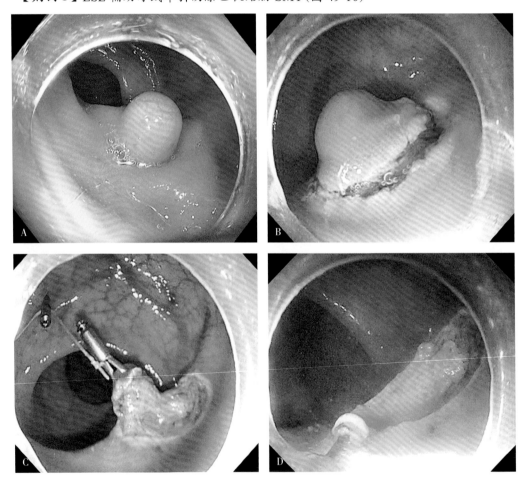

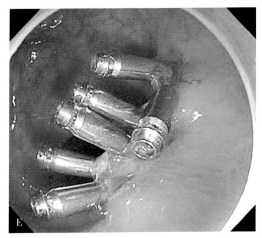
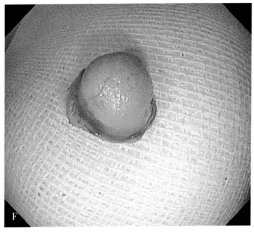

**图 49-10　ESE 辅助牙线牵引切除乙状结肠 SMT**

A. 距肛门 16cm 可见一枚大小为 1.2cm×1.6cm 的黏膜隆起,表面光滑;B. 黏膜下注射后,切开病变部分边缘;C. 辅助牙线牵引逐步剥离;D. 直视下完整剥离病灶;E. 金属夹夹闭创面;F. 标本送检,病理示(距肛门 16cm ESD)神经内分泌瘤(NET $G_1$,类癌),肿物直径为 0.5cm,病变主体位于黏膜肌内,累及黏膜固有层及黏膜下层浅层,未见明确神经侵犯及脉管内瘤栓,切缘未见明显肿瘤组织。

【**病例 4**】EFTR 切除直肠 SMT(图 49-11)

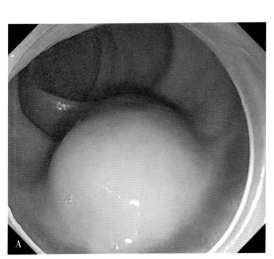
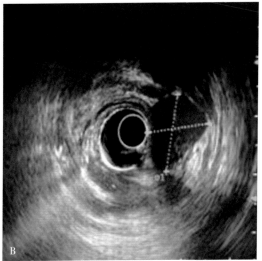

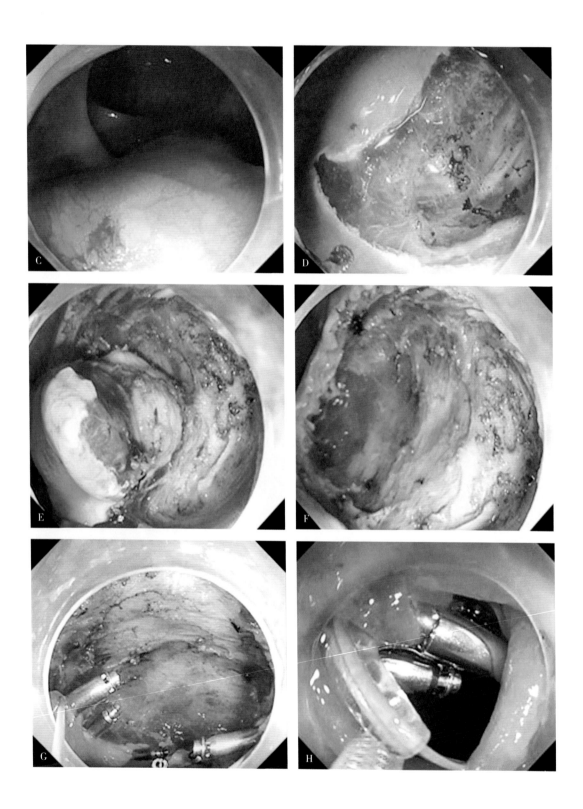

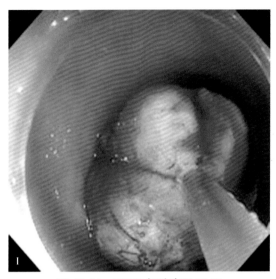

**图 49-11 EFTR 切除直肠 SMT**

A. 距肛门 4cm 见一个 3.0cm×4.0cm 的黏膜下隆起,表面光滑;B. EUS 示病变来源于固有肌层,低回声团块,边界清,截面为 24.6mm×26.2mm;C. 黏膜下注射;D~F. 逐步剥离,沿病灶周围分离固有肌层至浆膜层,完整、全层切除病灶,创面烧灼处理;G、H. 金属夹联合尼龙绳缝合创面;I. 标本送检,病理示(直肠)胃肠道间质瘤(GIST),高度危险型,肿物大小为 2.5cm×2.5cm×1.9cm,核分裂象 >5 个 /HPF。

【**病例 5**】EFTR 切除直肠 SMT(图 49-12)

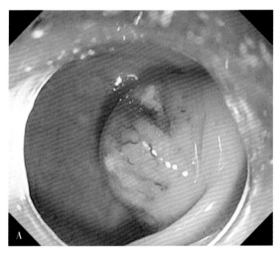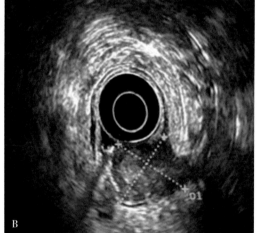

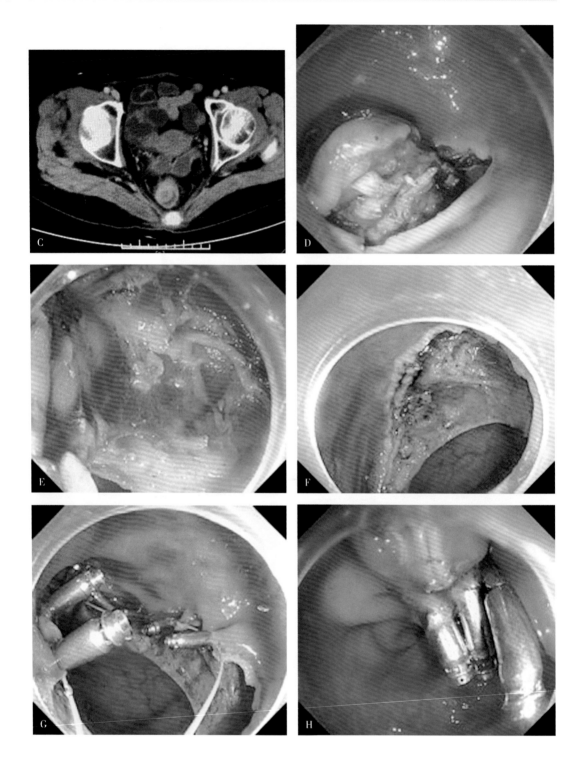

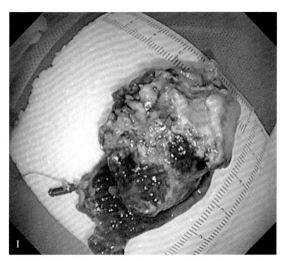

**图 49-12　EFTR 切除直肠 SMT**

A. 距肛门 9cm 见一个 3.0cm×2.0cm 的黏膜下隆起,表面黏膜光滑,局部有破损;B. EUS 示病变来源于固有肌层,不规则低回声肿块,约 24.5mm×26.6mm,内部回声欠均匀;C. CT 示直肠管壁局限性增厚,见一个 2.6cm×2.0cm 的软组织密度结节影,浆膜面模糊,增强后不均匀增厚;D~F. 逐步剥离,沿病灶周围分离固有肌层至浆膜层,完整、全层切除病灶,创面烧灼处理;G、H. 金属夹联合尼龙绳缝合创面;I. 标本送检,术中冰冻病理示(直肠黏膜下肿块)腺癌,直肠 EFR 标本病理示(直肠)腺癌,分化Ⅱ级,部分呈黏液腺癌(约占 30%),肿物大小约 2.5cm×2.2cm×2.2cm,浸润深肌层外纤维脂肪组织,可见神经侵犯,未见明确脉管内瘤栓。

**【病例 6】直肠 SMT 隧道内镜下大块活检术**(图 49-13)

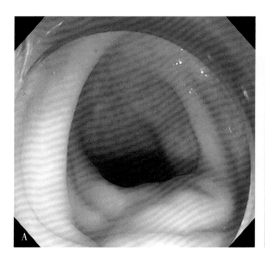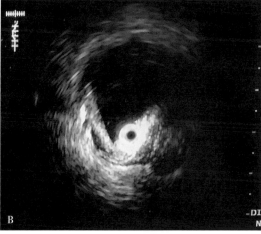

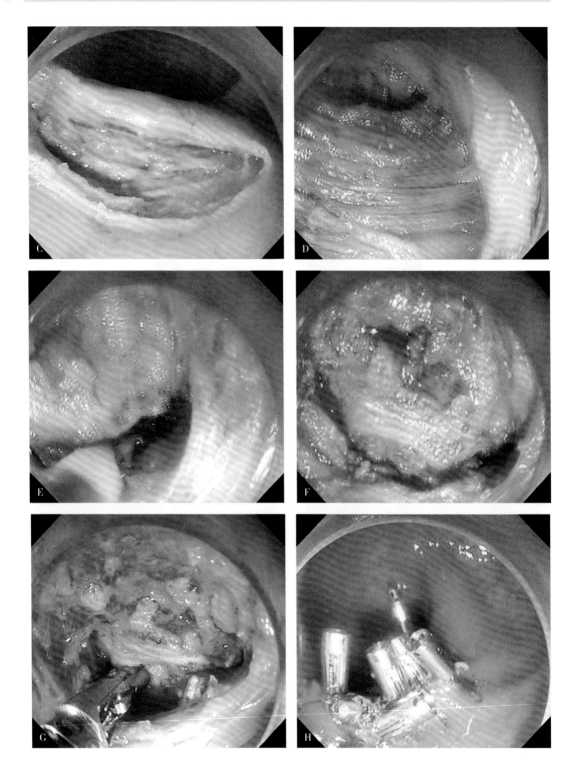

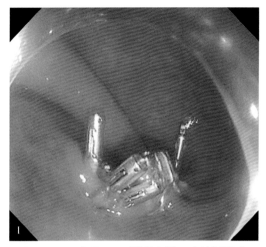

**图 49-13 直肠 SMT 隧道内镜下大块活检术**

A. 距肛门 10~15cm 见一条索样黏膜下隆起,横径约 2cm,纵径约 5cm,表面黏膜完整;B. EUS 示病变来源于固有肌层,内部回声欠均匀,约 2cm×2cm;C、D. 距肿块肛侧约 5cm 处切开黏膜,建立黏膜下隧道;E~G. 逐步剥离,病变处见黏膜下层与肌层粘连致密并增厚,未见明显肿块,在病变处取大块活检;H、I. 金属夹缝合隧道口,留置引流(标本送检,病理示子宫内膜异位)。

【病例 7】EFTR 切除乙状结肠 SMT(图 49-14)

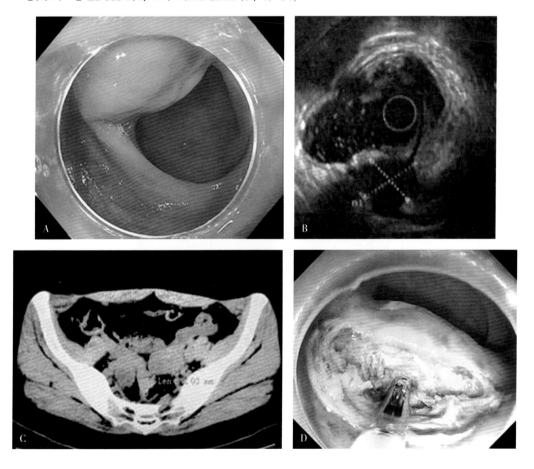

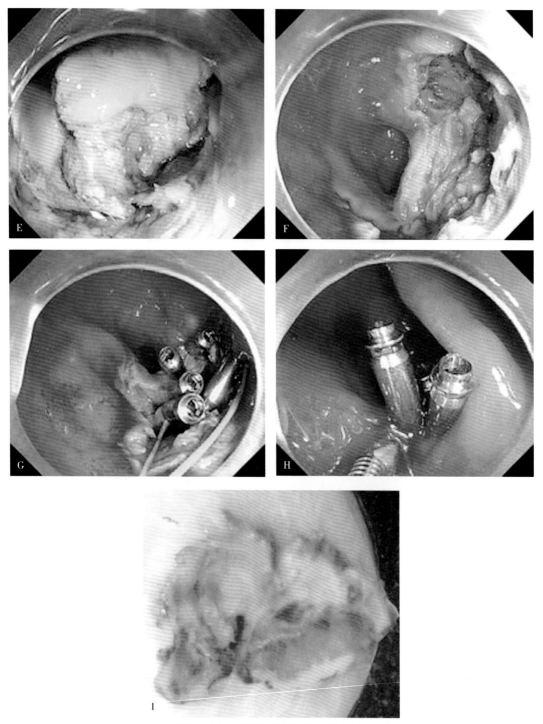

**图 49-14　EFTR 切除乙状结肠 SMT**

A. 距肛门 20cm 见一个 3.0cm×2.5cm 的黏膜下隆起,表面光滑;B. EUS 示病变来源于固有肌层,均匀低回声,边界清,约 20mm×18mm,病变大部凸向腔外生长;C. CT 示乙状结肠见占位性病变,增强 CT 未见强化;D. 逐步剥离,术中大块活检冷冻切片示平滑肌间见一个小灶腺样结构,考虑为良性病变;E、F. 继续逐步剥离,沿病灶周围分离固有肌层至浆膜层,完整、全层切除病灶,创面烧灼处理;G、H. 金属夹联合尼龙绳缝合创面;I. 标本送检,病理示(乙状结肠)黏膜下平滑肌间见子宫内膜样腺体及间质,考虑为子宫内膜异位症。

【**病例 8**】EFTR 切除降结肠 SMT（图 49-15）

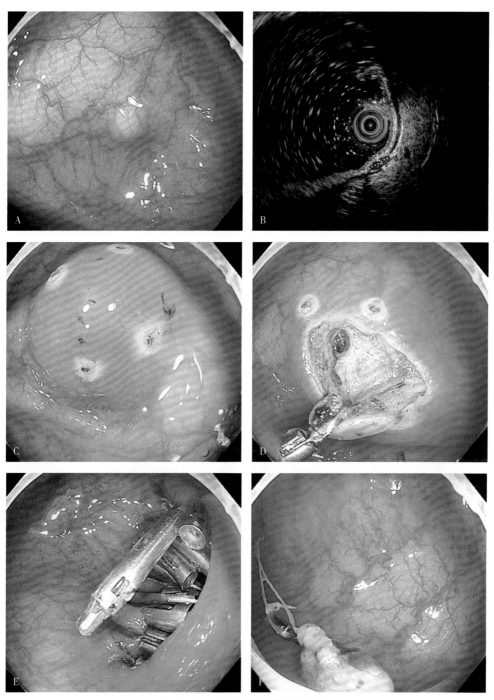

**图 49-15　EFTR 切除降结肠 SMT**

A. 距肛门 35cm 处见一个约 1.5cm×1.5cm 的黏膜下隆起；B. EUS 示病变来源于固有肌层，低回声；C. 黏膜下注射；D. 牙线辅助牵引，逐步剥离，沿病灶周围分离固有肌层至浆膜层，完整、全层切除病灶；E. 金属夹缝合创面；F. 标本送检，病理示（距肛门口 35cm）黏膜下玻璃样变性并钙化的纤维结节。

【病例9】EFTR 切除降结肠 SMT（囊肿）（图 49-16）

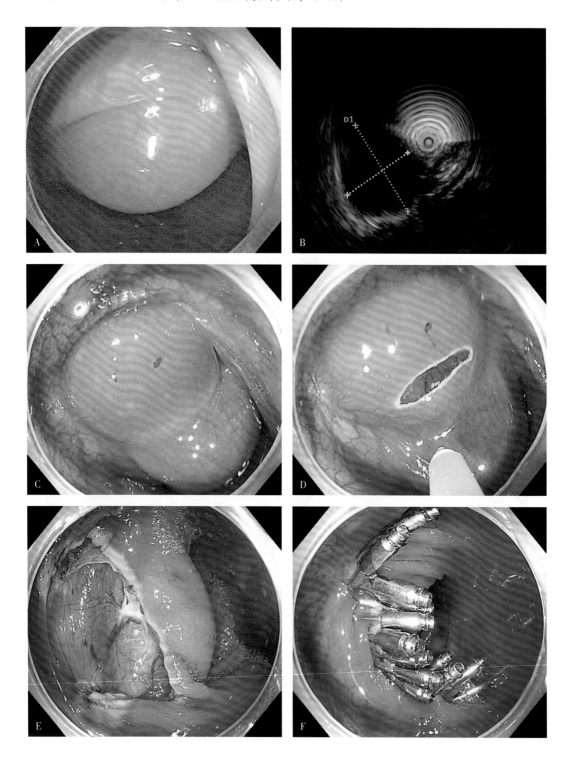

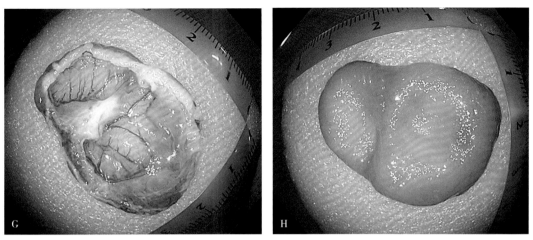

**图 49-16　EFTR 切除降结肠 SMT（囊肿）**

A. 距肛门 40cm 见一个 2.5cm×2.0cm 的黏膜下隆起，表面黏膜光滑；B. EUS 示探及黏膜下层囊性病灶，约 21.5mm×16.6mm，未见纤维分隔；C. 黏膜下注射；D. 高频切开刀沿隆起边缘逐步切开及部分剥离，开窗后见淡黄色液体流出，切除部分囊壁；E. 可见肌层缺失，见腹腔内脏器；F. 金属夹缝合创面；G、H. 标本送检，病理示（距肛门 40cm）黏膜慢性炎及黏膜下层静脉血管瘤增生并扩张、充血。

**【病例 10】ESE 切除肝区 SMT（图 49-17）**

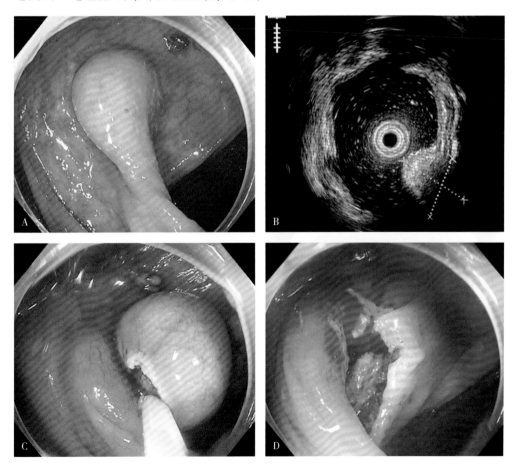

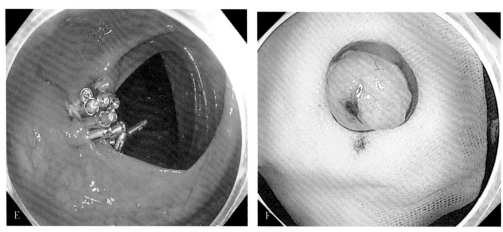

**图 49-17　ESE 切除肝区 SMT**

A. 肝曲见一个 1.5cm 的黏膜下隆起病变,表面光滑;B. EUS 示黏膜下层高回声,截面为 13.6mm×12.1mm;
C. 切开病变部分边缘,逐步剥离,结合圈套器切除病变;D. 创面烧灼处理;E. 金属夹夹闭创面;F. 标本送检,
病理示(肝曲)黏膜下脂肪瘤。

【**病例 11**】ESE 切除升结肠 SMT(图 49-18)

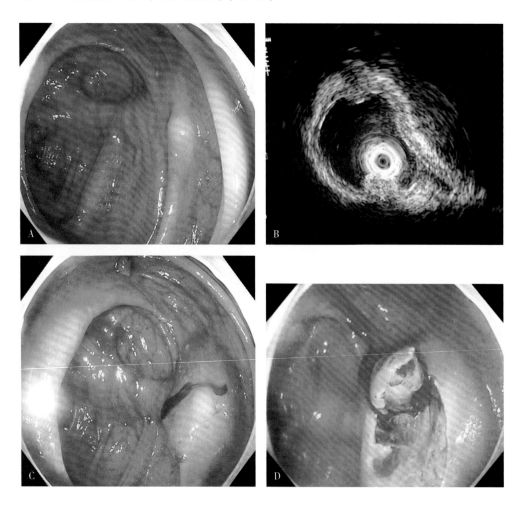

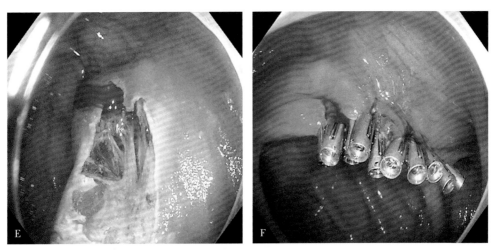

图 49-18　ESE 切除升结肠 SMT

A. 升结肠近回盲部见一个 0.6cm 的黏膜下隆起病变,表面光滑;B. EUS 示黏膜下层低回声病变,截面为 4.1mm×3.5mm;C. 黏膜下注射;D. 切开病变边缘,逐步剥离;E. 完整剥离病灶;F. 金属夹夹闭创面 [ 标本送检,病理示(升结肠)神经纤维瘤 ]。

【**病例 12**】ESE 切除升结肠 SMT(图 49-19)

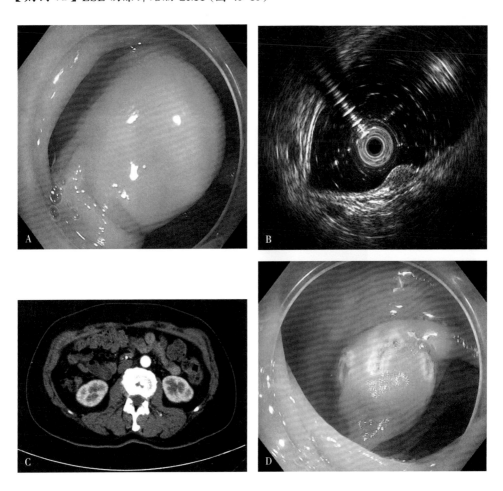

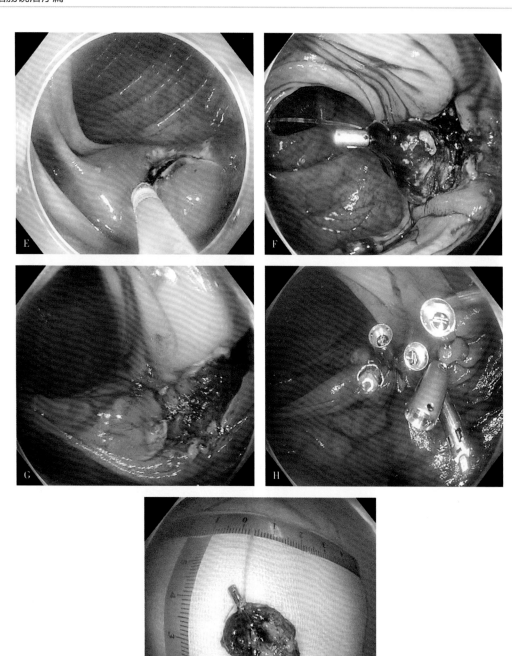

**图 49-19　ESE 切除升结肠 SMT**

A. 升结肠见黏膜隆起病灶约 1.5cm×1.2cm，表面光滑；B. EUS 示黏膜下层低回声病变，截面为 9.1mm×5.9mm；C. CT 提示升结肠管壁增厚；D. 标记病变；E. 黏膜下注射后，切开病变边缘；F. 辅助牙线牵引，逐步剥离；G. 完整剥离病灶；H. 金属夹夹闭创面；I. 标本送检，病理示（升结肠）黏膜下神经鞘瘤。

**【病例 13】** ESE 切除回盲瓣旁 SMT（图 49-20）

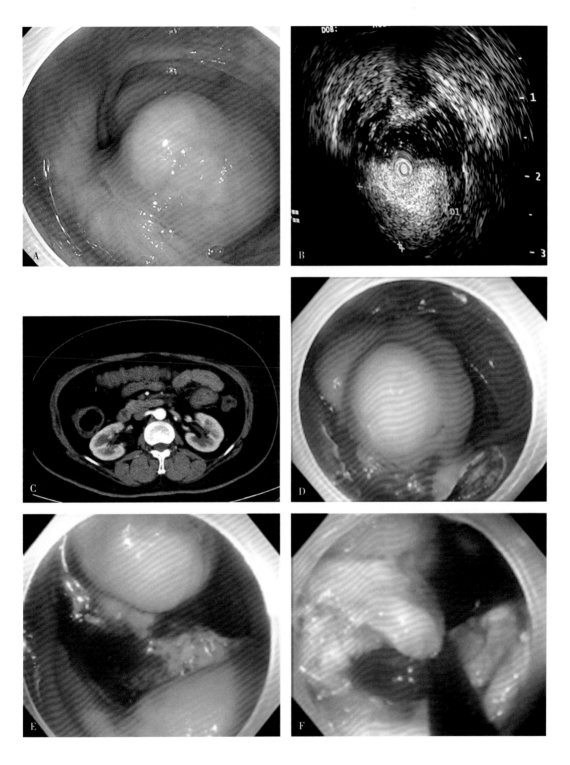

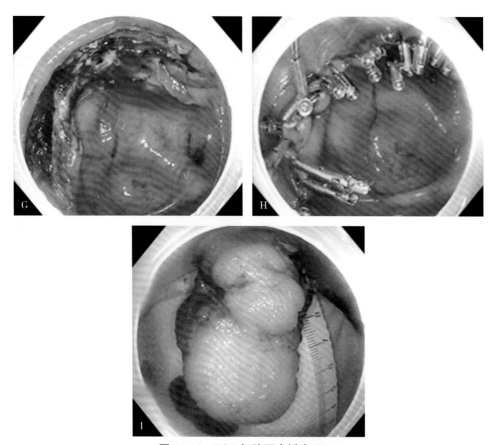

**图 49-20 ESE 切除回盲瓣旁 SMT**

A. 回盲瓣开口边缘见一个黏膜下病变,大小约 4.0cm×3.5cm,表面光滑;B. EUS 示黏膜下层高回声病变,截面为 21.6mm×19.1mm;C. CT 提示升结肠起始段管壁增厚,其上似见一个肿块影,大小约 35mm×34mm,增强后未见明显强化;D. 黏膜下注射后,切开病变边缘;E、F. 逐步剥离病灶;G. 完整剥离病灶;H. 金属夹夹闭创面;I. 标本送检,病理示(升结肠近回盲瓣)黏膜下脂肪组织增生性病变,符合脂肪瘤,肿物大小为 4cm×3cm×2.9cm,上覆结肠黏膜慢性炎。

【**病例 14**】阑尾开口 SMT 切除术(图 49-21)

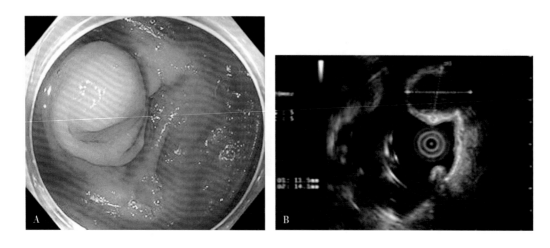

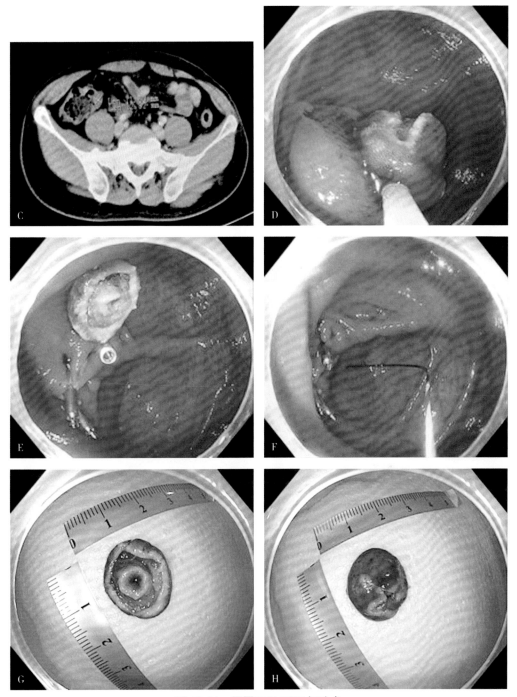

**图 49-21 阑尾开口 SMT 切除术**

A. 盲肠阑尾开口处见一个 0.8cm 的黏膜下隆起,表面光滑;B. EUS 示病变来源于固有肌层,低回声,边界清,约 14.1mm×11.5mm;C. CT 提示盲肠肠壁增厚,增强 CT 见尚均匀强化;D. 黏膜下注射后,圈套切除病灶;E. 金属夹夹闭创面;F. 创面附近留置引流减压;G、H. 标本送检,病理示(阑尾开口处)黏膜慢性炎伴黏膜下纤维脂肪组织及脉管瘤样增生。

【病例15】ESE 切除回盲部 SMT（图 49-22）

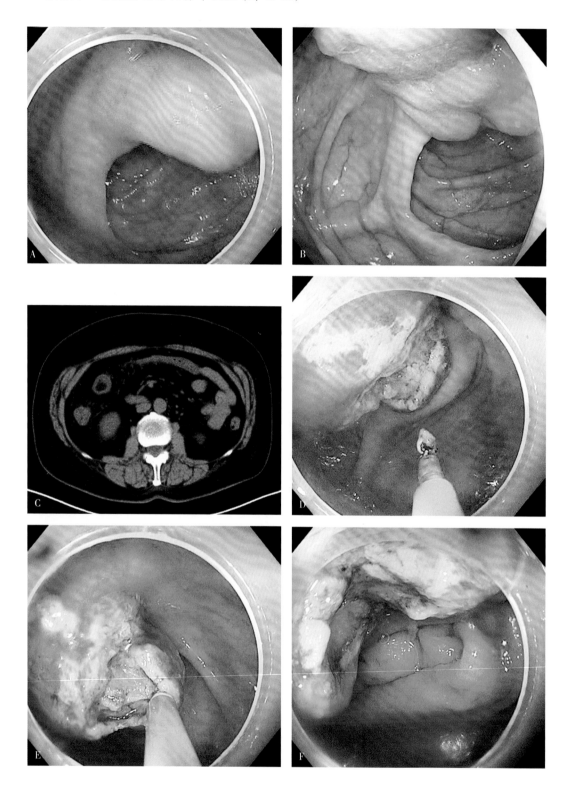

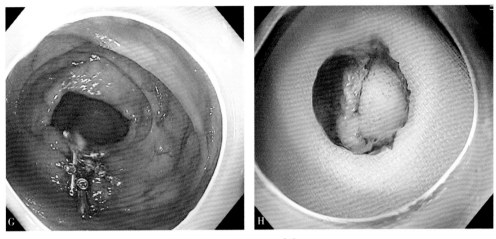

**图 49-22　ESE 切除回盲部 SMT**

A、B. 回盲部见 2cm×1.5cm 黏膜下肿块,表面光滑;C. CT 提示盲肠结肠增厚,增强后未见明显强化;D. 黏膜下注射后,切开病变边缘;E. 逐步剥离病灶;F. 完整剥离病灶;G. 金属夹夹闭创面;H. 标本送检,病理示(回盲部)间叶来源梭形细胞肿瘤,依据光镜形态和免疫表型提示炎性肌成纤维细胞瘤可能大。

【**病例 16**】EFTR 切除阑尾开口旁 SMT(图 49-23)

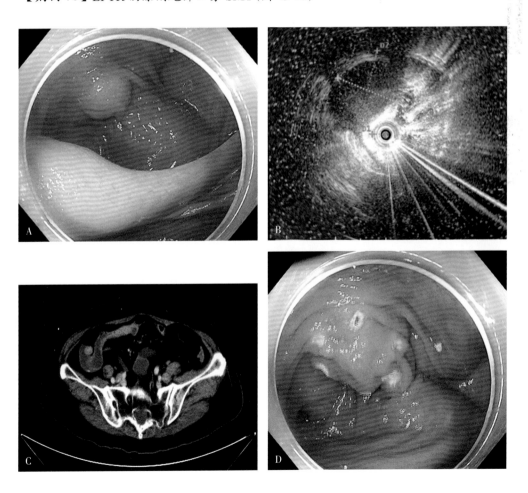

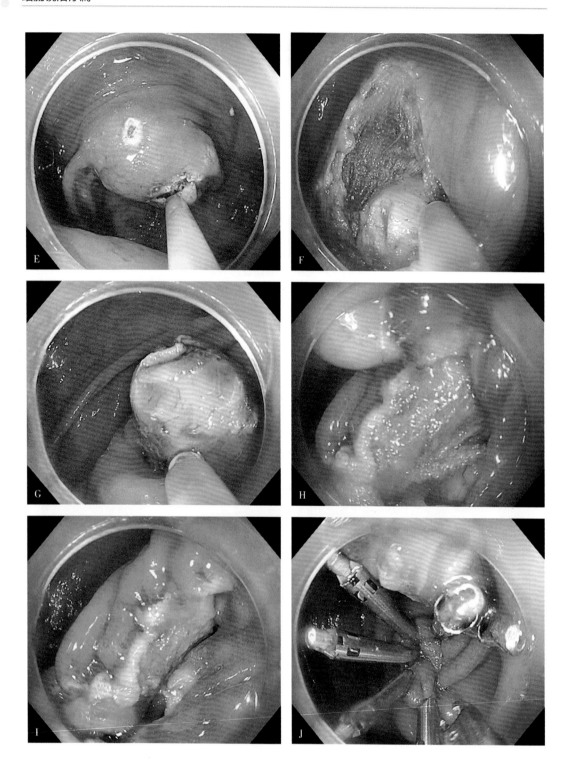

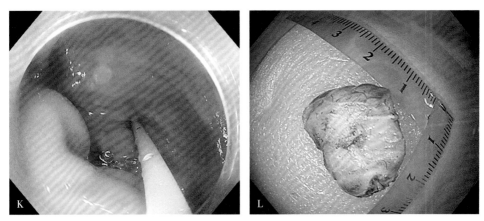

图 49-23 EFTR 切除阑尾开口旁 SMT

A. 盲肠(阑尾开口旁)见一个 2.0cm×1.5cm 的黏膜下隆起,表面光滑;B. EUS 示病变来源于固有肌层,低回声,部分凸向腔外,截面为 15.6mm×12.2mm;C. 回盲部见一个结节影,约 14mm×11mm,边界清晰,增强后不均匀强化较明显;D. 标记病灶;E. 黏膜下注射;F~I. 逐步剥离,沿病灶周围分离固有肌层至浆膜层,完整、全层切除病灶;J. 金属夹缝合创面;K. 创面附近留置减压、引流;L. 标本送检,病理示(回盲部)胃肠道间质瘤(GIST),梭形细胞为主型,肿物大小约 1.5cm×1.3cm×1cm,寻及核分裂象 1 个/50HPF,极低危险度。

【病例 17】ESE 切除回盲瓣上 SMT(图 49-24)

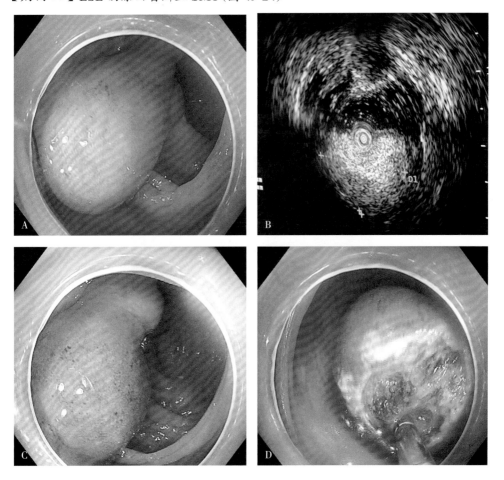

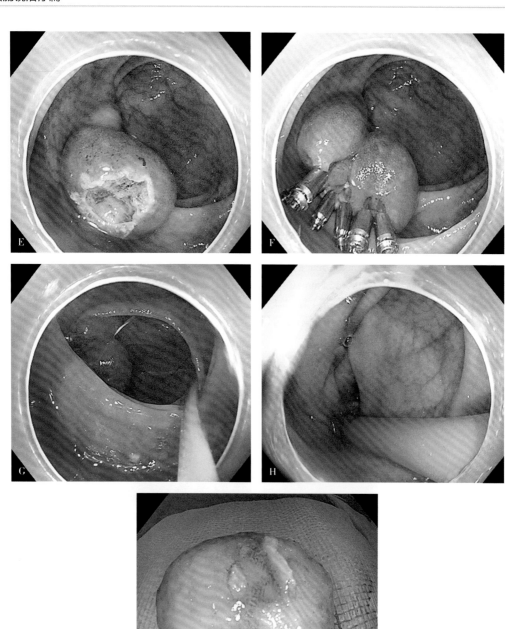

**图 49-24 ESE 切除回盲瓣上 SMT**

A. 盲肠回盲瓣上见一个约 2.0cm 的黏膜下隆起,表面光滑;B. EUS 示黏膜下层高回声病变,截面为 17.5mm×12.3mm,边界清;C. 黏膜下注射;D、E. 切开病变边缘,逐步剥离至完整剥离病灶;F. 金属夹夹闭创面;G. 创面附近留置减压、引流;H. 肛缘留置肛管减压处理;I. 标本送检,病理示(盲肠)脂肪组织增生性病变,符合脂肪瘤,上覆肠黏膜慢性炎。

(钟芸诗　贺东黎　吕振涛)

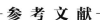

参 考 文 献

［1］ FAULX A L, KOTHARI S, ACOSTA R D, et al. The role of endoscopy in subepithelial lesions of the GI tract [J]. Gastrointest Endosc, 2017, 85 (6): 1117-1132.

［2］ POLKOWSKI M. Endoscopic ultrasound and endoscopic ultrasound-guided fine-needle biopsy for the diagnosis of malignant submucosal tumors [J]. Endoscopy, 2005, 37 (7): 635-645.

［3］ MODLIN I M, LYE K D, KIDD M. A 5-decade analysis of 13, 715 carcinoid tumors [J]. Cancer, 2003, 97 (4): 934-959.

［4］ KIM Y J, KIM E S, CHO K B, et al. Comparison of clinical outcomes among different endoscopic resection methods for treating colorectal neoplasia [J]. Dig Dis Sci, 2013, 58 (6): 1727-1736.

［5］ BRAND B, OESTERHELWEG L, BINMOELLER K F, et al. Impact of endoscopic ultrasound for evaluation of submucosal lesions in gastrointestinal tract [J]. Dig Liver Dis, 2002, 34 (4): 290-297.

［6］ CHANDRASEKHARA V, GINSBERG G G. Endoscopic management of gastrointestinal stromal tumors [J]. Curr Gastroenterol Rep, 2011, 13 (6): 532-539.

［7］ NISHIDA T, KAWAI N, YAMAGUCHI S, et al. Submucosal tumors comprehensive guide for the diagnosis and therapy of gastrointestinal submucosal tumors [J]. Dig Endosc, 2013, 25 (5): 479-489.

［8］ MODLIN I M, OBERG K, CHUNG D C, et al. Gastroenteropancreatic neuroendocrine tumours [J]. Lancet Oncol, 2008, 9 (1): 61-72.

［9］ THOMPSON W M. Imaging and findings of lipomas of the gastrointestinal tract [J]. AJR Am J Roentgenol, 2005, 184 (4): 1163-1171.

［10］ RADAELLI F, MINOLI G. Granular Cell Tumors of the Gastrointestinal Tract: Questions and Answers [J]. Gastroenterol Hepatol, 2009, 11 (11): 798-800.

［11］ CHEN T, YAO L Q, XU M D, et al. Efficacy and safety of endoscop-ic submucosal dissection for colorectal carcinoids [J]. Clin Gastroenterol Hepatol, 2016, 14 (4): 575-581.

［12］ TANG X, GONG W, JIANG B. Antibiotic prophylaxis for GI endoscopy [J]. Gastrointest Endosc, 2015, 81 (6): 1503-1504.

［13］ KHASHAB M A, CHITHADI K V, ACOSTA R D, et al. Antibiotic prophylaxis for GI endoscopy [J]. Gastrointest Endosc, 2015, 81 (1): 81-89.

［14］ SOGA J. Early-stage carcinoids of the gastrointestinal tract: an analysis of 1914 reported cases [J]. Cancer, 2005, 103 (8): 1587-1595.

［15］ MURRAY S E, SIPPEL R S, LLOYD R, et al. Surveillance of small rectal carcinoid tumors in the absence of metastatic disease [J]. Ann Surg Oncol, 2012, 19 (11): 3486-3490.

［16］ KULKE M H, BENSON A B, BERGSLAND E, et al. Neuroendocrine tumors [J]. J Natl Compr Canc Netw, 2012, 10 (6): 724-764.

［17］ VARAS LORENZO M J, MALUENDA M D, POU J M, et al. The value of endoscopic ultrasonography in the study of submucosal tumors of the digestive tract [J]. Gastroenterol Hepatol, 1998, 21 (3): 121-124.

［18］ FUJISHIRO M, YAHAGI N, KAKUSHIMA N, et al. Successful nonsurgical management of perforation [J]. Endoscopy, 2006, 38 (10): 1001-1006.

［19］ BLOTIERE P O, WEILL A, RICORDEAU P, et al. Perforations and haemorrhages after colonoscopy in 2010: a study based on comprehensive French health insurance data (SNIIRAM)[J]. Clin Res Hepatol Gastroenterol, 2014, 38 (1): 112-117.

［20］ DRAY X, CAMUS M, CHAPUT U. Endoscopic management of complications in digestive surgery [J]. J Vise Surg, 2013, 150 (3 Suppl): S3-S9.

［21］ BELVEDERE B, FRATTAROLI S, CARBONE A, et al. Anastomotic strictures in colorectal surgery: treat-ment with endoscopic balloon dilation [J]. G Chir, 2012, 33 (6-7): 243-245.

［22］ 徐富星 . 下消化道内镜学 [M]. 上海：上海科学技术出版社 , 2003.

［23］ 吴孟超，吴在德 [M]. 黄家驷外科学 . 北京：人民卫生出版社 , 2008.

［24］ 于彦铮 . 局部解剖学 [M]. 上海：复旦大学出版社 , 2005.

［25］ 柏树令 . 系统解剖学 [M]. 北京：人民卫生出版社 , 2004.

［26］ 姚礼庆，周平红 . 内镜黏膜下剥离术 [M]. 上海：复旦大学出版社 , 2009.

［27］ 金震东，李兆申 . 消化超声内镜学 [M]. 北京：科学出版社 , 2011.

［28］ 周平红，姚礼庆 . 消化内镜切除术 [M]. 上海：复旦大学出版社 , 2012.

［29］ 工藤进英 . 大肠内镜治疗 [M]. 孟尼丽，译 . 沈阳：辽宁科学技术出版社 , 2007.

［30］ 姚礼庆，徐美东 . 实用消化内镜手术学 [M]. 武汉：华中科技大学出版社 , 2013.

［31］ 姚礼庆，周平红，钟芸诗 . 消化内镜手术及常见并发症防治策略 [M]. 北京：人民卫生出版社 , 2015.

［32］ 中华医学会消化内镜学分会外科学组，中国医师协会内镜医师分会消化内镜专业委员会，中华医学会外科学分会胃肠外科学组，等 . 中国消化道黏膜下肿瘤内镜诊治专家共识 (2018 版 )[J]. 中华消化内镜杂志 , 2018, 35 (8): 536-546.

［33］ 郑嘉岗，许树长，徐雷鸣 . 消化内镜工程技术与临床应用 [M]. 上海：上海科学技术出版社 , 2015.

［34］ 徐美东，周平红，姚礼庆 . 隧道内镜治疗学 [M]. 上海：复旦大学出版社 , 2017.

［35］ 王萍，徐建鸣 . 消化内镜微创护理学 [M]. 上海：复旦大学出版社 , 2015.

［36］ 成令忠，王一飞，钟翠平 . 人体发育和功能组织学 [M]. 上海：上海科学技术文献出版社 , 2003.

［37］ 内镜黏膜下剥离术专家协作组 . 消化道黏膜病变内镜黏膜下剥离术治疗专家共识 [J]. 中华胃肠外科杂志 , 2012, 15 (10): 1083-1086.

［38］ 齐志鹏，钟芸诗，周平红，等 . 内镜切除结直肠黏膜下肿瘤临床病理学特征分析 ( 附 559 例报告 )[J]. 中国实用外科杂志 , 2016, 36 (1): 115-118.

［39］ 张明黎，王业涛，宋继中，等 . 内镜黏膜下挖除术治疗消化道黏膜下肿瘤 108 例分析 [J]. 中华消化杂志 , 2013, 33 (11): 756-760.

［40］ 郭花，盛剑秋，金鹏，等 . 超声内镜对消化道黏膜下肿物的诊断价值 [J]. 中华消化内镜杂志 , 2014, 31 (9): 508-512.

［41］ 朱俊宇，蔡明琰，周平红，等 . 一种新颖的内镜缝合设备在内镜全层切除术后修补消化道缺损的初步应用 ( 含视频 )[J]. 中华消化内镜杂志 , 2016, 33 (1): 40-44.

［42］ 时强，钟芸诗，姚礼庆 . 以消化内镜为主的双镜联合治疗在消化道肿瘤治疗中的新进展 [J]. 中华普通外科杂志 , 2013, 28 (10): 813-815.

［43］ 周平红，姚礼庆，秦新裕 . 经内镜微探头超声检查对大肠黏膜下肿瘤的诊断价值 [J]. 中华胃肠外科杂志 , 2003, 6 (1): 14-16.

［44］ 任旭，孙晓梅，郝金玉，等 . 内镜治疗消化道黏膜下肿瘤 [J]. 医学研究通讯 , 2004, 33 (6): 54-56.

［45］ 周平红，姚礼庆 . 微探头超声对下消化道疾病的诊断价值 [J]. 中华消化内镜杂志 , 2002, 19 (4): 205-207.

［46］ 钟芸诗，时强，姚礼庆，等 . 内镜全层切除术后胃壁缺损的金属夹联合尼龙绳间断缝合术 [J]. 中华胃肠外科杂志 , 2012, 15 (3): 280-284.

［47］ 周平红，姚礼庆 . 内镜黏膜切除及黏膜下剥离术操作方法和技巧 [J]. 中华消化内镜杂志 , 2008, 25 (11): 564-567.

［48］ 周平红，姚礼庆，徐美东，等 . 消化道黏膜下肿瘤的内镜黏膜下挖除术治疗 [J]. 中国医疗器械信息 , 2008, 14 (10): 6-9.

［49］ 姚礼庆，时强 . 消化内镜在结直肠外科急诊疾病诊治中的应用 [J]. 中华结直肠疾病电子杂志 , 2014, 6 (3): 7-11.

［50］ 王洛伟，辛磊，林寒，等 . 中国消化内镜技术发展现状 [J]. 中华消化内镜杂志 , 2015, 32 (8): 501-515.

［51］凌鑫，朱虹，陈天宝，等.单钳道内镜下金属夹联合尼龙绳的荷包缝合术 [J]. 中华消化内镜杂志，2015, 32 (11): 764-766.

［52］张银，范志宁，吴洁，等.内镜下荷包缝合术用于胃壁切除术穿孔后创面的闭合 [J]. 中华胃肠外科杂志，2015, 18 (2): 150-154.

［53］罗辉，潘阳林，闵磊，等.可调节尼龙圆荷包闭合法在经自然腔道内镜外科手术中的应用研究 [J]. 中华消化内镜杂志，2012, 29 (2): 97-100.

［54］胡健卫，周平红，姚礼庆，等.内镜经黏膜下隧道肿瘤切除术治疗直肠固有肌层肿瘤 [J]. 中华胃肠外科杂志，2013, 16 (12): 1155-1158.

# 第50章　直肠肛管黏膜下肿瘤的内镜诊疗

## 第1节　定　义

近年来,由于内镜检查的普及和内镜超声检查术(endoscopic ultrasonography, EUS)的发展与成熟,黏膜下肿瘤(submucosal tumor, SMT)的检出率大幅提高。直肠黏膜下肿瘤是一类起源于黏膜上皮层以下组织的、由多种病变共同组成的一大类消化道疾病,临床上常见的包括具有恶变倾向的神经内分泌肿瘤、胃肠间质瘤等,也包括会逐渐增大而对邻近脏器产生一定压迫并引发一系列临床症状的良性肿瘤,如脂肪瘤等。

结肠中,脂肪瘤最为常见;而在直肠中,以神经内分泌肿瘤(neuroendocrine tumor, NET)为主。通常肿瘤直径 <2cm 的消化道 SMT 没有明显的临床症状,多在常规内镜检查时偶然发现。但随着病变的不断增大,某些部位和特殊组织病理学类型的 SMT 可出现出血、梗阻及转移等症状。

## 第2节　分　类

脂肪瘤是常见的结肠内非上皮性良性肿瘤,盲肠最多,结肠次之,直肠较少。脂肪瘤好发于 50~69 岁人群,女性发病多于男性。发病的病因不明,可能与运动不足、高脂饮食、高胆固醇食品摄入过多有关。

GIST 是胃肠道最常见的间叶细胞源性肿瘤,起源于 Cajal 间质细胞,可发生于消化道任一部位。其中,胃 GIST 最为常见(占 60%~70%),其次为小肠(占 20%~30%),约 5% 发生在结直肠。

神经内分泌肿瘤(neuroendocrine neoplasm, NEN)是由分散在各种器官中的周围神经内分泌系统引起的罕见肿瘤。1808 年 Merling 首次描述发生于胃肠道类似于癌的上皮性肿瘤,结构单一,侵袭性低于胃肠癌,1907 年 Oberndorfer 正式将其命名为"类癌(carcinoid)"

并沿用至今。现代研究已明确,类癌应归属于 NEN。NEN 是一类起源于干细胞且具有神经内分泌标记物、能够产生生物活性胺和 / 或多肽激素的肿瘤,具有高度异质性,其中胃肠神经内分泌肿瘤(gastrointestinal neuroendocrine neoplasm,GINEN)是最常见的类型。

其他少见的黏膜下肿瘤包括平滑肌瘤,这是一类起源于消化道黏膜肌层或固有肌层的良性肿瘤。颗粒细胞瘤是起源于施万细胞的罕见神经鞘瘤,内镜下可见局部黏膜光滑的隆起性病变,呈淡黄色或灰黄色。异位胰腺又称为迷走胰腺或副胰腺,是在胚胎发育过程中形成的先天性畸形,与正常胰腺之间无任何解剖或血管联系。内镜下典型表现为表面光滑的黏膜下隆起,中央可有脐样凹陷。神经鞘瘤起源于施万细胞。约 70% 出现在胃中,结直肠约占 15%。女性多见,男女发病比例为 1.0∶1.6 ; 平均年龄为 58 岁。内镜表现与 GIST 或平滑肌瘤相似。

其他罕见的 SMT 包括布氏腺瘤、重复囊肿(duplication cyst)、血管球瘤(glomus tumor)、脉管瘤(vascular tumor)和消化道转移癌(metastasis)等。

# 第 3 节　诊　　断

普通内镜检查可以观察病变隆起部位黏膜的色泽、形态、糜烂及出血情况,但无法判断病变的性质和来源,也无法与腔外压迫性病变进行鉴别,普通内镜检查对 SMT 的诊断敏感度和特异度分别为 87% 和 29%(图 50-1)。

EUS 是目前评估消化道 SMT 最准确的影像学检查方法,对于消化道各种类型 SMT 的鉴别诊断,以及对肿瘤定位和治疗方法的选择都有重要作用。

CT 和 MRI 在内的其他影像学手段对 SMT 的诊断也具有重要意义。其能直接显示肿瘤发生的部位、生长方式,瘤灶的大小、形态、有无分叶、密度、均质性、强化程度及边界轮廓等,并能发现胃肠壁是否增厚及增厚的程度。更重要的是,这些影像学检查能发现病灶邻近结构有无侵犯及周围腹膜、淋巴结和其他脏器有无转移,是临床对肿瘤进行分级、治疗和预后评估的主要方法。

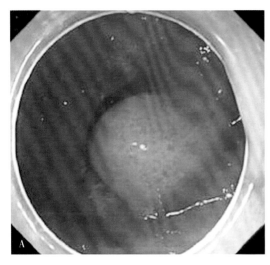
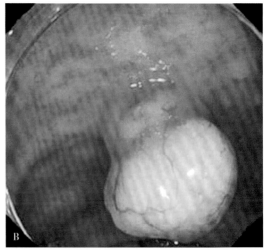

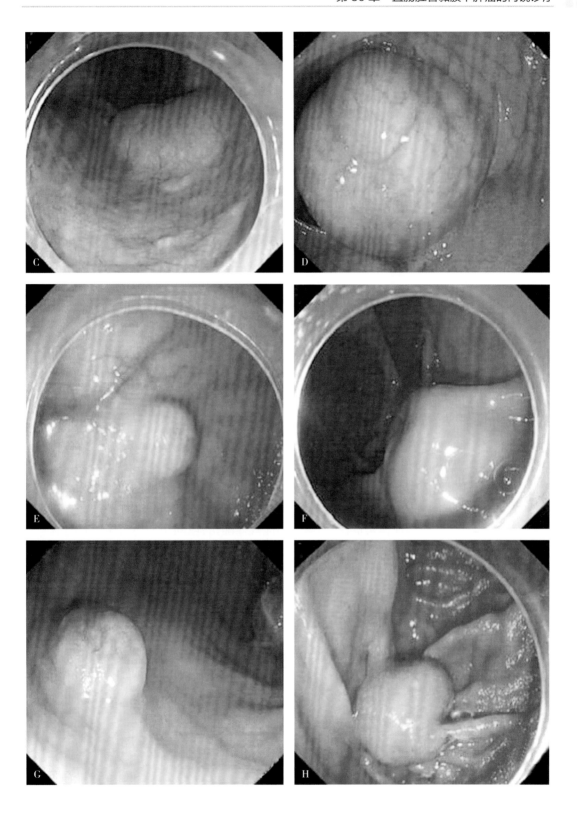

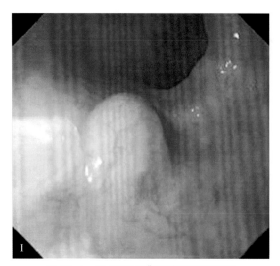

**图 50-1　消化道黏膜下肿瘤内镜表现**
A. 胃肠间质瘤；B. 神经内分泌肿瘤；C. 间质瘤；D. 脂肪瘤；E. 颗粒细胞瘤；
F. 异位胰腺；G. 施万细胞瘤；H. 布氏腺瘤；I. 重复囊肿。

# 第4节　内镜诊疗的适应证与禁忌证

黏膜下肿瘤没有淋巴结转移或淋巴结转移风险极低、使用内镜技术可以完整切除、残留和复发风险低的病变，均适合进行内镜下切除。内镜切除过程中应遵循无瘤治疗原则，需完整切除肿瘤，且切除时应保证瘤体包膜完整。

内镜诊疗适应证：①对于术前检查怀疑或活检病理证实存在恶性潜能的肿瘤，在内镜切除技术允许的前提下，考虑内镜切除；②对于有症状（如出血、梗阻）的 SMT，考虑内镜切除；③对于术前检查怀疑或病理证实良性，但患者不能规律随访，或随访期内瘤体短时间增大及内镜治疗意愿强烈的患者，可选择行内镜下切除。

内镜诊疗禁忌证：①明确发生淋巴结或远处转移的病变；②但对于部分 SMT，为获取病理，需大块活检，可视为相对禁忌证；③一般情况差、无法耐受内镜手术者。

## 一、内镜器械

诊疗器械可选用：附带冲水型 CFQ260 肠镜，KD-10Q-1 针形切开刀，KD-610L IT（IT 1）刀，KD-611L IT（IT 2）刀，KD-620LR Hook 刀，NM-4L-1 注射针，FG-8U-1 异物钳，SD-230U-20 圈套器，FD-410LR 热活检钳，HX-610-090、HX-600-135 止血夹，Boston Resolution 止血夹，HX-110LR（1 650mm）止血夹释放器，旋转手柄可以调整金属止血夹方向，$CO_2$ 气泵。

## 二、术前准备

术前停用 1 周阿司匹林及其他抗血小板聚集药物、抗凝药物、解热镇痛药物、抗精神类药物等。术前常规完善血常规、凝血象及心电图等检查，进行手术前评估。

术前禁食和水，所有患者术前 6 小时口服肠道清洁剂 2 000ml，观察到患者排出淡黄色粪水,为肠道准备满意。治疗术中患者采取左侧卧位,选择静脉注射丙泊酚进行麻醉,面罩吸氧及心电监护下进行内镜治疗。

所有患者术前均签署知情同意书,告知可能获得的益处和存在的风险,以及术后需追加外科手术等其他治疗的可能。

# 第 5 节　内镜治疗术式

## 一、内镜黏膜下挖除术(ESE)

1. 标记　于病灶边缘 0.5cm 予电凝标记,标记间隔 2~3mm。

2. 黏膜下注射　多点黏膜下注射预先配制的靛胭脂 + 甘油果糖注射液,常于预切除的标记点处进行注射,注射顺序是从远侧向近侧,注射直至病灶明显抬起。

3. 边缘切开　应用海博刀、Dual 刀或 Hook 刀沿肿瘤的标记处纵行切开黏膜直至黏膜下层,顺序亦先远侧黏膜后切开病灶近侧黏膜。

4. 剥离病灶　应用海博刀或 IT 刀切开黏膜下层后,借助透明帽显露瘤体,于瘤体外 2~3mm 处在固有肌层的平面对瘤体进行 ESD。操作过程为保持瘤体包膜的完整,可采用黏膜下重复注射,协助瘤体与肌层分离。操作过程中创面如有出血,可直接电凝出血点,或应用热活检钳止血,对粗大血管可以应用金属夹夹闭。

5. 创面处理　切除病灶后如创面仍可见裸露的血管,可采用 APC 或热活检钳凝固处理,必要时予钛夹关闭创面。

6. 标本处理　将所有切除病灶用大头针固定后,甲醛溶液固定并送病理学检查,确定病理类型,观察病灶边缘和基底有无肿瘤累及(图 50-2)。

## 二、肠镜全层切除术(EFTR)

1. 生理盐水充分冲洗胃腔,胃镜下找到肿瘤,明确病灶所在部位。

2. Hook 刀标记病灶,建议四点标记最为适宜。

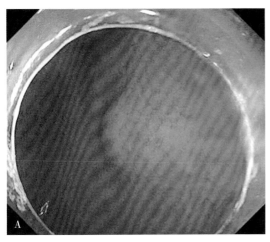
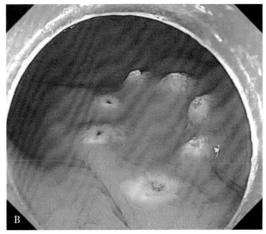

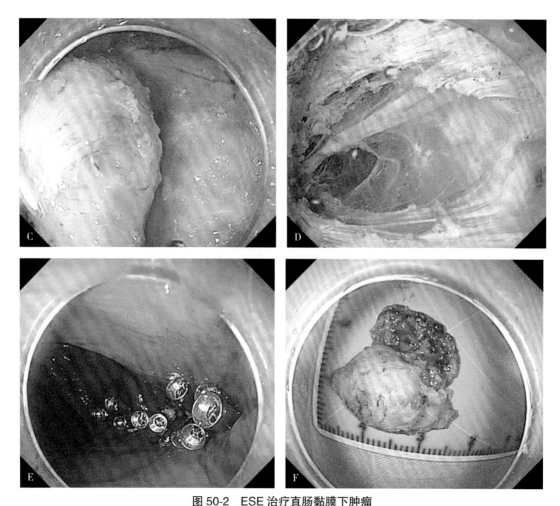

**图 50-2　ESE 治疗直肠黏膜下肿瘤**

A. 消化道黏膜下肿瘤内镜表现；B. 标记病灶周围黏膜；C. 应用内镜器械逐步剥离；
D. 逐步挖除病灶后创面；E. 金属夹缝合创面；F. 切除后标本。

3. 应用生理盐水＋靛胭脂进行黏膜下注射，本组病例中均为较小的黏膜下肿瘤，因此需严格控制黏膜下液体注射量，建议每个标记点黏膜下注射量不宜超过 1ml。

4. 病灶处黏膜抬举后，Hook 刀切开病灶周围黏膜及黏膜下层，暴露瘤体后，继续用 Hook 刀或 IT 刀进行分离，直至剥离至浆膜层。

5. 在全层切开胃壁浆膜层之前，需冲洗胃腔及吸净胃内液体，然后切穿浆膜层，尽量将瘤体推至胃腔内，完整切除。

6. 创面缝合应用金属夹或金属夹及尼龙绳联合荷包缝合（图 50-3）。

### 三、经黏膜下隧道肠镜肿瘤切除术（STER）

1. 常规内镜检查找到肿瘤，并准确定位。

2. 建立黏膜下隧道，显露肿瘤，视情况选择距离瘤体 2~3cm 处作黏膜切开，必要时选择斜行切开，将 2~3ml 靛胭脂、1ml 肾上腺素和 100ml 生理盐水混合后，用注射针局部注射，将局部黏膜层隆起。用海博刀或 Hook 刀横行切开黏膜 1.5~2.0cm，初步分离切开处黏

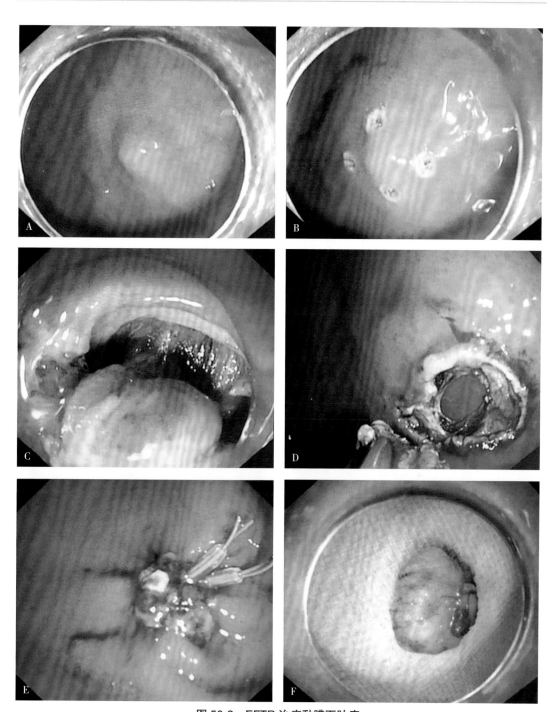

**图 50-3　EFTR 治疗黏膜下肿瘤**

A. 生理盐水充分冲洗,找到肿瘤,明确病灶所在部位;B. 标记病灶,建议四点标记最为适宜;C. 切开病灶周围黏膜及黏膜下层,暴露瘤体后;D. 切穿浆膜层,尽量将瘤体推全腔内,完整切除;E. 缝合应用金属夹或金属夹及尼龙绳联合荷包缝合;F. 切除后肿瘤。

膜下组织。内镜即可借助头端透明帽沿切口进入黏膜下。用海博刀或 Hook 刀逐步分离黏膜下层，在黏膜层和肌层之间形成一条纵行隧道。建立隧道直至跨过肿瘤 1~2cm，充分显露肿瘤。建隧道的过程中，注意避免损伤黏膜层。

3. 内镜直视下完整切除肿瘤　应用海博刀或 Hook 刀或 IT 刀沿肿瘤周围分离固有肌层，保持瘤体包膜完整，将瘤体自固有肌层分离并取出。

4. 缝合黏膜切口　肿瘤切除后，以 APC 或热活检钳处理出血灶和可见的小血管，内镜退出黏膜下隧道，直视下应用金属夹完整对缝黏膜切口（图 50-4）。

## 四、肠镜和腹腔镜联合技术

当肿瘤较大时，单靠内镜难以切除，并且发生穿孔或出血的可能性较高。此外，如腹腔镜手术时肿瘤较小，难以寻找者；病变部位难以准确定位者；除患有消化道疾病外，还合并其他部位疾病，需要联合手术者，都给内镜治疗带来了困难。此时，可进行内镜和腹腔镜联合切除。

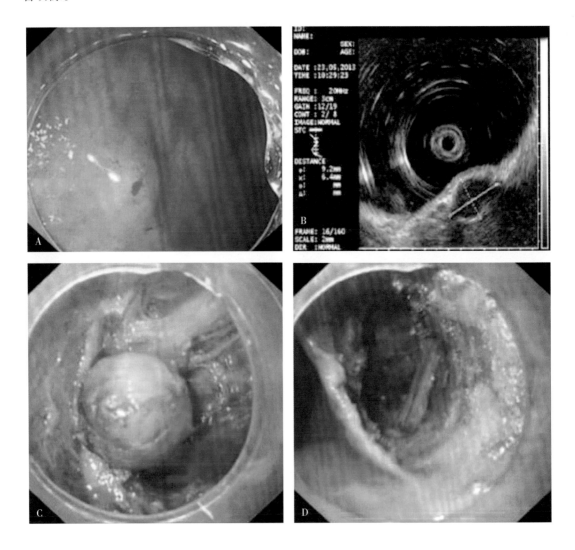

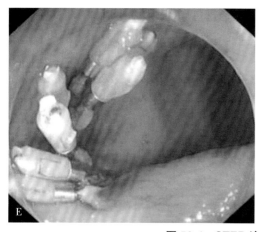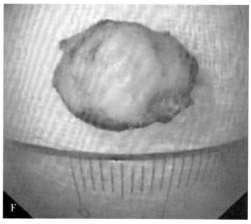

**图 50-4　STER 治疗直肠黏膜下肿瘤**
A. 内镜下明确肿瘤部位;B. 超声内镜明确诊断;C. 内镜下逐步剥离瘤体;
D. 切除肿瘤后创面;E. 金属夹缝合隧道口;F. 切除后肿瘤。

1. 术后标本　术后对整块切除的标本进行冲洗和展平,观察、测量并记录新鲜标本的大小、形状、SMT 的肉眼所见(大小、形状、颜色、硬度、包膜完整程度等),再将标本浸泡于甲醛溶液,进行下一步病理学检查。

病理组织学及免疫组化检测:切除标本固定于中性甲醛溶液中,立即送检。按照标本处理规范,完成标本切割及包埋切片。病理组织学包括肿瘤的大小、细胞类型等。免疫组化包括 CD34、CD117、DOG1、SMA、DES、NES、S100、Ki-67。

2. 术后处理　术后常规禁食和水,逐渐恢复饮食。观察有无皮下气肿、发热、腹痛、腹胀和腹膜炎体征,预防性使用抗生素及止血药物,软化粪便。术后禁食 1 天,第 2 天如无发热、腹痛或腹胀等不适,复查 CT 未见盆腔积液或后腹膜气肿,可进流质。术后第 3 个月、6 个月、9 个月复查结肠镜及超声内镜,确定局部愈合情况及有无肿瘤残留或复发,之后根据情况每 6~12 个月复查 1 次。

# 第 6 节　肠镜治疗并发症

结肠镜治疗 SMT 的主要并发症多为出血、穿孔和气体相关并发症等,一般并不严重,多可经保守治疗或内镜治疗后痊愈。少数患者经保守治疗或内镜治疗无效,应立即完善术前准备,尽快行腹腔镜手术或开放手术探查。

1. 出血　直肠血供丰富,有肝硬化、门静脉高压的患者,直肠肛管肿瘤更易出血,治疗中必须仔细分离血管,充分电凝所见血管。出血包括术中出血和术后出血,术中出血指导致患者血红蛋白下降 20g/L 以上的出血。为了预防术中大量出血,在手术过程中注射要充分,可使较大的血管显露,有利于电凝止血。术中出血可使用各种切开刀、止血钳或金属夹等治疗,剥离过程中对发现裸露的血管进行预防性止血。术后出血表现为便血,严重者可有失血性休克的表现,多发生于术后 1 周内,但也可出现于术后 2~4 周。如出现便血时,应及时行内镜检查,仔细观察创面,若发现有活动性出血,用热电咬钳或金属夹夹闭止血。术后出血往往与术后血压控制不佳、消化液对残留血管的腐蚀等因素有关。此外,与病变的部位也有一定关系,多见于低位直肠。STER 术后发生隧道内出血较为少见,可通过再次内镜检查止血。

2. 穿孔 穿孔表现为腹胀、腹痛加重、腹膜炎体征、发热,影像学检查有积气或积气较前增多。术后延迟性穿孔多与创面缝合不佳、过度电凝、过早起床活动、过早进食、血糖控制不佳、胃酸对创面的腐蚀等因素有关。为减少术后延迟性穿孔的发生,如创面大、深或者创面出现裂隙样改变,术后应适当延长卧床时间及禁食时间,胃肠减压(下消化道患者置肛管引流),对糖尿病患者应严格控制血糖。对于穿孔较小,胸、腹腔感染程度较轻者,给予禁食、抗感染、抑酸等治疗,对积液者可进行胸腔闭式引流、腹腔穿刺置管等保持引流通畅;经保守治疗感染无法局限或合并严重的胸腹腔感染,则应尽早行外科腹腔镜手术探查,进行穿孔修补、腹腔引流术。

3. 气体相关并发症 包括皮下气肿、纵隔气肿、气胸和气腹等。例如术中皮下,可表现为面部、颈部、胸壁和阴囊等气肿,常无需特殊处理,气肿一般会自行消退。

综上,消化道黏膜下肿瘤内镜诊疗流程见图 50-5。

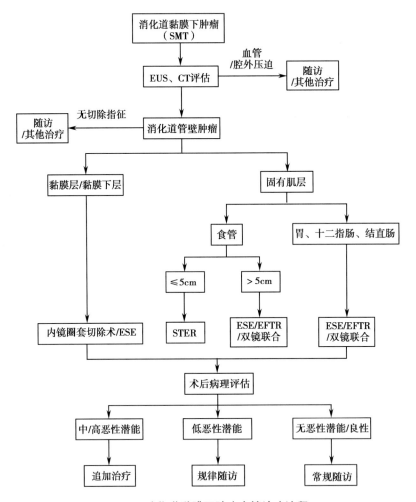

图 50-5  消化道黏膜下肿瘤内镜诊疗流程

EUS:内镜超声检查术;ESE:内镜黏膜下挖除术;STER:内镜经黏膜下隧道肿瘤切除术;
EFTR:内镜全层切除术。

(刘靖正  陈百胜  高 华)

# 参 考 文 献

［1］周平红，姚礼庆，徐美东，等. 内镜黏膜下剥离术治疗消化道黏膜下肿瘤 [J]. 中国微创外科杂志，2007, 32 (11): 1063-1065.

［2］杨爱明，陆星华. 超声内镜在上消化道粘膜下肿瘤诊断的应用 [J]. 中华消化内镜杂志，2000, 17 (3): 163-165.

［3］彭贵勇，代建华，房殿春，等. 内镜超声在消化道黏膜下肿瘤诊断与治疗中的价值 [J]. 中华消化内镜杂志，2006, 23 (2): 102-105.

［4］周平红，姚礼庆，徐美东，等. 消化道黏膜下肿瘤的内镜黏膜下挖除术治疗 [J]. 中国医疗器械信息，2008, 14 (10): 3-5, 9.

［5］周平红，姚礼庆，秦新裕. 经内镜微探头超声检查对结直肠黏膜下肿瘤的诊断价值 [J]. 中华胃肠外科杂志，2003, 6 (1): 18-20.

［6］许国铭，金震东，邹多武，等. 超声内镜对上消化道粘膜下肿瘤的诊断 [J]. 中华超声影像学杂志，1995, 4 (6): 241-244.

［7］XU M D, CAI M Y, ZHOU P H, et al. Submucosal tunneling resection: a new technique for treating upper GI submucosal tumors originating from the muscularis propria layer (with videos)[J]. Gastrointest Endosc, 2012, 75 (1): 195-199.

［8］MASHIMO Y, MATSUDA T, URAOKA T, et al. Endoscopic submucosal resection with a ligation device is an effective and safe treatment for carcinoid tumors in the lower rectum [J]. J Gastroenterol Hepatol, 2008, 23 (2): 218-221.

［9］蔡明琰，钟芸诗，周平红，等. 内镜下全层切除术治疗结直肠黏膜下肿瘤的价值 [J]. 中华胃肠外科杂志，2012, 15 (7): 679-681.

［10］WANG W L, WU Z H, SUN Q, et al. Meta-analysis: the use of carbon dioxide insufflation vs. room air insufflation for gastrointestinal endoscopy [J]. Aliment Pharmacol Ther, 2012, 35 (10): 1145-1154.

［11］周平红，张轶群，姚礼庆. 消化道黏膜下肿瘤内镜微创切除新技术的开展及评价 [J]. 中华胃肠外科杂志，2013, 16 (5): 406-410.

［12］胡健卫，周平红，姚礼庆，等. 内镜经黏膜下隧道肿瘤切除术治疗直肠固有肌层肿瘤 [J]. 中华胃肠外科杂志，2013, 16 (12): 1155-1158.

［13］秦文政，周平红，李全林，等. 内镜黏膜下剥离术治疗消化道囊肿的应用评价 [J]. 中华胃肠外科杂志，2014, 17 (1): 71-73.

［14］QI Z P, SHI Q, LIU J Z, et al. Efficacy and safety of endoscopic submucosal dissection for submucosal tumors of the colon and rectum [J]. Gastrointest Endosc, 2018, 87 (2): 540-548.

［15］CHEN T, YAO L Q, XU M D, et al. Efficacy and Safety of Endoscopic Submucosal Dissection for Colorectal Carcinoids [J]. Clin Gastroenterol Hepatol, 2016, 14 (4): 575-581.

# 第 51 章 结肠内镜黏膜下剥离术的基本操作和并发症对策

结肠内镜黏膜下剥离术（endoscopic submucosal dissection，ESD）的优点有：①可以一次性切除结肠肿瘤；②原来的内镜黏膜切除术（endoscopic mucosal resection，EMR）中难以切除的病变也能切除；③可以进行正确的病理学评价；④减少局部复发等。

ESD 的问题有：①操作的学习需要时间；②并发症的发生率高；③治疗需要时间等。

关于适应证，可以参考结肠 ESD 标准化研究会中适应证的部分（表 51-1）。

表 51-1 结肠 ESD 的适合病变

| 下面提示的需要内镜下整块切除的病变 |
|---|
| 1) 圈套器 EMR 难以整块切除 |
| • LST-NG，尤其是假凹陷型（pseudo-depressed type） |
| • 呈现 $V_1$ 型 pit pattern 的病变 |
| • $T_1$（SM）轻度浸润病变 |
| • 较大的凹陷型肿瘤 |
| • 怀疑是癌的巨大隆起病变 [*] |
| 2) 伴有黏膜下层纤维化的黏膜内肿瘤 [#] |
| 3) 溃疡性结肠炎等慢性炎症为背景的零星的局限性肿瘤 |
| 4) 内镜切除后局部残留的早期癌 |

[*] 包括整体隆起明显的结节型侧向发育型病变（LST-G）。[#] 由活检或病变蠕动引起的脱垂所导致。

# 第 1 节 术 前 准 备

作为能够开展结肠 ESD 的必要条件，必要的知识和基本的内镜技术是必须掌握的。必要的知识是指，要有能够诊断大肠肿瘤和判断浸润深度的较高水平，从而可以判断是否适合行 ESD。为此，必须学习放大内镜诊断。由于浸润深度判断错误，对不适合的病变进行了 ESD，不仅增加了不必要的 ESD 手术本身，而且 ESD 并发症的危险也相应增加，所以必须谨慎。另外，平时内镜观察时判断过深，但通过放大观察来纠正诊断的病例也不少见。同时，在以 ESD 为前提进行精细检查的情况下，也应该避免轻易进行活检，因此，可以说放大观察是必要的。另外，虽然都是结肠内镜的技术，但进镜、观察都需要保持稳定，尽管这些在传统方法 EMR 中并不是问题，在 ESD 中却是必需的。在 ESD 中，由于右手被用于持镜和针、刀等器械的操作，因此需要只用左手控制旋钮操作的技术。为了进行 ESD，保持镜身稳定的操作技术是最基本条件。另外，为了应对突发情况，有必要事先熟练掌握夹闭、止血等技术。

准备开展 ESD 时，关于设备的准备工作也是必要的。必须准备适用于 ESD 的细径且具有送水功能的内镜、高频电工作站、二氧化碳气泵（UCR）、刀、止血钳等 ESD 用器械、设备、附件等。另外，提前学会高频电工作站的模式设定。

在 ESD 开始前，应该通过书籍、DVD 等充分了解手术操作顺序，通过现场演示和医院参观等学习专家们的手术技巧，再通过猪等切除的内脏器官进行离体手术训练，最后再进行实际的治疗操作。在开展结肠 ESD 之前，体验胃的 ESD 对于理解治疗程序很有帮助。但是考虑到脏器特性，结肠 ESD 需要独特的技术，这是有难度的治疗操作。

# 第2节 基本操作

笔者的医院应用 Dual knife J（KD-655Q）和 IT knife nano（KD-612Q）等主要器械（图 51-1），在困难部位用 Hook knife J（KD-625QR）进行结肠 ESD。下面按顺序说明 ESD 的操作。

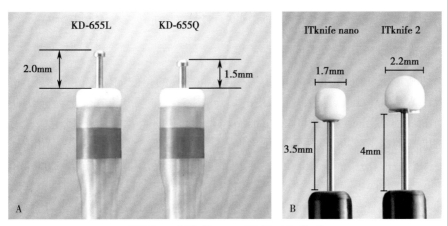

图 51-1 IT knife nano 和 Dual knife J

A. 大肠用 Dual knife J 刀头部分为 1.5mm，比用于上消化道的 2.0mm 短。另外，刀本身具有注射的功能，可以在不更换设备的情况下追加注射。B. IT knife nano 与 IT knife 2 相比，将前端绝缘芯片小型化，从 2.2mm 改为 1.7mm。另外，刀身长度从 4mm 缩短到 3.5mm。

## 一、内镜、高频电工作站及器械等的准备

ESD 前通过结肠内镜的精查，考虑到病变的局部部位、反转操作的必要性等，来选择 ESD 时适合的内镜。本院通常使用 PCF-H290 T，但在右半结肠等难以稳定操作的情况下，也有可能变更为具有一定硬度且不易弯曲的 PCF-H290 ZI。另外，对于左半结肠、直肠需要反转操作的病例，也可以使用胃镜。基本理念是"细径前端坚硬部分较短，且附带送水功能"。

安装在内镜前端的透明帽也是必需的。笔者在可能无法充分局部注射隆起的情况下，例如在伴有褶皱集中的 LST-NG（PD）等情况下会使用短帽（short type ST hood）。而 LST-G 等容易局部注射隆起的情况下，使用直筒型透明帽。短帽与 Dual knife J 的组合很好，但是 IT knife nano 透明帽前端的处置相对少，适合度还差一点。所以 IT knife nano 要发挥优势，装置直筒型透明帽比较合适。

许多已经开展 ESD 的医院应用的高频电工作站是 ERBE VIO300D（本文中的设定均是在使用 VIO300D 时）。各种器械的推荐设定都已确定，使用方便。另外，模式丰富，功能性也很充实。使用 IT knife nano 进行黏膜下层剥离时，在 SWIFT COAG 模式下可以获得足够止血效果的同时进行剥离操作，非常好用。如果没有 VIO300D，ERBE ICC 200 也可以。

另外，稳定体位的靠垫和防止脚滑的网或脚垫等，为了稳定体位进行治疗而准备的各种小道具也都很有帮助。

## 二、局部注射

将透明质酸钠溶液和甘油果糖在 1∶1 混合后，加入少量的靛胭脂来使用。如果涉及肛门管的切开，局部注射液里还可以加入利多卡因。另外，在纤维化明显得不到充分的隆起时，可以使用透明质酸钠原液。局部注射在同一个地方反复进行，会导致隆起效果变差，最好是在准备切的病灶处，有必要时可行。局部注射时，如果出现黏膜内血肿，剥离就会相应变得困难，所以要慎重观察注射针进针的深度，再进行注射。

## 三、黏膜切开

黏膜切开主要是使用 Dual knife J。无论刀和黏膜的角度如何，都可以切开，通过使鞘管前端沿着黏膜移动，可以进行一定深度的切开（图 51-2）。切开模式设定为 ENDO CUT Q、Effect 3、Duration 2、Interval 2。IT knife nano 虽然也可以进行黏膜切开，随着切开刀的影响，切开时对周围的修剪效果也很强。因此，如果让刀躺下，就会有肌层损伤、穿孔的危险。如果把对周围修剪的作用等都考虑在内，对于黏膜切开来说，笔者认为选择 Dual knife J 是上策。在受呼吸和心搏影响、视野变动较强的情况下，或者内镜操作受限制时，也有选择 Hook knife J 的时候。肿瘤直径在 30mm 左右，如果局部注射隆起良好，可首先进行全周切开。肿瘤直径较大的病变和隆起不充分的病变中，首先进行肛侧 2/3 左右的黏膜切开，这也是为了维持后面黏膜下层剥离时的隆起。

## 四、黏膜下层剥离

黏膜下层剥离首先从修剪开始。修剪主要使用 Dual knife J（图 51-3）。模式设定为 SWIFT COAG、Effect 3、40W。此时，与黏膜切开连续，在局部注射隆起未消退之前进行修剪会更有效率。从肛门侧开始修剪制作黏膜瓣，直至透明帽完全潜入黏膜下层为止。如果充分修剪病变的口侧和侧面，之后的剥离效率也会更高。修剪时用外鞘稍稍抬高黏膜，让黏膜一侧稍微被牵拉一点是相对安全的。另外，在修剪不充分的地方，局部注射液很难进入，可能产生残留，所以不要造成这样的岬角。

修剪完成一定程度后，开始剥离。高频电工作站在同时剥离血管时设定为 SWIFT COAG、Effect 3、40W。如果在几乎没有血管的情况下，则设定为 ENDO CUT Q、Effect 3、

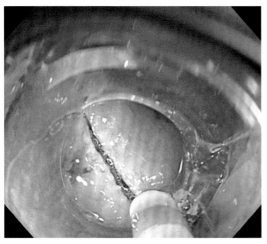

图 51-2　黏膜切开

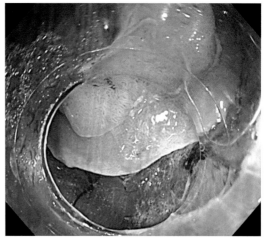

图 51-3　黏膜切开后的修剪

Duration 2、Interval 2。对黏膜下层进行充分的局部注射,一边确认是被靛胭脂染成蓝色的区域,一边在黏膜下层的中间部位进行剥离

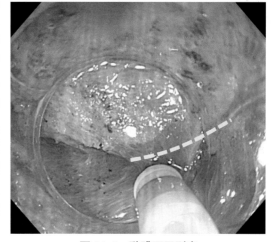

图 51-4　黏膜下层剥离

(图 51-4)。在透过黏膜下层能确认固有肌层,但还没露出固有肌层的深度来进行剥离。需要注意的是,切得太浅可能会切入黏膜面,所以无论如何都要有意识地剥离黏膜下层。另外,将剥离部位和内镜的距离稍微拉开,保持适当的距离会更容易确认终点,也更安全。为了有效利用重力作为牵引,中途也可以同时配合体位变换来进行剥离。另外,大肠的肠壁很软,如果刀身直接碰到弯曲的大肠壁,有穿孔的危险,所以要保持能看到刀前端的状态,注意切勿使剥离部位似百叶窗。

### 五、止血

对于静脉出血 Dual knife J、IT knife nano、Hook Knife J 等使用中的各种刀都可以止血。Dual knife J、IT knife nano 的情况下可以用 SWIFT COAG 电凝止血,但在 Hook knife J 时需要使用 SPRAY COAG。如果是动脉性

黏膜切开是用 Dual knife J 鞘管正好与黏膜表面接触的深度进行。由此,在局部注射充分的状态下,可以在安全的深度下切开黏膜。黏膜切开后,充分修剪切开部位。这样就可以将黏膜肌层完全切开,黏膜下层就会充分展露。使用透明帽潜入黏膜下层,一边确认被靛胭脂染成蓝色的区域,一边朝着黏膜下层的中层进行剥离。

出血,在使用中的刀试着止血数次后仍停不下来的情况下,需要迅速换用止血钳,用 SOFT COAG 进行止血处理。

# 第3节　手术技巧和预防并发症

### 一、ESD 前的内镜精查

不管上次内镜检查的精度如何,在 ESD 之前一定要再次进行内镜检查。ESD 的成功与否,取决于 ESD 前的内镜检查精度。深度的检查是一定要做的,在阑尾开口部和憩室内病变有无进展、能否稳定操作、是否需要反转操作、重力能否充分利用、是否受呼吸和心搏的影响、通常的预先处理能否得到充分的清洗效果等都要仔细确认。所使用的内镜、附件等也要由精查内镜的结果来决定。

### 二、ESD 前的预处理

为了使穿孔时肠道内液体流出到腹腔内的情况最小化,需要进行比一般的大肠内镜检查更加强化的预处理。早一天住院、强化前一天的饮食限制、前一天晚上内服缓泻剂(硫酸钠 + 枸橼酸镁),从当天早上开始内服枸橼酸镁 100g+ 水 1.8L 或聚乙二醇(PEG)4 000+ 水 2L。护士确认大便的干净程度,如果不充分,会追加预处理。精查内镜时,如果预处理不佳,则进一步强化。另外,在 ESD 开始前的内镜插入时,要尽量吸引肠管内潴留的液体。

### 三、体位变换

结肠 ESD 和上消化道 ESD 不同,可以用任意体位进行治疗。因此,在黏膜下层剥离时,可以给剥离的部位施加重力牵引。调整体位后,病变的对侧最好是能储存肠内液体的位置。大的病变的情况下,根据想剥离的部位,可以进行多次体位变换。另外,作为治疗陷入困境时的解决办法,注意体位变换也是推进治疗顺利进行的诀窍之一。

### 四、反转操作

在直肠,很多病例都可以利用反转操作,使用时也更有效率。另外,在结肠时,针对那些藏在皱襞口侧的病变,反转操作也很有用,如果可能,可以综合使用。

### 五、潜入黏膜下层

ESD 的成功与否取决于如何潜入黏膜下层,能否很好地制作黏膜瓣。如果决定了从病变的哪个部位开始,就要考虑尽快潜入黏膜下层进行治疗。潜入一个地方,就可以以此为契机扩大剥离。在有皱襞纠集的病变和 EMR 后非抬举征(non-lifting sign)阳性的病变等情况下,为了容易形成黏膜瓣,在病变的边界之外稍微远离的地方进行黏膜切开是诀窍。

### 六、切断血管前的电凝

如果是细血管,用 SWIFT COAG 慢慢处理,可以不出血而将血管切断,但是对于粗血管和搏动性血管(动脉),用止血钳在 SOFT COAG 模式下处理比较安全。一旦大出血,也可以在很短的时间内进行处理。此时,如果能剥离血管周围的黏膜下层使血管露出,则可以更充分地夹住血管,使血管的处理更加可靠。了解自己使用的器械和设备,能预判出多粗的血管可以在不出血的前提下直接切断,这种感觉也是重要的。

# 第4节 并发症对策

结肠 ESD 可能发生的并发症,有术中和迟发性的出血和穿孔。为了预防这些并发症,事先做好前面所述的术前准备很重要,而伴随手术操作本身的并发症也会以一定的比例发生。对于术中的并发症,通过适当的对症处理,多数情况下可以进行保守治疗。关于迟发性并发症,有报道统计,迟发性出血率为 1.5%,迟发性穿孔率为 0.4%。

## 一、术中穿孔的处理

术中发生穿孔时,变换体位不让肠内液体滞留在穿孔部位,并迅速吸引周围的液体,防止穿孔部位的肠内容物外泄。另外,为了不产生气腹,再次确认 $CO_2$ 送气的基础上,将送气量控制在最低限度。将穿孔部位周围剥离,充分确保穿孔部位的边缘,用夹子夹闭。根据情况切换到使用圈套器套切的简易 ESD(Hybrid ESD)也是不错的选择。

## 二、迟发性穿孔的处理

迟发性穿孔多呈现持续加重的发热和腹膜刺激征。内镜的处理通常很困难,而且需要对腹膜炎进行清洗、引流。为了不使腹膜炎重症化,别错过外科手术的时机,需要迅速与外科取得联系,并做好随时紧急手术的准备。

# 第5节 小 结

结肠 ESD 的技术虽然在一定程度上已经成熟,但是难度还是很高的。笔者的经验是,操作 40 例左右之后,并发症的发生和治疗时间在一定程度上才能稳定下来。现在可以使用的器械增加了,对于今后开始 ESD 操作的内镜医师来说,器械的选择也是一个难题。即使是一把刀,其使用方法也有多样性,只有使用后才能知道其中的诀窍。需要确定自己主要使用的器械,踏踏实实地学习这项技术。另外,为了确保内镜操作的稳定性和有效的牵引作用,各种 ESD 用器械也已经商品化,可以通过有效利用这些器械,进行更安全、更可靠的治疗。有报道称,为了增加操作稳定性,可以尝试使用带有球囊的外套管。今后对于类似外套管固定这种操作,也期待会有更加简单、实用的方法出现。另外,为了实现有效的牵引,Thin endoscope assisted ESD、Sinker assisted ESD、S-O 夹、EndoLifter、牙线牵引等几个方法已经被报道。今后也期待开发一种更简便、更可靠的牵引方法。

(岸田圭弘 堀田欣一 小野裕之)

(翻译:宫健)

# 第52章 结肠内镜黏膜下剥离术的技巧

## 第1节 适应证

在日本,结肠内镜黏膜下剥离术(ESD)的适应证是内镜下必须整块切除的病变,包括:①应用圈套器难以整块切除的病变:LST-NG,特别是假凹陷型(pseudo-depressed type)(图52-1);pit pattern $V_I$ 型病变;sm轻度浸润癌;大的凹陷性病变;怀疑癌的巨大隆起性病变。②伴有黏膜下层纤维化的黏膜内肿瘤。③溃疡性结肠炎等慢性炎症为背景的零星的局限性肿瘤。④内镜切除后局部残留的早期癌。

然而,关于医保对应,2018年诊疗报销方案上针对早期恶性肿瘤结肠黏膜下层剥离做了修改:①肠ESD的适应证是结肠早期恶

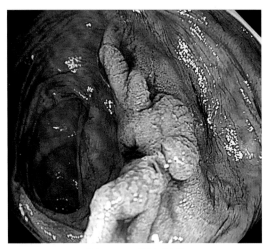

图52-1 假凹陷型

性肿瘤,在术前内镜观察或病理学上被诊断为早期结肠癌并实施ESD的情况下,可以作为ESD来计算;②术前诊断为腺瘤的情况下,与大小等无关,是不可能按ESD计算的,只能按EMR计算。

## 第2节 基本操作与技巧

结肠ESD的基本操作步骤与胃和食管ESD相同,分为:①局部注射;②黏膜切开(制作黏膜瓣);③黏膜下层剥离。与食管和胃不同的是,结肠病变基本上是分界清楚的,所以不必实施标记。笔者标记的是预想会有强纤维化的部位,对病变标记后再进行切开(图52-2),若直肠病变累及肛门,为了容易识别病灶,可行标记并切除病灶(图52-3)。

以下对三个步骤中的技巧分别进行说明:

1. 局部注射 在日本几乎所有的医院中,结肠ESD的局部注射液都使用透明质酸。笔者在中国实施ESD时,将图52-4所提示的透明质酸用生理盐水4倍稀释后,配成20ml使用。另外,笔者还混合了靛胭脂,配成图52-5的深浅度使用。混合液变蓝后,在蓝色黏膜下层中容易识别红色的血管(图52-6),也容易识别白色的固有肌层。为了提高止血效果,还加

入了少量的肾上腺素。在日本,一般在透明质酸 1V（20ml）中加入 0.1ml 的肾上腺素。笔者首先将未混入靛胭脂的生理盐水注入黏膜下层,确认可以形成黏膜下隆起后,将带颜色的透明质酸追加到隆起中,在隆起边缘注入透明质酸,使膨隆进一步扩大（图 52-7）。局部注射的要点就是尽量使设想的切开线在隆起的顶端（图 52-8）。

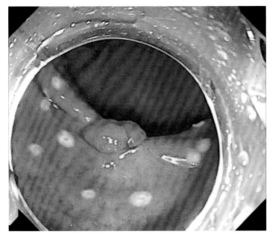

图 52-2　内镜切除后残留的早期癌

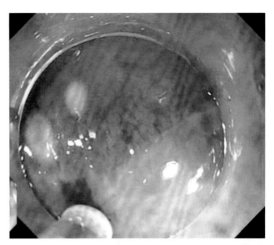

图 52-3　直肠病变累及肛门

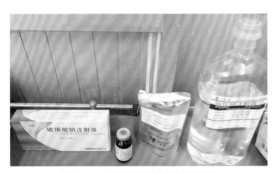

图 52-4　黏膜下注射液的配制

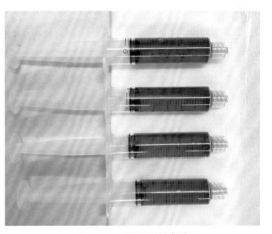

图 52-5　配制后的颜色

　　2. 黏膜切开和制作黏膜瓣　笔者使用 Dual knife 进行 ESD。首先,在切开模式（VAIO 300,ENDO CUT I,Effect 1,Duration 4,Interval 1）中,进行 U 型或 C 型黏膜切开（图 52-9）。进行 U 型切开后,立即以切开模式数次剥离黏膜瓣下方的黏膜下层,形成潜入。一般来说,此时多以电凝模式（SWIFT COAG、FORCED COAG）进行剥离,但笔者推荐以切开模式进行该操作。其理由是,在电凝模式下进行剥离,黏膜下层的膨隆可因电凝而收缩,隆起会变化。有时可能出现少量出血,如果有出血,可以在切开模式下立即剥开,然后再止血,这样可以使隆起不收缩而形成黏膜瓣,在蓝色的黏膜下层中剥离（图 52-10）。

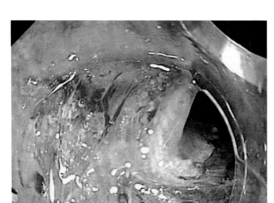

图 52-6　黏膜下注射后血管明显

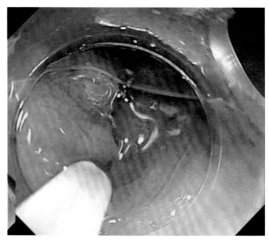

图 52-7　边缘注射透明质酸

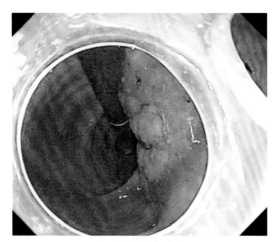

图 52-8　切开线在隆起顶端

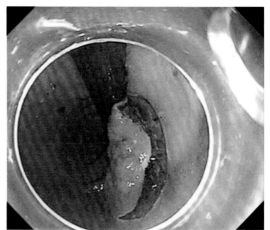

图 52-9　切开边缘

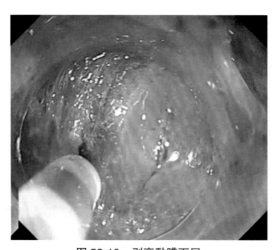

图 52-10　剥离黏膜下层

尽管想潜入部位的黏膜瓣制作得并不好,但还是把内镜前端强行插入并进行黏膜下层剥离的初学者很多,这不仅会导致内镜前端破坏隆起,还由于挤压,使刀与固有肌层形成垂直的角度,容易发生穿孔。若想制作黏膜瓣,可以把刀伸长,与病变保持一定的距离,使刀与固有肌层平行后,顶在黏膜瓣的病变下方。在病变下方伸入刀,轻轻下压大旋钮,稍微抬起黏膜瓣,在与固有肌层分开的状态下,从内向外一点点剥离,这样可以确保剥离的安全(图52-11)。反复几次,就会自然产生能潜入黏膜瓣下方的空间。

3. 黏膜下层剥离　黏膜下层剥离的重点是,一定要确认好蓝色的黏膜下层后,再进行剥离。在画面模糊的情况下进行剥离,有穿孔的风险。如果在清晰的视野下,一边确认黏膜下层,一边进行剥离,理论上穿孔的可能性极低。

黏膜下层剥离的模式选择也很重要。一般来说,选择在电凝模式(SWIFT COAG、FORCED COAG)下进行剥离的内镜医师比较多,但是笔者认为,在结肠 ESD 中,对于没有明显血管的蓝色黏膜下层,用 ENDO CUT I、Effect 1、Duration 4、Interval 1(VAIO 300,使用 Dual knife)进行剥离更值得推荐。电

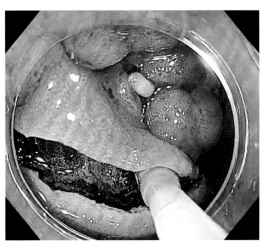

图 52-11　建立黏膜瓣的技巧

凝模式下的剥离会引起局部注射液起泡、脂肪飞散,导致镜头模糊、视野不佳。而 ENDO CUT 模式的剥离速度快、锋利、视野也很清晰,可以使剥离更顺畅。况且与胃相比,结肠黏膜下层血管较少,结肠 ESD 术中出血也相对少。在发现明显血管时,用 FORCED COAG、Effect 2、45W(VAIO 300,使用 Dual knife)稍微降低刀的移动速度进行剥离,就可以避免出血。如果发现渗血,可以将 Dual knife 前端的刀收回,将前端整体轻轻按压到出血点,然后用 FORCED COAG、Effect2、45W 电凝,大部分情况下能止血。不管病变的大小如何,只要将上述 3 个步骤作为基本的操作,对于一般的病变,结肠 ESD 都可以安全施行。

# 第3节　结肠内镜黏膜下剥离术的牵引技术

作为在 ESD 中针对病变底部高度纤维化等的应对方法,出现了各种牵引装置和牵引法。在日本,现在最普及的是使用 S-O clip 的牵引法。即使是 EMR 术后残留或复发的高度纤维化病变,用这个 S-O clip 进行牵引,也能比较容易地完成结肠 ESD。

即使是在病变中央伴有较大憩室的病变,也有通过使用这些牵引装置进行切除的可能。所提示病例是升结肠的病变。在病变中央可以看到比较大的憩室(图52-12)。首先,和通常的结肠 ESD 一样,用 U 型切开制作了黏膜瓣(图52-13)。之后使用 S-O clip 向对侧进行牵引,不仅病变,连憩室也可以一起牵向管腔侧(图52-14,图52-15)。在憩室背侧注入蓝色透明质酸,一边直视憩室的底部(背侧),一边完整剥离憩室正下方(图52-15)。这个病例的重点是,先将憩室左、右正常的黏膜下层完整剥离,最后处理憩室(图52-14)。切除病变后,需要立即用夹子将肌层缺损的憩室部缝合起来(图52-16)。

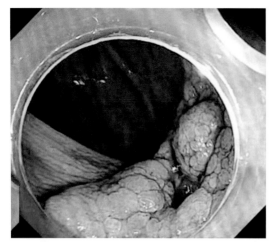

图 52-12　憩室

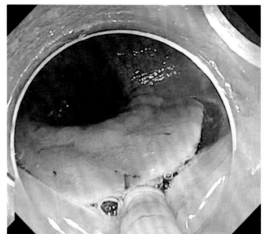

图 52-13　切开

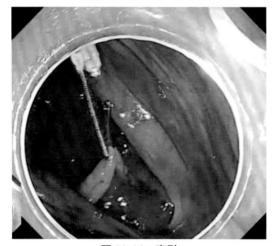

图 52-14　牵引

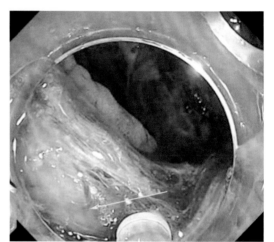

图 52-15　剥离

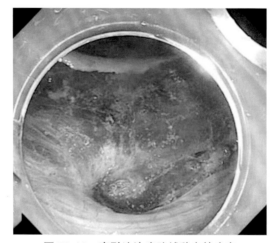

图 52-16　牵引法治疗跨越憩室的病变

使用 S-O clip 牵引法的诀窍是,以肛门侧的对侧皱襞为目标,用夹子夹住弹簧夹到对侧。笔者为了不弄错牵引部位,会使用柔和电凝模式进行标记。因为在中国,现在 S-O clip 还没有上市,所以笔者在中国国内进行结肠 ESD 的时候,会使用自己制作的牵引装置。制作的方法是在一般夹子的前端系上牙线(图 52-17),这样也可以充分地进行牵引(图 52-18)。

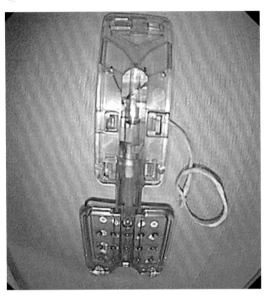

图 52-17　自制牵引设备

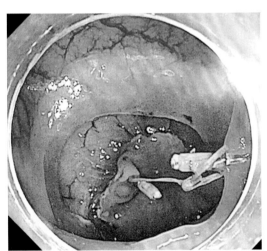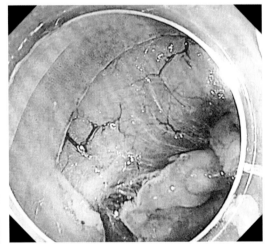

图 52-18　自制牵引设备的牵引

在牵引法普及之前,多利用体位变换引起的重力变化来进行结肠 ESD,但是自从使用牵引法后,进行体位变换的频率就明显减少了。

（野中康一）

（翻译：宫健）

# 第 53 章　辅助牵引法在肠道病变内镜切除术中的应用

在治疗早期消化道肿瘤方面，内镜黏膜下剥离术（endoscopic submucosa dissection，ESD）不仅效果可以与外科手术相媲美，而且能使大部分患者免除传统外科手术治疗的风险，并避免术后对生活质量带来的影响。复旦大学附属中山医院内镜中心自 2006 年起，在国内率先开展 ESD，并创新性地将该手术应用于消化道黏膜下肿瘤的治疗，取得了满意的疗效。在内镜微创切除过程中，会遇到如何充分暴露黏膜下层、显露手术切开层面的问题，内镜医师研究了许多辅助牵引方法。由于结直肠壁较薄，肠镜控镜难度较大，所以在肠道疾病的内镜微创治疗中，辅助牵引的方法更加重要。现将我院内镜中心常用的牵引方式介绍如下：

## 一、牙线悬吊牵引法

内镜微创切除术中的牵引方式很多，我院内镜中心最早报道过牙线 - 金属夹或者牙线 - 尼龙绳的方式辅助牵引内镜下切除胃部 SMT 的方法（图 53-1，图 53-2）。主要手术方式如下：①患者插管麻醉。②内镜前端加透明帽，发现肿瘤后，用钩刀沿肿瘤边缘做标记，避免黏膜下注射后找不到肿瘤位置。③黏膜下注射混有靛胭脂的生理盐水。④倒镜下用钩刀沿肿瘤边缘，从肿瘤肛侧缘开始切开黏膜，切开 1/4~1/3 圈。⑤退出内镜，和谐夹从活检孔道伸入，打开和谐夹，取合适长度的牙线，将牙线捆绑固定在和谐夹一个脚上。关闭和谐夹，并将其退回活检孔道。⑥再次进镜，在胃腔内伸出和谐夹，打开，并夹住切开的黏膜边缘，释放和谐夹。⑦轻拉牙线，将黏膜拉起，显露肿瘤，暴露肿瘤与正常组织的边界。⑧沿肿瘤与正常组织的边界用钩刀切开，如果确认肿瘤位于固有肌层，且部分腔外生长，则逐步全层切开。⑨一旦有部分区域全层切开，则改为 IT 刀，从全层切开处，沿肿瘤与正常组织的边界，从肛侧向口侧剥离肿瘤。⑩完整切除肿瘤，并取出标本。⑪仔细观察创面，辨认是否有肿瘤残留，并用热活检钳止血。⑫金属夹或金属夹联合尼龙绳缝合创面。

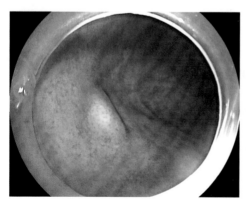
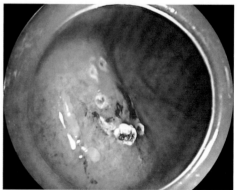

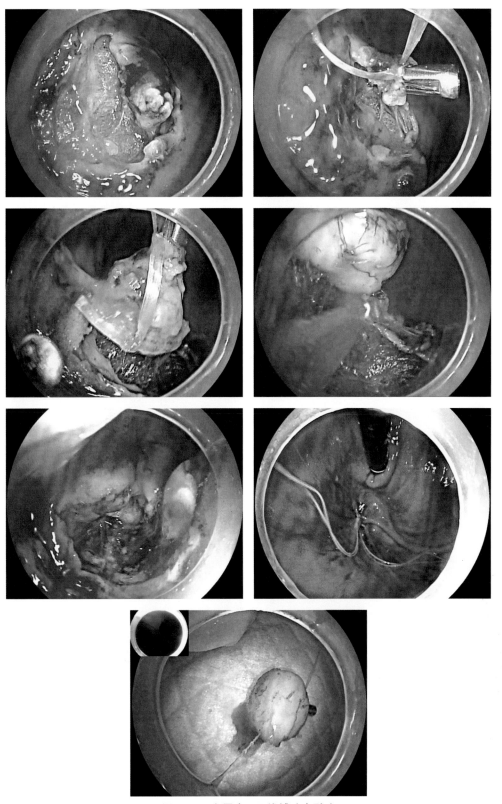

图 53-1　金属夹 - 牙线辅助牵引法

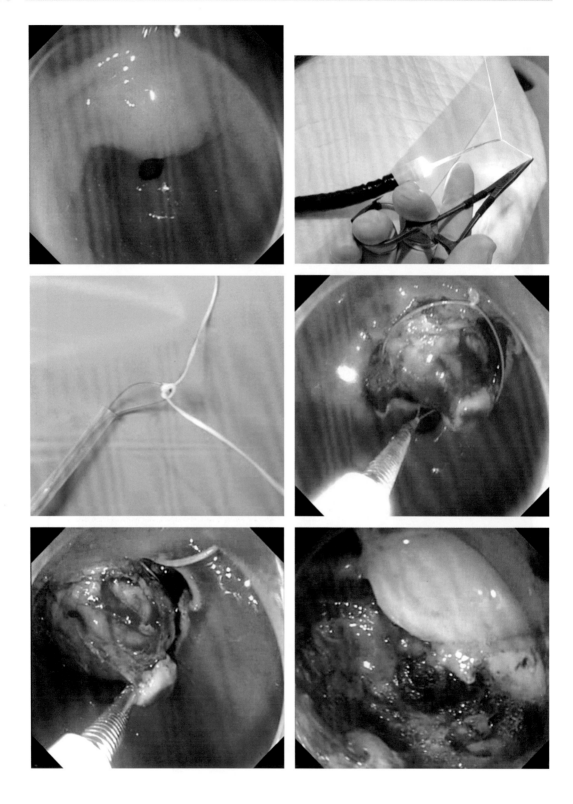

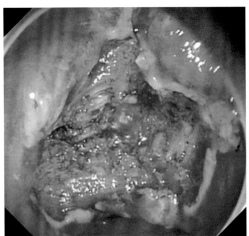
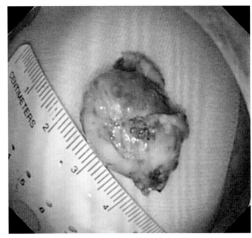

图 53-2　尼龙绳 - 牙线辅助牵引

肠道疾病的内镜微创治疗时,可采用辅助牵引的方式来增加切割组织的张力以便于手术进行,但我们更多地选择"牙线悬吊牵引法"的方式,来达到简化手术的目的。以内镜微创治疗直肠神经内分泌肿瘤为例,具体步骤如下:①标记,黏膜下注射。②用电刀切开肿瘤肛侧缘的黏膜,并适当剥离。③退出内镜,金属夹从活检孔道伸入,打开金属夹,取合适长度的牙线,将牙线捆绑固定在金属夹一个脚上。关闭金属夹,并将其退回活检孔道。④再次进镜,在直肠腔内伸出金属夹,打开,并夹住切开的黏膜边缘,释放金属夹。⑤再用一个金属夹,将用于牵引的牙线固定到病变的对侧正常黏膜。⑥轻拉牙线,将黏膜拉起,显露肿瘤,暴露肿瘤与正常组织的边界。⑦沿肿瘤与正常组织的边界用电刀剥离。⑧完整切除肿瘤,并取出标本。⑨处理创面和标本(图 53-3,图 53-4)。

牙线悬吊牵引法辅助 ESD 治疗的优势包括以下几个方面:

1. 提高手术质量　牙线悬吊牵引法可以将黏膜层及肿瘤掀起,充分暴露手术层面,从而解放了内镜,使术中内镜头端无需一直顶靠在手术区,可以选择更好的观察距离和角度,全面监督手术过程,避免因为视野局限造成的切除范围过大或过小、切除深度逐渐加深甚至穿孔等。此外,该方法可帮助实现真正的手术全程直视下进行,降低盲目电切时电刀碰触肿瘤而造成病理判断切缘困难的风险。

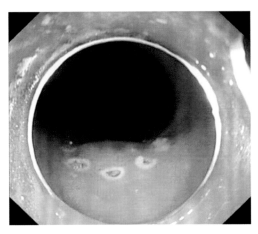
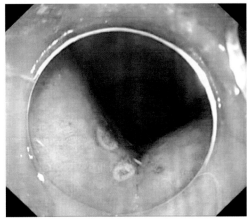

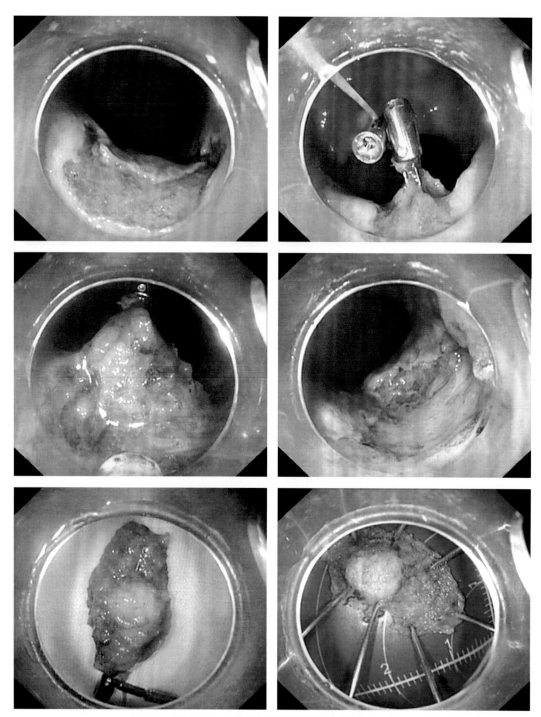

图 53-3　牙线悬吊牵引法(黏膜下病变)

2. 降低并发症发生风险　牙线悬吊牵引法可以更容易发现血管,并对血管进行预处理,减少术中出血。即使血管误被电刀切断,发生了术中出血,因为黏膜侧组织已经掀起,容易准确发现出血的断端,并实现止血钳精准、快速止血。

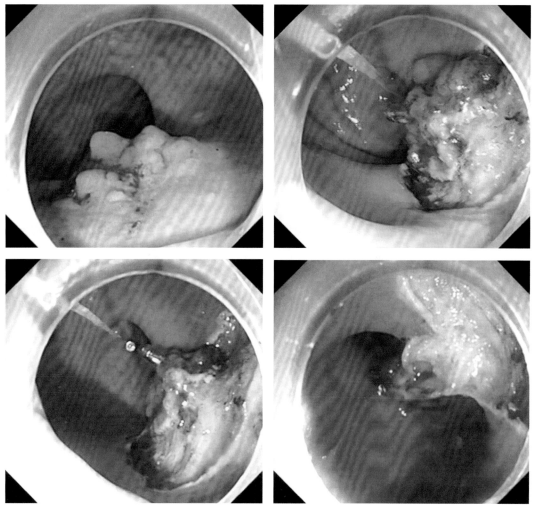

图 53-4　牙线悬吊牵引法（黏膜病变）

3. 简化手术　由于不再需要依赖内镜头端的透明帽选择合适的角度、距离和力量去实现手术层面的暴露,可简化 ESD 并减少手术时间。

## 二、腔内牵引

1. 牙线圈联合金属夹腔内牵引　本方法是将牙线系成一个小圈,用金属夹加持后,通过活检孔道送到手术区,用金属夹将线圈固定在拟牵拉病灶处,再用另一个金属夹夹持固定在病灶上的线圈,吸气后,将该线圈再固定到病灶的对侧,当再次充气时,"金属夹 - 线圈 - 金属夹"会牵拉病灶组织抬起,暴露手术层次,简化手术。

2. 金属夹牵引法　沿活检孔道插入可反复开闭的金属夹,夹持拟被牵引的病灶部位到肠腔对侧,通过吸引,接近对侧肠壁,将该部分病灶用金属夹固定在对侧肠壁,充气后辅助暴露手术视野(图 53-5)。

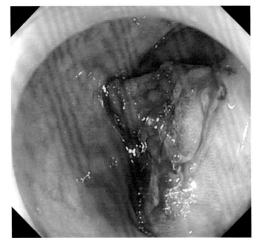
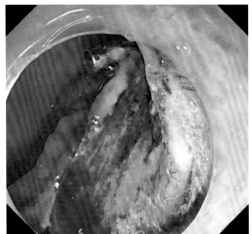
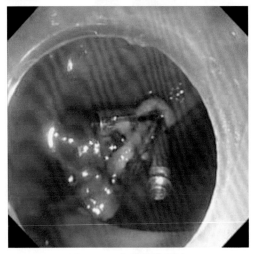

图 53-5　金属夹牵引法

我们目前在临床过程中应用辅助牵引也遇到过一些问题,需要在今后工作中加以注意:①直肠 NEN 较小,电刀切开肛侧黏膜时距离肿瘤太近,故在金属夹夹持被牵引组织后,将肿瘤夹在金属夹下方,容易造成在剥离时"找不到"肿瘤。②电刀切开肛侧黏膜时没有充分剥离,而黏膜下层注射液注射不足,在金属夹夹持被牵引组织时,同时夹到固有肌层,造成肌肉撕裂或切开层次丧失。此时可以用异物钳取掉金属夹,或用电刀沿金属夹精细分离部分肌层,直到重新暴露正确的手术层次。③体外牵引力量过大,可能会将固有肌层一并拉起来,此时应该重复黏膜下注射,认真辨认切开层次后再进行电切,避免损伤固有肌层而发生穿孔。④牵引后,沿肛侧向口侧剥离,认真辨认口侧缘的边界,避免正常组织切除过多或切口侧水平切缘阳性。⑤用金属夹将牵引端固定到对侧正常黏膜时,要保证牵引端的松弛,避免张力过大,使夹持被牵引组织的金属夹脱落。在该操作中,可以通过减少注气并吸引来减少张力。

综上所述,牵引法行内镜微创治疗肠道疾病,可以辅助暴露病变边界,可以实现全程直视下的切割,使手术层次更加清晰,从而简化手术,减少手术时间,确保基底切缘阴性,尤其适合在内镜治疗量不大的基层医院推广。

（时　强　刘歆阳　朱　月）

# 第 54 章　肛管直肠病变的内镜下治疗

## 第 1 节　痔疮内镜治疗

### 一、概述

人体直肠末端黏膜下和肛管皮肤下静脉丛发生扩张和屈曲所形成的柔软静脉团,称为痔,医学上以齿状线为界限,将痔疮分为内痔、外痔、混合痔(图 54-1)。长在齿状线以上的,称为内痔;在齿状线以下的,称为外痔。内痔是肛垫(肛管血管垫)的支持结构、血管丛及动静脉吻合发生的病理性改变和移位;外痔是齿状线远侧皮下血管丛扩张、血流淤滞、血栓形成或组织增生,根据组织的病理特点,外痔可分为结缔组织性、血栓性、静脉曲张性和炎性外痔 4 类;混合痔是内痔和相应部位的外痔血管丛的相互融合。

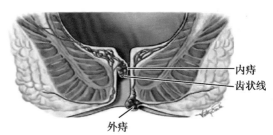

内痔
齿状线
外痔

图 54-1　痔疮分类示意

### 二、诊断

#### (一)临床表现

1. 内痔　主要临床表现是出血和脱出,可并发血栓、嵌顿、绞窄及排便困难。根据内痔的症状,其严重程度分为 4 度(表 54-1)。

表 54-1　内痔的分度

| 分度 | 表现 |
| --- | --- |
| Ⅰ度 | 便时带血、滴血,便后出血可自行停止;无痔脱出 |
| Ⅱ度 | 常有便血;排便时有痔脱出,便后可自行还纳 |
| Ⅲ度 | 可有便血;排便或久站及咳嗽、劳累、负重时有痔脱出,需用手还纳 |
| Ⅳ度 | 可有便血;痔持续脱出或还纳后易脱出 |

2. 外痔　主要临床表现为肛门部软组织团块,有肛门不适、潮湿瘙痒或异物感,如发生血栓及炎症,可有疼痛。

3. 混合痔　主要临床表现为内痔和外痔的症状同时存在,严重时表现为环状痔脱出。

#### (二)检查

1. 肛门视诊　检查有无内痔脱出,肛门周围有无静脉曲张性外痔、血栓性外痔及皮赘,必要时可行蹲位检查。观察脱出内痔的部位、大小和有无出血,痔黏膜有无充血、水肿、糜烂和溃疡。

2. 直肠指诊　是重要的检查方法。内痔在直肠指诊时多无异常;对反复脱出的Ⅲ度、Ⅳ度内痔,直肠指诊有时可触及齿状线上的纤维化痔组织。此外,直肠指诊可以排除肛门直肠肿瘤和其他疾病。

3. 肛门直肠镜　可以明确内痔的部位、大小、数目和内痔表面黏膜有无出血、水肿、糜烂等。

4. 大便隐血试验　是排除全消化道肿瘤的常用筛查手段。

5. 全结肠镜检查　以便血就诊者、有消化道肿瘤家族史或本人有息肉病史者、年龄超过 50 岁者、大便隐血试验阳性及缺铁性贫血的痔患者,建议行全结肠镜检查。

### 三、鉴别诊断

即使有痔存在,也应该注意与结直肠癌、肛管癌、息肉、直肠黏膜脱垂、肛周脓肿、肛瘘、肛裂、肛乳头肥大、肛门直肠的性传播疾病及炎症性肠病等疾病进行鉴别。

### 四、内镜下硬化剂治疗

**(一) 适应证及禁忌证**

1. 适应证

(1)Ⅰ度内痔伴出血者。

(2)Ⅱ度内痔。

(3)部分Ⅲ度内痔。

2. 禁忌证

(1)外痔。

(2)急性肛周炎症或急性肛周血栓。

(3)肛裂或肛瘘。

(4)妊娠期痔。

(5)大便失禁。

(6)对硬化剂成分过敏。

**(二) 术前准备及器械**

1. 术前准备　手术前的肠道准备可采用口服洗肠液、灌肠或其他促排便等方式进行,保证直肠清洁,减少感染率,术前完善知情同意书。

2. 器械

(1)电子胃镜或肠镜:选用直径较小、操作更灵活的胃镜,避免了采用直径较大的结肠镜反转倒镜操作可能引致患者疼痛、直肠黏膜损伤等的缺陷。但胃镜不完全适用于内痔治疗前的全结肠检查,故仍需用结肠镜完成全结肠检查。

(2)内镜用一次性注射针:我们推荐用长度为 5mm 的短针进行硬化剂注射,以免穿刺过深、注入肌层而发生穿孔或肛瘘等并发症。

(3)透明帽:透明帽是内镜诊疗中的常用附件之一,将其安装在内镜前端后,内镜前端与消化道黏膜间便可保持一定的距离,从而保证视野清晰并有足够的操作空间,以满足直视下准确把控操作角度、方向和深度的需求,最大限度避免了硬化剂异位注射所致的医源性损伤,且术中患者出现活动性渗血时,还可使用透明帽压迫止血,操作简单、有效。

(4)药物:如硬化剂,内镜下硬化术治疗所用的硬化剂种类繁多,包括聚桂醇、鱼肝油酸钠、乙醇胺、5% 苯酚、消痔灵等。近年来发现,与聚桂醇注射液原液注射治疗相比,采用聚桂醇泡沫硬化剂(4ml 聚桂醇注射液混合 16ml 空气,经反复来回抽吸 15 次,制得 20ml 聚桂醇泡沫硬化剂)注射治疗出血性内痔,可减少每例患者的聚桂醇总用量。

**(三)操作方法**

治疗前反复冲洗直肠,保证直肠腔清洁,装透明帽,充分注气暴露视野,辨明齿状线,确定痔核基底部或者顶部注射点,根据情况旋转镜身,保持内镜头部弯曲部角度较小,活检孔位于下方,便于顺利进针;强调在齿状线上,注射针以 25°~35° 角插入痔核,穿刺深度达黏膜下层,过浅可引起黏膜坏死、疼痛,过深易刺入肌层。注射点应在齿状线上,注射量目前尚无指南明确规定,实际操作中以注射液均匀分布于痔核组织为宜(图 54-2)。注射顺序如单次治疗,则先注射小痔核,再注射大痔核;如多次注射,则先注射大痔核。注射后如有脱垂,应立即回纳,以免发生急性痔嵌顿。

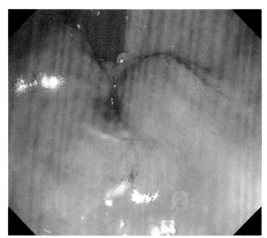
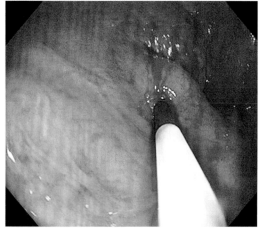
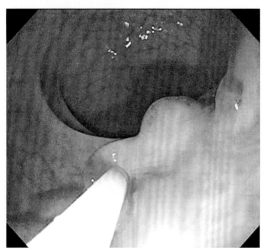

图 54-2　内痔内镜下硬化剂治疗

### （四）并发症处理

硬化剂治疗总体并发症发生率低,常见并发症如下:

1. 肛门胀痛　较常见,持续时间短,可以用非甾体抗炎药对症处理。

2. 局部黏膜损伤、坏死、溃疡形成　控制硬化剂用量、深部注射;药物治疗、坐浴。

3. 排尿困难　少部分患者术后 24~48 小时内可出现短暂性排尿困难,大部分均无需特殊处理,可自行恢复,极少数需留置导尿管。

4. 过敏反应　任何硬化剂均可引起过敏反应,发生后立即予抗过敏等对症处理。

5. 其他并发症　肛周水肿、感染等需注意防治。

## 五、内镜下套扎治疗

### （一）适应证及禁忌证

1. 适应证　Ⅰ~Ⅲ度内痔及混合痔的内痔部分,最适合Ⅱ~Ⅲ度内痔伴脱垂患者。

2. 禁忌证

(1)有严重的心、肝、肾疾病及凝血功能障碍(包括正在进行抗凝治疗)。

(2)有盆腔放疗史。

(3)严重免疫功能缺陷。

(4)直肠及肛管有严重感染或炎性病变。

(5)近期(3 个月内)有行硬化剂注射治疗史。

### （二）操作方法

在套扎前反复冲洗直肠腔,确定要套扎的静脉血管部位。随后调整内镜,让内镜前端的套扎器对准曲张的静脉,启动负压吸引,待曲张痔核充分吸入套扎器内后再行套扎,一般结扎 1~2 环,如需多次套扎,可自口侧向肛侧套扎,套扎时尽量不要超过齿状线(图 54-3)。术后禁食,卧床休息,避免过度用力。

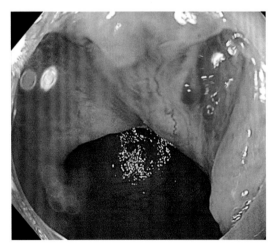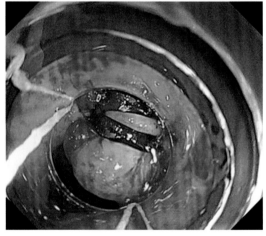

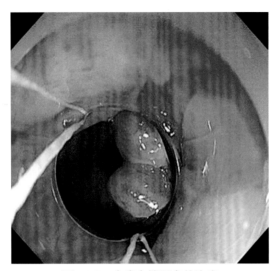

图 54-3　内痔内镜下套扎治疗

**（三）并发症处理**

1. 术后出血　主要以毛细血管渗血为主，多能自愈，大量出血少见。对于可见的黏膜渗血，可予压迫止血。

2. 术后肛门坠胀　术中及术后出现排粪感、肛门坠胀不适为最常见的并发症。治疗后平卧休息约 30 分钟，多可减轻。部分症状可持续数日，但症状多较缓和，常可通过坐浴及口服止痛剂得到缓解。术后应告知患者术后排粪感产生的原因，嘱尽量控制排粪。术中使用局部麻醉药物，不能明显减少该症状的发生。

3. 术后肛门疼痛　偶见术后肛门疼痛，多因套扎涉及齿状线以下的肛管皮肤，治疗时辨认齿状线非常重要。必要时可予止痛药物处理，多可耐受。

4. 术后感染　治疗前准确评估是防止严重感染发生的关键。对于免疫力低下或有全身感染高危因素的患者，治疗前、后可预防性使用抗生素。

5. 发热　临床常见套扎后出现一过性体温升高，多为低热，具体原因不明，多自行缓解。如出现发热不退，需予短期口服抗生素，以预防全身性感染，并且需严密观察发热情况及套扎局部症状变化。

6. 溃疡形成　套扎后胶圈脱落，可形成局部创面，在罕见的情况下可能出现溃疡，有时并发肛裂。治疗上可先予局部药物外用、坐浴理疗及止痛药物等保守治疗，如肛裂经久未愈，可按肛裂予以手术治疗。

# 第 2 节　肛管直肠血管瘤硬化剂治疗

## 一、概述

肛管直肠血管瘤临床少见，是一种先天性非遗传性疾病，多发于女性，发病年龄以 10~20 岁为多见。从中胚叶脱落而构成，多在皮内、皮下、黏膜下，常为多发，亦有单发。发生在肛门周围的多为毛细血管瘤，颜色鲜红或呈暗红色，不隆起，形状不规则，边界清楚，逐渐增大。发生在直肠内的多为海绵状血管瘤,多为扩张静脉和血管窦,扁平、稍隆起,形状不规则,边界不清,表面为紫红色,质软,挤压可缩小,去压后又复隆起,逐渐增大。有时两者混合发生,称为混合性血管瘤。

## 二、诊断

### (一) 临床表现

无痛性反复大量便血,便血颜色为鲜红或暗红色,有时混有血块,出血呈进行性加重,往往始发于幼年和青年,因患者常便血而伴有慢性贫血,有时可有里急后重和排便不净感。

### (二) 检查

1. 肛门视诊　可见肛门直肠部位有圆形或扁平、隆起的包块,局部黏膜呈蓝紫色,表面光滑。部分患者黏膜充血明显,触之易出血。

2. 直肠指诊　可以触摸到柔软的肿块,弥漫性血管瘤没有清晰的界限。部分患者黏膜充血明显,触之易出血。

3. 内镜检查　对怀疑有此病的患者应常规进行此项检查,内镜检查可确定病变的部位、性质和范围。典型的内镜下表现为向腔内凸起的肠黏膜肿块,大小不等,呈樱桃红色至黑色。肿块呈息肉形或扁平形,当肠腔充气或压迫时,肿块可缩小在病变部位,常可见扩张的静脉,少数可见糜烂或溃疡。部分病变呈弥漫性分布,边界难以确认。极少数病变较大,可见肠腔变窄,在近期有消化道出血的患者,病变表面或周围黏膜有损伤或炎症。虽然通过活组织检查可确定诊断,但由于可引发难以控制的大出血,应尽量避免使用。

4. 其他　选择性动脉造影、肠气钡双重对比造影等检查有助于诊断。

## 三、鉴别诊断

本病应与内外痔、结直肠炎性病变、直肠息肉、远端直肠炎等鉴别,需详细询问病史,患者多在 10 岁前发病。

## 四、治疗

绝大多数肛管直肠血管瘤需要积极治疗。治疗方式根据患者的身体状况、血管瘤的大小和部位,可选择非手术或手术治疗。非手术治疗包括内镜下硬化剂治疗,这里介绍一例我们做的肛管直肠内镜下硬化剂治疗。

16 岁女性患者,因"反复便血 5 年,伴重度贫血"就诊。肠镜检查见直肠下段至肛管多发形状不规则的血管瘤(图 54-4),予内镜下注射聚桂醇,具体操作如下:距血管瘤边缘 5mm,正常直肠黏膜处用穿刺针向血管瘤中心方向作穿刺,穿刺成功后注入聚桂醇,缓慢注射,边注射边观察,当血管瘤逐渐萎缩与周围正常黏膜相平后停止注射。该患者 1~2 年内镜随访 1 次,可见血管瘤复发,对复发的血管瘤再次予聚桂醇注射,现已随访 8 年,患者未再有便血、贫血,已正常升学、工作。

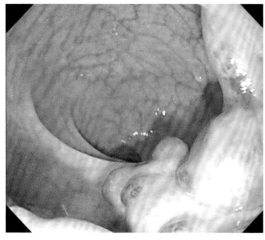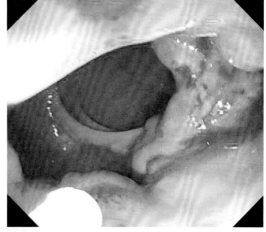

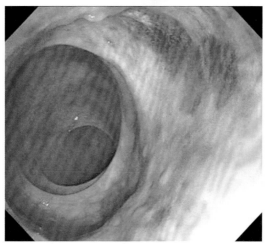

图 54-4　肛管直肠血管瘤硬化剂治疗

# 第 3 节　肛乳头肥大治疗

## 一、概述

肛乳头肥大是一种增生性炎症改变的疾病,是由慢性炎症长期刺激引起的。肛乳头肥大的发生年龄、大小、形态及生物行为等均无一定特殊性,多见于 31~40 岁中年人,以女性患者偏多,可发生于肛管周围的任何部位(发生于齿线附近),肥大肛乳头体积较小,直径多在 0.4~0.8cm,很少超过 1.5cm。正常肛乳头为纤维结缔组织组成,表层为复层扁平上皮,肥大肛乳头多见表面被覆复层扁平上皮,细胞层次厚薄不等,上皮突可不规则向下延伸,上皮下为纤维结缔组织,内有血管,淋巴管均有不同程度充血、水肿、炎症细胞浸润及纤维组织和上皮增生等炎性变化。相关报道显示,肛乳头肥大有恶变趋向,其上皮表现为轻、中、重度增生者分别为 28.8%、15.0%、2.5%,轻、中、重度不典型增生者分别为 3.8%、1.9%、0.6%,恶变率为 0.6%,一经发现,应尽早切除,手术时只要将肛乳头肥大基底部钳夹切除即可。

## 二、临床表现

临床上随着肛乳头逐渐增大,有时可随大便脱出肛外,反复脱出刺激肛管,可使局部分泌物增多,有时还会出现便后带血、排便不净感及肛门瘙痒。

## 三、内镜下治疗

常规肠道准备,保证直肠腔清洁,避免术后感染。

1. 位于齿状线上方的肥大肛乳头,胃镜倒镜下予圈套器直接电切。

2. 近肛侧的肥大肛乳头,倒镜无法圈套切除,可在胃镜引导下,利用止血钳夹肥大的肛乳头,拖出肛门口,于根部予圈套器电切(图 54-5)。

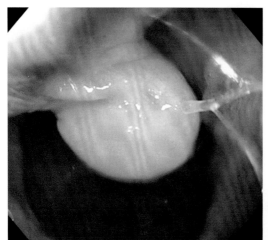
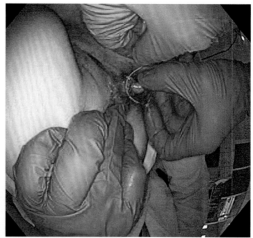
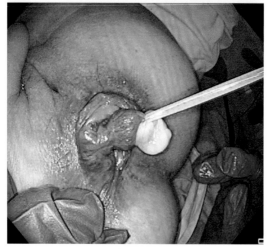

图 54-5　肥大肛乳头内镜下治疗

# 第 4 节　直肠狭窄肠镜下扩张治疗

## 一、概述

直肠狭窄分为良性狭窄和恶性狭窄,良性狭窄多为损伤或发炎后,肠壁结缔组织增生,使直肠腔缩小、变窄;恶性狭窄常见的有直肠肿瘤、盆腔肿瘤腔外压迫或肿瘤放射治疗后引起的肠腔狭窄。

## 二、临床表现

初期患者常有直肠坠胀不适,排便次数多,但不流畅,粪便伴有黏液、脓血等直肠炎症状,以后逐步发展为长期的进行性便秘和排便困难,里急后重,粪便形状变细,常混有脓血;晚期每有假性肛门失禁症状,常有黏液、脓血、稀粪从肛门内流出,局部皮肤因刺激而上皮脱落、发红、糜烂,肛门时感疼痛。同时,会出现低热、食欲缺乏、体重减轻、贫血和腹胀等慢性肠梗阻症状。

直肠指诊可触及狭窄环(7~9cm 以内者),直肠壁变硬、无弹性。

## 三、肠镜下扩张治疗

直肠狭窄除增加食物纤维和通便剂等处理外,主要治疗方法是扩肛术,包括手指或器械扩肛法,这里主要介绍肠镜下直肠狭窄扩张:

术前准备:无明显梗阻者可予缓泻剂做常规肠道准备;梗阻者可予灌肠做肠道准备。

肠镜下找到狭窄口,经活检孔道插入冲水管,注入水溶性造影剂泛影葡胺,观察狭窄部位的大小、形态、长度。将斑马导丝经内镜活检孔道插入狭窄部上端,然后将扩张球囊通过导丝置入狭窄部,使球囊中部位于狭窄最细处。用压力泵慢慢注入无菌生理盐水。根据不同需要,使压力保持在 3~8 个大气压,球囊扩张直径分别在 15~20mm,保持扩张 2~5 分钟,放球囊,将球囊导管退回肠镜活检孔内。此时可见狭窄部的肠黏膜因轻微撕裂而有少许渗血,可不需处理,若出血明显,予局部喷洒止血药物即可(图 54-6)。

术后注意观察有无腹痛、便血等症状。

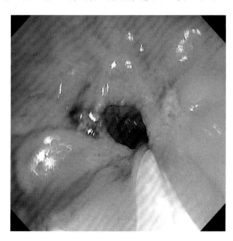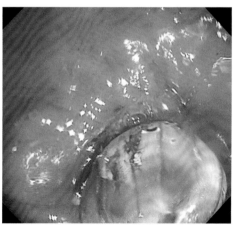

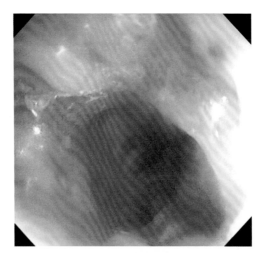

图 54-6　直肠狭窄肠镜下扩张

# 第 5 节　直肠类癌治疗

## 一、概述

类癌（carcinoid）起源于神经外胚层的能够分泌肽类激素的内分泌细胞（amine precursor uptake and decarboxylation cells，APUD 细胞）系统，属于 APUD 肿瘤的一种。它的组织结构像癌，具有恶变倾向，胃肠道是类癌的好发部位，约占 66.9%，但以阑尾、直肠和回肠最多见，其中直肠为第三好发部位，占类癌总数的 13.7%。近年来，随着肠镜检查数量增加，直肠类癌发现率呈上升趋势。另外，该病变的组织学表现类似恶性肿瘤，因其生物学行为与直肠癌有明显不同，生物学行为更趋向于良性病变，所以其治疗措施和预后也有别于直肠癌。

## 二、诊断

1. 临床表现　直肠类癌患者大多数无任何症状，较大的类癌可能出现便血、黏液便、大便变形、便秘和排便不尽感等。

2. 直肠指诊　可触及黏膜下活动、光滑、质硬且边界清楚的肿块。

3. 肠镜　可见到灰白色或黄色黏膜下隆起，质地硬，绝大多数表面光滑，偶可见黏膜溃疡，形成脐样外观。

4. 超声肠镜　大部分病灶呈低回声，少部分呈等回声结节，病灶内部回声均匀，边界清晰，起源于黏膜深层或黏膜下层（图 54-7）。

## 三、治疗

手术是直肠类癌的主要治疗方法。手术方法的选择要依据直肠类癌的大小、部位、浸润深度、有无淋巴结和远处转移等临床病理特征而定，其中肿瘤大小及肌层浸润是判断类癌恶性本质最重要的标准。通常认为，肿瘤直径不足 2cm，局限于黏膜下层而未浸润肌层者，行结肠镜黏膜切除术（EMR）、内镜黏膜下剥离术（ESD），由于肿瘤位于黏膜下，一般选择 ESD，可保证切缘阴性，为病理学检查提供良好的标本。

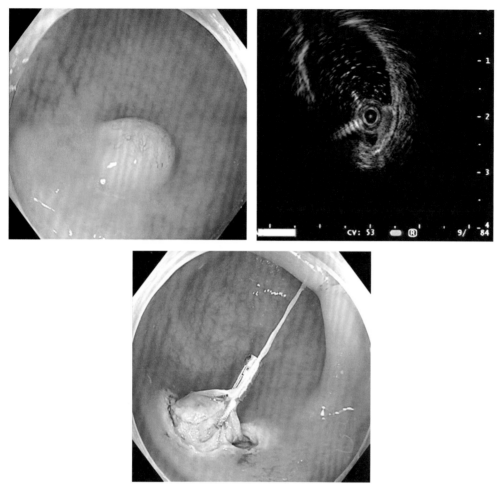

图 54-7　直肠类癌内镜、超声内镜表现及内镜下治疗

（冯　珍　姚礼庆　皓娉婷）

## 参 考 文 献

［1］中华医学会外科学分会结直肠肛门外科学组，中华中医药学会肛肠病专业委员会，中国中西医结合学会结直肠肛门病专业委员会 . 痔临床诊治指南 (2006 版 )[J]. 中华胃肠外科杂志，2006, 9 (5): 461-463.

［2］李春雨，张有生 . 实用肛门手术学 [M]. 沈阳 : 辽宁科学技术出版社，2005.

［3］中国中西医结合大肠肛门专业委员会痔套扎治疗专家组 . 痔套扎治疗中国专家共识 (2015 版 )[J]. 中华胃肠外科杂志，2015, 18 (12): 1183-1185.

［4］LEVY M H. Advancement of opioid analgesia with controlled-release oxycodone [J]. Eur J Pain, 2001, 5 Suppl A: 113-116.

［5］松井敏幸 . 大肠狭窄の内视镜の扩张术 [J]. 消化器内视镜，2000, 12 (6): 938-940.

［6］刘厚钰，姚礼庆 . 现代内镜学 [M]. 7 版 . 上海 : 复旦大学出版社，2001.

# 消化内镜人工智能与电子内镜篇

# 第55章 消化内镜人工智能

## 第1节 人工智能技术简介

人工智能(artificial intelligence, AI)是研究使计算机来模拟人的某些思维过程和智能行为(如学习、推理、思考、规划等)的一门新的技术科学。人工智能可分为弱人工智能、强人工智能、超人工智能三个层次。目前应用最广的是弱人工智能。人工智能的概念是在1956年达特茅斯(Dartmouth)会议上提出的(图55-1),在之后的10多年间,随着第一款神经网络软件Perceptron及第一款人工智能软件Logic Theorist的推出,人工智能进入了第一次黄金期,但由于这些软件的实用性较差,在1970年之后,人工智能进入第一次寒冬期。1980年后,随着第五代计算机的问世,以及一些新兴算法的提出,人工智能又开启了第二次黄金期,与上一次类似的是,同样停留在了理论研究的阶段,较少具有明显的实用价值,人工智能又再一次进入了寒冬期。直至2006年Hinton创立了深度学习算法,人工智能又迎来了第三次浪潮,在这一次浪潮中,人工智能技术被广泛应用于安全防范、军事、传媒、医学等多个领域,走进了千家万户。

目前认为人工智能分为三个发展阶段,即运算智能、感知智能和认知智能。运算智能是指快速计算和记忆存储能力;感知智能指的是视觉、听觉、触觉等计算机感知能力;认知智能,通俗地说是计算机"能理解,会思考"。目前发展到的阶段是感知智能,如语音识别和图像识别。人工智能的发展取决于四大要素——场景、数据、算法与算力。应用场景是其中最重要的部分,需要找到合适人工智能应用的现实场景,这部分场景往往具有如下基本特征:①重复工作多,适合AI操作;②风险可控,容错率高;③相关配套技术成熟。除此以外,AI还要能解决目前行业中的瓶颈与痛点,才能被大众所广为接受,脱离实际应用场景的AI是虚无缥缈的。数据是第二位重要的要素,人工智能技术依赖于大数据的基础,没有了大量可供学习的高质量数据,人工智能技术也只是纸上谈兵。再其次是算法,好的算法能契合所应用的场景,更好地运用数据资源,并在一定程度上节省算力。最后是算力,算力是不可或缺的,人工智能的发展本身就是计算机科学发展的一个分支,但算力也不能过分强调,太过重视算力,只能是提高了人工智能的应用成本,是技术不能得到很好的推广,好的技术能在一个较为低廉的成本水平对应用场景进行服务,这样的技术才能真正走进千家万户。

机器学习(machine learning, ML)是人工智能的核心,是让计算机可以自动"学习"的算法。机器学习算法是一类从数据中自动分析获得规律,并利用规律对未知数据进行预测的算法。机器学习对"经验"的依赖性很强。深度学习(deep learning, DL)是机器学习算法的一种,其来源是在于建立、模拟人脑进行分析学习的神经网络,它模仿人脑的机制来解释数据,例如图像、声音和文本。

**A Proposal for the**

**DARTMOUTH SUMMER RESEARCH PROJECT ON ARTIFICIAL INTELLIGENCE**

We propose that a 2 month, 10 man study of artificial intelligence be carried out during the summer of 1956 at Dartmouth College in Hanover, New Hampshire. The study is to proceed on the basis of the conjecture that every aspect of learning or any other feature of intelligence can in principle be so precisely described that a machine can be made to simulate it. An attempt will be made to find how to make machines use language, form abstractions and concepts, solve kinds of problems now reserved for humans, and improve themselves. We think that a significant advance can be made in one or more of these problems if a carefully selected group of scientists work on it together for a summer.

The following are some aspects of the artificial intelligence problem:

1) Automatic Computers

If a machine can do a job, then an automatic calculator can be programmed to simulate the machine. The speeds and memory capacities of present computers may be insufficient to simulate many of the higher functions of the human brain, but the major obstacle is not lack of machine capacity, but our inability to write programs taking full advantage of what we have.

2) How Can a Computer be Programmed to Use a Language

It may be speculated that a large part of human thought consists of manipulating words according to rules of reasoning

**图 55-1　达特茅斯会议文件首页**

"人工智能（artificial intelligence）"在 1956 年达特茅斯会议上被确立为这一
门新学科的名称。

机器学习按照数据特点与任务要求进行分类，可以分为监督学习、半监督学习、无监督学习和强化学习。监督学习是训练数据带有标识，有几种期望的输出，通过比较预测结果与实际结果，对算法和模型进行不断的调整；半监督学习是训练数据部分有标识，部分无标识，模型首先识别数据的内在结构，然后合理组织数据进行预测；无监督学习是训练数据没有标识，也没有期望的输出，学习模型是为推断数据的某些内在结构；强化学习是指从一系列行动获得回报或奖励，输入数据会直接对模型产生反馈，监督模型中输入数据仅用来检查模型对错，模型作出反馈后立刻进行调整。机器学习按照算法思想又可分为回归算法、贝叶斯算法、基于核的算法、降维算法、集成算法、树算法、深度学习、聚类算法等。

机器学习的工作过程，简而言之可以分为三步，即数据集的形成、模型训练与模型验证。数据集是一系列真实数据的集合，包含一系列条件及对应结果，其中条件即为模型输入，也称特征；结果即为模型输出，也称标签。模型即函数，根据给定输入，通过相应函数映射出一个输出值。模型验证是将训练好的模型对已准备好的测试集进行测试，得到测试精度（图

55-2)。深度学习作为机器学习的一种,有其明显的优势,深度学习体现出更强的拟合和泛化能力、更少的人工干预和更高的预测精度。但深度学习也有一些不足,如对数据的依赖性更强和训练速度较慢等。深度学习算法应用的三个主要领域分别是语音识别、自然语言识别和计算机视觉。其中,以计算机视觉的应用面最广,占到全部深度学习算法应用的 1/3以上。

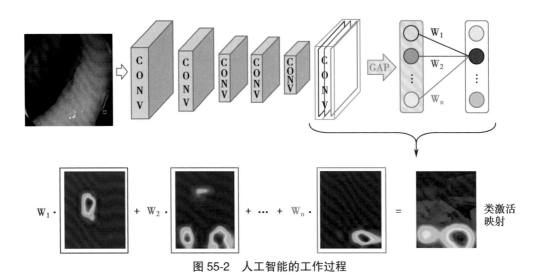

图 55-2　人工智能的工作过程

以最经典的猫狗分类来解释计算机视觉技术的流程与原理,取已包含猫或狗图像的数据集,如经典的"Cat *vs.*Dogs Kaggle competition"数据集,该数据集中包含了两个文件夹:①训练文件夹:它包含了 25 000 张猫和狗的图片,每张图片都含有标签,这个标签是作为文件名的一部分;②测试文件夹:它包含了 12 500 张图片,每张图片都以数字来命名。对于这份数据集中的每幅图片来说,我们的模型都要预测这张图片上是狗还是猫(1= 狗,0= 猫)。接着进行预训练模型的选择,目前主流的模型有 Xception、VGG16、VGG19、ResNet50、Inception V3、Inception ResNet V2、Mobile Net 等,使用这些模型在公开的图像数据集上运行,可得到模型的精度及其他一些参数信息,通过这些信息选定模型进行训练。使用选定模型对训练文件夹中的图像进行训练后,使用测试文件夹中的图像进行验证,可以得到模型的实际精度。通常使用混淆矩阵的形式进行结果的呈现,对于二分类问题而言,该结果与四格表检验类似。评价关键指标是真阳性(TP)、伪阳性(FP)、真阴性(TN)、伪阴性(FN)。灵敏度(sensitivity)是指在所有实际为阳性的样本中,被正确地判断为阳性的比率。灵敏度越高,漏诊率越低。公式为 TPR=TP/P。特异度(specificity)是指在所有实际为阴性的样本中,被正确地判断为阴性的比率。特异度越高,误诊率越低。公式为 TNR=TN/N。准确度(accuracy)是指在所有样本中,被正确判断的样本比率。公式为 ACC=(TP+TN)/(P+N)。分类问题中,我们要追求高敏感度和高特异度,但是在任何系统或模型中,"明察秋毫"和"枉杀千人"总需要找一个平衡点。临床应用中要追求整体的运行效率,牺牲敏感度、追求特异度会造成漏诊率提高,致使筛查或检查不达目的;牺牲特异度、追求敏感度可能导致医疗资源浪费在假阳性的案例上。

# 第2节 人工智能技术的发展现状

根据国务院发布的《新一代人工智能发展规划》,中国人工智能战略总体技术和应用2020年将与世界先进水平同步,2030年将达到世界领先水平。全球有识之士也已经对人工智能发展形成共识:谁能引领人工智能,谁就掌控了人类的未来! 从"PC+"到"互联网 +",再到"人工智能 +",人工智能与各行业的紧密结合将催生出更大的应用场景。人工智能涉及范围广阔,除科技巨头全方位深度参与外,其他企业在行业中依赖自身优势参与竞争,构建了纷繁复杂的竞争格局,细分领域竞争较为激烈,应用层想象空间广阔,参与企业众多。据亿欧智库统计,2019年中国人工智能企业共计1 093家,医疗AI企业占比18%。行业专家的共识认为,AI最有可能在医疗领域率先落地,医学影像是目前人工智能在医疗领域最热门的应用场景之一。

医疗AI大事件:

1. 2017年4月,谷歌的人工智能眼科诊断用深度学习预测失明风险。在这项成人的糖尿病性视网膜眼底照片的评估中,基于深机器学习的算法,对可疑糖尿病性视网膜病变检测时,具有高灵敏度和特异性。

2. 2017年7月,阿里云人工智能ET夺得国际肺结节检测大赛世界冠军。2017年7月14日,国际权威肺结节检测大赛LUNA16的世界纪录被一家中国企业打破。阿里云ET凭借89.7%的平均召回率夺得世界冠军。大赛要求选手对888份肺部CT样本进行分析,寻找其中的肺结节。样本共包含1 186个肺结节,75%以上为小于10mm的小结节。最终,ET在7个不同误报率下发现的肺结节平均召回率达到89.7%,超出第二名0.2%。

3. 2017年8月,腾讯联合中山大学附属肿瘤医院发布首个医疗AI产品。

4. 2017年11月,清华大学和科大讯飞联合研发的"智医助理"机器人通过执业医师综合笔试。该机器人在"2017年国家执业医师考试临床综合笔试"中取得了456分的成绩,超过临床执业医师合格线(360分),属于全国53万名考生中的较高水平。

5. 2018年4月,中南大学湘雅二医院研发中国首个皮肤病人工智能辅助诊疗综合平台。

医疗AI将为我们带来什么? 更早发现疾病,更便宜的医疗器械;更精准有效、更便宜、更短时间的治疗方案;更高效率地研发药品,更便宜的药物制造方案。

# 第3节 消化内镜人工智能的应用前景

根据2019年国家癌症中心发表的数据,我国胃癌年新发病例为40.3万例,死亡病例为29.4万例,分别位列全部肿瘤的第二位和第三位;我国结直肠癌年新发病例为38.8万例,死亡病例为18.7万例,分别位列全部肿瘤的第三位和第五位(图55-3)。消化道肿瘤的淋巴结转移有其特点,黏膜内癌的淋巴结转移率为0~4%,黏膜下癌淋巴结转移率为18%~25%,进展期(侵及肌层)淋巴结转移率为65%~79%。消化道肿瘤威胁人类健康的主要原因是没有在早期阶段发现,如果消化道肿瘤被诊断在早期阶段,则5年生存率将大于90%。胃肠道肿瘤早期发现对社会的巨大卫生经济学效益,以家庭为单位,发现1例早癌,将为一个家庭至少节省 27 万元的支出,避免了因病致贫。

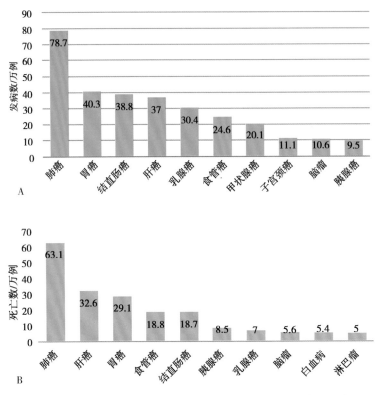

**图 55-3　2019 年新发布我国胃癌与结直肠癌的发病数与死亡数**
A. 2019 年新发布我国胃癌与结直肠癌的发病数;B. 2019 年新发布我国胃癌与结直肠癌的死亡数。

　　然而我国早期胃癌检出率低,严重影响患者的生命健康!对比中、日、韩三国的早癌检出率数据,日本为 70%,韩国为 50%,而我国仅为 10% 左右。从这一数据挖掘更深层次的问题,首先,相对日本来说,我国消化内镜发展相对不足,消化内镜诊疗发展受到内镜产业发展影响,虽然近几年国产内镜产业有很大的发展,但中国软镜市场仍主要由日本企业巨头垄断,其市场份额超过 95%。其次,消化内镜医师相对缺乏,受培训程度不一,2012 年我国共有 6 128 家医疗机构开展消化内镜诊疗,有 26 203 名消化内镜医师和 14 532 名消化内镜护士,全年开展消化内镜诊疗病例为 2 877 万例。按照每年 5% 的增长率预测,2020 年我国共有 9 054 家医疗机构开展消化内镜诊疗,有 38 714 名消化内镜医师和 21 470 名消化内镜护士,全年开展消化内镜诊疗病例为 4 251 万例(图 55-4)。第三,消化内镜本身存在漏诊的情况,以上消化道为例,Menon Shyam 等通过荟萃分析发现,上消化道检查肿瘤病灶的漏诊率高达 11%。早癌病灶由于其形态学原因更容易被漏诊,Yuichi Shimodate 等研究发现在漏诊的病灶中,60% 为平坦型或浅表凹陷型的早癌病灶,而在非漏诊病灶中,这一类型仅占到 30.77%。由于胃早癌的发生位置较为浅表,在内镜下有时难以发现,日本学者总结了浅表肿瘤(包含部分进展期胃癌)的漏诊率,发现平坦或浅表凹陷型的肿物较隆起型与进展期的肿瘤更难发现,这对于年轻医师来说是一个挑战。

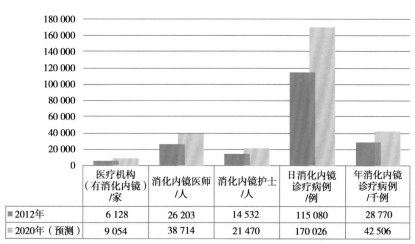

| | 医疗机构<br>（有消化内镜）<br>/家 | 消化内镜医师<br>/人 | 消化内镜护士<br>/人 | 日消化内镜<br>诊疗病例<br>/例 | 年消化内镜<br>诊疗病例<br>/千例 |
|---|---|---|---|---|---|
| ■ 2012年 | 6 128 | 26 203 | 14 532 | 115 080 | 28 770 |
| ■ 2020年（预测） | 9 054 | 38 714 | 21 470 | 170 026 | 42 506 |

图 55-4　我国消化内镜开展情况 2012 年与 2020 年预测对比

基于以上原因,各国消化内镜协会都出台了大量的指南与标准,美国消化内镜学会（American Society for Gastrointestinal Endoscopy, ASGE）和日本消化器内视镜学会（Japan Gastroenterological Endoscopy Society, JGES）为结肠镜检查和胃镜检查制定了安全和质量指标。欧洲胃肠道内镜学会（European Society of Gastrointestinal Endoscopy, ESGE）系统地调查了现有的证据,并生成了基于证据的结肠镜检查和胃镜检查规范,我国中华医学会消化病学分会（Chinese Society Of Gastroenterology, CSGE）同样也制定了相应的标准,以规范医师的操作,提升消化内镜诊疗质量,降低漏诊率（表 55-1）。但是,由于缺乏监管和有效的技术手段,这些规范并不总能被很好地执行,以退镜时间为例,规范中要求结肠镜检查退镜时间大于 6 分钟,但在实际诊疗过程中仍有许多检查并没有完成 6 分钟的检查时间,小于 6 分钟退镜时间的肠镜检查将带来更多结肠肿瘤的漏诊。在有了人工智能以后,这些问题就可以迎刃而解,一方面,消化内镜人工智能对于这些质量控制指标有实时监测的作用;另一方面,人工智能可以提示医师在内镜下发现病灶,提高各类病灶的检出率。

表 55-1　消化内镜质量控制指标

| 消化内镜 | 指标 |
|---|---|
| 食管、胃、十二指肠镜 | 检查时间（>7 分钟） |
| | 系统性排查（胃 >22 幅图） |
| | 完善准确的图像资料记录 |
| | 规范的术语使用（>95%） |
| | 碘染与 WLI 对比以增加消化道癌的检出 |
| | 根据 MAPS 指南使用活检方案 |
| | 巴雷特食管检查时间（>1min/cm） |
| 结肠镜 | 完善的肠道准备的比例（≥ 90%） |
| | 达盲率（≥ 90%） |
| | 息肉检出率（≥ 40%） |
| | 腺瘤检出率（>25%） |
| | 记录退镜时间（>96%） |
| | 结肠镜筛查的退镜时间（≥ 6 分钟） |
| | 合理的息肉切除技术（≥ 80%） |

# 第4节 消化内镜人工智能的研究背景

在消化内镜人工智能方面,目前国际上主要以中、日两国学者占学术主导地位。在日本,该学科带头人主要是工藤进英教授及其团队成员,该团队率先在日本进行了全球首个消化内镜人工智能产品的注册临床试验;在中国,于红刚教授及其团队是该领域的"领头羊",该团队在八尾建史教授胃 22 部位分区法的基础上,率先开创了上消化道部位的人工智能识别,提出了消化内镜质量控制首先要重视"查全"的理念。应用人工智能对于上消化道不同区块的识别,可以提示内镜医师遗漏的检查部位,减少医师的检查盲点。在下消化道,该团队又开创性地提出了消化内镜退镜速度的概念,既往消化内镜领域使用 6 分钟退镜时间标准来规范医师的退镜速度,即退镜的总时间不能高于 6 分钟,但这并不能从根本上约束内镜医师的操作,还是存在内镜医师部分结肠区段退镜过快,导致部分肠段没有看到或看清而遗漏了病灶的情况。该团队利用算法使医师能在退镜时实时获悉自己的退镜速度有没有超速,在医师退镜过快或有视野脱漏时,人工智能系统会自动报警,提醒医师回到原来的退镜速度和退镜位置(图 55-5)。

在肠道准备方面,长久以来国际上使用波士顿评分对患者的肠道准备情况进行判断,但是该评分依赖医师对三个结肠区段进行主观评分的方式,存在客观性不足及评价区段不够细化的问题。周杰等提出了利用人工智能算法实时进行肠道清洁度评分的方法,该法依据经典波士顿评分的要点,使用人工智能算法,每间隔一定时间对内镜视频中的肠道清洁度进行评分,不仅使得波士顿评分有了更加客观的评分手段,也细化了评分的间隔,使医师能得知各细分结肠区段的肠道准备情况。

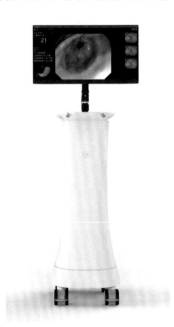

**图 55-5 我国自主研发的消化内镜人工智能工作站**

息肉、腺瘤检出一直以来是研究的热点,武汉大学人民医院的研究团队利用人工智能系统提升结肠腺瘤的检出率,实验组采用 ENDOANGEL 辅助内镜医师进行结肠镜检查,对照组进行常规结肠镜检查。最终结果显示,与对照组相比,实验组腺瘤检出率提升约 100%(16.34% *vs.* 7.74%)。ENDOANGEL 辅助肠镜检查组的平均阴性退镜时间(6.38 分钟)明显长于对照组(4.76 分钟)。

自 2015 年以来,我国先后发布多项政策促进人工智能及其相关产业的发展,2015 年国务院发布了《国务院关于积极推进"互联网 +"行动的指导意见》,2016 年先后发布了《"互联网 +"人工智能三年行动实施方案》《智能硬件产业创新发展专项行动(2016—2018 年)》,2017 年又先后发布了《新一代人工智能发展规划》。《新一代人工智能发展规划》中提出,人工智能的迅速发展将深刻改变人类社会生活、改变世界。为抢抓人工智能发展的重大战略机遇,构筑我国人工智能发展的先发优势,加快建设创新型国家和世界科技强国,按照党中央、国务院部署要求,制定本规划(表 55-2)。

这些国家层面的政策正在显著促进我国人工智能产业的发展。习近平主席在《"健康中国2030"规划纲要》中提出要"建立与国际接轨、体现中国特色的医疗质量管理与控制体系……推出一批国际化标准规范。建设医疗质量管理与控制信息化平台,实现全行业全方位精准、实时管理与控制,持续改进医疗质量和医疗安全,提升医疗服务同质化程度……加强健康医疗大数据相关法规和标准体系的建设"。人工智能与健康产业是国家重点规划的两个领域,因此,医学人工智能作为这两者的结合,在未来10年内必将蓬勃而飞速地发展。

表 55-2　全球人工智能政策一览

| 年份 / 年 | 美国 | 中国 | 欧洲 | 日本 |
|---|---|---|---|---|
| 2015 | — | 《中国制造2025》《国务院关于积极推进"互联网+"行动的指导意见》 | — | 《日本机器人战略:愿景、战略、行动计划》,制定"人工智能产业化工程表" |
| 2016 | 《为人工智能的未来做好准备》《国家人工智能研究与发展战略规划》 | 《国民经济和社会发展第十三个五年规划》《"互联网+"人工智能三年行动实施方案》《智能硬件产业创新发展专项行动(2016—2018年)》《"十三五"国家科技创新规划》 | 《对欧盟机器人民事法律法规委员会的建议草案》《欧盟机器人民事法律规则》 | 《第五期科学技术基本计划(2016—2020)》《日本再兴战略》 |
| 2017 | 《国家机器人计划2.0》(简称"NRI-2.0")、《人工智能与国家安全》《人工智能未来法案》 | 《新一代人工智能发展规划》 | — | 《人工智能的研究开发目标和产业化路线图》《人工智能技术战略》《科学技术创新综合战略2017》 |
| 2018 | — | — | 《欧盟人工智能》《人工智能道德准则》《人工智能时代:确立以人为本的欧洲战略》 | — |
| 2019 | 《美国人工智能倡议》 | — | — | — |

# 第5节　消化内镜人工智能与内镜中心管理

消化内镜人工智能在内镜中心的管理中起到了至关重要的作用,吉林市人民医院是我国较早开展消化内镜人工智能临床应用的医院之一,该院消化内镜中心在2018—2019年间,陆续装载了6台消化内镜人工智能工作站(图55-6),消化内科主任王宏光教授是我国知名的消化内镜专家,也是我国较早接受消化内镜人工智能的专家。

王宏光教授成功将消化内镜人工智能引入消化内镜中心的管理中,第一,在内镜操作培训方面,使用人工智能对年轻医师进行操作培训,在传统手把手教学的基础上,采用人工智能实时提示,年轻医师可及时知道自己是否达到了消化内镜操作的标准,从而更快地掌握了内镜的操作技巧；第二，在病灶检出方面，在人工智能的辅助下，减少了病灶的漏诊，以早期肿瘤病灶为例，在装载消化内镜人工智能后，该中心早期肿瘤的发现率较装载消化内镜人工智能前提升了 1 倍多；第三，在操作质量控制方面，人工智能对医师的内镜诊疗质量数据进行实时监控，通过实时监测数据即可获知每位操作医师的操作质量；第四，通过人工智能自动采图的功能，减少了医师遗漏截取病灶的数量，同时对截取的病灶图像进行对比学习，提高了内镜医师的诊断水平。

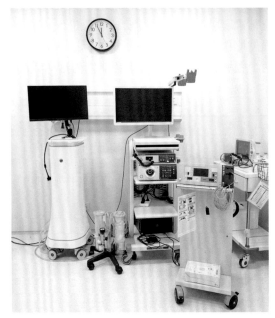

图 55-6　消化内镜人工智能工作站在内镜中心的布置

吉林市人民医院还将人工智能技术推广到"万人筛查"项目中，为贫困人口带去福音。2019 年吉林市卫生健康委员会发布了免费为 1 万名贫困人口进行消化内镜筛查的文件，并由吉林市人民医院主导实施，吉林市人民医院使用人工智能对贫困的患者进行精准的智能内镜筛查，在 2019 年 9—10 月期间，通过人工智能系统，该内镜中心的体检中心发现了 15 例早期肿瘤病例，真正使高精尖技术服务于基层群众。

（宋　颖　杨　佳　于红刚）

## 参 考 文 献

［1］ MCCARTHY J, MINSKY M L, ROCHESTER N, et al. A Proposal for the Dartmouth Summer Research Project on Artificial Intelligence, August 31, 1955 [J]. AI Magazine, 2006, 27 (4): 12-14.

［2］ HINTON G E, OSINDERO S, TEH Y W. A fast learning algorithm for deep belief nets [J]. Neural Comput, 2006, 18 (7): 1527-1554.

［3］ 于红刚 . 消化内镜人工智能的现状及展望 [J]. 中华消化内镜杂志 , 2019, 36 (4): 229-232.

［4］ WU L, ZHANG J, ZHOU W, et al. Randomized controlled trial of WISENSE, a real-time quality improving system for monitoring blind spots during esophagogastroduodenoscopy [J]. Gut, 2019, 68 (12): 2161-2169.

［5］ WU L, ZHOU W, WAN X, et al. A deep neural network improves endoscopic detection of early gastric cancer without blind spots [J]. Endoscopy, 2019, 51 (6): 522-531.

［6］ ZHOU J, WU L, WAN X, et al. A novel artificial intelligence system for the assessment of bowel preparation (with video)[J]. Gastrointest Endosc, 2020, 91 (2): 428-435.

［7］ GONG D, WU L, ZHANG J, et al. Detection of colorectal adenomas with a real-time computer-aided system (ENDOANGEL): a randomised controlled study [J]. Lancet Gastroenterol Hepatol, 2020, 5 (4): 352-361.

［8］ WANG P, XIAO X, GLISSEN BROWN J R, et al. Development and validation of a deep-learning algorithm for the detection of polyps during colonoscopy [J]. Nat Biomed Eng, 2018, 2 (10): 741-748.

# 第56章 一次性内镜

## 第1节 一次性内镜简介

一次性内镜,即一次性使用,使用后可抛弃所有或部分组成部分的内镜(图56-1)。由于大部分软式内镜结构复杂,难以彻底消毒,同时又无法使用高温高压灭菌,这也就造成软式内镜最大的使用风险之一为交叉感染。据 Ofstead 等的研究,70% 以上的内镜没有清洗干净。他们所调查的 3 家顶级医院是通过 Joint Commission 认证的,这 3 家医院受检内镜的阳性率达到 71%。受检内镜包括胃镜、肠镜、十二指肠镜、膀胱镜、EUS、支气管镜、气管插管内镜及支气管超声内镜。从 2013 年起,在美国已有超过 35人因为内镜感染超级细菌而死亡。可想而知,内镜未洗消干净的危害是巨大的。

对此,一次性内镜的想法慢慢进入人们的视野。美国公司在 2013 年发布一款一次性电子子宫探查内镜,插入部为一次性使用,显示屏为重复使用。目前世界范围内一次性软式内镜生产厂家中,Ambu 的一次性医用电子镜历经 10 年的发展已经达到年销售接近 500 万支的规模,Boston Scientific 在碎石管理领域推出了一次性使用胆胰管成像系统,这种子母胆道镜系统可以对胰腺系统疾病作出快速、有效的诊断和治疗。Karl Storz 推出的一次性鼻咽喉镜和食管镜代表着资深的内镜生产厂商也加入到了一次性内镜的行业。

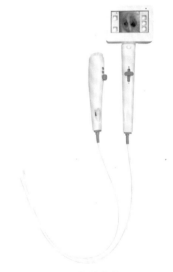

图56-1 一次性内镜的外观

中国近些年也有不少于 10 家企业加入泌尿、呼吸、妇科、消化等学科使用的一次性医用电子内镜研发和生产,部分如泌尿科使用的一次性电子输尿管肾镜已经进入国际市场。

一次性内镜的提出解决了软式内镜交叉感染的问题,但是现阶段一次性软式内镜的发展还存在较多的问题。关于产品单次使用成本,越是医疗卫生条件落后的地区,越关心产品的单次使用成本。对于我国而言,大部分地区的医疗水平还远远达不到真正的一次性使用,甚至在中等发达国家也难以实现。这种一次性耗材重复使用的报道已屡见不鲜,归根结底是一次性产品的使用成本问题。一次性产品为了成本,牺牲了产品的部分质量,所以有部分术者在使用时会反馈使用体验不如重复内镜,不论是成像精度还是操控体验和舒适感,一次性产品和重复使用产品都是有差距的。因此,在使用成本和产品质量上,需要有一个厂商和术者都能接受的平衡点。

近年来,医用一次性内镜及相关产品不断推新,一次性软性内镜的图像质量会越来越接近高清电子内镜的水平,Ambu已准备推出100万像素级别的高清一次性电子内镜。电子内镜的重要元件"摄像模组"随着科学技术的不断进步,有关生产厂家相继推出含有堆叠法镜头的CMOS摄像模组,其摄像模组尺寸从575μm×575μm(4万像素)到2 533μm×1 534μm(100万像素),可符合不同镜种需要,随着量产的不断扩大,其产品单价能日益满足一次性电子内镜成本的需求。

随着各类别医用材料品种和加工方式的不断推新,内镜结构设计发生革命性变化,未来的一次性电子内镜能不断满足操控性能的需要、患者舒适度的需要、图像质量的需要和使用成本的需要。在使用成本和产品质量上会有一个良好的结合点,从而杜绝医用内镜交叉感染的问题。

# 第2节　一次性内镜的原理与结构

一次性内镜的工作原理是将光学信号转换为电子视频信号。先端采用如CCO/CMOS组件一类的摄像系统,照明采用高亮度、高显色指数的LED光源;便携图像显示处理装置与一次性内镜连接时,有的采用可热插拔电子处理技术,一次性内镜与便携图像显示处理装置相连接时组成一次性内镜系统,可实现图像冻结、图像拍照、图像录像功能。手柄操作部斜下部位装置有器械操作通道(图56-2)。

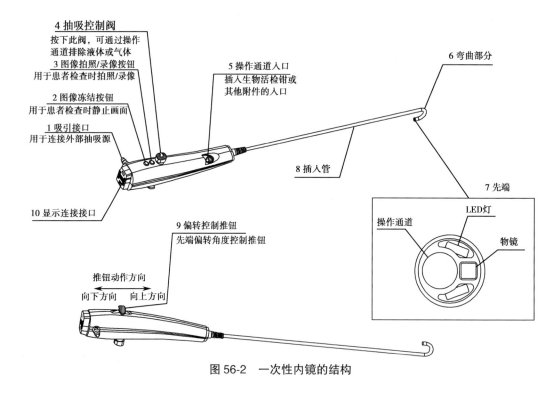

图56-2　一次性内镜的结构

各部件的功能说明如下:

1. 吸引接口　用于通过吸引管路连接吸引装置。

2. 图像冻结按钮　使用时,轻按此按钮,屏幕上显示的动态画面会静止,再次按动此按钮,图像恢复正常。

3. 拍照／录像按钮　短按此按钮,显示图像处理器会自动记录此时刻显示的画面图像1幅;长按此按钮3秒及以上,记录图像进入录像状态,详细请参阅VP-100S/VP-100L使用说明书。

4. 吸引控制阀　使用时按住此按钮,外接吸引器会通过本仪器操作通道吸引镜体前端部位液体。

5. 操作通道入口　操作者可以通过此通道插入与之兼容的内镜附件(器械)。

6. 弯曲部　由本设备操作部角度控制钮上、下推动时带动内镜插入部前端转动。

7. 先端　内镜插入部最前端元件,装配有操作通道出口、摄像镜头和LED照明装置。

8. 插入管　插入管的组件。

9. 偏转控制推钮　沿操作部纵轴方向上、下推动,向上推动时,插入部前端向下弯曲;向下推动时,插入部前端向上弯曲。

10. 显示连接接口　可与VP-100S 4.3寸便携医用图像显示处理装置或与VP-100L 10.1寸医用图像显示处理装置相连接,组成一次性内镜系统。

# 第3节　使用前的准备与检查

使用前,必须按照规定准备和检查。一次性内镜及其附件在使用前,都必须对其包装状况及正常功能进行仔细检查,确认一切合格后,方可应用于患者的治疗过程。如果一次性内镜在不正常的情况下使用,会危及操作者和患者的安全。使用前需要仔细检查外包装有无破损,包装标签上注明的使用期限是否在使用期限前。

## 一、使用前的准备

准备好将要使用的设备和个人保护用具,如护目镜、面罩、防护性保护服与防护手套。

## 二、视频图像的检查

连接便携图像显示处理装置,轻按开机按键开机。开机时,不要直视先端部分,否则会损伤眼睛。调整摄像头的白平衡后,检查显示画面是否可以清楚看到距离摄像头3~50mm的物体。如果看不清楚,应该用一块干净的无绒布,蘸75%乙醇擦拭前端。清洗或擦拭镜头表面时,不要使用研磨性洗涤剂,否则会划伤镜头。

## 三、手柄按键的检查

在视频图像检查完毕后,依次检查一次性内镜手柄的按键是否出现凹陷、凸起、无按键行程等缺陷。在开机状态下,依次按下一次性内镜手柄上的拍照／录像键、冻结键;确保手柄上的按键功能都能实现。

## 四、插入部分的检查

检查插入部分的整个表面有无异常状况,如凹痕、皱褶或咬痕。一次性内镜柔性插入部分上的任何凹陷都会对其内部机能造成损害。用手轻捋插入部的整个表面,检查是否有异

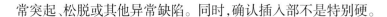

常突起、松脱或其他异常缺陷。同时,确认插入部不是特别硬。

### 五、弯曲部分的检查

观察弯曲外皮表面是否有松弛、膨胀、划痕、孔洞和其他异常。用手轻握弯曲部中心和距先端20cm的地方,轻轻用力推、拉以确定没有松动。使弯曲部分处于伸直状态,然后进行以下检查:

1. 分别向上 / 下方向缓慢推动上 / 下角度控制钮,观察其运转是否平滑。保证在全程和适当范围内可以偏转。

2. 缓慢推动上 / 下角度控制钮至自然位置,确认弯曲部能够平稳恢复到原先接近伸直的状态。

3. 角度控制钮推动的操作不够均匀平稳,可能是一次性内镜内部损坏的表现。为了避免进一步损坏一次性内镜或使用过程中出现功能异常的可能,在角度控制操作不平稳时,切勿使用。

### 六、吸引功能的检查

首先,将连接外部抽吸设备的吸引管接驳至位于操作手柄上的吸引接口上。然后,将一次性内镜的先端置于一盆无菌水中,按下抽吸控制阀,水应当迅速被吸引到抽吸系统的接收容器里面。松开抽吸控制阀。观察阀门是否自由返回关闭位置,吸水过程终止。从无菌水中取出,插入先端部。按动吸引控制键,吸引空气几秒钟,排出吸引管道内的水。

如果吸引功能因堵塞而不通畅,应解决堵塞问题后再使用。如果问题仍没有解决,一次性内镜可能有故障,应停止使用,及时与生产厂家联系。操作通道入口处的橡胶帽入口密封垫必须完好无损,以防止抽吸损耗。

### 七、操作通道的检查

任何附属器械必须通过仪器管道口缓慢插入,并且与一次性内镜在一条直线上。在此过程中,应该不存在抵触。如有抵触,应停止进一步插入附属器械,与生产厂家联系。

# 第4节　一次性内镜的使用方法

### 一、一次性内镜的持握与操作

一次性内镜为左手操作而设计,用左手握住操作手柄,上 / 下角度控制钮可由左手拇指操作。左手示指控制吸引按钮;右手操作插入管。

### 二、一次性内镜的插入

在直视状态下缓慢插入一次性内镜。当先端部通过口腔插入相应部位时,请保持始终观察图像。插入部插入的深度不要超出插入管根部。插入一次性内镜时应密切注视,动作缓慢。当支气管镜先端穿过喉咙时,患者应轻轻咬住咬合保护器,并且在使用过程中保持其位置。

如果必要,可在插入部涂抹医用水溶性润滑剂,但不要涂覆橄榄油或含石油基润滑油的产品(如凡士林),因为这些产品会引起弯曲部位橡皮松弛或变质。插入管打弯时,弯曲直径不得小于10cm,否则会损坏插入部。

### 三、一次性内镜的先端弯曲

一次性内镜在插入与观察时,可根据需要,操作角度偏转控制钮来控制先端的方向。在插入过程中,如果观察到有痰液或者其他残留物造成观察困难时,应进行抽吸操作。在必要时,才进行摄影和拍照。

先端弯曲成角时,避免过度用力,因为这样会增加控制弯曲部的导线张力,可能使导线拉长或断裂而影响弯曲部的功能。

### 四、一次性内镜的吸引

吸引时,应避免吸引固体或黏稠物,否则会使吸引管道堵塞。如果吸引口堵塞,不能停止吸引,应从吸引口上取下吸引管,停止使用。一边观察图像,一边将一次性内镜从患者体内抽出。吸引时,注意吸引瓶内液体不要太满或溢出,如果液体太满,会损坏吸引泵。

### 五、一次性内镜的抽出

一边观察图像,一边缓慢地将一次性内镜抽出。取出一次性内镜时,操作者应注意角度偏转控制钮在自然位置,并且应密切观察一次性内镜图像的变化。

如果一次性内镜或附件不能从患者体内顺畅抽出,不要试图强行抽出,而应妥善处理。强行抽出可能会导致患者受伤、出血和穿孔。如果由于光源故障造成图像丢失,应将一次性内镜先端伸直到自然位置,并小心而缓慢地从患者体内取出。

## 第5节　一次性内镜使用后处理

目视检测弯曲部、镜头或插管是否遗失了任何部件,是否有受损的迹象,是否有裂口、破洞、锐边、松弛、膨胀或其他异常,确认一次性内镜的各部分是否存在异常。

检查无异常后,关闭电源。断开一次性内镜与便携图像显示处理装置或图像显示处理装置的连接。使用后,一次性内镜已受到感染,必须根据当地关于收集带电子元件的被感染医疗器材的准则进行处置。切勿浸泡或者对该装置进行消毒,这样做会留下有害的残余物或者导致装置出现故障。一次性内镜的设计及所用材料不适用于传统的清洁和消毒程序。

(刘　华　杨　佳　孙加源)

---

### 参 考 文 献

［1］ MOURITSEN J M, EHLERS L, KOVALEVA J, et al. A Systematic Review and Cost Effectiveness Analysis of Reusable vs. Single-Use Flexible Bronchoscopes [J]. Anaesthesia, 2020, 75 (4): 529-540.

［2］ SOHRT A, EHLERS L, UDSEN F W, et al. Cost Comparison of Single-Use Versus Reusable Bronchoscopes Used for Percutaneous Dilatational Tracheostomy [J]. Pharmacoecon Open, 2019, 3 (2): 189-195.

［3］CHÂTEAUVIEUX C, FARAH L, GUÉROT E, et al. Single-use Flexible Bronchoscopes Compared With Reusable Bronchoscopes: Positive Organizational Impact but a Costly Solution [J]. J Eval Clin Pract, 2018, 24 (3): 528-535.

［4］TERJESEN C L, KOVALEVA J, EHLERS L, et al. Early Assessment of the Likely Cost Effectiveness of Single-Use Flexible Video Bronchoscopes [J]. Pharmacoecon Open, 2017, 1 (2): 133-141.

［5］ZAIDI S R, COLLINS A M, MITSI E, et al. Single Use and Conventional Bronchoscopes for Broncho Alveolar Lavage (BAL) in Research: A Comparative Study (NCT 02515591)[J]. BMC Pulm Med, 2017, 17 (1): 83.

［6］MARSHALL D C, DAGAONKAR R S, YEOW C, et al. Experience With the Use of Single-Use Disposable Bronchoscope in the ICU in a Tertiary Referral Center of Singapore [J]. J Bronchology Interv Pulmonol, 2017, 24 (2): 136-143.

［7］OFSTEAD C L, HEYMANN O L, QUICK M R, et al. Residual Moisture and Waterborne Pathogens Inside Flexible Endoscopes: Evidence From a Multisite Study of Endoscope Drying Effectiveness [J]. Am J Infect Control, 2018, 46 (6): 689-696.

# 第 57 章　海博刀

## 第 1 节　海博刀系统发展史

电外科的发展至今已有近百年,德国工程师爱尔博(Christian Otto Erbe)于 1923 年生产了世界上第一台电刀。经过一个半世纪的不断追求,今天其主导产品高频电刀和氩气刀因应用了先进的微处理器和传感器技术而闻名于世,受到了全世界广大用户的赞誉。

高频电刀的工作原理是将 220V/50Hz 的低压低频电流通过高频能量发生器变频变压,变频为频率 0.3~5MHz、电压达千伏以上的高频交流电,此高频交流电能量作用于组织后仅产生热效应,达到对组织的切割和凝血效果,而不会对人体产生电击风险。1923 年,德国研发出第一台电刀;1992 年推出 ICC 系列产品,2002 年电外科系统 VIO 系列在市场上推出,VIO 产品系列提供广泛的应用,从普通外科到妇科,从胃肠病科到泌尿科;VIO 3 是继 ICC 系列、VIO 系列之后的又一个里程碑,它采用恒定电压模式,根据组织阻抗的变化不断调整输出功率,从而获得平稳、一致的输出效果。效果设置简单、快捷,19 种电切电凝模式供客户选择,除普通电切、电凝外,还包括等离子电切、大血管闭合、氩气模式等。另外,VIO 3 更有彩色中文触摸屏、无线连接提供远程诊断等先进的智能化功能,使电外科技术上了一个新的台阶。

水刀的发展史要从 1936 年说起,美国和苏联工程师将水进行增压,形成高压水射流,利用高能水进行采煤、采矿。从 20 世纪 60 年代开始,美国、德国、日本、俄罗斯等就不惜巨款投资在超高压发生系统和喷射系统方面进行研究和开发,直到 20 世纪 90 年代,超高压水切割系统才逐步商业化。随后,水刀被逐渐应用于医学领域,2001 年爱尔博公司生产了世界上第一台医用螺旋水刀——Helix Hydro-jet,2002 年 9 月 25 日 Drexel 大学医学院外科教授 Burkhardt Ringe 博士在美国费城的 Hahnemann 大学医院成功使用 ERBE 螺旋水刀进行了一例活体供肝的肝移植手术。

随着水刀技术日臻成熟,与其他电外科技术整合,实现创新应用。2006 年问世的 ERBEJET 2 水刀将水电结合技术推向一个新的高度,形成模块化设计的海博刀系统(图 57-1)。

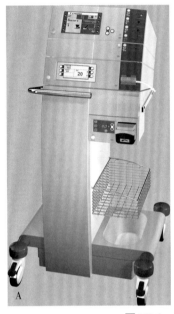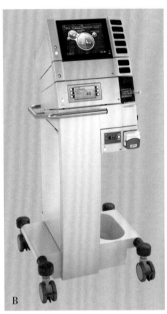

图 57-1　海博刀系统

A. VIO200D+APC2+ERBEJET 2+EIP2 ;B. VIO 3+APC3+ERBEJET 2+EIP2。

## 第 2 节　器械与原理

海博刀的技术包括单极技术与水刀技术,单极技术通过高频电设备主机产生的高频电流经海博刀手柄传至靶组织,将电能转化成热能,用于切割、电凝和止血。水刀技术通过其特有的压力发生系统对水压进行精确调控,使水流通过抗高压导管到达喷嘴,形成细小的高压水束,恰当的高压水束的机械冲击作用可穿透黏膜层,但无法穿透肌层,由此实现黏膜下无针隆起。

海博刀(HybridKnife)技术将水刀技术与电外科内镜切除技术整合于同一手柄,软性手柄海博刀主要应用于消化内镜。海博刀的高频电是由 VIO D 系列或 VIO 3 主机提供,操作者可根据习惯调整参数设置,推荐 ENDO CUT 模式;海博刀的高压水束是由 ERBEJET 2 提供,压力调节范围为 0~80bar,最小调节值为 1bar。根据电极头端形状,海博刀可分为 I、T、O 三种型号,是由软性手柄和泵两部分组成(图 57-2,图 57-3)。其中,I 型和 T 型海博刀诞生于 2009 年,O 型海博刀诞生于 2013 年。

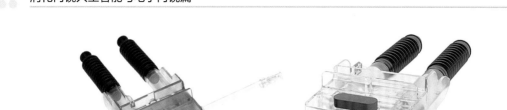

**图 57-2　泵**

A.第一代泵;B.第二代泵,可通过蓝色按键更换海博刀手柄。

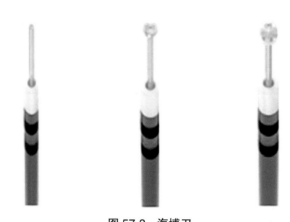

**图 57-3　海博刀**

I 型、T 型、O 型海博刀。

1. I 型海博刀　头端为针状,有效长度为 1 900mm,切开部电极长度可在 0~5mm 自由调控,电极直径为 1mm,水束管道直径为 120μm。

2. T 型海博刀　刀头端为 T 形设计,有效长度为 1 900mm,针形电极长度为 0~5mm,顶端圆盘的直径为 1.6mm,厚度约 0.3mm,水束管道直径为 120μm,是具有良好凝血效果的一款海博刀。

3. O 型海博刀　一款带绝缘头端的高频切开刀,针形电极长度为 0~5mm,针形刀头端绝大部分为陶瓷绝缘,大小为 1.6mm × 1mm,头端顶部中心为非绝缘金属,其中央内部水束管道直径为 120μm;头端内部为伞状骨架结构,向侧部伸出 6 个金属点。

海博刀可用于标记目标组织与隆起、环形切割、黏膜下剥离、电凝及电切、钝性准备、冲洗血块,还可应用水刀进行冲洗以获得更好的内镜视野,解决反复更换注射针与电切刀的繁琐操作,显著缩短手术时间,提高操作过程的安全性。目前已在动物和人体研究中取得优异结果。

# 第 3 节　适应证及禁忌证

## 一、适应证

海博刀独具的整合功能,特别适合病变面积较大的复杂手术及需要反复注射的内镜治

疗手术,如隧道技术等。其适应证包括:

1. 结直肠上皮良性肿瘤,如息肉和侧向发育型肿瘤,可行内镜黏膜下剥离术(endoscopic submucosal dissection,ESD)。

2. 早期结直肠上皮恶性肿瘤,可行 ESD。

3. 直肠黏膜下肿瘤,可行内镜经黏膜下隧道肿瘤切除术(submucosal tunneling endoscopic resection,STER)。

4. 先天性巨结肠,可行经肛门直肠肌切除术(posterior anorectal myectomy,PARM)。

## 二、禁忌证

1. 患者不能配合术者的操作。

2. 合并严重凝血功能障碍、严重心肺等器质性疾病等无法耐受手术者。

3. 其他,如内镜治疗 ESD、STER、PARM 的禁忌证。

# 第4节　操　作　方　法

## 一、术前操作

1. 检查水刀主机及各配件是否齐全、完好。

2. 准备无菌生理盐水及输液条,配制黏膜下注射液,不同医院采用的黏膜下注射液不同,笔者医院推荐:3~5ml 靛胭脂、1ml 肾上腺素和 100ml 生理盐水混合配成溶液。

3. 连接电源,打开主机开关;根据手术需要设置水束压力(图 57-4,表 57-1),根据提示,将水刀泵插入主机,主机提示连接完毕后,连接输液皮条及生理盐水,并将输液皮条出水端与水刀泵进水口连接。

4. 连接水刀手柄和水刀泵,根据主机提示,按下充注键进行充注。

5. 脚踏开关确认水刀操作正常。

6. 连接水刀手柄与 VIO200D、VIO300D、VIO 3 单极插口。

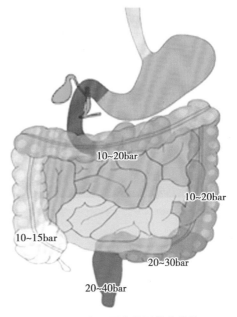

图 57-4　水刀压力设置推荐参数

表 57-1　不同手术部位水束压力推荐

| 手术部位 | 水束压力 /bar |
| --- | --- |
| 升结肠 | 10~15 |
| 横结肠 | 10~20 |
| 降结肠 | 10~20 |
| 乙状结肠 | 20~30 |
| 直肠 | 20~40 |

## 二、术中操作

1. 无针隆起　将海博刀刀头紧贴黏膜,不刺入黏膜下层,利用高压水束进行黏膜下注射,可以避免注射针穿刺引起出血;术中可随时调整压力值。

2. I 型海博刀　适合精细剥离操作。其优点为具有宽阔的切入角度和自由度,能对切。

3. 对切开部位进行准确定位,并进行多角度剥离,可对粘连处组织实行精细剥离。

4. T 型海博刀　具有良好凝血效果的一款海博刀,可用于 ESD 中任一步骤。T 型刀头可在任一方向挑起组织,无需助手旋转刀头,向上提拉组织可以避免切割过深,降低穿孔风险,T 型宽大的顶端圆盘设计可提供优秀的凝血效果。

5. O 型海博刀　一款带绝缘头端的高频切开刀,其头端顶部中心的金属点可用于标记;头端侧部伸出的 6 个金属点,可用于预切开、切开操作,利用金属点切开可有效降低穿孔发生率;切开后先端头部浸入黏膜下层,利用刀体进行纵向切开,切开部分自由度较大,并且随着熟练度上升可以非常快速地进行切开,大大节省时间。在熟练使用后,即使无法看到切入点,也可以利用绝缘头防止穿孔(图 57-5)。

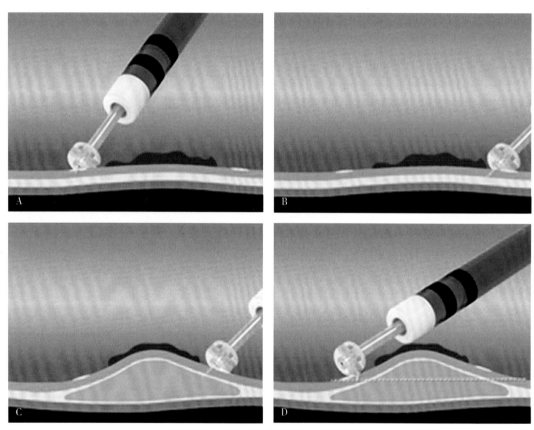

**图 57-5　O 型海博刀 ESD 的操作步骤**
A. 标记;B. 注射;C. 隆起;D. 切割。

此外,海博刀 STER 的操作步骤见图 57-6。

## 三、术后操作

1. 按下解除键,拔出水刀泵及水刀手柄,解除输液条与水刀泵的连接。
2. 切断主机电源,收回脚踏开关和导线。
3. 一次性使用附件,根据规章进行处理。
4. 若机器外有少许水,以软布擦拭,使其保持干燥。

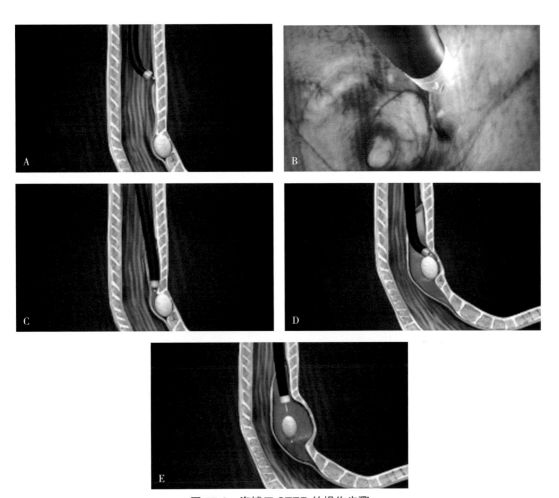

**图 57-6 海博刀 STER 的操作步骤**
A. 隆起;B. 切开;C. 建立黏膜下隧道;D. 整块切除肿瘤;E. 回收肿瘤。

5. 清洁设备,并放于指定位置。
6. 设备定期检测和保养。

（刘 斌 李 欢 陆晓华）

---

## 参 考 文 献

［1］ CHEN W, ZHENG R, BAADE P D, et al. Cancer Statistics in China, 2015 [J]. CA Cancer J

Clin, 2016, 66 (2): 115-132.

［2］中华医学会消化内镜学分会，中国医师协会内镜医师分会，北京医学会消化内镜学分会，等.消化内镜隧道技术专家共识 (2017, 北京 )[J]. 中华消化内镜杂志 , 2018, 35 (1): 145-158.

［3］INOUE H, MAYDEO A. Peroral endoscopic myotomy (POEM) opens the door of third-space endoscopy [J]. Endoscopy, 2019, 51 (11): 1010-1012.

［4］SUMIYAMA K, GOSTOUT C J, RAJAN E, et al. Transesophageal mediastinoscopy by submucosal endoscopy with mucosal flap safety valve technique [J]. Gastrointest Endosc, 2007, 65 (4): 679-683.

［5］狄育竹 , 徐洪雨 . 贲门失弛缓症的诊断与治疗进展 [J]. 胃肠病学和肝病学杂志 , 2018, 27 (1): 92-95.

［6］INOUE H, MINAMI H, KOBAYASHI Y, et al. Peroral endoscopic myotomy (POEM) for esophageal achalasia [J]. Endoscopy, 2010, 42 (4): 265-271.

［7］PARK C H, JUNG D H, KIM D H, et al. Comparative efficacy of per-oral endoscopic myotomy and Heller myotomy in patients with achalasia: a meta-analysis [J]. Gastrointest Endosc, 2019, 90 (4): 546-558. e3.

［8］LI Q L, WU Q N, ZHANG X C, et al. Outcomes of per-oral endoscopic myotomy for treatment of esophageal achalasia with a median follow-up of 49 months [J]. Gastrointest Endosc, 2018, 87 (6): 1405-1412. e3.

［9］BENIAS P C, KORRAPATI P, RAPHAEL K L, et al. Safety and feasibility of performing peroral endoscopic myotomy as an outpatient procedure with same-day discharge [J]. Gastrointest Endosc, 2019, 90 (4): 570-578.

［10］LV X H, WANG C H, XIE Y. Efficacy and safety of submucosal tunneling endoscopic resection for upper gastrointestinal submucosal tumors: a systematic review and meta-analysis [J]. Surg Endosc, 2017, 31 (1): 49-63.

［11］胡健卫 , 周平红 , 姚礼庆 . 内镜经黏膜下隧道肿瘤切除术治疗直肠固有肌层肿瘤 [J]. 中华胃肠外科杂志 , 2013, 16 (12): 1155-1158.

［12］ONOZATO Y, ISHIHARA H, IIZUKA H, et al. Endoscopic submucosal dissection for early gastric cancers and large flat adenomas [J]. Endoscopy, 2006, 38 (10): 980-986.

［13］MAEDA Y, HIRASAWA D, FUJITA N, et al. A pilot study to assess mediastinal emphysema after esophageal endoscopic submucosal dissection with carbon dioxide insufflation [J]. Endoscopy, 2012, 44 (6): 565-571.

［14］OYAMA T, TOMORI A, HOTTA K, et al. Endoscopic submucosal dissection of early esophageal cancer [J]. Clin Gastroenterol Hepatol, 2005, 3 (7 Suppl 1): S67-S70.

［15］LINGHU E, FENG X, WANG X, et al. Endoscopic submucosal tunnel dissection for large esophageal neoplastic lesions [J]. Endoscopy, 2013, 45 (1): 60-62.

［16］TSAO S K, TOYONAGA T, MORITA Y, et al. Modified fishing-line traction system in endoscopic submucosal dissection of large esophageal tumors [J]. Endoscopy, 2011, 43 Suppl 2 UCTN: E119.

［17］PIOCHE M, MAIS L, GUILLAUD O, et al. Endoscopic submucosal tunnel dissection for large esophageal neoplastic lesions [J]. Endoscopy, 2013, 45 (12): 1032-1034.

［18］GOMERCIC C, VANBIERVLIET G, GONZALEZ J M, et al. Prospective randomized comparison of endoscopic submucosal tunnel dissection and conventional submucosal dissection in the resection of superficial esophageal/gastric lesions in a living porcine model [J]. Endosc Int Open, 2015, 3 (6): E577-E583.

［19］令狐恩强 . 消化内镜隧道技术专家共识 (2017, 北京 ) 解读 [J]. 中华胃肠内镜电子杂志 , 2017, 4 (4): 159-161.

［20］INOUE H, SHIWAKU H, IWAKIRI K, et al. Clinical practice guidelines for peroral endoscopic myotomy [J]. Dig Endosc, 2018, 30 (5): 563-579.

［21］任威瑞，姜晓宇，姜慧卿 . 2018 年日本消化器内视镜学会《经口内镜下肌切开术临床实践指南》解读 [J]. 河北医科大学学报 , 2019, 40 (5): 497-503.

［22］齐志鹏，李全林，钟芸诗，等 . 复旦大学附属中山医院经口内镜下肌切开术 (POEM) 治疗贲门失弛缓症诊疗规范 (v1. 2018)[J]. 中国临床医学 , 2018, 25 (2): 318-322.

［23］ ASGE Technology Committee, ASLANIAN H R, SETHI A, et al. ASGE guideline for endoscopic full-thickness resection and submucosal tunnel endoscopic resection [J]. VideoGIE, 2019, 4 (8): 343-350.

［24］ 徐美东, 陆巍, 李全林, 等. 内镜经黏膜下隧道肿瘤切除术在胃固有肌层肿瘤中的应用与评价 [J]. 中华胃肠外科杂志, 2012, 15 (7): 671-674.

# 第 58 章　内镜下智能高频电切

## 第 1 节　智能高频电切简介

消化内镜下治疗常用的高频电设备具有单极电切、电凝及中性电极安全系统, 一些高频电设备可以提供切凝交替模式 (如 ENDO CUT) 或双极电切、电凝模式。以爱尔博 ENDO CUT 模式为例, 除提供切凝交替调节外, 还提供预凝切开, 即每次切开前进行预先电凝, 使组织获得一定阻抗, 通过在保证切开顺利的前提下降低出血风险, 这种模式为 ERBE 独有的专利设计。ENDO CUT 分为 ENDO CUT I 和 ENDO CUT Q 两种模式。ENDO CUT I 模式以电切为主, 电凝成分较少, 由此可以减低热损伤引起的不良反应 (如胰腺炎), 常应用于对热敏感的组织切开, 如 ERCP 的乳头切开; ENDO CUT Q 模式, 与 I 模式相比, 电凝成分较多, 对于血管丰富的复杂手术, 可以减少出血, 保证视野清晰, 通常应用于息肉切除术、内镜黏膜切除术 (EMR)、内镜黏膜下剥离术 (ESD)、经口内镜肌切开术 (POEM) 和内镜经黏膜下隧道 (图 58-1, 图 58-2)。

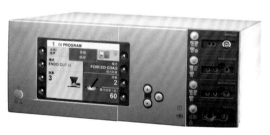

图 58-1　VIO200D

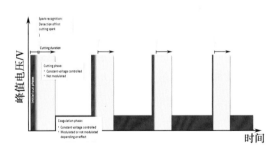

图 58-2　ENDO CUT 模式

预凝→电切→电凝。

## 第 2 节　高频电切模式调节

以常见的 VIO200D 为例, ENDO CUT Q 具有三种参数调节方式, 分别是效果、切割宽度和切割时间间隔。

1. 效果　指电凝相(图 58-3),具有 4 个等级,可调节电凝的有无和强度。效果 1 代表无电凝,效果 2~4 代表电凝的输出强度。效果越强,表示切割过程中电凝成分越多。

2. 切割宽度　指单个电切持续时间,电切持续时间决定电切组织口径,同样具有 4 个等级。宽度越大,代表单次电切组织越多(图 58-4)。

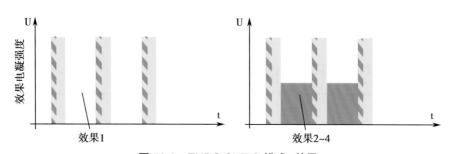

**图 58-3　ENDO CUT Q 模式: 效果**
不同等级具体表现为切割间的电凝相(蓝色)电压的递增。

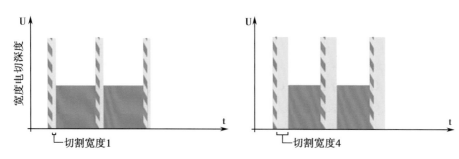

**图 58-4　ENDO CUT Q 模式: 切割宽度**
不同等级具体表现为切割相(黄色)的时间长短递增。

3. 切割时间间隔　指一个"初始切割相 + 切割相 + 电凝相"周期所需的时间,也是切割速度的决定因素,具有 10 个等级(400~1 840 毫秒)。数值越高,切割速度越慢(图 58-5)。内镜医师可根据手术部位、病变特征、操作习惯等调整参数设置,以实现安全操作。可设置智能高频电工作站(表 58-1)。

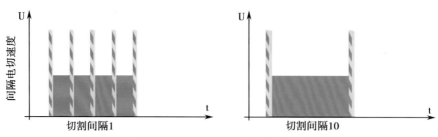

**图 58-5　ENDO CUT Q 模式: 切割间隔**
不同等级具体表现为切割间的电凝相(蓝色)时间递增。

表 58-1　智能高频电工作站的建议设置

| 手术 | 电切模式 | 电凝模式 |
| --- | --- | --- |
| 内镜黏膜切除术（endoscopic mucosal resection，EMR） | ENDO CUT Q<br>效果 2 或效果 3<br>切割宽度 1<br>切割时间间隔 6 | FORCED COAG<br>效果 1/2，15~60W |
| 内镜黏膜下剥离术（endoscopic submucosal dissection，ESD） | ENDO CUT Q<br>效果 3（升结肠与回盲部效果酌情降低）<br>切割宽度 2<br>切割时间间隔 4 | SOFT COAG<br>效果 5，80W<br>FORCED COAG<br>效果 2，60W |
| 内镜下息肉切除 | ENDO CUT Q<br>效果 2<br>切割宽度 1<br>切割时间间隔 6 | - |
| 内镜经黏膜下隧道肿瘤切除术（submucosal tunneling endoscopic resection，STER） | ENDO CUT Q<br>效果 3<br>切割宽度 2<br>切割时间间隔 4 | FORCED COAG<br>效果 2，50W |
| 经直肠内镜下肌切开术（per-rectal endoscopic myotomy，PREM） | ENDO CUT Q<br>效果 3<br>切割宽度 2<br>切割时间间隔 4 | FORCED COAG<br>效果 2，50W |

注：以上设置均为建议设置，实际应用可根据临床需要与医师习惯调整。

（刘　斌　王宏光　宋　瑛）

———— 参 考 文 献 ————

［1］SCHUMACHER B, CHARTON J P, NORDMANN T, et al. Endoscopic submucosal dissection of early gastric neoplasia with a water jet-assisted knife: a Western, single-center experience [J]. Gastrointest Endosc, 2012, 75 (6): 1166-1174.

［2］ZHOU P H, CAI M Y, YAO L Q, et al. Peroral Endoscopic Myotomy for Esophageal Achalasia by Hybrid-Knife: A Case Report [J]. Case Rep Gastrointest Med, 2012, 2012: 325479.

［3］CAI M Y, ZHOU P H, YAO L Q, et al. Peroral endoscopic myotomy for idiopathic achalasia: randomized comparison of water-jet assisted versus conventional dissection technique [J]. Surg Endosc, 2014, 28 (4): 1158-1165.

［4］令狐恩强，翟亚奇，李惠凯．海博刀在经口内镜下肌切开术治疗贲门失弛缓症中的临床应用 [J]. 中华腔镜外科杂志 ( 电子版 ), 2012, 5 (5): 19-23.

［5］TANG X, GONG W, DENG Z, et al. Comparison of conventional versus Hybrid knife peroral endoscopic myotomy methods for esophageal achalasia: a case-control study [J]. Scand J Gastroenterol, 2016, 51 (4): 494-500.

［6］HERNANDEZ MONDRAGÓN O V, GONZÁLEZ MARTÍNEZ M A, SOLÓRZANO PINEDA O M, et al. Feasibility of the peroral endoscopic myotomy (POEM) procedure with a new small-caliber endoscope (thin-POEM) in patients with achalasia [J]. Endoscopy, 2019, 51 (4): 350-354.

［7］ LI Q L, CHEN W F, ZHANG X C, et al. Submucosal Tunneling Endoscopic Septum Division: A Novel Technique for Treating Zenker's Diverticulum [J]. Gastroenterology, 2016, 151 (6): 1071-1074.

［8］ MOU Y, ZENG H, WANG Q, et al. Giant mid-esophageal diverticula successfully treated by per-oral endoscopic myotomy [J]. Surg Endosc, 2016, 30 (1): 335-338.

［9］ JACQUES J, PAGNON L, HURE F, et al. Peroral endoscopic pyloromyotomy is efficacious and safe for refractory gastroparesis: prospective trial with assessment of pyloric function [J]. Endoscopy, 2019, 51 (1): 40-49.

［10］ CAI M Y, ZHU B Q, XU M D, et al. Submucosal tunnel endoscopic resection for extraluminal tumors: a novel endoscopic method for en bloc resection of predominant extraluminal growing subepithelial tumors or extra-gastrointestinal tumors (with videos)[J]. Gastrointest Endosc, 2018, 88 (1): 160-167.

［11］ ZHOU J Q, TANG X W, REN Y T, et al. Endoscopic submucosal tunnel dissection of upper gastrointestinal submucosal tumors: A comparative study of hook knife *vs* hybrid knife [J]. World J Gastroenterol, 2017, 23 (10): 1843-1850.

# 第 59 章　氩等离子凝固器

## 第 1 节　原　　理

氩等离子凝固术（argon plasma coagulation，APC）是一种非接触式电凝技术，与普通电凝技术不同，它不会因组织黏附电极而给术者操作带来不便。APC 技术的原理是：当高频电压达到一定程度且电极与靶组织之间距离适当（即电场强度超过一定阈值）时，可将两者间的氩气流电离成导电的氩离子束，离子化的氩气束能在电极和靶组织表面传导高频电，从而对靶向部位产生热效应，达到治疗的效果（图 59-1）。氩等离子凝固术的热效应包括组织失活、凝固、干燥及干燥后所产生的组织固缩。此外，当靶组织出现凝固、脱水时，其电阻会增大，氩离子束能自动避开高阻抗区域（已凝固部位），并流向低阻抗区域（尚在出血或尚未充分凝固的部位），以达到自动搜索病变组织、限制凝固深度、电凝组织浅表均匀的效果。

与空气相比，氩气等惰性气体的优点不仅是电离所需的电场低（通常离子化空气约需 1 000V/cm 的电场强度，而氩气、氦气等惰性气体的离子化仅需 500V/cm 的低电场强度），更重要的是，惰性气体不易导致组织氧

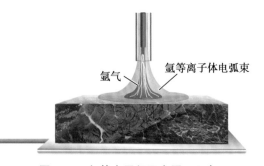

图 59-1　氩等离子凝固术原理示意

化，即未电离的氩气在氩离子束外可形成一层隔绝空气的保护层，进而减少了组织的炭化和

烟雾的产生。相较于其他惰性气体,氩气费用低廉,故被广泛应用。由于 APC 操作简单、安全,目前已成为消化内镜治疗的重要手段之一,并广泛应用于下消化道内镜治疗。

# 第2节　氩等离子体发生器

需配合高频发生器共同使用。以 ERBE APC2 为例,它作为氩气刀模块,可联合 VIO D 系列或 VIO S 系列高频发生器使用(图 59-2)。不同厂家 APC 设备的参数略有不同,如 APC2 峰值电压为 4 300V,另有模式、流量、效果 3 个参数可调节。模式提供 3 种,包括强力 APC、精细 APC 和脉冲 APC。氩气流量可在 0.1~8L/min 间调节。参数设置不同,组织效应也有所差异。2015 年推出了全新一代的氩等离子体发生器 APC3,它作为氩气刀模块,可与 VIO 3 完美整合(图 59-3)。APC3 中实现的脉冲 APC 和强力 APC 具备更加精细的 100 档效果设置,确保精准的能量输出及可靠的失活效果;而精细 APC 模式带来安全、可靠的低能量输出,尤其适用于细微组织浅表出血的止血。

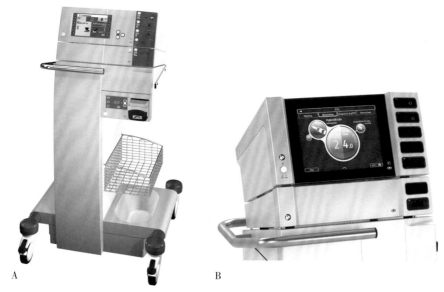

**图 59-2　氩等离子凝固器**
A. VIO200D 配合 APC2 ;B. VIO 3 配合 APC3。

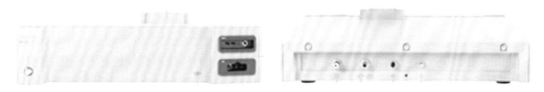

**图 59-3　APC3 正面和背面图**

# 第 3 节　氩等离子凝固术软性电极

消化内镜以软镜为主,与之相应,使用的 APC 电极为软性电极。治疗部位与目的不同,医师可精细选择不同规格长度、直径和喷口类型的软性 APC 电极,进行浅表止血和组织灭活。以 ERBE APC 软性电极系列为例,下消化道内镜治疗通常使用直径为 1.5mm 或 2.3mm 的 APC 软性电极,配合结肠镜可选长度为 2.2m,而小肠镜则需选择 3m 的软性电极。APC 软性电极喷口分为直喷、侧喷和环喷 3 种(图 59-4)。此外,还有重复型和一次性使用型两种类型可供选择。针对结肠镜或小肠镜,也可有不同的探针型号(表 59-1)。

表 59-1　内镜对应适用的 APC 软性电极规格

| 内镜类型 | 对应适用 APC 软性电极规格 | |
|---|---|---|
| | 直径 /mm | 长度 /m |
| 结肠镜 | 1.5 或 2.3 | 2.2 |
| 小肠镜 | 1.5 或 2.3 | 3 |

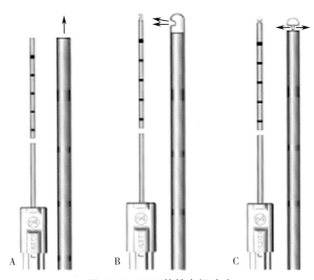

图 59-4　APC 软性电极喷头
A. 直喷;B. 侧喷;C. 环喷。

APC 软性电极不断发展、推陈出新,例如,FiAPC 一次性氩气电极系列是一种集合过滤器的新型 APC,可有效防止由血液或分泌物回流所致污染,且拥有更长的起弧距离,操作简便。另外,海博 APC 于 2018 年在国内上市(图 59-5)。它是整合 APC 及无针黏膜下隆起的多功能器械,集水刀与氩气电极功能于一体,可以通过水刀进行组织隆起,通过单极电凝进行止血和生理组织失活。由于水垫的保护,海博 APC 的输出功率可以较 APC 功率适当调高,高功率的输出能产生更高的热能,可能更快速、完全地灭活病变组织。此外,海博 APC 手柄处整合过滤器,避免血液回流而造成二次污染。

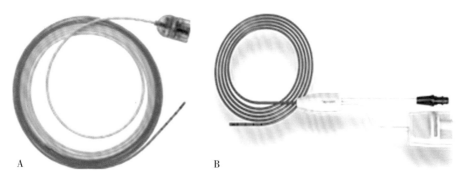

**图 59-5　新型 APC 软性电极**
A. FiAPC 一次性氩气电极；B. 海博 APC。

# 第 4 节　适应证及禁忌证

氩等离子凝固术的热效应包括组织失活、凝固、干燥及干燥后所产生的组织固缩，可适用于浅表止血和组织灭活。适应证：①浅表及术后出血的止血；②放射性肠炎；③良性肿瘤；④早期肿瘤；⑤晚期恶性肿瘤的姑息性治疗；⑥结肠静脉曲张。

氩等离子凝固术在下消化道疾病领域的禁忌证包括：①消化道内积满血液，严重影响术者的视野；②严重的全身性疾病（如急、慢性心肌缺血，心律失常，肺部疾病及出血性疾病等）。

# 第 5 节　操 作 方 法

虽然氩等离子凝固术操作简单、安全，但年轻医师需正确掌握操作要领，方可达到理想凝血和消除病变组织的效果，避免并发症的发生，降低治疗的风险。

## 一、术前操作

1. 熟悉掌握氩等离子凝固器前后面板的功能键、各接口及其应用程序。
2. 正确连接氩等离子体发生器、高频发生器及氩气钢瓶，接通电源，打开氩气钢瓶阀门。
3. 正确连接 APC 软性电极、负极板和脚踏等配件设备。
4. 初步设定氩等离子凝固器相关参数。
5. 确认电极前端无破损或折痕。
6. 预试验　在负极板连接处接入电弧测试器，APC 软性电极接近电弧测试器正前方约5mm，启动 APC，观察是否有火花。如有火花，表明仪器正常，可以使用。
7. 预试验后，将负极板贴于患者小腿部皮肤。

## 二、术中操作

1. 按肠镜操作常规进镜。内镜直视下，根据不同的部位、病灶面积的大小及治疗需求，设定氩等离子凝固器相关参数(表 59-2)。

表 59-2　APC 在下消化道应用中的建议设置总结(设备以 ERBE APC2 为准)

| 适应证 | 功率设置 | 模式 |
| --- | --- | --- |
| **电凝** | | |
| 小息肉 | 10~30W | 脉冲 APC,效果 1 |
| 残留腺瘤 | 20~30W | 脉冲 APC,效果 1 |
| 放射性直肠炎 | 10~30W | 脉冲 APC,效果 2 |
| **止血** | | |
| 结肠血管功能障碍 | 10~30W | 脉冲 APC,效果 2 |
| 右结肠血管功能障碍 | Effect 4~5 | 精细 APC |
| 出血性溃疡,Forrest Ⅰb~Ⅱb | 30~60W | 强力 APC |
| **肿瘤消融** | | |
| 大型(>15mm) | >60W | 强力 APC |
| 小型(<15mm) | 20~50W | 强力 APC |
| **支架管理** | | |
| 支架内生 / 增生 | 20~30W | 脉冲 APC,效果 2 |
| 支架微调 | 30~60W | 强力 APC |

注:以上设置均为建议设置,实际应用可根据临床需要与医师习惯调整。

2. 经内镜钳道插入 APC 软性电极,将其探针伸出内镜头端。APC 探针应超出内镜头端 1cm 以上,即可见氩气电极的第一个色环标记,以避免电流对内镜的热损伤。

3. APC 探针与靶组织保持 0.3~0.5cm 的距离,脚踏蓝色电凝板,每次治疗时间不超过 5 秒,施以 APC 治疗(图 59-6)。

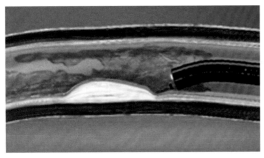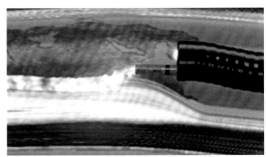

图 59-6　海博 APC 隆起与消融示意

4. 治疗时,病灶周边的黏膜初始时发生肿胀,继而因蒸发作用而发生固缩和塌陷。操作过程中,应及时抽吸腔内的气体及烟雾,以免影响手术视野和造成患者肠胀气。

5. 治疗后,病灶表面泛白、泛黄甚至出现黝黑样变。治疗的次数可根据病灶的大小、质地等情况而定,通常以内镜下灼除整个病灶为止。

## 三、术后操作

1. 关闭电源及氩气钢瓶阀门，排出各导管内余气。
2. 术后密切观察患者有无便血、持续腹痛及肠胀气等症状。

（刘　斌　张　萍　杨　佳）

<hr />

## 参 考 文 献

［1］ 王贵齐，魏文强，郝长青，等. 内镜下应用氩离子血浆凝固术治疗早期食管癌及其癌前病变的临床研究 [J]. 中华消化内镜杂志, 2004, 21 (6): 365-367.

［2］ JUNG S J, CHO S J, CHOI I J, et al. Argon plasma coagulation is safe and effective for treating smaller gastric lesions with low-grade dysplasia: a comparison with endoscopic submucosal dissection [J]. Surg Endosc, 2013, 27 (4): 1211-1218.

［3］ SAGAWA T, TAKAYAMA T, OKU T, et al. Argon plasma coagulation for successful treatment of early gastric cancer with intramucosal invasion [J]. Gut, 2003, 52 (3): 334-339.

［4］ KITAMURA T, TANABE S, KOIZUMI W, et al. Argon plasma coagulation for early gastric cancer: technique and outcome [J]. Gastrointest Endosc, 2006, 63 (1): 48-54.

［5］ MANNER H, RABENSTEIN T, PECH O, et al. Ablation of residual Barrett's epithelium after endoscopic resection: a randomized long-term follow-up study of argon plasma coagulation vs. surveillance (APE study)[J]. Endoscopy, 2014, 46 (1): 6-12.

［6］ RABENSTEIN T, MAY A, MICHEL J, et al. Argon plasma coagulation for flexible endoscopic Zenker's diverticulotomy [J]. Endoscopy, 2007, 39 (2): 141-145.

［7］ THOSANI N, RAO B, GHOURI Y, et al. Role of argon plasma coagulation in management of bleeding GI tumors: evaluating outcomes and survival [J]. Turk J Gastroenterol, 2014, 25 Suppl 1: 38-42.

［8］ PENG Y C, CHEN S W, TUNG C F, et al. Comparison the efficacy of intermediate dose argon plasma coagulation versus hemoclip for upper gastrointestinal non-variceal bleeding [J]. Hepatogastroenterology, 2013, 60 (128): 2004-2010.

［9］ NORTON I D, WANG L, LEVINE S A, et al. Efficacy of colonic submucosal saline solution injection for the reduction of iatrogenic thermal injury [J]. Gastrointest Endosc, 2002, 56 (1): 95-99.

［10］ FUJISHIRO M, YAHAGI N, NAKAMURA M, et al. Submucosal injection of normal saline may prevent tissue damage from argon plasma coagulation: an experimental study using resected porcine esophagus, stomach, and colon [J]. Surg Laparosc Endosc Percutan Tech, 2006, 16 (5): 307-311.

［11］ FUJISHIRO M, KODASHIMA S, ONO S, et al. Submucosal injection of normal saline can prevent unexpected deep thermal injury of argon plasma coagulation in the in vivo porcine stomach [J]. Gut Liver, 2008, 2 (2): 95-98.

［12］ MANNER H, NEUGEBAUER A, SCHARPF M, et al. The tissue effect of argon-plasma coagulation with prior submucosal injection (Hybrid-APC) versus standard APC: a randomized ex-vivo study [J]. United European Gastroenterol J, 2014, 2 (5): 383-390.

［13］ MANNER H, MAY A, KOUTI I, et al. Efficacy and safety of Hybrid-APC for the ablation of Barrett's esophagus [J]. Surg Endosc, 2016, 30 (4): 1364-1370.

［14］ 鲍柏军，黄介飞，朱净. 内镜下氩离子凝固术治疗消化道息肉临床观察 [J]. 临床荟萃, 2005, 20 (24): 1410-1411.

［15］ TOWNSHEND A P, GODDARD W P, CID J A. Bowel perforation requiring emergency laparotomy and a Hartmann's procedure after a gas explosion induced by argon plasma coagulation [J]. Endoscopy, 2007, 39

Suppl 1: E1.

［16］ BIGARD M A, GAUCHER P, LASSALLE C. Fatal colonic explosion during colonoscopic polypec-tomy [J]. Gastroenterology, 1979, 77 (6): 1307-1310.

［17］ 张莉，董蕾，柳嘉，等. 第二代氩离子凝固疗法对人离体结肠组织的热组织学效应 [J]. 山西医科大学学报，2017, 48 (7): 681-684.

［18］ GOULET C J, DISARIO J A, EMERSON L, et al. In vivo evaluation of argon plasma coagulation in a porcine model [J]. Gastrointest Endosc, 2007, 65 (3): 457-462.

［19］ 徐佳昕，蔡明琰，刘斌，等. 氩离子凝固术在消化内镜治疗中的应用 [J]. 中华消化内镜杂志，2017, 34 (8): 602-606.

［20］ FARIN G, ZAMBELLI A, BOTTA P, et al. 氩等离子体凝固在内镜下的临床应用 [J]. 中华消化内镜杂志，2003, 20 (5): 353-354.

［21］ MANNER H, PLUM N, PECH O, et al. Colon explosion during argon plasma coagulation [J]. Gastrointest Endosc, 2008, 67 (7): 1123-1127.

结肠镜护理篇

# 第60章　结肠镜检查的护理配合

结肠镜检查可对直肠、结肠及部分末端回肠进行检查和处理,它不仅是一种诊断工具,也可以用于治疗。高质量的结肠镜诊疗需要满足 3 个方面条件,即患者方面(肠道准备等)、操作者方面(技术、能力等)、硬件方面(设施、设备等)。这些都离不开高质量的护理辅助工作,护士必须要理解和掌握相关的知识及操作技能。

## 第1节　结肠镜检查前准备

结肠镜检查操作前的工作包括:及时的日程安排、合适的患者准备、有针对性的病史询问及体格检查、出血风险评估、评估选择适当的镇静 / 麻醉方法、知情同意等。因此,护士应从以下方面做好辅助:

### 一、患者准备与护理

1. 知情同意　检查前须取得患者及家属的理解,并签署知情同意书。护士应向患者做好必要的解释、心理安慰等工作,消除其紧张、焦虑的情绪。

2. 病史及检查　详细询问病史,检查腹部体征,查看相关检查报告(如影像学检查、出凝血时间等)。

3. 肠道准备　良好的肠道准备对于结肠镜检查极为重要,因为它可使整个结肠黏膜的视野良好,并提高诊断性操作的准确性和治疗性操作的安全性。肠道准备不佳,会导致操作时间延长、并发症风险及病变漏检的可能性增加。肠道准备有多种方案,理想的肠道准备方式应有效、安全、患者易接受。通常使用肠道清洁剂和辅助措施。选择理想的肠道清洁剂必须安全、有效、耐受性好且价格合理。

(1)聚乙二醇(polyethylene glycol,PEG)电解质散:加水冲配后服用,是国内应用最广的肠道清洁剂。PEG 是容积性泻剂,通过大量排空消化液来清洗肠道,不会影响肠道的吸收和分泌,不会导致水和电解质平衡紊乱。常见不良反应是腹胀、恶心和呕吐,罕见过敏性反应如荨麻疹等。特殊人群如电解质紊乱、心功能不全、肾功能不全、肝功能不全等患者服用 PEG 溶液是安全的,也是妊娠妇女和婴幼儿肠道准备的首选用药。但其气味和口味不佳,护士可建议患者使用运动饮料改善 PEG 溶液的口味、将溶液冷却后饮用或用吸管饮用。

关于 PEG 的用药剂量,欧美国家的标准是 4L,而我国患者因为体重较轻,常使用 2L 或 3L 的方案。为减少所需饮用 PEG 的液体量,它也可联合其他肠道清洁剂一起应用。另一种减少所需饮用 PEG 液体量的方法是分次剂量法,即在结肠镜检查前一日晚服用一半剂量,另一半在检查当日一早服用,这样每次服用的液体量就减少了。对于计划在中午 12 点前进行结肠镜检查的患者,首选分次服用,效果和耐受性均更好,但分次给药的肠道准备时间较长,可能会给受检者带来一定不便。对于计划在中午 12 点以后接受结肠镜检查的患者,单次给药和分次给药均可接受。

(2)镁盐:国内常用硫酸镁,清洁效果与 PEG 相比略差;不良反应发生率略高,现多与其他清洁剂联合使用,效果较好,不良反应较少。

(3)磷酸钠盐:与 PEG 类的和枸橼酸镁类的肠道清洁剂一样有效,且磷酸钠盐类的在健康成人中耐受性好。但越来越多的报道证实其可能导致严重的电解质和肾脏并发症(包括急性磷酸性肾病),甚至对肾功能正常的患者也可能导致损害,所以不建议使用。仅用于有特定需求且无法被其他制剂替代者,口服磷酸钠前应先评估肾功能。

(4)其他肠道清洁剂:甘露醇属于高渗性清洁剂,由于在电切术(高频电使用)过程中发生爆炸的报道,目前已不常规使用。匹可硫酸钠属刺激性肠道清洁剂,与镁盐组成复方制剂,可用于肠道准备。另外,还有我国传统中草药番泻叶,研究表明将其用于肠道准备也可取得满意的效果,但腹痛情况较多,现多与 PEG 和高渗性溶液一起使用,以减少患者所需饮用的液体量。

在服用肠道清洁剂的同时,还需要一些辅助措施提高肠道清洁效果和 / 或减少患者不适症状。肠道准备的辅助措施有:①饮食限制:择期进行结肠镜检查的患者,需至少提前 1 天进食低渣膳食或清流质,避免进食纤维含量高的食物,如水果、蔬菜及全谷类食物。清流质包括水、清汤、咖啡或茶(不加奶)、果汁等。②运动、腹部穴位按摩、咀嚼口香糖:研究显示,这些辅助措施的使用可加速胃肠道蠕动,从而缓解因服用大剂量肠道清洁剂引起的恶心、呕吐、腹部不适等症状,并可提高患者的依从性和舒适度。③促胃肠动力药物的使用:多潘立酮、甲氧氯普胺等不能改善肠道清洁程度或肠道准备的耐受性,并不推荐常规使用,但可与其他肠道清洁剂联合使用来提高长期便秘患者的肠道准备效果,也可减少患者腹部不适症状。④祛泡剂的使用:常用的祛泡剂为西甲硅油、二甲硅油,它可以降低气泡表面张力而不被血液吸收,安全性好。研究显示,与其他肠道清洁剂联合使用,祛泡效果明显提高,肠镜视野更清晰,有利于内镜医师观察黏膜和病灶,并可以明显减轻患者结肠镜检查后的腹胀。

鉴于肠道准备的重要性和复杂性,护士应向患者提供口头和书面指导,提醒患者在结肠镜检查前至少 3 天阅读该指导。指导应简单、易行,并使用患者能够理解的语言。有条件的可联合电话、短信及微信等辅助方式,指导患者进行肠道准备。在清洁肠道之后,护士应了解患者解便次数和末次解便的性状,若解便超过 3 次且末次解便呈透明的淡黄色,即可尽快安排检查。若解便仍有稀糊状或固体粪便,应分析以下肠道准备不充分的相关危险因素,并采取相应干预措施,包括:以往肠道准备不充分、便秘史、使用可能引起便秘的药物(即三环类抗抑郁药和阿片类药物)、痴呆或帕金森病、男性、健康素养(即认知技能)低、患者参与度低、肥胖、糖尿病、肝硬化、在结肠镜检查前一晚服用全部肠道清洁剂(而不是分次服用)、开始结肠镜检查的时间较晚。

对于因不按指导而导致肠道准备不充分的患者,应提供咨询,并指导其再次尝试相同的肠道准备方案。对于不能耐受最初使用的清洁剂或效果不佳的患者,应更换清洁剂。如果患者的肠道准备情况极差(如仍有固体粪便),则在无禁忌证的情况下,可加用另一种轻泻药或再次使用该清洁剂 2 日,采用分次给药的方式,并预约在上午进行结肠镜检查。

需要注意的是,存在以下任一情况的患者不应口服肠道清洁剂:肠蠕动消失、明显的胃潴留、疑诊或确诊机械性肠梗阻、重度炎症性或感染性结肠炎、妨碍安全吞咽的神经系统损害或认知障碍。

总之,虽然现有的清洁剂都能够充分清洁肠道且耐受性良好,不过不同患者的使用结果有差异,目前尚无一种普遍采纳的肠道准备方案。对于个体患者而言,肠道准备的方案必须取决于患者的共存疾病、肠道准备的时机、是否存在清洁剂相关并发症的危险因素、患者愿意接受的清洁剂剂量、先前使用某种清洁剂的体验和效果、费用等。

4. 禁食和药物  因镇静/麻醉的需要,通常操作前 4~8 小时患者需禁止经口进食(如果已知或怀疑患者胃排空延迟,则需禁食的时间更长),操作前 2 小时禁水(除了服药时的小口进水)。

大多数药物可持续使用至结肠镜检查时,在结肠镜检查当天用一小口水吞服。结肠镜检查前,有些药物可能需要调整,如糖尿病药物。口服铁剂应停用至少 5 天,因为铁剂会使粪便残渣变黑、变黏,不易排出。对于是否停用抗血小板药物、抗凝药物或抗血栓药物,必须在权衡操作中的出血风险和停药期间血栓栓塞事件的发生风险后再决定。常规诊断性或治疗性结肠镜的感染风险很低,因此不推荐对接受结肠镜的患者预防性使用抗生素。

5. 镇静/麻醉  随着消化内镜诊断和治疗技术的飞速发展,单纯以减轻痛苦为目的的舒适化医疗模式已不能满足要求。消化内镜治疗的操作已经与外科腹腔镜手术操作的性质相似,必须在麻醉下完成,其麻醉目的也和外科相同,即保障患者的安全,防止相关并发症,为术者提供良好的操作条件,以及有利于患者术后早期康复。

对于许多高级内镜操作及误吸风险高的患者,首选气管内插管全身麻醉。无误吸危险因素的患者常在中度或深度镇静下行结肠镜检查。轻度、中度镇静可由经过专门镇静培训的医师负责。麻醉/深度镇静应由具有主治医师(含)以上资质的麻醉科医师负责实施。镇静/麻醉前必须对患者进行访视/评估,包括询问病史、进行麻醉相关的体格检查,并签署知情同意书。

结肠镜诊疗房间符合手术麻醉的基本配置要求,即应配备常规监护仪、常规气道管理设备、抢救设备、常用麻醉药物、急救药品及常用的心血管药物。经气管内插管全麻下内镜操作时间较长或高危患者还应配有麻醉机,并考虑监测呼气末二氧化碳分压和/或有创动脉压力。护士则做好相应的辅助工作。

6. 无镇静/麻醉  虽然镇静/麻醉技术发展迅速,但仍有不少患者选择无镇静/麻醉的结肠镜检查。其具有以下几个优点:第一,明显降低低氧血症和呼吸抑制的风险;第二,缩短操作和停留于准备室和苏醒室的时间及相关费用;第三,患者如果愿意,即可在操作结束后立刻离开内镜室并返回工作岗位,这可能会通过减少内镜检查的间接成本而产生经济利益。

护士可通过检查前教育语言、音乐、视频、抚触、安慰等来减少患者的焦虑和不适。有条件的可在检查中使用二氧化碳注气(而非空气)来减少患者的不适,因为二氧化碳容易被肠黏膜吸收,可避免结肠过度扩张。目前还有不少文献报道,结肠镜检查时采用大量水浸替代镇静。用水扩张结肠内腔,可能有利于推进结肠镜、降低患者的镇静需求、提高耐受性。注水时的疼痛更轻,更可能在无镇静/镇痛情况下完成检查,并且腺瘤检出率更高。

7. 体位　帮助患者脱去右侧裤管,被褥遮挡,摆左侧卧位、两腿屈曲,将棉垫置于患者臀下。人造肛门的患者充分暴露造口,仰卧或右侧卧位。

8. 润滑　患者肛门周围和结肠镜镜身表面涂抹润滑剂,一方面,减少结肠镜先端部进入直肠时的疼痛和不适感;另一方面,降低插镜时的阻力。

9. 术前用药　解痉剂:抗胆碱能药物可减少肠蠕动,消除痉挛,使肠管短缩,便于进镜及更好地观察和治疗。常用药物为阿托品(0.5~1mg)或山莨菪碱(10mg),术前10分钟肌内注射,药物作用时间为0.5小时。青光眼、前列腺肥大者应禁用。

### 二、设备、器械准备

1. 结肠镜设备

(1)内镜主机:检查光源是否工作正常,光源使用寿命未到达尽头。在主机电源开关关闭的状态下进行内镜电缆的插拔,否则可能损坏CCD。确保各部连接紧密。打开电源开关,检查内镜图像是否清晰,色彩是否正常、是否需要进行白平衡补偿。设定白平衡时,保证白平衡帽内无室内光线;白平衡开关,要持续按下直至白平衡设定完成指示灯点亮,即设定结束。

(2)结肠镜:检查插入部外观是否正常;旋转角度旋钮,检查弯曲部是否正常顺利弯曲,包覆橡胶是否出现异常松动或隆起;检查钳子管道开口阀是否出现断裂、老化等异常;将先端部放入深度10cm以上的水中,检查注气和吸引功能是否充分;将先端部离开水面,检查注水功能是否充分。

2. 相关器械和用品　内镜润滑剂、棉垫、纱布、无菌水、生理盐水、20ml注射器、卫生纸等。准备活检钳、高频电发生器、内镜治疗配件以备用。

3. 医学影像采集系统和打印机的准备　接通电源,打开电脑主机、显示屏、打印机,进入医学影像采集系统,检查电脑显示器上的内镜图像是否清晰,色彩是否正常;将患者的基本资料输入电脑;检查打印机内的纸张。

# 第2节　结肠镜检查中护理配合和监护

## 一、患者看护和心理护理

整个结肠镜诊疗过程要对患者实施安慰、抚触,消除其羞涩和不安感,同时密切观察患者的反应和体征。注意患者腹壁的紧张度,提醒医师合理注气,若充气过多,会使肠管膨胀、增粗,肠壁变薄,甚至形成扭曲、折叠,引起腹胀、腹痛,并易造成肠穿孔。对急诊、危重、心肺功能不全等患者做到心中有数,密切观察,随时汇报,必要时请专科医师进行监护,同时建立静脉通道以备抢救。有些患者在检查中可出现面色苍白、出大汗、心率加快等不良反应,护士应注意观察,及时给予适当处理,如停止检查、给予高糖口服等。如患者出现呼吸急促,并诉手麻等异常感觉,肌肉紧张而痉挛(手足搐搦)、胸闷、憋气等全身性症状时,可判定为"过度换气综合征",应用面罩法(给患者戴吸氧面罩,但不接通氧气)或纸袋法(将纸袋或塑料袋罩住口鼻)对症处理便可缓解。患者可通过显示器观看到肠腔内的情况及病变部位,因此会产生种种疑问,护士应向患者讲解,使患者了解自身的情况。

## 二、镇静 / 麻醉患者的监护

镇静 / 麻醉患者在术前、给予镇静剂后、手术间隙、恢复初期及患者离开诊疗室前必须进行监护。常规监测应包括心电图、呼吸、血压和脉搏血氧饱和度，有条件者可监测呼气末二氧化碳分压；气管插管（包括喉罩）全身麻醉宜常规监测呼气末二氧化碳分压。

内镜中心应有一套患者麻醉深度超出预期时应急处置的抢救方案，护士做好辅助。对于中度镇静（即有意识镇静），承担患者监护任务的护士可以进行其他的一些工作，最低要求的患者监护指标包括血压、呼吸频率、心率、血氧饱和度、患者的意识水平及是否发生不适。对于深度镇静，负责患者监护的护士不允许在监护的同时进行其他工作，可以考虑进行二氧化碳图监测。此外，需以文件形式记录实施镇静、麻醉期间及恢复期的临床评估结论和监护数据。

## 三、插镜

1. 双人插镜法　护士插镜的最基本要领是循腔进镜；主要注意插镜阻力，及时和检查医师沟通；插镜速度要均匀；必要时滑镜及旋镜。人造肛门主要在左侧腹壁，其插入要点是首先直肠指诊确认人造肛门是否狭窄，之后斜着向左侧腹壁方向插入。插镜时，先在肛门口涂少许润滑剂，用左手分开肛周皮肤，暴露肛门，右手握持肠镜弯曲部距镜头数厘米处，将镜头放在肛门的左侧或前侧，用示指按压镜头滑入肛门。如患者紧张，肛门收缩较紧，可让患者张口呼吸以放松肛门，切莫将镜头强行插入。循腔进镜，不进则退。若遇半月形闭合腔，注气后仍不能扩张，多为肠襻弯曲、折叠，可反复抽气，使肠管变软、缩短，常可消除扭曲，见到肠腔。如仍闭合不开，亦可认准肠腔走行方向，将镜头越过半月形皱襞挤入扭曲的腔内滑进，但滑进距离不能太长，然后充气并稍进、退肠镜，如此反复就能通过，切忌盲进。如进镜有阻力时，可退镜钩拉，护士对肠镜施以一定阻力，可旋转镜身，有利于拉直肠镜而又不至于将其拉出，拉直后再次向内插入。在医师对肠腔吸引时，护士可进镜，这样可缩短结肠的长度，使镜身有足够的长度到达回盲部。对于老年、严重溃疡性结肠炎、肠粘连、腹水的患者，应特别注意与医师的配合，防止肠穿孔的发生。

此外，不同型号的结肠镜有各自的特点，护士应根据内镜医师的偏好选择 / 更换结肠镜以帮助检查顺利完成。可变硬度结肠镜可将结肠镜轴变硬，可能增加达盲率。为减少襻圈形成，通常在结肠镜通过乙状结肠后，可将结肠镜变硬。退镜、翻转或通过急转弯时，通常可将结肠镜变软。成人型结肠镜的直径大约为13mm，而儿科型大约为11mm。成人型结肠镜和儿科型结肠镜都可用于成人的结肠镜检查（儿科型结肠镜常用于女性或有腹部手术史的患者）。采用儿科型结肠镜可能更容易通过结肠狭窄或结肠固定的区域。然而，儿科型结肠镜的直径小、易弯曲，导致其更容易形成襻圈。特殊情况下，更可使用胃镜进行下消化道检查。

2. 单人操作法　和双人操作手法基本相同，但是由于单人操作法中，医师可以随时感知插镜中的阻力，只要不盲目推进，则具有较大的安全性。同时，护士可以从插镜的工作中解脱出来，更好地看护患者并完成肠镜检查或治疗的配合工作。

## 四、变换体位和按压腹部

对于肠管较长且弯曲过度的患者，变换体位常会奏效。这是利用重力作用来改变肠管的走行方向,使结肠镜的插入变得顺利或改善肠腔内视野。患者可变换成仰卧、右侧卧位、左侧卧位。当出现进镜的同时其先端反而后退的相反动作时,说明结肠镜形成弯曲,此时医师将肠管短缩、直线化,护士按压以阻止结肠镜弯曲,结肠镜就会更顺利地进入更深处。不同的患者和体位,按压的手法和位置也不同。按压腹部是一门深奥的手上功夫,护士按压时要听从医师的指示,但同时也需要根据自己以往的经验、手上的感觉和显示器中的图像作出自己的判断。请患者指出腹部不适的位置,也可能有助于确认适当的按压部位。

### 五、透明黏膜吸帽的使用

对于肠管弯曲较多且弯曲过度的患者,于结肠镜先端部安装透明黏膜吸帽(图 60-1),可使结肠镜通过急转弯时变得容易,但由于加长了结肠镜先端部,初学者不宜使用。选择透明黏膜吸帽时,宜用无槽或有槽平口常规型,使其对视野的影响和操作的影响达到最小。

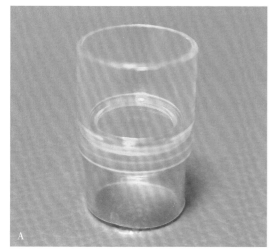 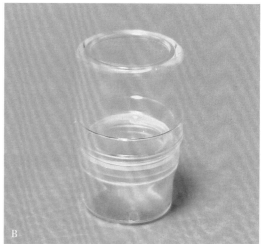

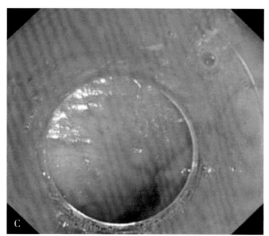

**图 60-1　透明黏膜吸帽在结肠镜检查中的使用**
A. 无槽平口常规型透明黏膜吸帽;B. 有槽平口常规型透明黏膜吸帽;C. 内镜下图像。

### 六、其他诊断与治疗的配合

护士可辅助医师运用以下技巧,确保结肠镜检查最佳的视觉观察:在结肠镜推进过程中,清洁肠道以减少结肠收缩,最大限度减少退镜过程中的吸引。在结肠镜插入和退出过程中,改变患者体位(盲肠至肝曲,左侧卧位;横结肠,仰卧位;脾曲及降结肠,右侧卧位)、充分注气、清除结肠内残留液体、在冲洗液中加入西甲硅油以清除肠内泡沫。用连续完整的"环形"模式转动结肠镜头端,观察结肠的整个周长。来回移动结肠镜反复观察,尤其是转弯周围区域、结肠皱襞后方及皱襞之间的部分。有文献报道,经验丰富的护士和助手与内镜医师同时检查结肠黏膜,可提高腺瘤检出率。同时根据具体情况,配合医师进行进一步检查(取活检、色素肠镜、放大肠镜、超声肠镜等)和治疗(狭窄扩张、息肉电切、EMR、ESD、ESE 等),确保病理标本的正确、及时送检。

# 第 3 节　结肠镜检查后的护理

## 一、患者护理与监护

1. 检查完毕后,应帮助患者擦净肛门周围粪水及润滑剂,穿好裤子。

2. 关注患者主诉和体征　一般检查时患者肠内气体不多,不需留观。如检查完后,患者痛苦较大,留观察室观察 1 小时,确实无意外后才允许离院。有时由于检查中向肠内充气,患者检查完后有腹胀感,要做好解释工作,鼓励患者多活动、做蹲厕动作,必要时可做腹部热敷。检查中患者腹胀、腹痛剧烈,腹部膨隆,抽气后无明显好转,不能排除穿孔或发生浆膜撕裂的可能;术中患者活检出血、曾行局部止血处理,仍有再出血的可能;术中患者发生心血管及肺部并发症,应留院观察。

3. 饮食指导　检查后如无不适,可恢复正常饮食。如术中疼痛较剧烈或取活检者,进流质或少渣不产气的饮食 1~2 天。

4. 检查结果的告知　无异常者建议原门诊继续就诊,良性病变可直接告诉患者,恶性病变告知陪同家属。术中行活组织检查,只对患者做估计性说明,待病理再进一步补充说明。曾行大肠手术者,术后肠镜检查预后良好时应向本人说明。

5. 镇静/麻醉患者　尚未清醒(含嗜睡)或虽已清醒但肌张力恢复不满意的患者,均应进入麻醉恢复室。麻醉恢复室应配备专业的麻醉科护士,协助麻醉医师负责病情监护、记录与处理。患者必须经过具有资质的工作人员评估,并接受离院指导后方可离院。离院指导内容应包括:获取可能的病理报告方式、饮食和用药指导、后续就诊指导、注意事项(受检者当日不能驾车、高空作业、操作机械;家属应看护好受检者,使其安全到家等)及紧急情况如何就诊等。

## 二、结肠镜及附件的处理

结肠镜按照中华人民共和国卫生行业标准 WS 507—2016《软式内镜清洗消毒技术规范》的要求进行清洗、消毒及灭菌。一次性使用的器械按照医疗废弃物的处理规范进行处理。复用器械按照中华人民共和国卫生行业标准 WS 310.2—2016《医院消毒供应中

心　第 2 部分：清洗消毒及灭菌技术操作规范》的要求进行清洗、消毒及灭菌。

# 第 4 节　并发症的观察及护理

## 一、肠壁穿孔

多由操作手法不得当导致机械性损伤：如盲目暴力操作，注气过多等；肠道本身疾病可导致肠壁结构薄弱，如结肠憩室、溃疡性结肠炎等。由于穿孔的位置和大小、粪便渗漏入腹膜的程度及患者的共存疾病不同，患者表现出的症状也会有所不同。结肠穿孔可能为腹膜后或腹膜内穿孔。升结肠、肝曲、脾曲及降结肠位于腹膜后，而远端直肠位于腹膜下。结肠穿孔最常见的症状是腹痛，其他症状包括发热、恶心、呕吐、呼吸困难、胸痛、肩胛区痛及颈痛。然而，腹膜后穿孔患者的症状可能极轻或不典型。体格检查可见弥漫性或局限性腹部压痛及腹膜刺激征。

如果怀疑穿孔，应立即行胸腹部 X 线检查或腹盆腔 CT 扫描，以寻找横膈下游离气体、腹膜后气体、纵隔积气、气胸或皮下气肿。处理方法包括禁食水、静脉补液及静脉使用广谱抗生素。应立即请外科医师会诊。对于较小或不完全的腹膜内穿孔，可采用金属夹缝合的方法，降低了手术干预的概率。夹子缝合后尽量吸尽肠腔内的空气，避免过高张力，嘱患者绝对卧床休息、禁食，适当用一些抗生素和镇静剂，并严密观察，一旦病情加重，即行外科手术治疗。对于较大的穿孔，患者症状、体征较重，需立即手术。对于腹膜外穿孔，一般都采取禁食、抗感染、静脉营养支持等保守治疗，如形成脓肿，需切开引流。

## 二、肠道出血

服用非甾体抗炎药、抗凝血药或有血液系统疾病凝血功能障碍者，取活检可引起持续出血；对富含血管的病变（如毛细血管扩张）或炎症显著、充血明显的部位取活检，可引起较大量出血。结肠镜下喷洒止血药物、金属夹夹闭均可止血。

## 三、肠系膜、浆膜撕裂

较罕见。在插镜过程中进镜阻力增大，结肠镜前端前进困难或不能前进反而后退且患者痛苦较大时，提示肠袢已形成，如继续进镜，肠袢增大，肠管过度伸展使浆膜和系膜紧张，如再注入过多空气，使肠腔内压力升高，超过浆膜和系膜所能承受限度时便会发生撕裂。如有少量出血，临床上无特殊症状，很难诊断。出血量较大时，表现为腹腔内出血征象，并伴有腹膜刺激征，腹腔穿刺有诊断价值。有腹腔内出血者一旦诊断，应立即手术，伴有休克者在抗休克的同时行手术治疗。

## 四、肠绞痛和腹胀综合征

结肠镜的刺激，加上患者精神紧张，引起迷走神经兴奋，均会导致肠管痉挛性疼痛。如果镜身没有拉直，肠袢不断扩大，手法旋转镜身也会诱发剧烈的肠绞痛。当患者腹部疼痛较剧烈时，及时拉直镜身，并给予患者精神上的安慰，短时间内基本都能自行恢复。若症状较重，在排除肠穿孔的情况下，可肌内注射解痉剂。检查或治疗过程中如果注气过多，或者术前应用了过多的镇静剂,可引起术后较长时间严重的腹部胀痛,即肠镜术后的腹胀综合征。主要表现为术后严重的腹胀、腹痛,症状类似于肠穿孔。此时需密切观察患者的腹部症状和体征,以防穿孔的发生。腹胀综合征的患者一般均能自行缓解,无需特殊的处理;而穿孔的患者症状会不断加重,大多数需手术治疗。要注意两者的鉴别诊断。在治疗结束后尽可能吸尽肠内残气,可预防此并发症的发生。

### 五、心血管意外

进行结肠镜检查时,由于注气过多,会导致冠状动脉血流量下降,引起心脏功能失调;另外,肠系膜过度牵张造成迷走神经反射增强,心率减慢,严重时可突发心搏骤停。如果患者年老体弱、精神紧张、不能配合,或合并有缺血性心脏病、慢性肺部疾病等,再加上检查前肠道准备引起脱水、低血容量和电解质紊乱,心血管意外发生率就会大大增加。主要表现为心率减慢、心绞痛、心律失常、心肌梗死及心搏骤停等。一旦出现心血管意外,必须立即停止结肠镜诊疗,根据不同情况给予相应的治疗,例如对心率减慢明显者,给予阿托品注射可缓解;对心搏骤停者,应立即行心肺复苏。另外,对于老年人、心肺功能不全患者、高血压患者,术中监测心电图、给予镇静及镇痛等处理也是必要的。操作时要轻柔,尽量缩短操作时间,做好抢救准备。早期发现,及时处理。

### 六、镇静 / 麻醉相关并发症

镇静 / 麻醉最常见和严重的不良事件是心肺不良事件。发生心肺不良事件的危险因素包括高龄、基础共存疾病(尤其是肺部疾病)、痴呆、贫血、肥胖、较严重的心血管疾病(如心力衰竭或重度瓣膜病)和急诊行内镜操作。因过度镇静导致的不良事件包括通气不足、气道梗阻、低氧血症、高碳酸血症、低血压、血管迷走性事件、心律失常和误吸。

镇静剂和镇痛药通过静脉给药可能引发静脉炎,这种风险较低。采用丙泊酚进行较深度镇静,会引起注射部位的疼痛,在通过小静脉给药时尤为如此,但不会引起静脉炎。预先给予小剂量(10~20mg)利多卡因,可以避免疼痛。通过快速流动的静脉管路给药,可能减轻输注部位疼痛。

### 七、检查前肠道准备相关并发症

所有的肠道准备都可能引发不良反应,包括液体和电解质紊乱、恶心、呕吐、腹胀、腹部不适、误吸及呕吐引起的食管撕裂。

### 八、感染

结肠镜检查相关的感染发生率极低,与洗消设备缺陷和 / 或不遵守内镜洗消规范有关。

# 第 5 节　下消化道出血急诊结肠镜诊断的护理配合

### 一、概述

下消化道出血发病率通常较上消化道低,下消化道出血是指十二指肠悬韧带以下,来源于小肠、结直肠和肛管部位的肠管出血。根据出血量、出血速度、在肠腔内停滞时间、临床表现的不同,可分三类:①慢性隐性出血,肉眼不能观察到便血,仅用化验方法才能证实(即大便隐血阳性);②慢性少量显性出血,肉眼能观察到鲜红色、果酱样或咖啡色便血,少数速度较慢,在肠腔内停滞时间过久也可呈黑色,无循环障碍症状,无需输血治疗;③急性大量出血,大量鲜红色血便,常同时伴循环障碍,如低血压等休克症状,需用输血治疗,为严重出血。急诊结肠镜一般适用于发生于大肠的急性出血,但在检查前通常无法确定急性下消化道出血的部位。

1. 部位　根据出血类型,可初步估计出血部位。慢性隐性出血既可发生在上消化道,也可发生在下消化道,两者概率几乎相等。如出血发生在下消化道,以右半结肠和小肠多见。慢性少量显性出血主要发生在结肠、直肠,血便呈鲜红色,以左半结肠多见,果酱样或咖啡色血便以右半结肠好发。急性大量出血大部分来自结肠和小肠,少数出血量大、出血速度快者也可来自上消化道。但从总的发生部位来看,以直肠及乙状结肠最多见,其次为降结肠。

2. 病因　急性下消化道出血的病因可分为以下几类:解剖性(憩室病)、血管性(血管发育异常、缺血、辐射诱导)、炎症性(感染、炎症性肠病),以及肿瘤性。此外,急性下消化道出血也可发生在采取治疗性干预措施后,如病变切除术等。

3. 评估和处置　初始评估包括病史收集、体格检查、实验室检查,某些情况下还需进行胃肠减压或上消化道内镜检查。目的是评估出血严重程度,评估出血是否可能源自上消化道,以及确定是否存在可能影响后续处理的情况。

疑似急性下消化道出血患者的初始处理包括:分诊患者至恰当部门接受处理(门诊、住院、重症监护病房)、一般支持治疗(如供氧、建立适当的静脉通路)、恰当的液体复苏和输血、处理凝血障碍、管理抗凝药和抗血小板药。

一旦排除上消化道出血灶,结肠镜检查是诊断和治疗急性下消化道出血的首选初始检查。下消化道出血的治疗取决于出血灶的位置。许多病例可在行结肠镜检查或血管造影时进行治疗,从而控制出血。极少数时候,足以致命的下消化道出血需立即手术。

4. 急诊结肠镜时间的选择　对于下消化道出血,结肠镜检查时间分出血停止时期和活动性出血期紧急检查。后者还可分手术时或非手术时。一般最起作用的是出血停止时期,因可作充分肠道准备,保证顺利看清肠黏膜和肠腔,整个过程与普通检查相同。因此,尽可能选择出血停止后近期内进行,这样可观察到出血停止后的一些痕迹变化,如憩室可见腔内有陈旧性血迹,炎症性肠病可见活动性溃疡、糜烂、充血和出血灶,使部位诊断更为确切。

如出血停止的间歇期不能明确诊断,也可选择活动性出血期紧急检查。非手术的紧急检查因肠腔内有粪便、鲜血污染镜面,增加操作难度,妨碍观察,使用价值有一定的限制。手术时紧急检查,因有手术医师的帮助,插入更方便,在手术者的配合下可插至小肠十二指肠悬韧带远端。借助结肠镜灯光,可对结肠肠壁作透照法检查,使血管网结构清晰显露,对确定血管扩张症的诊断帮助较大。此外,可找到手术时不能见到的小息肉、血管瘤和血管畸形。最主要的优点是,可对出血部位的诊断更确切,因为可直接观察到活动性出血灶和新鲜血液在结肠内的分布状况。由于一般出血向结肠近端逆流机会很少,看到血液分布后就可知道出血灶,一般是在有血液分布的远端肠段,可帮助确定手术的切除范围。

## 二、术前准备

基本与一般结肠镜检查相同,但应强调稳定患者的生命体征,并进行监护。最好使用大钳道或双钳道治疗内镜,并准备好冲洗设备。另外,需备好止血治疗相关的设备、附件和药物等。

急性下消化道出血肠道准备,除大肠息肉电切术后 24 小时内发生的出血,肠道清洁情况还可以之外,通常大出血时往往因肠腔清洁不良、血液覆盖,致视野不清,内镜的检查和治疗较困难,可用少量清水或生理盐水灌肠。

### 三、术中配合

与一般结肠镜检查相同,但需要另一名护士配合冲洗和止血治疗。进镜后用生理盐水边冲洗边吸引,冲洗至表面黏膜清洁,内镜能清晰观察到黏膜的情况。内镜操作技术要熟练,动作要轻柔,观察要仔细,避免充气过度、肠壁变薄、加重出血甚至发生穿孔。发现病变和出血部位,可用 1:20 的去甲肾上腺素加生理盐水先对出血部位进行冲洗,再选择相应的止血方法。

### 四、术后护理与监护

与一般结肠镜检查相同,主要观察生命体征和再出血体征。

(王 萍 蔡贤黎 李苗苗)

# 第 61 章 色素及放大结肠镜的护理配合

色素及放大内镜均为诊断用内镜。色素内镜亦称染色内镜,是指应用特殊染色剂对消化道黏膜染色,黏膜结构比未染色时更加清晰,病变部位与周围的对比得到加强,轮廓更加明显。放大内镜具有放大变焦的功能,能发现黏膜的细微病变。两者结合可以在消化道检查中清晰显示胃肠黏膜的腺管开口、微细血管微细结构的变化,比较准确地反映病变组织的病理学背景,更容易在镜下区分病变的性质,提高疾病的诊断率及确诊率。随着技术的发展,通过特殊光学滤镜设备,将内镜系统的图像调整回路整合后在监视设备上成像,无需向目标组织喷洒物理或化学色素,即可达到与染色剂相当的染色作用,称为电子染色内镜。

## 第 1 节 色素及放大结肠镜的术前准备

### 一、患者准备

1. 同一般结肠镜检查。

2. 由于较之普通结肠镜检查可能需要花费更多的时间,且少数色素溶液可能存在不良反应,应于检查前向患者及家属解释清楚。

## 二、器械准备

### （一）色素结肠镜

1. 主机和结肠镜　同一般结肠镜检查。

2. 色素溶液

（1）靛胭脂：又名靛蓝，分子式为 $C_{16}H_8N_2Na_2O_8S_2$，分子量为 446.4。深蓝色粉末，易溶于水，但因氧化变质而不宜久置，一般用时新鲜配制。常用 0.2%~1.0% 溶液。其利用染色剂沉积后颜色的不同来显现微观结构，属于物理作用，无化学反应发生，并非利用对组织染色来观察，其本身不与黏膜组织发生作用，该色素沉积于黏膜皱襞，不被吸收，也不和黏液结合，经肠道排出体外，适用于全消化道检查。

（2）亚甲蓝：蓝色粉末，易溶于水。常用 50~100mg 或 0.1%~0.5% 溶液。因有一定的不良反应，一次总量应小于 200mg。适用于结直肠检查。

（3）喷洒导管：不建议直接从钳子管道注入色素溶液。建议使用喷洒导管，如 Olympus 公司的喷洒型灌洗管（PW-5L-1）。

### （二）电子染色和放大结肠镜

1. 对于 Olympus 公司产品，窄波成像（narrow band imaging，NBI）技术是通过专用光源的滤光功能，结合专用图像处理装置的控制 / 处理功能实现的。目前的主流产品 290 系列，其观察模式的实现只需按下 NBI 按钮即可随时切换。不必购买特殊结肠镜，260 型及以上的结肠镜均可使用。将其与型号中含有字母 "Z" 的内镜的放大功能结合，能够进行实际图像 100 倍以上的放大观察，为疾病的诊断更添助力（图 61-1）。

2. 对于富士公司产品，用激光光源代替了氙灯光源，利用蓝激光成像技术（blue laser imaging，BLI）获得明亮、清晰的高对比度图像，增加联动成像技术（linked color image，LCI），更加突出黏膜色调的细微色差，结合 L590 光学放大内镜最大光学放大倍数 135 倍（19 英寸液晶显示器）为疾病的诊断更添助力（图 61-2）。

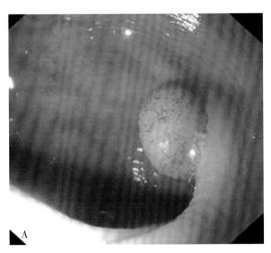
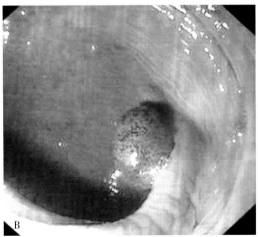

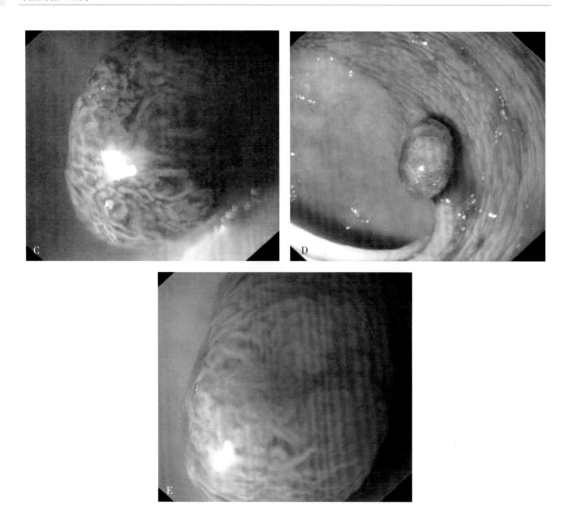

**图 61-1 结肠息肉的电子染色、色素内镜结合放大内镜的图像**
A. 内镜图像；B. NBI 图像；C. NBI+ 放大图像；D. 靛胭脂染色图像；E. 靛胭脂染色 + 放大图像。

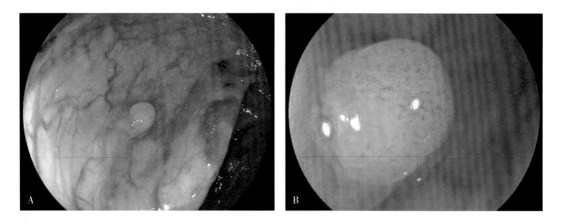

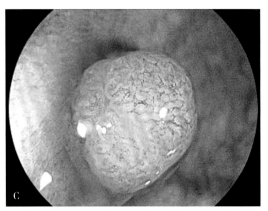

**图 61-2　结肠息肉的电子染色结合放大内镜的图像**
A. 内镜图像；B. 放大图像；C. BLI-LCI+ 放大图像。

# 第 2 节　色素及放大结肠镜的护理配合

1. 同一般结肠镜检查的护理。

2. 色素溶液的使用应严格按照生产厂家的使用说明书进行或遵医嘱,使用前应检查是否在有效期内,且有无变色或变质。若需配制,则现配现用。

3. 黏膜表面黏液、泡沫和粪便影响色素溶液的作用;NBI 受黏液的影响不大,但粪便在 NBI 下显示为红色,极易混淆。因此,为达到最佳观察效果,应在观察前作局部冲洗。最简便的方法为,用生理盐水经结肠镜钳子管道进行局部冲洗。局部冲洗最好为微温水,以免诱发局部痉挛。冲洗时尽量不直接冲击病变部位,必须直接冲洗病变部位的应尽量减小冲洗水压,以防诱发病变处出血。

4. 由钳子管道插入喷洒导管,用注射器抽取色素溶液 10~20ml,以恒定的压力,使色素溶液呈雾状均匀喷洒于黏膜表面。喷洒结束,从钳子管道抽出喷洒管时要回抽或先注入空气,以免色素溶液外溢污染。

5. 由于呼吸运动和消化道本身蠕动,放大观察时对焦较困难,可利用病变与镜头接近的一瞬间固定图像,或安装透明帽等小技巧来帮助观察,但要注意避免镜头或透明帽接触病变而引起出血。

（王　萍　蔡贤黎　王　蕴）

# 第62章 超声肠镜的护理配合

超声肠镜有两种,一种是将超声探头直接固定于内镜前端,组成超声内镜;另一种是超声探头经结肠镜钳子管道导入。超声肠镜可用于下消化道壁微小病变或黏膜下病变的诊断,也可用于肠腔外病灶的超声检查。经内镜超声引导下穿刺,还可行细胞学及组织学检查。结合彩色多普勒技术,可以扫描动、静脉的血流情况。通过三维重建影像的三维立体超声肠镜除了解病变的深度之外,更能了解病变的广度,同时病灶与周围器官的相互关系亦呈现得更为清楚,从而为诊断和治疗提供可靠根据。

## 第1节 术 前 准 备

### 一、患者准备

1. 同一般结肠镜检查。

2. 由于较之普通结肠镜检查需要花费更多的时间,且操作中特殊器械的使用和大量注水可能带来的不适感,应于检查前向患者及家属解释清楚。

### 二、器械准备

1. 主机 对于 Olympus 公司产品,即内镜及内镜超声图像处理中心(CV-240/260、EU-M30、EU-M2000、EU-C2000 等)。

2. 根据病灶大小、深度等,遵医嘱选用、连接、调试以下设备,安装和调试后开启主机电源,确认超声画面的清晰度。

(1)超声探头驱动装置(MAJ-935)、内镜超声探头(UM Series)和结肠镜。

(2)超声肠镜 Olympus CF-UMQ230,或者超声胃镜也可在下消化道超声内镜中使用。

3. 注水装置 接通电源,瓶中装满无菌水,寒冷季节可将无菌水加温。拧紧瓶盖以防漏气,脚踏开关放在医师脚边。在体外试验性注水,使水能顺利从注水器中流出。调试完毕,以三通接头连接于结肠镜上。

4. 超声内镜头端水囊的安装和调试

(1)安装水囊之前,应仔细检查水囊有无破损、膨胀、变色及橡胶老化现象。

(2)将水囊的较大孔径橡皮圈这端套于安装器的大头端上,然后一起套在超声内镜前端,使大孔径橡皮圈卡在超声肠镜前端的大凹槽内,退出安装器,将水囊的较小孔径橡皮圈这端卡在超声内镜前端的小凹槽内。

（3）安装完毕，将超声内镜头端部朝下，按压注水阀门，向囊内注水，水囊直径2cm为限度。如发现水囊边缘渗水，可调整水囊位置卡在凹槽内，如水囊注水后发现明显偏心状态，用手指指腹轻压校正。注意水囊内有无气泡存在，若有气泡存在，将超声内镜头端部朝下，反复吸引注水将囊内气泡吸尽。

（4）建议手戴橡胶手套安装，不建议使用尖锐器械（如镊子等）帮助安装，因为水囊娇嫩且价格昂贵，手指甲、尖锐器械非常容易戳破水囊。

5. 内镜超声探头（UM Series）的安装和调试

（1）内镜超声探头有多种型号：UM-2R/3R、UM-G20-29R、UM-S20/30-20R/25R、UM-BS20-26R等，频率有12MHz、20MHz、30MHz等，护士必须都要熟悉。

（2）内镜超声探头UM-BS20-26R是与水囊外套管组合使用的，适用于难以存留水的部位。使用2ml注射针注水，使用前反复抽吸和注水将囊内气泡吸尽。

（3）将内镜超声探头置入无气水中开启主机电源，观察波形。若波形暗淡、不清晰，可捏住探头前端，轻轻甩动几圈即可。

6. 穿刺针

（1）细针穿刺活检：准备22G或25G穿刺针，根据送检需要准备标本固定液、载玻片等。

（2）穿刺下治疗：准备19G穿刺针，根据治疗需要准备注射用药、导丝、支架等。

# 第2节　护理配合

1. 超声肠镜的先端部较长且硬，进镜较为困难，护士插镜时应尤其注意与医师的配合，防止并发症的发生。

2. 超声过程中注意注水装置内的无菌水有无用完，及时添加，以免气体干扰图像。

3. 为使病变完全浸泡于水中，获得满意的图像，必要时帮助患者转换体位，如左侧卧位、右侧卧位、仰卧位等，护士应协助患者翻身。在转换体位时，应暂时停止注水。

4. 带水囊探头使用中，注意水囊内注水1ml为限度，避免过大而破裂。当检查隆起性病变时，向水囊内注水不宜过多，水囊过大而压迫病变时将影响观察。

5. 协助医师操作超声键盘　调节内镜图像大小；改变副画面位置左上角或左下角；调节环形扫描图像的表示方向、超声图像范围、位置、画质、对比度、增益；新的连环图像存储功能可储存图像冻结前160幅图像，回放冻结前存储的图像，以便细致观察，协助测量病灶大小。

6. 术后器械处理

（1）超声内镜：将与超声肠镜相匹配的防水帽（MH-553、MD-252等）分别盖在与主机和转换器连接的部位，整个超声肠镜即可全部清洗和浸泡，按照中华人民共和国卫生行业标准WS 507—2016《软式内镜清洗消毒技术规范》的要求进行清洗、消毒及灭菌。

（2）内镜超声探头：将与内镜超声探头相匹配的防水帽（MAJ-1174）盖在探头上，整个探头即可全部用水清洗、干燥后全部浸没在消毒液中，消毒完后再用无菌水清洗擦干即可。

（3）穿刺针：一次性使用，按照医疗废弃物的处理规范进行处理。

（王　萍　蔡贤黎　赵　慧）

# 第63章 结肠镜治疗的护理配合

## 第1节 下消化道异物取出术的护理配合

一般大肠异物多数为误服,均能自行排出体外,无需内镜处理。只有当异物在大肠内停留时间过长,估计排出有困难,或有出血、穿孔、梗阻、结肠功能紊乱等并发症时,才应该积极经结肠镜试取。在结肠镜下行异物取出术,亦是一种简便、安全、可靠的方法,可使患者免受外科手术取异物的痛苦。其护理配合要点如下:

1. 患者准备 根据异物情况,遵医嘱予口服泻药、灌肠、口服液状石蜡等准备。

2. 器械准备 根据不同形状的异物,选用不同的异物钳取器械,如圈套器、拆线剪刀、三叉形抓持器、鼠齿钳等(图63-1)。

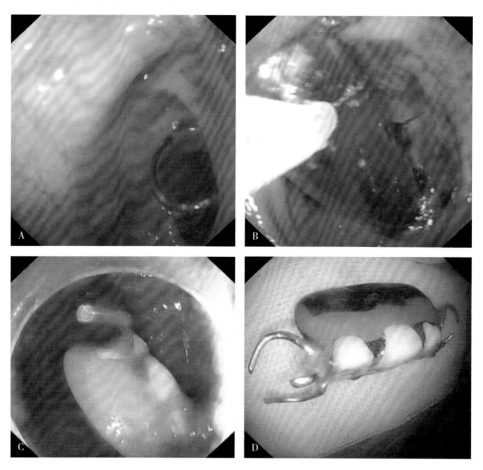

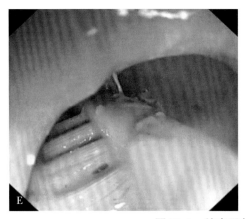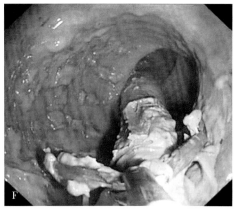

**图 63-1 结直肠各种异物取出过程**

A、B. 直肠长条形玻璃异物,用圈套器取出;C、D. 结肠扁平形异物,用鼠齿钳取出;

E、F. 结肠细长形异物(牙刷),用异物钳取出。

3. 粗长形异物　多为患者自肛门插入后不能取出。可用圈套器,套住异物一端,随内镜一起退出体外,或者患者在全身麻醉后扩肛再取。

4. 圆球形异物　以粪石和胆石最为多见,对于这类异物如体积较小,可采用三爪钳抓取,也可用取石篮取出。对于较大的结石,可用特别的碎石器,将结石粉碎后再取出。

5. 扁平形、细长形异物　一般采用鼠齿钳钳取,用其他器械试取时,容易滑脱。

6. 吻合口缝线残留拆除　对于缝线已浮于黏膜表面,一般常用活检钳咬夹拔除即可。如缝线结牢固地结扎于黏膜深面,可用内镜专用手术剪刀剪断缝线,然后再用活检钳拆除,也可用内镜专用拆线器直接拆除。

7. 大型异物取出困难者或小肠异物患者,可考虑双镜联合取消化道异物。

8. 对于粪石引起梗阻的患者,护士应指导患者健康饮食及保持大便通畅的生活方式。

9. 对于某些因不良生活方式导致直肠异物嵌顿患者,护士应平等对待,适当劝诫,并注意保护患者隐私。

# 第2节　下消化道狭窄扩张 / 切开治疗的护理配合

## 一、概述

内镜下球囊扩张 / 切开治疗结直肠狭窄是一种操作简单、安全、有效的方法。特别是对结直肠良性狭窄,球囊扩张治疗应是首选的治疗方法,但需长期随访,必要时可重复进行扩张 / 切开,这样可以使绝大部分良性狭窄患者避免剖腹手术。

## 二、适应证与禁忌证

1. 适应证　结直肠癌术后吻合口狭窄;炎症性狭窄包括克罗恩病、肠结核、溃疡性结肠炎等;放射性肠炎引起的肠腔狭窄;PPH 术后吻合口狭窄;结直肠病变行 ESD 术后结直肠狭窄等。

2. 禁忌证　肠腔狭窄长度过长;狭窄弯曲度过大;狭窄部位有严重的炎症;狭窄部位有

瘘管和深部溃疡;狭窄部有较大憩室;肠镜不能查到狭窄部位;患者一般情况差,无法耐受手术等。

## 三、术前准备

1. 患者准备　同肠镜检查护理常规。

手术前应对患者及家属告知在诊疗过程中及诊疗后可能发生严重的并发症,以及难以预料的情况,甚至生命危险。患者及家属应对此表示完全理解,内镜医师方可对患者采用该治疗方法。

术前禁食,胃肠减压,开通静脉通路,监测生命体征。对不全梗阻者,术前可予低压灌肠2~3次;若为完全梗阻者,则不需任何肠道准备。术前地西泮5mg肌内注射,山莨菪碱10mg静脉推注,以镇静、解痉。同时备好吸引器,防止梗阻解除后大量粪水涌出,影响进一步治疗和术后清洁。

2. 器械准备

(1)带透视屏幕的X线透视机。

(2)电子内镜系统和结肠镜、吸引器等。

(3)遵医嘱准备斑马导丝、水囊导管(直径为15~18mm或18~20mm)、压力泵、切开刀等。

(4)60%复方泛影葡胺、无菌水、润滑油、注射器等。

## 四、术中配合

1. 球囊扩张　结肠镜下找到狭窄口,经钳子管道插入斑马导丝通过狭窄部位,在X线透视下确认导丝位置。沿斑马导丝插入润滑后的球囊导管,在内镜下确认球囊越过狭窄部位。退出导丝,注入造影剂,观察狭窄部位的大小、形态、长度。再次插入导丝,X线透视下确认导丝位置。微调球囊位置,使球囊中部位于狭窄最细处。用压力泵慢慢注入造影剂或无菌水。根据不同需要使压力保持在3~8个大气压,球囊扩张直径分别为15~18mm或18~20mm,保持扩张2~5分钟,放松球囊,将球囊导管退回肠镜活检孔内。如扩张有效,即有大便或气体排出。狭窄部的肠黏膜因扩张后轻微撕裂而有少许渗血,可不需处理,若出血明显,予局部喷洒止血药物即可(图63-2)。低位狭窄可以在内镜下直视进行扩张,高位狭窄必须在X线透视下进行以策安全。

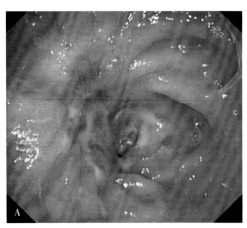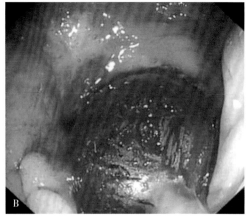

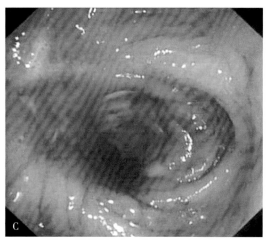

**图 63-2　直肠癌术后吻合口狭窄水囊扩张**
A. 直肠癌术后吻合口狭窄;B. 球囊扩张;C. 扩张后直肠黏膜少量渗血。

2. 放射状切开　在狭窄处用针状刀或钩刀行放射状切开,切开 3~4 处,每处为 0.2~0.3cm 深(图 63-3)。对于吻合口狭窄的患者,如吻合口处有吻合钉残留,可同时予以取出。

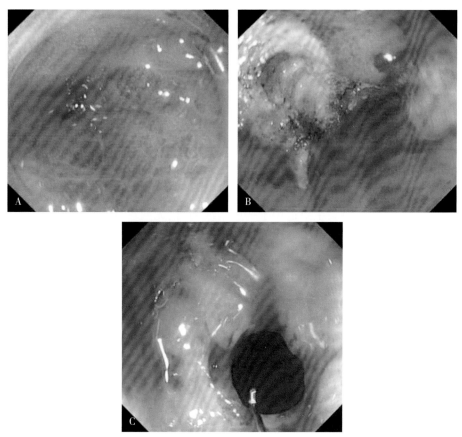

**图 63-3　吻合口狭窄放射状切开**
A. 吻合口狭窄;B. 钩刀放射状切开;C. 切开后。

### 五、并发症的预防及处理

1. 肠壁穿孔　操作手法不得当导致机械性损伤,如盲目暴力操作、注气过多、扩张力量过大等;肠道本身疾病可导致肠壁结构薄弱,如结肠憩室、溃疡性结肠炎等。一旦出现肠壁穿孔,患者即感到下腹部持续性疼痛,并逐渐加重。腹部 X 线片或透视发现膈下有游离气体或腹膜后有积气,且腹部肠管普遍胀气或有气液平面可明确诊断。必要时可行诊断性腹腔穿刺。对于较小或不完全的腹膜内穿孔,如果患者症状及体征较轻,可采用非手术治疗。给予禁食、禁水、胃肠减压,维持水、电解质平衡与营养支持。对于较大的穿孔,患者症状、体征较重,需立即手术。良好的视野对于肠镜操作非常重要,而对于大肠狭窄的患者,肠道准备往往不充分,内镜治疗时用生理盐水冲洗以获得较好的视野,减少盲目操作的概率,控制治疗过程中的注气量也是预防肠穿孔的有效措施。另外,需严格掌握内镜治疗的适应证和禁忌证,避免使用过量的镇静剂。

2. 肠道出血　大肠狭窄行扩张治疗后,患者出现少量的便血,可暂不处理,密切观察病情变化,如出血量增加,可立即行内镜检查,找到出血部位后,给予局部喷洒止血药物或电凝等内镜下止血措施,一般均能使出血停止。出血量较大时,给予静脉补液、应用止血药物等方法也可。如果上述方法均不能止血,且患者处于休克状态时,应做好手术准备。

# 第 3 节　下消化道狭窄金属支架治疗的护理配合

### 一、适应证和禁忌证

1. 适应证

(1)暂时过渡性放置,替代结肠造瘘术,解除梗阻症状,恢复肠道通畅。在此基础上进行全面检查,了解肿瘤的分期和转移情况,同时采取积极的支持治疗改善患者的一般情况,进行充分、彻底的肠道准备,择期行肿瘤根治性切除加肠吻合术,避免二次手术创伤,提高生存率,改善患者的生活质量。主要适用于一般情况尚可、无严重并发症、肿瘤可以根治性切除者。

(2)姑息性治疗的一种措施,适用于肿瘤晚期、已有广泛转移、局部病灶不能切除的原发性或复发性大肠恶性肿瘤;有严重并发症而不能耐受手术和拒绝手术治疗原发性或复发性大肠恶性肿瘤者;不能切除的盆腔恶性肿瘤(子宫癌、前列腺癌及其他盆腔占位)浸润压迫肠腔或经放射治疗后的放射性肠炎引起梗阻者。估计患者还有一定的生存期,可作为姑息性治疗的一种措施,替代姑息性结肠造瘘术,解除梗阻,使患者能够摄食,同时可免去患者长期背肛袋之苦,提高生活质量。

2. 禁忌证　疑有消化道穿孔;明确有腹腔广泛转移、多发性狭窄或狭窄部位过长、估计1~2 个支架无法缓解者;各种良性疾病(溃疡型结肠炎、肠结核、外伤、克罗恩病等)引起的结直肠梗阻;肠粘连、扭曲、良性病变压迫等引起的大肠狭窄;先天性巨结肠引起的结直肠梗阻;术后吻合口狭窄(除外吻合口复发伴远处转移无法手术切除者)。

## 二、术前准备

1. 患者准备

(1)心理护理:大多数患者有紧张、恐惧和抑郁,多与患者及家属沟通,向其介绍治疗成功病例,以增强其战胜疾病的信心。

(2)评估患者的一般情况,心肺功能、心率、血压是否正常及消化道梗阻的脱水情况。了解患者病情,包括现病史、既往史等,嘱患者将以往的内镜及 X 线资料带来,以便医师充分了解病情。

(3)肠道准备及术前用药:纠正水、电解质紊乱等,必要时遵医嘱给予补液。术前禁食8~12 小时,口服复方聚乙二醇电解质散清洁肠道或清洁灌肠等。术前地西泮 5mg 肌内注射,山莨菪碱 10mg 静脉推注,以镇静、解痉。

(4)术前签署手术同意书:治疗前应向患者及家属说明对结直肠狭窄放置金属内支架的目的、大致的操作方法及可能出现的并发症,并告知出现并发症后的解决方法,取得患者及家属的同意并签署手术知情同意书后,方可进行该项治疗。

(5)X 线透视检查的准备。

2. 器械准备

(1)钳道外释放:选择钳子管道为 3.7mm/3.2mm 的结肠镜均可。

(2)钳道内释放:选择钳子管道为 3.7mm 的结肠镜,钳道内释放支架可通过。

(3)支架的准备:备好各种类型(记忆合金 / 不锈钢、带膜 / 不带膜、钳道内释放 / 钳道外释放、可回收 / 不可回收)、尺寸(内径 / 长度)的支架。检查支架的包装有无破损,消毒日期是否过期。

(4)导引钢丝:检查导引钢丝是否平直,导丝先端部分是否有损坏,如发现问题,要及时更换,备好超滑导丝、斑马导丝、钢导丝等。

(5)金属夹:做内标记用。

(6)造影管、60% 的泛影葡胺、生理盐水、润滑油等。

(7)异物钳:用于释放后支架位置的微调。

(8)注意另外多准备一路吸引器和吸引管,患者侧卧在 X 线透视台上,其肛门周围垫好吸水棉垫,防止梗阻解除后大量粪水涌出,影响进一步治疗和术后清扫。

## 三、术中护理配合

1. 钳道外释放　适合直肠、梗阻位置较低放置支架者。

(1)患者持续心电监护,并密切观察生命体征变化,尤其是面部表情及肢体语言。操作前先告知患者会有腹胀、腹痛等情况,若有严重不适,应及时告知。操作中患者有呕吐、反流的可能,应注意保持气道通畅。

(2)嘱患者取侧卧位,保持放松,呼吸平稳,并积极配合医师的动作,以确保支架顺利置入。

(3)置导丝:医师在内镜下找到狭窄口,护士将斑马导丝递交医师,经内镜活检孔道插入狭窄近端,嘱患者取仰卧位,在 X 线透视下确定导丝越过病变部位进入远端肠腔。

(4)内标记:于病变近端金属夹定位(图 63-4)。

（5）造影：配合护士递上造影管，沿导丝经活检孔道插入，退出导丝后注入造影剂，观察狭窄部位的大小、形态、长度。

（6）换钢导丝：将钢导丝递交医师，经造影管插入远端肠腔，然后配合医师边进导丝边退造影管，再沿导丝退出内镜。

（7）协助医师选择适应长度及直径的支架：打开包装后取出支架内固定钢丝，用生理盐水冲洗润滑支架置入器的内芯及支架外套管，安全放置在操作台面上备用。

（8）支架置入：借助硬导丝引入备好的支架置入器，当支架的中点到达病灶狭窄段的中点时即停止插入，确定位置正确无误后，打开安全阀，逐步调整使支架处于适当位置，注意观察支架张开情况。将支架释出，稍作停顿，让支架自动膨胀后，退出置入器的内芯及外套。

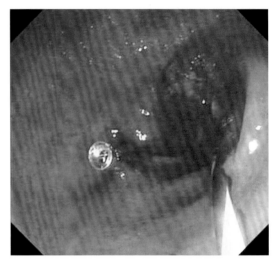

图 63-4　金属夹内标记

（9）再次进镜观察：如置入支架位置不当，可使用异物钳调整支架的位置，必要时可取出支架，重新放置。

2. 钳道内释放　适合结肠梗阻位置较高放置支架者（图 63-5）。

（1）~（5）同"钳道外释放"。

（6）将导丝递交医师，经造影管插入远端肠腔，然后配合医师边进导丝边退造影管。

（7）协助医师选择合适的支架，打开包装后取出支架内固定钢丝，用生理盐水冲洗润滑支架置入器的内芯及支架外套管，安全放置在操作台面上备用。

（8）支架置入：借助导丝引入备好的支架置入器，当支架的近端到达病灶狭窄近端时即停止插入，确定位置正确无误后，打开安全阀，逐步调整使支架处于适当位置，注意观察支架张开情况。将支架释出，稍作停顿，让支架自动膨胀后，退出置入器的内芯及外套。

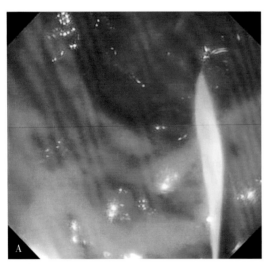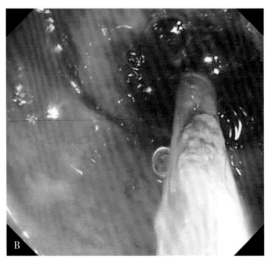

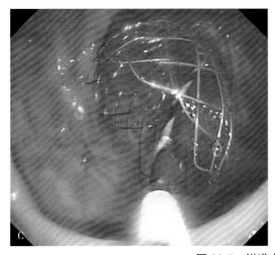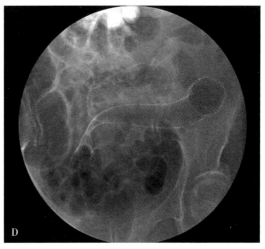

图 63-5　钳道内释放金属支架

A. 置入导丝通过狭窄部;B. 沿导丝送入支架;C. 释放支架;D. X 线观察支架位置。

(9)结合内镜和 X 线观察支架放置情况。如置入支架位置不当,可使用异物钳调整支架的位置,必要时可取出支架,重新放置。

## 四、术后护理

1. 术后患者卧床休息 1~3 天,避免剧烈活动而引起支架移位或脱落。密切观察患者生命体征,观察患者每日的大便次数、性状及有无便血等。此外,还应注意腹部体征及腹痛、腹胀有无缓解。

2. 饮食护理　术后排便 2 小时后先给予流质饮食,第 2 天改为半流质饮食,逐渐过渡到软食等固体食物。可进食营养丰富、含适量纤维素的清淡、易消化的饮食,少食多餐。禁食长纤维、大团块的食物及生、冷、硬、辛辣等刺激性食物。观察进食后有无腹痛、腹胀等不适。多饮水,保持大便通畅,避免用力排便。

3. 心理护理　嘱患者保持心情愉快,注意休息,适当活动,避免剧烈活动和劳累;永久性支架置入的患者,支架置入后每 2~4 周行腹部 X 线或肠镜等检查,以便了解支架位置及通畅情况;若出现便血、腹痛、腹胀或肛门停止排便、排气等症状,应及时就医。

## 五、并发症及处理

1. 支架移位或脱落　一般发生在支架置入数天内,常与支架管径选择不当、支架置入位置过偏或病变组织松软箍力不足有关。临床表现为腹胀、腹痛症状未缓解,支架置入后无大便排出。复查腹部立卧位 X 线片或行肠镜观察,并与之前对照,可判断支架是否移位或脱落。

2. 再次狭窄　放置支架后期应注意观察患者大便情况,如发生大便不畅,应考虑饮食不当引起便秘、大便嵌塞或者支架两端肿瘤生长而狭窄。寻找再狭窄原因,如由饮食不当引起,可通过调节饮食、服用泻剂或清洁灌肠等方法缓解;若为肿瘤生长者,可针对肿瘤进行治疗,也可置入第二个支架解除狭窄。

3. 腹痛、穿孔　当支架置入以后,由于支架自膨和压迫的作用,肠道出血可自行停止,多较轻,无需特殊处理。若患者出现强烈腹痛、腹膜刺激征等穿孔的异常情况,应立即报告医师,并做好禁食、胃肠减压、备皮、交叉合血等急诊手术准备。

# 第4节　下消化道肠梗阻导管置入的护理配合

内镜下放置经肛门插入型肠梗阻减压导管是治疗各种原因引起的结直肠梗阻的有效方法,特别适用于良性疾病导致的梗阻和中低位直肠癌性梗阻的患者。导管只作为暂时性治疗措施,可以随时去除而不影响疾病的后续治疗。

## 一、适应证和禁忌证

1. 适应证

(1)急性结直肠癌梗阻估计肿瘤能够切除,特别是中低位直肠癌需要考虑能否保肛问题者,先放置肠梗阻导管,待急性梗阻结肠、一般情况改善后,再行一期手术切除。

(2)各种良性病变(包括腔外压迫、吻合口狭窄等)引起的结直肠梗阻。

(3)各种非机械性的结直肠梗阻,包括假性结肠梗阻。

2. 禁忌证

(1)结肠镜不能达到梗阻部位、导丝不能通过狭窄段。

(2)有血运障碍的病例是肠梗阻导管的绝对禁忌。

(3)绞窄性肠梗阻、肠梗阻伴腹膜炎。

## 二、术前准备

1. 患者准备

(1)签署知情同意书。

(2)肠道准备:因为患者急性肠梗阻,所以低压灌肠几次即可。

2. 物品准备

(1)肠梗阻减压导管(包括导丝、造影导管、扩张导管、导管)(图63-6)、电子肠镜、X线透视机、造影剂、生理盐水、润滑剂或液状石蜡、胶布等。同时,确认导管有无破损,特别是气囊部分。

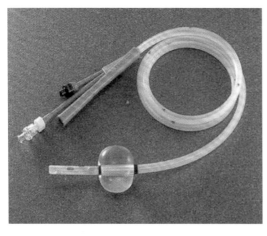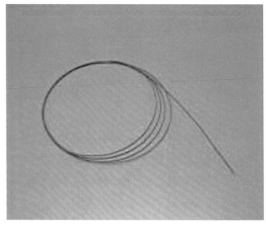

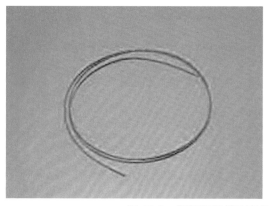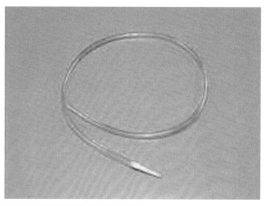

图 63-6　肠梗阻导管和套件（导丝、造影导管、扩张导管）

（2）肛门周围垫好棉垫，防止粪水涌出后影响进一步治疗和术后清扫。

## 三、术中护理配合

1. 一位护士扶镜，一位护士操作配合。操作全程应监护患者生命体征。

2. 配合过程（图 63-7）

（1）协助医师进行肠镜检查，找到狭窄部位。

（2）在 X 线透视辅助下将导丝经肠镜钳道插入狭窄远端，沿导丝插入造影管。退出导丝，沿造影管注入造影剂，观察狭窄部位的大小、形态、长度。之后再沿造影管将导丝引入狭窄远端深处。

（3）配合医师边留置导丝边退出肠镜和造影管。

（4）沿导丝置入充分润滑后的扩张导管过狭窄部位进行扩张（3~5 分钟）。此时一定要在透视辅助下操作，避免粗暴用力。

（5）退出扩张导管，沿导丝置入经肛型肠梗阻减压导管。当气囊部分通过狭窄部后，向气囊注入 30~40ml 无菌水以固定导管。

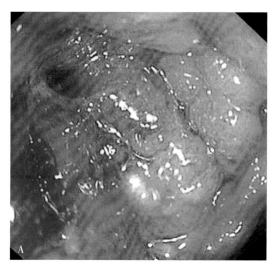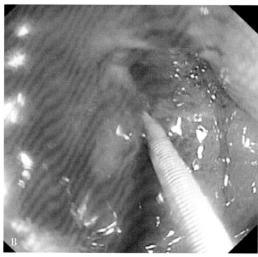

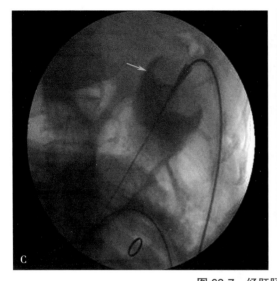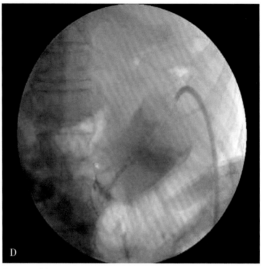

**图 63-7　经肛肠梗阻导管置入**

A. 结肠镜下找到狭窄部位；B. 经钳子管道置入导丝通过狭窄部；C. 沿导丝扩张导管扩张狭窄部；
D. 沿导丝置入肠梗阻导管。

## 四、术后处理

经肛肠梗阻导管置入成功后，应适当固定肛门以外的部分，记录导管刻度，连接负压吸引器，每天用生理盐水冲洗 2~3 次，每次 500~1 000ml，如粪便较黏稠，可用 50ml 注射器，一次向肠腔内注入 200~300ml 温生理盐水，留置 20~30 分钟，再抽出，这样反复冲洗肠腔。每天测量腹围，准确记录 24 小时出入水量。

## 五、并发症

1. 水与电解质紊乱　多是因为失去大量的水分及电解质造成的。术后要严密记录 24 小时出入水量，及时补充损失和生理需要的水、电解质，量出为入。

2. 导丝造成的消化道损伤　肠梗阻引起的肠管肿胀会使肠壁变得非常脆弱，容易受到损伤。沿导丝插入扩张导管时，导丝弯曲，导管插入狭窄前肠管侧壁，易造成消化道穿孔。所以，操作时要在透视监视下进行，避免暴力操作，一旦发生穿孔，要不失时机地紧急进行手术。

3. 无法收缩气囊而造成拔管困难　气囊腔内产生结晶而闭塞，是由从气囊注入口处无法排液造成的。注意不要向气囊内注入有结晶化的液体，可防止此故障发生。如果发生，可用 1ml 的注射器注入蒸馏水，反复洗净气囊腔后即可排液。不可勉强拔管，勉强拔管可能会引起肠套叠及肠破裂。此外，也不可注入过量液体强制使气囊破裂，容易导致肠壁损伤。

4. 结直肠再梗阻　有肠管自身的原因造成的，也有拔管过早或经口摄食过早造成的。谨慎考虑肠梗阻导管的拔管时机及经口摄食的时间。

# 第5节 下消化道病变内镜切除的护理配合

## 一、概述

下消化道病变可分为黏膜病变和黏膜下病变。黏膜病变的内镜切除,根据病变由小到大,可选择活检钳咬除、圈套器勒除或电切除、EMR、EPMR、ESD、隧道内镜技术等。黏膜下病变的内镜切除,根据病变来源层次和大小,可选择 EMR、EPMR、ESD、ESE、EFR、隧道内镜技术等(图 63-8~ 图 63-13)。

根据手术的方式和难度,需安排 1~3 位护士进行辅助配合。

### (一) 插镜护士

主要负责插镜和扶镜,即进镜、退镜、旋镜、固定位置等。该护士需要随时与医师沟通,领会医师的操作意图,相当于内镜医师控镜的右手。

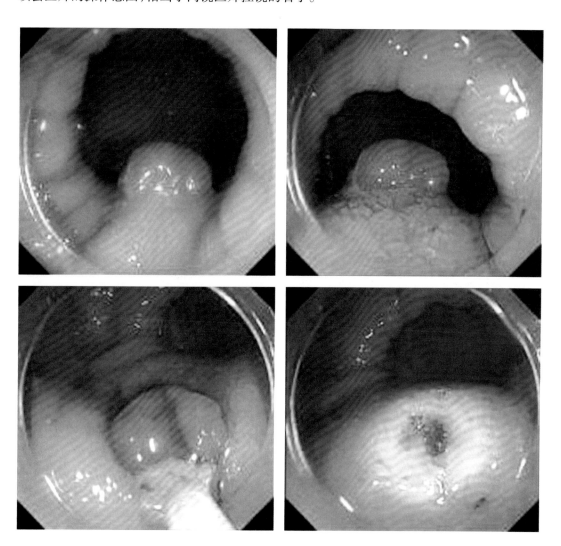

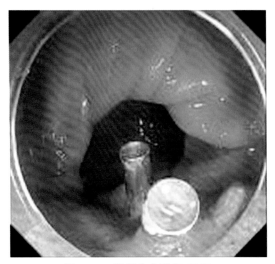

图 63-8　结肠息肉选择 EMR

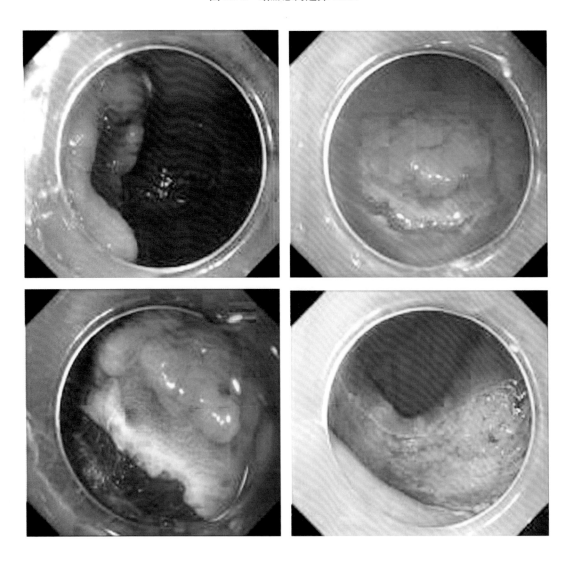

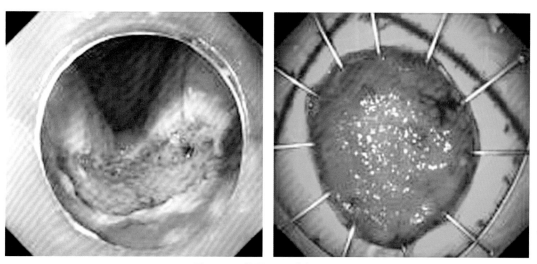

图 63-9　结肠 LST 选择 ESD

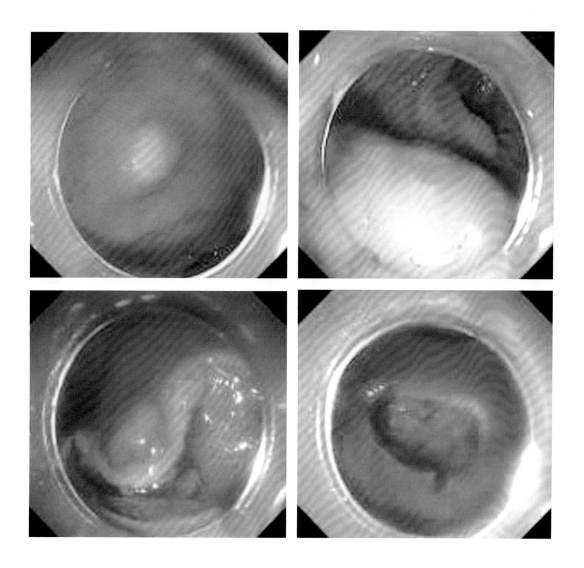

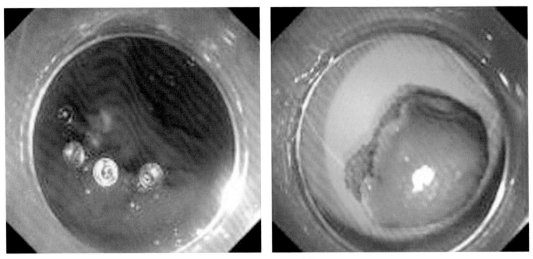

图 63-10　结肠 SMT 选择 ESE

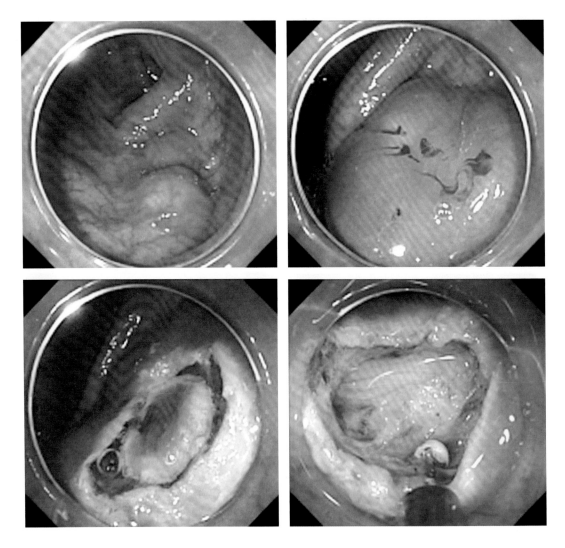

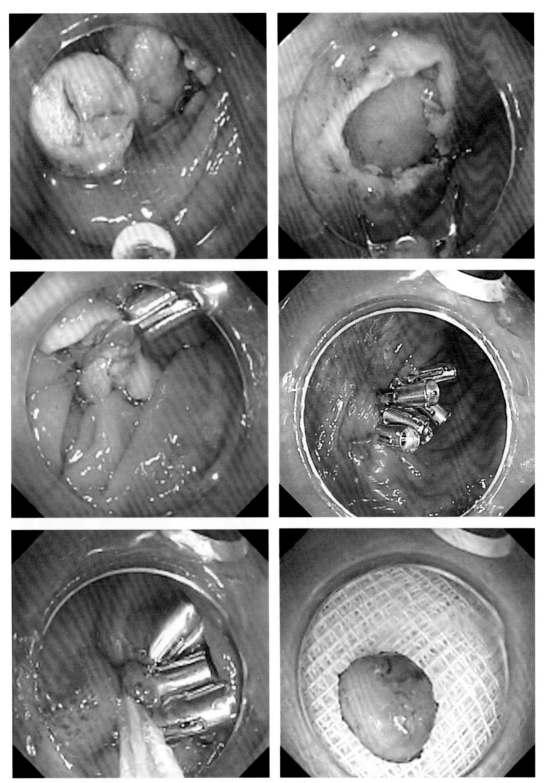

图 63-11　结肠 SMT 选择 EFR

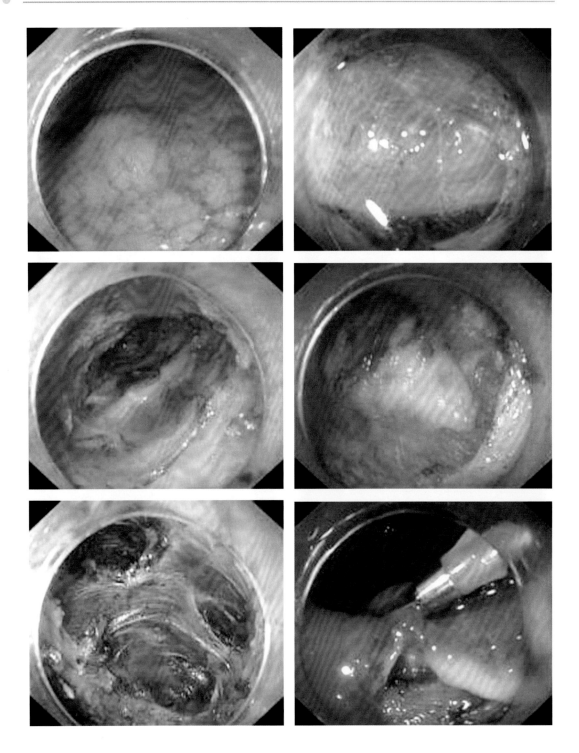

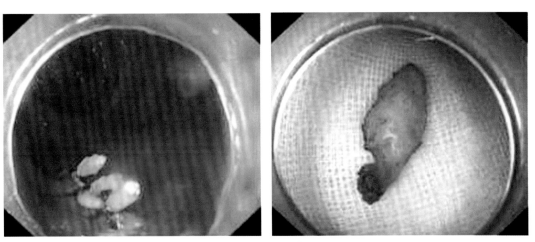

图 63-12　结肠 SMT 选择 STER

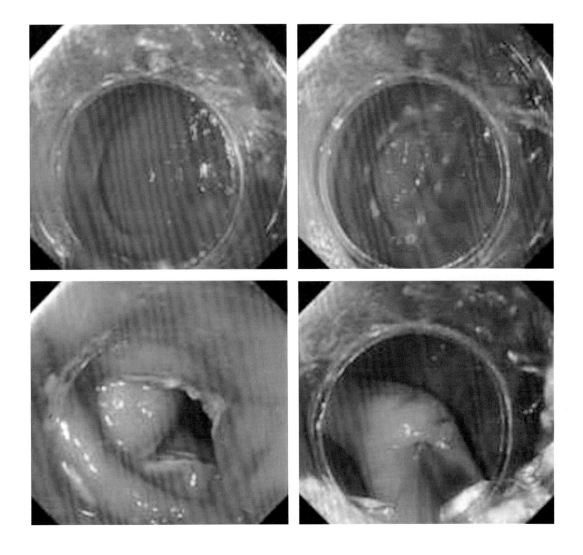

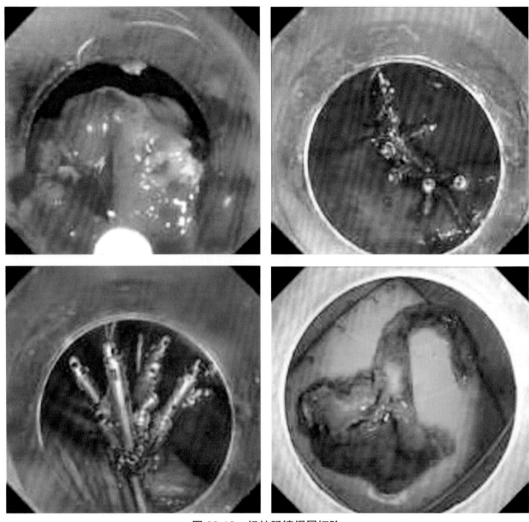

图 63-13　经结肠镜阑尾切除

### （二）器械护士

1. 术前负责器械与设备的准备,铺器械台。若在操作前需要先行超声肠镜、色素肠镜或放大肠镜等进行诊断的,则进行相应护理配合。

2. 术中负责设备模式切换与调节、器械传递、操作配合等。

3. 术后负责标本固定送检、器械处理等。

### （三）巡回护士

1. 术前负责患者准备,麻醉护理配合。

2. 术中负责患者生命体征监护,辅助麻醉师工作。为器械护士提供器械保障。

3. 术后负责护送患者至苏醒室,与苏醒室交班。

### （四）与操作医师沟通

无论是插镜护士、器械护士还是巡回护士,整个手术过程随时都需要与操作医师进行沟通与交流,以便完美、默契地配合手术完成。

## 二、术前准备

### （一）患者准备

1. 同一般结肠镜检查　肠道准备要充分,要求患者术前最后一次排便应为清水样便,否则将影响术中视野和操作,必要时可加用一次肠道清洁剂。

2. 了解患者的病史　包括现病史、既往史等,尤其是既往结肠镜和超声肠镜检查及治疗情况。

3. 了解患者的一般情况　全身重要脏器功能,尤其是凝血机制,询问有无使用抗凝药物等情况。若涉及使用高频电发生器的,还要询问有无安装心脏起搏器,了解起搏器的类型和特点。

4. 签署麻醉和手术的知情同意书　告知家属麻醉和手术的目的、方法、过程、效果、并发症及处理、费用等相关情况,必须取得患者及家属的理解并签署麻醉和手术的知情同意书。

5. 心理护理　给予患者心理支持,消除患者紧张情绪,取得患者的配合。

6. 帮助患者脱去右侧裤管,被褥遮挡,摆左侧卧位、两腿屈曲,将棉垫置于患者臀下。人造肛门的患者充分暴露造口,仰卧或右侧卧位。术中根据病灶位置可能变换不同体位,应准备不同大小和形状的体位垫(图63-14),预防患者关节、神经、皮肤损伤和骨筋膜室综合征的发生。

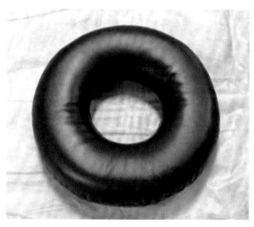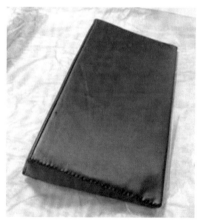

**图63-14　体位垫**

7. 协助麻醉医师实施静脉麻醉或气管内插管麻醉。注意保护麻醉患者的眼角膜(图63-15)。

8. 患者肛门周围和结肠镜镜身表面涂抹润滑剂,平整粘贴高频电发生器的电极片于患者臀部肌肉组织厚实处(图63-16),避免与金属物接触,保障电外科安全。

9. 住院患者应根据转运交接单做好核查工作,确认患者身份、过敏史、基本情况(生命体征、皮肤、置管等)、术中带药、术中带物等。

10. 手术前、中、后均要做好麻醉师、手术医师、手术护士的三方核查工作。

11. 预计手术时间超过3小时的,应做好患者的留置导尿。有条件的可备有耳温计,随时了解患者的体温情况,使用室温控制、加温设备(图63-17)或液体加温,预防术中低体温的发生。

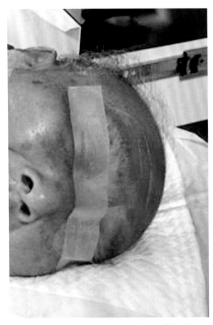

图63-15 麻醉患者的眼角膜保护

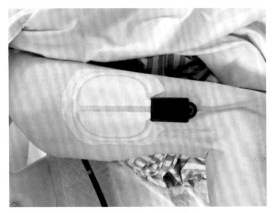

图63-16 电极片的粘贴

**(二)设备准备**

1. 内镜设备 护士应熟悉所有内镜型号及其特点,根据病灶和术式、医师的习惯和要求准备内镜。内镜应经灭菌处理。

例如:结肠镜下治疗宜选用有效长度为1.3m的内镜(Olympus产品型号为"I"),因为不少治疗用附件的有效长度为1.65m(如IT2 knife),在有效长度为1.6m(Olympus产品型号为"L")的电子结肠镜中不能使用;需要放大、染色以进一步诊断的,可选用带有放大功能的内镜(Olympus产品型号为"Z");ESD、

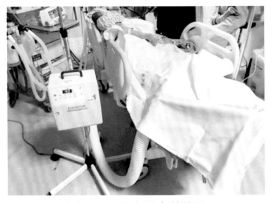

图63-17 加温设备的使用

ESE、EFR、隧道内镜技术宜选用带有副送水功能的内镜(Olympus产品型号为"J");低位直肠或需要内镜倒转下操作的,可选用胃镜(Olympus产品型号为"GIF")。

2. 根据病灶和术式准备以下设备

(1)高频电发生器:用于切除和止血操作。根据不同品牌高频电发生器的说明书,将各部件连接完毕,指示灯正常亮起。根据病灶的大小、部位,调整电凝与电切的模式、效果、功率等。

(2)冲洗设备:用于局部冲洗,清洁视野。尤其局部出血时,冲水以寻找出血点。根据不同品牌注水设备,将机器的水罐(应灭菌使用)加满注射用生理盐水或直接连瓶使用注射用

生理盐水,使用一次性皮条和灭菌后注水管,脚踩踩脚板能顺畅出水后,将水管与带副送水功能的内镜连接。

(3)$CO_2$灌注设备:加快人体对灌注气体的吸收,减少相关并发症的发生。正确连接$CO_2$气源、$CO_2$气泵、注水瓶。关闭内镜主机空气气泵开关,打开$CO_2$气泵开关。

(4)氩气刀设备:用于标记病灶范围、电凝止血和微小病变的烧灼。连接氩气线路,接上氩气软管,设置流量和功率,按下冲气按钮,使管腔内充满氩气。

(5)海博刀设备:用于黏膜下注射、标记、切割、电凝等。将黏膜下注射液(仅可使用生理盐水+染色剂)通过输液皮条与水泵连接;安装水泵,调节模块和效果;安装海博刀至水泵和高频电发生器;脚踩踩脚板激活喷嘴,使黏膜下注射液灌输到海博刀并有水雾喷出(调试时切忌将喷嘴对着工作人员和患者);调节高频电发生器的模式、效果、功率等;测试刀头是否伸缩自如。

**(三)环境准备**

内镜下切除手术越大,使用的仪器和设备、器械和配件越多。房间面积要足够大,布局设施要合理,否则影响医护间的配合和手术的进度。环境至少达到"准洁净手术室"标准。

需要强调的是,不论内镜下诊断还是治疗,护士都要有自己的操作台(图63-18),处理标本和放置器械,大小可根据实际需要,宜带轮,方便移动和固定。好处在于:首先,定点放置和处置标本,保障病理标本的安全;其次,与电脑桌分开、远离办公用品,杜绝环境污染;再次,合理放置术中器械和用品,方便拿取和操作配合,避免交叉感染;最后,体现护理配合工作的价值和重要性。

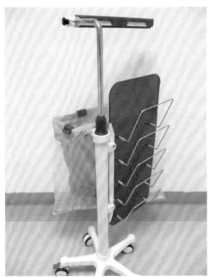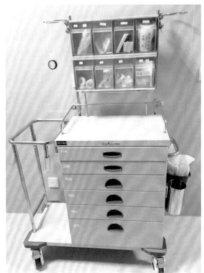

图63-18 适合不同环境和手术的内镜护士操作台

**(四)器械、用物准备**

护士应首先对局部病灶评估、患者整体评估和内镜医师沟通,然后按"必定用""可能用"和"用不到"来准备。器械应经灭菌处理。

## 三、术中插镜护士配合要点

1. 肠镜头端装有透明帽,进镜前要充分润滑。进镜过程相对困难,宜缓慢,与医师密切配合,循腔而进。

2. 跟随医师的操作意图微调和固定镜身的位置。

3. 病灶位置较低的,可倒镜,也可通过旋转镜身,让病灶处于 6 点钟位置操作最方便。

## 四、术中器械护士配合

1. 活检钳 用于黏膜病变的活检,小息肉的活检咬除,或者黏膜下病变的触诊。使用前在钳道外测试钳瓣开关是否自如、紧密。

2. 黏膜吸帽 根据诊疗目的选择黏膜吸帽。困难结肠镜检查选择平口常规型透明黏膜吸帽,内镜下切除手术选择一次性透明帽,内镜下色素放大诊断选择用黑帽,隧道内镜技术或经自然腔道内镜手术可选择锥形帽。无论选择何种黏膜吸帽,其直径应与内镜先端匹配。安装时注意侧孔位置和突出内镜先端的长度,不建议使用胶布固定。

3. 黏膜下注射液 常用的有生理盐水、甘油果糖和透明质酸。这三者让黏膜下隆起的维持时间由短到长,注射时用力由小到大。因此,生理盐水、甘油果糖可用 20ml 注射器连接注射针来注射,而透明质酸适合用 5ml 注射器注射。海博刀仅可使用生理盐水。通常黏膜下注射液中需加入染色剂,以便分清解剖层次。常用靛胭脂溶液,亚甲蓝较少使用。目前多不主张为了减少术中、术后出血而在黏膜下注射液中加入肾上腺素或去甲肾上腺素。黏膜下注射液需现配现用,注意无菌操作。

4. 内镜注射针 用于黏膜下注射,进行病灶抬举或药物注射。根据病灶选择不同出针长度、针头斜面的注射针。使用前,确保内镜注射针伸缩自如,并将管腔内充满黏膜下注射液或药液。注射针在钳道内进出时必须确保关闭。注射时要随时与医师沟通手感和药物剂量。当阻力较大、抬举不良时,可能注射针进针太深导致针孔顶住封闭,也可能病灶部位存在瘢痕或肿瘤侵犯黏膜下层导致抬举不良。

5. 圈套器 用于小息肉的勒除、病变的电切或分片切除、标本的取出等。根据病灶选择不同形状、大小、钢丝硬度的圈套器。使用前需要安装手柄的,安装好手柄。检查圈套器的性能,手柄滑动和圈套开闭是否顺畅,钢丝已扭曲变形、关闭不畅者应更换。使用时医师将圈套器从钳子管道伸出,护士张开圈套,医师套住病变并将塑料套管顶住基底部,护士配合收紧圈套,松紧适宜。过松可能导致病变脱出或残留,过紧可能导致病变勒断或出血。若切除病灶,则圈套收紧后医师提起病灶,先电凝后电切或直接电切,通电时护士慢慢收紧圈套直至病变切下为止。圈套电切过程中,护士随时与医师沟通。圈套病变基底太宽时,护士适当放松圈套,医师向上提拉后,再次收紧,可防止电切过深而伤及肌层。

6. 氩气刀的使用 递送时注意弧度,勿折,尤其注意勿用指甲接触氩气管。切换至合适的 APC 模式,调节其参数。

7. 切开刀 无论何种切开刀,护士要注意刀的开和关。勿在钳道内出刀,勿在视野不清时出刀,勿在触碰血管时出刀。使用 Hook 刀时,按医师要求旋转手柄来改变钩子方向。闭合时的钩刀和 Dual 刀还可做标记或止血用。

8. 热活检钳 用于电凝止血、预防出血、处理创面等。使用前,确保两瓣开闭顺畅。较大血管出血时,脉冲冲洗配合透明帽按压可找出出血点,用热活检钳对准血管断端钳夹提起后电凝止血。护士配合要眼明手快,因为好的视野稍纵即逝,默契配合非常重要。使用后常有黑色凝固组织黏附在瓣内,影响下次使用,护士要及时清除干净。

9. 牙线　用于病变牵引、导管的体内固定等。将牙线系于金属夹上,金属夹固定在黏膜上,牙线的另一端既可做体外牵引,还可再使用一枚金属夹固定在黏膜上做滑轮改变牵引方向。若牙线的一端系于导管上,另一端做环用金属夹固定在黏膜上,则可做导管的体内固定。

10. 金属夹　用于止血、预防出血、封闭创面、预防穿孔、固定牙线、内标记定位等。护士应熟知所有品牌金属夹的特点和使用方法,进入钳子管道前应关闭。在镜下与医师配合打开、旋转、关闭,若不满意则再打开、调整、关闭,满意后释放。金属夹封闭创面有3种方式,即直接对缝夹闭、在金属夹对缝夹闭后尼龙环结扎加固、金属夹与尼龙环的荷包缝合(图63-19)。

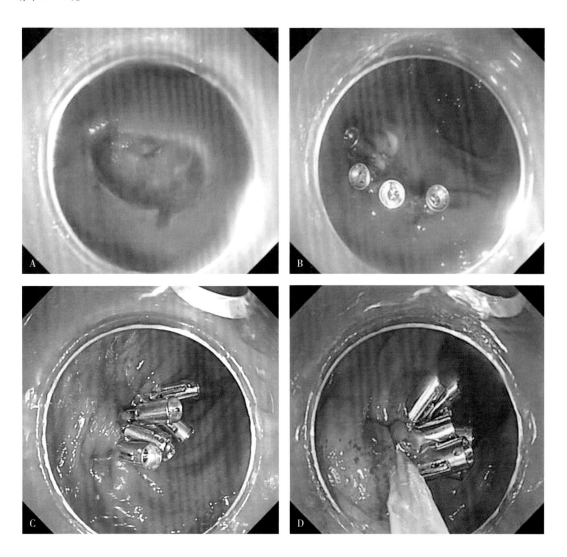

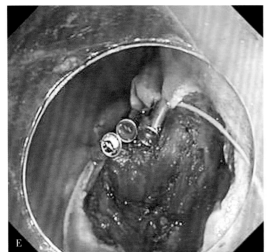
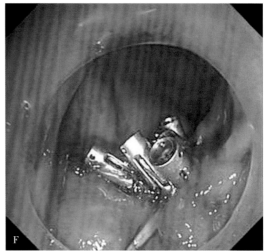

图 63-19　创面的闭合

A、B. 直接对缝夹闭;C、D. 金属夹对缝夹闭后尼龙环结扎加固;E、F. 金属夹与尼龙环的荷包缝合。

11. 尼龙环及结扎装置　用于息肉蒂部的结扎(图 63-20)、曲张静脉的结扎或创面的结扎等。使用前将尼龙套扎装置安装手柄,露出头端钩子,扣住尼龙环(根据病变大小选择合适的直径,有 13mm、20mm、30mm)的尾部后收紧。前推塑料套管,将尼龙环收入塑料套管内备用。结扎病变时,前推塑料套管可作为预收观察效果。如果预收效果满意,则边后推塑料套管边收紧手柄,两者保持相对运动。收紧手柄时护士用力须适当,用力不够则起不到结扎效果,用力过猛则造成组织钝性分离而致出血或脱落。放开手柄,使钩子与尼龙环脱落,退回塑料套管内,退出结扎装置。尼龙环尾部过长的部分可用结扎线剪刀剪去。

12. 腹腔穿刺排气　当术中出现肌层缺损、灌注气体进入游离腹腔、影响患者生命体征和内镜操作时,则应进行腹腔穿刺排气(图 63-21)。可使用 20ml 注射器抽取 10ml 注射用生

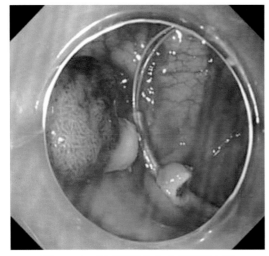

图 63-20　尼龙环结扎息肉长蒂后电切

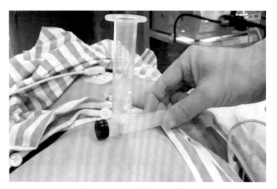

图 63-21　腹腔穿刺排气

理盐水,在经皮肤消毒后,于腹壁积气最高点(叩诊确认)避开人体重要结构处(左侧卧位时为麦氏点)穿刺抽气,当抽到大量气体时,拔出注射器内芯,此时可见注射器内大量气体涌出,适当胶布固定。当肌层缺损封闭、腹腔残留气体排尽后,可连同针头拔出,按压至不出血即可。

13. 异物钳、网篮和标本回收器　用于标本的取出。在胃镜与吸引器连接中正确接入标本回收器(图63-22),直接对准标本吸引,可通过钳道的标本即进入回收器中;若有多个标本,可旋转回收器网格,分别回收,回收器上共有4个网格。无法通过内镜钳道的标本可用异物钳抓持或用网篮网住,随内镜一同退出。特大标本取出时,注意观察标本是否在胃肠道生理狭窄部位或转弯处滑脱或嵌顿,切勿使用蛮力造成患者的损伤或标本的钝性分割。同一部位的多个标本可使用网兜(图63-23)一网成擒,但需注意这"一网"的大小是否能顺利通过消化道取出,切勿贪多而造成患者的损伤或网兜的破裂。

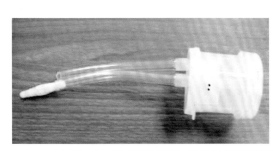
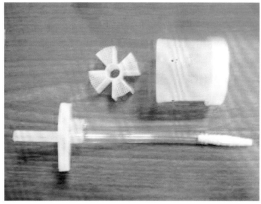

图63-22　长头接吸引器,短头接内镜且直通网格。吸出的息肉就在网格里,拆开可取出

14. 标本处置

(1)活检标本和息肉标本:不同部位的活检标本分开放置,分别浸泡在4%甲醛溶液并准确标识。

(2)黏膜病变ESD手术标本:标本取出后,黏膜面朝上拉开、展平,用生理盐水冲去血迹、黏液等,用大头针在泡沫板上沿边缘固定标本一周,放上标尺,拍下照片后,连同泡沫板浸泡在4%甲醛溶液后送检。

(3)黏膜下病变标本:标本取出后,用生理盐水冲去血迹、黏液等,在长、宽、高各纬度放

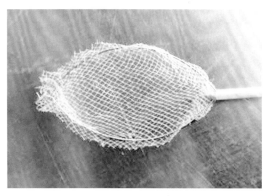

图63-23　网兜

上标尺,拍下照片后,完全浸泡在4%甲醛溶液后送检(图63-24)。

15. 纱布、棉签等　抽拉器械时用纱布做保护,防止黏液、血液飞溅。电切刀、热活检钳等通电使用后常有黑色凝固组织黏附在刀头和瓣内,影响下次使用,如Hook刀看不清钩子方向,热活检钳无法钳夹等。器械护士要及时用纱布将其清除干净。棉签可用来清洁镜面,

保障视野图像清晰。

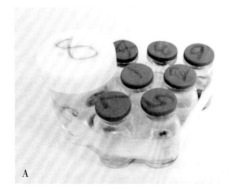
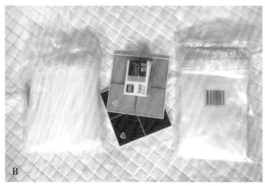
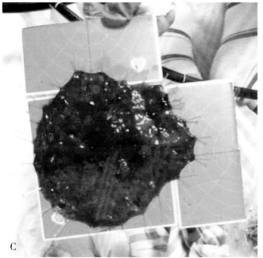
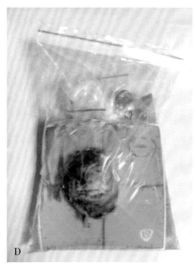

**图 63-24　标本处置**

A. 活检标本和息肉标本的标识和放置；B. 固定标本用物：扎带、固定板、大头针、标本袋；
C. 黏膜病变 ESD 手术标本的固定；D. 黏膜下病变的放置。

## 五、术中巡回护士配合

1. 病灶位置较深的，巡回护士可通过按压腹部和改变体位，帮助进镜。病灶随患者呼吸运动而运动的，巡回护士可通过按压腹部，帮助固定病灶。翻身时注意电极板始终粘贴平整、无皱褶。

2. 患者肠蠕动较快或肠痉挛的，可遵医嘱予山莨菪碱 10mg 静脉注射。

3. 严密监测患者生命体征，出现异常情况时，配合麻醉医师处理。

4. 保持呼吸道通畅，气道分泌物较多者应随时吸痰。

5. 保持静脉通路通畅，使用浅静脉留置针，翻身时防止输液皮条受压或脱出。

6. 在操作中随时注意腹部体征，是否有穿孔现象。

7. 为器械护士提供器械保障、物资供应等。

## 六、术后即刻护理

1. 器械护士负责结肠镜和器械的处理。内镜按照中华人民共和国卫生行业标准 WS 507—2016《软式内镜清洗消毒技术规范》的要求进行清洗、消毒及灭菌。一次性使用的器械按照医疗废弃物的处理规范进行处理。复用器械按照中华人民共和国卫生行业标准 WS 310.2—2016《医院消毒供应中心　第 2 部分：清洗消毒及灭菌技术操作规范》的要求进行清洗、消毒及灭菌。

2. 巡回护士负责患者麻醉后苏醒护理。住院患者苏醒后送回病房，做好转运交接并记录。

3. 插镜护士负责把固定好的标本标贴后，及时送检病理科。

## 七、术后护理

1. 麻醉后护理常规。

2. 术后患者半卧位，当天禁食、不禁水。ESD、EFR 等术后禁食时间酌情延长。之后冷流质 24 小时，半流质 3 天，软食 2 周。忌烫、辛辣和刺激性食物。

3. 常规补液，使用复方角菜酸酯栓、黏膜保护剂、抗生素和止血药物。有凝血机制障碍者术前用药纠正后或有出血倾向者，术后应用止血剂。高血压病患者术后血压应维持在正常范围内，以免导致血管扩张而出血。

4. 手术过程不顺利、创面处理不满意的，术后半卧位。观察大便性状，有迟发性出血者需再次配合医师行肠镜下治疗。

5. 注意患者腹痛、腹胀的主诉和皮下气肿、出血、穿孔等体征，及时报告给医师处理，如有必要，再次配合医师行肠镜下治疗。

6. 患者出院时告知其迟发性出血的可能，并嘱其复查，复查时间（1 个月、3 个月、半年等）和项目（结肠镜、超声肠镜、CT 等）遵医嘱。

7. 门诊患者嘱其有关饮食、休息、用药、随访等事项。出现严重腹痛、腹胀、黑便、血便等情况，应及时急诊就医。

## 八、并发症的观察及护理

1. 迟发性穿孔

（1）原因：电凝时间过长、创面夹闭不佳、病灶本身的因素、术中反复电凝止血等，都可能导致迟发性穿孔的发生。

（2）表现：腹痛、腹部膨隆、腹壁僵硬，并结合影像学检查。

（3）处理：应尽快行外科手术。

2. 迟发性出血

（1）原因：电切除时，圈套器圈套息肉后收紧速度过快、过猛和 / 或电流强度过强致凝固不足，均可引起出血；如电流强度过弱、电凝时间过长、残蒂焦痂脱落时，可引起延迟出血；若创面大，处理不够细致，也可引起延迟出血。

（2）表现：患者解鲜红色血便数次，少数患者可很快表现为失血性休克。

（3）处理：少量的便血，可暂不处理，密切观察病情变化，如出血量增加，可立即行结肠镜检查，找到出血部位后，可给予局部喷洒止血药物、金属夹及电凝等内镜下止血措施，一般均能使出血停止。出血量较大时，同时给予静脉补液、应用止血药物。如果上述方法均不能止血，且患者处于休克状态时，应做好手术准备。

3. 气体爆炸 非常罕见。主要由于肠内含有过高浓度的氢气和甲烷气体，通电进行息肉或黏膜切除及电凝止血时可引起爆炸。多见于肠道准备不充分和/或用甘露醇清洁肠道后等情况。因此，不用甘露醇清洁肠道，以及在通电操作前反复抽吸肠道内的空气，抽出肠道内的可燃性气体，注入新鲜空气可避免气体爆炸。

4. 其他 ESD 时不足够的解剖可能使边缘或基底残留，造成局部复发；环形 ESD 后瘢痕形成，可能使肠腔狭窄；巨大病变电切后的创面，还可能形成人工溃疡。

（王 萍 蔡贤黎 李 平）

## 参 考 文 献

［1］刘厚钰，姚礼庆.现代内镜学 [M].上海：复旦大学出版社，2001.

［2］姚礼庆，周平红.内镜黏膜下剥离术 [M].上海：复旦大学出版社，2009.

［3］徐富星，项平.下消化道内镜学 [M].上海：上海科学技术出版社，2011.

［4］周平红，姚礼庆.消化内镜切除术 [M].上海：复旦大学出版社，2012.

［5］姚礼庆，徐美东.实用消化内镜手术学 [M].武汉：华中科技大学出版社，2013.

［6］周平红，姚礼庆，秦新裕.Atlas of Digestive Endoscopic Resection [M]. New York London: Springer Dordrecht Heidelberg, 2014.

［7］王萍，徐建鸣.消化内镜微创护理学 [M].上海：复旦大学出版社，2015.

［8］徐美东，周平红，姚礼庆.隧道内镜治疗学 [M].上海：复旦大学出版社，2017.

［9］工藤进英.结肠镜插入法——从初学者到熟练者 [M].日本：医学书院股份公司，1997.

内镜中心管理篇

# 第64章 内镜日间病房的管理

日间病房(ambulatory ward)是目前流行的新型治疗模式,是一种以患者为中心,介于门急诊与住院之间的诊疗模式,是对传统医疗模式的补充。简言之,日间病房是"患者白天住院接受治疗,晚上回家休息"的模式。许多发达国家开设的日间病房在减少医疗支出、方便患者方面起到了较好的作用。我国许多大医院也借鉴国外管理经验,相继开展日间病房。目前国内的日间病房有正规病区管理模式(即病区内日间病房模式)和分开管理模式(即独立日间病房模式)。

日间病房在国际上起先在肿瘤化疗患者中应用较广,随着肿瘤发病率不断提高,肿瘤治疗也越来越受到大家的关注,但医疗资源相对短缺,住院困难、住院费用高,怎样来解决这一大难题呢?于是就有了一种可以降低医疗费用、提高医疗资源使用率的新型住院模式——日间病房。日间病房在肿瘤日间化疗领域获得成功后,各大医院将其他科室需短时间住院的患者也安排入住日间病房,从一开始的肿瘤日间病房(如收治胃癌、食管癌、肠癌、乳腺癌、宫颈癌、淋巴瘤等各类肿瘤患者)到综合的外科日间病房(如收治普外科、泌尿科、妇产科、骨科等短时间住院的患者),再到独立的专科日间病房(如收治内镜专科患者、眼底病专科患者等),日间病房成为既受患者欢迎又能解决医疗资源短缺这一难题的一种新型的医疗模式。但随着治疗模式的不断提升,尽管日间病房有严格的准入标准,也有出院后电话随访服务,但日间病房晚间不设置留观和留宿,患者白天完成治疗后便脱离了严密的医学观察,仍然可能出现难以预料的问题,患者后续的病情观察、用药观察及病情突变时的急救需求难以得到满足,患者对自身安全的担忧或安全感的缺失较为突出,故国内外的很多日间病房为了确保患者的安全,白天治疗的大多数患者进入设在医院周边的康复护理中心(也称可康复旅馆),使得医疗护理得以继续延伸,而也有日间病房相应变通,根据患者病情适当延长观察时间,日间病房成为另一种形式的"快速周转病房",以此确保医疗的安全,同时也减轻患者焦虑、紧张的情绪。

日间病房发展越来越迅速,不单独立专科日间病房不断涌现,与独立日间病房相匹配的日间手术室也相继随之运行,确保日间病房手术可高效、安全地实施。

例如复旦大学附属中山医院的日间病房,现有4个,包括2个肿瘤日间病房、1个外科日间病房、1个内镜日间病房。复旦大学附属中山医院于2009年11月2日成立外科日间病房,其中包括普外科、骨科、泌尿外科、妇科及内镜专科等,内镜专科将一些手术创伤大、风险高、内镜微创手术后需要继续观察的患者收治入院,降低了医疗风险,保障了患者的安全。内镜专科在外科日间病房从最初的10张床位慢慢增多至15张,随着患者的增多、创新技术的开展等,对日间病房的床位需求日益提高,为了适应医院发展,能更好地服务于广大患者,在医院及内镜中心全体同仁的努力下,内镜专科日间病房的床位从外科日间病房中脱离出来,成立独立的内镜日间病房。在 2016 年 2 月 15 日,复旦大学附属中山医院内镜中心日间病房正式开启运行(图 64-1,图 64-2)。病房正式床位 37 张,其中 A 类病房 4 张,其余为普通床位。现已顺利运行 4 年多,其间经内镜微创治疗成功出院的患者达 2 万多名。

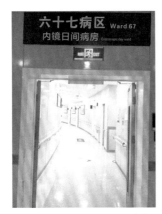 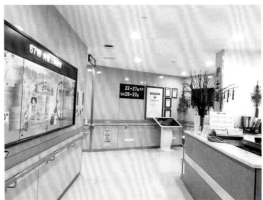

图 64-1　内镜日间病房与护士站

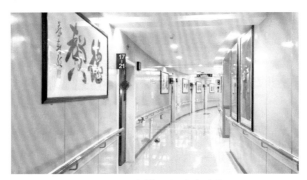

图 64-2　内镜日间病房内部

# 第 1 节　医 疗 管 理

内镜日间病房在医院及科主任直接领导下开展工作。

## 一、内镜日间病房的工作情况

内镜日间病房的开设,为内镜微创手术患者带来福音。对于下消化道疾病患者的肠道准备,可以在病房医护人员的监督下进行,使得肠道准备效果有所保障。病房上/下午都有手术患者。上午手术的患者需提前一天入住病房,进行术前准备工作。下午手术的患者可当天上午入院,入院后进行术前准备工作(图 64-3)。表 64-1 展示了内镜日间病房 4 年下消化道疾病患者出院人数占每年出院患者人数的比例。

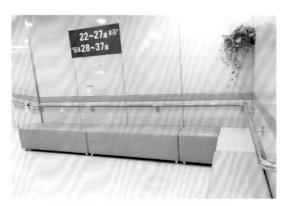

图 64-3 内镜日间病房患者休息区

表 64-1 2016—2019 年下消化道疾病收治比例

| 年份 / 年 | 出院总数 / 例 | 下消化道疾病<br>治疗人数 / 例 | 下消化道疾病出院<br>人数占比 |
|---|---|---|---|
| 2016 | 4 139 | 1 702 | 41.1% |
| 2017 | 4 847 | 2 056 | 42.4% |
| 2018 | 5 361 | 2 497 | 46.5% |
| 2019 | 5 353 | 2 623 | 49.0% |

## 二、内镜日间病房收治患者指征

①可经内镜治疗的消化系统疾病;②预计住院时间小于等于 3 天;③患者需在入院前明确诊断及手术方式,入院当天如无特殊情况可当天手术。如患者存在全身疾病,可能影响手术或增加不良事件发生者,入院前行相关检查、会诊和系统评估,必要时进行相应治疗,待情况稳定后方可入院,以免减少内镜手术风险。

## 三、医疗护理团队及其他

1. 医师团队 内镜中心配备 12 名医师管理病房,科室主任负责总体统筹。病房有 37 张床位,分三组,各组约为 12 张床位,每一个医疗小组由一名正高级主任医师带领一名副高级主任医师、主治医师、住院医师(进修医师),分别对所管辖床位的患者进行具体的诊疗工作。三组的主治医师为内镜总值班医师。每组医师负责各组的查房、医嘱下达、病历书写等。每周一、周五科室主任大查房,各组全部医师及病房护士长参与。病房值班医师由科室专人负责排班,分病房班、总值班及咨询班,如有情况需逐级汇报。

2. 护理团队 病房配备常驻护士 13 名,其中护士长 1 名,根据病房患者情况做好排班及负责病房的护理管理工作。13 名护士中,副主任护师占 7.7%,主管护师占 23.1%,护师占 61.5%,护士占 7.7%;本科学历占 69.2%,大专学历占 15.4%,中专学历占 15.4%;N5 护士占 7.7%,N4 护士占 38.5%,N3 护士占 38.5%,N2 护士占 15.3%。病房护士负责入住病房所有患者的临床护理工作,使病房医疗正常运行。病区护士由内镜日间病房护士长统一进行排班。

3. 其他人员的配置　病房专门设置 2 名内勤工人,负责病房卫生工作。设置 1 名外勤工人,负责病房的药品拿取、物品转运等工作。所有病房内、外工勤人员排班由医院工勤负责人负责执行。

医师、护士、工勤人员和医院其他各部门紧密配合,使病房工作顺利开展。

# 第 2 节　教　学　管　理

病房教学工作在护士长及在职教育护士的带领下开展,完成每年的科室专科培训考核计划及参与考核落实;完成病区各能级护士培训考核计划的落实,做好病房新护士的带教工作。

完成病区专科理论培训、业务学习、护理查房和相应的考核工作;负责各能级护士的基本技能和专科技能的培训和考核,科室护士长、在职教育护士及高年资护士承担一定量的小讲课、护理查房及操作示教工作。科室护士长及在职教育护士做好病房年度教育总结工作,以及科室教育资料的收集、整理、分类工作,及时上报护理教研室。在职教育护士同时也做好病房进修护士的带教工作。

# 第 3 节　科　研　管　理

病房在护士长的带领下,组成护理科研小组,承担病房科研工作。科研小组负责病房每年科研项目的申请、科室课题项目的数据收集、整理、统计,以及论文的撰写、修改与发表。做好病房的内镜相关护理科普工作,完善科室健康教育,做好科普文章在相关专业媒体上的推广,使广大患者及家属受益。

# 第 4 节　管理运作模式

## 一、患者门诊及住院单的开具

病房医师在门诊按内镜日间病房收治患者的指征,开具住院单。各组主治医师负责根据床位情况通知患者入院。一般通知时间在入院前一天及入院当天上午 8:30。

## 二、患者的住院治疗和护理

入院后绝大多数患者根据内镜手术要求进行术前准备,包括:生命体征的评估、抽血化验定血型、肠道准备(禁食、口服泻药等)、术前宣教、手术谈话与签字等,下午进行内镜手术。术后回病房进行病情观察、输液治疗,护士会做好相应的健康教育指导等。

## 三、患者的出院

内镜日间病房患者住院时间一般为 1~3 天,患者手术后,床位医师会进行查房,评估患者是否可以出院,一般在出院前一晚及出院当天清晨告知患者及家属。病房医师查房的时间分别在上午 7:00 及下午 17:00,床位医师会负责患者病历的书写及打印。专职护士会做好相应的出院系列指导。

## 四、病房输液配制模式

病房输液自 2016 年 2 月病房开启,至 2018 年 10 月 1 日期间,由病房护士自行配制。随着医院发展及对内镜中心工作的支持,自 2018 年 11 月开始,病房患者的输液由医师开具医嘱,医院静脉配制中心统一冲配后送至病房。病房办公室护士负责打印输液执行单,专职护士负责补液的上架,然后双人核对后执行输液。医院统一进行输液的配制,大大节省了病房护士冲配补液的工作量,让病房护士有更多时间深入病房,做好各项护理工作及各类健康教育指导。

## 五、病房健康教育模式

病房采用多种健康教育渠道进行健康指导。

1. 病房医师、护士根据各类疾病共同编制健康教育单,在入院、术前、术后等进行口头 + 书面宣教。在病房出院时口头宣教结束,护士会发放相应健康教育单,进行讲解。

2. 病房有内镜中心微信公众号,有"健康宣教"一栏,患者可扫描二维码进行关注学习。

3. 病房健康教育橱窗宣教内容每 3 周更换 1 次,对内镜治疗的手术方式、饮食、服药、随访等进行科普教育(图 64-4)。

4. 在病房走廊墙贴有内镜手术相关知识的健康教育宣传板,供患者及家属学习(图 64-5)。

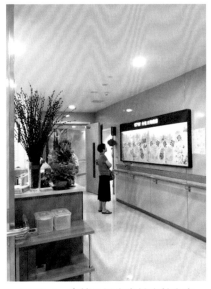

图 64-4 内镜日间病房健康教育窗

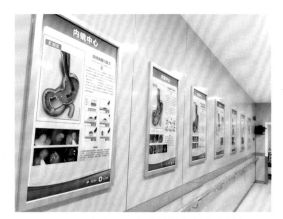

图 64-5 内镜日间病房的健康教育宣传板

5. 病房科普机植入内镜护理相关信息,患者及家属可直接点击科普机屏幕进行学习。

6. 口服泻药方法、出院注意事项等,病房都有视频指导,通过电视机进行循环播放,以供患者及家属观看与学习。

7. 病房患者出院健康教育采用多种渠道和方式,如先集中健康教育(图 64-6),再个别指导,并发放健康教育单;同时建议患者关注内镜中心官方微信平台,获取相关健康资料。

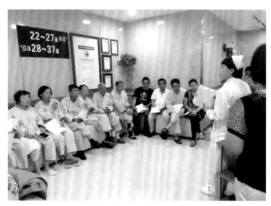

图 64-6　内镜日间病房集体健康教育的场景

# 第 5 节　医务人员守则

## 一、病房医师工作守则

1. 遵守医院规章制度,能做到准时上班,仪表端庄,挂牌上岗;上班时不看报纸,不吸烟,不擅自离岗,若因故离开,须征得科室主任的同意,安排其他人员在岗。

2. 严格落实医院三级查房制度,住院医师每日查房 2 次,主治医师每日巡视病房 1 次,主任医师每周查房 1 次。

3. 严格执行医疗技术操作规范,认真观察患者病情,做好交接班并记录,危重患者做好床边交班。

4. 廉洁行医,能做到"三不"(不开人情方,不以权谋私,不接受患者钱和物)。

## 二、病房护士工作守则

1. 遵守医院规章制度,能准时上班,仪表端庄,挂牌上岗;上岗时不佩戴外露首饰,不涂指甲油,不干私活,不聊天,不看报刊,不擅自离岗。

2. 保持病区环境安静、舒适,做到三轻(走路轻、讲话轻、操作轻)。

3. 病房工作室各类物品放置有序,抢救器械和药品都呈备用状态。

4. 做好病房优质护理工作,做到分级合理和基础护理落实,无因护理不当而发生的压疮。

5. 严格执行护理操作流程,遵守医院消毒隔离和无菌操作规范,执行三查八对,不发生医疗责任事故。

6. 患者随叫随到,有问必答,经常巡视病房,密切观察病情,做到床旁交接班。

### 三、病房工务人员工作守则

1. 遵守医院规章制度,准时上班,挂牌上岗;不留长指甲,不干私活,不聊天,不看报,不擅自离岗。

2. 保持病区环境整洁,病房窗明几净,无四害,无烟蒂、痰迹,床头柜做到一桌一巾。

3. 厕所做到三无(无臭、无垢、无外溢),做好病房垃圾分类工作。

4. 保持病区安静,不大声喧哗,做到走路轻、说话轻、动作轻。

5. 开饭时,戴口罩、饭单、袖套,保证新患者就餐卫生。

6. 配餐室清洁,食品容器须加盖,餐具清洁、消毒,无积水,无垢,饭车保持清洁。保持微波炉的清洁。

7. 做好地面、便器等消毒工作。

# 第6节　感染管理制度

病区的医院感染防控是病房的重中之重,医院有专属感染科,病房在医院感染科的领导下,单独设立病房院感质控护士,病房由护士长及院感质控护士全面进行病房的院内感染把控,包括医护人员消毒与隔离制度的培训、落实、监督、质控等,也包括对工勤人员在病区地面、环境的消毒及微生物标本的送检等方面进行质量控制。

2020年1月至今,新型冠状病毒肺炎全球肆虐,内镜日间病房也要做好相应对策:

1. 病区进行人员限流管理,故疫情时期,病区关闭平时的入病区大门,留一个专门入口,并张贴通知进行相关告知。病区按新型冠状病毒肺炎疫情防控要求,进行护士班头的重新设置,专门设置"流行病学调查班"(7：30—16：00),护士长制定本班职责,护士需在病房专门入口值守。

2. 内镜日间病房在疫情期间对物体表面的消毒方法见表64-2。

表 64-2　病房物体表面的消毒方法

| 地点 | 消毒频率/次 | 消毒时间 | 消毒方法 |
|---|---|---|---|
| 普通病房 | 2 | 8：00<br>14：00 | 病室的各类把手、按键、仪器面板等,用500mg/L有效氯溶液/过氧化氢消毒湿巾擦拭 |
| 办公室/治疗室 | 2 | 8：00<br>14：00 | 办公区域的电话机、键盘、办公桌等,使用500mg/L有效氯溶液/过氧化氢消毒湿巾擦拭 |
| 工作人员休息区域 | 2 | 8：00<br>14：00 | 各个门把手、空调开关、电器开关、值班床等,使用500mg/L有效氯溶液/过氧化氢消毒湿巾擦拭 |
| 病室/办公室/公共区域/休息区域的地面 | 1 | 6：00 | 500mg/L有效氯溶液擦拭 |

3. 病房期间内镜日间病房的通风要求见表64-3,护士长落实到具体班头,由护士执行。

表64-3 病房的通风要求

| 地点 | 通风频率 | 通风时间 | 通风持续时间 |
|---|---|---|---|
| 普通病房 | 3 次 | 8 :00 | 30 分钟 |
| | | 14 :00 | |
| | | 16 :00 | |
| 办公室 / 治疗室 / 过道 | 持续 | 持续 | 持续 |
| 值班室 | 2 次 | 8 :00 | 30 分钟 |
| | | 14 :00 | |

4. 病房专门设置"临时安置房"1 间,对于病房疑似病例,需单独安置在临时安置房,并配备免洗洗手液、口罩、帽子、隔离衣及黄色医疗废弃物垃圾桶等。如出现疑似病例使用后,病房将按复旦大学附属中山医院《新型冠状病毒肺炎疫情时期临时安置房日常工作制度》执行。如病房临时安置房启用,工作人员需根据实际情况做好二级防护甚至三级防护(表64-4)。

表64-4 工作人员三级防护要求

| 防护级别 | 具体要求 |
|---|---|
| 一级防护 | 是指穿工作服、戴一次性帽子和医用外科口罩,必要时戴一次性乳胶手套 |
| 二级防护 | 是指戴医用防护口罩、一次性工作帽、隔离衣或防护服、护目镜或防护面屏、一次性乳胶手套,必要时穿鞋套 |
| 三级防护 | 是指除二级防护外,还应当戴面罩或防护面屏或全面型呼吸防护器 |

5. 病房专门设置"专用谈话室"1 间,配备座椅、免洗洗手液及紫外线灯等,对于需要进行手术谈话、病情变化与家属的谈话等,需在专用谈话室进行,每次谈话结束需紫外线消毒30 分钟及开窗通风 30 分钟后,再进行后续的谈话,谈话室消毒时间要进行书面记录。

# 第7节 探视陪护制度

医院病房对陪护作出明确规定:

1. 根据患者病情或者年龄 ≥ 65 岁的患者,护士会告知患者陪护需要,可以患者家属陪护或请病房护工陪护。

2. 陪护人员在医院病房陪护需遵守相关的规定

(1)需遵守医院规章制度,听从医护人员的指导,不擅自离开病房,如离开病房时需告知医护人员。

(2)保持病房的安静、整洁,爱护医院公物,节约用水、用电,不在医院病房洗澡及洗晒衣服。

(3)不可自行携带电饭煲、高压锅、电磁炉等做饭煮菜工具,不得携带生菜、生米。

(4)为保证患者安全及睡眠,家属不得与患者同睡一张床。

(沈月红 张玉侠 王 颖)

# 第 65 章　内镜中心日间手术室

随着医疗改革的进一步深入,为了更加方便患者就医,改善医疗环境,解决看病难、手术排期等候时间长等问题,日间手术则凭借其快捷、方便、高效、安全的医疗服务优势,深受广大患者及医护人员欢迎,日间手术室一般选择一定适应证的患者(常规手术),在 2 天内安排其完成住院手术、术后短暂观察、康复并快速办理出院的模式。这种治疗模式是安全、可靠的,最先源于欧美国家。最初考虑到医疗成本,开展日间手术的医疗机构通常配备有比传统医院更为精细的术前评估系统,由于医疗技术先进、患者来源多、登记并等待住院的时间长,故便利就医流程、增强术后随访机制尤为重要。

## 第 1 节　内镜日间手术室的布局

复旦大学附属中山医院的日间手术室分两类,一类是各科合用的日间手术室,如骨外

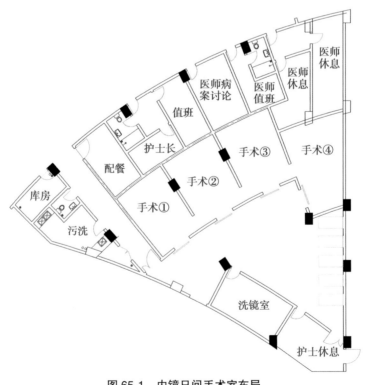

图 65-1　内镜日间手术室布局

科、泌尿科、妇产科、骨科、整形科等；另一类是内镜专科独有的日间手术室(图65-1)。内镜日间手术室共有4间，占内镜日间病房患者床位比的11%；另有1间苏醒室、1间洗消室、1间医护办公室、1间仓库。

随着消化道疾病发病率增加，内镜微创治疗快速发展，在医院里已形成了独立的特色学科，影响力大，患者收治率高，积压患者多。目前日间病房有37张床位，加上借用内科10张床位，共计47张，但仍满足不了患者需求。目前内镜中心有独立的4间手术室，与日间病房在同一层楼面(图65-2)，极大地方便了患者的接送。日间手术室与日间病房床位比为1∶12，每间手术室面积在35m²，苏醒室和术前准备室1间(50m²)，洗消室1间(20m²)(图65-3，图65-4)，医护办公室1间(30m²)，仓库1间(20m²)，共计约350m²，可满足45张病床的医疗用手术室。

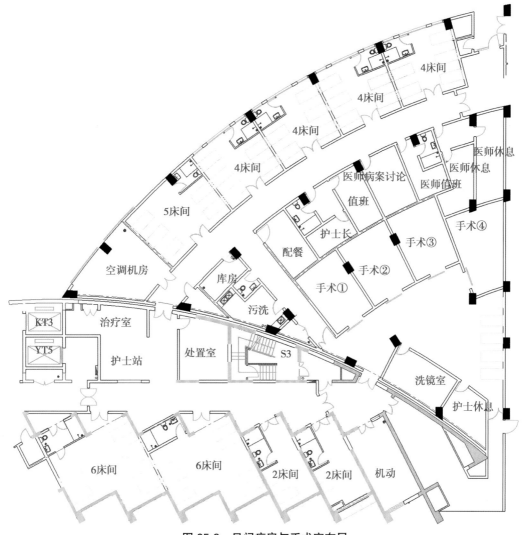

图 65-2　日间病房与手术室布局

在复旦大学附属中山医院的内镜病房里有专门为内镜微创手术而开设的内镜日间手术室，主要是内镜日间病房手术患者的手术场地，小部分其他外科科室需进行内镜手术的患者，也会在此进行内镜微创手术。

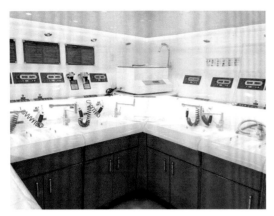

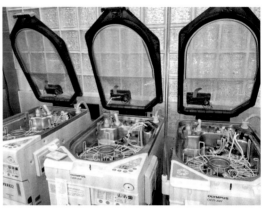

图 65-3　内镜中心日间手术室洗消室　　　　图 65-4　内镜中心日间手术室洗消设备

# 第 2 节　内镜日间手术室的运行

内镜日间手术室工作时间主要是每周一至周五全天,周六、周日及固定假期关闭。患者内镜手术时,内镜手术室工人来病房接患者。病房护士按《复旦大学附属中山医院转运交接 SBAR 评估单(手术)》与工人进行交接,手术结束,在麻醉师的护送下,按《复旦大学附属中山医院转运交接 SBAR 评估单(手术)》进行患者及用物的交接等。

内镜日间手术室,每天早上 7 : 30 由工作人员将患者按时接到日间手术室,由麻醉科医师先评估鉴定,一般上午治疗的患者均为前一天下午入院的患者,每周一至周五全天开诊,周六、周日及固定假期关闭。日间手术室的手术量依据病房的患者收治情况而定,工作日可行三、四级手术 15~20 台,二级手术 5~6 台,每个医疗小组,除主任、教授、副主任、副教授外,有 1 位主治医师,有总值班资质的医师安排每日手术和医嘱。一般可按先后入院次序或手术难度排班(表 65-1),总值班医师应具有四级以上内镜手术资质。

表 65-1　日间病房与手术室工作表

| 名称 | | 床位医师 | | 床位 | 手术室 | 手术安排　×月×日 | | | | |
| --- | --- | --- | --- | --- | --- | --- | --- | --- | --- | --- |
| | | | | | | 姓名 | 性别 | 年龄/岁 | 床位 | 手术名称 |
| 主任教授 | 副教授 | 总值班 | 张医师 李医师 王医师 | 1~12 | 1 号 | 张 ×× | 男 | 50 | 7 | POEM |
| | | | | | | 王 ×× | 女 | 70 | 18 | 食管早癌 ESD |
| | | | | | | 李 ×× | 女 | 60 | 36 | 胃黏膜下占位 |
| | | | | | | 高 ×× | 男 | 75 | 加 2 | 直肠早癌 ESD |
| | 副教授 | 总值班 | 高医师 陈医师 金医师 | 13~24 | 2 号 | | | | | |

续表

| 名称 | 床位医师 | | 床位 | 手术室 | 手术安排　×月×日 | | | | |
|---|---|---|---|---|---|---|---|---|---|
| | | | | | 姓名 | 性别 | 年龄/岁 | 床位 | 手术名称 |
| 主任教授 | 副教授 | 总值班 | 吴医师<br>白医师<br>应医师 | 25~37 | 3号 | | | | | |
| | | | | | | | | | | |
| | | | | | | | | | | |
| | | | | | | | | | | |
| | 副教授 | 总值班 | 魏医师<br>徐医师<br>代医师 | 加10 | 4号 | | | | | |
| | | | | | | | | | | |
| | | | | | | | | | | |
| | | | | | | | | | | |

# 第3节　手术室安全措施

复旦大学附属中山医院是一所教学医院,有研究生、规范化培训医师生、国内外进修医师,大多数医师内镜诊疗水平有一定差距,多数进修医师来此学习新技术及三、四级手术,所有参加培训者均有固定的指导老师负责带教。最初入院学习常规内镜检查,根据各人的操作水平,可以先进行动物实验,在老师的指导下进一步学习治疗方法。卫生系统明确规定,无资质的医师必须在上级医师指导下完成各类手术,手术中如出血,手术中与术前手术方法有改变时必须请示上级医师共同完成,如遇出血不止、手术风险大、治疗过程中有困难或遇较严重的并发症时,必须向主任汇报,取得上级医师的指导,减少不必要的医疗并发症和医疗纠纷。

# 第4节　术后苏醒管理

一般在手术室做内镜手术后,大多数为全麻,术后应协助麻醉科医师,最后一次确认患者呼吸、心率和血压均为正常,确保引流管固定好,补液通路顺畅,麻醉科医师同意后,将患者转入苏醒室。在苏醒室一般20~30分钟,由专业护士进行观察。

1. 进一步吸氧,检测心率、血压和氧饱和度。
2. 继续保持静脉通畅,遵医嘱增加止血剂、抗生素等。
3. 注意观察引流管是否通畅和颜色情况。
4. 注意患者安全,预防患者坠床。
5. 患者情况稳定,与手术医师联系是否送回病区。

# 第5节　术后病房管理

患者由工勤人员送到病区后,由麻醉医师或手术者与值班护士对接:①该患者做什么手术；②手术中有无出血、穿孔；③各种引流管的作用；④有糖尿病、高血压、心脏病等患者，术后进一步做监护工作；⑤与患者或家属交待病情，进行沟通；⑥因为消化内镜手术主要针对食管、胃、肠，术后关注腹部情况，如果术后有腹痛、腹胀、发热，引流管内有鲜血，应该联系医师；⑦1~2 天内患者情况平稳，提前告知家属准备出院，7 天后到病区取病理结果；⑧进一步告知患者，回家后如有腹痛、发热等症状，应立即就诊；⑨制订随访计划，如消化道早癌治疗需复查内镜等。出院当日，每个患者接受健康教育，包括患者的出院饮食、内镜治疗意见及协商病房管理（健康教育模式）。

（沈月红　王　萍　欧家莉）

──────── 参 考 文 献 ────────

［1］沈月红，虞正红，周平红.内镜中心日间病房的护理管理 [J].中西医结合护理 ( 中英文 ), 2016, 2 (11): 131-133.

［2］胡必杰，高晓东，韩玲样，等.预防与控制标准操作规程 [M].上海：上海科学普及出版社 , 2019.

［3］邢沫，薛冬冬，彭炜，等.肿瘤医院日间病房诊疗模式及效果分析 [J].医院管理论坛，2015，32 (5): 10-12.

［4］凡国华，徐兴祥，林征，等.两种日间病房管理模式及效果的差异性探讨 [J].护理质量，2015，15 (10): 1244-1247.

［5］连玉，张宇，曾惠红，等.医护一体化管理模式在眼底病中心日间病房的应用 [J].眼科学报 ( 英文版 ), 2017, 32 (3): 148-151.

［6］刘素珍，李继平，郭晶，等.日间手术患者延伸服务模式构建与实践 [J].中国护理管理，2012, 12 (9): 5-7.

# 第 66 章　新型冠状病毒肺炎感染疫情期间内镜中心感控管理

　　新型冠状病毒肺炎（novel coronavirus pneumonia，NCP）简称新冠肺炎，具有传播速度快、感染范围广、防控难度大及隐蔽性强等特点，已在全球范围内蔓延，进入全球大流行阶段，给人类生命安全和身体健康带来了严重威胁，自 2019 年年底从湖北省武汉市暴发，迅速蔓延至全国各地。据国家卫生健康委员会最新情况显示，截至 2020 年 2 月 16 日 24 时全国确诊病例高达 57 934 例，累计死亡病例 1 770 例。经国务院批准，国家卫生健康委员会现将 NCP 纳入《中华人民共和国传染病防治法》规定的乙类传染病，并采取甲类传染病的预防、控制措施。由于 2019 新型冠状病毒（2019 novel coronavirus，2019-nCoV）在相对封闭的环境中，长时间暴露于高浓度情况下，存在经气溶胶传播的可能，则可能会导致病毒随空气传播，增加了内镜中心医务人员与疑似感染 2019-nCoV 患者接触的可能，增加了内镜医务工作者职业暴露风险。尤其内镜的检查治疗操作需与患者近距离接触,且消化内镜操作医务工作者可能存在防护措施不全、防护意识不高等问题,因此,内镜医务工作者成为潜在的高危人群。中华医学会消化内镜学分会及时发布了《中华医学会消化内镜学分会在新型冠状病毒感染防控期间对消化内镜诊疗工作的指导意见》《新型冠状病毒感染防控期间上海市院内感染质控工作的指导性意见》等多个建议案。但在实际复工复产工作中,由于受"内镜患者来自全国各省市""诊区固有设计""诊室固有布局"及"防护用品短缺"等多种因素影响,学会的建议案在具体实施中遇到各种各样的困难。为了更进一步深入理解指南要点并活学活用,现将复旦大学附属中山医院内镜中心在新冠肺炎期间感控管理的体会予以总结,以求为同仁们提供防范新型冠状病毒感染的参考。

# 第 1 节　2019-nCoV 特点及临床表现

病原学认为,2019-nCoV 属于 β 属冠状病毒。体外分离培养时,2019-nCoV 96 小时左右即可在人呼吸道上皮细胞内发现。该病毒对紫外线和热敏感,56℃ 30 分钟、乙醚、75% 乙醇、含氯消毒剂、过氧乙酸和三氯甲烷(氯仿)等脂溶剂均可有效灭活病毒,氯己定不能有效灭活病毒。COVID-19 是一种新发传染病,人群对 SARS-CoV-2 缺乏免疫力,因而各年龄段人群均易感。老年人和患有慢性阻塞性肺疾病、糖尿病、高血压、心脏病等基础疾病的人感染风险增加。患者和无症状感染者的密切接触者为高危人群。医务人员感染风险亦较高。主要通过呼吸道飞沫及密切接触而传播,在相对封闭的环境中,长时间暴露于高浓度情况下,存在经气溶胶传播的可能。由于在粪便及尿中可分离到新型冠状病毒,存在粪 - 口传播风险,应注意粪便及尿对环境污染造成气溶胶或接触传播。母婴传播途径存在与否有待进一步研究。

目前所见传染源主要是新型冠状病毒感染的患者,无症状感染者也可能成为传染源。发病前 14 天内武汉市及周边旅居史或确诊病例接触史等流行病学特点。NCP 的潜伏期为 1~14 天,多为 3~7 天。以发热、干咳、乏力为主要临床表现。少数患者伴有鼻塞、流涕、咽痛、肌痛和腹泻等症状。重症患者多在发病 1 周后出现呼吸困难和 / 或低氧血症,严重者快速进展为急性呼吸窘迫综合征、脓毒症休克、难以纠正的代谢性酸中毒和出凝血功能障碍及多器官功能衰竭等。轻型患者仅表现为低热、轻微乏力等,无肺炎表现,部分患者甚至无任何全身症状。

实验室检查显示,淋巴细胞计数减少,多数 C 反应蛋白及血沉升高,降钙素原正常。

胸部影像学显示,早期呈现多发小斑片影及间质改变,以肺外带明显。胸部影像学表现没有特异性,必须结合临床表现动态观察,如短期进展明显、双肺多发病灶更支持诊断,但如果患者有肺部基础疾病,常与其他肺部病变不易鉴别,需借助其他检查证实鼻咽拭子、痰和其他下呼吸道分泌物、血液、粪便等标本实时荧光 RT-PCR 检测新冠状病毒核酸阳性或病毒基因测序与新型冠状病毒高度同源为确诊依据。

# 第 2 节　新冠肺炎期间住院病区管理

在充分吸取历史经验的基础上,从控制传染源、切断传播途径、保护易感人群入手,探索出了内镜病区、内镜中心对住院内镜治疗患者一体化管理,采用"分区、分类、分级、分域"的"四分法"管理模式,在此次疫情防控中得到进一步完善和实践,实现了零感染、零漏诊的目标。

## 一、分区管控

内镜病区原有互通的诊疗区、办公区和生活区进行硬隔离,封闭多个出入口,建立单一通道设卡把控。由于医院病区布局条件及病室数量限制,无法建立过渡病房,故参考国家及所在地区新冠肺炎疫情风险等级,制订"新冠肺炎期间住院患者收治流程",根据收治住院患者来源的国家及所在地区获得新冠肺炎感染风险高低进行分区,将收治患者的病室区域划分为低风险区、中风险区、高风险区三区:低风险区为患者来源的行政区域内无确诊病例,或连续14天无新增确诊病例。中风险区为患者来源的行政区域内14天内有新增确诊病例,累计确诊病例不超过50例;或累计确诊病例超过50例,14天内未发生聚集性疫情。高风险地区为患者来源的行政区域内累计确诊病例超过50例,14天内有聚集性疫情发生。病区每个风险区域设置2~4间病室,同时病区另配备1间高度疑似或确诊新冠备用病室。区域之间设置明显的隔离界限,确定不同的防护等级,相对固定区域内的医护人员和后勤保障人员,减少区域之间人员交叉流动和仪器设备的交叉使用,最大限度地减少院内感染。

## 二、人员分类管理

1. 病区道口设卡,流行病学调查护士严格把控病区入口检查,所有进入病区人员必须正确佩戴口罩(非呼吸阀),施行手卫生并进行体温检测、询问呼吸道症状及流行病学史、身份验证、扫码查询行动轨迹及健康码、签署流行病学调查表,做好相关信息登记。对新住院患者参照"新冠肺炎期间消化内镜治疗住院患者收治流程"(图66-1)实施,筛查后根据感染风险级别评估判断分为低风险患者、中风险患者、高风险患者,分别指引到相对应的三区进一步完善住院诊疗工作。

2. 医院工作人员发放不同颜色通行工作证,以便于快速鉴别通行。

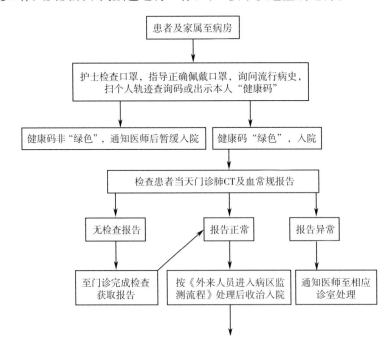

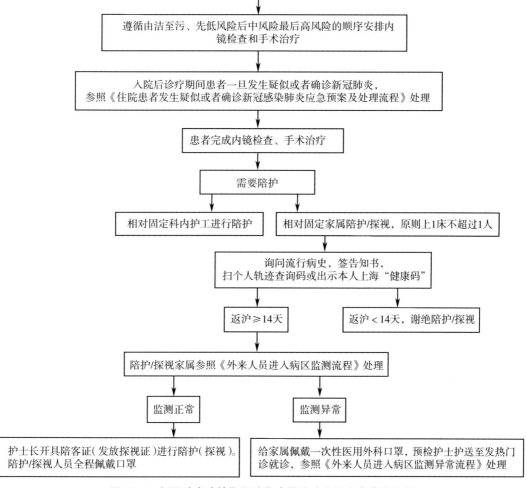

1. 按疫情期间国家及所在地区新冠肺炎疫情风险等级评估患者获得感染风险高低，分为高、中、低风险患者；
   将病区病房划分为高、中、低风险区，收治相对应患者，尽可能间隔床位收治
   （1）高风险患者：患者来自国家及所在地区新冠肺炎疫情风险等级评估为高风险地区、无发热及呼吸道症状，
   或风险等级评估为中风险地区、有发热及呼吸道症状，返沪隔离期未满14天，健康码"绿色"
   （2）中风险患者：患者来自国家及所在地区新冠肺炎疫情风险等级评估为中风险地区、无发热及呼吸道症状，
   或风险等级评估为低风险地区，返沪隔离期未满14天，健康码"绿色"
   （3）低风险患者：患者在沪满14天，健康码"绿色"
2. 病房安排
   （1）疑似或确诊新冠肺炎患者收治过渡房间1～3床
   （2）高风险患者收治4～6床房间
   （3）中风险患者收治7～9床、10～12床房间
   （4）低风险患者收治16～20床、21～25床房间
   （5）低风险或中风险患者收治机动房间13～15床

遵循由洁至污、先低风险后中风险最后高风险的顺序安排内
镜检查和手术治疗

入院后诊疗期间患者一旦发生疑似或者确诊新冠肺炎，
参照《住院患者发生疑似或者确诊新冠感染肺炎应急预案及处理流程》处理

患者完成内镜检查、手术治疗

需要陪护

相对固定科内护工进行陪护

相对固定家属陪护/探视，原则上1床不超过1人

询问流行病史，签告知书，
扫个人轨迹查询码或出示本人上海"健康码"

返沪≥14天

返沪＜14天，谢绝陪护/探视

陪护/探视家属参照《外来人员进入病区监测流程》处理

监测正常

监测异常

护士长开具陪客证(发放探视证)进行陪护(探视)。
陪护/探视人员全程佩戴口罩

给家属佩戴一次性医用外科口罩，预检护士护送至发热门
诊就诊，参照《外来人员进入病区监测异常流程》处理

**图66-1　新冠肺炎疫情期间消化内镜治疗住院患者收治流程**

疫区定义根据全国新冠肺炎疫情分区分级表(2020年3月16日更新)：辽宁省(丹东市：振兴区、宽甸满族
自治县)；河南省(郑州市)；黑龙江省(哈尔滨市：香坊区、南岗区；牡丹江市：西安区)；江西省(渝水区、丰城
市、青山湖区、鄱阳县、青云谱区)；山东省(青岛市：市北区)；湖南省(资阳区、祁阳县、泊罗市)；四川省(成
都市：武侯区)；宁夏回族自治区(银川市：永宁县、灵武市)；广东省(中山市；东莞市；深圳市：福田区；广州
市：越秀区)；北京市(朝阳区、海淀区)。

3. 探视、陪护家属严格落实探视陪护管理,减少探视时间,固定陪护家属。由医师下达医嘱,护士长发放探视证、陪护证,并要求固定人员,1 名患者固定陪护不得超过 1 人,每天医院开放探视时间为 1 小时,每位患者探视时间不超过 15 分钟。严禁发热、有呼吸道症状或有流行病学史人员探视陪护。每日 2 次监测病区内工作人员及陪护家属体温及有无呼吸道症状,如有异常,由专人陪同经专用通道至发热门诊就诊(图 66-2)。

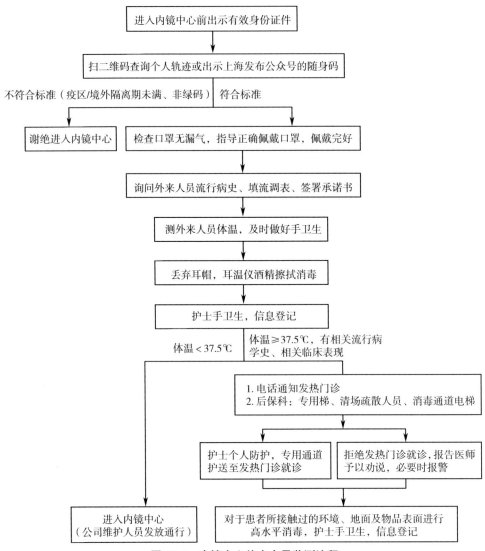

**图 66-2　内镜中心外来人员监测流程**

4. 病区内一旦有高度疑似或确诊患者,则立即启用新冠肺炎备用病室,按照"疑似或确诊新冠肺炎住院患者应急预案及处理流程"(图 66-3)落实各项工作。

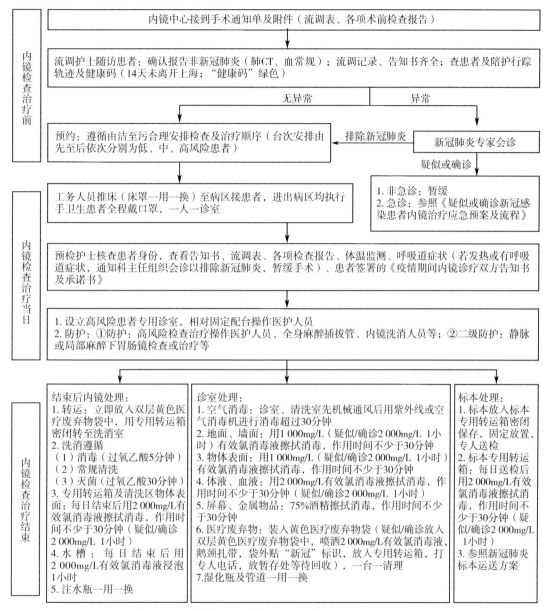

图 66-3 新冠肺炎疫情期间住院患者内镜治疗检查流程

# 第 3 节 新冠肺炎疫情期间内镜中心管理

## 一、分诊接诊

1. 加强内镜中心流行病学调查随访及预检分诊医护人员力量。内镜中心设置流行病学调查随访及预检接诊岗位,各岗位安排 1 名内镜专职护士和 1 名内镜医师。根据国家卫生健康委员会下发的《新型冠状病毒感染的肺炎诊疗方案》,科内及时开展新冠肺炎相关知识培训。流行病学调查随访人员在内镜治疗前对消化内镜治疗的住院患者进行流行病学调查,需结合病史、临床表现及胸部 CT、血常规等检查结果,初步排除新冠肺炎。筛查后根据感染风险级别判断并核实患者的分区、分类,来自高风险地区或具有发热、呼吸道症状临床表现者推荐以 3 日内胸部 CT 结果为依据;中、低风险区域的患者如无异常,以本次住院胸部 CT 结果为依据,如有异常则予以复查,避免重复胸部 CT 检查。特别强调的是,有些疾病本身就伴有发热,如胆管炎、较长时间的食管异物继发感染等,要与新冠肺炎引起的发热进行鉴别诊断,此类患者必要时在完善血常规、胸部 CT 等相关检查后,请呼吸科会诊,排除新冠肺炎。

2. 预检接诊处安排 1 名内镜医师和 1 名专职护士,治疗当日,患者进入内镜中心前正确佩戴口罩、手卫生、测量体温、进一步核实和了解流行病学调查,再次填写《中华医学会消化内镜学分会推荐应对"新型冠状病毒肺炎疫情"患者准入初筛调查表》。告知患者内镜诊疗的风险,以及疫情期间因为内镜诊疗感染新冠肺炎的可能性,并签字。对无发热、呼吸道症状和流行病学史的患者,按评估患者的不同风险程度,进入相应诊区进行治疗;对有发热、呼吸道症状的内镜治疗患者,采取单独时段、独立通道、专用诊室实施内镜治疗(图 66-4);对疑似或确诊新冠肺炎的急诊患者,参照"新冠肺炎期间疑似或确诊患者急诊内镜治疗应急预案及流程"(图 66-5),进入隔离病房实施内镜治疗。

## 二、医务人员管理

1. 科学设岗,精简内镜医护人员 疫情期间内镜中心在原有岗位排班基础上增设流行病学调查岗位、预检接诊岗位,各岗安排 1 名内镜护士和 1 名内镜医师;内镜清洗、消毒安排 2 名护士;内镜诊疗室内安排 1 名医师和 1 名护士。根据内镜检查及治疗数量,合理安排上班人员,诊疗及洗消排班相对固定,尽量减少上班人数及内镜无关医护人员进入,避免聚集感染,节约防护物资。

2. 医护人员在工作时间外的管理 做好人员非工作时间的管理,直接影响到防控效果。要求做到:①对科内人员进行宣教,控制外出,不去人员密集地方。每日对科内人员所在地及自身情况进行监测并汇总,出现发热、咳嗽等异常时,要求立即就诊并及时报告情况。②本人及密切接触的家人如果有境内、外疫区人员或疑似病例接触史(境外、湖北省武汉市地区)、聚集性发病史应第一时间主动上报,自觉隔离。③科室内若有紧急特殊原因离开本市到外地的人员,需逐级报告以获批准,返回后严格按规定居家隔离观察 14 天,境外返沪集中隔离 14 天。

3. 医护人员在工作时间内的管理 做好自身防护,实现医护人员零感染。疫情下基于现有研究证据,应根据内镜中心医务人员诊疗工作性质、诊疗工作场所、暴露时间长短及空间密度是否受到患者体液及分泌物等喷溅,以及与患者接触的距离均直接或间接影响新冠肺炎感染暴露风险,对内镜中心医务人员暴露风险分级(表 66-1),应结合患者新冠肺炎风险地区分类、所处工作场所的防护强弱等因素综合判断,适当调整暴露风险级别。

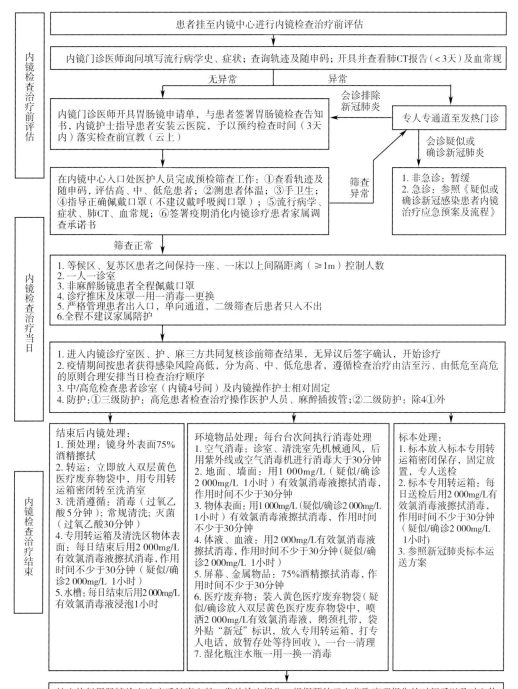

图 66-4　新冠肺炎疫情期间门诊患者内镜治疗检查流程

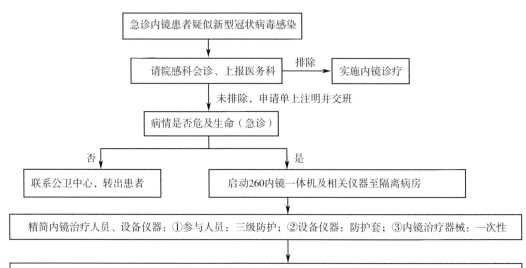

图 66-5 新冠肺炎期间疑似或确诊患者急诊内镜治疗应急预案及流程

除常规内镜治疗前准备外：
- 操作前：1.患者准备：（1）肠镜不麻醉患者全程佩戴口罩；（2）全麻患者应在气管插管与使用一次性呼吸回路之间放置一次性过滤器；（3）使用一次性整体式防护罩将患者与操作者进行区域隔离。2.物品准备：（1）三套负压设备：内镜吸引、麻醉吸引以及整体式防护罩内操作部位负压吸引以减少操作过程中气溶胶扩散污染；（2）装有过氧乙酸溶液专用感染内镜转运箱。
- 操作中：1.术中物品、药品一人用；2.准备75%酒精用于接触病人后喷洒消毒。
- 操作后：按现场消毒指南进行消毒处理
1. 一次性耗材用物：医疗垃圾、防护服双层黄色垃圾袋喷洒2 000mg/L含氯消毒液"鹅颈+扎带"后单独密闭放置，利器放入利器盒内，密封，均外贴"新冠病毒"标注，放于暂存处，电话专人上门回收。
2. 仪器设备：去除一次性防护套后在隔离病房缓冲区进行高水平消毒用过氧化氢湿巾擦拭。
3. 内镜：离开人体立即将内镜插入部放入装有过氧乙酸溶液的专用感染内镜转运箱，然后关闭电源从主机上卸下内镜光源部同样浸没于过氧乙酸溶液中加盖密闭转运。
4. 环境物表：2 000mg/L有效氯擦拭台面、地面、墙面及转运车保持30分钟后清水擦拭。
5. 空气：紫外线空气消毒30分钟或次氯酸喷雾消毒30分钟。

1. 使用消毒后的内镜260一体机、仪器设备及内镜挂"暂停使用"标识。院感科行内镜、仪器设备、物表采样，结果合格后方可使用
2. 若疑似确诊，则参与人员需14天隔离观察，排除后方可正常上班

表 66-1 内镜中心医务人员暴露风险分级

| 暴露风险分级 | 防护级别 | 防护对象 | 工作内容 |
| --- | --- | --- | --- |
| 低风险岗位 | 一级防护 | 流行病学调查人员<br>预检接诊人员<br>内镜工务员 | 流行病学调查、预检接诊、接送患者 |
| 较高风险岗位 | 二级防护 | 内镜操作人员 | 低、中风险患者实施静麻、局麻下内镜检查或治疗,胶囊内镜检查,磁控胃镜检查等 |
| 高风险岗位 | 三级防护 | 内镜操作人员<br>内镜麻醉人员<br>内镜洗消人员 | 高风险患者实施全麻下内镜检查或治疗,拔插管,吸痰,内镜清洗等 |

4. 不同暴露风险下内镜中心医务人员个人防护重点　基于现有研究证据,冠状病毒可通过飞沫、受污染的手、皮肤黏膜或眼表传播,可以在无生命的表面上持续存在多达 9 天。因此,提示内镜中心医务人员应该根据岗位诊疗工作认真评估感染暴露风险,采取飞沫隔离、接触隔离和空气隔离等防护措施,按照暴露风险级别进行个人防护。

(1)一级防护:针对较低风险岗位工作人员,如流行病学调查、预检接诊。

防护重点:遵循标准预防原则,正确穿戴工作服(每日更换),佩戴一次性医用外科口罩及工作帽,戴乳胶手套,在工作过程中严格执行手卫生。

(2)二级防护:针对较高风险岗位工作人员,如对无或有发热但初步排除新冠肺炎的低、中风险患者实施静脉麻醉、局部麻醉的内镜检查及治疗的操作、胶囊内镜操作、磁控内镜操作的医护人员。

防护重点:遵循标准预防原则,正确穿戴工作服(每日更换)、一次性工作帽、一次性丁腈手套、一次性隔离衣、医用防护口罩、护目镜/防护面屏、靴套,每班更换,另加一次性整体防护罩每人次更换,防护用品污染破损时应立即更换。

(3)三级防护:针对高风险岗位工作人员,如对无或有发热但初步排除新冠肺炎的高风险患者实施诊疗操作;全麻内镜检查及治疗的操作,拔管、插管、吸痰操作,内镜清洗消毒操作等若可能受到患者血液、体液、分泌物等喷溅时;对疑似患者实施诊疗操作的医护人员。

防护重点:遵循标准预防原则,常规正确穿戴工作服(每日更换)、一次性工作帽、一次性丁腈手套(双层)、一次性防护服、医用防护口罩、护目镜/防护面屏/头罩或全面型呼吸防护器、一次性靴套。每班更换,另加一次性隔离罩每人次更换,防护用品污染破损时应立即更换。在工作过程中严格执行手卫生,遵守一患一防护的原则(图 66-6)。

加强个人防护是预防感染最有效的措施,防护不足会增加感染的风险,防护过度同样可增加感染的风险,并造成防护物资浪费。因此,内镜中心医务人员的感染防护应遵循科学防控和卫生经济学原则,根据暴露风险等级选择相应防护用品(表 66-2),根据人员工作岗位类别及防护级别进行分层管理,按照不同层次发放防护物资,达到科学防控的目的。

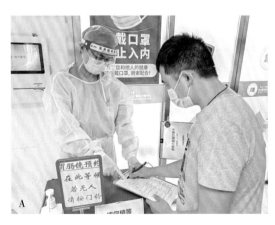
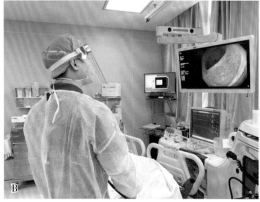

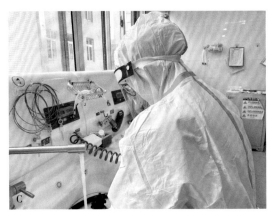

图 66-6　医护人员防护

表 66-2　内镜中心工作人员防护要求

| 防护对象 | 工作服 | 一次性医用工作帽 | 一次性丁腈手套 | 一次性无菌手套（必要时） | 一次医用性防护口罩 | 一次性防水隔离衣/防护服 | 护目镜/面屏 | 全面型呼吸防护器或正压头套 | 防水鞋套/靴套 |
|---|---|---|---|---|---|---|---|---|---|
| 内镜操作人员 | √ | √ | √ | √ | √ | 一次性防水隔离衣+防护服 | √ | √ | √ |
| 内镜麻醉人员 | √ | √ | √ | | √ | 一次性防水隔离衣+防护服 | √ | √ | √ |
| 内镜洗消人员 | √ | √ | √ | √ | √ | 一次性防水隔离衣+防护服 | √ | √ | √ |

## 三、内镜诊室与仪器设备管理

严格按《中华医学会消化内镜学分会在新型冠状病毒肺炎疫情形势下消化内镜中心清洗消毒建议方案》及既往相关规范管理诊疗房间及洗消内镜。

对于诊间的管理要求：

1. 合理布局　复旦大学附属中山医院内镜中心诊区原有设计布局中存在清洁区、污染区流通未完全独立，无缓冲区的不足。在原有设计上重新划分并做隔断，做到清洁区(办公室、值班室、休息室)、污染区(预检接诊台、诊疗室、洗镜室)独立、不互通，区间设立缓冲区(更换工作服、穿脱防护用品、手卫生)，标识清晰。

2. 设立高风险患者专用内镜诊室进行内镜操作,诊室及操作人员相对固定,消毒设备齐全。安排内镜检查治疗先后顺序应遵循由洁至污的原则,首先安排低风险患者内镜治疗,其次安排中风险患者内镜治疗,最后安排高风险患者内镜治疗。

3. 诊疗室、复苏室做到一人一诊,避免交叉感染。

4. 根据患者病情准备内镜及器械,做到一患一备用。

5. 上消化道内镜检查与治疗时,佩戴咬口面罩;下消化道检查与治疗需麻醉时,戴氧气面罩;下消化道检查与治疗非麻醉时,全程戴口罩。

6. 严格执行诊疗床一患一消;一次性床罩、隔离罩一患一换;湿化瓶一用一换。

7. 所有内镜用物器械尽量一次性使用。

8. 内镜离体时洗净管道内分泌物,用含有清洗液的一次性内镜擦拭布从操作部的保护套至先端部整体擦拭,再用含 75% 酒精的一次性内镜擦拭布做二次整体擦拭。标准床侧预处理后,吸引过氧乙酸溶液通过内镜管道后,装入双层黄色医用袋中,袋内喷洒过氧乙酸溶液,扎紧袋口,放至运输机器人上,在密闭运输仓内自行转运至清洗消毒室,进行进一步处理。

9. 诊间紫外线消毒 30 分钟以上。

10. 所有接触物品(床、台车、电脑键盘、按钮开关、打印机、运输机器人等)及有患者的血迹、体液等污染的医疗物品、设备、仪器表面使用 1%~3% 过氧化氢湿巾擦拭;诊室地面用 1 000mg/L 有效氯消毒液进行擦拭;精密仪器、电脑及内镜主机屏幕采用 75% 酒精擦拭消毒。

11. 洁具(抹布、地巾等)统一密闭送洁具处理中心,按消毒 - 清洗 - 消毒 - 干燥备用处理。

12. 内镜中心保证每日开窗通风 2 次,每次 30 分钟。诊室空气使用移动空气灭菌站开机 30 分钟或次氯酸喷雾 30 分钟进行空气消毒。

13. 连台检查治疗应做好各台次间环境、空气、物表、地面、仪器设备等消毒并记录,确保前、后两个患者检查治疗间隔时间符合诊室消毒要求。

## 四、内镜洗消管理

1. 从装有内镜的黄色医用袋取出内镜,黄色医用袋放入黄色垃圾袋中,注意防止有液体带出,将内镜放于过氧乙酸初消箱内,向内镜各管腔灌注过氧乙酸溶液,并浸没于消毒液中高水平消毒 5 分钟,取出后按内镜清洗步骤进行清洗灭菌。

2. 清洗步骤　①清洗人员三级防护。②清洗人员在清水下刷洗;38℃清洗液中灌流 1.5 分钟,注气 30 秒;取下所有灌流器接头;在多酶清洗液浸泡 10 分钟;38℃清洗液下刷洗;连接灌流器;38℃清洗液中灌流 1.5 分钟,注气 30 秒;用擦拭布将内镜外表面擦拭干净,排出清洗液,放入清洗槽,仍然在 38℃恒温流水下进行清洗 - 灌流 - 清洗。③特殊时期,测漏在最后执行。④清洁度监测:合格后进入后序步骤。⑤监测过氧乙酸消毒液浓度合格,放入清洗消毒机,化学灭菌 30 分钟,取出前再测消毒液浓度。⑥吸引按钮、送水 / 送气按钮、钳子管道开口阀和清洗刷一次性使用,AW 管道清洗接头、灌流器按清洗消毒灭菌,注水瓶一用一更换。⑦排除新冠肺炎的高风险患者使用后已经化学灭菌的内镜,需送供应室经环氧乙烷灭菌再处理。

## 五、标本采集与管理

标本采集后应立即放入标本瓶内,确认标本瓶密闭、无渗漏后,装入一次性透明密封标本袋,密闭存放于标本转运箱内,标本转运箱固定放置。严格设置专人、专用工具、正确防护措施下转运患者标本,并有记录。标本转运箱每次使用后,应用 2 000mg/L 有效氯消毒溶液擦拭消毒处理。

## 六、医疗废弃物处理

医疗废弃物要置于有盖的医疗废弃物桶内的黄色医疗废弃物袋中,内镜诊室每台检查治疗产生的医用废弃物要及时用 2 000mg/L 有效氯消毒溶液喷洒后,扎带打包处理,并转运至医疗废弃物暂存处。每日 2 次对暂存处地面及物体表面(包括医疗废物桶)进行擦拭、喷洒消毒,消毒液浓度为 1 000mg/L。

## 七、智能机器人应用

内镜中心检查和治疗台次交替快速,诊疗高峰时期检查使用的内镜、相关耗材、检查报告传递与运送等高重复性、低附加值的工作应接不暇,易造成各区域人员流动交叉,加大感染风险。内镜中心在疫情期间运用智能机器人(图 66-7),通过微信小程序给机器人分派任务并进行监控,协助传递运输内镜、检查报告、药品、器械、耗材包等各类物资,减少医护人员各诊疗区域的往返,减少二次接触污染,在有效降低感染风险的同时降低内镜中心人力成本投入。

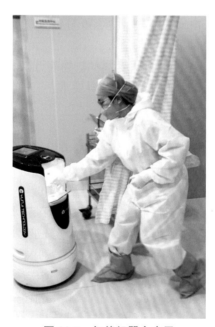

图 66-7　智能机器人应用

(郭 琦　李海英　陈金星)

参 考 文 献

［1］国家卫生健康委员会.截至 2 月 16 日 24 时新型冠状病毒肺炎疫情最新情况 [EB/OL].(2020-02-13)
　　[2020-02-13]. http://www. nhc. gov. cn/yjb/s7860/202002/26fb16805f024382bff1de80c918368f. shtml.
［2］国家卫生健康委员会.中华人民共和国国家卫生健康委员会公告：2020 年第 1 号 [EB/OL].
　　(2020-01-20)[2020-2-16]. http://www. nhc. gov. cn/xcs/zhengcwj/202001/44a3b8245e8049d2837a-
　　4f27529cd386. shtml.
［3］国家卫生健康委办公厅,国家中医药管理局办公室.新型冠状病毒感染的肺炎诊疗方案(试行第六
　　版)[EB/OL].[2020-02-18]. http://www. nhc. gov. cn/yzygj/s7653p/202002/8334a8326dd94d329df351d-
　　7da8aefc2. shtml.
［4］国家卫生健康委员会.新型冠状病毒感染的肺炎防控方案(第三版)[EB/OL].(2020-01-28)[2020-02-
　　17]. http://www. gov. cn/zhengce/zhengceku/2020-01/29/content_5472893. htm.

# 第 67 章　新冠肺炎疫情下内镜诊疗管理

2020 年初,突如其来的新冠肺炎疫情打乱了所有人的工作与生活计划,内镜中心全体人员取消春节休假,第一时间回到工作岗位,投入到这场疫情防控阻击战斗中。由于消化内镜诊疗操作时患者无法佩戴口罩,且医护人员都是近距离接触患者,因此在消化内镜诊疗过程中发生传染的风险极大,但又不能用停诊来拒绝有诊疗需求的患者。如何最大限度保障患者的需求,同时又切实保护医护人员的安全呢? 根据复旦大学附属中山医院实际情况,在卫生健康委员会《新型冠状病毒肺炎诊疗方案》《中华医学会内镜学分会在新型冠状病毒肺炎感染防控期间对消化内镜诊疗工作的指导意见》的指导下,科学防护,精准施策,以患者为中心,确保患者的诊疗需求,具体工作如下:

## 第 1 节　人 员 管 理

1. 根据卫生健康委员会《新型冠状病毒肺炎诊疗方案》的指导意见,新冠肺炎的传染源主要是 2019-nCoV 感染的患者及无症状感染者,因此切断传染源为首要任务,每位患者及家属进入内镜候诊区之前必须经过体温监测,如有发热者,及时引导至发热门诊就诊,监测范围包括患者和家属。劝导并减少人员进入内镜中心,每位患者只允许一位家属陪同;有效控制人流,在候诊区设置 1m 安全线,有序候诊,候诊椅于醒目处张贴温馨提示,间隔就坐。切断传播途径,因为 2019-nCoV 主要经呼吸道飞沫和密切接触传播,故有效佩戴防护口罩是最经济、最简单可行的办法。在内镜中心就诊的患者及家属,应指导其正确佩戴口罩,对于无口罩或佩戴错误者及时纠正,在导诊台设置简易防护用品箱,及时给予患者并指导正确佩

戴口罩,确保双向防护。建立患者详细的信息,包括身份证号、手机号、近 2 周居住地及人员接触史,以利于后期随访追溯。

2. 医务人员管理  根据新冠疫情期间医院工作人员健康管理规定,设立 1 名健康监测专员负责本科室工作人员的健康管理工作,具体包括每日 2 次监测体温,了解是否有呼吸道症状、流行病学史;非必要不外出,确有工作需要外出者应严格按规定避免往来中高风险地区,返回后如实上报外出情况。

3. 防护要求  根据工作性质及接触患者的风险程度实行有效防护。预约台工作人员一级防护,包括一次性工作服、工作帽,医用外科口罩、一次性手套;进行内镜诊疗操作的医师、护士、麻醉师应二级防护,包括医用外科口罩、护目镜或防护面屏、一次性工作帽、防渗隔离衣或防护服、一次性乳胶手套或丁腈手套、鞋套等;为疑似或确诊新冠肺炎患者行内镜诊疗时应三级防护,包括正压头套或全面防护型呼吸防护器、防渗透隔离衣或防护服、一次性乳胶手套或丁腈手套、鞋套等;洗消人员着防渗透手术衣,戴 N95 口罩、防护面屏、双层加长手套、防水鞋套,必要时着防护服。

4. 借助信息化管理模式  在网络医院平台实行内镜诊疗问诊和预约,减少患者来院的概率,进入医院后,依靠自助机完善预约流程和检前健康教育,减少到内镜中心的次数,让信息多跑路,人员少流动、少聚集。

# 第 2 节  环 境 管 理

1. 内镜诊疗区域设置独立的隔离内镜诊室,为疑似患者设立专用的行走路线、专用的洗消室,减少交叉感染的机会;诊室内空气消毒机采用人机共处机器,紫外线循环风空气消毒,直至患者诊疗结束后 1 小时,保持诊室通风。

2. 加强手卫生,电梯间及过道上间隔放置快速手消毒液,让患者及家属随手可及。保证诊疗区域洗手设施完备、足量,复旦大学附属中山医院的标准洗消设施为:非接触式水龙头,洗手液、擦手纸、快速手消毒液;监督各级人员手卫生的正确性和依从性,要求达到100%。在新冠肺炎疫情期间,内镜中心快速洗手液的使用量为日常的 3 倍。

3. 加强物表消毒,包括电梯面板、门把手、候诊椅、诊疗床等,1 000mg/L 消毒液擦拭 / 喷洒,30 分钟后清水再次擦拭。如有可见的体液污染,应以吸水纸巾擦拭,再以 1 000mg/L 消毒液擦洗。

4. 诊室内人员在确保诊疗需求的前提下,尽量减少人员参与,采用接力的形式,诊室医护负责操作,诊室外医师协助报告输入,护士协助内镜转运,分工合作。

5. 强化终末处理,诊室内仪器设备用 1 000mg/L 消毒液擦拭 / 喷洒,30 分钟后用清水再次擦拭。污染的医疗垃圾用双层塑料袋包装,分别两次鹅颈式扎带系紧,外面标签纸注明垃圾名称及日期。

# 第 3 节  内 镜 洗 消

1. 床侧预处理,确保人员在有效防护的前提下,进行床侧预处理,采用过氧乙酸消毒液吸引 200ml, 多酶湿巾擦拭外表面, 一用一更换。操作时特别注意防止喷溅, 以纱布覆盖活检孔道, 降低操作水平面, 防止喷溅到面部。

2. 内镜转运, 严格将洁、污分开, 污镜以双层塑料袋包装并加盖, 转运至洗消中心。

3. 内镜刷洗前, 以过氧乙酸加盖浸泡 5 分钟, 后续按清洗消毒规范要求进行, 所有内镜以过氧乙酸浸泡 15 分钟, 达到产品说明书浸泡灭菌的要求。

4. 治疗内镜再次追加环氧乙烷灭菌处理。

# 第 4 节　疫情期间工作量

1. 根据《中华医学会内镜学分会在新型冠状病毒肺炎感染防控期间对消化内镜诊疗工作的指导意见》的指导要求, 暂缓非紧急需求的内镜检查, 但仍然有一部分急诊和限期检查的患者, 复旦大学附属中山医院作为本地区新冠肺炎指定接收的三甲医院, 负有不可推卸的义务, 在完善各项防护措施的前提下, 选择性进行内镜下诊疗, 包括急诊异物取出、化脓性胆管炎、消化道出血、肠梗阻支架置入等诊疗 (表 67-1), 急诊 ERCP 明显高于非疫情期间。

表 67-1　2020 年 1 月 26 日—2 月 29 日内镜中心急诊统计

| 项目 | 例数 / 例 |
| --- | --- |
| 内镜下取异物 | 12 |
| 置管术 | 12 |
| 急诊 ERCP | 19 |
| 套扎术 | 8 |
| 直肠术后吻合口出血 | 2 |
| 十二指肠溃疡出血 | 13 |
| 合计 | 66 |

2. 疫情期间肠镜检查共有 289 例, 其中发现肠道病变阳性率 64 例, 检出率为 22%, 尤其是结肠癌检出率占 11%, 明显高于非疫情期间 (表 67-2)。

表 67-2　2020 年 1 月 26 日—2 月 29 日内镜中心肠镜诊疗统计

| 项目 | 例数 / 例 |
| --- | --- |
| 肠镜下止血 | 5 |
| 肠道支架 | 4 |
| 息肉 | 23 |
| 结肠癌 | 32 |
| 检出阳性病例 | 64 |

从表 67-1 和表 67-2 中的数据可见, 虽然疫情严峻, 但是患者的内镜下诊疗需求也是刻不容缓的, 只有在科学、有效的防护下及时进行内镜诊疗 (图 67-1), 才能真正践行急患者之所急的人道主义精神。

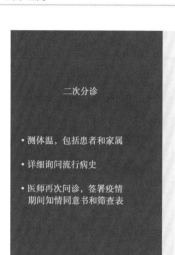

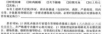

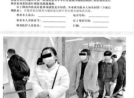

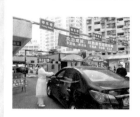

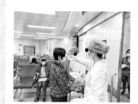

二次分诊

- 测体温，包括患者和家属

- 详细询问流行病史

- 医师再次问诊，签署疫情期间知情同意书和筛查表

## 患者候诊流程

① 环境物表消毒，2次/d，尤其门把手等

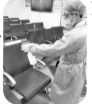

② 候诊患者间隔一个位置

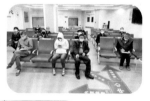

③ 间隔1m安全线

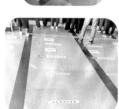

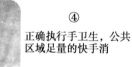

④ 正确执行手卫生，公共区域足量的快手消

⑤ 导诊台备有消毒用具

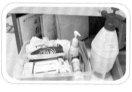

## 诊间流程管理

- 仪器设备准备齐全
- 减少诊室内医护人员
- 诊室内外分工交接
- 终末消毒

① 医务人员三级预防

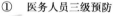

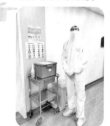

② 传递配件，以纱布封堵活检孔防止喷溅

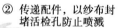

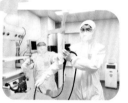

③ 转运

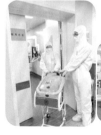

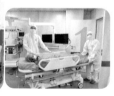

④ 诊间物表1 000mg/L消毒液消毒、空气消毒

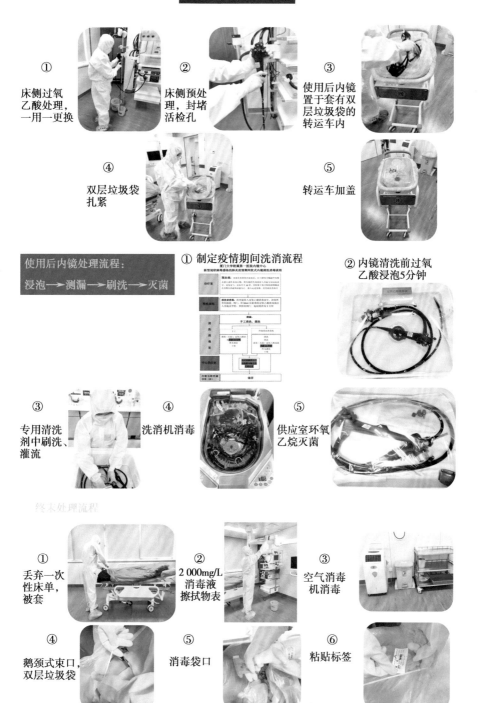

图 67-1　疫情期间内镜中心诊疗流程

（李秀梅　潘丽云　钱燕青）

新技术篇

# 第 68 章　咽部黏膜早癌 ESD 治疗经验

## 一、咽部早癌概况

咽部主要包括鼻咽、口咽及喉咽(即上咽、中咽、下咽),和食管一样,其表面被覆未角化复层鳞状上皮细胞。由于咽部特殊的解剖因素,目前内镜诊疗技术仅可以在部分中咽部和下咽部发挥一定的作用,故本文中的咽部浅表癌特指中咽部及下咽部浅表癌。根据国际癌症研究机构(IARC)数据,2018 年全球约有 17 万例中咽癌及下咽癌新发患病者,其中男性发病率高于女性。由于大部分咽部癌在诊断时已处于进展期,预后较差,且手术、局部放疗等治疗会影响患者的吞咽和发声等生理功能,严重影响患者生活质量,甚至使患者难以融入正常社会生活。因此,早期诊断和治疗咽部癌具有重要临床意义。

咽部浅表癌是指癌灶病变局限于黏膜层或黏膜下层,无论有无区域淋巴结转移。咽部浅表癌早期无特异性症状,大部分患者首次诊断时已为进展期,错失了早诊早治的机会。随着消化道早癌内镜下筛查与诊断技术的推广,早诊早治的理念已经深入广大消化内镜医师的日常工作理念中,进而也惠及了部分咽部早癌患者。特别是近年内镜窄带成像(narrow band imaging,NBI)技术的快速发展和广泛应用,咽部浅表癌的检出率得到明显提升,为早诊早治提供了条件;同时,内镜微创治疗技术,如内镜黏膜切除术(endoscopic mucosal resection,EMR)和内镜黏膜下剥离术(endoscopic submucosal dissection,ESD)也被逐渐应用于咽部浅表癌的治疗中,疗效显著。

## 二、咽部浅表癌的内镜诊断

1. 普通白光内镜诊断　咽部浅表癌在普通白光内镜下可无表现或仅表现为黏膜轻度发红,在放大内镜下可见散在发红的点状血管(reddish spots)。由于白光内镜下病变部位与周边正常黏膜的对比不明显,结合放大内镜也难以清晰显示局部微血管结构,从而影响发现病变的敏感性,因此,白光内镜诊断咽部浅表癌的价值受到了一定限制。

2. 普通白光内镜＋染色诊断　咽部正常鳞状上皮细胞可以吸收卢戈碘液中的碘而显示为褐色,而癌变上皮则无法吸收而形成浅色的不染区(lugol-voiding lesions,LVLs)。由于在咽部喷洒卢戈碘染液对该部位刺激性较大、易导致误吸,甚至引起过敏反应,因此仅用于咽部癌高风险人群(吸烟、重度饮酒史)特定条件下的内镜检查和治疗时的边界判断,不作为常规筛查方法。

3. 窄带成像内镜诊断　NBI 可以增强黏膜内微血管结构的显示,从而能清晰地区分出含有病变血管的上皮与周围正常上皮,以提示早期浅表病变。由于咽部癌变上皮内微血管增生,在 NBI 下与正常上皮形成对比而表现为"棕色区"(brownish area),是咽部浅表癌在 NBI 下的典型表现。使用初步的 NBI 检查将可疑病变筛选出来后,联合放大内镜(NBI with magnifying endoscopy,NBI-ME)可以清晰显示出上皮内散在、不规律分布的"棕色点"(brown dots),即上皮内增生的微血管(microvascular proliferation,MVP)。Muto 等发现,在 NBI 观察下,检出咽部浅表鳞癌的灵敏度明显高于白光内镜(100% vs. 8%,P<0.01)。然而基于此方法仅能对病灶进行一定程度的定性,无法评估病灶的浸润深度、淋巴结转移风险等。Inoue 等对食管癌的研究表明,根据食管黏膜上皮乳头内毛细血管襻(intraepithelial papillary capillary loop,IPCL)的形态差异,可以判断浅表食管鳞癌的性质及浸润深度,即 IPCL 分型评价体系。由于咽部癌与食管癌在组织学上都为鳞状细胞癌,因此,IPCL 分型同样适用于咽部浅表癌及癌前病变。目前,IPCL 分型在诊断咽部浅表癌及癌前病变已被逐渐接受,越来越多的内镜医师与耳鼻咽喉科医师认识到了 NBI 放大内镜对于早期诊断咽部浅表鳞癌的重要性。

　　IPCL 分型:根据血管襻的长短、粗细和分布密度、血管直径、弯曲扩张程度等形态学特征,分为 Ⅰ～Ⅴ 级。IPCL-Ⅰ 和 IPCL-Ⅱ 通常为良性的炎症改变;IPCL-Ⅲ 为萎缩黏膜或低级别上皮内瘤变的交界性病变;IPCL-Ⅳ 则为高级别上皮内瘤变;IPCL-Ⅴ 则可判断为癌。不过需要注意的是,由于咽部缺乏黏膜肌层,因此,食管癌的 IPCL-Ⅴ1、IPCL-Ⅴ2 分型判断咽部浅表癌浸润深度的价值仍有待证实。Olszewski 等的研究根据 IPCL 分型对咽部浅表鳞癌进行镜下诊断并与活检病理"金标准"比对,敏感度和特异度分别为 90.48% 与 91.14%,阳性预测值和阴性预测值分别为 73.08% 与 97.30%。一项基于 IPCL 分型的 Ni 分型用于诊断咽部浅表癌的荟萃分析表明,Ni 分型为 Ⅳ 型或 Ⅴ 型时,诊断咽部癌前病变及癌变的敏感度与特异度分别为 89% 与 82%。因此,虽然目前咽部癌诊断治疗需依靠活检所得的病理"金标准",但 NBI 放大内镜提供了一个可靠的辅助手段,可以降低活检假阴性的发生率,并协助判断病变是否适用于内镜治疗。

　　双焦点 NBI 内镜(dual focus NBI endoscope,DF-NBI)是近年来开展的新技术,可使内镜视野更加明亮,并能增加 NBI-ME 下的观察深度,克服了传统 NBI 的一些缺点。Goda 等研究发现,DF-NBI 诊断咽部浅表癌的灵敏度和特异性均高于 NBI-ME(分别为 82% vs. 71%,93% vs. 90%)。但其缺点是需要离病灶更近,可能会导致接触出血,从而影响观察。目前 DF-NBI 用于咽部浅表癌的相关研究较少,其效果仍有待进一步评价。

　　4. 其他内镜诊断技术　细胞内镜系统(endocytoscopy system)是一种具有高分辨率和放大能力的内镜系统,可以达到细胞水平的观察,包括细胞及细胞核的异常,实现了在一次常规内镜检查中的即时"光学活检"。Shimizu 等报道了使用细胞内镜对 12 名咽部浅表癌患者的检查效果:将两位内镜医师对 27 处区域(包括 15 处病变、12 处周围黏膜区域)的判断结果与病理结果进行比对后,总体准确度均为 96%。但细胞内镜只能显示黏膜浅层,难以判断早期病变的深度,限于目前较少的案例及报道,其临床可行性仍需进一步研究。激光共聚焦显微内镜(confocal laser endomicroscopy,CLE)也是一种类似细胞内镜的成像技术,可以观察特定组织表面形态学结构,在进行内镜检查的同时作出组织细胞学诊断。研究发现,在 CLE 下可清晰地显示出咽部上皮、毛细血管网等组织结构,而在浸润癌中则表现出血管新生和细胞不规则等现象,与病理样本的发现一致,但目前仍缺乏其对咽部浅表癌诊断效能的评价。内镜超声检查术(endoscopic ultrasonography,EUS)能够协助评价浸润深度和淋巴结情况,目前尚无足够的临床数据体现其在咽部肿瘤的诊断价值。

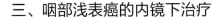

### 三、咽部浅表癌的内镜下治疗

由于传统开放外科手术创伤较大,影响患者生理功能如吞咽与发声,导致患者术后生活质量大幅下降,内镜微创治疗咽部浅表癌逐渐得到临床医师的重视。

1. 传统硬镜下治疗  硬镜下治疗主要包括经口激光显微手术(transoral laser micro-surgery,TLM)、经口机器人手术(transoral robotic surgery,TORS)、经口可视喉镜手术(transoral videolaryngoscopic surgery,TOVS)。

TLM 最早由 Steiner 等发明于 20 世纪 80 年代,主要使用手术显微镜、显微操作器械及手术用 $CO_2$ 激光发射器在悬吊或支撑喉镜辅助下操作。Steiner 等报道了 TLM 治疗咽部(梨状隐窝)鳞癌的效果,研究表明,临床 I 期、II 期与临床 III 期、IV 期的 5 年无复发生存率分别为 95% 与 69%。然而,除了在声门部鳞癌的应用有一定优势外,TLM 因手术视野窄、难度高等缺陷,限制了其在咽部鳞癌的使用。随着机器人手术相关技术的发展,TORS 逐渐应用于临床治疗咽部鳞癌。TORS 主要由两个操作机械臂和一个内镜机械臂组成,不仅能够为临床医师提供更易操作的空间,还能够呈现出清晰的三维视图,相比于 TLM 具有更高的整块切除率和更小的手术创伤。Young 等报道,TORS 对于下咽癌的 R0 切除率可高达 91.3%。TOVS 则是使用器械固定器,在硬镜成像下使用腔镜器械来切除病变的手术方式,其优势在于手术器械轻巧、手术视野更清楚,因此整块切除率也较高。该方法价格昂贵、需要多人配合,操作时相互影响,限制了其临床普及。随着软式内镜治疗技术的普及和成熟,内镜下切除手术逐渐被应用于咽部浅表癌的治疗。

2. 内镜下黏膜切除术  2004 年 Muto 等提出,使用 EMR 治疗咽部浅表癌。相较于上述的硬镜治疗,EMR 的黏膜下注射能够保护病变下方的肌肉、神经、软骨等重要结构,使操作的创伤更小。咽部 EMR 步骤同其他部位的 EMR,首先对病变染色,确定切除范围,随后进行黏膜下注射及透明帽辅助黏膜切除术。

EMR 主要适用于直径较小的咽部浅表病变(≤10mm)或者位于腭垂或梨状隐窝处等部位的病变,这些部位由于解剖特点,难以进行 ESD 整块剥离切除。EMR 操作过程简便、创伤小,对术前病理证实为鳞状上皮高级别内瘤变、原位癌或浅表上皮癌的小病变都可以尝试;但当病变较大时,EMR 的整块切除率较低,且易出现切缘残留,复发率较高。

3. 内镜黏膜下剥离术  Shimizu 等最早在 2006 年报道了 ESD 成功治疗咽部浅表癌病例,随后 ESD 逐渐成为治疗咽部浅表癌的主要内镜手术。目前尚无指南或共识提出咽部癌的 ESD 适应证和禁忌证。根据既往研究,ESD 治疗咽部浅表癌的适应证包括:①病理学证实的高级别上皮内瘤变或鳞状细胞癌;②内镜诊断评估病变限于黏膜层及黏膜下浅层;③病灶之外无明显浸润性隆起或溃疡形成;④影像学证实的无明显淋巴结或远处器官转移;⑤既往无咽部肿瘤的外科手术与放疗治疗史。

ESD 禁忌证包括:①累及下咽全周或双侧梨状隐窝 3/4 周的病变,病变范围广,术后易引起水肿及狭窄;②咽部存在另一进展期恶性肿瘤的患者;③病变侵及黏膜下层深层或深达肌层,或有转移者。

咽部 ESD 的过程基本与消化道其他部位的 ESD 方法相同,主要包括染色、标记、黏膜下注射、黏膜预切开、黏膜下剥离和创面的处理(图 68-1)。但由于咽部解剖和组织学的特点,于此处进行 ESD 有一些特殊要点:①为防止液体反流误吸,所有咽部 ESD 必须在气管

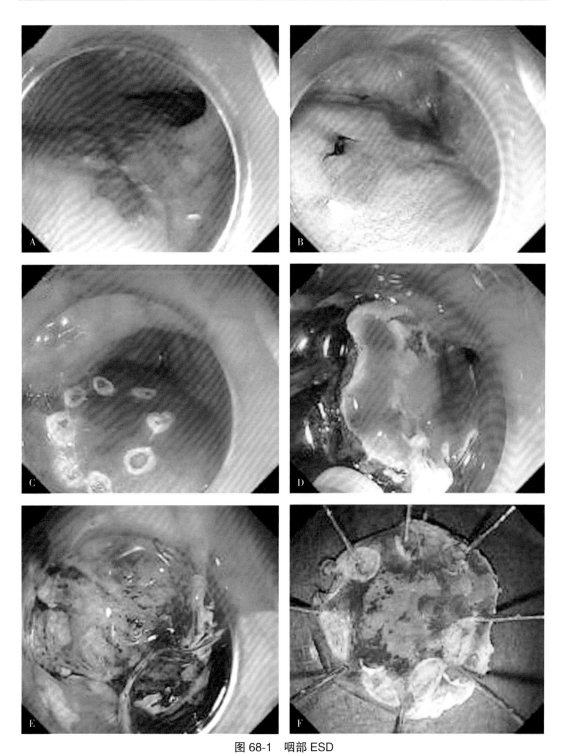

**图 68-1　咽部 ESD**

A. 白光下右侧梨状窝区局部黏膜发红;B. NBI 下病变呈棕色;C. 病变周围标记;

D. 黏膜预切开和剥离;E. 剥离病变后创面;F. 病变标本(碘染色后)。

插管的状态下进行,可以根据具体病变大小部位采取仰卧位或左侧卧位,经鼻(左或右)或经口气管插管,下颌抬高,尽可能充分暴露咽部,便于操作内镜手术;②咽部空间狭小,剥离时可使用牙线或其他辅助器械牵引,但咽部黏膜菲薄,牵引时应轻柔,防止病灶黏膜被撕裂和出血,并导致术后病理水平切缘难以判断;③内镜前端先端帽可以选择软质或锥形,减少术中周围组织的刮伤出血,以免影响操作视野;④黏膜下注射的液体种类可以根据术者个人习惯和喜好选择,但具体术中注射量要根据种类不同适可而止,以免导致咽部手术野周围组织过度水肿。

## 四、并发症预防与处理

内镜切除咽部浅表癌的并发症发生率为 2.9%~11.9%,包括出血、穿孔、皮下气肿、误吸和吸入性肺炎、喉头水肿或声带麻痹,以及术后的咽部狭窄等。

1. 出血 出血是常见的并发症,发生率为 1.1%~1.9%。由于咽部紧邻声门及气管入口,出血易导致呛咳、误吸甚至窒息,后果严重,需高度重视。术中和术后使用血管钳仔细电凝处理创面的可疑出血点和显露的血管,可有效预防术后出血的发生。当发生术后出血时,大多可在内镜下止血成功;若出血量大,有影响呼吸的可能时,则需要立即采取气管插管甚至气管切开术,再进行止血处理。

2. 穿孔 由于咽部解剖和组织结构特殊,穿孔比较少见。穿孔后可出现颈部气肿,严重的气肿可压迫气管、影响呼吸。由于咽部的穿孔难以用金属夹闭合,且使用金属夹后,患者会因强烈的异物感而难以忍受,故术中应该精细操作,尽量避免穿孔;术中使用 $CO_2$ 充气,能够加快气肿的吸收速度。一旦穿孔,术后需放置胃管、禁食、抗感染治疗 3~5 天。

3. 喉头水肿 是咽部内镜治疗特有的并发症,其产生可能与病变范围较大特别是邻近声门区的病变、手术时间过长有关。术中出血过度电凝、反复多量黏膜下注射也是引起水肿的危险因素。喉头水肿严重会导致患者呼吸困难甚至窒息,需谨慎应对。因此,ESD 术后气管插管拔管前 30 分钟可以静脉注射短效激素,减轻和预防创面及喉头水肿,待患者完全清醒、有自主呼吸后,经麻醉师评估无气道堵塞风险者可以拔除气管插管;若评估有气道堵塞风险者,需放入 ICU 病房 48 小时,待创面及喉头水肿消退后再拔除气管插管。拔管后一旦再出现喉头水肿,表现为喉咙疼痛、呼吸困难,应尽快进行喉镜检查,若水肿严重、影响呼吸时,应紧急行气管切开术。对于极少部分患者,可能出现声带短暂麻痹,喉镜检查若为单侧,可密切随访观察;若为双侧,需及时行气管插管,入 ICU 病房 3~5 天,待组织水肿消退后,考虑声带恢复后再拔除气管插管。

4. 吸入性肺炎 常由术中气管导管气囊不足、拔管时口腔分泌物及积液清理不足误吸所致。另外,还有少部分为术后出血引起,一般经抗感染治疗均可控制。

5. 术后狭窄 咽部入口狭窄是咽部浅表癌内镜切除后的远期并发症,手术范围过大(双侧梨状窝病变,累及食管入口 3/4 周以上)可能是发生狭窄的危险因素。一旦发生,可采用探条扩张治疗,但效果不佳。本中心经验是,对术后创面较大的患者内镜直视下置入鼻胃管,以防止术后发生严重狭窄、管腔闭死,为后续治疗带来困难。同时,予局部激素注射和标准疗程的口服激素治疗,效果尚好。

## 五、病理评估与随访

咽部浅表癌内镜切除后标本的病理评估类似于食管浅表癌,评估内容包括病变大体形态、肿瘤大小、切缘情况（水平和垂直切缘）、肿瘤组织分型、分化程度、累及层次和浸润深度、淋巴脉管浸润、周围黏膜情况等。但与食管浅表癌评估不同的是，由于咽部缺乏黏膜肌层，不易判断黏膜下层和黏膜层的分界，因此对上皮下侵犯的诊断有一定的困难，目前公认标准是在上皮下区域发现至少一处癌巢。根据病理情况综合评估淋巴结转移、复发风险，也是病理评估的一项重要内容。研究发现，黏膜下浸润深度 >1 000μm 是淋巴结转移的独立危险因素，而淋巴脉管浸润、高级别肿瘤出芽等也与淋巴结转移有密切关系；但肿瘤直径与淋巴结转移则无明显关联。

由于目前尚缺乏咽部浅表癌治愈性切除的标准，大多数研究均是参照食管浅表鳞癌的治愈性切除标准来判断咽部浅表癌的切除效果，但这一标准是否适用于咽部浅表癌，仍需更多高质量的研究证实。对于切缘阳性等非完整切除、浸润深度较深及存在其他淋巴结转移高危因素的患者是否追加治疗，以及追加治疗方式也仍是未知。参照硬镜治疗后的治疗策略，对于未实现完整切除或淋巴结转移风险较高者，ESD 后追加放化疗或手术治疗可能使患者获益。无论是否追加治疗，对于上述人群，密切的随访仍非常重要。

（徐美东　陈　涛　练晶晶）

## 参 考 文 献

［1］　BRAY F, FERLAY J, SOERJOMATARAM I, et al. Global cancer statistics 2018: GLOBOCAN estimates of incidence and mortality worldwide for 36 cancers in 185 countries [J]. CA Cancer J Clin, 2018, 68 (6): 394-424.

［2］　RIKITAKE R, ANDO M, SAITO Y, et al. Current status of superficial pharyngeal squamous cell carcinoma in Japan [J]. Int J Clin Oncol, 2017, 22 (5): 826-833.

［3］　MUTO M, NAKANE M, KATADA C, et al. Squamous cell carcinoma in situ at oropharyngeal and hypopharyngeal mucosal sites [J]. Cancer, 2004, 101 (6): 1375-1381.

［4］　MUTO M, MINASHI K, YANO T, et al. Early detection of superficial squamous cell carcinoma in the head and neck region and esophagus by narrow band imaging: a multicenter randomized controlled trial [J]. J Clin Oncol, 2010, 28 (9): 1566-1572.

［5］　INOUE H. Magnification endoscopy in the esophagus and stomach [J]. Dig Endosc, 2001, 13: S40-S41.

［6］　NI X G, WANG G Q. The Role of Narrow Band Imaging in Head and Neck Cancers [J]. Curr Oncol Rep, 2016, 18 (2): 10.

［7］　WACLAWEK M, MILONSKI J, OLSZEWSKI J. Comparative evaluation of the diagnostic value of biopsy and NBI endoscopy in patients with cancer of the hypopharynx and larynx [J]. Otolaryngol Pol, 2019, 73 (5): 12-17.

［8］　MEHLUM C S, ROSENBERG T, DYRVIG A, et al. Can the Ni classification of vessels predict neoplasia？A systematic review and meta-analysis [J]. Laryngoscope, 2018, 128 (1): 168-176.

［9］　NI X G, HE S, XU Z G, et al. Endoscopic diagnosis of laryngeal cancer and precancerous lesions by narrow band imaging [J]. J Laryngol Otol, 2011, 125 (3): 288-296.

［10］　GODA K, DOBASHI A, YOSHIMURA N, et al. Dual-focus versus conventional magnification endoscopy for the diagnosis of superficial squamous neoplasms in the pharynx and esophagus: a randomized trial [J]. Endoscopy, 2016, 48 (4): 321-329.

［11］　陈亚丽，李赟，尹跃霏，等 . 细胞内镜在上消化道早癌中的应用研究 [J]. 中华消化内镜杂志，2018, 35 (10): 773-776.

［12］ HAXEL B R, HAXEL B R, GOETZ M, et al. Confocal endomicroscopy: a novel application for imaging of oral and oropharyngeal mucosa in human [J]. Eur Arch Otorhinolaryngol, 2010, 267 (3): 443-448.

［13］ SHARMA M, PATHAK A, SHOUKAT A, et al. EUS of the neck: A comprehensive anatomical reference for the staging of head and neck cancer (with videos)[J]. Endosc Ultrasound, 2019, 8 (4): 227-234.

［14］ STEINER W, AMBROSCH P, HESS C F, et al. Organ preservation by transoral laser microsurgery in piriform sinus carcinoma [J]. Otolaryngol Head Neck Surg, 2001, 124 (1): 58-67.

［15］ PARK Y M, KIM W S, DE VIRGILIO A, et al. Transoral robotic surgery for hypopharyngeal squamous cell carcinoma: 3-Year oncologic and functional analysis [J]. Oral Oncol, 2012, 48 (6): 560-566.

［16］ NAKAYAMA M, KATADA C, MIKAMI T, et al. A clinical study of transoral pharyngectomies to treat superficial hypopharyngeal cancers [J]. Jpn J Clin Oncol, 2013, 43 (8): 782-787.

［17］ KINJO Y, NONAKA S, ODA I, et al. The short-term and long-term outcomes of the endoscopic resection for the superficial pharyngeal squamous cell carcinoma [J]. Endosc Int Open, 2015, 3 (4): E266-E273.

［18］ SHIMIZU Y, YAMAMOTO J, KATO M, et al. Endoscopic submucosal dissection for treatment of early stage hypopharyngeal carcinoma [J]. Gastrointest Endosc, 2006, 64 (2): 255-259.

［19］ IIZUKA T, KIKUCHI D, HOTEYA S, et al. Clinical advantage of endoscopic submucosal dissection over endoscopic mucosal resection for early mesopharyngeal and hypopharyngeal cancers [J]. Endoscopy, 2011, 43 (10): 839.

［20］ HANAOKA N, ISHIHARA R, TAKEUCHI Y, et al. Clinical outcomes of endoscopic mucosal resection and endoscopic submucosal dissection as a transoral treatment for superficial pharyngeal cancer [J]. Head Neck, 2013, 35 (9): 1248-1254.

［21］ SATAKE H, YANO T, MUTO M, et al. Clinical outcome after endoscopic resection for superficial pharyngeal squamous cell carcinoma invading the subepithelial layer [J]. Endoscopy, 2015, 47 (1): 11-18.

［22］ FUJII S, YAMAZAKI M, MUTO M, et al. Microvascular irregularities are associated with composition of squamous  epithelial lesions and correlate with subepithelial invasion of superficial-type pharyngeal squamous cell carcinoma [J]. Histopathology, 2010, 56 (4): 510-522.

［23］ IMAI T, ITO S, OIKAWA T, et al. Risk factors for cervical lymph node metastasis in endoscopically resected superficial hypopharyngeal cancers [J]. Auris Nasus Larynx, 2019, 46 (3): 424-430.

# 第 69 章　肠镜下阑尾炎的诊疗新方法

## 第 1 节　解 剖 生 理

阑尾位于右髂窝部,外形呈蚯蚓状,长 6~10cm,直径为 0.3~0.7cm。阑尾起于盲肠根部,附于盲肠末端,是三条结肠带的汇合点。多数阑尾属腹膜内器官,其位置多变(图 69-1)。但阑尾与盲肠的关系恒定,随着盲肠位置而变动,一般在右下腹部,但也可以高到肝下方、低到盆腔内甚至越过中线至左侧下腹部,阑尾尖端指向常见有 6 种类型(图 69-2),此点决定了患者临床症状及压痛部位。

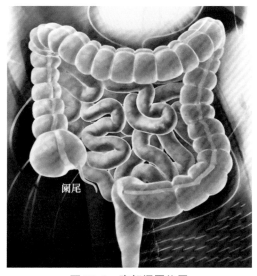

图 69-1　腹部阑尾位置

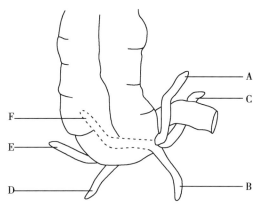

图 69-2　阑尾的解剖位置

A. 回肠前位；B. 盆位；C. 回肠后位；D. 盲肠下位；
E. 盲肠外侧位；F. 盲肠后位。

　　阑尾是管状空腔器官,远端为盲端,近端开口于盲肠,位于回盲瓣下方 3cm 左右处(图 69-3)。阑尾系膜内含有静脉血管,阑尾动脉来自回结肠动脉分支(图 69-4),是无侧支的终末动脉,当血运障碍时,易导致阑尾坏死,阑尾静脉与阑尾动脉伴行,入门脉系统。

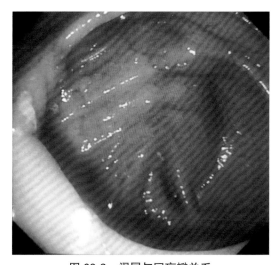

图 69-3　阑尾与回盲瓣关系

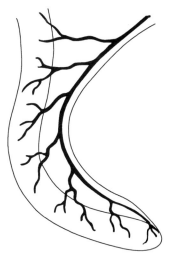

图 69-4　结肠动脉分支

# 第 2 节　阑尾炎临床表现

　　急性或慢性阑尾炎(急性发作)是外科常见病,是最多见的急腹症,急性阑尾炎一经确诊,尽早手术切除阑尾是目前主要的治疗方法。然而,临床医师仍时常在本病的诊断或手术处理中遇到麻烦(图 69-5),比如:经常右下腹部隐痛,时好时坏,又无发热和胃肠道等症状,常常与女性妇科或小肠疾病等混淆,无法确诊阑尾炎时,就需要通过各种方法作进一步确诊。本章简单介绍了阑尾炎影像学诊断,包括 CT、腹部 X 线片、阑尾造影。随着内镜技术的发展,微创技术也用于阑尾炎的治疗,其中包括肠镜下经盲肠阑尾取粪石和肠镜下阑尾切除术,进一步扩大了治疗方法,由于腹部无创伤、不留瘢痕,深受广大患者喜欢。

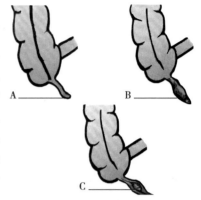

图 69-5　阑尾示意图
A. 正常阑尾;B. 炎症的阑尾;C. 粪石。

# 第 3 节　阑尾的影像学检查

阑尾炎发作的早期如果症状典型,一般开始于上腹部或脐周,此时定位往往不准确,主观上会感觉腹痛,一般 6~8 小时后阑尾炎症刺激到浆膜层,疼痛就会固定在右下腹部,有时向大腿根部放射,肚脐与这个骨性标志的连线中外 1/3 为麦氏点,最常见的压痛点在麦氏点这个位置,少部分阑尾位置移动,可以在右上腹、左下腹、盆腔,特别是转为慢性阑尾炎时,右下腹反复疼痛时,医师往往不能确诊,就需要借助 CT、腹部 X 线片、造影和肠镜下造影技术,帮助确诊,有助于治疗。

## 一、腹部 X 线片

腹部 X 线片无法诊断阑尾炎,一般用于排除其他疾病。当合并弥漫性腹膜炎时,为除外溃疡病穿孔、急性绞窄性肠梗阻,应行立位腹部 X 线片。有 10% 的患者右下腹阑尾部位可见一块或数块结石阴影(图 69-6)。

## 二、腹部 CT

腹部 CT 检查中,由于阑尾的位置变化大,一般医师很难看到阑尾。正常阑尾直径小于10mm。阑尾 CT 主要用于确诊阑尾腔内结石(图 69-7)、阑尾周围积液和积气、阑尾脓肿包块、阑尾肿瘤等(图 69-8)。

## 三、胃肠道钡餐和钡剂灌肠检查

1. 胃肠道钡餐检查　检查前禁食 6 小时,应用中等黏稠度的钡剂(钡水比为 1:1),检查盲肠和阑尾时,口服钡剂 6~7 小时后观察回盲部是否显影,观察阑尾显影后摄片。

2. 结肠钡剂灌肠检查　用稀钡剂(钡水比为 1:4),从肛门插管灌入钡剂,一般 300ml 左右,钡剂达横结肠后改为注气,透视下盲肠充分扩张见钡剂,让患者立位各段摄片,阑尾开口有水肿、狭窄时适当轻压右下腹,有利于钡剂进入阑尾腔(图 69-9),帮助诊断。缺点是阑尾腔狭窄、结石时,钡剂不易排出阑尾腔,长时间会形成腔内钡剂沉积。

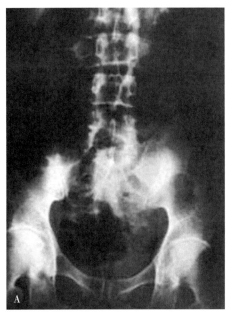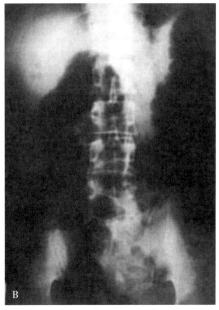

**图 69-6　急性阑尾炎的 X 线影像**

A. 卧位 X 线片;B. 立位 X 线片。盲肠充气、扩张及气液平面,阑尾头部位置较高,
炎症剧烈,部分升结肠明显扩张、充气。

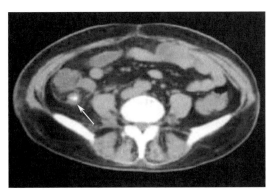

**图 69-7　CT 影像**

CT 显示阑尾结石。

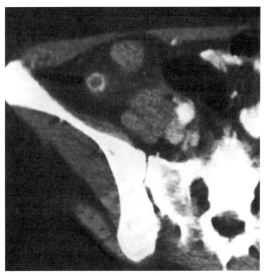

**图 69-8　急性阑尾炎 CT 影像**

图中显示的管状结构为水肿、增粗的阑尾。

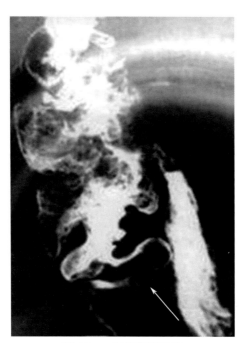

**图 69-9　钡剂灌肠影像**

钡剂灌肠见阑尾腔粗细不均,腔内见粪石,边缘毛糙,阑尾较长。

### 四、肠镜下阑尾造影术

该项技术是用于阑尾炎或盲肠病变的诊疗新方法,多数患者因慢性右下腹疼痛就诊,有时疼痛位置不固定,临床医师难以确诊病变是来自盲肠还是阑尾。行肠镜下阑尾造影术者,术前常规肠道准备,当日禁食,可以采用无痛麻醉下先行全结肠检查,除外结肠和盲肠病变。如排除盲肠和回肠末端病变,用生理盐水先冲洗盲肠末端粪水,找到阑尾在盲肠的开口处,从阑尾开口插管或盲肠内直接注射 30% 泛影葡胺 20ml,在 20 分钟内行 X 线拍片,有助于观察阑尾腔内有无粪石、阑尾腔粗细,有利于鉴别诊断,排除阑尾原发性淋巴瘤、阑尾黏液性囊肿、阑尾脓肿、阑尾腺癌、阑尾憩室等。

# 第4节　内镜下逆行阑尾腔取石术

随着外科技术的飞速发展及患者需求的改变,微创治疗已逐渐成为外科学发展的主流。同时,消化内镜设备不断更新,使得经内镜下手术治疗传统外科疾病成为可能。

阑尾炎的外科治疗已有数百年的历史,目前的标准术式为阑尾切除术,而经自然腔道内镜手术(NOTES)理念提出后,亦有经胃内镜阑尾切除术、经阴道内镜阑尾切除术等技术的个案成功报道。但这些术式均为阑尾切除。随着对阑尾的不断深入了解,有研究指出阑尾参与细胞与体液免疫,另有研究证实阑尾含有大量分泌细胞,这都提示阑尾也存在一定的生理功能,在不影响预后的情况下保留阑尾也是越来越多患者和医师的需求。1995 年,Said 等首次进行了结肠镜下急性阑尾炎脓液抽吸的病案报道;2006 年,Liu 等利用 ERCP 导管,在肠镜下抽吸阑尾腔内脓液,用盐水冲洗阑尾,效果明显,随访 1 年无复发;2012 年,一项内镜下逆行阑尾炎治疗（ERAT）研究发表于 *Gas Infrastructure Europe*，该技术类似于 ERCP，通过插管，行内镜下冲洗并留置塑料引流管；2018 年，另一项关于 ERAT 的研究发表，纳入 22 例患者，其中 21 例（95.5%）插管成功，16 例行内镜阑尾冲洗术（EAI）后放置支架，其余 6 例仅行 EAI，所有患者术后腹痛明显减轻。据报道，与 ERAT 相关的主要不良事件是支架的自发性排出、复发性腹痛和复发性阑尾炎。随访期间（中位数为 33 个月），有 2 例患者追加了腹腔镜阑尾切除术。

在此背景下，内镜下逆行阑尾腔治疗技术应运而生。该技术包括了插管、造影、取石、冲洗及引流等，在达到治疗急性阑尾炎目的的同时，保留了阑尾的潜在生理功能，并进一步将治疗创伤缩小。

## 一、适应证

1. 术前临床诊断为急性单纯性阑尾炎或急性化脓性阑尾炎者，特别是术前影像学明确诊断有阑尾粪石或异物者。

2. 慢性阑尾炎急性发作也可考虑采用此方法。

## 二、禁忌证

1. 术前临床诊断为急性坏疽性或穿孔性阑尾炎者。

2. 已形成阑尾周围脓肿者。

3. 心肺功能不全或生命体征不稳定者，无法耐受或配合内镜手术者。

4. 因各种原因无法行肠镜检查者。

5. 妊娠妇女、小儿及老年人应谨慎对待，不推荐此方法。

6. 凝血功能障碍及出血倾向患者若采用此方法，发生出血概率相比外科手术为小，但也不能完全避免，列为相对禁忌证。

## 三、操作方法

### （一）术前准备

1. 术前禁食，术前 4~6 小时开始进行肠道准备。

2. 完善心电图、血常规、出凝血功能、降钙素原等术前检查。

3. 签署知情同意书。

### （二）技术操作

1. 建议在静脉麻醉或全身麻醉插管下进行。

2. 预防性应用抗生素。

3. 结肠镜前端置透明帽（推荐使用锥形透明帽），经肛进镜至回盲部，观察阑尾开口形态、水肿及炎症情况、有无脓液溢出等（图 69-10）。

4. 经内镜操作钳道送入导丝至阑尾腔（图 69-11）；X 线下经导管注入造影剂，观察阑尾形态及有无粪石嵌顿等情况，观察造影剂有无外渗（图 69-12）。

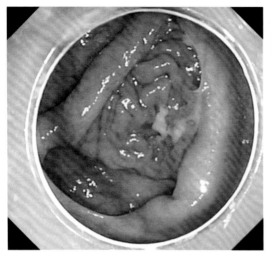

图 69-10　内镜下所见回盲部

回盲部可见阑尾开口水肿,伴脓液溢出。

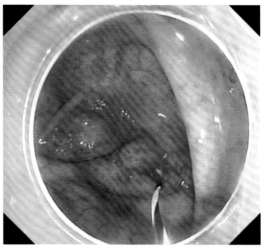

图 69-11　导丝插入阑尾开口处

5. 若有粪石嵌顿,可利用球囊或网篮取石(图 69-13),技术操作类似 ERCP 取石。

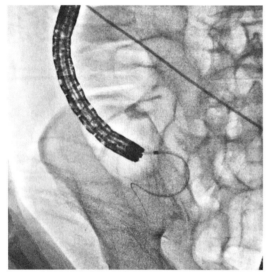

图 69-12　经导丝注入造影剂后造影

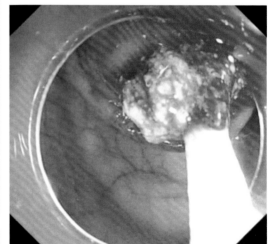

图 69-13　内镜下取出阑尾粪石

6. 经导管注入生理盐水,含或不含抗生素,进行阑尾腔冲洗。

7. 选取并置入相应尺寸的塑料引流管(图 69-14),技术操作类似 ERBD。

**(三) 术后治疗**

1. 手术当天禁食,抗感染、补液支持治疗。

2. 若无发热、腹痛等情况,于术后第二天开始进食流质饮食,后逐步过渡饮食;继续抗感染治疗,持续 3 天。

3. 术后 2 周复查腹部 X 线片或 CT,若支架仍在位,则予肠镜下取出。

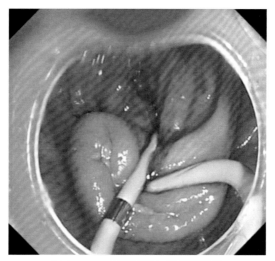

图 69-14　内镜下置入塑料引流管

## 四、并发症及其处理

1. 术中穿孔　因各种因素引起肠管壁穿破,与腹腔相通。

依据穿孔部位进行处理:①回盲部或阑尾穿孔:停止内镜手术,中转外科手术;②下消化道其他部位穿孔:行术中内镜下穿孔修补,修补失败者中转外科手术。

2. 术中出血,难以内镜下止血　术中出血量超过 200ml/h,持续 2 小时以上,或术中出血总量超过 1 000ml;出血无控趋势。

处理:①开放静脉通路,扩容,输血支持治疗,维持重要脏器灌注;②请普外科总值班急会诊,评估急诊手术指征,必要时中转外科手术。

> 技术优点:本技术经自然开口操作,不损伤正常结构与组织,最大限度保留了原有的生理结构,同时创伤小,完全没有任何伤口及创面,无伤口感染风险。住院时间短,花费少,甚至可以不住院行门诊手术。
>
> 技术缺点:目前该技术尚不够成熟,手术成功率报道不一,这是与阑尾切除手术相比最大的缺点。术后主要风险为复发,已有报道复发率为 6.93%~9.09%,暂无盆腔脓肿的报道。

# 第 5 节　肠镜下阑尾切除术

近年来,随着经自然腔道内镜手术(natural orifice transluminal endoscopic surgery,NOTES)的逐步成熟,对于微创技术的新探索正在引起越来越多内镜医师包括外科医师的关注。其中,经自然腔道阑尾切除术是 NOTES 中最初尝试的手术之一。目前,已有经阴道阑尾切除术和经胃阑尾切除术的报道,证实了体表无创的经自然腔道阑尾切除术可行。然而,这些术式仍需在阴道或胃壁上进行切开后将器械伸入腹腔,在探寻阑尾的过程中有损伤周围脏器、腔道缝合不满意等不良事件发生的可能,尤其腹腔粘连重、术中无法进行分离的患者并不适用这些手术。为了避免这些缺点,内镜经盲肠阑尾切除术应运而生,成为 NOTES 的新生力量。

## 一、回肠及右半结肠血管走行

回肠的血供由回肠动脉和回结肠动脉供应,其中回肠动脉为肠系膜上动脉的一级分支,走行于肠系膜内,直至到达回肠。回肠动脉在逐渐靠近小肠的途中,发出分支相互吻合,形成一系列环状结构,又称动脉弓,这些动脉弓确保了小肠血供。回结肠动脉分支称为回肠支和结肠支。回肠支与回肠动脉弓相吻合,供应末端回肠。回肠分支一般还同时发出重要的阑尾动脉,阑尾动脉在回肠动脉弓后方走行,进入阑尾系膜,最终到达并供应阑尾本身。在阑尾动脉旁,回结肠动脉的回肠支发出盲肠前动脉和盲肠后动脉,分别向盲肠前、后侧供血。在回结肠动脉上方,右结肠动脉由肠系膜上动脉发出,并横向走行至升结肠。它与回结肠动脉的结肠支及中结肠动脉形成吻合支(图 69-15)。

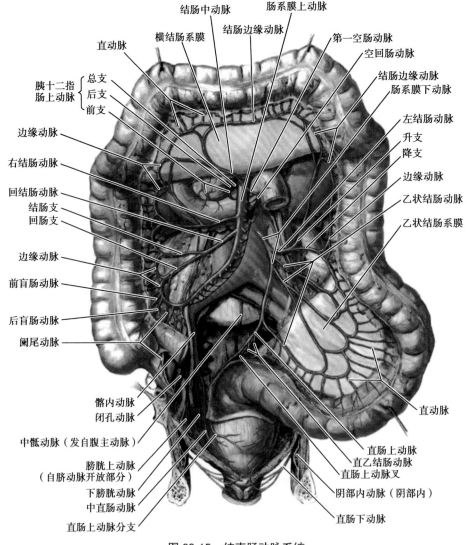

图 69-15 结直肠动脉系统

### 二、适应证与禁忌证

1. 适应证

(1) 累及阑尾开口的侧向发育型肿瘤。

(2) 累及阑尾开口的黏膜下肿瘤。

(3) 盲肠黏膜病变复发累及阑尾开口。

(4) 慢性阑尾炎。

(5) 阑尾肿物,无明确恶性肿瘤证据者。

2. 禁忌证

(1) 无法耐受口服肠道准备者。

(2) 急性化脓性阑尾炎、坏疽性阑尾炎、阑尾炎合并穿孔者。

(3) 阑尾周围脓肿形成。

(4) 阑尾恶性肿瘤。

(5) 妊娠妇女及严重心脑血管病变或全身疾病者。

### 三、术前准备及器械

1. 术前准备　对于拟行肠镜下阑尾切除术的患者,首先应当进行综合评估,完善腹盆腔影像学检查,如增强 CT 等,明确诊断,除外恶性肿瘤及阑尾周围脓肿形成;综合评估患者麻醉风险及手术风险,是否可耐受术中气腹,排除手术禁忌。如有抗凝药物服用史,如华法林、阿司匹林、氯吡格雷等药物,需术前 1 周停用,必要时使用低分子量肝素桥接。术前签署知情同意书,并告知可能的风险和获益。术前 1 天给予患者流质饮食,行肠镜下阑尾切除术前 4~6 小时常规口服复方聚乙二醇行肠道准备。

2. 器械　肠镜下阑尾切除术使用的基本设备包括:带附送水钳道内镜,$CO_2$ 灌注装置,透明帽,注射针,切开刀,热活检钳,金属夹,内镜专用高频电发生器等。

### 四、手术过程

1. 常规麻醉后,取左侧卧位行肠镜下治疗。

2. 肠镜检查至盲肠,找到阑尾开口处,进行充分灌洗清洁。

3. 于阑尾开口处边缘约 0.5cm 处行环周电凝标记。

4. 沿标记处周围进行黏膜下注射,注射液为生理盐水与靛胭脂混合液(浓度为 100ml 生理盐水∶1ml 靛胭脂)。

5. 使用切开刀进行环周边缘预切开,并沿切开处逐步深入达肠腔外,进入游离腹腔;此时若术中形成气腹,可经腹壁穿刺进行排气。

6. 使用合适的切开刀(如钩刀、IT 刀等)分离腔外阑尾,使用止血钳电凝烧灼相关阑尾血管,完整游离并切除阑尾。

7. 全层切除创面予金属夹、尼龙绳进行缝合。

8. 尽量吸尽肠腔内气体后,将阑尾切除标本经直肠取出(图 69-16)。

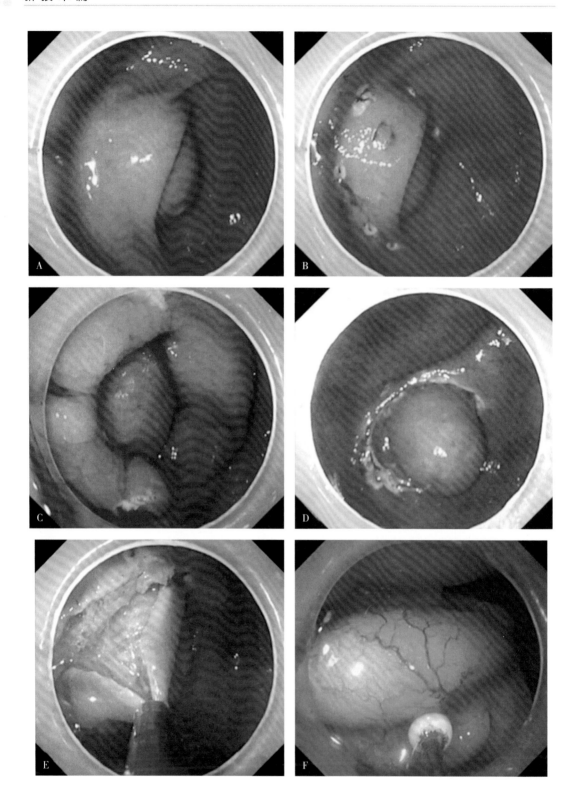

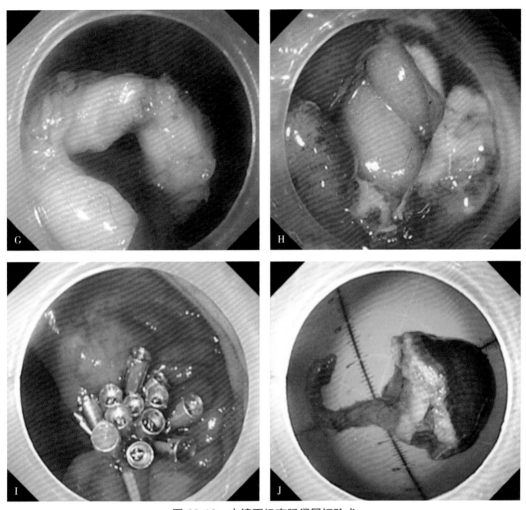

**图 69-16　内镜下经盲肠阑尾切除术**

A. 内镜下所见阑尾开口处隆起；B. 阑尾开口旁行环周电凝标记；C. 黏膜下注射；D. 钩刀进行边缘预切开；
E. 末端绝缘手术刀（IT 刀）逐步剥离并显露阑尾；F、G. IT 刀分离腔外阑尾；H. 全层切除后创面；I. 使用尼龙
绳于金属夹基底部加固；J. 阑尾切除标本。

## 五、术后处理

术后常规预防性使用抗生素，随访血常规、炎症指标等。术后禁食、禁饮 48 小时，待患
者排气后流食饮食 3 天，之后逐渐过渡至正常饮食。

内镜下经肠阑尾切除术兼顾了经自然腔道内镜手术体表无创的优点，又避免了其他无
关脏器的损伤。经肠阑尾切除术无腹壁切口，经由盲肠腔内行全层切除，避免了术后发生腹
壁切口疝、阑尾残株炎等传统阑尾切除术后并发症发生的可能。同时，内镜下剥离阑尾的过
程中，可以在直视下观察阑尾血管并进行确切电凝烧灼，避免损伤周围组织及脏器。对腹腔
内的积血和积液同样可以经内镜进行冲洗，以减少术后腹腔脓肿发生的可能。肠镜下阑尾
切除术后，创面经金属夹夹闭后尼龙绳加固，缝合满意，术后恢复快。

内镜下经盲肠阑尾切除术的难点在于全层切除过程中对血管的处理、出血的控制及创

面的缝合。以往认为,内镜对阑尾动脉的处理较为困难,但在实际手术过程中,内镜直视下可以清晰显露动脉,应用止血钳可以更为精确地对血管进行电凝、烧灼处理。全层切除过程中,浆膜面的出血是内镜治疗仍需谨慎避免的情况,应用 IT 刀、使用切凝混合模式进行操作,可以减少出血的风险。目前,随着配件发展,创面缝合已逐步成熟,未来包括 OTSC 吻合夹等的应用普及可以为内镜全层切除手术及 NOTES 提供更有力的保障。

当然,内镜下经盲肠阑尾切除术的推广仍需时日,有关术前准备、是否需要留置腹腔引流、相关手术适应证的选择仍需进行全面论证。但是,随着 NOTES 技术的不断发展和相关器械、配件的不断创新,相信在不久的将来,内镜下经盲肠阑尾切除术将成为常规手术之一,为更多的患者提供更安全、有效、微创的治疗。

(陈天音　胡健卫　周平红)

## 参 考 文 献

[ 1 ] PALANIVELU C, RAJAN P S, RANGARAJAN M, et al. Transvaginal endoscopic appendectomy in humans: a unique approach to NOTES--world's first report [J]. Surg Endosc, 2008, 22 (5): 1343-1347.

[ 2 ] LIU C H, TSAI F C, HSU S J, et al. Successful colonoscopic drainage of appendiceal pus in acute appendicitis [J]. Gastrointest Endosc, 2006, 64 (6): 1011.

[ 3 ] LIU B R, SONG J T, HAN F Y, et al. Endoscopic retrograde appendicitis therapy: a pilot minimally invasive technique (with videos)[J]. Gastrointest Endosc, 2012, 76 (4): 862-866.

[ 4 ] YE L P, MAO X L, YANG H, et al. Endoscopic retrograde appendicitis techniques for the treatment of patients with acute appendicitis [J]. Z Gastroenterol, 2018, 56 (8): 899-904.

[ 5 ] 陈天音, 蔡明琰, 陈巍峰, 等. 内镜下经盲肠阑尾切除术 [J]. 中华胃肠外科杂志, 2018, 21 (8): 940-941.

[ 6 ] SAID M, LEDOCHOWSKI M, DIETZE O, et al. Colonoscopic diagnosis and treatment of acute appendicitis [J]. Eur J Gastroenterol Hepatol, 1995, 7 (6): 569-571.

[ 7 ] BINGENER J, IBRAHIM-ZADA I. Natural orifice transluminal endoscopic surgery for intra-abdominal emergency conditions [J]. Br J Surg, 2014, 101 (1): e80-e89.

[ 8 ] ATALLAH S, MARTIN-PEREZ B, KELLER D, et al. Natural-orifice transluminal endoscopic surgery [J]. Br J Surg, 2015, 102 (2): e73-e92.

[ 9 ] TSIN D A, COLOMBERO L T, LAMBECK J, et al. Minilaparoscopy-assisted natural orifice surgery [J]. JSLS, 2007, 11 (1): 24-29.

[ 10 ] ROBERTS K E, SOLOMON D, MIRENSKY T, et al. Pure transvaginal appendectomy versus traditional laparoscopic appendectomy for acute appendicitis: a prospective cohort study [J]. Ann Surg, 2012, 255 (2): 266-269.

[ 11 ] HORGAN S, CULLEN J P, TALAMINI M A, et al. Natural orifice surgery: initial clinical experience [J]. Surg Endosc, 2009, 23 (7): 1512-1518.

[ 12 ] PARK P O, BERGSTRÖM M. Transgastric peritoneoscopy and appendectomy: thoughts on our first experience in humans [J]. Endoscopy, 2010, 42 (1): 81-84.

[ 13 ] KAEHLER G, SCHOENBERG M B, KIENLE P, et al. Transgastric appendicectomy [J]. Br J Surg, 2013, 100 (7): 911-915.

# 第70章 经自然腔道内镜的诊疗价值

随着外科技术的迅速发展及患者要求的不断提高,微创治疗理念逐渐成为外科学发展的主流。部分传统的开腹手术如胆囊切除术、阑尾切除术已经逐步被腹腔镜手术所取代;一些疾病常规的外科处理如急性胆源性胰腺炎等,已经从传统的开放手术转变为内镜治疗、介入治疗。在此基础上,随着内镜微创技术的进一步发展,经自然腔道内镜手术(natural orifice transluminal endoscopic surgery,NOTES)理念应运而生。NOTES是一种全新的手术方法,不经皮肤切口,而是通过自然腔道(口腔、阴道、尿道、肛门等)置入软性内镜对疾病进行治疗,能够达到减轻术后疼痛、缩短术后恢复期、避免伤口感染和腹壁疝、体表无瘢痕等微创要求,具有明显的优势,深受广大患者欢迎。

2004年,Kalloo等顺利完成了首例经胃腹腔活检术的动物实验,此后NOTES迅猛发展。2005年6月,由14位来自美国消化内镜学会(American Society for Gastrointestinal Endoscopy,ASGE)和美国胃肠内镜外科医师学会(Society of American Gastrointestinal Endoscopic Surgeons,SAGES)的专家成立了自然腔道手术评估与研究协会(Natural Orifice Surgery Consortium for Assessment and Research,NOSCAR)并发表白皮书,就NOTES的定义、范畴等达成共识,同时也提出了技术障碍,包括进入腹腔的入路选择、空腔脏器和腹腔通路的关闭、腹腔感染的防治、NOTES下可用的缝合装置及非缝合装置的研发、腹腔中的空间定位、腹腔内出血的控制及医源性腹腔并发症处理等,为以后NOTES技术的快速发展奠定了基础。近10年来,消化内镜治疗技术的不断成熟及消化内镜设备的不断更新,使得大量的消化道疾病患者从中获益,推动NOTES技术快速发展。在此背景下,本中心进行了NOTES经胃保胆取石、切除胆囊息肉,NOTES经胃囊肿、纵隔肿瘤及腹腔肿瘤切除,以及NOTES经盲肠阑尾切除等尝试,目前疗效良好,患者术中、术后并发症发生率较低,术后疼痛评分减低,住院时间缩短,具有一定优势。

## 第1节 内镜下经胃保胆取石术

胆囊位于右侧肋骨下缘、肝脏的后面,是一个中空的囊袋状器官,其主要作用之一就是浓缩和存储胆汁。胆汁促进脂肪的消化分解和脂溶性维生素的吸收。正常情况下,肝脏分泌的胆汁在胆囊中存储,经胆囊浓缩(经胆囊浓缩过的胆汁浓度是肝脏分泌出来的10倍)。我们进食后10分钟作用,胆囊开始收缩。浓缩后的胆汁便顺着胆囊颈部的胆囊管进入十二指肠,帮助消化与吸收食物。因此,胆囊是一个非常重要的消化器官。

胆囊结石是一个全球性的疾病,其发病率呈逐年增高的趋势,在我国,胆囊结石的发病率已从20世纪末的3.5%上升至目前的10.7%。胆囊结石分为胆固醇结石和胆色素结石。

胆固醇结石体积比较大,容易嵌顿在胆囊管,引起胆囊肿大,导致腹痛;胆色素结石体积比较小,类似泥沙样,在胆囊管卡不住,但排下去容易堵塞胆总管,如果堵在胆胰管的总出口,则易导致急性胆管炎和急性胰腺炎。有些无症状的胆囊结石可以定期随访,但有些胆囊结石需要手术治疗。

一直以来,胆囊切除被认为是治疗胆囊结石的标准治疗手段,可降低急性胆囊炎并发坏疽、穿孔的风险,更是去除了发生胆囊癌的风险,但胆囊切除也存在相应的手术风险,如术中胆管的损伤、胃肠道的损伤、出血、感染等。少数患者因为胆囊切除术后胆道功能障碍,仍会有右上腹疼痛、饱胀不适、恶心、呕吐等症状,还有些研究认为胆囊切除患者患结肠癌、胰腺癌的风险将会升高。随着医学的进步,学者对胆囊的功能有了进一步的认识,同时内镜在临床上的广泛应用将外科医师的视野延伸至胆囊内,开启了微创保胆取石的新时代。相比胆囊结石的胆囊切除术,保胆取石的优势在于取净结石的同时保留了胆囊的功能,保胆取石已成为治疗胆囊良性疾病的主要手术方式之一。现用的保胆取石手术主要包括小切口保胆取石术、腹腔镜辅助小切口保胆取石术、腹腔镜联合胆道镜保胆取石术、内镜经直肠保胆取石术。复旦大学附属中山医院内镜中心通过经胃这一自然腔道进入腹腔,定位胆囊,完成保胆取石。

## 一、适应证

目前尚无软式内镜下经胃保胆取石术的指南,《内镜微创保胆手术治疗胆囊良性疾病专家共识(2018 版)》中指出:对于有典型胆道症状且无保胆手术禁忌的胆囊结石患者,建议行保胆取石;对于无症状的胆囊结石,患者有手术意愿,可行保胆取石。

经胃保胆取石的适应证包括:

1. 胆囊大小适中,胆囊壁厚 <5mm。
2. 胆囊收缩功能良好,经腹部超声与口服胆囊造影检查,排空指数 >50%。
3. 近期无胆囊炎急性发作。
4. 患者有保胆的意愿,并充分理解结石复发的风险。

## 二、禁忌证

1. 胆囊萎缩,无功能。
2. 急性化脓性胆囊炎、坏疽性胆囊炎、胆囊穿孔。
3. 胆囊癌变。
4. 合并重要脏器功能障碍,无法耐受手术。
5. 胃大部切除术后或胸腔胃。

## 三、操作方法

### (一)术前准备

1. 术前至少禁食 8 小时。
2. 完善心电图、血常规、影像学等术前检查。
3. 签署知情同意书。

### (二)技术操作

1. 建议在全麻插管下进行。

2. 预防性应用抗生素。

3. 按照外科手术无菌要求进行消毒铺巾,术者进行手消毒、穿手术衣。

4. 具体手术步骤

(1)充分冲洗胃腔,于胃窦前壁小弯以电刀开窗,打开胃壁全层,胃镜进入腹腔,找到胆囊。

(2)定位胆囊,于胆囊底部以电刀切开胆囊壁,可见胆汁溢出,予吸尽。

(3)胃镜进入胆囊腔内,予取石网篮、取石网兜、异物钳等取净结石,合并胆囊息肉的病例以圈套器完整电切息肉,标本送病理检查。

(4)探查胆囊颈管,除外结石残留。

(5)金属夹夹闭或 OverStitch 缝合胆囊壁开口。

(6)充分冲洗腹腔。

(7)尼龙绳联合金属夹荷包缝合,封闭胃壁切口,内镜直视下留置胃管 1 根。

术中如发现胆囊颈部结石,可以尝试不同的方法进行处理:①采用取石网篮、网兜、异物钳等取石;②大量生理盐水反复冲洗,可将在胆囊颈部的小结石冲至胆囊内;③结石嵌顿时,可采用异物钳反复钳夹以松动结石;④巨大结石嵌顿时,亦可采用激光碎石后取石。

**(三)术后处理及随访**

术后予禁食、抗感染、抑酸、营养支持等常规补液治疗,密切注意患者腹部体征的变化,如无特殊,术后第 2 天即可拔除胃管,术后第 3 天进流质饮食。嘱患者出院后合理搭配,注意清淡饮食,服用熊去氧胆酸预防结石复发。

出院后通过门诊或电话回访患者。术后 3 个月复查内镜,观察胃内创面愈合情况。术后 6 个月、1 年各复查腹部超声 1 次,之后每年复查腹部超声 1 次,了解有无结石复发。

## 四、并发症及其处理

1. 术中穿孔　因各种因素引起消化道管壁穿孔,与腹腔相通,胆囊壁穿孔。

处理:行术中内镜下穿孔修补,修补失败者中转外科手术。

2. 术中出血,难以内镜下止血　术中出血量超过 200ml/h,持续 2 小时以上,或术中出血总量超过 1 000ml;出血无控制趋势。

处理:建议开放静脉通路,扩容,输血支持治疗,维持重要脏器灌注;必要时评估急诊手术指,中转外科手术。

> 技术优点:本技术是一种新式保胆取石方法,经自然开口操作,不损伤正常结构与组织,最大限度保留了原有的生理结构,同时创伤小,并且安全、有效。本术式优势在于经胃窦前壁小弯侧进入腹腔,路径短,感染风险亦比经直肠进入腹腔小,且内镜下胃壁全层缺损缝合技术成熟。
>
> 技术缺点:目前该技术尚不够成熟,但如何做到真正取净结石,避免残留及复发,仍需进一步探索,其远期疗效亦需进一步观察。

【**病例 1**】59 岁男性患者,因"反复右上腹痛 2 年,发现胆囊结石 5 个月"入院。患者要求行内镜下经胃保胆取石治疗。完善检查后予以内镜下手术:经胃保胆取石术(图 70-1)。术后患者无明显不适,术后 2 天拔除胃肠减压管,术后 5 天出院。术后 3 个月复查胃镜发现创面愈合好,术后 6 个月随访发现胆囊结石无复发。

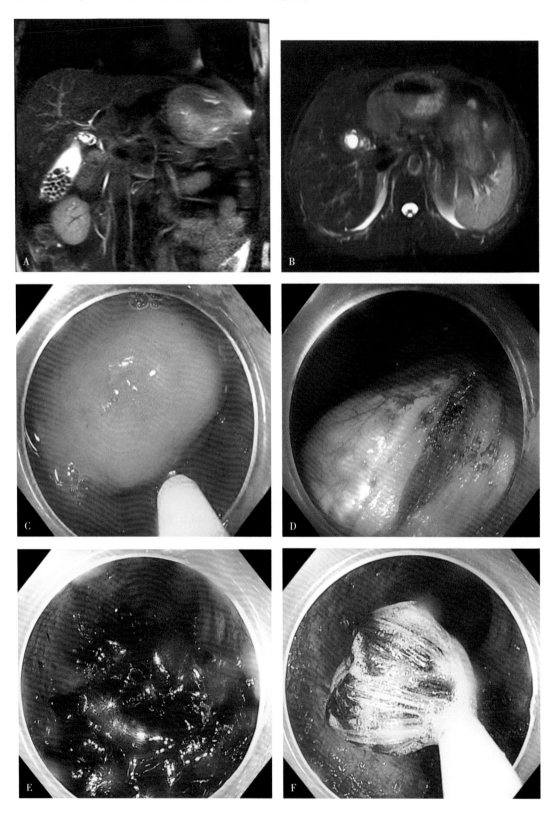

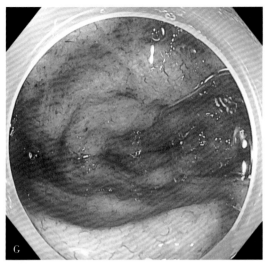
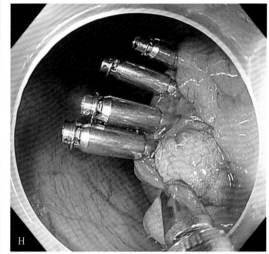
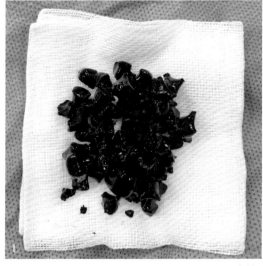
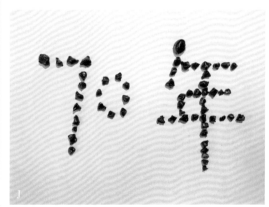

**图 70-1　内镜下经胃保胆取石术**

A、B. 腹部 MRI 提示胆囊多发结石;C. 胃窦前壁开窗,拟胃壁全层切开,进入腹腔,寻找胆囊;D. 定位胆囊,于胆囊底部以电刀切开胆囊壁,吸引胆汁;E. 胃镜进入胆囊腔内,发现结石;F. 予取石网兜等取出胆囊结石;G. 探查胆囊,排除结石残留;H. 金属夹夹闭胆囊壁开口;I、J. 65 颗胆囊结石。

【**病例 2**】51 岁女性患者,因"间断右上腹隐痛 5 个月,发现胆囊结石 3 个月"入院。患者要求行内镜下经胃保胆取石治疗。完善检查后,予以内镜下手术:经胃保胆取石术(图 70-2)。术后患者无明显不适,术后 2 天拔除胃肠减压管,术后 5 天出院。术后 3 个月复查胃镜发现创面愈合好,术后 6 个月随访发现胆囊结石无复发。

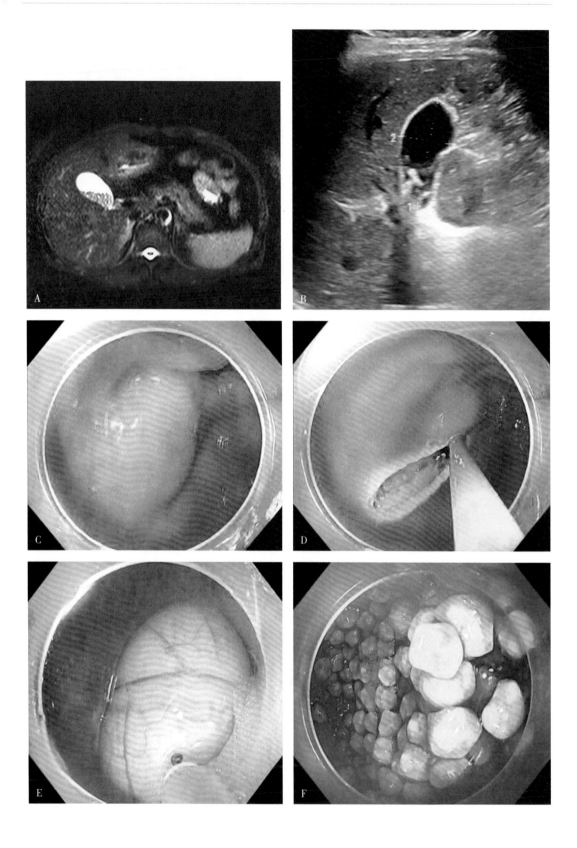

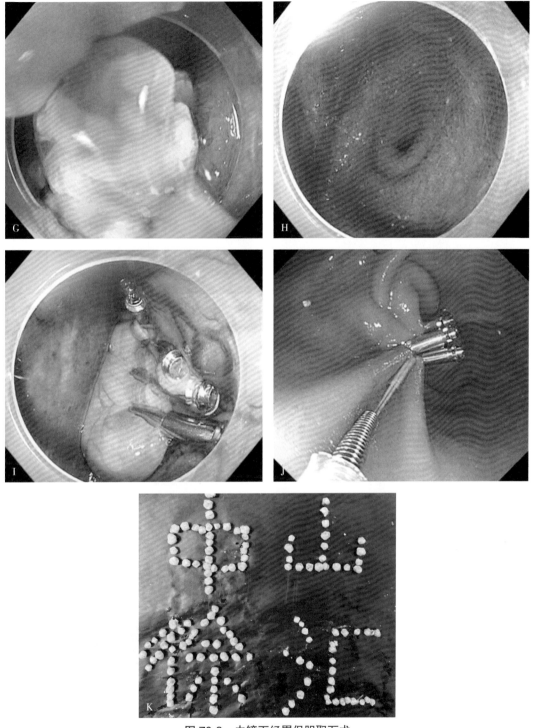

**图 70-2　内镜下经胃保胆取石术**

A. 腹部 MRI 提示胆囊多发结石;B. 腹部超声提示胆囊多发结石;C. 胃窦前壁开窗;D. 胃壁全层切开,进入腹腔,寻找胆囊;E. 定位胆囊,于胆囊底部以电刀切开胆囊壁,吸引胆汁;F. 胃镜进入胆囊腔内,发现结石;G. 予取石网兜等取出胆囊结石;H. 探查胆囊,排除结石残留;I. 金属夹夹闭胆囊壁开口;J. 尼龙绳联合金属夹荷包缝合胃壁创面;K. 168 颗胆囊结石。

　　【病例3】31岁女性患者,因"间断右上腹隐痛6个月,发现胆囊结石2个月"入院。患者要求行内镜下经胃保胆取石治疗。完善检查后,予以内镜下手术:经胃保胆取石术(图70-3)。术后患者无明显不适,术后2天拔除胃肠减压管,术后4天出院。术后3个月复查胃镜发现创面愈合好,术后6个月、1年随访发现胆囊结石无复发。

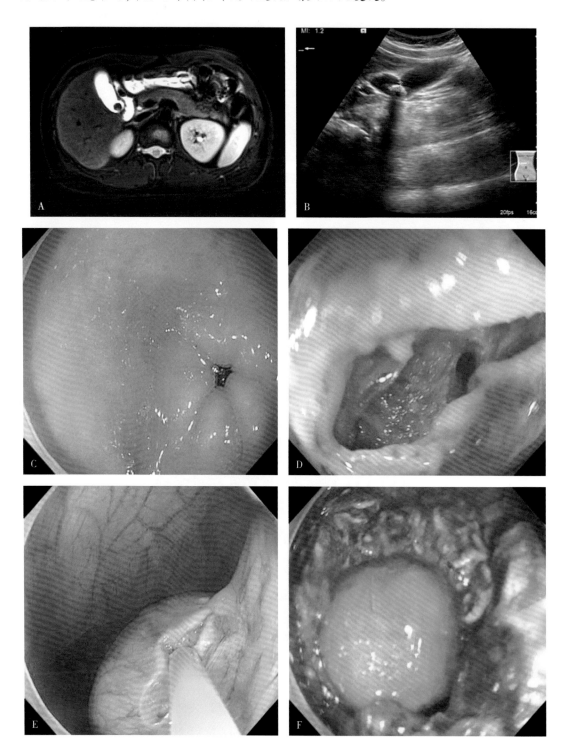

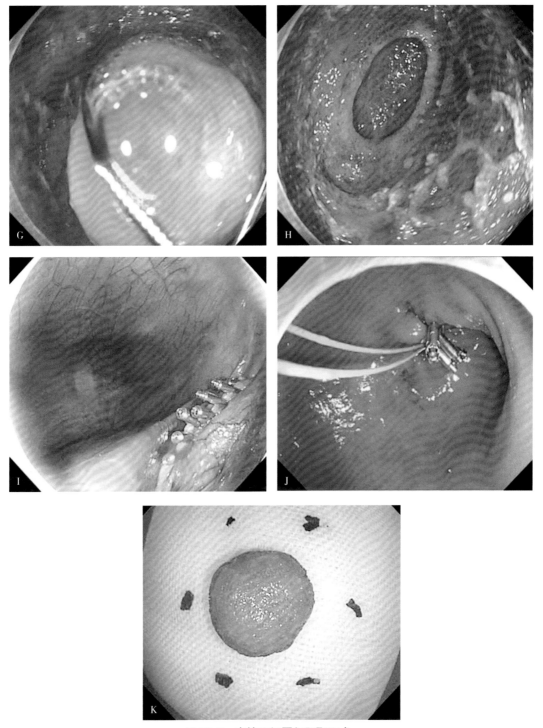

**图 70-3　内镜下经胃保胆取石术**

A. 腹部 MRI 提示胆囊结石；B. 腹部超声提示胆囊多发结石；C. 胃窦前壁开窗；D. 胃壁全层切开，进入腹腔，寻找胆囊；E. 定位胆囊，于胆囊底部以电刀切开胆囊壁，吸引胆汁；F. 胃镜进入胆囊腔内，发现结石；G. 予取石网篮等取出胆囊结石；H. 探查胆囊，排除结石残留；I. 金属夹夹闭胆囊壁开口；J. 尼龙绳联合金属夹荷包缝合胃壁创面；K. 7 颗胆囊结石。

# 第 2 节　内镜下经胃保胆胆囊息肉切除术

胆囊息肉是胆囊壁的隆起,突出到管腔内。胆囊息肉患者很多都无症状,往往是在体检中由腹部超声发现。按病理性质,可分为非肿瘤性息肉(包括胆固醇性息肉、炎性息肉、胆囊腺肌症)和肿瘤性息肉(包括腺瘤、平滑肌瘤、脂肪瘤和神经纤维瘤等)。虽然胆囊息肉绝大多数为良性病变,但仍有癌变的可能,尤其是胆囊腺瘤,是公认的癌前病变。胆囊癌相对罕见,一旦发展到晚期,预后就很差,5 年生存率低于 25%。目前公认胆囊息肉的恶变危险因素有:单发息肉直径大于 10mm,合并胆囊结石,胆囊息肉快速增大,宽基底息肉,年龄 >50岁等。但这些指征是以概率为基础的,不能作为胆囊息肉良、恶性的判断标准。

诊断胆囊息肉性质的"金标准"是病理检查,目前胆囊切除术是治疗胆囊息肉获取病理诊断的主要手段,但术后胆囊生理功能的缺失却长期得不到应有的重视。随之而来的是近、远期并发症,包括胆管损伤、血管损伤、胆总管结石、十二指肠胃反流、腹泻等,直接影响到患者的生活质量;甚有报道说,胆囊切除后可能增加结直肠癌的风险。随着内镜微创技术的兴起,经自然腔道内镜手术概念的提出和不断发展,内镜保胆胆囊息肉切除术治疗胆囊息肉应运而生。一方面,最大限度保留有功能的胆囊,降低了胆囊切除潜在手术及术后发生胆道功能障碍的风险;另一方面,可以完整切除病变,降低癌变风险,并获取息肉的病理学诊断,以制订进一步治疗或随访策略。复旦大学附属中山医院内镜中心通过经胃这一自然腔道进入腹腔,定位胆囊,完成保胆切除胆囊息肉。

## 一、适应证

作为一项新兴技术,目前尚无软式内镜下经胃保胆胆囊息肉切除术的指南,结合文献及本中心经验,对于胆囊息肉直径 >5mm,或合并胆囊结石,患者有手术意愿,可行保胆切除胆囊息肉。

## 二、禁忌证

1. 胆囊萎缩、无功能。
2. 急性化脓性胆囊炎、坏疽性胆囊炎、胆囊穿孔。
3. 胆囊癌变。
4. 合并重要脏器功能障碍,无法耐受手术。
5. 胃大部切除术后或胸腔胃。

## 三、操作方法

### (一) 术前准备

1. 术前禁食至少 8 小时。
2. 完善心电图、血常规、影像学等术前检查。
3. 签署知情同意书。

### (二) 技术操作

1. 建议在全麻插管下进行。

2. 预防性应用抗生素。

3. 按照外科手术无菌要求进行消毒铺巾,术者进行手消毒、穿手术衣。

4. 具体手术步骤

(1)充分冲洗胃腔,于胃窦前壁小弯以电刀开窗,打开胃壁全层,胃镜进入腹腔,找到胆囊。

(2)定位胆囊,于胆囊底部以电刀切开胆囊壁,可见胆汁溢出,予吸尽。

(3)胃镜进入胆囊腔内,根据胆囊息肉大小及形态选择治疗器械,大者选择圈套器完整切除息肉,小者或黄色胆固醇性息肉予以活检钳咬除或氩等离子凝固术(APC)烧灼处理,合并胆囊结石者予取石网篮等取尽结石。

(4)探查胆囊,排除息肉和结石残留。

(5)金属夹夹闭或 OverStitch 缝合胆囊壁开口。

(6)充分冲洗腹腔。

(7)尼龙绳联合金属夹荷包缝合封闭胃壁切口,内镜直视下留置胃管 1 根。

**(三)术后处理及随访**

术后予禁食、抗感染、抑酸、营养支持等常规补液治疗,密切注意患者腹部体征的变化,如无特殊,术后第 2 天即可拔除胃管,术后第 3 天进流质饮食。出院后嘱患者注意清淡饮食,合并胆囊结石患者建议服用熊去氧胆酸预防结石复发。

出院后通过门诊或电话回访患者。术后 3 个月复查内镜及腹部彩超,观察胃内创面愈合情况;术后 6 个月、1 年各复查 1 次,之后每年复查 1 次腹部彩超,了解有无胆囊息肉复发。

## 四、并发症及其处理

1. 术中穿孔　因各种因素引起消化道管壁穿孔,与腹腔相通,胆囊壁穿孔。

处理:行术中内镜下穿孔修补,修补失败者中转外科手术。

2. 术中出血,难以内镜下止血　术中出血量超过 200ml/h,持续 2 小时以上,或术中出血总量超过 1 000ml;出血无控制趋势。

处理:建议开放静脉通路,扩容,输血支持治疗,维持重要脏器灌注;必要时评估急诊手术指征,中转外科手术。

技术优点:内镜下经胃保胆胆囊息肉切除术治疗胆囊息肉,在获取完整的病理学诊断、指导下一步治疗、保留胆囊的生理功能、降低术后并发症发生等方面,为胆囊息肉的治疗提供了新思路。本技术微创、安全,短期疗效显著。

技术缺点:目前该技术尚不够成熟,但其远期疗效仍需进一步大样本研究证实。

**【病例】** 47 岁男性患者,因"发现胆囊息肉 1 年余"入院。患者要求行内镜下经胃保胆胆囊息肉切除治疗。完善检查后,予以内镜下手术:经胃保胆胆囊息肉切除术(图 70-4)。术后患者无明显不适,术后 2 天拔除胃肠减压管,术后 4 天出院。术后 3 个月复查胃镜发现创面愈合好,术后 6 个月随访发现胆囊息肉无复发。

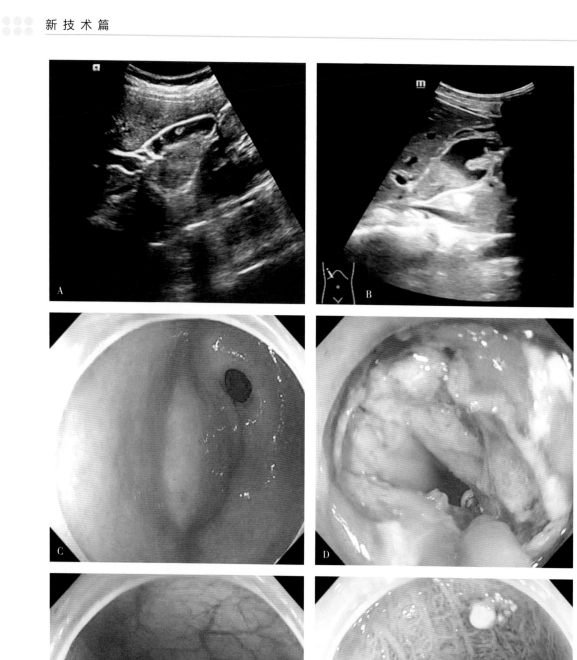

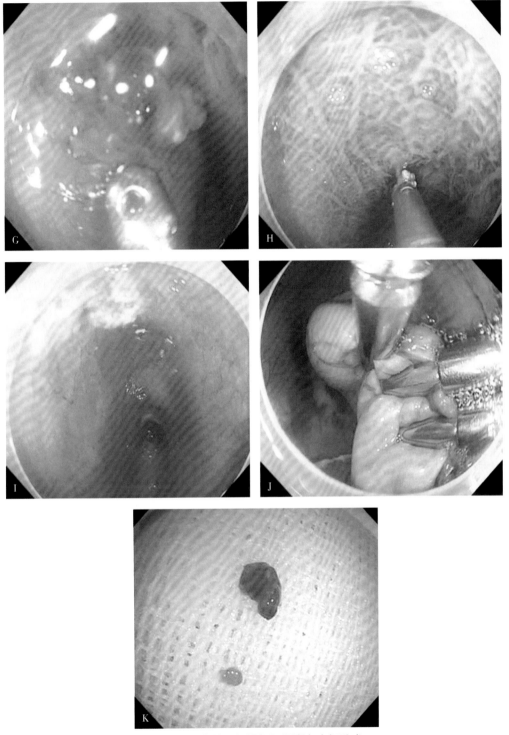

**图 70-4 内镜下经胃保胆胆囊息肉切除术**

A、B. 腹部超声提示胆囊息肉;C. 胃窦前壁开窗;D. 胃壁全层切开,进入腹腔,寻找胆囊;E. 定位胆囊,于胆囊底部以电刀切开胆囊壁,吸引胆汁;F. 胃镜进入胆囊腔内,发现胆囊息肉;G、H. 予热活检钳咬除胆囊息肉;I. 探查胆囊,排除息肉残留;J. 金属夹夹闭胆囊壁开口;K. 2 枚胆囊息肉,病理:(胆囊息肉)黏膜慢性炎并胆固醇沉积。

# 第 3 节  经胃内镜下胆囊切除术

胆囊切除术从最开始的开腹手术,逐步发展到目前广泛应用于临床中的腹腔镜胆囊切除术。与开腹手术相比,腹腔镜胆囊切除术减少了患者术后疼痛和术后镇痛的需求,缩短了住院时间,改善了局部美容效果和患者满意度。随着医疗器械及微创技术不断发展,新技术不断提出,经自然腔道内镜手术(NOTES)成为继开腹及腹腔镜后第三代手术方式,消除了所有的皮肤切口。

第一次真正意义上在人体开展的 NOTES 经阴道胆囊切除术由 Marescaux 等于 2007 年完成。整个操作除在脐孔附近用 2mm 气腹针维持气腹外,没有任何手术切口。此后涌现出许多有关 NOTES 的临床研究。文献显示,到目前为止,世界各地已报道的经阴道或经胃 NOTES 胆囊切除术超过 2 000 例。本中心也进行了 NOTES 经胃胆囊切除术的尝试,术后患者转归良好。

本节重点汇报我中心开展的经胃内镜下胆囊切除术。作为一项新兴技术,目前尚无软式内镜经胃胆囊切除术的指南,结合文献及本中心经验,胆囊良性疾病、有胆囊切除指征、患者有手术意愿、无内镜下手术禁忌证(如胆囊癌变),可行经胃内镜下胆囊切除术。

## 一、术前准备

1. 术前禁食至少 8 小时。
2. 完善心电图、血常规、影像学等术前检查。
3. 签署知情同意书。

## 二、技术操作

1. 建议在全麻插管下进行。
2. 预防性应用抗生素。
3. 按照外科手术无菌要求进行消毒铺巾,术者进行手消毒、穿手术衣。
4. 具体手术步骤

(1)充分冲洗胃腔,于胃窦前壁小弯以电刀开窗,打开胃壁全层,胃镜进入腹腔,找到胆囊。

(2)定位胆囊,高频电刀分离胆囊肝脏面。

(3)游离胆囊肝脏面。

(4)解剖胆囊三角淋巴结。

(5)离断胆囊动脉。

(6)取出已切除胆囊,充分冲洗腹腔。

(7)尼龙绳联合金属夹荷包缝合封闭胃壁切口,内镜直视下留置胃管 1 根。

## 三、术后处理及随访

术后予禁食、抗感染、抑酸、营养支持等常规补液治疗,密切注意患者腹部体征的变化,如无特殊,术后第 2 天即可拔除胃管,术后第 3 天进流质饮食。出院后嘱患者注意清淡饮食。

出院后通过门诊或电话回访患者。术后3个月复查内镜及腹部彩超,观察胃内创面愈合情况;术后6个月、1年各复查1次,之后每年复查1次腹部彩超。

目前,经胃内镜下胆囊切除术(NOTES)创伤小,腹部无痕、美观,无切口疝发生风险,恢复快,痛苦小。文献显示,各国对患者的调查也证明患者对NOTES胆囊切除术接受度高,市场潜力大,特别是注重美观、担心术后疼痛及疝的患者。但目前该技术尚不够成熟,其远期疗效仍需进一步大样本研究。

【病例】47岁男性患者,因"发现胆囊结石3年余,间断腹痛1年"入院。外院超声检查发现胆囊结石(充满型)。患者要求行经胃内镜下胆囊切除治疗。完善检查,无特殊禁忌证,予以内镜下手术:经胃胆囊切除术(图70-5)。术后患者无明显不适,术后2天拔除胃肠减压管,术后5天出院。术后3个月复查胃镜发现创面愈合好,腹部超声未见特殊异常。

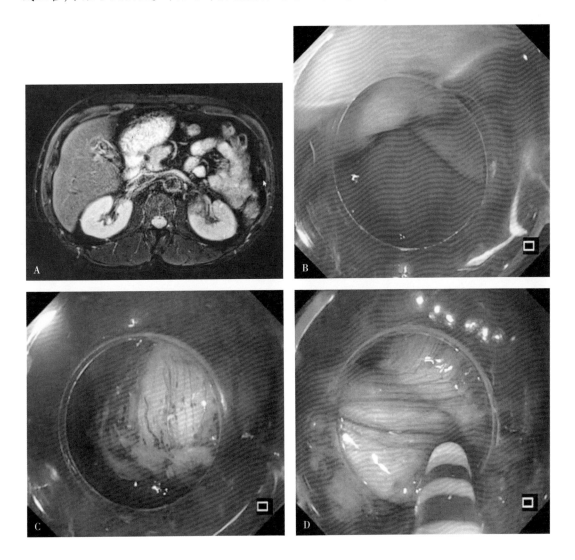

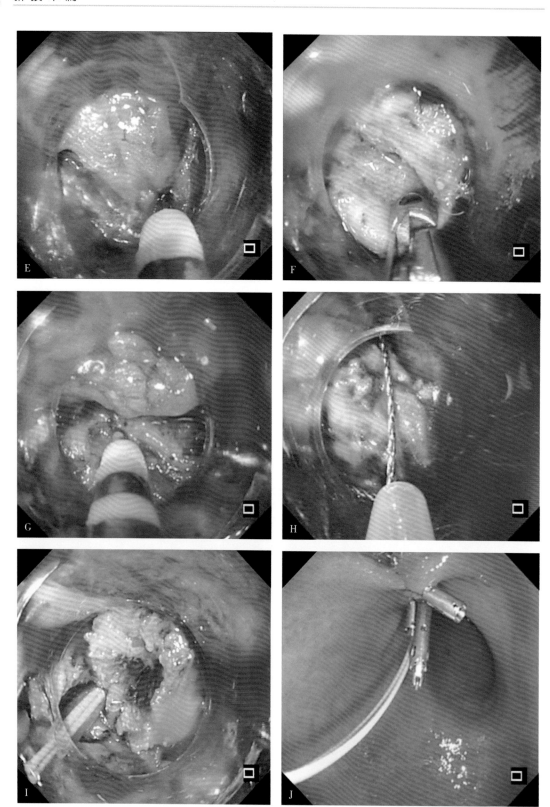

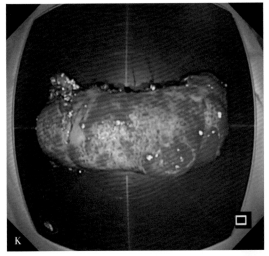
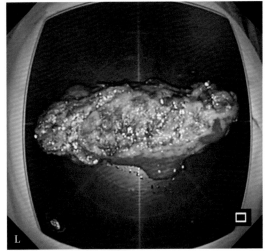
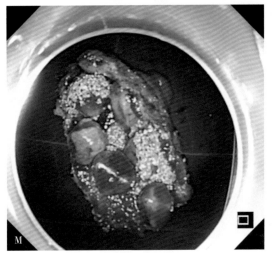

**图 70-5　经胃内镜下胆囊切除术**

A. 腹部 MRI 提示胆囊多发结石；B. 胃窦前壁开窗；C. 胃壁全层切开，胃镜进入腹腔，寻找胆囊；D、E. 高频电刀沿胆囊底部浆膜下逐步逆行分离至胆囊颈部，解剖至胆囊三角；F. 电凝血管；G、H. 以金属夹夹闭胆囊管，完整切除胆囊；I. 胆囊床及周围组织止血满意后，金属夹联合尼龙绳缝合创面；J. 金属夹联合尼龙绳缝合胃壁切口；K、L. 切除胆囊标本；M. 破开胆囊，胆囊内可见大量黑色胆汁和多发结石，胆囊壁增厚，标本病理：(胆囊)黏膜急慢性炎伴黏膜糜烂。

# 第 4 节　其他 NOTES 病例

## 一、经胃内镜下腔外肿瘤切除术

【**病例**】29 岁女性患者，因"胃镜发现贲门肿物 1 个月余"入院。入院后检查腹部增强 CT 及超声内镜均提示肿块位于胃腔外。患者要求行经胃内镜下腔外肿瘤切除治疗。完善相关检查后，予以内镜下手术：经胃腔外肿瘤切除术(图 70-6)。术后患者无明显不适，术后

2 天拔除胃肠减压管,术后 4 天出院。

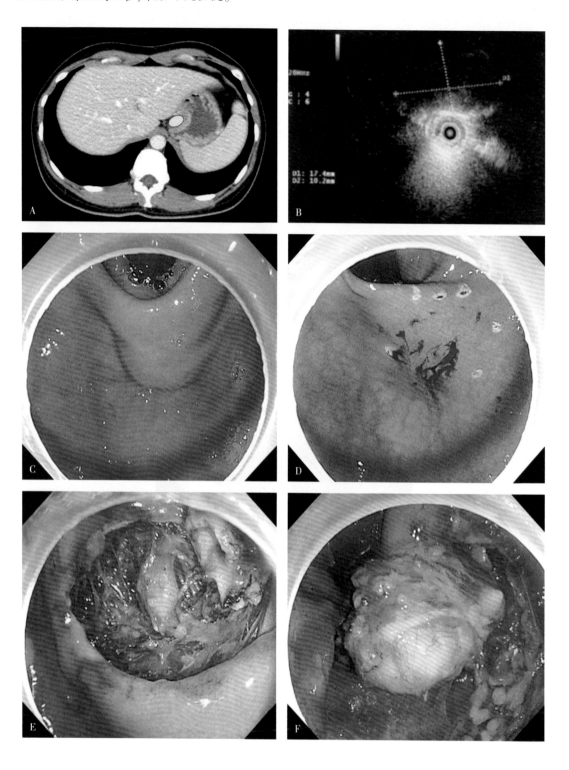

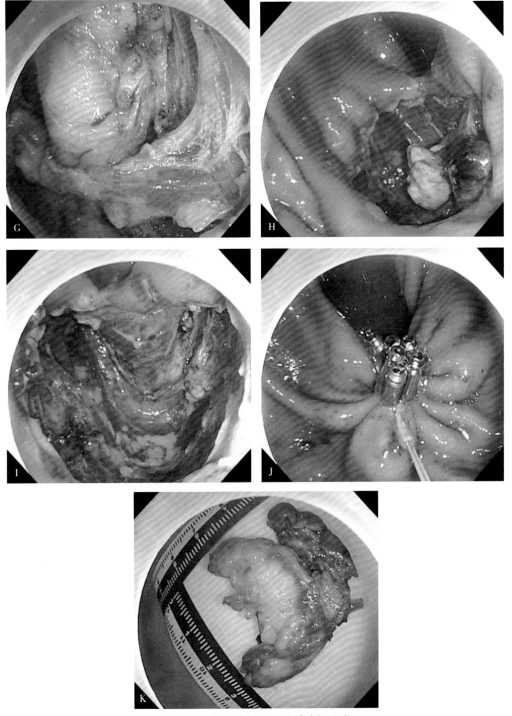

**图 70-6 经胃内镜下腔外肿瘤切除术**

A. 腹部增强 CT 提示贲门区胃腔外见一个低密度影,大小为 27mm×17mm;B. 超声内镜提示贲门隆起,肿块位于胃腔外,低回声,截面为 17.4mm×10.2mm;C. 胃镜下定位肿块位置;D. 高频电刀标记肿块边缘;E. 黏膜下注射后,胃壁全层切开,进入腹腔,逐步分离,找到肿块;F. 牙线牵引下逐步分离肿块周边组织;G、H. 逐步分离肿块周边组织与血管;I. 内镜下完整剥离胃腔外肿块;J. 尼龙绳联合金属夹缝合胃壁创面;K. 切除标本,病理: 平滑肌瘤。

## 二、经胃内镜下纵隔肿瘤切除术

【**病例**】30 岁男性患者,因"胃镜发现食管肿物 10 天"入院。入院后检查胸部增强 CT 提示纵隔肿块,位于食管腔外,大小为 4.0cm×2.5cm。患者要求行经胃内镜下纵隔肿瘤切除治疗。完善相关检查后,予以内镜下手术: 经胃纵隔肿瘤切除术(图 70-7)。术后患者无明显不适,术后 2 天拔除胃肠减压管,术后 4 天出院。

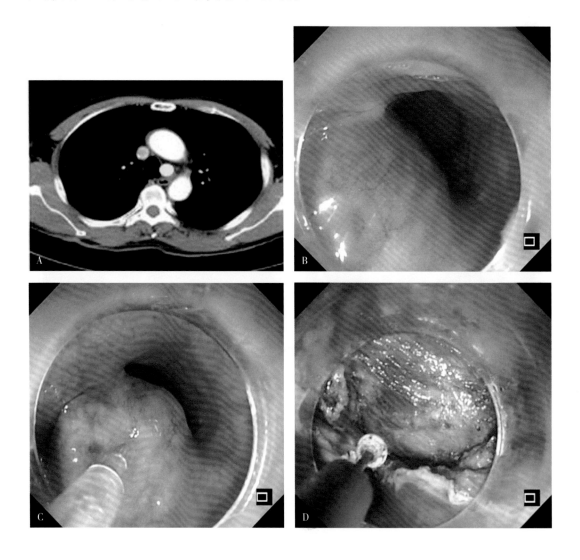

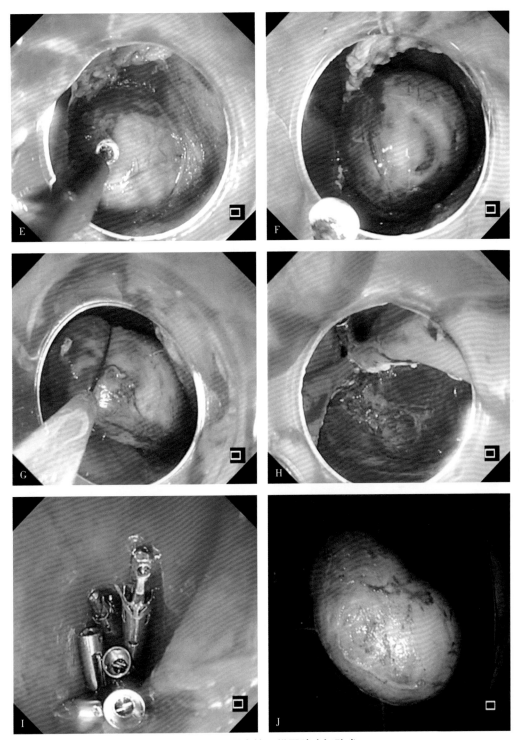

**图 70-7　经胃内镜下纵隔肿瘤切除术**

A. 胸部增强 CT 提示纵隔肿块,低密度,位于食管腔外;B. 内镜下食管处定位肿块;C. 肿块上方黏膜下注射;D. 高频电刀线性切开黏膜,并逐层切开肌层,可见肿块位于腔外后纵隔内;E、F. 高频电刀紧贴肿块,逐步剥离,至完整剥离肿块;G. 圈套器取出肿块;H. 纵隔肿块切除后创面;I. 金属夹夹闭食管创面;J. 切除标本,病理:神经纤维瘤和神经鞘瘤混合性肿瘤。

### 三、经盲肠内镜下阑尾切除术

【病例】60 岁男性患者，因"发现阑尾开口处肿物 20 天"入院。患者外院内镜检查发现阑尾开口处黏膜下隆起，要求行经盲肠内镜下阑尾切除治疗。完善检查，发现阑尾开口处黏膜下隆起与阑尾关系密切，予以内镜下手术：经盲肠阑尾切除术（图 70-8）。术后患者出现一过性低热，予以抗感染等对症处理后，症状消失，术后 2 天拔除肛管，术后 5 天出院。

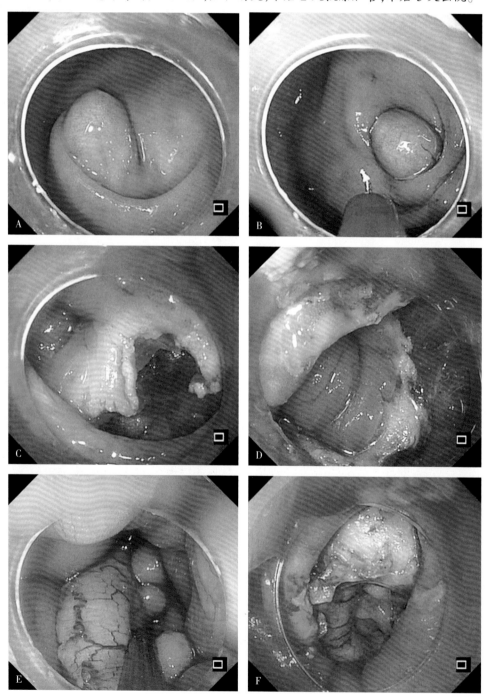

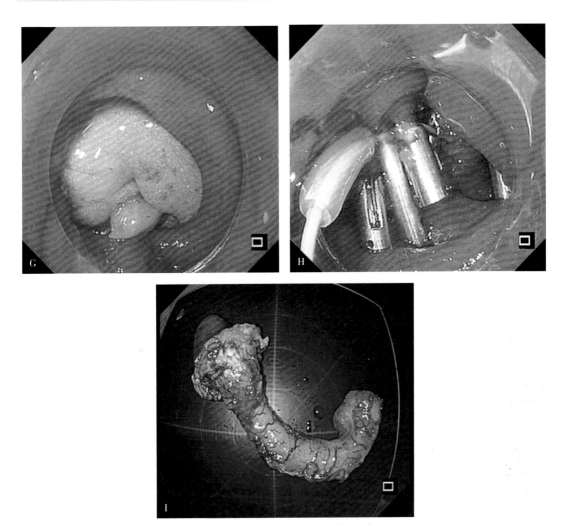

**图 70-8 经盲肠内镜下阑尾切除术**

A. 内镜下阑尾开口处见黏膜下隆起;B~D. 阑尾开口处行黏膜下注射,高频电刀环阑尾开口开窗;E、F. 高频电刀分离阑尾与阑尾系膜;G. 完整切除阑尾创面;H. 盲肠创面予金属夹夹闭后,尼龙绳加固;I. 切除标本,病理:(阑尾)黏膜慢性炎,另见粪石。

　　未来针对 NOTES 技术的规范化治疗流程,包括治疗指征、操作步骤、围手术期处理、术后随访管理、疗效评价、培训机制及准入管理等方面,都将成为进一步的研究方向,从而得以不断完善。微创是医学发展的趋势,随着器械和设备的不断更新,NOTES 技术必将能用于治疗更多腹腔疾病,造福更多患者,这也有待外科医师和内镜医师的通力协作、共同探索。

(钟芸诗　贺东黎　张丹枫)

参 考 文 献

［1］ SALEM J F, GUMMADI S, MARKS J H. Minimally invasive surgical approaches to colon cancer [J]. Surg Oncol Clin N Am, 2018, 27 (2): 303-318.

［2］ BATIREL H F. Minimally invasive techniques in thymic surgery: a worldwide perspective [J]. J Vis

Surg, 2018, 4: 7.

［3］ ARBANITAKIS M, DUMONCEAU J M, ALBERT J, et al. Endoscopic management of acute necrotizing pancreatitis: European Society of Gastrointestinal Endoscopy (ESGE) evidence-based multidisciplinary guidelines [J]. Endoscopy, 2018, 50 (5): 524-546.

［4］ SHIROTA T, NAGAKAWA Y, SAHARA Y, et al. Surgical resection of neuroendocrine tumors of the pancreas (PNETS) by minimally invasive surgery: the laparoscopic approach [J]. Gland Surg, 2018, 7 (1): 12-19.

［5］ ASGE, SAGES. ASGE/SAGES Working Group on Natural Orifice Translumenal Endoscopic Surgery White Paper October 2005 [J]. Gastrointest Endosc, 2006, 63 (2): 199-203.

［6］ KALLOO A N, SINGH V K, JAGANNATH S B, et al. Flexible transgastric peritoneoscopy: a novel approach to diagnostic and therapeutic interventions in the peritoneal cavity [J]. Gastrointest Endosc, 2004, 60 (1): 114-117.

［7］ MARESCAUX J, DALLEMAGNE B, PERRETTA S, et al. Surgery without scars: report of transluminal cholecystectomy in a human being [J]. Arch Surg, 2007, 142 (9): 823-827.

［8］ NIU J, SONG W, YAN M, et al. Transvaginal laparoscopically assisted endoscopic cholecystectomy: preliminary clinical results for a series of 43 cases in China [J]. Surg Endosc, 2011, 25 (4): 1281-1286.

［9］ HAZEY J W, NARULA V K, RENTON D B, et al. Natural-orifice transgastric endoscopic peritoneoscopy in human sinitial clinical trial [J]. Surg Endosc, 2008, 22 (1): 16-20.

［10］ PENG C, LING Y, MA C, et al. Safety outcomes of NOTES cholecystectomy versus laparoscopic cholecystectomy: a systematic review and meta-analysis [J]. Surg Laparosc Endosc Percutan Tech, 2016, 26 (5): 347-353.

［11］ 中国医师协会内镜医师分会微创保胆委员会. 中药在内镜微创保胆手术治疗胆囊结石中应用专家共识 (2016 版 )[J]. 中国内镜杂志, 2016, 22 (10): 111-112.

［12］ 王秋生. 胆囊息肉之新知新解 [J]. 外科理论与实践, 2017, 22 (3): 195-198.

［13］ STREWART L. Iatrogenic biliary injuries: identification, classification, and management [J]. Surg Clin North Am, 2014, 94 (2): 297-310.

［14］ DUSEK T, SOTONA O, SPACEK V. Transgastric and transrectal hybrid NOTES cholecystectomy: experimental study [J]. Rozhl Chir, 2009, 88 (11): 670-673.

［15］ 陈天音, 蔡明琰, 陈巍峰, 等. 内镜下经盲肠阑尾切除术 [J]. 中华胃肠外科杂志, 2018, 21 (8): 940-941.

［16］ 蔡明琰, 诸炎, 周平红. 内镜微创治疗——由表及里, 由内而外 [J]. 中华胃肠外科杂志, 2019, 22 (7): 601-608.

［17］ 徐佳昕, 李全林, 周平红. 经自然腔道内镜手术的发展与展望 [J]. 中华临床医学, 2018, 25 (2): 161-166.

［18］ 徐晓玥, 蔡明琰, 蔡贤黎, 等. 内镜经胃保胆取石术治疗胆囊结石的初步探讨 ( 含视频 )[J]. 中华消化内镜杂志, 2019, 36 (12): 886-890.

［19］ 张艺阳, 闫秀娥. 经自然腔道内镜手术在胆囊切除术中的应用进展 [J]. 中国微创外科杂志, 2018, 18 (9): 835-838.

［20］ 徐佳昕, 蔡明琰, 徐晓玥, 等. 内镜保胆息肉切除术治疗胆囊息肉初探 [J]. 中华消化内镜杂志, 2020, 37 (4): 253-256.

［21］ 中国医师协会内镜医师分会内镜微创保胆专业委员会. 内镜微创保胆手术治疗胆囊良性疾病专家共识 (2018 版 )[J]. 中国内镜杂志, 2018, 24 (9): 106-112.

［22］ 中华医学会外科学分会胆道外科学组. 胆囊良性疾病治疗决策的专家共识 (2011 版 )[J]. 中华消化外科杂志, 2011, 10 (1): 14-19.

［23］ 张宝善. 内镜微创保胆取石术治疗胆囊结石 [J]. 中国内镜杂志, 2002, 8 (7): 1-4.

［24］中国医师协会内镜医师分会内镜微创保胆专业委员会 . 内镜微创保胆手术指南 (2015 版 )[J]. 中国内镜杂志 , 2016, 22 (8): 111-112.

［25］张宝善 . 内镜微创保胆治疗胆囊息肉 [J]. 中国内镜杂志 , 2002, 8 (3): 1-2.

［26］傅贤波 , 林三仁 , 范竹萍 , 等 . 牛磺熊去氧胆酸溶解胆囊胆固醇结石有效性和安全性——随机、双盲、安慰剂对照、多中心临床研究 [J]. 中国微创外科杂志 , 2007, 7 (12): 1159-1163.

［27］陈建飞 , 赵期康 , 李晋忠 , 等 . 牛磺熊去氧胆酸与熊去氧胆酸对预防保胆术后结石复发的临床研究 [J]. 中国微创外科杂志 , 2014, 14 (4): 311-313.

［28］刘京山 , 赵期康 , 陈建飞 , 等 . 内镜微创保胆术后结石复发的胆囊因素分析 [J]. 中国内镜杂志 , 2015, 21 (5): 525-527.

［29］中华医学会消化内镜学分会外科学组 , 中国医师协会内镜医师分会消化内镜专业委员会 , 中华医学会外科学分会胃肠外科学组 , 等 . 中国消化道黏膜下肿瘤内镜诊治专家共识 (2018 版 )[J]. 中华消化内镜杂志 , 2018, 35 (8): 536-546.